CN-DRG 分组方案

（2018 版）

国家卫生健康委员会医政医管局
北京市卫生计生委信息中心 　联合编写

北京大学医学出版社

CN-DRG FENZU FANG'AN（2018 BAN）

图书在版编目（CIP）数据

　　CN-DRG 分组方案：2018 版 / 国家卫生健康委员会
医政医管局，北京市卫生计生委信息中心编写 . —北京：
北京大学医学出版社，2019.6（2020.10）
　　ISBN 978-7-5659-1925-1

　　Ⅰ . ① C… 　Ⅱ . ①国… ②北… 　Ⅲ . ①医院－标准化管
理－规则－中国 　Ⅳ . ① R197.32-65

　　中国版本图书馆 CIP 数据核字（2019）第 000050 号

内容提要

　　DRG 中文译为疾病诊断相关分组（Diagnosis Related Groups，简称 DRG），是 20 世纪 70 年代美国学者研发的一种病例组合工具，适用于短期住院的医疗服务绩效评价和医疗保险付费，目前在北美洲、欧洲、大洋洲、亚洲的很多国家和地区被广泛应用。北京是我国首先完成 DRG 本土化开发和应用的地区，其 DRG 分组方案于 2011 年开始在全国推广并得到广泛应用。2015 年，原国家卫生和计划生育委员会在北京 DRG 的基础上，推出适用于我国疾病和手术编码数据环境的 2014 版 CN-DRG 分组方案，在国内首次出版发行。2018 版 CN-DRG 分组方案是在 2014 版基础上的修订版，以适应临床医学不断发展所致疾病和手术名词编码的变化，并根据应用过程中发现的问题调整了部分组别。

　　本书可供医院管理、医疗保险经办以及病案信息统计等相关部门从事有关工作的人员参考使用。

CN-DRG 分组方案（2018 版）

联合编写：国家卫生健康委员会医政医管局，北京市卫生计生委信息中心

出版发行：北京大学医学出版社

地　　址：（100083）北京市海淀区学院路 38 号　北京大学医学部院内

电　　话：发行部 010-82802230；图书邮购 010-82802495

网　　址：http://www.pumpress.com.cn

E - m a i l：booksale@bjmu.edu.cn

印　　刷：北京信彩瑞禾印刷厂

经　　销：新华书店

责任编辑：董采萱　　**责任校对：**靳新强　　**责任印制：**李　啸

开　　本：787mm×1092mm　1/16　　**印张：**48.5　　**字数：**1240 千字

版　　次：2019 年 6 月第 1 版　2020 年 10 月第 2 次印刷

书　　号：ISBN 978-7-5659-1925-1

定　　价：230.00 元

《CN-DRG 分组方案（2018版）》
编写委员会名单

主　　　编　邓小虹

协作单位及编委

国家卫生健康委员会医政医管局

张宗久　郭燕红　焦雅辉　周长强　刘　勇　陈　虎　樊　静　王乐陈

北京市卫生计生委信息中心

琚文胜　郭默宁　刘婉如　郑建鹏

国家卫生健康委员会医政医管局DRG质控中心

黄　锋　简伟研　付婷辉　王　怡　焦建军　张乐辉　张爱萍　王　晖

专家委员会成员　（以姓名汉语拼音为序）

白连启	曹照龙	巢仰云	陈剑铭	陈　山	陈向东	陈　欣	陈志海	陈　忠
迟心左	初乃慧	丁士刚	杜建新	范巨峰	冯　俐	甘红兵	高洪伟	高润涛
龚　涛	谷晔红	顾　新	胡力中	胡燕生	黄　雯	姜　辉	蒋宏传	焦卫平
金　梅	金　铭	李　非	李　航	李　辉	李　磊	李邻峰	李卫红	李文举
李文志	李小梅	李学民	李雪梅	李永恒	李玉成	李月红	梁连春	林江涛
刘爱民	刘德若	刘端祺	刘　捷	刘静明	刘开彦	刘克新	刘晓川	卢　丹
吕厚山	吕树铮	马　琳	马彦彦	马勇光	马云波	毛友生	孟繁英	苗　齐
莫晓冬	那彦群	齐鸿燕	任文林	申传安	申文江	沈　浣	沈　悌	宋海涛
宋为群	宋维铭	宋玉果	孙寒松	孙　琳	孙铁英	孙耀光	孙　正	

田　军（首都医科大学附属北京儿童医院）　田　军（中国医学科学院肿瘤医院）

田莉莉	佟富中	童笑梅	万　奔	万经海	汪　芳	王东民	王贵齐	王建东
王建六	王景文	王俊杰	王力红	王　丽	王　莉	王　平	王　琪	王向群
王　岩	王艳玲	王　勇	王　悦	王　仲	隗和红	魏广辉	魏丽惠	魏文斌
卫　燕	吴惠群	吴英锋	肖燕燕	谢京城	谢苗荣	谢涌泉	谢欲晓	胥　婕
徐　博	闫　勇	晏晓明	杨甫德	杨金奎	杨庆文	杨秀敏	杨跃进	杨　孜
于咏梅	曾丽苹	张　丁	张殿英	张国英	张宏家	张　宁	张树才	张澍田
张微微	张　巍	张　伟	张新超	张修梅	张亚梅	张在强	张智勇	张忠涛
赵继宗	赵　军	赵　岩	赵元立	郑　毅	支修益	周立春	周谋望	邹留河
邹　洋								

工　作　人　员（以姓名汉语拼音为序）

程玉梅　戴新秋　董爱然　杜　琨　冯　雪　黄　京　贾军朴　贾铁凤　李德福
李小娟　刘　娅　马海洋　仇叶龙　孙　鹏　王　宾　王凯鹏　曾跃萍　张　娟
张　霞　张　新

《CN-DRG 分组方案（2018 版）》修订说明

从《CN-DRGs 分组方案（2014 版）》出版发行至今，这一科学管理工具在全国得到普遍推广和应用。迄今，用户覆盖了 29 个省市的 600 多家医疗机构，其中既包括对医疗机构住院医疗服务评价的应用，也包括医疗保险支付方式的改革。

按照国际经验，DRG 分组方案随着临床医学的发展和应用需要进行动态调整，其改版升级应当同时满足三个基本条件：①有证据显示改版升级更加符合临床实际情况和医学领域的新发展；②有证据显示改版升级能够改善 DRG 系统的分组效能和（或）更方便应用；③尊重国际通行的 DRG 分组基本架构和分类原则，保持 DRG 的系统性和完整性。遵循以上原则，依托设立在北京市卫生计生委信息中心（北京市医院管理研究所）的北京市 DRG 项目组暨国家卫生健康委员会医政医管局 DRG 质控中心的组织构架和专家技术力量，我们对 CN-DRG 分组方案进行了调整，将其升级为 2018 版。

一、与 CN-DRG 分组方案（2018 版）配套使用的临床术语及编码标准

2014 版 CN-DRG 分组方案应用的是北京临床版 5.0 字典库，2018 版分组方案应用的是北京临床版 6.01 字典库。后一字典库系 2013 年北京市组织全市临床学科专家经过集体论证产生，从 2015 年起全市医疗机构开始使用此字典库。字典库主要变化为：在 5.0 字典库基础上疾病诊断名词与编码中新增名词 3662 个，修改名词 4204 个，删除诊断名词 1319 个，修改 ICD 编码 1445 个；在手术操作名词与编码中新增名词 972 个，修改名词 770 个，删除名词 75 个，修订 ICD 编码 81 个。由于字典库使用升级，分组方案也须随之升级。

二、分组方案的调整

分组方案由 2014 版的 783 组调整为 2018 版的 804 组。具体调整原因如下：

1．根据并发症与合并症细化分组

此类分组共涉及 20 组。例如呼吸系统诊断伴呼吸机支持、严重心律失常及心脏停搏等疾病根据并发症与合并症细化分组，以提高组内同质性，加大组间差异。

2．新增 DRG 组别

新增 10 个 DRG 组。分为以下 3 种情况：

（1）开展新的治疗方法，如缺血性脑血管疾病的溶栓治疗，恶性肿瘤介入及射频治疗。

（2）参考国际的分组方案，如增加乳腺成形及重建手术分组。

（3）按治疗成本差异调整分组，如将长骨及小关节固定器取出术从原有上、下肢长骨手术组中分出单独成组，以提高组内同质性。

3．删除 16 个组别

（1）删除视频和无线脑电图监测组别：大量癫痫患者由于进行此项操作而进入此组别。对于癫痫患者，内科治疗是关键，视频和无线脑电图监测仅是一项检查手段，未能体现对癫痫患者的治疗效果。因此，删除此组别，癫痫患者进入内科治疗组别，显示内科治疗效果。

（2）删除结肠镜、胃镜检查组别：消化系统的恶性肿瘤、溃疡、出血等内科疾病几乎均进行消化道内镜检查，因此删除上述检查组，进入相应治疗组。

（3）删除分组差异不明显、病例数比较少的组别。

（4）删除分组规则不明确的组，例如经典介入术的组别。

4．合并 7 个分组

（1）治疗方法基本一致的组别进行合并，例如心脏瓣膜手术组合并。

（2）对于已有重复分组的组别进行合并，例如外周动脉经皮血管内检查和（或）治疗合并入 FQ29，外周静脉经皮血管内检查和（或）治疗合并入 FQ39。

（3）将合并症组差异不明显的组别进行合并，例如将恶性增生性疾病治疗后随诊检查的合并症组合并。

5．2018 版分组方案调整后修订相应分组名称及序号的 32 组。

2018 版 CN-DRG 分组方案修订明细见正文部分表一。

三、使用本书的检索方法

本书按照 MDCA 至 MDCZ 的顺序，分别列出了 26 个 MDC 组中各 DRG 的分组方案，共 804 个 DRG 分组。各 MDC 组涉及临床专业对照表见正文部分表二。各 DRG 组涉及临床专业对照表见正文部分表三。

因 CN-DRG 分组方案目前较少应用于医疗保险支付，其分组规则及权重测算还需要汇集各省在使用中发现的问题不断进行合理调整。敬请广大使用者及时反馈意见与建议，促进中国大陆本土化的 CN-DRG 分组方案不断完善。

使用者意见反馈邮箱：xxzxtjb@bjchfp.gov.cn。

编者

2018 年 11 月 30 日

《CN-DRGs 分组方案（2014 版）》序言

DRGs 中文译为疾病诊断相关分组（Diagnosis Related Groups，简称 DRGs），是 20 世纪 70 年代美国学者研发的一种针对短期住院的病例组合工具。它以出院病历为依据，综合考虑了患者的主要诊断和主要治疗方式，结合个体特征如年龄、并发症和伴随病，根据疾病的复杂程度和费用高低将相似的病例分到同一个组中。基于 DRGs 分组工具的帮助，卫生管理部门可以对不同的医疗机构和临床学科进行较为客观、科学的医疗服务质量绩效评价，医疗保险部门可以对不同医院收治的同质住院病例进行预付费管理。半个世纪来，DRGs 方法在世界上很多国家被成功地应用于医院评价和医疗付费管理中，取得了良好的效果。

北京是我国第一个完成 DRGs 本土化开发并在辖区内医疗机构中系统应用的地区。早在 20 世纪 80 年代末，北京市在全国首先成立了医院管理研究所。研究所首任所长黄慧英在全国率先组织中国医学科学院北京协和医院、中国人民解放军总医院、首都医科大学附属北京天坛医院等 10 所医院发起了 DRGs 的研究，为这一理论体系进入中国进行了大胆尝试，为未来发展奠定了工作基础。21 世纪初，覆盖我国全民的社会医疗保障制度的建立呼唤着科学的付费管理方法出台。由此，北京市再次启动了 DRGs 研究工作，于 2008 年成功开发出我国第一版 DRGs 分组方案，并将该研究成果应用到医院评价和社会医疗保险、新型农村合作医疗支付方式的改革中，取得了初步效果。

2011 年，开始在全国推广北京市 DRGs 的管理经验。2015 年 3 月，国家卫生和计划生育委员会医政医管局指定北京市作为全国 DRGs 质量控制中心，牵头 15 个省区市开展 DRGs 协作工作。为配合全国推广工作，在北京市及协助省份工作的基础上，推出适用于我国疾病和手术编码数据环境的 2014 版 CN-DRGs 分组方案，并在国内首次出版发行。与此书配套的《疾病诊断与手术操作名词术语》已经出版，与 CN-DRGs 应用相配套的《疾病诊断与手术操作名称编码》《ICD-10 临床版》《ICD-9-CM3 临床版》《门、急诊就诊原因编码》也将陆续出版。随着全国的推广应用，我们将汇集各省区市专家的经验与智慧在此基础上对 CN-DRGs 分组方案及其术语、编码进行持续修订维护，使其不断趋于完善。

相信本书的出版，将加快 DRGs 管理方法在我国的推广速度，从而大大提升我国医院的整体科学管理水平，为医疗保险部门实现按 DRGs 付费，进一步全面推动卫生体制改革奠定基础！

国家卫生和计划生育委员会副主任

2015 年 7 月 18 日

《CN-DRGs 分组方案（2014 版）》使用说明

一、DRGs 的分组方法

DRGs 中文译为疾病诊断相关分组（Diagnosis Related Groups，以下简称 DRGs）。国家卫生和计划生育委员会医政医管局决定以北京市公共卫生信息中心（北京市医院管理研究所）享有著作权的 DRGs 分组方案为基础，等效建立 CN-DRGs 分组方案（2014 版）。此分组方案共包括 26 个主要诊断分类（Major Diagnostic Category，以下简称 MDC），覆盖所有短期住院病例。本分组系统利用患者当次住院病案首页中的诊疗信息，先将病例按主要诊断分到某一 MDC，再按照主要治疗方式分为外科部分的 ADRGs（相近的诊断相关分组，Adjacent Diagnosis Related Groups）、内科部分的 ADRGs 或操作部分的 ADRGs，并结合影响临床过程的年龄、性别、有无合并症和伴随病（Complication & Comorbidity，CC），有无严重合并症和伴随病（Major Complication & Comorbidity，MCC）等其他因素，按照临床过程一致性和资源消耗相似性的原则，最终将所有病例分为 783 个 DRGs，如下图所示：

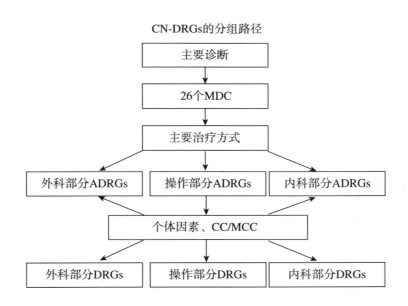

CN-DRGs的分组路径

二、CN-DRGs 的命名原则

DRGs 代码由 4 位码组成，均以英文字母 A ~ Z 和阿拉伯数字 0 ~ 9 表示。各 DRGs 代码具体含义如下：

第一位码为英文字母，A ~ Z 分别表示 26 个 MDC 组。

第二位码为英文字母，表示 DRGs 的类型：A、B、C、D、E、F、G、H 和 J 9 个字母表示外科部分，K、L、M、N、P 和 Q 6 个字母表示非手术室操作部分，R、S、T、U、V、W、X、Y 和 Z 9 个字母表示内科组部分。

第三位码为阿拉伯数字（1 ~ 9），为 DRGs 的顺序码。

第四位码为阿拉伯数字，表示是否有合并症和伴随病或年龄、转归等特殊情况。"1"表示伴有严重的合并症和伴随病，"3"表示伴有一般性的合并症和伴随病，"5"表示不伴合并症和伴随病，"7"表示死亡或转院，"9"表示未作区分的情况，"0"一般表示小于 17 岁组，其他数字表示其他需单独分组的情况。

举例：

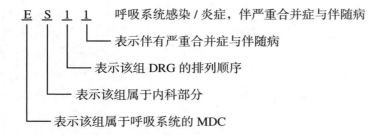

E S 1 1　呼吸系统感染 / 炎症，伴严重合并症与伴随病

—— 表示伴有严重合并症与伴随病

—— 表示该组 DRG 的排列顺序

—— 表示该组属于内科部分

—— 表示该组属于呼吸系统的 MDC

三、与 CN-DRGs 分组方案（2014 版）配套使用的临床术语及编码标准

使用 CN-DRGs 分组方案（2014 版），需配套使用北京市医院管理研究所编印的《疾病诊断与手术操作名词术语》《疾病诊断与手术操作名称编码》《ICD-10 临床版》《ICD-9-CM3 临床版》《门、急诊就诊原因编码》。使用其他疾病诊断和手术、操作编码的用户，在做相应转换后使用本分组方案效果较好。

由于 CN-DRGs 以住院病案的主要诊断、其他诊断、主要手术操作等信息为分组依据，因此需遵循主要诊断选择原则、其他诊断书写原则及主要手术操作书写原则，规范住院病案首页信息的填写，方可进行准确分组。关于主要诊断选择原则、其他诊断书写原则及主要手术操作书写原则，将由国家卫生和计划生育委员会医政医管局近期发布。

四、使用本书的检索方法

本书以 26 个 MDC 组按照 MDCA 至 MDCZ 的顺序，分别列出了 26 个 MDC 组中各大类下各 DRGs 的分组方案，其中每 MDC 章节前均列出了该 MDC 所对应的临床专业及临床论证专家名单。

五、CN-DRGs 分组方案（2014 版）的不足

在所有应用 DRGs 的国家和地区都以医疗保险支付为主要应用目的。在改用 DRGs 付费方式之前，各国往往采用按人头总额付费、按项目付费等支付方式，因而可能导致同样的疾病出现医疗服务不足或服务过度。当医疗保险部门采用按 DRGs 付费方式支付后，医生的工作理念乃至诊疗费用会发生较大变化，这些变化会直接影响到 DRGs 分组与权重。因此，在所有应用 DRGs 付费的国家和地区都会有 3 ~ 6 年的过渡期，在此期间每年对 DRGs 的分组方案进行动态

调整并予以发布，使之逐步趋于完善。本 DRGs 分组方案的发布在国内尚属首次，且很少应用于医疗保险付费，其分组及权重还需要汇集各省在实际应用中发现的问题不断进行合理调整。敬请广大使用者在使用过程中及时反馈意见与建议，使适应中国大陆本土化的 CN-DRGs 分组方案不断完善。

使用者意见反馈邮箱：qcc@cn-drgs.org.cn

编者

2015 年 7 月 22 日

目　录

表一 2018 版 CN-DRG 分组方案修订明细

修订序号	2014 版 DRG 编码	2014 版分组名称	2018 版分组修订具体内容	修订类别
1	EC19	结核，手术室手术	增补 EC13- 结核，手术室手术，伴并发症与合并症 增补 EC15- 结核，手术室手术，不伴并发症与合并症	细化并发症与合并症分组
2	EK19	呼吸系统诊断伴呼吸机支持	修订为 EK11- 呼吸系统诊断伴呼吸机支持，伴重要并发症与合并症 修订为 EK13- 呼吸系统诊断伴呼吸机支持，伴并发症与合并症 修订为 EK15- 呼吸系统诊断伴呼吸机支持，不伴并发症与合并症 修订为 EK17- 呼吸系统诊断伴呼吸机支持，住院时间＜5 天死亡或转院	细化并发症与合并症分组
3	EK29	呼吸系统诊断伴非侵入性呼吸支持	修订为 EK21- 呼吸系统诊断伴非侵入性呼吸支持，伴重要并发症与合并症 修订为 EK23- 呼吸系统诊断伴非侵入性呼吸支持，伴并发症与合并症 修订为 EK25- 呼吸系统诊断伴非侵入性呼吸支持，不伴并发症与合并症 修订为 EK27- 呼吸系统诊断伴非侵入性呼吸支持，住院时间＜5 天死亡或转院	细化并发症与合并症分组
4			增补 ET13- 慢性气道阻塞病，伴并发症与合并症	细化并发症与合并症分组
5			增补 EU11- 重大胸部创伤，伴重要并发症与合并症	细化并发症与合并症分组
6			增补 EU17- 重大胸部创伤，住院时间＜5 天死亡或转院	细化并发症与合并症分组
7			增补 EX11- 支气管炎及哮喘，伴重要并发症与合并症	细化并发症与合并症分组
8			增补 EX21- 百日咳及急性支气管炎，伴重要并发症与合并症	细化并发症与合并症分组

续表

修订序号	2014 版 DRG 编码	2014 版分组名称	2018 版分组修订具体内容	修订类别
9			增补 EX27- 百日咳及急性支气管炎，住院时间＜5 天死亡或转院	细化并发症与合并症分组
10	FC29	冠状动脉搭桥，伴心导管操作	修订为 FC23- 冠状动脉搭桥，伴心导管操作，伴并发症与合并症 修订为 FC25- 冠状动脉搭桥，伴心导管操作，不伴并发症与合并症	细化并发症与合并症分组
11	FD29	先天性心脏病常规手术	修订为 FD23- 先天性心脏病常规手术，伴并发症与合并症 修订为 FD25- 先天性心脏病常规手术，不伴并发症与合并症	细化并发症与合并症分组
12			增补 FT21- 高血压，伴重要并发症与合并症	细化并发症与合并症分组
13			增补 FT27- 高血压，住院时间＜5 天死亡或转院	细化并发症与合并症分组
14	FV11	严重心律失常及心脏停搏，伴重要并发症与合并症	修订为 FU21- 严重心律失常及心脏停搏，伴重要并发症与合并症	细化并发症与合并症分组
15	FV15	严重心律失常及心脏停搏，不伴并发症与合并症	修订为 FU23- 严重心律失常及心脏停搏，伴并发症与合并症	
16			修订为 FU25- 严重心律失常及心脏停搏，不伴并发症与合并症	
17			修订为 FU27- 严重心律失常及心脏停搏，住院时间＜5 天死亡或转院	
18	FV21	心律失常及传导障碍，伴重要并发症与合并症	修订为 FU31- 心律失常及传导障碍，伴重要并发症与合并症	细化并发症与合并症分组
19	FV25	心律失常及传导障碍，不伴并发症与合并症	修订为 FU33- 心律失常及传导障碍，伴并发症与合并症	
20			修订为 FU35- 心律失常及传导障碍，不伴并发症与合并症	
21			修订为 FU37- 心律失常及传导障碍，住院时间＜5 天死亡或转院	
22	FW19	先天性心脏病	修订为 FV11- 先天性心脏病，伴重要并发症与合并症 修订为 FV15- 先天性心脏病，不伴重要并发症与合并症	细化并发症与合并症分组

修订序号	2014 版 DRG 编码	2014 版分组名称	2018 版分组修订具体内容	修订类别
23	OD39	流产，伴宫颈扩张及刮宫、清宫或子宫切开术	增补为 OD31- 流产伴宫颈扩张及刮宫、清宫或子宫切开术，伴重要并发症与合并症 增补为 OD33- 流产伴宫颈扩张及刮宫、清宫或子宫切开术，伴并发症与合并症 增补为 OD35- 流产伴宫颈扩张及刮宫、清宫或子宫切开术，不伴并发症与合并症	细化并发症与合并症分组
24	OJ19	与妊娠、生产有关的其他手术操作	增补为 OJ13- 与妊娠、分娩有关的其他手术操作，伴并发症与合并症 增补为 OJ15- 与妊娠、分娩有关的其他手术操作，不伴并发症与合并症	细化并发症与合并症分组
25	OS29	流产，无手术室操作	增补为 OS23- 流产无手术室操作，伴并发症与合并症 增补为 OS25- 流产无手术室操作，不伴并发症与合并症	细化并发症与合并症分组
26	OT19	异位妊娠	增补为 OT13- 异位妊娠，伴并发症与合并症 增补为 OT15- 异位妊娠，不伴并发症与合并症	细化并发症与合并症分组
27			增补 DF10- 唇、腭裂修补术，年龄 < 17 岁	细化年龄分组
28			新增 BL19- 脑血管病溶栓治疗	新增分组——新的治疗方法
29			新增 BR33- 颈部血管疾患，伴并发症与合并症	新增分组
30			新增 BR35- 颈部血管疾患，不伴并发症与合并症	新增分组
31			新增 RF19- 恶性增生性疾病终末期化学治疗及（或）其他治疗	新增分组
32			新增 RW29- 恶性增生性疾病终末期维持治疗	新增分组
33	RC39	恶性增生性疾病的放射治疗及（或）其他疗法	拆分为 RC19- 恶性增生性疾病放射治疗 拆分为 RD19- 恶性增生性疾病的介入及（或）其他治疗	新增分组，修订规则

3

修订序号	2014 版 DRG 编码	2014 版分组名称	2018 版分组修订具体内容	修订类别
34	JB19	乳房成形及其他手术	拆分为 JB19- 乳房成形及重建手术 拆分为 JB29- 乳腺非恶性肿瘤部分切除术	新增分组——参考国际分组方案
35			新增 IH30- 长骨及小关节等固定器取出术，年龄＜17 岁	新增分组——分开治疗差异的组别
36			新增 IH33- 长骨及小关节等固定器取出术，伴并发症与合并症	新增分组——分开治疗差异的组别
37			新增 IH35- 长骨及小关节等固定器取出术，不伴并发症与合并症	新增分组——分开治疗差异的组别
38	BL11	视频和无线脑电图监测，伴重要并发症与合并症	删除此组	删除视频和无线脑电图监测检查组别
39	BL13	视频和无线脑电图监测，伴并发症与合并症	删除此组	
40	BL15	视频和无线脑电图监测，不伴并发症与合并症	删除此组	
41	GK19	结肠镜检查及治疗操作	修订为 GK21- 结肠镜治疗操作，伴重要并发症与合并症	删除结肠镜检查，细化结肠镜治疗并发症与合并症组
42			修订为 GK23- 结肠镜治疗操作，伴并发症与合并症	删除结肠镜检查，细化结肠镜治疗并发症与合并症组
43			修订为 GK25- 结肠镜治疗操作，不伴并发症与合并症	删除结肠镜检查，细化结肠镜治疗并发症与合并症组
44	GK21	胃镜检查或治疗操作，伴重要并发症与合并症	修订为 GK31- 胃镜治疗操作，伴重要并发症与合并症	删除胃镜检查
45	GK25	胃镜检查或治疗操作，不伴并发症与合并症	修订为 GK35- 胃镜治疗操作，不伴重要并发症与合并症	删除胃镜检查
46	HS24	各种病毒性肝炎，＜17 岁，伴并发症与合并症	删除此组	删除病例数少组别

续表

修订序号	2014 版 DRG 编码	2014 版分组名称	2018 版分组修订具体内容	修订类别
47	HS26	各种病毒性肝炎，＜17 岁，不伴并发症与合并症	删除此组	删除病例数少组别
48	IC20	大关节翻修术，＜17 岁	删除此组	删除病例数少组别
49	IH10	周围神经手术，＜17 岁	删除此组	删除病例数少组别
50	IH24	移植、清创去除等手术，＜17 岁，伴合并症和伴随病	删除此组	删除病例数少组别
51	JA21	乳房恶性肿瘤次全切除手术，伴重要并发症与合并症	删除此组	删除病例数少组别
52	FE41	经典介入术，伴重要并发症与合并症	删除此组	删除分组规则不明确组别
53	FE45	经典介入术，不伴并发症与合并症	删除此组	删除分组规则不明确组别
54	FP29	心脏除颤器置入伴心导管	删除此组	删除分组规则不明确组别
55	OC29	阴道分娩伴及（或）宫颈扩张，刮宫术	删除此组	删除分组规则不明确组别
56	CU11	急性重型眼部感染，伴重要并发症与合并症	合并为 CU19- 急性重大眼感染	合并分组
57	CU15	急性重型眼部感染，不伴并发症与合并症		
58	FB31	心脏瓣膜手术，伴重要并发症与合并症	合并为 FB29- 心脏瓣膜手术，伴心导管操作 合并为 FB39- 心脏瓣膜手术 合并为 FB41- 微创瓣膜植入术，伴重要并发症与合并症 合并为 FB45- 微创瓣膜植入术，不伴重要并发症与合并症	合并分组——治疗方法基本一致
59	FB35	心脏瓣膜手术，不伴并发症与合并症		
60	FB51	闭式心脏瓣膜扩张术，伴重要并发症与合并症		
61	FB55	闭式心脏瓣膜扩张术，不伴并发症与合并症		
62	FB61	直视下心脏瓣膜成形术，伴重要并发症与合并症		
63	FB65	直视下心脏瓣膜成形术，不伴并发症与合并症		

修订序号	2014 版 DRG 编码	2014 版分组名称	2018 版分组修订具体内容	修订类别
64	FB71	心脏瓣膜置换术，伴重要并发症与合并症		
65	FB75	心脏瓣膜置换术，不伴并发症与合并症		
66	FB81	心脏瓣膜瓣周漏修补术，伴重要并发症与合并症		
67	FB85	心脏瓣膜瓣周漏修补术，不伴并发症与合并症		
68	FB91	心脏瓣膜探查术，伴重要并发症与合并症		
69	FB95	心脏瓣膜探查术，不伴并发症与合并症		
70	FQ21	外周动脉经皮血管内检查和（或）治疗，伴重要并发症与合并症	合并入 FQ29- 外周动脉经皮血管内检查和（或）治疗	合并分组
71	FQ23	外周动脉经皮血管内检查和（或）治疗，伴并发症与合并症		
72	FQ25	外周动脉经皮血管内检查和（或）治疗，不伴并发症与合并症		
73	FQ31	外周静脉经皮血管内检查和（或）治疗，伴重要并发症与合并症	合并入 FQ39- 外周静脉经皮血管内检查和（或）治疗	合并分组
74	FQ33	外周静脉经皮血管内检查和（或）治疗，伴并发症与合并症		
75	FQ35	外周静脉经皮血管内检查和（或）治疗，不伴并发症与合并症		
76	NJ11	女性生殖系统其他手术，伴重要并发症与合并症	合并入 NJ19- 女性生殖系统其他手术	合并分组
77	NJ15	女性生殖系统其他手术，不伴重要并发症与合并症		

修订序号	2014 版 DRG 编码	2014 版分组名称	2018 版分组修订具体内容	修订类别
78	RW11	恶性增生性疾病治疗后的随诊检查，伴重要并发症与合并症	合并为 RW19- 恶性增生性疾病治疗后的随诊检查	合并分组
79	RW13	恶性增生性疾病治疗后的随诊检查，伴并发症与合并症		
80	RW15	恶性增生性疾病治疗后的随诊检查，不伴并发症与合并症		
81	WB21	大于体表 10% 烧伤伴三度烧伤、皮肤移植，伴重要并发症与合并症	合并入 WB23- 大于体表 10% 或三度烧伤、腐蚀伤及冻伤等灼伤，进行皮肤移植，伴并发症与合并症	合并分组
82	CD10	眼眶外的外眼手术，< 17 岁	修订为 CD20- 除眼眶外的外眼手术，年龄 < 17 岁	修订分组序号
83	CD19	眼眶外的外眼手术	修订为 CD29- 除眼眶外的外眼手术	修订分组序号
84	CD29	眼眶手术	修订为 CD19- 眼眶手术	修订分组序号
85	FE81	静脉系统复杂手术，伴重要并发症与合并症	修订为 FF31- 静脉系统复杂手术，伴重要并发症与合并症	修订分组序号
86	FE85	静脉系统复杂手术，不伴并发症与合并症	修订为 FF35- 静脉系统复杂手术，不伴重要并发症与合并症	修订分组序号
87	FE91	静脉系统常规手术，伴重要并发症与合并症	修订为 FF41- 静脉系统常规手术，伴重要并发症与合并症	修订分组序号
88	FE95	静脉系统常规手术，不伴并发症与合并症	修订为 FF45- 静脉系统常规手术，不伴重要并发症与合并症	修订分组序号
89	FW10	先天性心脏病，< 17 岁	修订为 FV10- 先天性心脏病，年龄 < 17 岁	修订分组序号
90	FW39	胸痛	修订为 FV39- 胸痛	修订分组序号
91	FX11	静脉栓塞，伴重要并发症与合并症	修订为 FW11- 静脉栓塞，伴重要并发症与合并症	修订分组序号
92	FX15	静脉栓塞，不伴并发症与合并症	修订为 FW15- 静脉栓塞，不伴重要并发症与合并症	修订分组序号
93	FX21	外周动脉疾患，伴重要并发症与合并症	修订为 FW21- 动脉其他疾患，伴重要并发症与合并症	修订分组序号
94	FX23	外周动脉疾患，伴并发症与合并症	修订为 FW23- 动脉其他疾患，伴并发症与合并症	修订分组序号

修订序号	2014 版 DRG 编码	2014 版分组名称	2018 版分组修订具体内容	修订类别
95	FX25	外周动脉疾患，不伴并发症与合并症	修订为 FW25- 动脉其他疾患，不伴并发症与合并症	修订分组序号
96	FX31	外周静脉疾患，伴重要并发症与合并症	修订为 FW31- 静脉其他疾患，伴重要并发症与合并症	修订分组序号
97	FX33	外周静脉疾患，伴并发症与合并症	修订为 FW33- 静脉其他疾患，伴并发症与合并症	修订分组序号
98	FX35	外周静脉疾患，不伴并发症与合并症	修订为 FW35- 静脉其他疾患，不伴并发症与合并症	修订分组序号
99	GL19	消化系统的其他内镜操作	修订为 GK19- 消化系统其他内镜治疗操作	修订分组序号
100	IF26	下肢长骨手术，＜ 17 岁	修订为 IF20- 下肢骨手术，年龄＜ 17 岁	修订分组序号
101	IH26	移植、清创去除等手术，＜ 17 岁，不伴并发症与合并症	修订为 IH20- 移植、清创去除等手术，年龄＜ 17 岁	修订分组序号
102	QC21	胸腺手术，伴重要并发症与合并症	修订为 QC11- 胸腺手术，伴重要并发症与合并症	修订分组序号
103	QC25	胸腺手术，不伴并发症与合并症	修订为 QC15- 胸腺手术，不伴重要并发症与合并症	修订分组序号
104	RB19	骨髓增生性疾病或低分化肿瘤伴重大手术	修订为 RA39- 骨髓增生性疾病或低分化肿瘤等，伴重大手术	修订分组序号
105	RB29	骨髓增生性疾病或低分化肿瘤伴其他手术	修订为 RA49- 骨髓增生性疾病或低分化肿瘤等，伴其他手术	修订分组序号
106	CB29	原发性虹膜手术	修订为 CB29- 虹膜手术	修订分组名称
107	CX19	全身疾患引起眼部病变	修订为 CX19- 其他疾患引起眼部病变	修订分组名称
108	CY19	眶内动脉瘤	修订为 CY19- 眼动脉瘤	修订分组名称
109	DC29	其他外耳及耳部手术	修订为 DC29- 外耳及耳部其他手术	修订分组名称
110	IF10	上肢长骨手术，＜ 17 岁，不伴并发症与合并症	修订为 IF10- 上肢骨手术，年龄＜ 17 岁	修订分组名称
111	OB19	剖宫产，伴绝育手术	修订为 OB19- 剖宫产，伴子宫及（或）附件手术	修订分组名称
112	RC19	急性白血病使用高剂量化疗制剂治疗	修订为 RB19- 急性白血病化学治疗及（或）其他治疗	修订分组名称及序号
113	RC29	恶性增生性疾病的化学及（或）免疫治疗	修订为 RE19- 恶性增生性疾病的化学治疗及（或）其他治疗	修订分组名称及序号

表二 各 MDC 组涉及临床专业对照表

MDC 组	临床专业
MDCA- 先期分组疾病及相关操作	器官移植科、心脏大血管外科、普通外科、泌尿外科、胸外科、呼吸内科、血液科
MDCB- 神经系统疾病及功能障碍	神经内科、神经外科、康复医学科
MDCC- 眼疾病及功能障碍	眼科、整形外科
MDCD- 头颈、耳、鼻、咽、口疾病及功能障碍	耳鼻咽喉科、口腔科（口腔颌面外科专业）、整形外科
MDCE- 呼吸系统疾病及功能障碍	胸外科、呼吸内科、感染科
MDCF- 循环系统疾病及功能障碍	心脏大血管外科、心血管内科
MDCG- 消化系统疾病及功能障碍	普通外科、消化内科
MDCH- 肝、胆、胰疾病及功能障碍	普通外科、消化内科、感染科
MDCI- 肌肉、骨骼和结缔组织疾病及功能障碍	骨科、风湿免疫科、运动医学科、烧伤科、手外科
MDCJ- 皮肤、皮下组织和乳腺疾病及功能障碍	普通外科、皮肤科、烧伤科、整形外科
MDCK- 内分泌、营养、代谢疾病及功能障碍	内分泌科、普通外科、神经外科、骨科、泌尿外科
MDCL- 泌尿系统疾病及功能障碍	肾内科、泌尿外科
MDCM- 男性生殖系统疾病及功能障碍	泌尿外科、整形外科
MDCN- 女性生殖系统疾病及功能障碍	妇科
MDCO- 妊娠、分娩及产褥期相关疾病	产科、妇科
MDCP- 新生儿及其他围产期新生儿疾病	新生儿科
MDCQ- 血液、造血器官及免疫系统疾病和功能障碍	血液科、普通外科、胸外科
MDCR- 骨髓增生疾病和功能障碍、低分化肿瘤	肿瘤科、血液科、胸外科
MDCS- 全身性或不明确部位的感染及寄生虫病	感染科
MDCT- 精神疾病及功能障碍	精神科
MDCU- 酒精／药物使用及其引起的器质性精神障碍	精神科
MDCV- 创伤、中毒及药物毒性反应	急诊医学科、皮肤科、骨科、整形外科、普通外科、烧伤科、手外科
MDCW- 烧伤	烧伤科
MDCX- 影响健康的因素及其他就医情况	康复医学科等其他各临床专业多有涉及

MDC 组	临床专业
MDCY- 人类免疫缺陷病毒（HIV）感染疾病及相关操作	感染科
MDCZ- 多发性严重创伤	神经外科、骨科、泌尿外科、胸外科、心脏大血管外科等各临床专业多有涉及

表三　各 DRG 组涉及临床专业对照表

序号	DRG 编码	DRG 名称	涉及临床专业
MDCA		**先期分组疾病及相关操作**	
1	AA19	心脏移植	心脏大血管外科、器官移植科
2	AB19	肝移植	普通外科、器官移植科
3	AC19	胰、肾同时移植	普通外科、泌尿外科、器官移植科
4	AD19	胰腺移植	普通外科、器官移植科
5	AE19	肾移植	泌尿外科、器官移植科
6	AF19	肺移植	胸外科、器官移植科
7	AG19	异体骨髓 / 造血干细胞移植	血液科
8	AG29	自体骨髓 / 造血干细胞移植	血液科
9	AH19	气管切开伴呼吸机支持 ≥ 96 小时或体外膜肺氧合（ECMO）	呼吸内科
MDCB		**神经系统疾病及功能障碍**	
10	BB11	创伤伴开颅术，伴重要并发症与合并症	神经外科
11	BB15	创伤伴开颅术，不伴重要并发症与合并症	神经外科
12	BB21	其他开颅术，伴重要并发症与合并症	神经外科
13	BB25	其他开颅术，不伴重要并发症与合并症	神经外科
14	BC19	伴出血诊断的颅内血管手术	神经外科
15	BC29	脑室分流及翻修手术	神经外科
16	BD13	脊髓手术，伴并发症与合并症	神经外科
17	BD15	脊髓手术，不伴并发症与合并症	神经外科
18	BE19	脑血管介入治疗	神经外科、神经内科
19	BE23	脑血管手术，伴并发症与合并症	神经外科
20	BE25	脑血管手术，不伴并发症与合并症	神经外科
21	BF19	神经调制手术	神经外科
22	BJ11	神经系统其他手术，伴重要并发症与合并症	神经外科
23	BJ13	神经系统其他手术，伴并发症与合并症	神经外科
24	BJ15	神经系统其他手术，不伴并发症与合并症	神经外科
25	BK19	神经系统诊断伴呼吸机支持	神经外科、神经内科

序号	DRG 编码	DRG 名称	涉及临床专业
26	BL19	脑血管病溶栓治疗	神经外科、神经内科
27	BM19	脑血管介入检查术	神经外科、神经内科
28	BR11	颅内出血性疾病，伴重要并发症与合并症	神经内科
29	BR15	颅内出血性疾病，不伴重要并发症与合并症	神经内科
30	BR21	脑缺血性疾病，伴重要并发症与合并症	神经内科
31	BR23	脑缺血性疾病，伴并发症与合并症	神经内科
32	BR25	脑缺血性疾病，不伴并发症与合并症	神经内科
33	BR33	颈部血管疾患，伴并发症与合并症	神经内科
34	BR35	颈部血管疾患，不伴并发症与合并症	神经内科
35	BS11	脊髓损伤及功能障碍，伴重要并发症与合并症	神经外科、神经内科
36	BS15	脊髓损伤及功能障碍，不伴重要并发症与合并症	神经外科、神经内科
37	BS21	非创伤性意识障碍，伴重要并发症与合并症	神经内科
38	BS23	非创伤性意识障碍，伴并发症与合并症	神经内科
39	BS25	非创伤性意识障碍，不伴并发症与合并症	神经内科
40	BT11	病毒性脑、脊髓和脑膜炎，伴重要并发症与合并症	神经内科
41	BT15	病毒性脑、脊髓和脑膜炎，不伴重要并发症与合并症	神经内科
42	BT21	神经系统的其他感染，伴重要并发症与合并症	神经内科
43	BT25	神经系统的其他感染，不伴重要并发症与合并症	神经内科
44	BU11	神经系统肿瘤，伴重要并发症与合并症	神经外科
45	BU15	神经系统肿瘤，不伴重要并发症与合并症	神经外科
46	BU21	神经系统变性疾患，伴重要并发症与合并症	神经内科
47	BU25	神经系统变性疾患，不伴重要并发症与合并症	神经内科
48	BU31	脱髓鞘病及小脑共济失调，伴重要并发症与合并症	神经内科
49	BU35	脱髓鞘病及小脑共济失调，不伴重要并发症与合并症	神经内科
50	BV11	癫痫病，伴重要并发症与合并症	神经内科
51	BV12	癫痫病，年龄＜17 岁，伴重要并发症与合并症	—
52	BV13	癫痫病，伴并发症与合并症	神经内科
53	BV14	癫痫病，年龄＜17 岁，伴并发症与合并症	—
54	BV15	癫痫病，不伴并发症与合并症	神经内科
55	BV16	癫痫病，年龄＜17 岁，不伴并发症与合并症	—
56	BV29	神经 - 肌肉接头疾患	神经内科
57	BV39	头痛	—
58	BW11	神经系统先天性疾患，伴重要并发症与合并症	神经内科

序号	DRG 编码	DRG 名称	涉及临床专业
59	BW15	神经系统先天性疾患，不伴重要并发症与合并症	神经内科
60	BW29	脑性麻痹	康复医学科
61	BX11	大脑功能失调，伴重要并发症与合并症	神经内科
62	BX15	大脑功能失调，不伴重要并发症与合并症	神经内科
63	BX23	周围神经疾患，伴并发症与合并症	神经内科
64	BX25	周围神经疾患，不伴并发症与合并症	神经内科
65	BY11	颅内损伤，伴重要并发症与合并症	神经外科
66	BY15	颅内损伤，不伴重要并发症与合并症	神经外科
67	BY21	颅脑开放性损伤，伴重要并发症与合并症	神经外科
68	BY23	颅脑开放性损伤，伴并发症与合并症	神经外科
69	BY25	颅脑开放性损伤，不伴并发症与合并症	神经外科
70	BZ11	神经系统其他疾患，伴重要并发症与合并症	神经内科
71	BZ15	神经系统其他疾患，不伴重要并发症与合并症	神经内科
MDCC　眼疾病及功能障碍			
72	CB19	玻璃体、视网膜手术	眼科
73	CB29	虹膜手术	眼科
74	CB39	晶状体手术	眼科
75	CB49	视网膜、虹膜及晶状体以外的内眼手术	眼科
76	CC19	角膜、巩膜、结膜手术	眼科
77	CD19	眼眶手术	眼科
78	CD20	除眼眶外的外眼手术，年龄＜17 岁	眼科
79	CD29	除眼眶外的外眼手术	眼科、整形外科
80	CJ19	其他眼部手术	眼科
81	CR10	眼的神经及血管疾患，年龄＜17 岁	眼科
82	CR19	眼的神经及血管疾患	眼科
83	CS19	前房出血及眼创伤的非手术治疗	眼科
84	CT19	眼部恶性肿瘤及交界性肿瘤	眼科
85	CU19	急性重大眼感染	眼科
86	CV11	各种类型青光眼，伴重要并发症与合并症	眼科
87	CV13	各种类型青光眼，伴并发症与合并症	眼科
88	CV15	各种类型青光眼，不伴并发症与合并症	眼科
89	CW19	各种类型白内障	眼科
90	CX19	其他疾患引起眼部病变	眼科

序号	DRG 编码	DRG 名称	涉及临床专业
91	CY19	眼动脉瘤	眼科
92	CZ13	其他眼部疾患，伴并发症与合并症	眼科
93	CZ15	其他眼部疾患，不伴并发症与合并症	眼科
MDCD 头颈、耳、鼻、咽、口疾病及功能障碍			
94	DA19	头颈恶性肿瘤大手术	耳鼻咽喉科
95	DB19	恶性肿瘤之外的头颈部大手术	耳鼻咽喉科
96	DB29	人工耳蜗植入	耳鼻咽喉科
97	DC10	中耳/内耳手术，年龄＜17 岁	—
98	DC19	中耳/内耳手术	耳鼻咽喉科
99	DC29	外耳及耳部其他手术	耳鼻咽喉科
100	DD19	鼻成形手术	耳鼻咽喉科、整形外科
101	DD29	鼻腔、鼻窦手术	耳鼻咽喉科、整形外科
102	DE19	喉、气管手术	耳鼻咽喉科
103	DE20	扁桃体和（或）腺样体切除手术，年龄＜17 岁	—
104	DE29	扁桃体和（或）腺样体切除手术	耳鼻咽喉科
105	DF10	唇、腭裂修补术，年龄＜17 岁	—
106	DF19	唇、腭裂修补术	口腔（口腔颌面外科专业）
107	DG19	口腔科大手术	口腔（口腔颌面外科专业）
108	DG20	口腔科中等手术，年龄＜17 岁	—
109	DG23	口腔科中等手术，伴并发症与合并症	口腔（口腔颌面外科专业）、整形外科
110	DG25	口腔科中等手术，不伴并发症与合并症	口腔（口腔颌面外科专业）、整形外科
111	DG30	口腔科小手术，年龄＜17 岁	—
112	DG33	口腔科小手术，伴并发症与合并症	口腔（口腔颌面外科专业）、整形外科
113	DG35	口腔科小手术，不伴并发症与合并症	口腔（口腔颌面外科专业）、整形外科
114	DJ13	头颈、耳、鼻、咽、口其他手术，伴并发症与合并症	耳鼻咽喉科、口腔（口腔颌面外科专业）
115	DJ15	头颈、耳、鼻、咽、口其他手术，不伴并发症与合并症	耳鼻咽喉科、口腔（口腔颌面外科专业）
116	DK19	头颈、耳、鼻、咽、口诊断伴呼吸机支持	耳鼻咽喉科、口腔（口腔颌面外科专业）

续表

序号	DRG 编码	DRG 名称	涉及临床专业
117	DL19	头颈、耳、鼻、咽、口其他特殊的操作	耳鼻咽喉科、口腔（口腔颌面外科专业）
118	DR11	头颈、耳、鼻、咽、口恶性肿瘤，伴重要并发症与合并症	耳鼻咽喉科、口腔（口腔颌面外科专业）
119	DR13	头颈、耳、鼻、咽、口恶性肿瘤，伴并发症与合并症	耳鼻咽喉科、口腔（口腔颌面外科专业）
120	DR15	头颈、耳、鼻、咽、口恶性肿瘤，不伴并发症与合并症	耳鼻咽喉科、口腔（口腔颌面外科专业）
121	DS19	平衡失调及听觉障碍	耳鼻咽喉科
122	DT10	中耳炎及上呼吸道感染，年龄＜17 岁	—
123	DT13	中耳炎及上呼吸道感染，伴并发症与合并症	耳鼻咽喉科
124	DT15	中耳炎及上呼吸道感染，不伴并发症与合并症	耳鼻咽喉科
125	DT29	会厌炎、喉炎及气管炎	耳鼻咽喉科
126	DU19	鼻出血	耳鼻咽喉科
127	DV19	头颈、外耳、口、鼻的创伤及变形	耳鼻咽喉科、口腔（口腔颌面外科专业）
128	DW11	头颈、耳、鼻、咽、口非恶性增生性疾患，伴重要并发症与合并症	耳鼻咽喉科、口腔（口腔颌面外科专业）
129	DW13	头颈、耳、鼻、咽、口非恶性增生性疾患，伴并发症与合并症	耳鼻咽喉科、口腔（口腔颌面外科专业）
130	DW15	头颈、耳、鼻、咽、口非恶性增生性疾患，不伴并发症与合并症	耳鼻咽喉科、口腔（口腔颌面外科专业）
131	DX11	口腔、牙齿有关疾患，伴重要并发症与合并症	口腔（口腔颌面外科专业）
132	DX13	口腔、牙齿有关疾患，伴并发症与合并症	口腔（口腔颌面外科专业）
133	DX15	口腔、牙齿有关疾患，不伴并发症与合并症	口腔（口腔颌面外科专业）
134	DZ13	头颈、耳、鼻、咽、口其他疾患，伴并发症与合并症	耳鼻咽喉科、口腔（口腔颌面外科专业）
135	DZ15	头颈、耳、鼻、咽、口其他疾患，不伴并发症与合并症	耳鼻咽喉科、口腔（口腔颌面外科专业）
MDCE　呼吸系统疾病及功能障碍			
136	EB11	胸部大手术，伴重要并发症与合并症	胸外科
137	EB15	胸部大手术，不伴重要并发症与合并症	胸外科
138	EB21	纵隔手术，伴重要并发症与合并症	胸外科
139	EB25	纵隔手术，不伴重要并发症与合并症	胸外科

序号	DRG 编码	DRG 名称	涉及临床专业
140	EC13	结核，手术室手术，伴并发症与合并症	感染科
141	EC15	结核，手术室手术，不伴并发症与合并症	感染科
142	EC21	胸部的中等手术，伴重要并发症与合并症	胸外科
143	EC25	胸部的中等手术，不伴重要并发症与合并症	胸外科
144	EJ11	呼吸系统其他手术，伴重要并发症与合并症	胸外科
145	EJ13	呼吸系统其他手术，伴并发症与合并症	胸外科
146	EJ15	呼吸系统其他手术，不伴并发症与合并症	胸外科
147	EK11	呼吸系统诊断伴呼吸机支持，伴重要并发症与合并症	呼吸内科
148	EK13	呼吸系统诊断伴呼吸机支持，伴并发症与合并症	呼吸内科
149	EK15	呼吸系统诊断伴呼吸机支持，不伴并发症与合并症	呼吸内科
150	EK17	呼吸系统诊断伴呼吸机支持，住院时间＜5 天死亡或转院	呼吸内科
151	EK21	呼吸系统诊断伴非侵入性呼吸支持，伴重要并发症与合并症	呼吸内科
152	EK23	呼吸系统诊断伴非侵入性呼吸支持，伴并发症与合并症	呼吸内科
153	EK25	呼吸系统诊断伴非侵入性呼吸支持，不伴并发症与合并症	呼吸内科
154	EK27	呼吸系统诊断伴非侵入性呼吸支持，住院时间＜5 天死亡或转院	呼吸内科
155	ER11	呼吸系统肿瘤，伴重要并发症与合并症	呼吸内科
156	ER13	呼吸系统肿瘤，伴并发症与合并症	呼吸内科
157	ER15	呼吸系统肿瘤，不伴并发症与合并症	呼吸内科
158	ER21	肺栓塞，伴重要并发症与合并症	呼吸内科
159	ER25	肺栓塞，不伴重要并发症与合并症	呼吸内科
160	ER33	肺水肿及呼吸衰竭，伴并发症与合并症	呼吸内科
161	ER35	肺水肿及呼吸衰竭，不伴并发症与合并症	呼吸内科
162	ES10	呼吸系统感染 / 炎症，年龄＜17 岁	—
163	ES11	呼吸系统感染 / 炎症，伴重要并发症与合并症	呼吸内科
164	ES13	呼吸系统感染 / 炎症，伴并发症与合并症	呼吸内科
165	ES15	呼吸系统感染 / 炎症，不伴并发症与合并症	呼吸内科
166	ET11	慢性气道阻塞病，伴重要并发症与合并症	呼吸内科
167	ET13	慢性气道阻塞病，伴并发症与合并症	呼吸内科

序号	DRG 编码	DRG 名称	涉及临床专业
168	ET15	慢性气道阻塞病，不伴并发症与合并症	呼吸内科
169	EU11	重大胸部创伤，伴重要并发症与合并症	胸外科
170	EU13	重大胸部创伤，伴并发症与合并症	胸外科
171	EU15	重大胸部创伤，不伴并发症与合并症	胸外科
172	EU17	重大胸部创伤，住院时间 < 5 天死亡或转院	胸外科
173	EV11	呼吸系统症状、体征，伴重要并发症与合并症	呼吸内科
174	EV13	呼吸系统症状、体征，伴并发症与合并症	呼吸内科
175	EV15	呼吸系统症状、体征，不伴并发症与合并症	呼吸内科
176	EV29	气胸	呼吸内科、胸外科
177	EW11	胸膜病变及胸腔积液，伴重要并发症与合并症	呼吸内科
178	EW13	胸膜病变及胸腔积液，伴并发症与合并症	呼吸内科
179	EW15	胸膜病变及胸腔积液，不伴并发症与合并症	呼吸内科
180	EW21	肺间质性疾病，伴重要并发症与合并症	呼吸内科
181	EW23	肺间质性疾病，伴并发症与合并症	呼吸内科
182	EW25	肺间质性疾病，不伴并发症与合并症	呼吸内科
183	EX10	支气管炎及哮喘，年龄 < 17 岁	—
184	EX11	支气管炎及哮喘，伴重要并发症与合并症	呼吸内科
185	EX13	支气管炎及哮喘，伴并发症与合并症	呼吸内科
186	EX15	支气管炎及哮喘，不伴并发症与合并症	呼吸内科
187	EX21	百日咳及急性支气管炎，伴重要并发症与合并症	呼吸内科
188	EX23	百日咳及急性支气管炎，伴并发症与合并症	呼吸内科
189	EX25	百日咳及急性支气管炎，不伴并发症与合并症	呼吸内科
190	EX27	百日咳及急性支气管炎，住院时间 < 5 天死亡或转院	呼吸内科
191	EZ11	呼吸系统其他疾患，伴重要并发症与合并症	呼吸内科
192	EZ13	呼吸系统其他疾患，伴并发症与合并症	呼吸内科
193	EZ15	呼吸系统其他疾患，不伴并发症与合并症	呼吸内科
MDCF	**循环系统疾病及功能障碍**		
194	FB19	心脏辅助系统植入	心脏大血管外科
195	FB29	心脏瓣膜手术，伴心导管操作	心脏大血管外科
196	FB39	心脏瓣膜手术	心脏大血管外科
197	FB41	微创瓣膜植入术，伴重要并发症与合并症	心脏大血管外科
198	FB45	微创瓣膜植入术，不伴重要并发症与合并症	心脏大血管外科

序号	DRG 编码	DRG 名称	涉及临床专业
199	FC19	冠状动脉搭桥，伴经皮冠状动脉腔内成形术（PTCA）	心脏大血管外科
200	FC23	冠状动脉搭桥，伴心导管操作，伴并发症与合并症	心脏大血管外科
201	FC25	冠状动脉搭桥，伴心导管操作，不伴并发症与合并症	心脏大血管外科
202	FC31	冠状动脉搭桥，伴重要并发症与合并症	心脏大血管外科
203	FC35	冠状动脉搭桥，不伴重要并发症与合并症	心脏大血管外科
204	FD19	先天性心脏病复杂手术	心脏大血管外科
205	FD23	先天性心脏病常规手术，伴并发症与合并症	心脏大血管外科
206	FD25	先天性心脏病常规手术，不伴并发症与合并症	心脏大血管外科
207	FD39	先天性心脏病介入治疗	心脏大血管外科
208	FD49	其他心脏手术	心脏大血管外科
209	FE11	复杂主动脉介入术，伴重要并发症与合并症	心脏大血管外科
210	FE13	复杂主动脉介入术，伴并发症与合并症	心脏大血管外科
211	FE15	复杂主动脉介入术，不伴并发症与合并症	心脏大血管外科
212	FE21	大血管外科三级手术，伴重要并发症与合并症	心脏大血管外科
213	FE23	大血管外科三级手术，伴并发症与合并症	心脏大血管外科
214	FE25	大血管外科三级手术，不伴并发症与合并症	心脏大血管外科
215	FE31	大血管外科二级手术，伴重要并发症与合并症	心脏大血管外科
216	FE33	大血管外科二级手术，伴并发症与合并症	心脏大血管外科
217	FE35	大血管外科二级手术，不伴并发症与合并症	心脏大血管外科
218	FE41	大血管外科一级手术，伴重要并发症与合并症	心脏大血管外科
219	FE43	大血管外科一级手术，伴并发症与合并症	心脏大血管外科
220	FE45	大血管外科一级手术，不伴并发症与合并症	心脏大血管外科
221	FF11	外周动脉人工/自体血管置换/搭桥手术，伴重要并发症与合并症	心脏大血管外科
222	FF15	外周动脉人工/自体血管置换/搭桥手术，不伴重要并发症与合并症	心脏大血管外科
223	FF21	外周动脉其他手术，伴重要并发症与合并症	心脏大血管外科
224	FF23	外周动脉其他手术，伴并发症与合并症	心脏大血管外科
225	FF25	外周动脉其他手术，不伴并发症与合并症	心脏大血管外科
226	FF31	静脉系统复杂手术，伴重要并发症与合并症	心脏大血管外科
227	FF35	静脉系统复杂手术，不伴重要并发症与合并症	心脏大血管外科
228	FF41	静脉系统常规手术，伴重要并发症与合并症	心脏大血管外科
229	FF45	静脉系统常规手术，不伴重要并发症与合并症	心脏大血管外科

序号	DRG 编码	DRG 名称	涉及临床专业
230	FJ11	循环系统其他手术，伴重要并发症与合并症	心脏大血管外科
231	FJ13	循环系统其他手术，伴并发症与合并症	心脏大血管外科
232	FJ15	循环系统其他手术，不伴并发症与合并症	心脏大血管外科
233	FK19	循环系统诊断伴呼吸机支持	心血管内科
234	FL19	经皮心脏消融术，伴心房颤动和（或）心房扑动	心血管内科
235	FL29	经皮心脏消融术，除心房颤动、心房扑动外其他心律失常	心血管内科
236	FM11	经皮冠状动脉药物洗脱支架植入，伴急性心肌梗死 / 心力衰竭 / 休克	心血管内科
237	FM13	经皮冠状动脉药物洗脱支架植入，伴并发症与合并症	心血管内科
238	FM15	经皮冠状动脉药物洗脱支架植入，不伴并发症与合并症	心血管内科
239	FM17	经皮冠状动脉药物洗脱支架植入，住院时间 < 5 天死亡或转院	心血管内科
240	FM21	经皮冠状动脉非药物洗脱支架植入，伴急性心肌梗死 / 心力衰竭 / 休克	心血管内科
241	FM23	经皮冠状动脉非药物洗脱支架植入，伴并发症与合并症	心血管内科
242	FM25	经皮冠状动脉非药物洗脱支架植入，不伴并发症与合并症	心血管内科
243	FM31	其他经皮心血管治疗，伴急性心肌梗死 / 心力衰竭 / 休克	心血管内科
244	FM33	其他经皮心血管治疗，伴并发症与合并症	心血管内科
245	FM35	其他经皮心血管治疗，不伴并发症与合并症	心血管内科
246	FN11	永久性起搏器植入，伴重要并发症与合并症	心血管内科
247	FN13	永久性起搏器植入，伴并发症与合并症	心血管内科
248	FN15	永久性起搏器植入，不伴并发症与合并症	心血管内科
249	FN29	心脏起搏器装置再植	心血管内科
250	FN39	除装置再植外的心脏起搏器更新	心血管内科
251	FP11	心脏除颤器植入或再植，伴重要并发症与合并症	心血管内科
252	FP15	心脏除颤器植入或再植，不伴重要并发症与合并症	心血管内科
253	FQ11	有创性心脏检查操作，伴急性心肌梗死 / 心力衰竭 / 休克	心血管内科
254	FQ13	有创性心脏检查操作，伴并发症与合并症	心血管内科

序号	DRG 编码	DRG 名称	涉及临床专业
255	FQ15	有创性心脏检查操作，不伴并发症与合并症	心血管内科
256	FQ29	外周动脉经皮血管内检查和（或）治疗	心血管内科
257	FQ39	外周静脉经皮血管内检查和（或）治疗	心血管内科
258	FR11	急性心肌梗死，伴重要并发症与合并症	心血管内科
259	FR13	急性心肌梗死，伴并发症与合并症	心血管内科
260	FR15	急性心肌梗死，不伴并发症与合并症	心血管内科
261	FR17	急性心肌梗死，住院时间 < 5 天死亡或转院	心血管内科
262	FR21	心力衰竭、休克，伴重要并发症与合并症	心血管内科
263	FR23	心力衰竭、休克，伴并发症与合并症	心血管内科
264	FR25	心力衰竭、休克，不伴并发症与合并症	心血管内科
265	FR27	心力衰竭、休克，住院时间 < 5 天死亡或转院	心血管内科
266	FS11	心绞痛，伴重要并发症与合并症	心血管内科
267	FS13	心绞痛，伴并发症与合并症	心血管内科
268	FS15	心绞痛，不伴并发症与合并症	心血管内科
269	FS17	心绞痛，住院时间 < 5 天死亡或转院	心血管内科
270	FS21	冠状动脉粥样硬化，伴重要并发症与合并症	心血管内科
271	FS23	冠状动脉粥样硬化，伴并发症与合并症	心血管内科
272	FS25	冠状动脉粥样硬化，不伴并发症与合并症	心血管内科
273	FS27	冠状动脉粥样硬化，住院时间 < 5 天死亡或转院	心血管内科
274	FS39	循环系统肿瘤	心血管内科
275	FT19	感染性心内膜炎	心血管内科
276	FT21	高血压，伴重要并发症与合并症	心血管内科
277	FT23	高血压，伴并发症与合并症	心血管内科
278	FT25	高血压，不伴并发症与合并症	心血管内科
279	FT27	高血压，住院时间 < 5 天死亡或转院	心血管内科
280	FU11	瓣膜疾患，伴重要并发症与合并症	心血管内科
281	FU15	瓣膜疾患，不伴重要并发症与合并症	心血管内科
282	FU21	严重心律失常及心脏停搏，伴重要并发症与合并症	心血管内科
283	FU23	严重心律失常及心脏停搏，伴并发症与合并症	心血管内科
284	FU25	严重心律失常及心脏停搏，不伴并发症与合并症	心血管内科
285	FU27	严重心律失常及心脏停搏，住院时间 < 5 天死亡或转院	心血管内科
286	FU31	心律失常及传导障碍，伴重要并发症与合并症	心血管内科

续表

序号	DRG 编码	DRG 名称	涉及临床专业
287	FU33	心律失常及传导障碍，伴并发症与合并症	心血管内科
288	FU35	心律失常及传导障碍，不伴并发症与合并症	心血管内科
289	FU37	心律失常及传导障碍，住院时间 < 5 天死亡或转院	心血管内科
290	FV10	先天性心脏病，年龄 < 17 岁	—
291	FV11	先天性心脏病，伴重要并发症与合并症	心血管内科
292	FV15	先天性心脏病，不伴重要并发症与合并症	心血管内科
293	FV21	晕厥或虚脱，伴重要并发症与合并症	心血管内科
294	FV25	晕厥或虚脱，不伴重要并发症与合并症	心血管内科
295	FV39	胸痛	心血管内科
296	FW11	静脉栓塞，伴重要并发症与合并症	心血管内科
297	FW15	静脉栓塞，不伴重要并发症与合并症	心血管内科
298	FW21	动脉其他疾患，伴重要并发症与合并症	心血管内科
299	FW23	动脉其他疾患，伴并发症与合并症	心血管内科
300	FW25	动脉其他疾患，不伴并发症与合并症	心血管内科
301	FW31	静脉其他疾患，伴重要并发症与合并症	心血管内科
302	FW33	静脉其他疾患，伴并发症与合并症	心血管内科
303	FW35	静脉其他疾患，不伴并发症与合并症	心血管内科
304	FZ11	循环系统其他疾患，伴重要并发症与合并症	心血管内科
305	FZ13	循环系统其他疾患，伴并发症与合并症	心血管内科
306	FZ15	循环系统其他疾患，不伴并发症与合并症	心血管内科
MDCG　消化系统疾病及功能障碍			
307	GB11	食管、胃、十二指肠大手术，伴重要并发症与合并症	普通外科
308	GB15	食管、胃、十二指肠大手术，不伴重要并发症与合并症	普通外科
309	GB23	小肠、大肠（含直肠）的大手术，伴并发症与合并症	普通外科
310	GB25	小肠、大肠（含直肠）的大手术，不伴并发症与合并症	普通外科
311	GB33	食管、胃、十二指肠其他手术，伴并发症与合并症	普通外科
312	GB35	食管、胃、十二指肠其他手术，不伴并发症与合并症	普通外科
313	GC13	直肠其他手术，伴并发症与合并症	普通外科
314	GC15	直肠其他手术，不伴并发症与合并症	普通外科
315	GC21	肛门及消化道造口手术，伴重要并发症与合并症	普通外科
316	GC23	肛门及消化道造口手术，伴并发症与合并症	普通外科
317	GC25	肛门及消化道造口手术，不伴并发症与合并症	普通外科
318	GC33	小肠、大肠的小型手术，伴并发症与合并症	普通外科

序号	DRG 编码	DRG 名称	涉及临床专业
319	GC35	小肠、大肠的小型手术，不伴并发症与合并症	普通外科
320	GD13	具有复合诊断的阑尾切除术，伴并发症与合并症	普通外科
321	GD15	具有复合诊断的阑尾切除术，不伴并发症与合并症	普通外科
322	GD23	阑尾切除术，伴并发症与合并症	普通外科
323	GD25	阑尾切除术，不伴并发症与合并症	普通外科
324	GE10	腹股沟及腹疝手术，年龄＜17 岁	—
325	GE13	腹股沟及腹疝手术，伴并发症与合并症	普通外科
326	GE15	腹股沟及腹疝手术，不伴并发症与合并症	普通外科
327	GE21	疝其他手术，伴重要并发症与合并症	普通外科
328	GE25	疝其他手术，不伴重要并发症与合并症	普通外科
329	GF13	腹腔 / 盆腔内粘连松解术，伴并发症与合并症	普通外科
330	GF15	腹腔 / 盆腔内粘连松解术，不伴并发症与合并症	普通外科
331	GJ13	消化系统其他手术，伴并发症与合并症	普通外科
332	GJ15	消化系统其他手术，不伴并发症与合并症	普通外科
333	GK19	消化系统其他内镜治疗操作	消化内科
334	GK21	结肠镜治疗操作，伴重要并发症与合并症	消化内科
335	GK23	结肠镜治疗操作，伴并发症与合并症	消化内科
336	GK25	结肠镜治疗操作，不伴并发症与合并症	消化内科
337	GK31	胃镜治疗操作，伴重要并发症与合并症	消化内科
338	GK35	胃镜治疗操作，不伴重要并发症与合并症	消化内科
339	GR11	消化系统恶性肿瘤，伴重要并发症与合并症	消化内科
340	GR15	消化系统恶性肿瘤，不伴重要并发症与合并症	消化内科
341	GS11	胃肠出血，伴重要并发症与合并症	消化内科
342	GS15	胃肠出血，不伴重要并发症与合并症	消化内科
343	GT19	炎症性肠病	消化内科
344	GU11	食管炎、肠胃炎，伴重要并发症与合并症	消化内科
345	GU15	食管炎、肠胃炎，不伴重要并发症与合并症	消化内科
346	GU21	消化系统其他炎症性疾患，伴重要并发症与合并症	消化内科
347	GU23	消化系统其他炎症性疾患，伴并发症与合并症	消化内科
348	GU25	消化系统其他炎症性疾患，不伴并发症与合并症	消化内科
349	GV19	具有并发症的消化道溃疡	消化内科
350	GV29	无并发症的消化道溃疡	消化内科
351	GW13	消化道梗阻或腹痛，伴并发症与合并症	消化内科

序号	DRG 编码	DRG 名称	涉及临床专业
352	GW15	消化道梗阻或腹痛，不伴并发症与合并症	消化内科
353	GX19	消化系统特殊疾病	消化内科
354	GZ13	消化系统其他疾患，伴并发症与合并症	消化内科
355	GZ15	消化系统其他疾患，不伴并发症与合并症	消化内科
MDCH　肝、胆、胰疾病及功能障碍			
356	HB11	胰、肝切除及（或）分流手术，伴重要并发症与合并症	普通外科
357	HB15	胰、肝切除及（或）分流手术，不伴重要并发症与合并症	普通外科
358	HC13	胆囊切除术伴胆总管探查，伴并发症与合并症	普通外科
359	HC15	胆囊切除术伴胆总管探查，不伴并发症与合并症	普通外科
360	HC23	除仅做胆囊切除术以外的胆道手术，伴并发症与合并症	普通外科
361	HC25	除仅做胆囊切除术以外的胆道手术，不伴并发症与合并症	普通外科
362	HC33	胆囊切除手术，伴并发症与合并症	普通外科
363	HC35	胆囊切除手术，不伴并发症与合并症	普通外科
364	HC49	胆总管手术	普通外科
365	HD19	腹腔镜下胆囊切除伴胆总管探查术	普通外科
366	HD29	腹腔镜下胆总管手术	普通外科
367	HD33	腹腔镜下胆囊切除术，伴并发症与合并症	普通外科
368	HD35	腹腔镜下胆囊切除术，不伴并发症与合并症	普通外科
369	HD43	腹腔镜下肝、胆、胰其他手术，伴并发症与合并症	普通外科
370	HD45	腹腔镜下肝、胆、胰其他手术，不伴并发症与合并症	普通外科
371	HJ13	与肝、胆或胰腺疾患有关的其他手术，伴并发症与合并症	普通外科
372	HJ15	与肝、胆或胰腺疾患有关的其他手术，不伴并发症与合并症	普通外科
373	HK19	食管静脉曲张出血的治疗性内镜操作	消化内科
374	HK21	肝胆胰系统的治疗性操作，伴重要并发症与合并症	消化内科
375	HK23	肝胆胰系统的治疗性操作，伴并发症与合并症	消化内科
376	HK25	肝胆胰系统的治疗性操作，不伴并发症与合并症	消化内科
377	HL19	肝胆胰系统的诊断性操作	消化内科
378	HR11	肝胆胰系统恶性肿瘤，伴重要并发症与合并症	消化内科

续表

序号	DRG 编码	DRG 名称	涉及临床专业
379	HR15	肝胆胰系统恶性肿瘤，不伴重要并发症与合并症	消化内科
380	HS11	重症病毒性肝炎、肝功能衰竭，伴重要并发症与合并症	感染科
381	HS13	重症病毒性肝炎、肝功能衰竭，伴并发症与合并症	感染科
382	HS15	重症病毒性肝炎、肝功能衰竭，不伴并发症与合并症	感染科
383	HS21	各种病毒性肝炎，伴重要并发症与合并症	感染科
384	HS23	各种病毒性肝炎，伴并发症与合并症	感染科
385	HS25	各种病毒性肝炎，不伴并发症与合并症	感染科
386	HT11	急性重症胰腺炎，伴重要并发症与合并症	消化内科
387	HT15	急性重症胰腺炎，不伴重要并发症与合并症	消化内科
388	HT21	急性胰腺炎，伴重要并发症与合并症	消化内科
389	HT25	急性胰腺炎，不伴重要并发症与合并症	消化内科
390	HU11	急性胆道疾患，伴重要并发症与合并症	消化内科
391	HU13	急性胆道疾患，伴并发症与合并症	消化内科
392	HU15	急性胆道疾患，不伴并发症与合并症	消化内科
393	HV11	肝硬化，伴重要并发症与合并症	消化内科
394	HV15	肝硬化，不伴重要并发症与合并症	消化内科
395	HV21	酒精性肝脏疾病，伴重要并发症与合并症	消化内科
396	HV25	酒精性肝脏疾病，不伴重要并发症与合并症	消化内科
397	HZ11	肝脏其他疾患，伴重要并发症与合并症	消化内科
398	HZ15	肝脏其他疾患，不伴重要并发症与合并症	消化内科
399	HZ21	胆道其他疾患，伴重要并发症与合并症	消化内科
400	HZ23	胆道其他疾患，伴并发症与合并症	消化内科
401	HZ25	胆道其他疾患，不伴并发症与合并症	消化内科
402	HZ31	胰腺其他疾患，伴重要并发症与合并症	消化内科
403	HZ33	胰腺其他疾患，伴并发症与合并症	消化内科
404	HZ35	胰腺其他疾患，不伴并发症与合并症	消化内科
MDCI　肌肉、骨骼和结缔组织疾病及功能障碍			
405	IB13	脊柱融合手术，伴并发症与合并症	骨科
406	IB15	脊柱融合手术，不伴并发症与合并症	骨科
407	IB23	除脊柱融合术以外其他脊柱手术，伴并发症与合并症	骨科
408	IB25	除脊柱融合术以外其他脊柱手术，不伴并发症与合并症	骨科

序号	DRG 编码	DRG 名称	涉及临床专业
409	IC10	大关节置换术，年龄＜17 岁	—
410	IC13	大关节置换术，伴并发症与合并症	骨科
411	IC15	大关节置换术，不伴并发症与合并症	骨科
412	IC23	大关节翻修术，伴并发症与合并症	骨科
413	IC25	大关节翻修术，不伴并发症与合并症	骨科
414	IC30	除置换翻修以外的大关节手术，年龄＜17 岁	—
415	IC33	除置换翻修以外的大关节手术，伴并发症与合并症	运动医学科、骨科
416	IC35	除置换翻修以外的大关节手术，不伴并发症与合并症	运动医学科、骨科
417	ID19	小关节置换翻修术	骨科
418	ID29	除置换翻修以外的小关节手术	手外科、骨科
419	IE10	骨盆髋臼手术，年龄＜17 岁	—
420	IE13	骨盆髋臼手术，伴并发症与合并症	骨科
421	IE15	骨盆髋臼手术，不伴并发症与合并症	骨科
422	IF10	上肢骨手术，年龄＜17 岁	—
423	IF13	上肢骨手术，伴并发症与合并症	手外科、骨科
424	IF15	上肢骨手术，不伴并发症与合并症	手外科、骨科
425	IF20	下肢骨手术，年龄＜17 岁	—
426	IF23	下肢骨手术，伴并发症与合并症	骨科
427	IF25	下肢骨手术，不伴并发症与合并症	骨科
428	IG10	肌肉、肌腱手术，年龄＜17 岁	—
429	IG13	肌肉、肌腱手术，伴并发症与合并症	手外科、骨科
430	IG15	肌肉、肌腱手术，不伴并发症与合并症	手外科、骨科
431	IH13	周围神经手术，伴并发症与合并症	手外科、骨科
432	IH15	周围神经手术，不伴并发症与合并症	手外科、骨科
433	IH20	移植、清创去除等手术，年龄＜17 岁	—
434	IH23	移植、清创去除等手术，伴并发症与合并症	烧伤科、手外科、骨科
435	IH25	移植、清创去除等手术，不伴并发症与合并症	烧伤科、手外科、骨科
436	IH30	长骨及小关节等固定器取出术，年龄＜17 岁	—
437	IH33	长骨及小关节等固定器取出术，伴并发症与合并症	手外科、骨科
438	IH35	长骨及小关节等固定器取出术，不伴并发症与合并症	手外科、骨科
439	IJ11	骨骼肌肉系统的其他手术，伴重要并发症与合并症	骨科
440	IJ12	骨骼肌肉系统的其他手术，年龄＜17 岁，伴重要并发症与合并症	—

序号	DRG 编码	DRG 名称	涉及临床专业
441	IJ13	骨骼肌肉系统的其他手术，伴并发症与合并症	骨科
442	IJ14	骨骼肌肉系统的其他手术，年龄 < 17 岁，伴并发症与合并症	—
443	IJ15	骨骼肌肉系统的其他手术，不伴并发症与合并症	骨科
444	IJ16	骨骼肌肉系统的其他手术，年龄 < 17 岁，不伴并发症与合并症	—
445	IK19	骨骼、肌肉系统诊断伴呼吸机支持	骨科
446	IR11	骨盆骨折，伴重要并发症与合并症	骨科
447	IR15	骨盆骨折，不伴重要并发症与合并症	骨科
448	IR21	股骨颈骨折，伴重要并发症与合并症	骨科
449	IR23	股骨颈骨折，伴并发症与合并症	骨科
450	IR25	股骨颈骨折，不伴并发症与合并症	骨科
451	IR31	股骨干骨折，伴重要并发症与合并症	骨科
452	IR33	股骨干骨折，伴并发症与合并症	骨科
453	IR35	股骨干骨折，不伴并发症与合并症	骨科
454	IR49	股骨远端骨折	骨科
455	IR59	髋部、骨盆及大腿扭伤、拉伤和脱位	骨科
456	IS13	前臂、腕、手或足损伤，伴并发症与合并症	手外科、骨科
457	IS15	前臂、腕、手或足损伤，不伴并发症与合并症	手外科、骨科
458	IS21	肩、上臂、肘、膝、腿或踝损伤，伴重要并发症与合并症	运动医学科、骨科
459	IS23	肩、上臂、肘、膝、腿或踝损伤，伴并发症与合并症	运动医学科、骨科
460	IS25	肩、上臂、肘、膝、腿或踝损伤，不伴并发症与合并症	运动医学科、骨科
461	IS39	肩、臂、腿或踝骨折	运动医学科、骨科
462	IT13	骨髓炎，伴并发症与合并症	骨科
463	IT15	骨髓炎，不伴并发症与合并症	骨科
464	IT20	慢性炎症性肌肉、骨骼、结缔组织疾患，年龄 < 17 岁	—
465	IT21	慢性炎症性肌肉、骨骼、结缔组织疾患，伴重要并发症与合并症	风湿免疫科、骨科
466	IT23	慢性炎症性肌肉、骨骼、结缔组织疾患，伴并发症与合并症	风湿免疫科、骨科
467	IT25	慢性炎症性肌肉、骨骼、结缔组织疾患，不伴并发症与合并症	风湿免疫科、骨科

序号	DRG 编码	DRG 名称	涉及临床专业
468	IT31	感染性关节病,伴重要并发症与合并症	骨科
469	IT35	感染性关节病,不伴重要并发症与合并症	骨科
470	IU11	骨病及其他关节病,伴重要并发症与合并症	风湿免疫科、骨科
471	IU15	骨病及其他关节病,不伴重要并发症与合并症	风湿免疫科、骨科
472	IU23	脊柱腰背疾患,伴并发症与合并症	骨科
473	IU25	脊柱腰背疾患,不伴并发症与合并症	骨科
474	IU31	骨骼、肌肉及结缔组织的恶性病损及病理性骨折,伴重要并发症与合并症	骨科
475	IU35	骨骼、肌肉及结缔组织的恶性病损及病理性骨折,不伴重要并发症与合并症	骨科
476	IX19	除脊柱外先天骨骼肌肉系统疾患	骨科
477	IZ11	骨骼、肌肉及结缔组织的其他疾患,伴重要并发症与合并症	风湿免疫科、手外科、骨科
478	IZ13	骨骼、肌肉及结缔组织的其他疾患,伴并发症与合并症	风湿免疫科、手外科、骨科
479	IZ15	骨骼、肌肉及结缔组织的其他疾患,不伴并发症与合并症	风湿免疫科、手外科、骨科
480	IZ21	骨骼肌肉系统植入物 / 假体的康复照护,伴重要并发症与合并症	骨科
481	IZ23	骨骼肌肉系统植入物 / 假体的康复照护,伴并发症与合并症	骨科
482	IZ25	骨骼肌肉系统植入物 / 假体的康复照护,不伴并发症与合并症	骨科
MDCJ 皮肤、皮下组织和乳腺疾病及功能障碍			
483	JA13	乳房恶性肿瘤全切除术,伴并发症与合并症	普通外科
484	JA15	乳房恶性肿瘤全切除术,不伴并发症与合并症	普通外科
485	JA23	乳房恶性肿瘤次全切除术,伴并发症与合并症	普通外科
486	JA25	乳房恶性肿瘤次全切除术,不伴并发症与合并症	普通外科
487	JB19	乳房成形及重建手术	普通外科、整形外科
488	JB29	乳腺非恶性肿瘤部分切除术	普通外科
489	JC10	颜面及其他皮肤、皮下组织成形,年龄 < 17 岁	—
490	JC19	颜面及其他皮肤、皮下组织成形术	烧伤科、皮肤科、整形外科
491	JD13	皮肤溃疡、蜂窝织炎的植皮或清创术,伴并发症与合并症	皮肤科

续表

序号	DRG 编码	DRG 名称	涉及临床专业
492	JD15	皮肤溃疡、蜂窝织炎的植皮或清创术，不伴并发症与合并症	皮肤科
493	JD23	除皮肤溃疡、蜂窝织炎外的植皮及（或）清创，伴并发症与合并症	烧伤科、整形外科
494	JD25	除皮肤溃疡、蜂窝织炎外的植皮及（或）清创，不伴并发症与合并症	烧伤科、整形外科
495	JE19	肛门周围及藏毛囊肿手术	普通外科
496	JJ11	皮肤、皮下组织的其他手术，伴重要并发症与合并症	皮肤科、整形外科
497	JJ13	皮肤、皮下组织的其他手术，伴并发症与合并症	皮肤科、整形外科
498	JJ15	皮肤、皮下组织的其他手术，不伴并发症与合并症	皮肤科、整形外科
499	JR11	乳房恶性肿瘤，伴重要并发症与合并症	普通外科
500	JR15	乳房恶性肿瘤，不伴并发症与合并症	普通外科
501	JR29	皮肤、皮下组织的恶性肿瘤	皮肤科
502	JS19	乳房良性病变	普通外科
503	JT11	皮肤、皮下组织的非恶性增生性病变，伴重要并发症与合并症	皮肤科
504	JT13	皮肤、皮下组织的非恶性增生性病变，伴并发症与合并症	皮肤科
505	JT15	皮肤、皮下组织的非恶性增生性病变，不伴并发症与合并症	皮肤科
506	JU19	皮肤、皮下组织、乳房创伤	皮肤科、普通外科
507	JV11	重型皮肤疾患，伴重要并发症与合并症	皮肤科
508	JV13	重型皮肤疾患，伴并发症与合并症	皮肤科
509	JV15	重型皮肤疾患，不伴并发症与合并症	皮肤科
510	JV29	皮炎、湿疹	皮肤科
511	JV31	蜂窝织炎及其他感染性皮肤病，伴重要并发症与合并症	皮肤科
512	JV35	蜂窝织炎及其他感染性皮肤病，不伴重要并发症与合并症	皮肤科
513	JV41	轻型皮肤疾患，伴重要并发症与合并症	皮肤科、整形外科
514	JV43	轻型皮肤疾患，伴并发症与合并症	皮肤科、整形外科
515	JV45	轻型皮肤疾患，不伴并发症与合并症	皮肤科、整形外科
516	JV59	皮肤整形及移植	皮肤科、整形外科

续表

序号	DRG 编码	DRG 名称	涉及临床专业
MDCK		**内分泌、营养、代谢疾病及功能障碍**	
517	KB19	因内分泌、营养、代谢疾病的下肢截肢术	骨科
518	KC19	肾上腺手术	泌尿外科
519	KC29	垂体及松果体手术	神经外科
520	KD19	甲状腺大手术	普通外科
521	KD29	甲状旁腺、甲状舌管及甲状腺其他手术	普通外科
522	KE19	治疗肥胖的手术室操作	普通外科
523	KF19	因内分泌、营养、代谢疾病的植皮和（或）清创术	普通外科
524	KJ19	因内分泌、营养、代谢疾病的其他手术	普通外科
525	KR19	内分泌腺体恶性肿瘤	内分泌科
526	KS11	糖尿病，伴重要并发症与合并症	内分泌科
527	KS15	糖尿病，不伴重要并发症与合并症	内分泌科
528	KT10	内分泌疾患，年龄＜17岁	—
529	KT11	内分泌疾患，伴重要并发症与合并症	内分泌科
530	KT13	内分泌疾患，伴并发症与合并症	内分泌科
531	KT15	内分泌疾患，不伴并发症与合并症	内分泌科
532	KU19	营养相关性疾病	内分泌科
533	KV11	代谢紊乱，伴重要并发症与合并症	内分泌科
534	KV13	代谢紊乱，伴并发症与合并症	内分泌科
535	KV15	代谢紊乱，不伴并发症与合并症	内分泌科
536	KZ11	内分泌代谢其他疾患，伴重要并发症与合并症	内分泌科
537	KZ13	内分泌代谢其他疾患，伴并发症与合并症	内分泌科
538	KZ15	内分泌代谢其他疾患，不伴并发症与合并症	内分泌科
MDCL		**泌尿系统疾病及功能障碍**	
539	LA19	肾、输尿管及膀胱恶性肿瘤的大手术	泌尿外科
540	LB13	除恶性肿瘤大手术外的肾、输尿管、膀胱手术，伴并发症与合并症	泌尿外科
541	LB15	除恶性肿瘤大手术外的肾、输尿管、膀胱手术，不伴并发症与合并症	泌尿外科
542	LC11	肾、输尿管小型手术，伴重要并发症与合并症	泌尿外科
543	LC15	肾、输尿管小型手术，不伴重要并发症与合并症	泌尿外科
544	LD13	膀胱小型手术，伴并发症与合并症	泌尿外科
545	LD15	膀胱小型手术，不伴并发症与合并症	泌尿外科

序号	DRG 编码	DRG 名称	涉及临床专业
546	LE13	经尿道膀胱、输尿管手术，伴并发症与合并症	泌尿外科
547	LE15	经尿道膀胱、输尿管手术，不伴并发症与合并症	泌尿外科
548	LF10	尿道手术，年龄＜17岁	—
549	LF13	尿道手术，伴并发症与合并症	泌尿外科
550	LF15	尿道手术，不伴并发症与合并症	泌尿外科
551	LG19	建立、设置、移除肾辅助装置	肾内科
552	LJ11	泌尿系统其他手术，伴重要并发症与合并症	泌尿外科
553	LJ13	泌尿系统其他手术，伴并发症与合并症	泌尿外科
554	LJ15	泌尿系统其他手术，不伴并发症与合并症	泌尿外科
555	LK19	膀胱/输尿管镜相关操作	泌尿外科
556	LK29	泌尿系结石体外冲击波碎石	泌尿外科
557	LM19	住院肾透析	肾内科
558	LR11	肾衰竭，伴重要并发症与合并症	肾内科
559	LR13	肾衰竭，伴并发症与合并症	肾内科
560	LR15	肾衰竭，不伴并发症与合并症	肾内科
561	LS11	肾炎及肾病，伴重要并发症与合并症	肾内科
562	LS13	肾炎及肾病，伴并发症与合并症	肾内科
563	LS15	肾炎及肾病，不伴并发症与合并症	肾内科
564	LS21	高血压/糖尿病性肾病，伴重要并发症与合并症	肾内科
565	LS25	高血压/糖尿病性肾病，不伴重要并发症与合并症	肾内科
566	LT11	泌尿系统肿瘤，伴重要并发症与合并症	泌尿外科
567	LT15	泌尿系统肿瘤，不伴重要并发症与合并症	泌尿外科
568	LU11	泌尿系统感染，伴重要并发症与合并症	肾内科
569	LU13	泌尿系统感染，伴并发症与合并症	肾内科
570	LU15	泌尿系统感染，不伴并发症与合并症	肾内科
571	LV11	泌尿系统症状及体征，伴重要并发症与合并症	肾内科
572	LV13	泌尿系统症状及体征，伴并发症与合并症	肾内科
573	LV15	泌尿系统症状及体征，不伴并发症与合并症	肾内科
574	LW19	尿路结石、阻塞及尿道狭窄	泌尿外科
575	LX11	泌尿系统损伤，伴重要并发症与合并症	泌尿外科
576	LX13	泌尿系统损伤，伴并发症与合并症	泌尿外科
577	LX15	泌尿系统损伤，不伴并发症与合并症	泌尿外科
578	LZ11	泌尿系统其他疾患，伴重要并发症与合并症	肾内科

序号	DRG 编码	DRG 名称	涉及临床专业
579	LZ15	泌尿系统其他疾患，不伴重要并发症与合并症	肾内科
MDCM	**男性生殖系统疾病及功能障碍**		
580	MA19	男性生殖器官恶性肿瘤手术	泌尿外科
581	MB10	睾丸非恶性病损手术，年龄 < 17 岁	—
582	MB19	睾丸非恶性病损手术	泌尿外科
583	MC13	前列腺手术，伴并发症与合并症	泌尿外科
584	MC15	前列腺手术，不伴并发症与合并症	泌尿外科
585	MD19	阴茎手术	泌尿外科
586	MJ11	其他男性生殖系统手术，伴重要并发症与合并症	泌尿外科、整形外科
587	MJ15	其他男性生殖系统手术，不伴重要并发症与合并症	泌尿外科、整形外科
588	MK19	男性生殖系统操作	泌尿外科
589	MR11	男性生殖系统恶性肿瘤，伴重要并发症与合并症	泌尿外科
590	MR15	男性生殖系统恶性肿瘤，不伴重要并发症与合并症	泌尿外科
591	MS13	男性生殖系统炎症，伴并发症与合并症	泌尿外科
592	MS15	男性生殖系统炎症，不伴并发症与合并症	泌尿外科
593	MZ19	男性生殖系统其他疾患	泌尿外科
MDCN	**女性生殖系统疾病及功能障碍**		
594	NA19	女性生殖器官恶性肿瘤含有广泛性切除术、廓清手术、清扫术等手术	妇科
595	NA29	女性生殖器官恶性肿瘤除广泛性切除术、廓清手术和清扫术以外的手术	妇科
596	NB19	女性生殖系统重建手术	妇科
597	NC13	原位癌和非恶性病损（除异位妊娠）子宫（除外内膜）手术，伴并发症与合并症	妇科
598	NC15	原位癌和非恶性病损（除异位妊娠）子宫（除外内膜）手术，不伴并发症与合并症	妇科
599	ND13	原位癌和非恶性病损（除异位妊娠）附件及子宫内膜手术，伴并发症与合并症	妇科
600	ND15	原位癌和非恶性病损（除异位妊娠）附件及子宫内膜手术，不伴并发症与合并症	妇科
601	NE19	外阴、阴道、宫颈手术	妇科
602	NF19	辅助生殖技术	妇科
603	NJ19	女性生殖系统其他手术	妇科
604	NR11	女性生殖系统恶性肿瘤，伴重要并发症与合并症	妇科

序号	DRG 编码	DRG 名称	涉及临床专业
605	NR15	女性生殖系统恶性肿瘤，不伴重要并发症与合并症	妇科
606	NS19	女性生殖系统感染	妇科
607	NZ13	女性生殖系统其他疾患，伴并发症与合并症	妇科
608	NZ15	女性生殖系统其他疾患，不伴并发症与合并症	妇科
MDCO 妊娠、分娩及产褥期相关疾病			
609	OB19	剖宫产，伴子宫及（或）附件手术	产科
610	OB21	剖宫产，伴重要并发症与合并症	产科
611	OB23	剖宫产，伴并发症与合并症	产科
612	OB25	剖宫产，不伴并发症与合并症	产科
613	OC11	经阴道分娩伴手术，伴重要并发症与合并症	产科
614	OC13	经阴道分娩伴手术，伴并发症与合并症	产科
615	OC15	经阴道分娩伴手术，不伴并发症与合并症	产科
616	OD19	产后 / 流产后伴除绝育、宫颈扩张和刮宫以外的子宫及附件手术	妇科
617	OD29	产后 / 流产后伴除绝育、宫颈扩张和刮宫以外的外阴、阴道及宫颈手术	妇科
618	OD31	流产伴宫颈扩张及刮宫、清宫或子宫切开术，伴重要并发症与合并症	妇科
619	OD33	流产伴宫颈扩张及刮宫、清宫或子宫切开术，伴并发症与合并症	妇科
620	OD35	流产伴宫颈扩张及刮宫、清宫或子宫切开术，不伴并发症与合并症	妇科
621	OE11	异位妊娠手术，伴重要并发症与合并症	妇科
622	OE15	异位妊娠手术，不伴重要并发症与合并症	妇科
623	OJ13	与妊娠、分娩有关的其他手术操作，伴并发症与合并症	产科
624	OJ15	与妊娠、分娩有关的其他手术操作，不伴并发症与合并症	产科
625	OR11	阴道分娩，伴重要并发症与合并症	产科
626	OR15	阴道分娩，不伴重要并发症与合并症	产科
627	OS19	产后无手术室操作	产科
628	OS23	流产无手术室操作，伴并发症与合并症	妇科
629	OS25	流产无手术室操作，不伴并发症与合并症	妇科
630	OT13	异位妊娠，伴并发症与合并症	妇科

续表

序号	DRG 编码	DRG 名称	涉及临床专业
631	OT15	异位妊娠，不伴并发症与合并症	妇科
632	OU11	早产及假临产，伴重要并发症与合并症	产科
633	OU13	早产及假临产，伴并发症与合并症	产科
634	OU15	早产及假临产，不伴并发症与合并症	产科
635	OZ11	其他与妊娠相关的诊断，伴重要并发症与合并症	产科
636	OZ13	其他与妊娠相关的诊断，伴并发症与合并症	产科
637	OZ15	其他与妊娠相关的诊断，不伴并发症与合并症	产科
MDCP　新生儿及其他围产期新生儿疾病			
638	PB19	新生儿（出生年龄＜ 29 天）心血管手术	新生儿科
639	PC19	新生儿（出生年龄＜ 29 天）腹部手术	新生儿科
640	PJ11	新生儿（出生年龄＜ 29 天）的其他手术操作，伴显著问题	新生儿科
641	PJ13	新生儿（出生年龄＜ 29 天）的其他手术操作，伴其他问题	新生儿科
642	PJ15	新生儿（出生年龄＜ 29 天）的其他手术操作，不伴问题	新生儿科
643	PK19	新生儿伴体外膜氧合器使用	新生儿科
644	PR17	新生儿死亡或转入另一医院	新生儿科
645	PR29	新生儿呼吸窘迫综合征	新生儿科
646	PS19	极低出生体重儿（出生体重＜ 1500 g）	新生儿科
647	PT11	早产儿（出生体重 1500 ～ 2499 g）伴显著问题	新生儿科
648	PT13	早产儿（出生体重 1500 ～ 2499 g）伴其他问题	新生儿科
649	PT15	早产儿（出生体重 1500 ～ 2499 g）不伴问题	新生儿科
650	PT21	早产儿（出生体重＞ 2499 g）伴显著问题	新生儿科
651	PT23	早产儿（出生体重＞ 2499 g）伴其他问题	新生儿科
652	PT25	早产儿（出生体重＞ 2499 g）不伴问题	新生儿科
653	PU11	足月产（出生体重＞ 2499 g）伴显著问题	新生儿科
654	PU13	足月产（出生体重＞ 2499 g）伴其他问题	新生儿科
655	PU15	足月产（出生体重＞ 2499 g）不伴问题	新生儿科
656	PV19	源于新生儿诊断的婴儿疾患（29 天≤出生年龄＜ 1 周岁）	新生儿科
MDCQ　血液、造血器官及免疫系统疾病和功能障碍			
657	QB10	脾切除术，年龄＜ 17 岁	—
658	QB19	脾切除术	普通外科

序号	DRG 编码	DRG 名称	涉及临床专业
659	QC11	胸腺手术，伴重要并发症与合并症	胸外科
660	QC15	胸腺手术，不伴重要并发症与合并症	胸外科
661	QD11	非特指部位、组织、器官的良性肿瘤手术，伴重要并发症与合并症	血液科
662	QD13	非特指部位、组织、器官的良性肿瘤手术，伴并发症与合并症	血液科
663	QD15	非特指部位、组织、器官的良性肿瘤手术，不伴并发症与合并症	血液科
664	QJ11	血液、造血器官及免疫系统其他手术，伴重要并发症与合并症	血液科、胸外科
665	QJ13	血液、造血器官及免疫系统其他手术，伴并发症与合并症	血液科、胸外科
666	QJ15	血液、造血器官及免疫系统其他手术，不伴并发症与合并症	血液科、胸外科
667	QR11	网状内皮及免疫性疾患，伴重要并发症与合并症	血液科
668	QR13	网状内皮及免疫性疾患，伴并发症与合并症	血液科
669	QR15	网状内皮及免疫性疾患，不伴并发症与合并症	血液科
670	QS11	血象异常，伴重要并发症与合并症	血液科
671	QS13	血象异常，伴并发症与合并症	血液科
672	QS15	血象异常，不伴并发症与合并症	血液科
673	QT19	凝血功能障碍	血液科
674	QU19	非特指部位、组织、器官的良性肿瘤	血液科
MDCR		**骨髓增生性疾病和功能障碍、低分化肿瘤**	
675	RA11	淋巴瘤、白血病等伴重大手术，伴重要并发症与合并症	血液科
676	RA13	淋巴瘤、白血病等伴重大手术，伴并发症与合并症	血液科
677	RA15	淋巴瘤、白血病等伴重大手术，不伴并发症与合并症	血液科
678	RA21	淋巴瘤、白血病等伴其他手术，伴重要并发症与合并症	血液科
679	RA23	淋巴瘤、白血病等伴其他手术，伴并发症与合并症	血液科
680	RA25	淋巴瘤、白血病等伴其他手术，不伴并发症与合并症	血液科
681	RA39	骨髓增生性疾病或低分化肿瘤等，伴重大手术	胸外科
682	RA49	骨髓增生性疾病或低分化肿瘤等，伴其他手术	血液科
683	RB19	急性白血病化学治疗及（或）其他治疗	血液科
684	RC19	恶性增生性疾病放射治疗	肿瘤科
685	RD19	恶性增生性疾病的介入及（或）其他治疗	肿瘤科

序号	DRG 编码	DRG 名称	涉及临床专业
686	RE19	恶性增生性疾病的化学治疗及（或）其他治疗	肿瘤科
687	RF19	恶性增生性疾病终末期化学治疗及（或）其他治疗	肿瘤科
688	RK19	恶性增生性疾病治疗后的内镜操作	肿瘤科
689	RR11	急性白血病，伴重要并发症与合并症	血液科
690	RR13	急性白血病，伴并发症与合并症	血液科
691	RR15	急性白血病，不伴并发症与合并症	血液科
692	RR21	急性白血病缓解期，伴重要并发症与合并症	血液科
693	RR23	急性白血病缓解期，伴并发症与合并症	血液科
694	RR25	急性白血病缓解期，不伴并发症与合并症	血液科
695	RS11	淋巴瘤及非急性白血病等，伴重要并发症与合并症	血液科、肿瘤科
696	RS15	淋巴瘤及非急性白血病等，不伴重要并发症与合并症	血液科、肿瘤科
697	RT13	其他肿瘤，伴并发症与合并症	血液科、肿瘤科
698	RT15	其他肿瘤，不伴并发症与合并症	血液科、肿瘤科
699	RU10	恶性增生性疾病的支持性治疗（30 天 ≤ 住院时间 ≤ 60 天）	肿瘤科
700	RU12	恶性增生性疾病的支持性治疗（7 天 ≤ 住院时间 < 30 天）	肿瘤科
701	RU14	恶性增生性疾病的支持性治疗（住院时间 < 7 天）	肿瘤科
702	RU29	恶性增生性疾病的免疫治疗及（或）其他治疗	肿瘤科
703	RV19	恶性增生性疾病的放射治疗及（或）其他治疗	肿瘤科
704	RW19	恶性增生性疾病治疗后的随诊检查	肿瘤科
705	RW29	恶性增生性疾病终末期维持治疗	肿瘤科
MDCS	**全身性或不明确部位的感染及寄生虫病**		
706	SB11	全身性感染及寄生虫病手术，伴重要并发症与合并症	感染科
707	SB15	全身性感染及寄生虫病手术，不伴重要并发症与合并症	感染科
708	SR11	脓毒血症，伴重要并发症与合并症	感染科
709	SR15	脓毒血症，不伴重要并发症与合并症	感染科
710	SS11	手术后或创伤后感染，伴重要并发症与合并症	感染科
711	SS13	手术后或创伤后感染，伴并发症与合并症	感染科
712	SS15	手术后或创伤后感染，不伴并发症与合并症	感染科
713	ST13	病毒性疾患，伴并发症与合并症	感染科
714	ST15	病毒性疾患，不伴并发症与合并症	感染科
715	SU13	细菌性疾患，伴并发症与合并症	感染科

序号	DRG 编码	DRG 名称	涉及临床专业
716	SU15	细菌性疾患，不伴并发症与合并症	感染科
717	SV13	发热原因不明，伴并发症与合并症	感染科
718	SV15	发热原因不明，不伴并发症与合并症	感染科
719	SZ11	其他感染性及寄生虫性疾患，伴重要并发症与合并症	感染科
720	SZ13	其他感染性及寄生虫性疾患，伴并发症与合并症	感染科
721	SZ15	其他感染性及寄生虫性疾患，不伴并发症与合并症	感染科
MDCT	**精神疾病及功能障碍**		
722	TB19	主要诊断为精神病患者的手术室手术	精神科
723	TR19	精神分裂症	精神科
724	TR29	偏执及急性精神病	精神科
725	TS11	重大的情感障碍，伴重要并发症与合并症	精神科
726	TS15	重大的情感障碍，不伴重要并发症与合并症	精神科
727	TS29	神经症性障碍及其他情感性障碍	精神科
728	TT19	焦虑性障碍	精神科
729	TT29	进食及睡眠障碍	精神科
730	TT33	人格障碍，伴并发症与合并症	精神科
731	TT35	人格障碍，不伴并发症与合并症	精神科
732	TU19	儿童期精神障碍	精神科
733	TV19	器质性及症状性精神障碍	精神科
MDCU	**酒精 / 药物使用及其引起的器质性精神障碍**		
734	UR13	酒精中毒及戒除，伴并发症与合并症	精神科
735	UR15	酒精中毒及戒除，不伴并发症与合并症	精神科
736	US19	阿片依赖及戒除	精神科
737	US29	兴奋剂及其他毒品滥用与依赖	精神科
MDCV	**创伤、中毒及药物毒性反应**		
738	VB11	损伤的皮肤移植，伴重要并发症与合并症	烧伤科、整形外科
739	VB13	损伤的皮肤移植，伴并发症与合并症	烧伤科、整形外科
740	VB15	损伤的皮肤移植，不伴并发症与合并症	烧伤科、整形外科
741	VC11	与损伤有关的清创术，伴重要并发症与合并症	皮肤科、整形外科
742	VC13	与损伤有关的清创术，伴并发症与合并症	皮肤科、整形外科
743	VC15	与损伤有关的清创术，不伴并发症与合并症	皮肤科、整形外科
744	VD19	手的损伤手术	手外科
745	VJ11	其他损伤的手术室操作，伴重要并发症与合并症	普通外科、骨科等

序号	DRG 编码	DRG 名称	涉及临床专业
746	VJ13	其他损伤的手术室操作，伴并发症与合并症	普通外科、骨科等
747	VJ15	其他损伤的手术室操作，不伴并发症与合并症	普通外科、骨科等
748	VR13	损伤，伴并发症与合并症	急诊医学科
749	VR15	损伤，不伴并发症与合并症	急诊医学科
750	VS19	过敏反应	急诊医学科
751	VS23	药物及其他物质中毒 / 毒性反应，伴并发症与合并症	急诊医学科
752	VS25	药物及其他物质中毒 / 毒性反应，不伴并发症与合并症	急诊医学科
753	VT11	医疗后遗症，伴重要并发症与合并症	—
754	VT13	医疗后遗症，伴并发症与合并症	—
755	VT15	医疗后遗症，不伴并发症与合并症	—
756	VZ11	损伤、中毒及毒性反应相关的其他疾患，伴重要并发症与合并症	急诊医学科
757	VZ13	损伤、中毒及毒性反应相关的其他疾患，伴并发症与合并症	急诊医学科
758	VZ15	损伤、中毒及毒性反应相关的其他疾患，不伴并发症与合并症	急诊医学科
MDCW　烧伤			
759	WB19	大于体表 80% 或多处三度烧伤、腐蚀伤等灼伤，伴皮肤移植	烧伤科
760	WB23	大于体表 10% 或三度烧伤、腐蚀伤及冻伤等灼伤，进行皮肤移植，伴并发症与合并症	烧伤科
761	WB25	大于体表 10% 或三度烧伤、腐蚀伤及冻伤等灼伤，进行皮肤移植，不伴并发症与合并症	烧伤科
762	WJ19	烧伤、腐蚀伤及冻伤等灼伤，伴除植皮之外的手术室手术	烧伤科
763	WR19	大于体表 10% 或多处三度烧伤、腐蚀伤及冻伤等灼伤	烧伤科
764	WR21	三度烧伤、腐蚀伤及冻伤等灼伤，伴重要并发症与合并症	烧伤科
765	WR23	三度烧伤、腐蚀伤及冻伤等灼伤，伴并发症与合并症	烧伤科
766	WR25	三度烧伤、腐蚀伤及冻伤等灼伤，不伴并发症与合并症	烧伤科
767	WS29	烧伤、腐蚀伤、冻伤等灼伤，住院时间 < 5 天死亡或转院	烧伤科
768	WZ11	二度及以下烧伤、腐蚀伤及冻伤等灼伤，伴重要并发症与合并症	烧伤科

序号	DRG 编码	DRG 名称	涉及临床专业
769	WZ13	二度及以下烧伤、腐蚀伤及冻伤等灼伤，伴并发症与合并症	烧伤科
770	WZ15	二度及以下烧伤、腐蚀伤及冻伤等灼伤，不伴并发症与合并症	烧伤科
MDCX	**影响健康的因素及其他就医情况**		
771	XJ19	其他寻求健康服务的诊断，伴手术室手术	—
772	XR11	康复，伴重要并发症与合并症	康复医学科
773	XR15	康复，不伴重要并发症与合并症	康复医学科
774	XS11	症状及体征，伴重要并发症与合并症	—
775	XS13	症状及体征，伴并发症与合并症	—
776	XS15	症状及体征，不伴并发症与合并症	—
777	XS21	随访（不含恶性肿瘤诊断），伴重要并发症与合并症	—
778	XS23	随访（不含恶性肿瘤诊断），伴并发症与合并症	—
779	XS25	随访（不含恶性肿瘤诊断），不伴并发症与合并症	—
780	XT11	其他后期照护，伴重要并发症与合并症	—
781	XT13	其他后期照护，伴并发症与合并症	—
782	XT15	其他后期照护，不伴并发症与合并症	—
783	XT21	其他影响健康状态的因素，伴重要并发症与合并症	—
784	XT23	其他影响健康状态的因素，伴并发症与合并症	—
785	XT25	其他影响健康状态的因素，不伴并发症与合并症	—
786	XT39	多发、非特指的其他先天畸形	—
787	XZ19	其他康复治疗	康复医学科
MDCY	**人类免疫缺陷病毒（HIV）感染疾病及相关操作**		
788	YB19	HIV 相关疾病气管切开手术	感染科
789	YC19	HIV 相关疾病营养支持手术	感染科
790	YC21	HIV 相关疾病手术室手术，伴重要并发症与合并症	感染科
791	YC25	HIV 相关疾病手术室手术，不伴重要并发症与合并症	感染科
792	YR11	HIV 相关疾病，伴重要并发症与合并症	感染科
793	YR13	HIV 相关疾病，伴并发症与合并症	感染科
794	YR15	HIV 相关疾病，不伴并发症与合并症	感染科
795	YR29	HIV 相关其他情况	感染科
MDCZ	**多发性严重创伤**		
796	ZB11	多发性严重创伤开颅术，伴重要并发症与合并症	神经外科

序号	DRG 编码	DRG 名称	涉及临床专业
797	ZB15	多发性严重创伤开颅术，不伴重要并发症与合并症	神经外科
798	ZC11	多发性严重创伤的脊柱、髋、股或肢体手术，伴重要并发症与合并症	骨科
799	ZC15	多发性严重创伤的脊柱、髋、股或肢体手术，不伴重要并发症与合并症	骨科
800	ZJ11	多发性严重创伤的其他手术室操作，伴重要并发症与合并症	泌尿外科、胸外科、心脏大血管外科等
801	ZJ15	多发性严重创伤的其他手术室操作，不伴重要并发症与合并症	泌尿外科、胸外科、心脏大血管外科等
802	ZK19	多发性严重创伤，伴呼吸机支持	—
803	ZR19	多发性严重创伤，住院时间＜5天死亡或转院	神经外科、骨科、泌尿外科、胸外科、心脏大血管外科等各临床专业多有涉及
804	ZR29	多发性严重创伤，无手术室操作	神经外科、骨科、泌尿外科、胸外科、心脏大血管外科等各临床专业多有涉及

注：各儿科临床专业涉及 DRG 组同成人临床专业，筛选年龄符合儿童标准的患者进行临床专业对照。

MDCA 先期分组疾病及相关操作

AA19　心脏移植

手术操作包括：

37.51001　心脏移植术

AB19　肝移植

手术操作包括：

50.51001　辅助肝移植术

50.59001　肝肾联合移植术

50.59004　同种异体肝肾联合移植术

50.59005　同种异体肝移植术

AC19　胰、肾同时移植

手术操作包括：

52.82001　胰腺同种移植术

52.83001　胰腺异体移植术

和

手术操作包括：

55.61002　肾自体移植术

55.69001　肾同种异体移植术

AD19　胰腺移植

手术操作包括：

52.82001　胰腺同种移植术

52.83001　胰腺异体移植术

AE19　肾移植

手术操作包括：

55.61002　肾自体移植术

55.69001　肾同种异体移植术

AF19　肺移植

手术操作包括：

33.51001　单侧肺移植术

33.52001　双侧肺移植术

33.6001　 心肺联合移植术

AG19　异体骨髓 / 造血干细胞移植

手术操作包括：

41.03001　异体骨髓移植术

41.05001　异体造血干细胞移植术

41.06001　脐血干细胞移植术

41.08001　异体造血干细胞移植伴净化

AG29　自体骨髓 / 造血干细胞移植

手术操作包括：

41.01001　自体骨髓移植术

41.04001　自体造血干细胞移植术

41.09001　自体骨髓移植伴净化

AH19　气管切开伴呼吸机支持 ≥ 96 小时或体外膜肺氧合（ECMO）

手术操作包括：

31.1005　 暂时性气管切开术

31.21001　纵隔气管切开术

31.29001　永久性气管切开术

31.74003　气管造口修正术

96.55001　清洁气管造口

和

手术操作包括：

39.65002　体外膜肺氧合［ECMO］

96.72001　有创呼吸机治疗大于等于 96 小时

MDCB 神经系统疾病及功能障碍

BB11　创伤伴开颅术，伴重要并发症与合并症

BB15　创伤伴开颅术，不伴重要并发症与合并症

主要诊断包括：

F07.202	非精神病性脑外伤后综合征
F07.203	脑震荡后综合征
S02.001	顶骨骨折
S02.002	额骨骨折
S02.003	颞骨鳞部骨折
S02.004	额骨和颞骨鳞部骨折
S02.005	额骨和顶骨骨折
S02.101	颅底骨折
S02.102	前颅凹骨折 [1]
S02.103	中颅凹骨折 [1]
S02.104	后颅凹骨折 [1]
S02.105	枕骨骨折
S02.110	颞骨骨折
S02.902	颅骨骨折
S04.401	展神经损伤
S06.001	脑震荡
S06.101	创伤性脑水肿
S06.201	弥散性大脑损伤
S06.202	弥散性小脑损伤
S06.211	弥散性大脑损伤伴出血
S06.221	弥散性小脑损伤伴出血
S06.231	多发性大脑内出血
S06.232	多发性大脑血肿
S06.233	多发性小脑血肿

S06.281	多发性大脑挫裂伤
S06.282	多发性小脑挫裂伤
S06.291	创伤性脑疝
S06.301	局灶性大脑损伤
S06.302	局灶性小脑损伤
S06.311	局灶性大脑挫伤伴出血
S06.321	局灶性小脑挫伤伴出血
S06.331	局灶性大脑挫伤伴血肿
S06.332	局灶性大脑挫伤伴大量出血
S06.341	局灶性小脑挫伤伴血肿
S06.342	局灶性小脑挫伤伴大量出血
S06.381	局灶性大脑挫裂伤
S06.382	局灶性小脑挫裂伤
S06.401	创伤性硬膜外血肿
S06.402	创伤性硬膜外出血
S06.501	创伤性硬膜下出血
S06.502	创伤性硬膜下血肿
S06.601	创伤性蛛网膜下腔出血
S06.602	创伤性蛛网膜下腔血肿
S06.801	创伤性脑出血
S06.802	创伤性脑内血肿
S06.803	创伤性小脑出血
S06.804	创伤性小脑血肿
S06.805	创伤性小脑挫伤
S06.806	创伤性颅内出血
S06.807	创伤性颅内血肿
S06.808	创伤性脑干出血
S06.809	创伤性颅内动脉瘤
S06.901	颅内损伤
S06.902	创伤性脑损伤

---

[1] 前颅凹、中颅凹和后颅凹分别对应颅前窝、颅中窝和颅后窝，以下同此。

S06.903　脑干损伤

手术操作包括：

01.21001　颅静脉窦切开修补术

01.23001　颅骨原切口再切开术

01.24005　开颅探查术

01.24006　颅骨切除减压术

01.24007　颅骨钻孔减压术

01.24009　颅内脓肿引流术

01.24013　硬脑膜外血肿清除术

01.24014　硬脑膜外脓肿清除术

01.24017　颅骨切开异物取出术

01.24018　硬脑膜切开术

01.24019　硬脑膜外切开引流术

01.24021　颅骨钻孔探查术

01.25002　颅骨部分切除术

01.25003　颅骨清创术

01.25004　颅骨死骨切除术

01.25008　颞骨部分切除术

01.31002　脑膜切开伴蛛网膜下腔血肿引流术

01.31003　脑膜切开伴硬脑膜下脓肿引流术

01.31004　脑膜切开伴硬脑膜下血肿清除术

01.31005　脑膜切开伴蛛网膜下腔脓肿引流术

01.31008　硬脑膜下钻孔引流术

01.32002　脑叶切开术

01.32005　脑胼胝体切开术

01.39001　脑膜切开引流术

01.39002　脑白质切开术

01.39003　颅内血肿硬通道穿刺引流术

01.39004　脑内异物取出术

01.39007　脑切开术

01.39008　脑室切开引流术

01.39009　脑内血肿清除术

01.39010　杏仁核海马切开术

01.39011　经颞叶脑内血肿清除术

01.39012　经外侧裂脑内血肿清除术

01.39013　立体定向颅内血肿穿刺引流术

01.39014　神经内镜下脑内血肿引流术

01.41002　丘脑切开术

01.42001　苍白球切开术

01.51001　开颅蛛网膜剥离术

01.59004　大脑清创术

01.6001　颅骨病损切除术

01.6002　颅骨肉芽肿切除术

02.01001　颅缝切开术

02.01002　线形颅骨切除术

02.01003　条带状颅骨切除术

02.02001　颅骨骨折复位术

02.02002　颅骨骨折减压术

02.02003　颅骨骨折清创术

02.03001　颅骨骨瓣修补术

02.04001　颅骨骨移植术

02.04003　颅骨骨膜移植术

02.05002　颅骨钛板置入术

02.05004　颅骨硅橡胶板置入术

02.05005　颅骨有机玻璃板置入术

02.06003　颅骨修补术

02.07001　颅骨金属板去除术

02.11001　硬脑膜缝合术

02.12001　脑脊液鼻瘘修补术

02.12005　脑脊液耳瘘修补术

02.12006　脑脊液切口瘘修补术

02.12007　脑膜膨出修补术［还纳术］

02.12009　人工硬脑膜补片修补术

02.13001　脑膜血管结扎术

02.14001　脉络丛切除术

02.14002　脉络丛烧灼术

02.21001　Ommaya 囊置入术

02.21002　脑室导管置换术

02.91001　大脑皮层粘连松解术

BB21　其他开颅术，伴重要并发症与合并症

BB25　其他开颅术，不伴重要并发症与合并症

手术操作包括：

01.12001　直视下脑膜活检术

01.14001　直视下脑活检术

01.15001　颅骨活检术

01.18002　神经内镜检查术

01.21001　颅静脉窦切开修补术

01.23001	颅骨原切口再切开术		01.41002	丘脑切开术
01.24005	开颅探查术		01.41003	丘脑射频治疗术
01.24006	颅骨切除减压术		01.42001	苍白球切开术
01.24007	颅骨钻孔减压术		01.42002	苍白球射频毁损术
01.24009	颅内脓肿引流术		01.51001	开颅蛛网膜剥离术
01.24013	硬脑膜外血肿清除术		01.51002	脑膜病损切除术
01.24014	硬脑膜外脓肿清除术		01.51004	蛛网膜病损切除术
01.24017	颅骨切开异物取出术		01.51006	大脑镰脑膜病损切除术
01.24018	硬脑膜切开术		01.51007	小脑幕脑膜病损切除术
01.24019	硬脑膜外切开引流术		01.52001	大脑半球切除术
01.24021	颅骨钻孔探查术		01.53001	额叶切除术
01.25002	颅骨部分切除术		01.53003	颞叶切除术
01.25003	颅骨清创术		01.59001	鞍区病损切除术
01.25004	颅骨死骨切除术		01.59002	侧脑室病损切除术
01.25008	颞骨部分切除术		01.59003	大脑病损切除术
01.31002	脑膜切开伴蛛网膜下腔血肿引流术		01.59004	大脑清创术
01.31003	脑膜切开伴硬脑膜下脓肿引流术		01.59005	第三脑室病损切除术
01.31004	脑膜切开伴硬脑膜下血肿清除术		01.59006	第四脑室病损切除术
01.31005	脑膜切开伴蛛网膜下腔脓肿引流术		01.59007	顶叶病损切除术
01.31008	硬脑膜下钻孔引流术		01.59008	额叶病损切除术
01.32002	脑叶切开术		01.59009	海绵窦病损切除术
01.32003	脑神经束切断术		01.59010	经蝶窦脑病损切除术
01.32004	经皮扣带回切断术		01.59012	经顶脑病损切除术
01.32005	脑胼胝体切开术		01.59013	经额脑病损切除术
01.32006	延髓束切断术		01.59014	经颞脑病损切除术
01.39001	脑膜切开引流术		01.59016	经翼点脑病损切除术
01.39002	脑白质切开术		01.59017	经枕脑病损切除术
01.39003	颅内血肿硬通道穿刺引流术		01.59019	颅底病损切除术
01.39004	脑内异物取出术		01.59020	脑干病损切除术
01.39007	脑切开术		01.59021	脑囊肿造袋术
01.39008	脑室切开引流术		01.59022	多个脑室病损切除术
01.39009	脑内血肿清除术		01.59025	胼胝体病损切除术
01.39010	杏仁核海马切开术		01.59028	小脑半球病损切除术
01.39011	经颞叶脑内血肿清除术		01.59029	小脑蚓部病损切除术
01.39012	经外侧裂脑内血肿清除术		01.59030	中颅窝病损切除术 [1]
01.39013	立体定向颅内血肿穿刺引流术		01.59031	后颅窝病损切除术 [1]
01.39014	神经内镜下脑内血肿引流术		01.59032	颈静脉孔病损切除术
01.41001	丘脑化学破坏术		01.59033	立体定向脑病损切除术

---

[1] 中颅窝和后颅窝分别对应颅中窝和颅后窝，以下同此。

01.59034	斜坡病损切除术	02.12009	人工硬脑膜补片修补术
01.59035	枕叶病损切除术	02.13001	脑膜血管结扎术
01.59036	海马杏仁核切除术	02.14001	脉络丛切除术
01.59037	大脑半球病损切除术	02.14002	脉络丛烧灼术
01.59038	大脑深部病损切除术	02.21001	Ommaya 囊置入术
01.59039	岛叶病损切除术	02.21002	脑室导管置换术
01.59040	蝶鞍旁病损切除术	02.22001	神经内镜下第三脑室底造瘘术
01.59041	额颞岛叶病损切除术	02.91001	大脑皮层粘连松解术 [2]
01.59042	小脑扁桃体部分切除术	02.94001	颅钳插入术
01.59043	小脑病损切除术	02.94002	环状钳插入术
01.59044	小脑桥脑角病损切除术 [1]	02.94003	颅钳置换术
01.59045	颞叶病损切除术	02.95001	颅钳牵引装置去除术
01.59046	桥脑小脑角病损切除术	02.95002	环状钳牵引装置去除术
01.59047	丘脑病损切除术	02.99001	导水管粘连松解术
01.59048	岩斜区病损切除术	04.01001	听神经病变切除术
01.59049	枕骨大孔区病损切除术	04.01004	前庭神经切断术
01.59050	神经内镜下脑室病损切除术	04.02004	经后颅窝三叉神经感觉根切断术
01.6001	颅骨病损切除术	04.02005	三叉神经感觉根部分切断术
01.6002	颅骨肉芽肿切除术	04.07010	颅神经病损切除术
02.01001	颅缝切开术	04.41003	三叉神经减压术
02.01002	线形颅骨切除术	04.42001	副神经减压术
02.01003	条带状颅骨切除术	04.42004	迷走神经减压术
02.02001	颅骨骨折复位术	04.42008	舌咽神经减压术
02.02002	颅骨骨折减压术	07.13001	经额垂体活检
02.02003	颅骨骨折清创术	07.14001	经蝶骨垂体活检
02.03001	颅骨骨瓣修补术	07.15001	垂体活检
02.04001	颅骨骨移植术	07.17001	松果体活检
02.04003	颅骨骨膜移植术	07.51001	松果体探查术
02.05002	颅骨钛板置入术	07.52001	松果体切开术
02.05004	颅骨硅橡胶板置入术	07.53001	松果体部分切除术
02.05005	颅骨有机玻璃板置入术	07.53002	松果体病损切除术
02.06003	颅骨修补术	07.54001	松果体全部切除术
02.07001	颅骨金属板去除术	07.61001	经额垂体病损切除术
02.11001	硬脑膜缝合术	07.61002	经额垂体部分切除术
02.12001	脑脊液鼻瘘修补术	07.62002	经蝶骨垂体病损切除术
02.12005	脑脊液耳瘘修补术	07.62003	经蝶骨垂体部分切除术
02.12006	脑脊液切口瘘修补术	07.62006	经蝶骨入路内镜下垂体部分切除术
02.12007	脑膜膨出修补术 [还纳术]	07.63001	垂体病损切除术

---

[1] 桥脑即脑桥，以下同此。
[2] 大脑皮层即大脑皮质，以下同此。

07.64001　经额垂体全部切除术

07.65001　经蝶骨垂体全部切除术

07.65002　经蝶骨入路内镜下垂体全部切除术

07.69001　垂体切除术

07.71001　垂体窝探查术

07.72002　经蝶骨垂体探查术

07.72003　拉克氏（Rathke）囊切除术 [1]

07.72004　颅咽管瘤穿刺抽吸术

07.79001　空蝶鞍填塞术

29.92001　舌咽神经切断术

38.31001　脑血管切除伴吻合术

38.32001　颈动脉部分切除伴吻合术

38.61002　颅内动脉瘤切除术

38.61003　颅内畸形血管切除术

38.81002　颅内畸形血管夹闭术

39.28002　颞肌贴敷术

39.51003　动脉瘤夹闭术

39.52002　动脉瘤破裂修补术

39.52003　动脉瘤孤立术

39.53001　动静脉瘘夹闭术

39.53002　动静脉瘘结扎术

39.53003　动静脉瘘切断术

BC19　伴出血诊断的颅内血管手术

主要诊断包括：

I60.001　颈内动脉虹吸弯和分叉部蛛网膜下腔出血

I60.002　颈内动脉分叉段动脉瘤破裂伴蛛网膜下腔出血

I60.003　颈内动脉眼动脉段动脉瘤破裂伴蛛网膜下腔出血

I60.004　脉络膜前动脉动脉瘤破裂伴蛛网膜下腔出血

I60.101　大脑中动脉蛛网膜下腔出血

I60.102　大脑中动脉动脉瘤破裂伴蛛网膜下腔出血

I60.201　前交通动脉蛛网膜下腔出血

I60.202　大脑前动脉 - 前交通动脉动脉瘤破裂伴蛛网膜下腔出血

I60.203　大脑前动脉近侧段（A1）动脉瘤破裂伴蛛网膜下腔出血

I60.204　大脑前动脉近侧段（A2）动脉瘤破裂伴蛛网膜下腔出血

I60.205　大脑前动脉远侧段（A2—A5）动脉瘤破裂伴蛛网膜下腔出血 [2]

I60.206　前交通动脉动脉瘤破裂伴蛛网膜下腔出血

I60.207　胼胝体动脉瘤破裂伴蛛网膜下腔出血

I60.301　后交通动脉蛛网膜下腔出血

I60.302　后交通动脉动脉瘤破裂伴蛛网膜下腔出血

I60.401　基底动脉蛛网膜下腔出血

I60.402　椎动脉与基底动脉结合部动脉瘤破裂伴蛛网膜下腔出血

I60.403　基底动脉顶端动脉瘤破裂伴蛛网膜下腔出血

I60.404　基底动脉干动脉瘤破裂伴蛛网膜下腔出血

I60.405　小脑前下动脉动脉瘤破裂伴蛛网膜下腔出血

I60.501　椎动脉蛛网膜下腔出血

I60.503　椎动脉动脉瘤破裂伴蛛网膜下腔出血

I60.504　脊髓前动脉动脉瘤破裂伴蛛网膜下腔出血

I60.601　大脑后动脉动脉瘤伴蛛网膜下腔出血

I60.602　小脑后下动脉动脉瘤破裂伴蛛网膜下腔出血

I60.603　小脑前下动脉动脉瘤伴蛛网膜下腔出血

I60.604　小脑上动脉动脉瘤破裂伴蛛网膜下腔出血

---

[1] 拉克氏囊即拉特克囊，以下同此。

[2] 此条中"A2"应为"A3"。

I60.605	迷路动脉动脉瘤破裂伴蛛网膜下腔出血		I61.004	外囊出血
			I61.005	丘脑出血
I60.606	多发颅内动脉动脉瘤破裂伴蛛网膜下腔出血		I61.006	胼胝体出血
			I61.007	尾状核头出血
I60.607	颅内镜像动脉瘤破裂伴蛛网膜下腔出血		I61.008	壳核出血
			I61.009	尾状核出血
I60.608	脑干前非动脉瘤性出血〔中脑周围非动脉瘤性出血〕		I61.010	丘脑下部出血
			I61.011	最外囊出血
I60.801	脑动静脉畸形破裂伴蛛网膜下腔出血		I61.101	顶叶出血
			I61.102	多处脑叶出血
I60.802	脑动脉畸形伴蛛网膜下腔出血		I61.103	额叶出血
I60.803	脑静脉畸形伴蛛网膜下腔出血		I61.104	额颞叶出血
I60.804	脑海绵状血管畸形伴蛛网膜下腔出血		I61.105	枕叶出血
			I61.106	颞叶出血
I60.805	脑干海绵状血管畸形伴蛛网膜下腔出血		I61.107	额顶叶脑出血
			I61.108	顶枕叶脑出血
I60.806	小脑幕下海绵状血管畸形伴蛛网膜下腔出血		I61.109	额顶枕叶脑出血
			I61.110	额颞顶叶脑出血
I60.807	脑膜出血		I61.111	额颞顶枕叶脑出血
I60.808	硬脑膜动静脉瘘伴蛛网膜下腔出血		I61.112	额颞枕叶脑出血
I60.809	垂体上动脉动脉瘤破裂伴蛛网膜下腔出血		I61.113	颞顶叶脑出血
			I61.114	颞枕叶脑出血
			I61.115	脑叶出血
I60.810	脑动脉夹层伴蛛网膜下腔出血		I61.201	大脑半球出血
I60.811	颈内动脉海绵窦段动脉瘤破裂伴蛛网膜下腔出血		I61.301	脑干出血
			I61.302	桥脑出血
I60.812	颈内动脉床突段动脉瘤破裂伴蛛网膜下腔出血		I61.303	延髓出血
			I61.304	中脑出血
I60.813	脊髓动静脉畸形伴蛛网膜下腔出血		I61.401	小脑出血
I60.814	脊髓髓周动静脉瘘伴蛛网膜下腔出血		I61.402	小脑扁桃体出血
			I61.403	小脑蚓部出血
I60.815	颅脑肿瘤伴蛛网膜下腔出血		I61.501	脑室出血
I60.901	蛛网膜下腔出血		I61.502	侧脑室出血
I60.902	大脑动脉破裂		I61.503	第三脑室出血
I60.903	脑动脉瘤破裂伴蛛网膜下腔出血		I61.504	第四脑室出血
I60.904	脑实质出血继发蛛网膜下腔出血		I61.505	多个脑室出血
			I61.506	继发性脑室出血
I60.905	感染性颅内动脉瘤破裂伴蛛网膜下腔出血		I61.507	原发性脑室出血
			I61.601	多灶性脑出血
I61.001	豆状核出血			
I61.002	基底节出血		I61.801	脑穿支动脉出血
I61.003	内囊出血			

I61.901 非创伤性脑内血肿

I61.902 脑出血

I61.903 脑血管破裂

I61.904 脑出血血肿扩大

I61.905 脑静脉闭塞后出血

I61.906 脑血管炎性脑出血

I61.907 脑肿瘤卒中

I61.908 凝血功能障碍性脑出血

I62.001 非创伤性硬膜下出血

I62.002 非创伤性硬膜下血肿

I62.003 急性非创伤性硬膜下出血

I62.004 急性非创伤性硬膜下血肿

I62.005 亚急性非创伤性硬膜下出血

I62.006 亚急性非创伤性硬膜下血肿

I62.007 慢性非创伤性硬膜下出血

I62.008 慢性非创伤性硬膜下血肿

I62.101 急性非创伤性硬膜外出血

I62.102 急性非创伤性硬膜外血肿

I62.103 亚急性非创伤性硬膜外出血

I62.104 慢性非创伤性硬膜外血肿

I62.901 非创伤性颅内出血

手术操作包括：

38.31001 脑血管切除伴吻合术

38.32001 颈动脉部分切除伴吻合术

38.32002 颈内动脉瘤切除伴吻合术

38.61002 颅内动脉瘤切除术

38.61003 颅内畸形血管切除术

38.81002 颅内畸形血管夹闭术

39.28001 颞浅动脉 - 大脑中动脉搭桥术

39.51003 动脉瘤夹闭术

39.51004 内镜下脑动脉瘤夹闭术

39.52001 动脉瘤包裹术

39.52002 动脉瘤破裂修补术

39.52003 动脉瘤孤立术

39.72002 颅内动脉瘤栓塞术

39.72003 颅内血管栓塞术

39.98003 颈内动脉瘤破裂止血术

BC29 脑室分流及翻修手术

手术操作包括：

02.22002 脑室 - 脑池分流术

02.22003 脑室 - 蛛网膜下腔分流术

02.22004 脑室 - 小脑延髓池分流术 [Tor-kildsen 手术]

02.22005 脑室 - 静脉窦分流术

02.31001 脑室 - 鼻咽分流术

02.31002 脑室 - 乳突分流术

02.32001 脑室 - 颈外静脉分流术

02.32002 脑室 - 腔静脉分流术

02.32003 脑室 - 心房分流术

02.33001 脑室 - 胸腔分流术

02.34001 脑室 - 胆囊分流术

02.34002 脑室 - 腹腔分流术

02.35001 脑室 - 输尿管分流术

02.39004 脑室 - 骨髓分流术

02.41001 脑室分流管冲洗术

02.41003 脑室分流管探查术

02.42002 脑室分流管置换术

02.42003 脑室 - 腹腔分流管脑室端调整术

02.42004 脑室分流管修正术

02.43001 脑室分流管去除术

54.95004 脑室 - 腹腔分流修正术

BD13 脊髓手术，伴并发症与合并症
BD15 脊髓手术，不伴并发症与合并症

手术操作包括：

01.32006 延髓束切断术

03.01001 椎管内异物去除术

03.01002 椎管内病损切除术

03.01003 神经内镜下椎管内病损切除术

03.01004 椎管内外病损切除术

03.01005 椎管外神经根病损切除术

03.02001 椎板切除术部位再切开

03.09003 颈椎后路单开门椎管减压术

03.09004 颈椎后路双开门椎管减压术

03.09005 颈椎前路椎管减压术

03.09006 腰椎椎板切除减压术

03.09007 胸椎椎板切除减压术

03.09009 椎管成形术

03.09010 椎管减压术

03.09014	椎管钻孔减压术	03.97001	脊髓膜分流修正术
03.09015	椎管探查术	03.98001	脊髓蛛网膜下腔 - 腹腔分流管去除术
03.09016	椎间孔切开术		
03.09018	脊髓背根入髓区切开术	03.99003	脊髓造瘘术
03.09019	脊髓后正中点状切开术	03.99004	脊髓切开引流术
03.09020	脊髓神经根探查术	04.03003	脊神经根切断术
03.09021	颈椎椎间孔钻孔减压术	04.2011	脊神经根射频消融术
03.1001	椎管内神经根切断术	04.3023	马尾神经缝合术
03.1003	马尾神经切断术	38.61001	脊髓畸形血管切除术
03.21001	经皮脊髓切断术	38.61005	椎管内畸形血管切除术
03.21002	立体定向脊髓切断术	77.69032	胸椎病损切除术
03.29001	脊髓前外侧束切断术	77.69039	腰椎病损切除术
03.29002	脊髓神经束切断术	77.69044	椎骨病损切除术
03.29003	脊髓前连合切断术	77.69055	颈椎病损切除术
03.29004	脊髓前连合切开术	78.09008	颈椎植骨术
03.32001	脊髓活检	78.59022	椎弓根钉内固定术
03.32002	硬脊膜活检	79.89002	颈椎脱位切开复位内固定术
03.4002	脊髓病损栓塞术	79.89003	颈椎脱位切开复位术
03.4003	硬脊膜囊肿造袋术	79.89006	腰椎脱位切开复位内固定术
03.4004	硬脊膜切除术	79.89007	腰椎脱位切开复位术
03.4007	脊髓脊膜病损电凝破坏术	80.09001	人工椎体取出术
03.51003	脑脊膜膨出修补术	80.51008	前入路颈椎间盘切除术
03.52001	脊髓脊膜膨出修补术	80.51011	后入路胸椎间盘切除术
03.52003	脊髓外露修补术	80.51013	后入路腰椎间盘切除术
03.59003	脊髓纵裂修补术	80.51014	腰椎间盘髓核切除术
03.59004	脊柱裂修补术	80.51023	颈椎间盘切除伴椎板切除术
03.59005	硬脊膜修补术	80.51024	颈椎间盘切除伴半椎板切除术
03.6001	脊髓蛛网膜粘连松解术	80.51025	颈椎间盘髓核切除术
03.6005	脊髓神经根粘连松解术	80.51026	椎间盘镜下后入路颈椎间盘切除术
03.6007	脊髓粘连松解术	80.51027	胸椎间盘切除伴椎板切除术
03.6008	脊髓终丝切断术	80.51028	胸椎间盘切除伴半椎板切除术
03.6010	脊髓脊膜松解术	80.51029	胸椎间盘髓核切除术
03.6011	脊髓栓系松解术	80.51030	椎间盘镜下后入路胸椎间盘切除术
03.71001	脊髓蛛网膜下腔 - 腹腔分流术	80.51031	椎间盘镜下前入路胸椎间盘切除术
03.72001	脊髓蛛网膜下腔 - 输尿管分流术	80.51032	椎间盘镜下前入路颈椎间盘切除术
03.79001	脊髓 - 硬膜外分流术	80.51033	椎间盘镜下后入路腰椎间盘切除术
03.79002	脊髓 - 蛛网膜下腔分流术	80.51034	椎间盘镜下前入路腰椎间盘切除术
03.93001	脊髓电刺激器置入术	80.51035	腰椎间盘切除伴椎板切除术
03.94001	骶神经电刺激器取出术	80.51036	腰椎间盘切除伴半椎板切除术
03.96001	经皮椎骨关节面去神经术	80.51037	经皮腰椎间盘髓核切吸术

80.51038	腰椎间盘髓核切除伴椎板切除术		81.32001	前入路颈椎翻修术
80.51039	前外侧入路腰椎间盘切除术		81.32002	前外侧入路颈椎翻修术
80.52008	椎间盘化学溶解术		81.33001	后入路颈椎翻修术
80.59001	椎间盘射频消融术		81.33002	后外侧入路颈椎翻修术
80.59003	椎间盘激光汽化术		81.34001	前入路胸椎翻修术
80.99003	颈椎后路小关节切除术		81.34002	前入路胸腰椎翻修术
81.01001	前入路寰-枢椎融合术		81.34003	前外侧入路胸椎翻修术
81.01007	后入路寰-枢椎融合术		81.34004	前外侧入路胸腰椎翻修术
81.01008	前入路枕-颈椎融合术		81.35001	后入路胸椎翻修术
81.01009	后入路枕-颈椎融合术		81.35002	后入路胸腰椎翻修术
81.01010	经口寰-枢椎融合术		81.35003	后外侧入路胸椎翻修术
81.01011	经口枕-颈椎融合术		81.35004	后外侧入路胸腰椎翻修术
81.02001	前入路颈椎融合术		81.36001	前入路腰椎翻修术
81.02002	前外侧入路颈椎融合术		81.36002	前入路腰骶椎翻修术
81.03001	后入路颈椎融合术		81.36003	前外侧入路腰椎翻修术
81.03002	后外侧入路颈椎融合术		81.36004	前外侧入路腰骶椎翻修术
81.04001	前入路胸椎融合术		81.37001	腰椎外侧横突翻修术
81.04003	前入路胸腰椎融合术		81.37002	腰骶椎外侧横突翻修术
81.04004	前外侧入路胸椎融合术		81.38001	后入路腰椎翻修术
81.04005	前外侧入路胸腰椎融合术		81.38002	后入路腰骶椎翻修术
81.05002	后入路胸腰椎融合术		81.38003	后外侧入路腰椎翻修术
81.05004	后入路胸椎融合术		81.38004	后外侧入路腰骶椎翻修术
81.05005	后外侧入路胸椎融合术		81.38005	经椎间孔入路腰椎体翻修术
81.05006	后外侧入路胸腰椎融合术		84.61001	颈椎部分间盘假体置入术
81.06001	前入路腰椎融合术		84.62001	颈椎全部间盘假体置入术
81.06004	前入路腰骶椎融合术		84.63002	胸椎全部间盘假体置入术
81.06005	前外侧入路腰椎融合术		84.63003	胸椎部分间盘假体置入术
81.06006	前外侧入路腰骶椎融合术		84.64001	腰椎部分间盘假体置入术
81.07002	腰骶椎外侧横突融合术		84.64003	腰椎棘突间腰椎稳定器置入术
81.08013	后入路腰骶椎融合术		84.65001	腰椎全部间盘假体置入术
81.08015	后入路腰椎融合术		84.66001	颈人工椎间盘翻修术
81.08016	后外侧入路腰椎融合术		84.66002	颈人工椎间盘假体置换术
81.08017	后外侧入路腰骶椎融合术		84.67001	胸人工椎间盘假体置换术
81.08018	经椎间孔入路腰椎体融合术		84.67002	胸人工椎间盘翻修术
81.31001	前入路寰-枢椎翻修术		84.68001	腰人工椎间盘翻修术
81.31002	后入路寰-枢椎翻修术		84.68002	腰人工椎间盘假体置换术
81.31003	前入路枕-颈椎翻修术			
81.31004	后入路枕-颈椎翻修术			

BE19　脑血管介入治疗

手术操作包括：

81.31005　经口寰-枢椎翻修术

81.31006　经口枕-颈椎翻修术

00.61008　经皮颈总动脉球囊扩张成形术

00.61009	经皮颅外血管成形术	21.06001	颈外动脉结扎止血术
00.61011	经皮椎动脉球囊扩张成形术	38.02001	颈动脉血栓切除术
00.61012	经皮颈静脉球囊扩张成形术	38.02002	颈动脉探查术
00.61013	经皮颈动脉球囊扩张成形术	38.02003	颈内静脉血栓切除术
00.62003	经皮颅内血管成形术	38.12003	颈动脉内膜剥脱术
00.62005	经皮大脑中动脉球囊扩张成形术	38.32002	颈内动脉瘤切除伴吻合术
00.62006	经皮基底动脉血管成形术	38.42001	颈动脉部分切除伴颈总动脉 - 颈内动脉人工血管搭桥术
00.62007	经皮交通动脉血管成形术		
00.63004	经皮颈动脉支架置入术	38.42002	颈总动脉切除伴自体血管移植术
00.63005	经皮颈动脉远端保护装置置入术	38.42003	颈动脉部分切除伴颈总动脉 - 颈内动脉自体血管搭桥术
00.63006	经皮颈动脉覆膜支架置入术		
00.63007	经皮颈动脉药物洗脱支架置入术	38.62002	颈静脉瘤切除术
00.64007	经皮基底动脉支架置入术	38.62003	颈静脉扩张切除术
00.64009	经皮椎动脉支架置入术	38.62005	颈动脉瘤切除术
00.64012	经皮颅外远端保护装置置入术	38.62006	颈外动脉瘤切除术
00.64013	经皮椎动脉药物洗脱支架置入术	38.62007	颈外静脉瘤切除术
00.65006	经皮大脑中动脉支架置入术	38.81004	椎动脉结扎术
00.65008	经皮颅内动脉支架置入术	38.82002	颈静脉结扎术
00.65009	经皮颅内血管支架置入术	38.82003	颈内动脉结扎术
00.65010	经皮颅内动脉远端保护装置置入术	38.82005	颈内静脉结扎术
17.53001	经皮颈动脉粥样斑块切除术	38.82006	颈前静脉结扎术
17.54001	经皮颅内血管粥样斑块切除术	38.82007	颈总动脉结扎术
39.50008	锁骨下动脉球囊扩张成形术	38.82008	颈外动脉结扎术
39.53005	颈动静脉瘘栓塞术	39.22002	颈外动脉 - 颈内动脉人工血管搭桥术
39.59006	颈内动脉成形术		
39.72001	颈静脉支架置入术	39.22003	颈总动脉 - 肱动脉自体血管搭桥术
39.72002	颅内动脉瘤栓塞术	39.22004	颈总动脉 - 锁骨下动脉搭桥术
39.72003	颅内血管栓塞术	39.22005	颈总动脉 - 腋动脉自体血管搭桥术
39.72004	颈内动脉栓塞术	39.22006	颈总动脉 - 腋动脉人工血管搭桥术
39.72005	颈动脉栓塞术	39.22008	升主动脉 - 颈总动脉人工血管搭桥术
39.74001	经皮颅内静脉取栓术		
39.74002	经皮颅内动脉取栓术	39.22012	主动脉 - 颈动脉人工血管搭桥术
39.74003	经皮颈静脉取栓术	39.22013	主动脉 - 锁骨下动脉 - 颈动脉搭桥术
39.74004	经皮颈动脉取栓术		
39.90013	锁骨下动脉支架置入术	39.22014	锁骨下动脉 - 肱动脉人工血管搭桥术

BE23 脑血管手术，伴并发症与合并症

BE25 脑血管手术，不伴并发症与合并症

39.22018	颈外动脉 - 颈内动脉自体血管搭桥术

手术操作包括：

39.31005	颈总动脉修补术
39.51004	内窥镜下脑动脉瘤夹闭术

39.51006　颈动脉瘤夹闭术

39.53013　颈动静脉瘘修补术

39.89001　颈动脉球切除术

39.89002　颈动脉体瘤切除术

39.98003　颈内动脉瘤破裂止血术

BF19　神经调制手术

手术操作包括：

01.22001　颅内神经电刺激器去除术

02.93002　颅内神经电刺激器置入术

02.93003　颅内神经电刺激器置换术

02.96001　蝶骨电极插入术

BJ11　神经系统其他手术，伴重要并发症与合并症

BJ13　神经系统其他手术，伴并发症与合并症

BJ15　神经系统其他手术，不伴并发症与合并症

手术操作包括：

01.01001　脑池穿刺术

01.01002　小脑延髓池穿刺术

01.02001　经脑室分流导管脑室穿刺术

01.09002　脑室穿刺术

01.09003　前囟门穿刺术

01.09004　硬脑膜下穿刺抽吸术

01.10001　颅压监护探极置入术

01.11001　经皮脑膜活检

01.13001　经皮脑活检

01.13002　立体定向脑活检

01.15001　颅骨活检术

01.24006　颅骨切除减压术

01.31008　硬脑膜下钻孔引流术

01.32003　脑神经束切断术

01.32004　经皮扣带回切断术

01.39015　脑室钻孔引流术

01.39016　脑脓肿穿刺引流术

02.02002　颅骨骨折减压术

02.12010　神经内镜下经鼻腔脑脊液鼻漏修补术

02.21001　Ommaya 囊置入术

02.94001　颅钳插入术

02.94002　环状钳插入术

02.94004　环状钳置换术

03.90001　连续硬膜外阻滞术

03.91002　椎管内置管止痛术

03.91004　椎管内止痛剂注入术

03.94001　骶神经电刺激器取出术

04.01003　听神经切断术

04.01005　经迷路内听道前庭神经切除术

04.01006　经迷路内听道听神经瘤切除术

04.01007　乙状窦后入路听神经切除术

04.02001　经颞下三叉神经根切断术〔Frazier 手术〕

04.03002　闭孔神经切断术

04.03003　脊神经根切断术

04.03005　颅神经切断术

04.03009　颈神经后根切断术

04.03010　腰骶神经后根切断术

04.03016　周围神经切断术

04.04006　颅神经探查术

04.04021　副神经探查术

04.04027　颈丛神经探查术

04.04029　胸背神经探查术

04.04030　周围神经探查术

04.07002　鼓室神经丛切除术

04.07003　滑车神经撕脱术

04.07005　颈神经病损切除术

04.07007　眶上神经撕脱术

04.07008　眶下神经撕脱术

04.07014　面神经病损切除术

04.07015　周围神经病损切除术

04.07026　颅神经切除术

04.07027　周围神经切除术

04.07028　三叉神经撕脱术

04.12001　直视下颅神经活检术

04.12002　直视下周围神经活检术

04.2003　周围神经破坏术

04.2004	三叉神经射频消融术	05.0001	交感神经切断术
04.2007	翼腭神经节破坏术	05.0003	腔镜下交感神经切断术
04.2008	脊神经破坏术	05.11001	交感神经活检术
04.2009	周围神经烧灼术	05.11002	交感神经节活检术
04.2011	脊神经根射频消融术	05.21001	蝶腭神经节切除术
04.3004	颅神经缝合术	05.22001	颈交感神经切断术
04.3022	周围神经缝合术	05.23001	腔镜下腰交感神经切除术
04.3023	马尾神经缝合术	05.23002	腰交感神经切除术
04.42001	副神经减压术	05.24001	骶前交感神经切除术
04.42004	迷走神经减压术	05.29002	胸交感神经切除术
04.42006	经后颅窝面神经减压术	05.31003	交感神经麻醉剂注射止痛
04.42007	枕下神经减压术	05.31006	星状神经节阻滞术
04.42008	舌咽神经减压术	05.32001	交感神经注射破坏剂
04.42009	视神经管减压术	05.81001	交感神经修补术
04.42010	听神经减压术	05.81002	交感神经节修补术
04.42012	鼻镜下视神经管减压术	05.89001	交感神经瘤切除术
04.42013	听神经根粘连松解术	07.62007	神经内镜下经鼻腔 - 蝶窦垂体病损切除术
04.42014	面神经根粘连松解术		
04.42015	三叉神经根粘连松解术	07.79001	空蝶鞍填塞术
04.49006	骶神经松解术	07.84002	胸腔镜下胸腺扩大切除术
04.49011	喉返神经松解术	08.52002	睑缘缝合术
04.49013	马尾神经松解术	25.59002	舌根射频消融术
04.49018	舌神经根松解术	27.99007	面瘫矫正术
04.49042	周围神经松解术	38.32001	颈动脉部分切除伴吻合术
04.5007	面神经移植术	39.28001	颞浅动脉 - 大脑中动脉搭桥术
04.5009	耳大神经移植术	39.59013	颞浅动脉贴敷术
04.5016	周围神经移植术	39.91001	血管松解术
04.6010	同侧脊神经根移位术	44.01001	迷走神经干切断术
04.6017	脑神经移位术	83.43001	肌肉切取术
04.71001	舌下神经 - 面神经吻合术	86.05005	皮下神经电刺激器去除术
04.72001	面神经 - 副神经吻合术	86.06004	药物治疗泵置入
04.73001	副神经 - 舌下神经吻合术	86.09009	皮下神经电刺激器置入术
04.75001	颅神经调整术	86.94001	单列神经刺激脉冲发生器置入术
04.75002	周围神经调整术	86.94002	单列神经刺激脉冲发生器置换术
04.75003	正中神经调整术	86.95001	多列神经刺激脉冲发生器置入术
04.81003	周围神经麻醉止痛	86.95002	多列神经刺激脉冲发生器置换术
04.92002	骶神经电刺激器置入术	86.98001	可充电多列神经刺激脉冲发生器置入术
04.92003	周围神经电刺激器置入术		
04.92004	周围神经电刺激器置换术	86.98002	可充电多列神经刺激脉冲发生器置换术
04.93001	周围神经电刺激器去除术		

92.24001　光子束远距离放射治疗［光子束外照射放射治疗］

92.27002　放射性粒子置入放射治疗

92.27008　血管内近距离放射治疗

92.29001　放射治疗

92.30001　立体定向放射外科治疗［SRS/ 单次立体定向放射治疗］

92.31002　X 刀放射外科治疗

92.32001　伽马刀放射外科治疗

92.32002　立体定向 γ 射线放射外科治疗

92.32003　多源光子放射外科治疗

92.32004　钴 -60 放射外科治疗

92.33001　粒子束放射外科治疗

BK19　神经系统诊断伴呼吸机支持

手术操作包括：

31.1005　暂时性气管切开术

96.04001　气管插管

96.55001　清洁气管造口

96.71001　有创呼吸机治疗小于 96 小时

96.72001　有创呼吸机治疗大于等于 96 小时

BL19　脑血管病溶栓治疗

手术操作包括：

99.10001　血栓溶解剂输入

BM19　脑血管介入检查术

手术操作包括：

88.41001　基底动脉造影

88.41002　椎动脉造影

88.41003　颈动脉造影

88.41005　脑动脉造影

88.44004　锁骨下动脉造影

88.63001　锁骨下静脉造影

BR11　颅内出血性疾病，伴重要并发症与合并症

BR15　颅内出血性疾病，不伴重要并发症与合并症

主要诊断包括：

D18.022　脑血管瘤

D18.023　硬膜外血管瘤

D18.024　椎管内血管瘤

D18.026　脑干血管瘤

D18.027　蝶鞍旁血管瘤

D18.028　颅内血管瘤

I60.001　颈内动脉虹吸弯和分叉部蛛网膜下腔出血

I60.002　颈内动脉分叉段动脉瘤破裂伴蛛网膜下腔出血

I60.003　颈内动脉眼动脉段动脉瘤破裂伴蛛网膜下腔出血

I60.004　脉络膜前动脉动脉瘤破裂伴蛛网膜下腔出血

I60.101　大脑中动脉蛛网膜下出血

I60.102　大脑中动脉动脉瘤破裂伴蛛网膜下腔出血

I60.201　前交通动脉蛛网膜下腔出血

I60.202　大脑前动脉 - 前交通动脉动脉瘤破裂伴蛛网膜下腔出血

I60.203　大脑前动脉近侧段（A1）动脉瘤破裂伴蛛网膜下腔出血

I60.204　大脑前动脉近侧段（A2）动脉瘤破裂伴蛛网膜下腔出血

I60.205　大脑前动脉远侧段（A2—A5）动脉瘤破裂伴蛛网膜下腔出血[1]

I60.206　前交通动脉动脉瘤破裂伴蛛网膜下腔出血

I60.207　胼胝体动脉瘤破裂伴蛛网膜下腔出血

I60.301　后交通动脉蛛网膜下腔出血

I60.302　后交通动脉动脉瘤破裂伴蛛网膜下腔出血

I60.401　基底动脉蛛网膜下腔出血

---

[1] 此条中"A2"应为"A3"。

I60.402	椎动脉与基底动脉结合部动脉瘤破裂伴蛛网膜下腔出血	I60.808	硬脑膜动静脉瘘伴蛛网膜下腔出血
I60.403	基底动脉顶端动脉瘤破裂伴蛛网膜下腔出血	I60.809	垂体上动脉动脉瘤破裂伴蛛网膜下腔出血
I60.404	基底动脉干动脉瘤破裂伴蛛网膜下腔出血	I60.810	脑动脉夹层伴蛛网膜下腔出血
I60.405	小脑前下动脉动脉瘤破裂伴蛛网膜下腔出血	I60.811	颈内动脉海绵窦段动脉瘤破裂伴蛛网膜下腔出血
I60.501	椎动脉蛛网膜下腔出血	I60.812	颈内动脉床突段动脉瘤破裂伴蛛网膜下腔出血
I60.503	椎动脉动脉瘤破裂伴蛛网膜下腔出血	I60.813	脊髓动静脉畸形伴蛛网膜下腔出血
I60.504	脊髓前动脉动脉瘤破裂伴蛛网膜下腔出血	I60.814	脊髓髓周动静脉瘘伴蛛网膜下腔出血
I60.601	大脑后动脉动脉瘤伴蛛网膜下腔出血	I60.815	颅脑肿瘤伴蛛网膜下腔出血
I60.602	小脑后下动脉动脉瘤破裂伴蛛网膜下腔出血	I60.901	蛛网膜下腔出血
I60.603	小脑前下动脉动脉瘤伴蛛网膜下腔出血	I60.902	大脑动脉瘤破裂
		I60.903	脑动脉瘤破裂伴蛛网膜下腔出血
I60.604	小脑上动脉动脉瘤破裂伴蛛网膜下腔出血	I60.904	脑实质出血继发蛛网膜下腔出血
I60.605	迷路动脉动脉瘤破裂伴蛛网膜下腔出血	I60.905	感染性颅内动脉瘤破裂伴蛛网膜下腔出血
I60.606	多发颅内动脉瘤破裂伴蛛网膜下腔出血	I61.001	豆状核出血
I60.607	颅内镜像动脉瘤破裂伴蛛网膜下腔出血	I61.002	基底节出血
		I61.003	内囊出血
I60.608	脑干前非动脉瘤性出血［中脑周围非动脉瘤性出血]	I61.004	外囊出血
		I61.005	丘脑出血
I60.801	脑动静脉畸形破裂伴蛛网膜下腔出血	I61.006	胼胝体出血
		I61.007	尾状核头出血
I60.802	脑动脉畸形伴蛛网膜下腔出血	I61.008	壳核出血
I60.803	脑静脉畸形伴蛛网膜下腔出血	I61.009	尾状核出血
I60.804	脑海绵状血管畸形伴蛛网膜下腔出血	I61.010	丘脑下部出血
		I61.011	最外囊出血
I60.805	脑干海绵状血管畸形伴蛛网膜下腔出血	I61.101	顶叶出血
		I61.102	多处脑叶出血
I60.806	小脑幕下海绵状血管畸形伴蛛网膜下腔出血	I61.103	额叶出血
		I61.104	额颞叶出血
		I61.105	枕叶出血
		I61.106	颞叶出血
		I61.107	额顶叶脑出血
		I61.108	顶枕叶脑出血
		I61.109	额顶枕叶脑出血
		I61.110	额颞顶叶脑出血
I60.807	脑膜出血	I61.111	额颞顶枕叶脑出血

I61.112	额颞枕叶脑出血
I61.113	颞顶叶脑出血
I61.114	颞枕叶脑出血
I61.115	脑叶出血
I61.201	大脑半球出血
I61.301	脑干出血
I61.302	桥脑出血
I61.303	延髓出血
I61.304	中脑出血
I61.401	小脑出血
I61.402	小脑扁桃体出血
I61.403	小脑蚓部出血
I61.501	脑室出血
I61.502	侧脑室出血
I61.503	第三脑室出血
I61.504	第四脑室出血
I61.505	多个脑室出血
I61.506	继发性脑室出血
I61.507	原发性脑室出血
I61.601	多灶性脑出血
I61.801	脑穿支动脉出血
I61.901	非创伤性脑内血肿
I61.902	脑出血
I61.903	脑血管破裂
I61.904	脑出血血肿扩大
I61.905	脑静脉闭塞后出血
I61.906	脑血管炎性脑出血
I61.907	脑肿瘤卒中
I61.908	凝血功能障碍性脑出血
I62.001	非创伤性硬膜下出血
I62.002	非创伤性硬膜下血肿
I62.003	急性非创伤性硬膜下出血
I62.004	急性非创伤性硬膜下血肿
I62.005	亚急性非创伤性硬膜下出血
I62.006	亚急性非创伤性硬膜下血肿
I62.007	慢性非创伤性硬膜下出血
I62.008	慢性非创伤性硬膜下血肿
I62.101	急性非创伤性硬膜外出血

I62.102	急性非创伤性硬膜外血肿
I62.103	亚急性非创伤性硬膜外出血
I62.104	慢性非创伤性硬膜外血肿
I62.901	非创伤性颅内出血
I67.001	脑动脉夹层
I67.002	大脑前动脉夹层
I67.003	大脑中动脉夹层
I67.004	基底动脉夹层
I67.005	颅内颈内动脉夹层
I67.007	脉络膜前动脉夹层
I67.008	非破裂性脑动脉夹层
I67.009	颅内椎动脉夹层
I67.010	大脑后动脉夹层
I67.011	椎动脉夹层
I67.101	脑动脉瘤
I67.102	颈内动脉海绵窦瘘
I67.103	颅内动脉瘤
I67.104	脑动静脉瘘
I67.105	脑膜动静脉瘘
I67.106	小脑动脉瘤
I67.107	海绵窦动静脉瘘
I67.108	垂体上动脉瘤
I67.109	大脑中动脉瘤
I67.110	颅内多发动脉瘤
I67.111	脉络膜前动脉瘤
I67.112	细菌性颅内动脉瘤
I67.113	前循环动脉瘤
I67.114	颈内动脉海绵窦段动脉瘤
I67.115	颈内动脉床突段动脉瘤
I67.116	颈内动脉眼动脉段动脉瘤
I67.117	颅内巨大动脉瘤
I67.118	颅内镜像动脉瘤
I67.119	颈内动脉分叉段动脉瘤
I67.120	大脑前动脉 - 前交通动脉动脉瘤
I67.121	大脑前动脉近侧段（A1）动脉瘤
I67.122	大脑前动脉近侧段（A2）动脉瘤
I67.123	大脑前动脉远侧段（A2—A5）动脉瘤 [1]

---

[1] 此条中"A2"应为"A3"。

I67.124 前交通动脉动脉瘤

I67.125 后交通动脉动脉瘤

I67.126 椎动脉与基底动脉结合部动脉瘤

I67.127 基底动脉顶端动脉瘤

I67.128 基底动脉干动脉瘤

I67.129 小脑前下动脉动脉瘤

I67.130 小脑后下动脉动脉瘤

I67.131 椎动脉动脉瘤

I67.132 后循环动脉瘤

I69.001 蛛网膜下腔出血后遗症

I69.002 蛛网膜下腔出血恢复期

I69.101 脑出血后遗症

I69.102 脑出血恢复期

I69.201 颅内出血后遗症

I72.8011 椎动脉瘤

I72.8012 椎动脉假性动脉瘤

BR21　脑缺血性疾病，伴重要并发症与合并症

BR23　脑缺血性疾病，伴并发症与合并症

BR25　脑缺血性疾病，不伴并发症与合并症

主要诊断包括：

G08xx01 化脓性矢状窦血栓形成

G08xx02 化脓性直窦血栓形成

G08xx03 化脓性乙状窦血栓形成

G08xx04 乙状窦栓塞

G08xx05 乙状窦血栓性静脉炎

G08xx06 化脓性海绵窦血栓形成

G08xx07 海绵窦血栓性静脉炎

G08xx09 化脓性横窦血栓形成

G08xx10 侧窦栓塞

G08xx12 化脓性颅内静脉窦血栓形成

G45.001 椎 - 基底动脉供血不全

G45.002 椎 - 基底动脉综合征

G45.003 后循环缺血

G45.004 基底动脉尖综合征

G45.101 颈内动脉供血不全

G45.102 颈内动脉缺血

G45.201 多发性和双侧入脑前动脉综合征

G45.401 短暂性全面遗忘

G45.801 锁骨下动脉盗血综合征

G45.803 锁骨下动脉盗血综合征伴锁骨下动脉闭塞

G45.804 锁骨下动脉盗血综合征伴锁骨下动脉狭窄

G45.901 短暂性脑缺血发作

G45.902 脑动脉痉挛

G97.807 脑血管造影后脑血管痉挛

I63.001 入脑前动脉血栓形成引起的脑梗死

I63.101 入脑前动脉栓塞引起的脑梗死

I63.201 入脑前动脉未特指动脉的闭塞或狭窄引起的脑梗死

I63.301 脑动脉血栓形成引起的脑梗死

I63.302 脑动脉血栓形成引起的偏瘫

I63.401 脑动脉栓塞引起的脑梗死

I63.402 脑动脉栓塞引起的偏瘫

I63.501 脑动脉未特指的闭塞或狭窄引起的脑梗死

I63.502 丘脑穿支动脉梗死

I63.601 大脑静脉血栓形成引起的脑梗死，非化脓性

I63.901 多发性脑梗死

I63.902 脑梗死

I63.903 腔隙性脑梗死

I63.904 小脑梗死

I63.905 出血性脑梗死

I63.906 脑干梗死

I63.907 脑分水岭梗死 [边缘带脑梗死]

I63.908 大面积脑梗死

I63.909 基底节脑梗死 [1]

I64xx01 脑血管意外

I64xx02 脑卒中

I65.001 椎动脉狭窄

---

[1] 基底节即基底核，以下同此。

I65.002	椎动脉血栓形成		I66.311	小脑前下动脉闭塞
I65.003	椎动脉闭塞		I66.312	小脑上动脉斑块
I65.004	椎动脉栓塞		I66.313	小脑上动脉狭窄
I65.005	椎动脉迂曲		I66.314	小脑上动脉闭塞
I65.007	椎动脉斑块		I66.315	小脑动脉栓塞
I65.101	基底动脉栓塞		I66.401	多个大脑动脉闭塞和狭窄
I65.102	基底动脉血栓形成		I66.402	双侧大脑动脉闭塞
I65.103	基底动脉狭窄		I66.403	双侧大脑动脉狭窄
I65.104	椎基底动脉迂曲		I66.801	大脑穿支动脉闭塞
I65.105	基底动脉闭塞		I66.802	大脑穿支动脉狭窄
I65.106	基底动脉斑块		I66.803	后交通动脉狭窄
I66.001	大脑中动脉闭塞		I66.804	后交通动脉闭塞
I66.002	大脑中动脉狭窄		I66.805	前交通动脉狭窄
I66.003	大脑中动脉血栓形成		I66.806	前交通动脉闭塞
I66.004+G46.0*			I66.807	脑桥动脉栓塞
	大脑中动脉综合征		I66.808	脉络膜前动脉栓塞
I66.005	大脑中动脉斑块		I66.901	大脑动脉闭塞
I66.101	大脑前动脉闭塞		I66.903	脑栓塞
I66.102	大脑前动脉狭窄		I66.904	脑血栓形成
I66.103	大脑前动脉血栓形成		I66.905	大脑动脉狭窄
I66.104+G46.1*			I67.201	脑动脉粥样硬化
	大脑前动脉综合征		I67.202	皮层下动脉硬化性脑病
I66.105	大脑前动脉斑块		I67.401	高血压性脑病
I66.201	大脑后动脉闭塞		I67.601	颅内静脉系统的非化脓性血栓形成
I66.202	大脑后动脉栓塞		I67.605	非化脓性颅内静脉窦血栓形成
I66.203	大脑后动脉狭窄		I67.606	非化脓性颅内静脉血栓形成
I66.204	大脑后动脉血栓形成		I67.607	非化脓性失状窦血栓形成
I66.206	大脑后动脉斑块		I67.608	非化脓性直窦血栓形成
I66.301	小脑后下动脉血栓形成		I67.609	非化脓性乙状窦血栓形成
I66.302+G46.3*			I67.610	非化脓性海绵窦血栓形成
	延髓背外侧综合征 [瓦伦伯格综合征]		I67.611	非化脓性颈静脉血栓形成
I66.303	小脑动脉闭塞		I67.612	非化脓性横窦血栓形成
I66.304	小脑动脉狭窄		I67.801	急性脑血管病
I66.305	迷路动脉栓塞		I67.802	脑动脉供血不足
I66.306	小脑后下动脉斑块		I67.803	脑血管供血不足
I66.307	小脑后下动脉狭窄		I67.804	缺血性脑血管病
I66.308	小脑后下动脉闭塞		I67.901	复发性脑血管病
I66.309	小脑前下动脉斑块		I67.902	脑血管病
I66.310	小脑前下动脉狭窄		I67.903	韦伯综合征 [大脑脚综合征]
			I69.301	脑梗死后遗症

I69.302　陈旧性脑梗死

I70.804　颈动脉硬化

Q28.102　椎动脉畸形

Q28.306　大脑大静脉畸形

Q28.806　颅骨膜窦

BR33　颈部血管疾患，伴并发症与合并症

BR35　颈部血管疾患，不伴并发症与合并症

主要诊断包括：

I65.201　颈动脉狭窄

I65.202　颈内动脉闭塞

I65.203　颈内动脉栓塞

I65.204　颈内动脉狭窄

I65.205　颈内动脉血栓形成

I65.206　颈外动脉闭塞

I65.207　颈总动脉闭塞

I65.208　颈总动脉狭窄

I65.209　颈外动脉狭窄

I65.210　颈动脉血栓形成

I65.211　颈外动脉血栓形成

I65.212　颈外动脉栓塞

I65.213　颈内动脉斑块

I65.214　颈总动脉斑块

I65.301　多个入脑前动脉闭塞和狭窄

I65.302　双侧入脑前动脉闭塞

I65.303　双侧入脑前动脉狭窄

I65.802　锁骨下动脉斑块

I65.803　锁骨下动脉闭塞

I65.804　锁骨下动脉狭窄

I65.805　无名动脉迂曲

I65.901　入脑前动脉栓塞

I72.001　颈动脉瘤

I72.002　颈动脉假性动脉瘤

I72.003　颈动脉夹层

I72.004　颈动脉扩张

I72.005　颈动脉瘤破裂

I72.011　颈总动脉瘤

I72.012　颈总动脉假性动脉瘤

I72.013　颈总动脉夹层

I72.021　颈内动脉瘤

I72.022　颈内动脉假性动脉瘤

I72.023　颈内动脉夹层

I72.031　颈外动脉瘤

I72.032　颈外动脉假性动脉瘤

I72.0321　颞浅动脉假性动脉瘤

I72.033　颈外动脉夹层

I72.8011　椎动脉瘤

I77.806　颈动脉溃疡

I82.801　颈静脉血栓形成

I86.802　颈静脉扩张

I86.803　颈内静脉扩张

I86.804　颈外静脉瘤

I86.805　颈外静脉扩张

I86.806　颈总静脉瘤

Q25.803　先天性颈总动脉狭窄

Q27.832　颈静脉球异位症

Q28.103　颈内动脉畸形

S15.001　颈动脉损伤

S15.002　创伤性颈动脉瘘

S15.003　创伤性颈动脉瘤

S15.301　颈内静脉损伤

S15.801　创伤性颈动静脉瘘

S15.901　颈部血管损伤

BS11　脊髓损伤及功能障碍，伴重要并发症与合并症

BS15　脊髓损伤及功能障碍，不伴重要并发症与合并症

主要诊断包括：

E53.804+G32.0*

　　　　　　亚急性脊髓联合变性病

E88.903+G99.2*

　　　　　　代谢性脊髓病

G04.101　热带痉挛性截瘫

G04.903　急性脊髓炎

G82.001　弛缓性截瘫［周围性截瘫］

G82.011　急性弛缓性截瘫

G82.021　慢性弛缓性截瘫

G82.031	急性完全性弛缓性截瘫		G83.001	双上肢瘫
G82.041	慢性完全性弛缓性截瘫		G83.002	完全性双上肢瘫
G82.051	急性不完全性弛缓性截瘫		G83.003	不完全性双上肢瘫
G82.061	慢性不完全性弛缓性截瘫		G83.801	脊髓半切综合征[布朗-塞卡综合征]
G82.101	痉挛性截瘫 [中枢性截瘫]		G95.001	脊髓空洞性夏科关节病
G82.111	急性痉挛性截瘫		G95.002	脊髓空洞症
G82.121	慢性痉挛性截瘫		G95.101	急性脊髓梗死
G82.131	急性完全性痉挛性截瘫		G95.102	脊髓出血
G82.141	慢性完全性痉挛性截瘫		G95.103	脊髓前动脉栓塞
G82.151	急性不完全性痉挛性截瘫		G95.104	脊髓前动脉血栓形成
G82.161	慢性不完全性痉挛性截瘫		G95.105	脊髓缺血
G82.203	高位截瘫		G95.106	脊髓水肿
G82.204	截瘫 [双下肢瘫痪]		G95.107	缺血性脊髓病
G82.211	急性截瘫		G95.108	缺血性脊髓血管病
G82.221	慢性截瘫		G95.109	血管性脊髓病
G82.231	急性完全性截瘫		G95.110	亚急性坏死性脊髓病
G82.241	慢性完全性截瘫		G95.111	脊髓血管栓塞
G82.251	急性不完全性截瘫		G95.112	脊髓前动脉综合征
G82.261	慢性不完全性截瘫		G95.113	缺氧缺血性脊髓病
G82.301	弛缓性四肢瘫 [周围性四肢瘫]		G95.201	脊髓受压
G82.311	急性弛缓性四肢瘫		G95.202	脊髓压迫症
G82.321	慢性弛缓性四肢瘫		G95.801	放射性脊髓病
G82.331	急性完全性弛缓性四肢瘫		G95.802	肝性脊髓病
G82.341	慢性完全性弛缓性四肢瘫		G95.803	脊髓神经根囊肿
G82.351	急性不完全性弛缓性四肢瘫		G95.804	脊髓内囊肿
G82.361	慢性不完全性弛缓性四肢瘫		G95.805	脊髓前角病变
G82.401	痉挛性四肢瘫 [中枢性四肢瘫]		G95.806	脊髓萎缩
G82.411	急性痉挛性四肢瘫		G95.807	脊髓性膀胱
G82.421	慢性痉挛性四肢瘫		G95.808	脊髓硬化
G82.431	急性完全性痉挛性四肢瘫		G95.809	硬脊膜内囊肿
G82.441	慢性完全性痉挛性四肢瘫		G95.810	椎管内囊肿
G82.451	急性不完全性痉挛性四肢瘫		G95.811	硬脊膜外囊肿
G82.461	慢性不完全性痉挛性四肢瘫		G95.812	骶椎神经根袖囊肿
G82.501	四肢瘫		G95.813	中毒性脊髓病
G82.511	急性四肢瘫		G95.814	非创伤性脊髓不全横贯性损害
G82.521	慢性四肢瘫		G95.815	脊髓软化
G82.531	急性完全性四肢瘫		G95.816	脊髓胶质细胞增生
G82.541	慢性完全性四肢瘫		G95.901	脊髓病
G82.551	急性不完全性四肢瘫		G95.902	脊髓占位性病变
G82.561	慢性不完全性四肢瘫		G95.903	椎管内占位性病变

G95.904　椎管内外占位性病变

G96.109　椎管内胆脂瘤

G96.806　脊髓损伤后体温调节功能障碍

I77.012　脊髓动静脉瘘

I77.013　硬脊膜下髓周动静脉瘘

M32.109+G99.2*
　　　　　狼疮性脊髓病变

M47.021+G99.2*
　　　　　椎动脉型颈椎病

M50.001+G99.2*
　　　　　颈椎间盘疾患伴脊髓病

M50.101+G55.1*
　　　　　颈椎间盘疾患伴神经根病

S14.001　颈部脊髓震荡

S14.002　颈部脊髓水肿

S14.101　颈部脊髓损伤

S14.111　颈部脊髓完全损伤

S14.121　颈部脊髓中央损伤综合征

S14.131　颈部脊髓前索综合征

S14.132　颈部脊髓不完全损伤

S14.133　颈部脊髓后索综合征

S14.1x771　颈部脊髓功能损伤（C_7）

S14.1x781　颈胸段脊髓功能损伤

S14.201　颈脊神经根损伤

S14.301　臂丛神经损伤

S14.401　颈部周围神经损伤

S14.501　颈部交感神经损伤

S24.001　胸部脊髓水肿

S24.002　胸部脊髓震荡

S24.101　胸部脊髓损伤

S24.111　胸部脊髓完全损伤

S24.121　胸部脊髓前索综合征

S24.122　胸部脊髓中央损伤综合征

S24.123　胸部脊髓不完全损伤

S24.124　胸部脊髓后索综合征

S34.001　腰部脊髓水肿

S34.002　腰部脊髓震荡

S34.101　腰部脊髓损伤

S34.102　腰部脊髓完全损伤

S34.103　腰部脊髓不完全损伤

S34.201　骶脊神经根损伤

S34.202　腰脊神经根损伤

S34.301　马尾损伤

S34.601　腹部和下背及骨盆周围神经损伤

T06.001　脑神经损伤伴颈神经和脊髓损伤

T06.101　多处神经和脊髓损伤

T06.201　多处神经损伤

T09.301　创伤性截瘫

T09.302　脊髓损伤

T09.303　脊髓完全损伤

T09.304　脊髓中央损伤综合征

T09.305　脊髓前索综合征

T09.306　脊髓后索综合征

T88.801　医源性脊髓损伤

T91.302　颈部脊髓损伤后遗症

T91.304　腰部脊髓损伤后遗症

BS21　非创伤性意识障碍，伴重要并发症与合并症

BS23　非创伤性意识障碍，伴并发症与合并症

BS25　非创伤性意识障碍，不伴并发症与合并症

主要诊断包括：

E03.501　黏液性水肿昏迷

G47.403　昏睡

G93.501　枕骨大孔疝［小脑扁桃体疝］

G93.502　脑干受压

G93.503　脑疝

G93.505　外侧型小脑幕裂孔疝［钩回疝］

G93.506　中央型小脑幕裂孔疝［中心疝 / 中线疝］

G93.507　小脑幕孔下降疝

G93.508　小脑幕孔上升疝

G93.509　大脑镰下疝［扣带回疝］

G93.510　蝶骨嵴疝

G93.601　脑水肿

G93.602　脑干水肿

G93.603　血管源性脑水肿

G93.604 细胞性脑水肿 [细胞毒性脑水肿]

G93.605 脑积水性脑水肿 [间质性脑水肿]

G93.606 缺血性脑水肿

G93.801 持续性植物状态 [大脑去皮质状态]

G93.806 去大脑强直

G93.812 无动性缄默 [睁眼昏迷]

R40.101 木僵

R40.102 中昏迷

R40.103 浅昏迷

R40.105 亚木僵

R40.201 昏迷

R40.202 一过性意识丧失

R40.203 意识丧失

R40.204 深昏迷

R40.205 意识模糊

BT11 病毒性脑、脊髓和脑膜炎，伴重要并发症与合并症

BT15 病毒性脑、脊髓和脑膜炎，不伴重要并发症与合并症

主要诊断包括：

A17.001+G05.0*
　　　　结核性脊膜炎

A80.301 脊髓灰质炎瘫痪型

A80.401 脊髓灰质炎无瘫痪型

A80.402 脊髓灰质炎顿挫型

A80.901 急性脊髓灰质炎

A81.004 可传播性海绵状脑病

A82.901 狂犬病

A83.001 流行性乙型脑炎

A83.002 流行性乙型脑炎轻型

A83.003 流行性乙型脑炎普通型

A83.004 流行性乙型脑炎重型

A83.005 流行性乙型脑炎极重型

A83.101 西部马脑炎

A83.201 东部马脑炎

A83.301 圣路易脑炎

A83.501 加利福尼亚脑炎

A83.601 若西欧病毒病

A84.001 森林脑炎

A84.801 羊跳跃脑炎

A84.901 蜱传病毒性脑炎

A85.001+G05.1*
　　　　肠病毒性脑炎

A85.002+G05.1*
　　　　柯萨奇病毒性脑炎

A85.003+G05.1*
　　　　埃可病毒性脑炎

A85.101+G05.1*
　　　　腺病毒性脑炎

A85.201+G05.1*
　　　　虫媒病毒性脑炎

A86xx01 病毒性脑膜脑炎

A86xx02 病毒性脑炎

A87.001+G02.0*
　　　　肠道病毒性脑膜炎

A87.003+G02.0*
　　　　埃可病毒性脑膜炎

A87.101+G02.0*
　　　　腺病毒性脑膜炎

A87.201+G02.0*
　　　　淋巴细胞脉络丛脑膜炎

A87.901 病毒性脑膜炎

A88.001 肠病毒性疹热 [波士顿疹病]

A88.801 脊髓灰质炎样综合征

A92.302 西尼罗脑炎

A92.303 西尼罗脑膜炎

A92.304 西尼罗病毒性脑膜脑炎

B00.301+G02.0*
　　　　单纯疱疹病毒性脑膜炎

B00.401+G05.1*
　　　　单纯疱疹病毒性脑炎

B01.001+G02.0*
　　　　水痘性脑膜炎

B01.101+G05.1*
　　　　水痘性脑炎

B02.002+G05.1*
　　　　带状疱疹性脑炎

B02.003+G05.1*
　　　　带状疱疹性脑膜脑炎

B02.101+G02.0*
　　带状疱疹性脑膜炎

B05.101+G02.0*
　　麻疹并发脑膜炎

B05.301+H67.1*
　　麻疹并发中耳炎

B06.001+G05.1*
　　风疹性脑炎

B06.002+G05.1*
　　风疹性脑膜脑炎

B06.003+G02.0*
　　风疹性脑膜炎

B26.101+G02.0*
　　流行性腮腺炎性脑膜炎

B26.201+G05.1*
　　流行性腮腺炎性脑脊髓炎

B26.203+G05.1*
　　流行性腮腺炎性脑炎

G00.805　鲍曼不动杆菌性脑膜炎

G08xx06　化脓性海绵窦血栓形成

G93.302　良性肌痛性脑脊髓炎

J10.801+G94.8*
　　已知病毒的流感性脑病

J11.801+G94.8*
　　未知病毒的流感性脑病

Z54.809　脑膜炎恢复期

BT21　神经系统的其他感染，伴重要并发症与合并症

BT25　神经系统的其他感染，不伴重要并发症与合并症

主要诊断包括：

A01.003+G01*
　　伤寒并发脑膜炎

A02.203+G01*
　　沙门菌性脑膜炎

A06.601+G07*
　　阿米巴脑脓肿

A17.001+G05.0*
　　结核性脊膜炎

A17.002+G01*
　　结核性脑脊髓膜炎

A17.003+G01*
　　结核性脑膜炎

A17.005+G01*
　　蛛网膜结核病

A17.006+G01*
　　结核性脑膜粘连

A17.007+G05.0*
　　结核性脊髓膜炎

A17.101+G07*
　　脑膜结核瘤

A17.102+G07*
　　脑脊膜结核瘤

A17.801+G05.0*
　　结核性脑膜脑炎

A17.802+G07*
　　结核性脑脓肿

A17.803+G07*
　　结核性脑肉芽肿

A17.804+G05.0*
　　结核性脑炎

A17.806+G07*
　　脑结核瘤

A17.807+G05.0*
　　结核性脊髓脊膜炎

A17.901+G99.8*
　　中枢神经系统结核

A18.016+M49.0*
　　脊柱结核性脓肿

A22.801+G01*　炭疽脑膜炎

A26.801　播散性类丹毒

A27.906　钩端螺旋体病脑膜脑炎型

A32.101+G05.0*
　　李斯特菌性脑膜脑炎

A32.102+G01*
　　李斯特菌性脑膜炎

A32.103+G05.0*
　　李斯特菌性脑炎

A32.803+I68.1*
　　李斯特菌性大脑动脉炎
A39.001+G01*
　　脑膜炎球菌性脑膜炎
A39.003+G01*
　　流行性脑脊髓膜炎
A39.004+G01*
　　双球菌性脑膜炎
A39.005+G01*
　　脑膜炎球菌性蛛网膜炎
A39.006+G01*
　　流行性脑脊髓膜炎轻型
A39.007+G01*
　　流行性脑脊髓膜炎普通型
A39.008+G01*
　　流行性脑脊髓膜炎暴发型
A39.101+E35.1*
　　沃 - 弗综合征 [Waterhouse-Friderichsen
　　综合征]
A39.802+G05.0*
　　脑膜炎球菌性脑炎
A39.806+G05.0*
　　脑膜炎球菌性脊髓脊膜炎
A42.803+G01*
　　放线菌性脑膜炎
A50.401　晚期先天性神经梅毒 [幼年型神
　　经梅毒]
A50.402+G01*
　　晚期先天性梅毒性脑膜炎
A50.403+G05.0*
　　晚期先天性梅毒性脑炎
A50.404+G63.0*
　　晚期先天性梅毒性多神经病
A51.403+G01*
　　二期梅毒性脑膜炎
A52.012+I68.1*
　　梅毒性大脑动脉炎
A52.101　脊髓痨
A52.104+F02.8*
　　麻痹性痴呆 [梅毒性痴呆]

A52.107+G05.0*
　　梅毒性脑炎
A52.108+G63.0*
　　梅毒性多神经病
A52.109+G01*
　　梅毒性脑膜炎
A52.110+G05.0*
　　梅毒性脑膜脑炎
A52.111　梅毒性痉挛性截瘫
A52.301　神经梅毒
A52.703+J99.8*
　　鼻梅毒
A54.803+G01*
　　淋球菌性脑膜炎
A54.804+G07*
　　淋球菌性脑脓肿
A55xx01　衣原体淋巴肉芽肿
A69.202+G63.0*
　　莱姆病性神经病
A79.903+G05.2*
　　立克次体脑炎
A81.005　朊蛋白病
A87.002+G02.0*
　　柯萨奇病毒性脑膜炎
A87.202+G02.0*
　　复发性淋巴细胞性脑膜炎
B02.001+G05.1*
　　带状疱疹性神经根脊髓炎
B02.201+G53.1*
　　带状疱疹性多脑神经麻痹
B02.202+G53.0*
　　带状疱疹后坐骨神经痛
B02.203+G53.0*
　　带状疱疹性神经根炎
B02.204+G53.0*
　　拉姆齐 - 亨特综合征 [Ramsy-Hunt
　　综合征]
B02.205+G53.0*
　　带状疱疹后三叉神经痛

B02.206+G53.0*
　　带状疱疹后神经痛
B02.208+G63.0*
　　带状疱疹性多神经病
B05.002+G05.1*
　　麻疹并发脑炎
B26.202+G05.1*
　　流行性腮腺炎性脑膜脑炎
B37.501+G02.1*
　　念珠菌性脑膜炎
B37.885　脑念珠菌感染
B38.401+G02.1*
　　球孢子菌病脑膜炎
B43.101+G07*
　　棕色真菌病性脑脓肿
B43.102+G07*
　　大脑着色真菌病
B44.805　脑曲霉菌病 [1]
B45.101+G02.1*
　　隐球菌脑膜炎
B45.102+G02.1*
　　新型隐球菌脑膜炎
B45.103+G05.2*
　　隐球菌脑炎
B49xx12+G02.1*
　　真菌性脑膜炎
B50.001+G94.8*
　　脑型疟疾
B57.401+G02.8*
　　慢性恰加斯病伴脑膜炎
B57.402+G05.2*
　　慢性恰加斯病伴脑炎
B58.201+G05.2*
　　弓形虫脑膜脑炎
B58.202+G05.2*
　　弓形虫脑炎
B58.203+G05.2*
　　脑弓形虫病

B60.201+G05.2*
　　原发性阿米巴性脑膜脑炎
B60.202+G05.2*
　　肉芽肿性阿米巴脑炎
B65.905　脑型血吸虫病
B66.901　脑吸虫病
B67.602　脑泡型棘球蚴病
B67.904　脑棘球蚴病
B69.001+G94.8*
　　脑囊虫病
B69.002+G94.8*
　　马尾神经囊虫病
B69.805　脊髓囊虫病
B72xx01　麦地那龙线虫病
B83.202+G05.2*
　　嗜酸细胞性脑膜炎
B83.203　广州管圆线虫病性脑炎
B90.001　陈旧性结核性脑膜炎
B90.002　结核性脑膜炎后遗症
B91xx01　脊髓灰质炎后遗症
B94.101　病毒性脑炎后遗症
B94.102　流行性乙型脑炎后遗症
B94.803　流行性脑脊髓膜炎后遗症
B99xx03+G94.0*
　　感染后脑积水
C79.330　癌性脑膜炎
G00.001　流感嗜血杆菌性脑膜炎
G00.002　嗜血杆菌性脑膜炎
G00.101　肺炎球菌性脑膜炎
G00.201　链球菌性脑膜炎
G00.301　葡萄球菌性脑膜炎
G00.801　变形杆菌性脑膜炎
G00.802　大肠埃希菌性脑膜炎
G00.803　弗里德伦德尔肺炎杆菌性脑膜炎
G00.804　克雷伯肺炎杆菌性脑膜炎 [2]
G00.901　化脓性脑膜炎
G00.902　细菌性脑膜炎
G00.903　颅底化脓性脑膜炎

---

[1] 曲霉菌病即曲霉病，以下同此。
[2] 克雷伯肺炎杆菌即肺炎克雷伯菌，以下同此。

G00.904	耳源性脑膜炎	G04.910	脑干脑炎
G03.001	无菌性脑膜炎	G04.911	脑脊髓神经根炎
G03.002	非化脓性脑膜炎	G04.912	脑脊髓炎
G03.101	慢性脑膜炎	G04.913	脑膜脑炎
G03.201	良性复发性脑膜炎	G04.914	脑室炎
G03.801	反应性脑膜炎	G04.915	脑性发热
G03.802	化学性脑膜炎	G04.916	脑炎
G03.803	肥厚性硬脑膜炎	G04.917	脑炎性假瘤
G03.804	肥厚性硬脊膜炎	G04.918	脑炎性肿块
G03.805	肥厚性硬脑脊膜炎	G04.919	散发性脑炎
G03.901	脊髓蛛网膜炎	G04.920	上行性脊髓炎
G03.902	局限性脑膜炎	G04.921	脑室管膜炎
G03.903	颅底蛛网膜炎	G04.922	小脑炎
G03.904	脑膜炎	G04.923	中枢神经系统感染
G03.905	蛛网膜炎	G04.924	急性脑膜脑炎
G03.906	急性脑膜炎	G04.925	急性小脑炎
G03.907	硬脑膜炎	G04.926	急性上行性脊髓炎
G03.908	脑脊膜炎	G04.927	大脑性脑室炎
G04.001	急性播散性脑脊髓炎	G06.001	小脑脓肿
G04.002	急性播散性脑炎	G06.002	额叶脓肿
G04.003	疫苗接种后脑炎	G06.003	顶叶脓肿
G04.004	疫苗接种后脑脊髓炎	G06.004	颞叶脓肿
G04.201	化脓性脑膜脑炎	G06.005	枕叶脓肿
G04.801	变态反应性脑炎	G06.007	基底节脓肿
G04.802	感染后脑炎	G06.008	丘脑脓肿
G04.803	化脓性脊髓炎	G06.009	下丘脑脓肿
G04.804	抗 NMDA 受体脑炎	G06.011	半卵圆中心脓肿
G04.805	脱髓鞘性脊髓炎	G06.012	胼胝体脓肿
G04.806	感染后脑脊髓炎	G06.013	中脑脓肿
G04.807	边缘叶脑炎	G06.014	桥脑脓肿
G04.808	肺炎支原体性脑炎	G06.015	延髓脓肿
G04.809	猫抓性脑炎	G06.016	海绵窦脓肿
G04.810	感染性边缘叶脑炎	G06.017	颅内硬膜外脓肿
G04.901	非特异性脑炎	G06.018	颅内硬膜外肉芽肿
G04.902	化脓性脑室炎	G06.019	颅内硬膜下脓肿
G04.904	急性神经根脊髓炎	G06.020	颅内硬膜下肉芽肿
G04.905	脊髓神经根病	G06.021	侧窦周围脓肿
G04.906	脊髓神经根炎	G06.022	耳源性脑脓肿
G04.907	脊髓炎	G06.023	颅内感染
G04.908	局限性脑炎	G06.024	颅内脓肿

G06.025	颅内炎性肉芽肿		C70.001	脑膜恶性肿瘤
G06.026	脑肉芽肿		C70.002	硬脑膜恶性肿瘤
G06.027	脑脓肿		C70.101	脊膜恶性肿瘤
G06.101	椎管内肉芽肿		C70.103	硬脊膜恶性肿瘤
G06.102	椎管内脓肿		C70.901	硬膜下恶性肿瘤
G06.103	脊髓脓肿		C70.902	脑脊膜恶性肿瘤
G06.104	脊髓肉芽肿		C71.001	大脑恶性肿瘤
G06.105	硬脊膜外脓肿		C71.002	胼胝体恶性肿瘤
G06.106	硬脊膜外肉芽肿		C71.003	丘脑恶性肿瘤
G06.107	硬脊膜下脓肿		C71.004	岛叶恶性肿瘤
G06.108	硬脊膜下肉芽肿		C71.006	基底节恶性肿瘤
G06.201	硬膜外脓肿		C71.007	脑白质恶性肿瘤
G06.202	硬膜下脓肿		C71.008	小脑幕上恶性肿瘤
G06.203	硬膜下炎性肉芽肿		C71.101	额叶恶性肿瘤
G08xx08	海绵窦炎		C71.201	颞叶恶性肿瘤
G08xx11	颅内静脉窦静脉炎		C71.301	顶叶恶性肿瘤
G96.802	脑叶炎性病变		C71.401	枕叶恶性肿瘤
R29.101	假性脑膜炎		C71.501	脉络丛恶性肿瘤

BU11 神经系统肿瘤，伴重要并发症与合并症

BU15 神经系统肿瘤，不伴重要并发症与合并症

主要诊断包括：

			C71.502	脑室恶性肿瘤
			C71.503	侧脑室恶性肿瘤
			C71.504	第三脑室恶性肿瘤
			C71.601	小脑恶性肿瘤
			C71.603	脑桥小脑角恶性肿瘤
C41.001	颅骨和面骨恶性肿瘤		C71.701	脑干恶性肿瘤
C41.019	斜坡恶性肿瘤		C71.702	桥脑恶性肿瘤
C47.001	头部周围神经和自主神经恶性肿瘤		C71.704	延髓恶性肿瘤
C47.002	面部周围神经和自主神经恶性肿瘤		C71.705	中脑恶性肿瘤
C47.003	颈部周围神经和自主神经恶性肿瘤		C71.706	第四脑室恶性肿瘤
C47.101	上肢周围神经和自主神经恶性肿瘤		C71.707	小脑幕下恶性肿瘤
C47.102	肩周围神经和自主神经恶性肿瘤		C71.801	顶枕叶恶性肿瘤
C47.201	下肢周围神经和自主神经恶性肿瘤		C71.802	额顶叶恶性肿瘤
C47.202	髋部周围神经和自主神经恶性肿瘤		C71.803	额颞顶叶恶性肿瘤
C47.206	股神经恶性肿瘤		C71.804	额颞叶恶性肿瘤
C47.301	胸部周围神经和自主神经恶性肿瘤		C71.805	颞顶枕叶恶性肿瘤
C47.401	腹部周围神经和自主神经恶性肿瘤		C71.806	额颞岛叶恶性肿瘤
C47.501	骨盆周围神经和自主神经恶性肿瘤		C71.807	额叶和丘脑及胼胝体恶性肿瘤
C47.502	臀部周围神经和自主神经恶性肿瘤		C71.808	大脑皮层多处恶性肿瘤
C47.601	躯干周围神经和自主神经恶性肿瘤		C71.901	蝶鞍上恶性肿瘤
			C71.902	颅内恶性肿瘤
C47.901	周围神经和自主神经系统恶性肿瘤		C71.903	脑恶性肿瘤

C71.905	前颅窝底恶性肿瘤	C79.314	脑干继发恶性肿瘤
C71.906	颅底恶性肿瘤	C79.316	脑白质继发恶性肿瘤
C72.001	脊髓恶性肿瘤	C79.317	硬脑膜下继发恶性肿瘤
C72.002	脊髓圆锥恶性肿瘤	C79.318	岛叶继发恶性肿瘤
C72.003	颈髓恶性肿瘤	C79.319	侧脑室继发恶性肿瘤
C72.004	胸髓恶性肿瘤	C79.320	第三脑室继发恶性肿瘤
C72.005	腰髓恶性肿瘤	C79.321	基底节继发恶性肿瘤
C72.006	骶髓恶性肿瘤	C79.322	丘脑继发恶性肿瘤
C72.101	马尾恶性肿瘤	C79.323	胼胝体继发恶性肿瘤
C72.201	嗅神经恶性肿瘤	C79.324	中脑继发恶性肿瘤
C72.202	嗅球恶性肿瘤	C79.325	脑桥继发恶性肿瘤
C72.301	视神经恶性肿瘤	C79.326	延髓继发恶性肿瘤
C72.401	听神经恶性肿瘤	C79.327	第四脑室继发恶性肿瘤
C72.501	脑神经恶性肿瘤	C79.328	小脑幕上继发恶性肿瘤
C72.502	动眼神经恶性肿瘤	C79.329	小脑幕下继发恶性肿瘤
C72.503	滑车神经恶性肿瘤	C79.404	中枢神经系统继发恶性肿瘤
C72.504	三叉神经恶性肿瘤	C79.410	脑神经继发恶性肿瘤
C72.505	展神经恶性肿瘤	C79.411	脊膜继发恶性肿瘤
C72.508	迷走神经恶性肿瘤	C79.412	硬膜外继发恶性肿瘤
C72.509	副神经恶性肿瘤	C79.413	椎管内继发恶性肿瘤
C72.801	颅眶沟通恶性肿瘤	C79.417	脊髓继发恶性肿瘤
C72.802	颅底沟通恶性肿瘤	C79.418	马尾继发恶性肿瘤
C72.902	硬膜外恶性肿瘤	C79.421	交感神经继发恶性肿瘤
C72.903	中枢神经系统恶性肿瘤	C79.422	周围神经继发恶性肿瘤
C72.904	椎管内恶性肿瘤	C79.507	斜坡继发恶性肿瘤
C72.905	蝶鞍旁恶性肿瘤	C79.519	颅骨继发恶性肿瘤
C72.906	颈静脉孔区恶性肿瘤	C80xx07+G13.1*	
C75.401	颈动脉体恶性肿瘤		癌性脑白质病
C79.302	脑继发恶性肿瘤	C80xx08+G13.1*	
C79.303	脑膜继发恶性肿瘤		癌性脑病
C79.304	小脑继发恶性肿瘤	D14.009	蝶窦良性肿瘤
C79.305	脑和脑膜继发恶性肿瘤	D17.701	鞍区脂肪瘤
C79.306	颅窝继发恶性肿瘤	D17.704	脊髓圆锥脂肪瘤
C79.307	额叶继发恶性肿瘤	D17.708	神经系统脂肪瘤
C79.308	颞叶继发恶性肿瘤	D17.710	硬膜内脂肪瘤
C79.309	顶叶继发恶性肿瘤	D17.711	硬膜外脂肪瘤
C79.310	枕叶继发恶性肿瘤	D17.712	脑桥脂肪瘤
C79.311	颅内继发恶性肿瘤	D17.713	小脑角脂肪瘤
C79.312	颅内静脉窦继发恶性肿瘤	D17.725	脊髓脂肪瘤
C79.313	颈静脉孔区继发恶性肿瘤	D17.726	椎管内脂肪瘤

D18.108	硬脑膜下淋巴管瘤		D32.901	皮肤脑膜瘤
D32.001	鞍部脑膜瘤		D32.902	脑膜瘤
D32.002	鞍隔脑膜瘤		D32.903	脑脊膜瘤
D32.003	鞍结节脑膜瘤		D33.002	脉络丛良性肿瘤
D32.004	大脑镰脑膜瘤		D33.003	脑室良性肿瘤
D32.005	大脑镰旁脑膜瘤		D33.004	矢状窦良性肿瘤
D32.006	蝶鞍区脑膜瘤		D33.005	小脑幕上良性肿瘤
D32.007	蝶骨嵴脑膜瘤		D33.006	大脑良性肿瘤
D32.008	蝶骨脑膜瘤		D33.007	额叶良性肿瘤
D32.009	顶叶脑膜瘤		D33.008	枕叶良性肿瘤
D32.010	额叶脑膜瘤		D33.009	顶叶良性肿瘤
D32.011	横窦脑膜瘤		D33.010	颞叶良性肿瘤
D32.012	颅后窝脑膜瘤		D33.101	脑干良性肿瘤
D32.013	颅前窝脑膜瘤		D33.102	桥脑良性肿瘤
D32.014	颅窝脑膜瘤		D33.103	小脑良性肿瘤
D32.015	颅中窝脑膜瘤		D33.104	第四脑室良性肿瘤
D32.016	脑室脑膜瘤		D33.105	小脑幕下良性肿瘤
D32.017	颞叶脑膜瘤		D33.201	颅内良性肿瘤
D32.018	前床突脑膜瘤		D33.202	脑良性肿瘤
D32.019	桥脑脑膜瘤		D33.203	颅窝良性肿瘤
D32.020	筛窦脑膜瘤		D33.301	脑神经良性肿瘤
D32.021	矢状窦脑膜瘤		D33.302	嗅神经良性肿瘤
D32.022	矢状窦旁脑膜瘤		D33.303	嗅球良性肿瘤
D32.023	小脑幕脑膜瘤		D33.304	视神经良性肿瘤
D32.024	小脑脑膜瘤		D33.305	视神经乳头良性肿瘤
D32.025	嗅沟脑膜瘤		D33.306	动眼神经良性肿瘤
D32.026	岩骨脑膜瘤		D33.307	滑车神经良性肿瘤
D32.027	枕骨大孔脑膜瘤		D33.308	三叉神经良性肿瘤
D32.028	枕叶脑膜瘤		D33.309	展神经良性肿瘤
D32.029	中颅窝脑膜瘤		D33.310	面神经良性肿瘤
D32.030	蝶鞍上脑膜瘤		D33.311	听神经良性肿瘤
D32.031	侧脑室脑膜瘤		D33.313	迷走神经良性肿瘤
D32.032	大脑皮层多部位脑膜瘤		D33.314	副神经良性肿瘤
D32.033	脑膜良性肿瘤		D33.315	舌下神经良性肿瘤
D32.034	斜坡脑膜瘤		D33.401	脊髓良性肿瘤
D32.035	脑桥小脑角脑膜瘤		D33.402	马尾良性肿瘤
D32.036	硬脑膜下脑膜瘤		D33.403	脊髓圆锥良性肿瘤
D32.037	岩骨斜坡脑膜瘤		D33.701	颅眶沟通良性肿瘤
D32.101	脊膜瘤		D33.703	颈静脉孔区良性肿瘤
D32.102	硬脊膜下良性肿瘤		D33.901	硬脑膜外良性肿瘤

D33.902	硬脊膜外良性肿瘤		D43.103	延髓交界性肿瘤
D33.903	蝶鞍旁良性肿瘤		D43.104	第四脑室交界性肿瘤
D33.904	椎管内良性肿瘤		D43.201	颅内交界性肿瘤
D33.905	硬膜外良性肿瘤		D43.202	脑交界性肿瘤
D35.401	松果体良性肿瘤		D43.203	颅底沟通交界性肿瘤
D35.501	颈动脉体良性肿瘤		D43.204	颅底交界性肿瘤
D36.101	周围神经和自主神经系统良性肿瘤		D43.205	斜坡交界性肿瘤
D36.102	头部周围神经和自主神经良性肿瘤		D43.301	脑神经交界性肿瘤
D36.103	面部周围神经和自主神经良性肿瘤		D43.302	嗅神经交界性肿瘤
D36.104	颈部周围神经和自主神经良性肿瘤		D43.303	视神经交界性肿瘤
D36.105	耳部周围神经和自主神经良性肿瘤		D43.304	动眼神经交界性肿瘤
D36.106	颞下窝周围神经和自主神经良性肿瘤		D43.305	滑车神经交界性肿瘤
D36.107	翼腭窝周围神经和自主神经良性肿瘤		D43.306	三叉神经交界性肿瘤
D36.108	咽旁间隙周围神经和自主神经良性肿瘤		D43.307	展神经交界性肿瘤
D36.109	咽后间隙周围神经和自主神经良性肿瘤		D43.308	面神经交界性肿瘤
D36.110	眼睑周围神经和自主神经良性肿瘤		D43.309	听神经交界性肿瘤
D36.111	鼻部周围神经和自主神经良性肿瘤		D43.311	迷走神经交界性肿瘤
D36.112	颈丛良性肿瘤		D43.312	副神经交界性肿瘤
D36.113	上肢周围神经和自主神经良性肿瘤		D43.313	舌下神经交界性肿瘤
D36.120	桡神经良性肿瘤		D43.401	脊髓交界性肿瘤
D36.121	尺神经良性肿瘤		D43.402	马尾交界性肿瘤
D36.129	坐骨神经良性肿瘤		D43.403	颅眶沟通交界性肿瘤
D42.001	脑膜交界性肿瘤		D43.405	颅鼻眶沟通交界性肿瘤
D42.002	硬脑膜下交界性肿瘤		D43.901	硬膜外交界性肿瘤
D42.101	脊膜交界性肿瘤		D43.902	椎管内交界性肿瘤
D42.102	硬脊膜下交界性肿瘤		D43.903	硬脑膜外交界性肿瘤
D42.901	脑脊膜交界性肿瘤		D43.904	硬脊膜外交界性肿瘤
D42.902	硬膜下交界性肿瘤		D44.401	颅咽管交界性肿瘤
D43.001	枕叶交界性肿瘤		D44.501	松果体交界性肿瘤
D43.002	脑室交界性肿瘤		D44.503	松果体区交界性肿瘤
D43.003	额叶交界性肿瘤		D44.602	颈动脉体交界性肿瘤
D43.004	顶叶交界性肿瘤		D44.703	颈静脉体交界性肿瘤
D43.005	颞叶交界性肿瘤		D48.123	脑血管交界性肿瘤
D43.006	大脑交界性肿瘤		D48.201	周围神经和自主神经系统交界性肿瘤
D43.101	脑干交界性肿瘤		D48.202	头周围神经和自主神经交界性肿瘤
D43.102	小脑交界性肿瘤		Q85.941	颅内错构瘤
			Q85.942	下丘脑错构瘤病
			Q85.943	硬脊膜下错构瘤

BU21　神经系统变性疾患，伴重要并发症与合并症

BU25　神经系统变性疾患，不伴重要并发症与合并症

主要诊断包括：

A52.105+G22*
　　　　　梅毒性帕金森病

A81.001　克 - 雅病

A81.002　亚急性海绵状脑病

A81.003+F02.1*
　　　　　克 - 雅病性痴呆

A81.007　家族性致死性睡眠症

A81.102　亚急性硬化性全脑炎

A81.201　播散性坏死性脑白质病

A81.202　进行性多灶性白质脑病

A81.801　库鲁病［新几内亚震颤病］

E75.001　桑德霍夫病［Sandhoff 病］

E75.002　泰 - 萨克斯病［Tay-Sachs 病］

E75.003　成年型 GM2 神经节苷脂贮积症

E75.004　幼年型 GM2 神经节苷脂贮积症

E75.005　GM2 神经节苷脂贮积症

E75.101　神经节苷脂贮积症

E75.102　GM1 神经节苷脂贮积症

E75.103　GM3 神经节苷脂贮积症

E75.104　黏脂贮积症Ⅳ型

E75.201　脑苷脂贮积综合征［戈谢病］

E75.202　脑白质营养不良

E75.203　神经鞘磷脂贮积病［尼曼 - 皮克病］

E75.204　异染性脑白质营养不良

E75.205　血管角质瘤综合征［安德森 - 法布里病］

E75.206　克拉贝病

E75.209　中枢神经系统海绵样变性［卡纳万病］

E75.401　神经元蜡样脂褐质沉积症

E75.402　巴藤病

E75.403　比尔朔夫斯基 - 杨斯基病

E75.404　库夫斯病

E75.405　施皮格尔迈尔 - 沃格特病

G12.001　急性婴儿型脊髓性肌萎缩（Ⅰ型）

G12.101　成人型脊髓性肌萎缩（Ⅳ型）

G12.102　慢性婴儿型脊髓性肌萎缩（Ⅱ型）

G12.103　幼年型进行性球麻痹［Fazio-Londe 病］

G12.104　远端型脊髓性肌萎缩

G12.105　少年型脊髓性肌萎缩（Ⅲ型）

G12.106　肩胛腓型脊髓性肌萎缩

G12.107　脊髓延髓肌萎缩症［肯尼迪病］

G12.108　青年上肢远端肌萎缩症［平山病］

G12.201　肌萎缩侧索硬化症

G12.202　继发性侧索硬化

G12.203　假性球麻痹

G12.204　进行性延髓麻痹

G12.205　进行性肌萎缩

G12.206　运动神经元病

G12.207　遗传性运动神经元病

G12.208　进行性假性延髓麻痹

G12.209　运动神经元变性病

G12.210　连枷臂综合征

G12.211　上运动神经元综合征

G12.213　下运动神经元综合征

G12.214　原发性侧索硬化症

G12.901　脊髓性肌萎缩

G20xx02　帕金森病

G20xx03　帕金森综合征

G20xx05+F02.3*
　　　　　帕金森病性痴呆［震颤麻痹性痴呆］

G21.001　恶性抗精神病药综合征

G21.101　药物性帕金森综合征

G21.201　中毒性帕金森综合征

G21.301　脑炎后帕金森综合征

G21.401　血管性帕金森综合征

G21.402　动脉硬化性帕金森综合征

G21.801　外伤后帕金森综合征

G21.802　不典型帕金森综合征

G21.901　继发性帕金森综合征

G23.001　哈勒沃登 - 施帕茨病

G23.101　进行性核上性眼肌麻痹［斯蒂尔 - 里查森 - 奥尔谢夫斯基］

G23.201 纹状体黑质变性

G23.202 苍白球黑质红核色素变性

G23.803 基底节钙化

G23.804 皮质基底节变性

G23.805 家族性特发性基底节钙化症 [Fahr 病]

G23.806 齿状红核苍白球丘脑底核萎缩症

G23.807 关岛肌萎缩侧索硬化 - 帕金森 - 痴呆综合征

G23.901 基底节变性

G24.001 药物性肌张力障碍

G24.002 迟发性运动障碍

G24.003 多巴反应性肌张力障碍

G24.101 扭转痉挛

G24.102 特发性家族性肌张力障碍

G24.103 特发性肌张力障碍

G24.104 特发性扭转性肌张力障碍

G24.201 婴儿大脑性手足徐动型轻瘫

G24.202 特发性非家族性肌张力障碍

G24.203 运动诱发性肌张力障碍

G25.008 红核震颤

G25.202 小脑性震颤

G25.203 任务特异性震颤

G25.204 原发性书写震颤

G25.205 直立性震颤

G25.206 周围神经病性震颤

G25.207 肌张力障碍性震颤

G25.208 静止性震颤

G25.303 非进展性脑病的肌阵挛持续状态

G25.401 药物性舞蹈症

G25.501 偏侧舞蹈症

G25.502 舞蹈症

G25.503 发作性运动诱发性舞蹈手足徐动症 [阵发性运动神经源性运动障碍]

G25.504 神经性棘红细胞增多症 [舞蹈性棘红细胞增多症]

G25.505 老年性舞蹈症

G25.801 不安腿综合征 [不宁腿综合征]

G25.802 进行性苍白球变性

G25.803 僵人综合征

G25.804 器质性书写痉挛

G25.901 基底节病变

G25.902 基底神经节综合征

G25.903 锥体外系综合征

G30.102+F00.1* 家族性阿尔茨海默病性痴呆（老年型）

G31.101 老年性脑变性

G31.102 老年性脑萎缩

G31.201 慢性酒精中毒性神经系统损害

G31.202 酒精中毒性脑病

G31.203 酒精性小脑变性

G31.204 酒精性小脑共济失调

G31.205 酒精性大脑变性

G31.801 脊髓变性

G31.802 亚速尔病

G31.803 亚急性坏死性脑病 [利氏综合征]

G31.804 灰质变性 [阿尔珀斯]

G31.805+F02.8* 路易体痴呆

G31.806 小脑变性

G31.807 小脑萎缩

G31.901 大脑变性

G31.902 多系统萎缩

G31.903 儿童期脑萎缩

G31.904 脊髓小脑变性

G31.905 脑萎缩

G31.906 皮质延髓小脑萎缩

G31.907 神经系统变性病

G31.908 婴儿进行性大脑变性

G31.909 中枢神经系统变性

G62.903 末梢神经退行性改变

G80.301 双侧手足徐动症

G91.803 脑外脑积水

G91.804 脑内脑积水

I67.301 宾斯万格病

R25.102 上肢震颤

BU31 脱髓鞘病及小脑共济失调，伴重要并发症与合并症

BU35 脱髓鞘病及小脑共济失调，不伴重要并发症与合并症

主要诊断包括：

G11.001 先天性非进行性共济失调

G11.002 小脑性发育不良及发育不全

G11.003 先天性小脑性共济失调

G11.004 先天性小脑性共济失调双侧瘫痪

G11.005 先天性小脑蚓部发育不全

G11.006 先天性小脑颗粒细胞发育不全

G11.007 先天性共济失调，精神发育迟缓及部分无虹膜

G11.008 先天性平衡失调综合征

G11.101 少年脊髓型共济失调 [Friedreich 共济失调]

G11.102 脊髓小脑性共济失调

G11.103 早发型小脑性共济失调增加遗传性共济失调 - 侏儒 - 智力缺陷综合征 [Marinesco-Sjogren 综合征]

G11.105 肌阵挛小脑性共济失调 [Ramsay-Hunt 综合征]

G11.106 反射保留型 Friedreich 共济失调

G11.201 迟发性小脑性共济失调

G11.202 进行性小脑性共济失调 [橄榄体脑桥小脑萎缩]

G11.203 多系统萎缩小脑型

G11.204 晚发型 Friedreich 共济失调

C11.301 共济失调性毛细血管扩张症

G11.302 小脑性共济失调，伴有脱氧核糖核酸修复缺陷 [Kearn-Sayre 综合征]

G11.303 毛细血管扩张性共济失调 [Louis-Bar 综合征]

G11.401 遗传性痉挛性截瘫 [Strumpell-Lorrain 病]

G11.901 共济失调综合征

G11.902 遗传性小脑性共济失调 [Marie 共济失调]

G11.903 小脑性共济失调

G11.904 遗传性共济失调

G11.905 常染色体显性小脑性共济失调

G11.906 常染色体隐性遗传性共济失调

G35xx02 脑干多发性硬化

G35xx03 脊髓多发性硬化

G35xx04+F02.8* 多发性硬化性痴呆

G35xx05 复发缓解型多发性硬化

G35xx06 继发进展型多发性硬化

G35xx07 原发进展型多发性硬化

G35xx08 进展复发型多发性硬化

G36.001 视神经脊髓炎 [德维克病]

G36.002 视神经脊髓炎谱系疾病

G36.101 急性出血性白质脑炎 [Hurst 病]

G36.901 急性播散性脱髓鞘

G37.001 弥漫性硬化 [席尔德病 / 弥漫性轴周性脑炎]

G37.002 轴周性脑炎

G37.101 胼胝体中枢性脱髓鞘

G37.102 原发性胼胝体变性

G37.201 脑桥中央髓鞘溶解症

G37.202 脑桥外髓鞘溶解症

G37.301 急性横贯性脊髓炎

G37.401 亚急性坏死性脊髓炎

G37.501 同心圆性硬化 [Balo 病]

G37.801 脱髓鞘性白质脑病

G37.802 脱髓鞘性脑病

G37.803 脱髓鞘性脊髓病

G37.804 临床孤立综合征

G37.806 脱髓鞘假瘤

G37.901 脱髓鞘病

BV11 癫痫病，伴重要并发症与合并症

BV12 癫痫病，年龄 < 17 岁，伴重要并发症与合并症

BV13 癫痫病，伴并发症与合并症

BV14 癫痫病，年龄 < 17 岁，伴并发症与合并症

BV15 癫痫病，不伴并发症与合并症

BV16 癫痫病，年龄 < 17 岁，不伴并发症与合并症

主要诊断包括:

G40.001	伴中央颞区棘波的良性儿童癫痫
G40.002	迟发性儿童枕叶癫痫(Gastaut 型)
G40.003	早发性良性儿童枕叶癫痫(Panayio-topoulos 型)
G40.101	癫痫部分性发作
G40.102	癫痫单纯部分性运动性发作伴 Jacksong 发作
G40.103	癫痫单纯部分性感觉性发作
G40.104	癫痫单纯部分性运动性发作
G40.105	癫痫单纯部分性感觉性发作伴视觉症状
G40.106	癫痫单纯部分性发作继发全面发作
G40.107	额叶癫痫
G40.108	顶叶癫痫
G40.109	局灶性癫痫半侧阵挛性发作
G40.110	癫痫单纯部分性发作
G40.111	单纯部分性癫痫自主神经性发作
G40.112	简单部分性癫痫伴听觉症状
G40.201	癫痫单纯部分性发作精神症状性发作
G40.202	颞叶癫痫
G40.203	枕叶癫痫
G40.204	癫痫复杂部分性发作继发全面发作
G40.205	下丘脑(痴笑性)癫痫
G40.206	癫痫复杂部分性发作
G40.301	发作性肌阵挛
G40.302	混合型癫痫
G40.303	癫痫全面性发作肌阵挛发作
G40.304	翁韦里希特 - 伦德伯格病 [波罗的海肌阵挛] [青少年肌阵挛癫痫]
G40.305	进行性肌阵挛癫痫
G40.306	癫痫全面性发作强直性发作
G40.307	仅全面性强直阵挛发作的癫痫
G40.308	全身性非惊厥性癫痫
G40.309	全身性惊厥性疾病
G40.310	癫痫全面性发作阵挛性发作
G40.311	儿童失神癫痫
G40.312	新生儿睡眠肌阵挛
G40.313	儿童良性癫痫

G40.314	婴儿重度肌阵挛癫痫 [Dravet 综合征]
G40.319	全面性癫痫伴热性惊厥附加症
G40.320	癫痫全面性发作失张力发作
G40.321	青少年肌阵挛癫痫
G40.322	青少年失神癫痫
G40.323	癫痫全面性发作强直阵挛性发作
G40.324	婴儿早期肌阵挛性脑病
G40.401	婴儿痉挛症 [West 综合征]
G40.402	伦诺克斯 - 加斯托综合征 [Lennox-Gastaut 综合征]
G40.403	早发性肌阵挛性脑病
G40.404	大田原综合征
G40.405	早期婴儿癫痫性脑病伴暴发抑制
G40.406	肌阵挛失神癫痫
G40.407	肌阵挛站立不能性发作性癫痫
G40.408	肌阵挛癫痫伴破碎肌红纤维
G40.501	慢性进行性部分癫痫持续状态 [Rasmussen 综合征]
G40.502	偏侧抽搐偏瘫综合征
G40.503	间脑性癫痫 [自主神经性癫痫]
G40.601	癫痫大发作 [全身强直阵挛发作]
G40.701	癫痫小发作 [典型失神发作]
G40.702	癫痫小发作 [非典型失神发作]
G40.801	反射性癫痫
G40.803	简单部分性癫痫伴躯体感觉症状
G40.804	症状性癫痫 [继发性癫痫]
G40.807	原发性阅读性癫痫
G40.808	呕吐型癫痫
G40.810	反射性癫痫光敏性发作
G40.811	睡眠癫痫
G40.812	慢波睡眠中持续棘慢复合波的癫痫
G40.813	觉醒时伴有全面强直阵挛发作的癫痫
G40.901	癫痫
G40.904	难治性癫痫
G40.905	癫痫性脑病
G41.001	癫痫大发作状态
G41.002	癫痫全面性强直阵挛发作持续状态
G41.003	癫痫阵挛发作持续状态

G41.004　癫痫强直性发作持续状态

G41.005　癫痫肌阵挛发作持续状态

G41.101　癫痫失神发作持续状态

G41.102　癫痫小发作持续状态

G41.201　复杂部分性癫痫持续状态

G41.202　癫痫偏侧抽搐状态伴偏侧轻瘫

G41.203　边缘叶性癫痫持续状态

G41.204　癫痫单纯部分性发作持续状态

G41.901　癫痫持续状态

R56.001　热性惊厥

R56.801　抽搐状态

R56.802　惊厥发作

R56.803　不明原因抽搐

R56.804　良性婴儿惊厥

BV29　神经 - 肌肉接头疾患

主要诊断包括：

C80xx03+G73.1*

　　　　　伊顿 - 兰伯顿综合征

G70.001　重症肌无力

G70.002　重症肌无力危象

G70.003　肌无力危象

G70.004　胆碱能危象

G70.005　反拗性危象

G70.006　成年型重症肌无力，眼肌型

G70.007　成年型重症肌无力，轻度全身型

G70.008　成年型重症肌无力，中度全身型

G70.009　成年型重症肌无力，急性重症型

G70.010　成年型重症肌无力，迟发重症型

G70.011　成年型重症肌无力，肌萎缩型

G70.101　中毒性神经肌肉病

G70.201　先天性肌无力

G70.202　儿童型重症肌无力

G70.203　先天性重症肌无力

G70.204　少年型重症肌无力

G70.801　非癌性肌无力综合征

G70.901　喉肌无力

G70.902　肌无力

G70.903　面肌无力

G70.905　先天性肌无力综合征

G71.001　肌营养不良

G71.002　假肥大性肌营养不良

G71.003　进行性肌营养不良

G71.004　远端型肌营养不良

G71.005　杜氏肌营养不良［Duchenne 型肌营养不良］

G71.006　贝氏肌营养不良［Becker 型肌营养不良］

G71.007　面肩肱型肌营养不良

G71.008　肢带型肌营养不良

G71.009　眼咽型肌营养不良

G71.010　Emery-Dreifuss 型肌营养不良

G71.011　眼肌型肌营养不良

G71.101　神经性肌强直［艾萨克斯综合征］

G71.102　强直性肌营养不良

G71.103　萎缩性肌强直

G71.104　先天性肌强直［Thomsen 病］

G71.105　先天性副肌强直

G71.106　强直性肌营养不良

G71.201　先天性肌病

G71.202　先天性肌营养不良

G71.203　多微小轴空病

G71.204　先天性肌纤维类型不均衡

G71.205　中央轴空病

G71.301　线粒体脑肌病伴高乳酸血症和卒中样发作

G71.302　线粒体脑肌病

G71.303　线粒体肌病

G71.801　肌肉萎缩

G71.802　肌 - 眼 - 脑病

G71.901　遗传性肌病

G72.001　药物诱导性肌病

G72.101　酒精性肌病

G72.201　中毒性肌病

G72.301　低钾型周期性瘫痪［低血钾性周期性麻痹 / 家族性周期性瘫痪］

G72.302　高钾型周期性瘫痪［高血钾性周期性麻痹 / 遗传性发作性无力症 / 强直性周期性麻痹］

G72.303　甲状腺功能亢进性周期性瘫痪［甲亢性周期性麻痹］

G72.304　周期性瘫痪［周期性麻痹］

G72.305　正常钾型周期性瘫痪［正常血钾性周期性麻痹］

G72.801　肌麻痹

G72.802　血管源性肌病

G72.803　缺血缺氧性肌病

G72.804　痛性肌痉挛

G72.805　盆底肌痉挛综合征

G72.901　肌病

P94.001　新生儿一过性重症肌无力

BV39　头痛

主要诊断包括：

A88.101+H82*

　　　　　流行性眩晕

G43.001　无先兆性偏头痛［普通型偏头痛／单纯性偏头痛］

G43.101　有典型先兆的偏头痛［经典型偏头痛］

G43.102　偏头痛性先兆［偏头痛等位症］

G43.103　家族性偏瘫型偏头痛

G43.104　基底型偏头痛［基底动脉型偏头痛］

G43.105　有迁延性先兆的偏头痛

G43.106　有先兆急性发作的偏头痛

G43.201　偏头痛状态

G43.301　复杂性偏头痛

G43.801　儿童周期性综合征

G43.802　眼肌麻痹型偏头痛

G43.803　视网膜型偏头痛

G43.901　偏头痛

G44.001　丛集性头痛

G44.002　发作性丛集性头痛

G44.003　慢性丛集性头痛

G44.004　慢性阵发性偏头痛

G44.101　神经性头痛

G44.102　神经血管性头痛

G44.103　血管性头痛

G44.104　颈源性头痛［颈神经后支源性头痛］

G44.201　紧张性头痛

G44.202　慢性紧张性头痛

G44.203　发作性紧张性头痛

G44.204　慢性紧张性头痛伴颅骨膜压痛

G44.205　慢性紧张性头痛不伴颅骨膜压痛

G44.301　慢性外伤后头痛

G44.401　药物性头痛

G44.801　自发性低颅压综合征［原发性低颅压］

G44.802　急性外伤后头痛

G44.806　慢性每日头痛

G97.101　腰椎穿刺术后头痛

G97.102　腰椎穿刺术后感染

G97.103　腰椎穿刺术后脑疝

R51xx01　头痛

R51xx02　低颅压性头痛

R51xx03　面部疼痛

BW11　神经系统先天性疾患，伴重要并发症与合并症

BW15　神经系统先天性疾患，不伴重要并发症与合并症

主要诊断包括：

A81.006　常染色体显性遗传朊蛋白病

E16.103+G94.8*

　　　　　低血糖后昏迷的脑病

F84.201　雷特综合征［Retts 综合征／脑萎缩性高血氨症］

G10xx01　亨廷顿舞蹈病

G10xx04　良性非进行性家族性舞蹈病

G10xx05　先天性舞蹈病

G95.003　延髓空洞症

Q00.001　无脑畸形

Q00.101　颅脊柱裂

Q00.201　枕骨裂脑露畸形

Q00.211　开放性枕骨裂脑露畸形

Q00.221　闭合性枕骨裂脑露畸形

Q01.001　额部脑膨出

Q01.101　鼻根部脑膨出

Q01.201　枕部脑膨出

Q01.811	顶骨脑膨出	Q04.807	先天性透明隔异常
Q01.821	眶部脑膨出	Q04.902	先天性脑发育异常
Q01.831	鼻部脑膨出	Q05.001	颈段脊柱裂伴脑积水
Q01.841	鼻咽脑膨出	Q05.002	颈段脊髓脊膜膨出伴脑积水
Q01.901	脑膜脑膨出	Q05.101	胸段脊柱裂伴脑积水
Q01.902	先天性脑疝	Q05.102	胸段脊髓脊膜膨出伴脑积水
Q01.903	积水性脑膨出	Q05.201	腰段脊柱裂伴脑积水
Q01.904	脑脊膜膨出	Q05.202	腰段脊髓脊膜膨出伴脑积水
Q02xx01	小头畸形	Q05.401	脊髓脊膜膨出伴脑积水
Q03.001	中脑导水管畸形	Q05.501	颈段脊柱裂
Q03.002	先天性中脑导水管狭窄	Q05.502	颈段脊髓脊膜膨出
Q03.101	第四脑室侧孔正中孔闭锁综合征	Q05.601	胸段脊柱裂
	［Dandy-Walker 综合征］	Q05.602	胸段脊髓脊膜膨出
Q03.901	先天性脑积水	Q05.701	腰段脊柱裂
Q04.011	胼胝体发育不全	Q05.702	腰骶段脊柱裂
Q04.201	前脑无裂畸形	Q05.703	腰段脊髓脊膜膨出
Q04.311	先天性大脑萎缩	Q05.704	腰骶段脊髓脊膜膨出
Q04.321	先天性下丘脑萎缩	Q05.801	骶段脊柱裂
Q04.331	先天性小脑萎缩	Q05.803	骶段脊髓脊膜膨出
Q04.341	先天性无脑回	Q05.901	脊柱裂
Q04.351	先天性巨脑回	Q05.902	脊柱裂伴脊膜膨出
Q04.352	先天性双侧外侧裂综合征	Q05.904	脊髓脊膜膨出
Q04.353	先天性小脑回	Q05.906	特发性脊髓疝
Q04.361	积水性无脑畸形	Q05.907	脊膜膨出
Q04.391	先天性脑发育不全	Q06.001	无脊髓畸形
Q04.393	先天性脑萎缩	Q06.101	脊髓发育不良
Q04.394	先天性脑缺如	Q06.201	脊髓纵裂畸形
Q04.395	局灶性皮层发育不良	Q06.401	先天性脊髓积水
Q04.601	脑裂畸形	Q06.402	先天性椎管积水
Q04.602	先天性脑囊肿	Q06.801	脊髓栓系综合征
Q04.603	脑穿通畸形	Q06.802	双脊髓畸形
Q04.611	先天性第三脑室囊肿	Q06.803	先天性脊髓低位
Q04.622	先天性硬膜下囊肿	Q06.805	椎管内肠源性囊肿
Q04.623	先天性蛛网膜囊肿	Q06.901	先天性脊髓畸形
Q04.802	先天性低脊髓畸形	Q07.001	小脑扁桃体下疝畸形 ［Arnold-Chiari 综合征］
Q04.803	先天性胡桃脑		
Q04.804	脑灰质异位症	Q07.812	下颌瞬目综合征 ［Marcus Gunn 综合征］ [1]
Q04.805	先天性第五六脑室		
Q04.806	透明隔缺如	Q07.891	先天性臂丛神经移位

---

[1] 下颌瞬目综合征即颌动瞬目综合征，以下同此。

Q07.892　先天性面瘫

Q07.893　先天性脑神经异常支配性疾病

Q27.306　先天性脊髓动静脉瘘

Q27.308　硬膜外动静脉畸形

Q27.806　脊髓血管畸形

Q28.102　椎动脉畸形

Q28.201　先天性脑动静脉瘘

Q28.202　脑动静脉畸形

Q28.301　脑血管畸形

Q28.305　基底动脉畸形

Q28.306　大脑大静脉畸形

Q28.307　脑静脉畸形

Q28.803　髓内动静脉畸形

Q28.804　髓内血管畸形

Q28.805　椎体海绵状血管畸形

Q28.806　颅骨膜窦

Q76.001　先天性隐性脊柱裂

Q76.006　骶椎椎板裂

Q85.001　神经纤维瘤病［von Reckling-hausen 病］

Q85.101　结节性硬化

Q85.907　脑错构瘤

BW29　脑性麻痹[1]

主要诊断包括：

G80.011　双侧痉挛型脑性瘫痪

G80.021　偏侧痉挛型脑性瘫痪

G80.031　四肢痉挛型脑性瘫痪

G80.101　痉挛型双瘫

G80.102　痉挛型脑性瘫痪

G80.201　婴儿性偏瘫

G80.303　强直型脑性瘫痪

G80.304　手足徐动型脑性瘫痪

G80.305　肌张力低下型脑性瘫痪

G80.401　共济失调型脑性瘫痪

G80.801　混合型脑性瘫痪

G80.802　震颤型脑性瘫痪

G80.901　脑性瘫痪［脑瘫］

G93.103　缺氧性脑损害

BX11　大脑功能失调，伴重要并发症与合并症

BX15　大脑功能失调，不伴重要并发症与合并症

主要诊断包括：

E88.906　代谢性脑病

F01.001　急性发作的血管性痴呆

F01.101　多发脑梗死性痴呆

F01.201　皮层下血管性痴呆

F01.301　混合型皮层和皮层下血管性痴呆

F01.801　出血性痴呆

F01.901　血管性痴呆

F03xx01　痴呆

G10xx02+F02.2*

　　　　　亨廷顿舞蹈病性痴呆

G10xx03　亨廷顿病

G11.104　周期性共济失调［发作性共济失调］

G30.001　阿尔茨海默病（老年前期型）

G30.002　家族性阿尔茨海默病（老年前期型）

G30.003+F00.0*

　　　　　阿尔茨海默病性痴呆（老年前期型）

G30.004+F00.0*

　　　　　家族性阿尔茨海默病性痴呆（老年前期型）

G30.101　阿尔茨海默病（老年型）

G30.103+F00.1*

　　　　　阿尔茨海默病性痴呆（老年型）

G30.801　阿尔茨海默病（混合型）

G30.802+F00.2*

　　　　　阿尔茨海默病性痴呆（混合型）

G30.803+F00.2*

　　　　　混合性痴呆

G30.901　阿尔茨海默病

G30.902+F00.9*

　　　　　阿尔茨海默病性痴呆

---

[1] 脑性麻痹即脑性瘫痪，以下同此。

G31.001 皮克病［脑叶萎缩症］

G31.002 局限性脑萎缩

G31.003 进行性孤立性失语症

G31.004+F02.0*
　　　　皮克病性痴呆

G31.005+F02.8*
　　　　额颞叶痴呆

G31.006+F02.8*
　　　　语义性痴呆

G31.107 额颞叶变性

G92xx01 中毒性脑病

G92xx02 急性中毒性脑病

G93.101 肺性脑病

G93.102 脑缺氧症

G93.104 缺氧缺血性脑病

G93.401 白质灰质性脑病

G93.402 弥散性脑病

G93.403 脑白质病

G93.404 枕叶脑白质病变

G93.405 脑病［器质性脑病］

G93.407 可逆性后部白质脑病综合征

G93.408 自身免疫相关性脑病

G93.607 渗透压性脑水肿

G93.608 粒细胞性脑水肿

G93.609 离子性脑水肿

G93.701 急性脑病合并内脏脂肪变性综合
　　　　征［Reye 综合征 / 瑞氏综合征］

G93.803 放射性脑病

I69.401 脑卒中后遗症

I69.801 脑血管病后遗症

I69.802 脑血管病恢复期

I69.803 缺血缺氧性脑病后遗症

M32.101+G05.8*
　　　　狼疮性脑病

N18.816 慢性肾衰竭（肾功能不全）合并
　　　　脑病

R47.009 原发性进行性失语

T80.607 急性透析性脑病

T80.608 慢性透析性脑病

T80.609 透析性脑病

BX23　周围神经疾患，伴并发症与合并症

BX25　周围神经疾患，不伴并发症与合并症

主要诊断包括：

A36.802+G63.0*
　　　　白喉性多神经炎

A52.106+G59.8*
　　　　梅毒性神经炎

B26.803+G63.0*
　　　　流行性腮腺炎性多神经病

D47.204+G63.1*
　　　　副蛋白血症相关神经病

D47.205+G63.1*
　　　　神经病伴副蛋白血症

D48.911+G55.0*
　　　　副肿瘤相关性周围神经病

E05.902+G73.0*
　　　　甲状腺功能亢进症合并周期性麻痹

E10.4110+G59.0*
　　　　1 型糖尿病性单神经病

E10.4111+G59.0*
　　　　1 型糖尿病性胸神经根病

E10.4112+G59.0*
　　　　1 型糖尿病性躯干神经根病

E10.4121+G73.0*
　　　　1 型糖尿病性肌无力综合征

E10.4130+G59.0*
　　　　1 型糖尿病性脑神经麻痹

E10.4150+G59.0*
　　　　1 型糖尿病性展神经麻痹

E10.4160+G59.0*
　　　　1 型糖尿病性股神经病

E10.4170+G59.0*
　　　　1 型糖尿病性多发性单神经病

E10.4180+G59.0*
　　　　1 型糖尿病性眼肌麻痹

E10.4190+G59.0*
　　　　1 型糖尿病性神经根病

E10.4191+G59.0*
　　1 型糖尿病性腰骶神经根神经丛病

E10.421+G63.2*
　　1 型糖尿病性多发性神经病

E10.422+G63.2*
　　1 型糖尿病性胰岛素相关性神经炎

E10.423+G63.2*
　　1 型糖尿病性周围神经病

E10.424+G63.2*
　　1 型糖尿病性远端对称性周围神经病

E10.425+G63.2*
　　1 型糖尿病性小神经纤维周围神经病

E10.426+G63.2*
　　1 型糖尿病性感觉运动性周围神经病

E10.4310+G99.0*
　　1 型糖尿病性出汗异常

E10.4312+G99.0*
　　1 型糖尿病性自主神经病

E10.4381+N33.8*
　　1 型糖尿病性神经源性膀胱炎

E10.4390+G99.0*
　　1 型糖尿病性神经性水肿

E10.4901+G99.0*
　　1 型糖尿病性脊髓病

E10.491+G63.2*
　　1 型糖尿病伴神经系统并发症

E11.4110+G59.0*
　　2 型糖尿病性单神经病

E11.4111+G59.0*
　　2 型糖尿病性胸神经根病

E11.4112+G59.0*
　　2 型糖尿病性躯干神经根病

E11.4121+G73.0*
　　2 型糖尿病性肌无力综合征

E11.4130+G59.0*
　　2 型糖尿病性脑神经麻痹

E11.4140+G59.0*
　　2 型糖尿病性动眼神经麻痹

E11.4150+G59.0*
　　2 型糖尿病性展神经麻痹

E11.4160+G59.0*
　　2 型糖尿病性股神经病

E11.4170+G59.0*
　　2 型糖尿病性多发性单神经病

E11.4180+G59.0*
　　2 型糖尿病性眼肌麻痹

E11.4190+G59.0*
　　2 型糖尿病性神经根病

E11.4191+G59.0*
　　2 型糖尿病性腰骶神经根神经丛病

E11.421+G63.2*
　　2 型糖尿病性多发性神经病

E11.422+G63.2*
　　2 型糖尿病性胰岛素相关性神经炎

E11.423+G63.2*
　　2 型糖尿病性周围神经病

E11.424+G63.2*
　　2 型糖尿病性远端对称性周围神经病

E11.425+G63.2*
　　2 型糖尿病性小神经纤维周围神经病

E11.426+G63.2*
　　2 型糖尿病性感觉运动性周围神经病

E11.4310+G99.0*
　　2 型糖尿病性出汗异常

E11.4312+G99.0*
　　2 型糖尿病性自主神经病

E11.4390+G99.0*
　　2 型糖尿病性神经性水肿

E11.4901+G99.0*
　　2 型糖尿病性脊髓病

E11.491+G63.2*
　　2 型糖尿病伴神经系统并发症

E13.4223+G63.2*
继发性糖尿病性周围神经病变

E14.4110+G59.0*
糖尿病性单神经病

E14.4111+G59.0*
糖尿病性胸神经根病

E14.4112+G59.0*
糖尿病性躯干神经根病

E14.4121+G73.0*
糖尿病性肌无力综合征

E14.4130+G59.0*
糖尿病性脑神经麻痹

E14.4140+G59.0*
糖尿病性动眼神经麻痹

E14.4150+G59.0*
糖尿病性外展神经麻痹

E14.4160+G59.0*
糖尿病性股神经病

E14.4170+G59.0*
糖尿病性多发性单神经病

E14.4190+G59.0*
糖尿病性神经根病

E14.4191+G59.0*
糖尿病性腰骶神经根神经丛病

E14.421+G63.2*
糖尿病性多发性神经病

E14.422+G63.2*
糖尿病性胰岛素相关性神经炎

E14.423+G63.2*
糖尿病性周围神经病

E14.424+G63.2*
糖尿病性远端对称性周围神经病

E14.425+G63.2*
糖尿病性小神经纤维周围神经病

E14.426+G63.2*
糖尿病性感觉运动性周围神经病

E14.4310+G99.0*
糖尿病性出汗异常

E14.4311+G99.0*
糖尿病性体位性低血压

E14.4312+G99.0*
糖尿病性自主神经病

E14.4390+G99.0*
糖尿病性神经性水肿

E14.4901+G99.0*
糖尿病性脊髓病

E14.491+G63.2*
糖尿病伴神经系统并发症

E51.102+G63.4*
糙皮病性多神经病

E51.103+G63.4*
脚气病性多神经炎

E53.803+G32.0*
侧索联合变性病

E53.805+G63.4*
维生素 B_{12} 缺乏性周围神经病

E53.814+G32.0*
维生素 B_{12} 缺乏性贫血性脊髓后侧
索硬化症

E53.902+G63.4*
维生素 B 缺乏性周围神经病

E56.902+G63.4*
维生素缺乏性多神经炎

E56.903+G63.4*
维生素缺乏性周围神经病

E63.902+G63.4*
营养性周围神经病

E80.206   卟啉病性神经病

E85.101+G63.3*
葡萄牙型淀粉样多发性神经病变

E85.104   家族性淀粉样变性周围神经病

E85.408+G99.0*
淀粉样变性周围神经病

G50.001   眶上神经痛

G50.002   三叉神经痛

G50.005   原发性三叉神经痛

G50.006   继发性三叉神经痛

G50.101   非典型性面痛

G50.801   三叉神经麻痹

G50.802   味觉性出汗综合征

G50.803	三叉神经炎	G54.101	腰骶丛损害
G50.901	三叉神经病	G54.201	颈神经根损害
G51.001	面神经麻痹 [Bell 麻痹 / 面瘫]	G54.301	胸神经根损害
G51.003	眼轮匝肌麻痹	G54.401	腰骶神经根损害
G51.101	膝状神经节炎	G54.501	神经痛性肌萎缩 [肩胛带神经炎]
G51.201	复杂性颜面水肿 - 面瘫 - 沟状舌综合征 [梅尔克松 - 罗森塔尔综合征]	G54.601	幻肢痛
		G54.701	幻肢综合征
G51.301	面肌痉挛	G54.801	骶神经根囊肿
G51.302	阵挛性半面痉挛	G56.104	旋前圆肌综合征
G51.401	原发性面肌抽搐	G56.105	正中神经麻痹
G51.801	面肌萎缩	G56.201	迟发性尺神经炎
G51.802	面神经炎	G56.202	尺神经麻痹
G51.803	颜面萎缩症	G56.301	桡神经损害
G51.901	面神经功能障碍	G56.302	桡神经麻痹
G52.001	嗅神经疾病	G56.401	灼性神经痛
G52.102	舌咽神经痛	G56.801	指间神经瘤
G52.103	原发性舌咽神经痛	G56.901	上肢单神经病
G52.104	继发性舌咽神经痛	G57.001	梨状肌综合征
G52.201	喉返神经麻痹	G57.002	坐骨神经损害
G52.202	喉返神经炎	G57.003	坐骨神经粘连
G52.204	迷走神经亢进	G57.101	股外侧皮神经痛 [感觉异常性股痛]
G52.302	舌下神经麻痹	G57.201	股神经麻痹
G52.701	多发性脑神经麻痹	G57.202	股神经损害
G52.702	多发性脑神经损害	G57.301	腓深神经麻痹
G52.703	多发性脑神经炎	G57.302	腓神经麻痹
G52.704	颈静脉孔综合征	G57.303	腓总神经麻痹
G52.705	维拉雷综合征	G57.304	腘外侧神经损害
G52.801	副神经疾病	G57.401	腘内侧神经损害
G52.802	斜方肌麻痹	G57.402	胫神经麻痹
G52.803	枕大神经痛	G57.502	跗管综合征
G52.804	枕神经痛	G57.601	跖趾神经炎
G52.805	枕小神经痛	G57.602	足底神经损害
G52.806	枕大神经炎	G57.603	莫顿跖痛症 [Morton 病]
G52.901	脑神经麻痹	G57.801	趾间神经瘤
G52.902	脑神经炎	G57.901	下肢单神经炎
G54.002	臂丛神经麻痹	G58.001	肋间神经痛
G54.003	胸廓出口综合征	G58.002	肋间神经病
G54.004	颈肋综合征	G58.003	肋间神经炎
G54.005	前斜角肌综合征	G58.701	多发性单神经炎
G54.006	过度外展综合征	G58.801	膈神经麻痹

G58.806	肩胛上卡压综合征	G61.803	获得性多灶性感觉运动神经病
G58.807	胸长神经麻痹	G61.804	急性感觉运动神经病
G58.901	单神经炎	G61.805	亚急性感觉神经病
G58.902	神经功能障碍	G61.806	亚急性或慢性感觉运动神经病
G58.903	神经麻痹	G61.901	炎性多神经病
G60.002	遗传性共济失调伴肌萎缩［鲁西 - 莱维综合征］	G62.001	药物性多神经病
		G62.002	药物性周围神经病
G60.003	肥大性间质神经病［德热里纳 - 索塔病］	G62.101	酒精中毒性周围神经病
		G62.102	慢性酒精中毒性神经病
G60.004	遗传性运动和感觉神经病	G62.103	酒精中毒性多神经病
G60.005	婴儿肥大性神经病	G62.201	化学性多神经病
G60.006	脱髓鞘型腓骨肌萎缩	G62.202	有机磷中毒性周围神经病
G60.007	轴索型腓骨肌萎缩	G62.203	中毒性多神经病
G60.008	沙尔科 - 玛丽 - 图斯病	G62.801	放射性多神经病
G60.101	遗传性共济失调性多发性神经炎［植烷酸沉积病 /Refsum 病］	G62.802	多灶性运动神经病
		G62.803	运动性周围神经病
G60.301	特发性进行性神经病	G62.804	多灶性感觉运动神经病
G60.801	感觉性多发性神经病	G62.805	感觉神经元病
G60.802	里吉综合征	G62.807	血管炎相关神经病
G60.803	色素沉着，水肿，多发性神经病综合征	G62.808	轴索性周围神经病
		G62.809	小纤维神经病
G60.804	遗传性感觉性神经病	G62.901	多发性神经病［多发性神经炎 / 周围神经炎］
G60.805	内拉东综合征［Nelaton 综合征］		
G60.806	莫旺病［Morvan 病］	G62.902	末梢神经病［末梢神经炎］
G60.807	巨轴索神经病	G62.904	炎性和中毒性神经病
G60.808	遗传性压迫易感性神经病［腊肠样神经病］	G62.905	混合性周围神经病
		G62.906	免疫相关性周围神经病
G60.809	先天性无痛无汗症	G62.907	缺血性周围神经病
G60.810	遗传性感觉自主神经病	G62.908	创伤性周围神经病
G60.901	遗传性周围神经病	G62.909	后天获得性周围神经病
G61.001	费舍综合征［Miller-Fisher 综合征］	G62.910	感染性周围神经病
G61.002	吉兰 - 巴雷综合征	G62.911	痛性周围神经病
G61.003	急性运动轴索性神经病	G83.401	马尾综合征
G61.004	急性炎性脱髓鞘性多发性神经根神经病	G90.001	颈动脉窦性晕厥［颈性晕厥］
		G90.002	特发性自主神经病
G61.005	急性运动感觉轴索性神经病	G90.201	颈交感神经麻痹［霍纳综合征］
G61.006	急性感觉神经病	G90.302	多系统萎缩［多系统变性］
G61.101	血清病性神经病	G90.303	姿位性低血压［神经源性直立性低血压 / 夏伊 - 德雷格尔综合征］
G61.802	慢性炎性脱髓鞘性多发性神经根神经病［慢性吉兰 - 巴雷综合征］		
		G90.401	自主性高反射

G90.801　交感神经炎

G90.802　直立不耐受

G90.803　直立性调节障碍

G90.804　β 受体亢进综合征［β 受体过敏综合征］

G90.805　胆碱能神经功能亢进

G90.806　交感神经链综合征

G90.901　自主神经功能紊乱

G90.902　植物神经功能紊乱

G90.903　自主神经系统疾患

G98xx02　神经系统萎缩

M21.331　后天性腕下垂

M21.371　后天性足下垂

M32.108+G63.5*
　　　　狼疮性神经炎

M32.110+G63.5*
　　　　狼疮性周围神经病

M33.102+G63.5*
　　　　皮肌炎性周围神经病

M35.902+G63.5*
　　　　胶原病性神经炎

M51.101+G55.1*
　　　　腰椎间盘突出伴神经根病

M51.102+G55.1*
　　　　胸椎间盘突出伴神经根病

M51.103+G55.1*
　　　　腰椎间盘突出伴坐骨神经痛

M53.001　后颈交感神经综合征

M53.002　颈颅综合征

M53.101　颈臂综合征

M54.121　颈神经根炎

M54.122　臂丛神经根炎

M54.123　臂丛神经炎

M54.141　胸神经炎

M54.161　腰神经炎

M54.162　腰神经根炎

M54.171　腰骶神经根炎

M54.191　神经根炎

M54.192　臀神经炎

M79.291　神经痛

M79.292　神经炎

M89.091　痛性神经营养不良

M89.092　肩手综合征

M89.093　祖德克萎缩

M89.094　交感神经反射性营养不良

Q14.205　有髓鞘神经纤维

S04.201　滑车神经损伤

S04.301　三叉神经损伤

S04.302　眶下神经损伤

S04.401　展神经损伤

S04.601　听神经损伤

S04.701　副神经损伤

S04.801　舌下神经损伤

S04.802　舌咽神经损伤

S04.803　嗅神经损伤

S04.804　迷走神经损伤

S06.212　弥漫性轴索损伤

S24.201　胸脊神经根损伤

S24.301　肋间神经损伤

S24.302　胸部周围神经损伤

S24.401　心丛神经损伤

S24.402　食管丛神经损伤

S24.403　肺丛神经损伤

S24.404　星状神经丛损伤

S24.405　胸部交感神经节损伤

S24.501　膈神经损伤

S24.601　胸部神经损伤

S34.401　腰骶丛损伤

S34.501　腹腔交感神经节损伤

S34.502　腹腔丛神经损伤

S34.503　腹下丛神经损伤

S34.504　肠系膜下丛交感神经损伤

S34.505　肠系膜上丛交感神经损伤

S34.506　内脏交感神经损伤

S34.507　腰部和骶部及骨盆交感神经损伤

S34.801　腰骶神经损伤

S44.001　上臂尺神经损伤

S44.101　上臂正中神经损伤

S44.201　上臂桡神经损伤

S44.301　腋神经损伤

S44.401	肌皮神经损伤		S94.701	踝和足多处神经损伤
S44.501	臂内侧皮神经损伤		S94.801	趾神经损伤
S44.701	肩和上臂多处神经损伤		S94.901	踝和足神经损伤
S44.901	肩和上臂神经损伤		T09.401	脊神经损伤
S54.301	前臂皮感觉神经损伤		T09.402	脊神经根损伤
S54.701	前臂多处神经损伤		T09.403	脊神经丛损伤
S54.901	前臂神经损伤		T11.301	上肢神经损伤
S64.002	手部尺神经损伤		T13.301	下肢神经损伤

BY11 颅内损伤，伴重要并发症与合并症

BY15 颅内损伤，不伴重要并发症与合并症

主要诊断包括：

F07.203	脑震荡后综合征
S01.831	颅脑开放性损伤伴颅内损伤
S01.882	颅内异物
S06.001	脑震荡
S06.101	创伤性脑水肿
S06.201	弥散性大脑损伤
S06.202	弥散性小脑损伤
S06.211	弥散性大脑损伤伴出血
S06.221	弥散性小脑损伤伴出血
S06.231	多发性大脑内出血
S06.232	多发性大脑血肿
S06.233	多发性小脑血肿
S06.281	多发性大脑挫裂伤
S06.282	多发性小脑挫裂伤
S06.291	创伤性脑疝
S06.301	局灶性大脑损伤
S06.302	局灶性小脑损伤
S06.311	局灶性大脑挫伤伴出血
S06.321	局灶性小脑挫伤伴出血
S06.331	局灶性大脑挫伤伴血肿
S06.332	局灶性大脑挫伤伴大量出血
S06.341	局灶性小脑挫伤伴血肿
S06.342	局灶性小脑挫伤伴大量出血
S06.381	局灶性大脑挫裂伤
S06.382	局灶性小脑挫裂伤
S06.401	创伤性硬膜外血肿

以下为左栏其余条目：

S64.102	手部正中神经损伤
S64.201	腕部桡神经损伤
S64.202	手部桡神经损伤
S64.301	拇指神经损伤
S64.701	腕和手多处神经损伤
S64.901	腕和手神经损伤
S74.001	坐骨神经损伤
S74.002	髋部坐骨神经损伤
S74.003	大腿坐骨神经损伤
S74.101	股神经损伤
S74.102	髋部股神经损伤
S74.103	大腿股神经损伤
S74.201	髋部皮感觉神经损伤
S74.202	大腿皮感觉神经损伤
S74.701	髋部多处神经损伤
S74.702	大腿多处神经损伤
S74.801	闭孔神经损伤
S74.901	髋部神经损伤
S74.902	大腿神经损伤
S84.001	胫后神经损伤
S84.002	胫神经损伤
S84.101	腓神经损伤
S84.201	小腿皮感觉神经损伤
S84.701	小腿多处神经损伤
S84.801	腓总神经损伤
S84.802	腓肠神经损伤
S84.901	小腿神经损伤
S94.001	足底外侧神经损伤
S94.101	足底内侧神经损伤
S94.201	踝和足腓深神经损伤
S94.202	腓深神经外侧支末端损伤
S94.301	踝和足皮感觉神经损伤

S06.402　创伤性硬膜外出血

S06.501　创伤性硬膜下出血

S06.502　创伤性硬膜下血肿

S06.503　急性创伤性硬膜下出血

S06.504　急性创伤性硬膜下血肿

S06.505　亚急性创伤性硬膜下出血

S06.506　亚急性创伤性硬膜下血肿

S06.507　慢性创伤性硬膜下出血

S06.508　慢性创伤性硬膜下血肿

S06.601　创伤性蛛网膜下腔出血

S06.602　创伤性蛛网膜下腔血肿

S06.701　闭合性颅脑损伤，轻型

S06.702　闭合性颅脑损伤，中型

S06.703　闭合性颅脑损伤，重型

S06.704　闭合性颅脑损伤，特重型

S06.801　创伤性脑出血

S06.802　创伤性脑内血肿

S06.803　创伤性小脑出血

S06.804　创伤性小脑血肿

S06.805　创伤性小脑挫伤

S06.806　创伤性颅内出血

S06.807　创伤性颅内血肿

S06.808　创伤性脑干出血

S06.809　创伤性颅内动脉瘤

S06.810　创伤性脑梗死

S06.811　创伤性颅内积气

S06.901　颅内损伤

S06.902　创伤性脑损伤

S06.903　脑干损伤

T90.502　脑外伤后遗症

BY21　颅脑开放性损伤，伴重要并发症与合并症

BY23　颅脑开放性损伤，伴并发症与合并症

BY25　颅脑开放性损伤，不伴并发症与合并症

主要诊断包括：

S01.811　颅脑开放性损伤伴骨折

S01.821　颅脑开放性损伤伴脱位

S01.883　头骨开放性损伤

S02.001　顶骨骨折

S02.002　额骨骨折

S02.003　颞骨鳞部骨折

S02.004　额骨和颞骨鳞部骨折

S02.005　额骨和顶骨骨折

S02.101　颅底骨折

S02.102　前颅凹骨折

S02.103　中颅凹骨折

S02.104　后颅凹骨折

S02.105　枕骨骨折

S02.110　颞骨骨折

S02.701　颅骨多发性骨折

S02.902　颅骨骨折

S06.705　开放性颅脑损伤，轻型

S06.706　开放性颅脑损伤，中型

S06.707　开放性颅脑损伤，重型

S06.708　开放性颅脑损伤，特重型

BZ11　神经系统其他疾患，伴重要并发症与合并症

BZ15　神经系统其他疾患，不伴重要并发症与合并症

主要诊断包括：

D18.025　脊柱血管瘤

D18.026　脑干血管瘤

D33.311　听神经良性肿瘤

D48.904+G94.1*
　　　　　肿瘤引起的脑积水

D48.908+G13.0*
　　　　　神经系统副肿瘤综合征

D48.910+G05.8*
　　　　　副肿瘤相关性边缘叶脑炎

E06.307+G94.8*
　　　　　桥本脑病

E34.801　松果体功能障碍

E34.804　松果体囊肿

E51.201+G32.8*
　　　　　急性出血性脑灰质炎 [韦尼克脑病]

E63.901+G63.4*
　　　　营养缺乏性多神经炎

E71.306　新生儿肾上腺脑白质病

E75.602+G32.8*
　　　　全身性脂贮积症性大脑变性

E83.004+F02.8*
　　　　肝豆状核变性痴呆

E85.412　脑淀粉样变

E88.903+G99.2*
　　　　代谢性脊髓病

F04xx001　脑器质性创伤后遗忘

F10.791　慢性酒精性脑综合征

F95.001　一过性抽动障碍

F95.101　慢性运动或发声抽动障碍

F95.201　抽动秽语综合征

F95.901　抽动障碍［抽动症］

G08xx08　海绵窦炎

G12.212　真性球麻痹

G24.301　痉挛性斜颈

G24.302　痉挛性颈后倾

G24.303　痉挛性颈前倾

G24.304　痉挛性颈侧倾

G24.401　口面运动障碍

G24.402　无牙性口面运动障碍

G24.403　单纯口下颌张力障碍

G24.801　继发性肌张力障碍

G24.802　局灶型肌张力障碍

G24.803　节段型肌张力障碍

G24.804　多灶型肌张力障碍

G24.805　全身型肌张力障碍

G24.806　偏身型肌张力障碍

G24.807　发作性肌张力障碍

G24.808　非运动诱发性肌张力障碍

G24.901　肌紧张异常

G24.902　运动障碍

G24.903　肌张力障碍

G25.001　良性特发性震颤

G25.002　家族性震颤

G25.003　单纯头部震颤

G25.004　单纯面部震颤

G25.005　单纯声音震颤

G25.006　单纯手震颤

G25.007　儿童的战栗发作

G25.101　药物性震颤

G25.201　意向性震颤

G25.301　肌阵挛

G25.302　药物性肌阵挛

G31.808　亚急性小脑变性

G47.002　继发性失眠

G47.204　睡眠节律性运动障碍

G47.336　中枢性睡眠呼吸暂停低通气综合征

G47.401　猝倒

G47.402　发作性睡病

G47.802　快动眼睡眠行为障碍

G54.804　脊神经嵌压综合征

G81.001　弛缓性偏瘫［周围性偏瘫］

G81.101　痉挛性偏瘫［中枢性偏瘫］

G81.901　偏瘫

G81.902　轻偏瘫

G81.903　交替性偏瘫

G81.904　完全性偏瘫

G81.905　不完全性偏瘫

G83.101　下肢单瘫

G83.102　完全性下肢单瘫

G83.103　不完全性下肢单瘫

G83.201　上肢单瘫

G83.202　完全性上肢单瘫

G83.203　不完全性上肢单瘫

G83.301　单瘫

G83.302　完全性单瘫

G83.303　不完全性单瘫

G83.802　托德麻痹［Todd 麻痹］[1]

G83.803　交叉性瘫痪

G83.901　痉挛性瘫痪［中枢性瘫痪］

G83.902　瘫痪

G83.903　完全性瘫痪

---

[1] 托德麻痹即托德瘫痪，以下同此。

G83.904	不完全性瘫痪		G93.202	良性颅内压增高 [假性脑瘤／特发性颅内高压]
G83.905	弛缓性瘫痪 [周围性瘫痪]		G93.203	弥漫性颅内压增高
G83.906	迟缓性瘫痪		G93.204	局限性颅内压增高
G90.101	家族性自主神经功能失调 [家族性植物神经功能失调／赖利-戴综合征]		G93.406	脑干病变
			G93.504	小脑幕裂孔疝 [小脑幕切迹疝]
G91.001	交通性脑积水 [非梗阻性脑积水]		G93.802	脑钙化
G91.002	颅内出血后脑积水		G93.804	脑胶质细胞增生
G91.003	感染性脑积水		G93.805	脑软化
G91.101	梗阻性脑积水 [非交通性脑积水]		G93.807	胰性脑病
G91.102	中脑导水管梗阻		G93.808	中枢性呼吸衰竭
G91.103	孤立性第四脑室 [第四脑室积水]		G93.809	脑室憩室
G91.201	正常压力脑积水		G93.810	颅内积气 [气颅症]
G91.301	外伤后脑积水		G93.811	脑血管狭窄
G91.302	创伤后脑积水		G93.901	脑干功能衰竭
G91.303	创伤后硬脑膜下积液		G93.902	间脑病变
G91.801	继发性脑积水		G96.001	脑脊液鼻漏
G91.802	耳源性脑积水		G96.002	脑脊液耳漏
G91.805	硬脑膜下积液		G96.003	脑脊液漏
G91.806	蛛网膜下腔出血后脑积水		G96.004	手术后脑脊液漏
G91.901	脑积水		G96.005	脑脊液眼漏
G92xx03	慢性中毒性脑病		G96.006	创伤性脑脊液漏
G92xx04	一氧化碳中毒迟发性脑病		G96.101	脊髓蛛网膜粘连
G93.001	蛛网膜囊肿		G96.102	蛛网膜粘连
G93.002	脑囊肿		G96.103	马尾粘连
G93.003	透明隔囊肿		G96.104	脊髓粘连
G93.004	硬膜下囊肿		G96.105	脑膜粘连
G93.005	后天性脑穿通性囊肿		G96.106	脑室粘连
G93.006	小脑囊肿		G96.107	髓外硬膜外囊肿
G93.007	侧脑室囊肿		G96.108	硬膜外粘连
G93.008	第四脑室囊肿		G96.110	椎管内蛛网膜囊肿
G93.009	脉络丛囊肿		G96.111	脊髓囊肿
G93.010	外侧裂蛛网膜囊肿		G96.801	后天性脑膜膨出
G93.011	颅骨板障内蛛网膜囊肿		G96.803	营养不良性神经病 [营养障碍性神经病]
G93.012	鞍上蛛网膜囊肿		G96.804	闭锁综合征
G93.013	桥小脑角蛛网膜囊肿		G96.805	类固醇激素反应性慢性淋巴细胞性炎症伴脑桥血管周围强化症 [CLIPPERS 综合征]
G93.014	蛛网膜憩室			
G93.015	颅内囊肿			
G93.016	颅内胆脂瘤			
G93.201	颅内压增高		G96.807	海绵窦综合征

G96.901	脑脊髓病	Q06.804	腰骶神经根囊肿
G96.902	脑脊髓神经病	Q07.894	神经胶质异位
G96.903	脑脊髓神经根病	Q27.825	颅骨血管畸形
G96.904	中枢神经系统并发症	Q75.041	先天性尖头畸形
G97.001	腰椎穿刺术引起的脑脊液漏	Q75.892	先天性颅骨缺损
G97.201	脑室分流后低颅压	Q87.831	脑肝肾综合征 [Bowen-Lee-Zellweger 综合征]
G97.801	手术后马尾神经损伤	R20.001	皮肤感觉缺失
G97.802	手术后脑膜膨出	R20.101	皮肤感觉减退
G97.803	手术后肢体功能障碍	R20.201	皮肤蚁行感
G97.804	手术后瘫痪	R20.202	皮肤针刺感
G97.805	手术后颅内积气	R20.203	皮肤麻刺感
G97.806	手术后脑积水	R20.205	皮肤感觉异常
G97.808	手术后脑神经损伤	R20.301	皮肤感觉过敏
G97.809	脑部手术后皮下积液	R20.801	肢体皮肤麻木
G97.810	裂隙脑室综合征	R20.802	口周皮肤麻木
G98xx01	神经系统病变	R20.803	皮肤感觉障碍
H47.101	视神经乳头水肿	R20.804	皮肤感觉丧失
H47.401	视交叉综合征	R25.001	异常头部运动
H47.601	皮质盲	R25.101	下肢震颤
I66.205+G46.2*	大脑后动脉综合征	R25.103	头部震颤
I67.302	进行性血管性脑白质病	R25.104	震颤
I67.501	烟雾病 [脑底异常血管网病]	R25.105	动作性震颤
I67.603	乙状窦憩室	R25.201	痛性痉挛
I67.604	颅内静脉窦狭窄	R25.202	痉挛
I67.701	脑动脉炎	R25.204	痉挛 0 级
I67.702	中枢神经系统原发性血管炎	R25.205	痉挛 1 级
I67.904	本尼迪克综合征	R25.206	痉挛 1+ 级
I67.905	脑毛细血管扩张症	R25.207	痉挛 2 级
I77.301	脑血管纤维性肌发育不良	R25.208	痉挛 3 级
I86.810	椎管内静脉曲张	R25.209	痉挛 4 级
M05.392+G63.6*	类风湿性多神经病	R25.302	颤搐
M32.101+G05.8*	狼疮性脑病	R25.303	肌束颤动
M34.805+G53.8*	系统性硬化症累及脑神经	R25.801	不自主运动
M85.081	颅骨纤维异常增殖症	R26.001	蹒跚性步态
N18.801+G94.8*	尿毒症性脑病	R26.002	共济失调性步态
		R26.101	痉挛性步态
		R26.102	麻痹性步态
		R26.801	异常步态
		R27.001	共济失调

R27.801	协调障碍	R90.002	脑占位性病变
R27.802	中枢性协调障碍	R90.003	脑干占位性病变
R29.201	反射异常	R90.801	经颅多普勒超声异常
R29.301	异常姿态	R90.802	脑室扩张
R29.811	短暂性肢体麻痹	R90.803	脑沟增宽
R29.8x502	半侧运动不能	R93.001	颅骨诊断性检查异常
R29.8x503	半侧注意不能	R93.002	头部诊断性检查异常
R29.8x504	半侧空间忽略	R94.001	脑电图异常
R29.8x505	左侧忽略	R94.002	中枢神经系统功能检查异常
R29.8x507	感觉忽略	R94.104	神经刺激反应异常
R43.001	嗅觉丧失	S06.812	创伤性脑积水
R43.101	嗅觉倒错	S06.813	创伤性硬脑膜下积液
R43.201	味觉倒错	S14.122	脊髓中央管综合征
R43.801	嗅觉障碍	S15.031	颈内动脉损伤
R43.802	嗅觉与味觉混合障碍	S15.101	椎动脉损伤
R43.803	味觉障碍	T79.102	创伤性脑脂肪栓塞
R47.001	失语	T85.001	脑室颅内分流引起的机械性并发症
R47.002	命名性失语	T85.101	脑电子神经刺激器引起的机械性并发症
R47.003	运动性失语		
R47.004	混合性失语	T85.102	周围神经电子神经刺激器引起的机械性并发症
R47.006	传导性失语		
R47.007	感觉性失语	T85.103	神经系统电子神经刺激器引起的机械性并发症
R47.008	丘脑性失语		
R47.101	构音障碍	T85.104	脊髓电子神经刺激器引起的机械性并发症
R47.102	言语讷吃		
R52.001	急性疼痛	T90.302	脑神经损伤后遗症
R52.101	慢性顽固性疼痛	T91.304	腰部脊髓损伤后遗症
R52.201	慢性疼痛	Z03.301	可疑神经系统疾患的观察
R52.901	全身疼痛	Z42.011	开颅术后骨瓣凹陷整形
R52.902	疼痛	Z45.810	神经刺激器更换
R53xx11	特发性嗜睡	Z46.201	取出神经系统治疗装置
R53xx12	周期性嗜睡	Z90.016	后天性颅骨缺损
R83.901	脑脊液异常	Z96.701	具有颅骨板置入物
R90.001	颅内占位性病变		

MDCC 眼疾病及功能障碍

CB19　玻璃体、视网膜手术

手术操作包括：

14.01001　眼后节异物磁吸术
14.02001　眼后节异物去除术
14.11001　玻璃体诊断性抽吸
14.21001　脉络膜病损透热术
14.21002　视网膜病损透热术
14.22001　脉络膜病损冷冻术
14.22002　脉络膜上腔放液术
14.22003　视网膜病损冷冻术
14.23001　视网膜病损氙弧光凝固术
14.24001　脉络膜病损激光凝固术
14.24002　视网膜病损激光凝固术
14.29001　视网膜剥离术
14.29002　视网膜前膜切除术
14.31001　视网膜裂孔电凝术
14.32001　黄斑裂孔修复术
14.32002　视网膜裂伤冷冻术
14.34001　视网膜激光凝固术
14.41002　巩膜环扎术伴植入物
14.49001　巩膜环扎术
14.49002　巩膜环扎术伴玻璃体切除术
14.49004　巩膜环扎术伴空气填充
14.51001　视网膜脱离电凝术
14.52001　视网膜脱离冷冻术
14.53001　视网膜脱离氙弧光凝固术
14.53002　视网膜脱离复位术
14.54001　视网膜脱离激光治疗术
14.59001　玻璃体硅油置入术，用于视网膜再附着
14.6001　眼后节置入物取出术

14.71001　前入路玻璃体切除术
14.72001　玻璃体穿刺抽液术
14.73001　前入路玻璃体切割术
14.74001　后入路玻璃体切割术
14.75001　玻璃体腔内替代物注射术
14.75002　玻璃体自体血清注入术
14.79001　玻璃体腔硅油取出术
14.79002　玻璃体腔气液交换术
14.79003　玻璃体腔探查术
14.79004　玻璃体腔药物注射术
14.79006　玻璃体注气术
14.79008　玻璃体腔异物取出术
14.79009　玻璃体腔脱位晶状体取出术
14.79010　玻璃体腔残留晶状体皮质取出术
14.9004　视网膜下放液术
14.9005　视网膜色素上皮细胞移植术
14.9006　脉络膜病损切除术
16.71002　眼硅油取出术

CB29　虹膜手术

手术操作包括：

12.11001　虹膜激光打孔术
12.11002　虹膜激光切开贯通术
12.12001　虹膜切开术
12.12002　瞳孔缘剪开术
12.13001　虹膜脱出切除术
12.14001　虹膜部分切除术
12.14003　虹膜激光切除术
12.14004　虹膜周边激光切除术
12.14005　虹膜周边切除术
12.14007　虹膜切除术

12.22001　虹膜活检
12.31001　虹膜前房角粘连松解术
12.32001　虹膜前粘连松解术
12.33001　虹膜粘连松解术
12.39001　虹膜修补术
12.39004　虹膜还纳术
12.42001　虹膜病损切除术
12.63001　虹膜嵌顿术和虹膜牵引术
12.97001　人工虹膜隔取出术
12.97002　人工虹膜隔置入术

CB39　晶状体手术

手术操作包括:

12.91002　机化膜切除
13.01001　晶状体异物磁吸术
13.02001　晶状体切开异物取出术
13.11001　经颞下晶状体囊内摘除术
13.19004　白内障囊内摘除术
13.19006　白内障针吸术
13.19007　晶状体囊内摘除术
13.19008　膜性白内障剪除术
13.3001　晶状体单纯抽吸囊外摘除术
13.41001　白内障超声乳化抽吸术
13.42001　经后路白内障切割吸出术
13.43001　白内障切割吸出术
13.51001　经颞侧晶状体囊外摘除术
13.59001　白内障囊外摘除术
13.64001　后发性白内障切开术
13.66001　后发膜机械性碎裂术
13.69001　残留皮质切除术
13.69002　激光后囊切开术 [YAG]
13.70001　人工晶状体置入术
13.71001　白内障摘除伴人工晶状体一期置入术
13.72001　人工晶状体二期置入术
13.8003　人工晶状体取出术
13.90001　人工晶状体复位术
13.90002　人工晶状体悬吊术

13.90003　张力环置入术
13.90004　后囊切开术
13.90005　张力环缝合术
13.90006　虹膜隔晶状体置入术
13.90007　人工晶状体缝合术
13.90008　人工晶状体前膜切除术
13.91001　可植入式隐形眼镜置入术 [ICL置入术]

CB49　视网膜、虹膜及晶状体以外的内眼手术

手术操作包括:

12.01001　眼内异物磁吸取出术
12.02002　眼前房切开异物取出术
12.14008　瞳孔前膜激光切开术
12.35001　瞳孔残膜切除术 [1]
12.35002　瞳孔成形术
12.35003　瞳孔膜穿刺术
12.35004　瞳孔粘连松解术
12.43001　睫状体病损破坏术
12.44001　睫状体病损切除术
12.51001　前房角穿刺术
12.52001　前房角切开术
12.53001　眼前房角切开伴眼前房穿刺术
12.54001　外路小梁切开术
12.55001　睫状体分离术
12.59001　房角分离术
12.59002　前房角成形术
12.64001　激光小梁成形术 [ALP、KLP]
12.64002　氩激光小梁成形术 [KLP]
12.64003　滤帘切除术 [小梁切除术]
12.64004　外路小梁切除术
12.64005　氩激光小梁成形术 [ALP]
12.64006　小梁切除术伴丝裂霉素注入
12.64007　非穿透性小梁切除术
12.64008　小梁切除术伴羊膜移植
12.64009　小梁切除术伴人造移植物
12.64010　滤过道再通术

---

[1] 瞳孔残膜即永存瞳孔膜,以下同此。

12.64011　小梁消融术

12.65004　虹膜周边切除伴巩膜造瘘术 [谢氏手术]

12.67001　房水引流器置入术 [EX-PRESS]

12.67002　硅管调整术

12.67003　硅管取出术

12.67004　硅管置入术

12.67005　青光眼阀取出术

12.67006　青光眼阀修复调位术

12.67007　青光眼阀置入术

12.67008　眼压调节器置入术

12.67009　眼压调节器修正术

12.67010　眼压调节器再次置入术

12.71001　睫状体透热术

12.72001　睫状体冷冻术

12.73001　睫状体光凝术

12.91004　睫状体放液术

12.91005　前房冲洗术

12.91006　前房抽吸术

12.91007　前房穿刺术

12.92002　前房注气术

12.92003　前房注液术

12.93001　前房上皮衍生物去除术

12.98001　睫状体缝合术

12.98002　睫状体复位术

12.99003　滤过泡修补术

12.99004　滤过泡增生组织切除术

12.99005　前房成形术

12.99006　前房导管去除术

12.99007　前房导管修正术

12.99008　前房硅油取出术

12.99009　滤过泡分离术

CC19　角膜、巩膜、结膜手术

手术操作包括：

10.0001　结膜切开异物取出术

10.1001　结膜切开探查术

10.21001　结膜活检

10.31001　结膜病损切除术

10.32001　结膜病损破坏术

10.33001　沙眼滤泡去除术

10.41001　睑球粘连游离移植物修补术

10.41002　睑球粘连羊膜移植修补术

10.41003　睑球粘连口唇黏膜移植修补术

10.42001　结膜穹隆游离移植物重建术

10.42002　结膜穹隆羊膜移植重建术

10.42003　结膜穹隆口唇黏膜移植重建术

10.43001　结膜囊成形术

10.43002　结膜穹隆成形术

10.44002　异体结膜移植术

10.49001　结膜成形术

10.49002　结膜滤过泡漏修补术

10.49003　结膜修补术

10.5002　睑球粘连松解术

10.6001　结膜缝合术

10.6002　结膜撕裂修补术

10.91001　结膜下注射

10.99001　结膜遮盖术

10.99002　结膜松弛矫正术

10.99003　结膜缝线拆除术

11.0001　角膜异物磁吸去除术

11.1001　角膜切开术

11.1002　角膜切开异物取出术

11.21001　角膜涂片检查

11.22001　角膜活检

11.29002　角膜印迹细胞检查

11.31001　翼状胬肉转位术

11.32001　翼状胬肉切除伴角膜移植术

11.32003　翼状胬肉切除伴自体干细胞移植术

11.32004　翼状胬肉切除伴异体干细胞移植术

11.32005　翼状胬肉切除伴羊膜植片移植术

11.32006　翼状胬肉切除术伴丝裂霉素注入

11.39001　翼状胬肉切除术

11.41001　角膜上皮刮除术

11.42001　角膜病损烧灼术

11.43001　角膜病损冷冻术

11.49001　角膜板层切除术

11.49002　角膜病损切除术

11.51001　角膜裂伤缝合术

11.52001　角膜术后伤口裂开修补术

11.53001　结膜瓣角膜修补术
11.59001　角膜修补术
11.59002　角膜间层烧灼术
11.60001　角膜移植术
11.61001　板层角膜成形术伴自体移植物
11.62002　板层角膜移植术
11.63001　穿透性自体角膜移植术
11.63002　自体角膜转位术
11.64001　穿透性角膜移植术
11.64002　羊膜移植的角膜成形
11.69001　角膜干细胞移植术
11.69004　角膜内皮移植术
11.71001　屈光性角膜成形术
11.73001　人工角膜移植术
11.76001　表面角膜镜片术
11.91001　角膜染色术［墨针］
11.92001　植入角膜去除术
11.99001　角膜缝线拆除术
12.02003　巩膜异物取出术
12.34001　角膜 - 玻璃体粘连松解术
12.59003　巩膜静脉窦扩张术［Schlemm 管扩张术］
12.61001　巩膜环钻术伴虹膜切除术
12.62001　巩膜热灼术伴虹膜切除术
12.65001　巩膜切除术
12.65003　巩膜灼瘘术
12.66001　巩膜造瘘术后修正术
12.66002　巩膜滤泡修正术
12.81001　巩膜裂伤缝合术
12.82001　巩膜瘘修补术
12.83001　巩膜缝线调整术
12.84001　巩膜病损切除术
12.84002　巩膜咬切术
12.84004　巩膜缝合术
12.84005　巩膜透热术
12.85001　巩膜葡萄肿移植物修补术
12.85002　异体巩膜移植术
12.86001　巩膜葡萄肿修补术
12.87001　巩膜外加压伴填充术
12.87002　巩膜异体羊膜填充术

12.87003　巩膜生物胶置入术
12.87004　后巩膜加固术
12.88001　巩膜外加压术
12.88002　巩膜移植物加固术
12.89001　巩膜板层移植术
12.89002　巩膜放液术
12.89003　巩膜冷冻术
12.89004　巩膜探查术
12.89005　巩膜修补术
14.9001　巩膜外环扎带调整术
16.71001　巩膜外环扎带取出术
98.21001　眼表浅异物去除
98.22001　结膜嵌入异物去除

CD19　眼眶手术

手术操作包括：

16.01001　眶外侧壁切开术
16.02001　眶切开术伴有植入眶植入物
16.09001　眶切开探查术
16.09004　一个眶壁减压术
16.09005　多个眶壁减压术
16.22001　眼眶诊断性抽吸
16.23001　眼眶活检
16.31001　眼内容物剜出伴巩膜内填充
16.39001　眼球内容物剜出术
16.41002　眼球摘除伴义眼置入术
16.42001　眼球摘除伴义眼台置入术
16.42002　眼球摘除伴植入物置入术
16.42003　隐眼摘除术
16.49001　眼球摘除术
16.51002　眼眶内容物剜出伴邻近结构去除术
16.52001　眼眶内容物剜出伴治疗性眶骨去除术
16.59001　眼眶内容物剜出术
16.59002　眼眶内容物剜出伴颞肌移植术
16.61001　义眼二期置入术
16.61002　义眼台二期置入术
16.62001　义眼台修正术
16.63002　眼窝凹陷填充术
16.63003　放疗后眼窝凹陷填充术

16.63004 眼内自膨胀水凝胶注入术

16.65001 眼剜出腔的二期移植物置入术

16.71003 义眼台取出术

16.72001 眶植入物去除术

16.72002 眼硅胶取出术

16.81002 眼眶缺损修补术

16.82001 眼球破裂修补术

16.89001 眶骨重建术

16.89002 眶内壁重建术

16.89006 眼窝成形术

16.92001 眶内病损切除术

16.93001 眶内脓肿引流术

16.98001 眼眶病损切除术

76.45001 眶骨切除术

76.46003 眶外壁重建术

76.46004 眉弓重建术

76.78002 眶骨骨折闭合复位术

76.79001 眶壁骨折切开复位术

76.79005 眶骨骨折切开复位术

76.92006 眶骨异质成形物置入术

CD20　除眼眶外的外眼手术，年龄 < 17 岁

CD29　除眼眶外的外眼手术

手术操作包括：

08.01001 睑缘切开术

08.02001 眼睑缝合后切开术

08.09001 眼睑切开探查术

08.09002 眼睑切开异物取出术

08.09004 眼睑粘连松解术

08.11001 眼睑活检

08.20003 眉部瘢痕切除术

08.20004 眉部病损切除术

08.20005 眼睑瘢痕切除术

08.20006 眼睑病损切除术

08.21001 睑板腺囊肿刮除术

08.21004 睑板腺脓肿切开引流术

08.22001 睑板腺病损切除术

08.22003 眼睑小病损切除术

08.23001 眼睑病损板层切除术

08.24001 眼睑病损全层切除术

08.25001 眼睑病损破坏术

08.31001 上睑下垂额肌瓣悬吊术

08.32001 上睑下垂缝线悬吊术

08.32002 上睑下垂异体组织额肌悬吊术

08.32003 上睑下垂额肌悬吊术

08.33001 上睑下垂上睑提肌缩短术

08.36002 上睑下垂眼轮匝肌悬吊术

08.37001 上睑下垂矫正过度复位术

08.38001 眼睑退缩矫正术

08.41001 眼睑内翻热灼修补术

08.42001 眼睑内翻缝合术

08.42003 眼睑内翻眼轮匝肌重叠修补术

08.43001 眼睑外翻楔形切除修补术

08.44001 眼睑内翻矫正伴睑重建术

08.44002 眼睑外翻矫正伴睑重建术

08.49002 眼睑内翻矫正术

08.49003 眼睑外翻矫正术

08.51001 睑裂增大术

08.52001 眼睑缝合术

08.52002 睑缘缝合术

08.52003 眦缝合术

08.59001 眦移位矫正术

08.59002 内眦赘皮修补术

08.59004 内眦成形术

08.59005 外眦成形术

08.61001 黏膜移植眼睑重建术

08.61002 眼睑全厚植皮术

08.61003 眼睑中厚植皮术

08.61004 游离皮瓣移植眼睑重建术

08.62001 黏膜瓣移植眼睑重建术

08.64001 眼睑结膜睑板移植重建术

08.70001 眉重建术

08.71001 眼睑非全层伴睑缘重建术

08.72001 眼睑板层重建术

08.73001 眼睑全层伴睑缘重建术

08.74001 眼睑全层重建术

08.74002 睑板重建术

08.81001 眉裂伤缝合术

08.81002 眼睑裂伤缝合术

08.82001	眼睑非全层的眼睑裂伤及修补术	09.81003	鼻内镜下鼻 - 泪管吻合术
08.83001	眼睑非全层裂伤修补术	09.81004	鼻内镜下鼻腔泪囊造口术
08.84001	眼睑全层及睑缘裂伤修补术	09.82001	结膜泪囊 - 鼻腔吻合术 [CDCR 手术]
08.85001	眼睑全层裂伤修补术		
08.86001	下眼睑皱纹切除术	09.83001	结膜 - 鼻腔吻合插管术
08.86002	眼袋切除术	09.91001	泪点封闭术
08.87001	上眼睑皱纹切除术	09.99002	泪囊瘘口封闭术
08.89002	异体睑板移植术	15.01001	眼外肌活检术
08.89003	外眦皱纹切除术	15.11001	一条眼外肌后徙术
08.89004	重睑成形术	15.12001	一条眼外肌前徙术
08.91001	睫毛电解术	15.19001	一条眼外肌离断术
08.93001	眼睑拔睫毛术	15.21001	一条眼外肌延长术
08.99002	睫毛重建术	15.22001	一条眼外肌缩短术
08.99003	眼睑缝线去除	15.3001	多条眼外肌后徙术
09.0001	泪囊切开引流术	15.4001	多条眼外肌缩短术
09.11001	泪腺活检	15.5001	眼外肌移位术
09.12001	泪囊活检	15.6001	眼外肌手术后修正术
09.21001	泪腺病损切除术	15.7001	眼外肌裂伤修补术
09.22001	泪腺部分切除术	15.7002	眼外肌粘连松解术
09.23001	泪腺全部切除术	15.9001	眼肌部分切除术
09.3001	泪腺修复术	15.9002	眼阔筋膜切除术
09.41002	泪点扩张术	15.9007	眼肌探查术
09.42002	泪小管探通术	38.60012	血管病损切除术
09.43001	鼻泪管探通术	86.04011	皮肤和皮下组织切开引流术
09.44001	鼻泪管插管术	86.05004	皮肤和皮下组织切开异物取出术
09.44002	鼻泪管激光探通插管术	86.22011	皮肤和皮下坏死组织切除清创术
09.44003	人工泪管置入术	86.28012	皮肤和皮下组织非切除性清创
09.49001	鼻泪管扩张模置入术	86.3047	皮肤病损切除术
09.49002	鼻内镜下人工泪管取出术	86.3072	皮下组织病损切除术
09.51001	泪点切开术	86.4004	皮肤病损根治性切除术
09.52001	泪小管切开术	86.81003	额肌悬吊术
09.53001	泪囊切开术		
09.6002	泪囊病损切除术		

09.6005　泪囊切除术

09.6006　泪小管病损切除术

09.71001　泪点外翻矫正术

09.73001　泪小管成形术

09.73002　泪小管吻合术

09.73004　泪道重建术

09.81002　泪囊 - 鼻腔吻合术 [DCR 手术]

CJ19　其他眼部手术

手术操作包括：

04.07007　眶上神经撕脱术

04.07008　眶下神经撕脱术

04.07015　周围神经病损切除术

04.07022　视神经病损切除术

04.07023　视神经切除术

04.07030　神经内镜下经鼻腔视神经管减压术

04.42009　视神经管减压术

04.42012　鼻内镜下视神经管减压术

12.21001　眼前房诊断性抽吸

12.41001　眼前房病损激光切除术

12.83002　眼前节手术伤口修补术

12.93002　前房上皮衍生物破坏术

12.99001　放射敷贴器取出术

12.99002　放射敷贴器置入术

13.65002　增殖膜切除术

16.1001　　眼内异物取出术

16.91002　眼球内注气术

16.93002　眼病损切除术

CR10　眼的神经及血管疾患，年龄 < 17 岁

CR19　眼的神经及血管疾患

主要诊断包括：

G24.501　睑痉挛

G24.502　梅热睑痉挛［Meige 综合征］

G45.301　一过性黑矇

H02.401　上睑下垂

H34.001　眼动脉缺血

H34.002　短暂性视网膜动脉阻塞

H34.102　视网膜中央动脉阻塞

H34.201　视网膜分支动脉阻塞

H34.202　视网膜血管痉挛

H34.203　眼动脉阻塞

H34.204　视网膜粥样栓塞［侯兰荷思特斑］

H34.205　视网膜微栓塞

H34.801　颞上支静脉阻塞

H34.803　视网膜中央静脉阻塞

H34.804　眼静脉阻塞

H34.806　视网膜分支静脉阻塞

H34.807　视网膜部分静脉阻塞

H34.901　视网膜血管阻塞

H35.006　视网膜动脉炎

H35.007　视网膜静脉炎

H35.008　视网膜静脉周围炎［Eales 病］

H35.009　视网膜血管炎

H35.011　视网膜微动脉瘤

H35.012　视网膜新生血管

H35.013　视网膜血管曲张

H35.014　视网膜血管白鞘

H35.016　视网膜大动脉瘤

H35.017　缺血性视网膜病变

H35.018　视网膜内新生血管增生

H46xx01　球后视神经炎

H46xx03　视神经乳头炎

H46xx05　视神经炎

H47.001　眶尖综合征

H47.003　缺血性视神经病

H47.004　视神经麻痹

H47.005　缺血性视神经乳头病

H47.006　视神经鞘膜内出血

H47.007　视神经受压

H47.009　视神经病

H47.202　视神经萎缩

H47.203　视神经盘颞侧苍白

H47.205　利伯家族性视神经病［Leber 病］

H47.302　视盘玻璃膜疣

H47.303　视盘肿物

H47.304　视神经乳头前膜

H47.305　视盘血管炎［视神经乳头静脉炎］

H47.306　假性视神经乳头水肿

H47.307　视神经乳头肿物

H49.002　动眼神经炎

H49.003　动眼神经麻痹

H49.101　滑车神经麻痹

H49.201　展神经麻痹

H49.202　展神经炎

H49.401　慢性进行性眼外肌麻痹

H49.801　眶上裂综合征

H49.802　麻痹性外斜视

H49.804　眼上斜肌麻痹

H49.805　眼上直肌麻痹

H49.806　痛性眼肌麻痹

H49.807　眼外肌麻痹

H49.808　眼外直肌麻痹

H49.809　眼下斜肌麻痹

H49.810　眼下直肌麻痹

H49.812	卡恩斯 - 塞尔综合征		H50.802	急性肌炎性斜视
H49.901	麻痹性斜视		H50.803	痉挛性斜视
H49.902	先天性麻痹性斜视		H50.804	眼球后退综合征［Duane 综合征］
H50.001	调节性内斜视		H50.806	盲点综合征
H50.002	共同性内斜视		H50.807	A-V 征
H50.003	交替性内斜视		H50.808	Helveston 综合征
H50.004	内斜视		H50.810	固定性斜视
H50.005	废用性内斜视		H53.201	复视
H50.006	连续性内斜视		H53.401	偏盲
H50.007	知觉性内斜视		H53.402	视野缺损
H50.008	先天性内斜视		H53.403	双鼻侧偏盲
H50.009	残余性内斜视		H53.404	弓形暗点
H50.010	部分调节性内斜视		H53.405	比耶鲁姆暗点
H50.011	急性共同性内斜视		H53.406	中心性暗点
H50.101	废用性外斜视		H53.407	环形暗点
H50.102	共同性外斜视		H55xx01	先天性眼球震颤
H50.103	交替性外斜视		H55xx02	眼球震颤
H50.104	外斜视		H55xx03	剥夺性眼球震颤
H50.105	连续性外斜视		H55xx05	隐性眼球震颤
H50.106	先天性外斜视		H57.001	瞳孔散大
H50.107	残余性外斜视		H57.002	艾迪综合征［Adie 瞳孔］
H50.201	垂直斜视		H57.003	虹膜麻痹
H50.202	上斜视		I77.004	眶动静脉瘘
H50.203	下斜视		I80.801	眶内血栓性静脉炎
H50.204	下斜肌亢进		I86.807	眶静脉曲张
H50.206	分离性水平性偏斜		Q07.812	下颌瞬目综合征［Marcus Gunn 综合征］
H50.301	间歇性外斜视			
H50.302	交替性间歇性外斜视		Q07.822	先天性视神经萎缩
H50.303	间歇性斜视		Q14.006	眼永存胚胎血管膜
H50.304	交替性间歇性内斜视		Q14.103	晶状体血管膜
H50.305	间歇性内斜视		Q14.201	先天性视神经乳头缺损
H50.402	共同性斜视		Q14.202	先天性视神经乳头小凹
H50.403	旋转斜视		Q14.204	先天性视神经乳头发育不全
H50.404	垂直分离性斜视［DVD 综合征］		Q82.817	大头、假性视盘水肿及多发性血管瘤病
H50.501	隐斜			
H50.502	内隐斜			

CS19　前房出血及眼创伤的非手术治疗

H50.503	外隐斜		**主要诊断包括：**	
H50.504	交替性上隐斜		H05.501	陈旧性眶内异物
H50.605	先天性眼外肌纤维化综合征		H05.502	陈旧性球后异物
H50.801	废用性斜视			

H11.301	结膜出血		H35.603	眼底出血
H11.302	结膜下出血		H43.102	玻璃体积血
H20.809	创伤性虹膜睫状体炎		H44.601	陈旧性眼内磁性异物
H21.001	虹膜出血		H44.602	陈旧性前房磁性异物
H21.002	前房积血		H44.603	陈旧性睫状体磁性异物
H26.102	晶状体后囊膜破裂		H44.604	陈旧性虹膜磁性异物
H31.001	视网膜瘢痕		H44.605	陈旧性晶状体磁性异物
H31.002	日光性视网膜病		H44.606	陈旧性眼球后壁磁性异物
H31.003	脉络膜视网膜瘢痕		H44.607	陈旧性玻璃体磁性异物
H31.004	炎症后黄斑瘢痕		H44.608	陈旧性巩膜磁性异物
H31.005	外伤后黄斑瘢痕		H44.702	陈旧性玻璃体非磁性异物
H31.301	脉络膜出血		H44.703	陈旧性巩膜非磁性异物
H31.302	脉络膜破裂		H44.704	陈旧性前房非磁性异物
H31.304	驱逐性脉络膜出血		H44.705	陈旧性眼球后壁非磁性异物
H31.401	出血性脉络膜脱离		H44.707	陈旧性睫状体非磁性异物
H31.403	化脓性脉络膜脱离		H44.708	陈旧性虹膜非磁性异物
H31.404	脉络膜脱离		H44.709	陈旧性晶状体非磁性异物
H31.405	渗出性脉络膜脱离		H44.710	陈旧性眼内非磁性异物
H33.001	锯齿缘离断		S00.101	眼睑挫伤
H33.002	孔源性视网膜脱离 [原发性视网膜脱离]		S00.102	眼睑血肿
H33.005	巨大裂孔性视网膜脱离		S00.103	眼睑淤血
			S00.104	眼周区挫伤
H33.202	视网膜脱离		S00.105	眼睑及眼周区挫伤
H33.203	浆液性视网膜脱离		S00.201	眼眶区浅表损伤
H33.204	渗出性视网膜脱离		S01.002	眉弓裂伤
H33.301	视网膜缺损		S01.102	创伤致眼睑异物
H33.303	视网膜裂孔		S01.105	眼睑裂伤
H33.304	视网膜破裂		S04.003	视路损伤
H33.306	视网膜撕裂		S05.002	结膜损伤
H33.401	牵拉性视网膜脱离		S05.003	角膜擦伤
H33.402	增生性玻璃体 - 视网膜病伴视网膜脱离		S05.101	眼眶挫伤
			S05.102	外伤性前房积血
H33.502	大泡性视网膜脱离		S05.103	眼球和眶组织挫伤
H33.503	复发性视网膜脱离		S05.104	眼球挫伤
H33.504	继发性视网膜脱离		S05.801	外伤性虹膜脱离
H33.506	医源性视网膜脱离		S05.802	外伤性晶状体脱位
H33.508	局限性视网膜脱离		S05.803	角膜损伤
H33.511	陈旧性视网膜脱离		S05.804	视网膜震荡
H35.601	黄斑出血		S05.806	泪管损伤
H35.602	视网膜出血		S05.807	眼外肌断裂

S05.808　眼内直肌断裂

S05.809　眼外直肌断裂

S05.811　创伤性视网膜脱离

S05.812　创伤性脉络膜脱离

S05.901　外伤性失明

S05.903　眼部开放性损伤

T15.001　角膜异物

T15.101　结膜异物

T15.102　非创伤性眼睑异物

T15.801　眼球异物

T15.802　泪点内异物

T15.901　外眼异物

T26.001　眼睑和眼周区烧伤

T26.002　眼睑烧伤

T26.101　角膜和结膜烧伤

T26.102　角膜烧伤

T26.201　眼部烧伤伴眼球破裂

T26.301　巩膜烧伤

T26.401　眼部烧伤

T85.201　人工晶状体脱位

T85.202　人工晶状体引起的机械性并发症

T85.301　眼前房引流管脱出

T85.303　眼假体眶引起的机械性并发症

T85.304　角膜移植物引起的机械性并发症

T85.305　眼硅油乳化

T85.306　人工泪管移位

T85.307　人工泪管阻塞

T85.308　巩膜环扎带暴露

CT19　眼部恶性肿瘤及交界性肿瘤

主要诊断包括：

C43.101　眼睑恶性黑色素瘤

C44.101　睑板腺恶性肿瘤

C44.102　眼睑恶性肿瘤

C44.103　内眦恶性肿瘤

C44.104　外眦恶性肿瘤

C69.001　结膜恶性肿瘤

C69.101　角膜恶性肿瘤

C69.201　视网膜恶性肿瘤

C69.301　脉络膜恶性肿瘤

C69.401　睫状体恶性肿瘤

C69.402　葡萄膜恶性肿瘤

C69.403　眼内恶性肿瘤

C69.404　眼球恶性肿瘤

C69.405　虹膜恶性肿瘤

C69.501　泪囊恶性肿瘤

C69.502　泪腺恶性肿瘤

C69.503　泪管恶性肿瘤

C69.504　鼻泪管恶性肿瘤

C69.601　眶内恶性肿瘤

C69.602　眶结缔组织恶性肿瘤

C69.603　眼外肌恶性肿瘤

C69.604　眶周神经恶性肿瘤

C69.605　眼球后组织恶性肿瘤

C69.901　眼恶性肿瘤

C79.202　眼睑继发恶性肿瘤

C79.402　脉络膜继发恶性肿瘤

C79.403　眼继发恶性肿瘤

C79.406　眶继发恶性肿瘤

C79.414　泪管继发恶性肿瘤

C79.516　眶骨继发恶性肿瘤

D03.102　眼睑原位黑色素瘤

D04.101　眼皮肤原位癌

D09.201　角膜原位癌

D09.202　眼原位癌

D48.210　眼睑周围神经和自主神经交界性
　　　　　肿瘤

D48.507　眼睑交界性肿瘤

D48.720　眼交界性肿瘤

D48.721　眶交界性肿瘤

D48.914+H36.8*
　　　　　肿瘤相关性视网膜病

CU19　急性重大眼感染

主要诊断包括：

A18.501　眼结核

A18.502　眼眶结核

A18.503+H19.0*
　　　　　巩膜结核

A18.504+H19.2*
角膜结核

A18.505+H32.0*
结核性视网膜脉络膜炎

A18.506+H22.0*
结核性葡萄膜炎

A18.508+H13.1*
结膜结核

A18.509+H32.0*
脉络膜结核

A18.510+H32.0*
脉络膜结核瘤

A18.511+H48.8*
视神经结核

A18.512+H32.0*
视网膜结核

A18.513+H22.0*
结核性虹膜睫状体炎

A20.805　眼鼠疫

A21.101　眼腺型土拉菌病

A23.903　布氏杆菌性葡萄膜炎

A30.906+H19.2*
麻风性点状角膜炎

A30.907+H32.0*
麻风性脉络膜炎

A32.801　眼腺李斯特菌病

A36.804+H13.1*
白喉性结膜炎

A36.806+H22.8*
白喉性虹膜麻痹

A39.803+H13.1*
脑膜炎球菌性结膜炎

A50.001+H32.0*
早期先天性梅毒性脉络膜视网膜炎

A50.301+H58.8*
晚期先天性梅毒性眼病

A50.302+H19.2*
晚期先天性梅毒性间质性角膜炎

A50.303+H32.0*
晚期先天性梅毒性脉络膜视网膜炎

A51.404+H32.0*
二期梅毒性脉络膜视网膜炎

A51.405+H22.0*
二期梅毒性虹膜睫状体炎

A51.406+H58.8*
二期梅毒性眼病

A52.102+H58.0*
阿盖尔·罗伯逊现象

A52.112+H48.1*
梅毒相关性视神经炎

A52.714+H32.0*
晚期梅毒性脉络膜炎

A54.301+H13.1*
淋球菌性结膜炎

A54.302+H19.2*
先天性淋球菌性角膜炎

A54.303+H22.0*
淋球菌性虹膜睫状体炎

A71.101　沙眼性角膜炎

A71.102　沙眼性血管翳

A71.103　沙眼性结膜炎

A71.901　沙眼

A74.001+H13.1*
衣原体性结膜炎

B00.502+H58.8*
单纯疱疹病毒性眼病

B00.503+H13.1*
疱疹病毒性结膜炎

B00.504+H58.8*
单纯疱疹病毒性眼炎

B00.505+H19.1*
树枝状角膜炎

B00.506+H19.1*
单纯疱疹病毒性角膜炎

B00.507+H22.0*
单纯疱疹病毒性虹膜睫状体炎

B00.508+H22.0*
疱疹病毒性虹膜炎

B00.509+H22.0*
疱疹病毒性葡萄膜炎

B00.510+H19.1*
疱疹病毒性角膜结膜炎

B00.511+H03.1*
疱疹病毒性睑皮炎

B01.804　痘感染相关性视神经炎

B02.301+H58.8*
带状疱疹伴眼病

B02.302+H22.0*
带状疱疹性虹膜睫状体炎

B02.303+H22.0*
带状疱疹性虹膜炎

B02.304+H19.2*
带状疱疹性角膜结膜炎

B02.305+H19.2*
带状疱疹性角膜炎

B02.306+H03.1*
眼睑带状疱疹

B02.307+H13.1*
带状疱疹性结膜炎

B05.801+H19.2*
麻疹并发角膜结膜炎

B26.807+H13.1*
流行性腮腺炎性结膜炎

B30.001+H19.2*
流行性角膜结膜炎

B30.101+H13.1*
急性腺病毒性滤泡性结膜炎

B30.201+H13.1*
病毒性咽结膜炎

B30.301+H13.1*
流行性出血性结膜炎

B30.302+H13.1*
急性出血性结膜炎

B30.901+H13.1*
病毒性结膜炎

B37.887　视神经念珠菌感染

B44.803　眼曲霉菌病

B58.001+H58.8*
眼弓形虫病

B58.002+H32.0*
弓形虫脉络膜视网膜炎

B60.102+H13.1*
棘阿米巴性结膜炎

B60.103+H19.2*
棘阿米巴性角膜结膜炎

B60.104+H16.9*
棘阿米巴性角膜炎

B69.101+H45.1*
眼囊虫病

B87.201+H58.8*
眼蝇蛆病

B94.001　沙眼后遗症

D86.803+H22.1*
结节病性虹膜睫状体炎

H16.001　病毒性角膜溃疡

H16.002　角膜穿孔

H16.003　角膜溃疡

H16.004　前房积脓性角膜溃疡 [匐行性角膜溃疡]

H16.005　角膜溃疡穿孔

H16.006　环形角膜溃疡

H16.007　中心性角膜溃疡

H16.008　边缘性角膜溃疡

H16.009　蚕蚀性角膜溃疡 [Mooren 溃疡]

H16.301　间质性角膜炎综合征 [科根综合征]

H16.302　角膜脓肿

H16.304　硬化性角膜炎

H16.305　角膜基质炎

H16.306　深层角膜炎

H16.801　细菌性角膜炎 [细菌性角膜溃疡]

H16.802　大泡性角膜炎

H16.803　疫苗接种角膜炎

H16.805　粘连性角膜炎

H16.806　反应性角膜炎

H16.808　化脓性角膜炎

H16.809　神经麻痹性角膜炎

H16.810　束状角膜炎

H16.811　药物毒性角膜炎

H16.813　暴露性角膜炎

H30.802 急性视网膜色素上皮炎

H33.105 寄生虫性视网膜囊肿

H44.001 玻璃体脓肿

H44.002 感染性眼内炎

H44.003 化脓性眼内炎

H44.004 全眼球炎

H44.005 眼内炎

H44.006 眼脓肿

H44.007 转移性眼内炎

H44.101 寄生虫性眼内炎

H44.102 交感性眼炎

H44.103 眼小梁炎

H44.104 交感性色素膜炎

H44.106 眼坏死性色素膜炎

H44.107 全色素膜炎

M35.002+H19.3*

干燥综合征伴角膜结膜炎

CV11 各种类型青光眼，伴重要并发症与合并症

CV13 各种类型青光眼，伴并发症与合并症

CV15 各种类型青光眼，不伴并发症与合并症

主要诊断包括：

E10.351+H42.0*

1 型糖尿病性新生血管性青光眼

E11.351+H42.0*

2 型糖尿病性新生血管性青光眼

H40.001 交界性青光眼

H40.002 青光眼临床前期

H40.004 青光眼术后眼压失控

H40.005 可疑青光眼

H40.101 开角型青光眼

H40.102 低压性青光眼 [正常眼压性青光眼]

H40.103 原发性开角型青光眼 [慢性单纯性青光眼]

H40.104 残余性青光眼

H40.105 色素性青光眼

H40.201 闭角型青光眼

H40.202 急性闭角型青光眼

H40.203 急性青光眼

H40.204 慢性闭角型青光眼

H40.205 原发性闭角型青光眼

H40.206 急性充血性青光眼

H40.207 急性闭角型青光眼间歇期

H40.208 恶性青光眼 [睫状环阻滞性青光眼]

H40.301 外伤性青光眼

H40.402 青光眼睫状体炎危象 [青光眼睫状体炎综合征]

H40.501 新生血管性青光眼 [出血性青光眼]

H40.502 继发性青光眼

H40.503 晶状体脱位性青光眼

H40.504 晶状体溶解性青光眼 [溶晶状体性青光眼]

H40.507 无晶状体性青光眼

H40.601 药物性青光眼

H40.602 皮质类固醇性青光眼

H40.801 混合型青光眼

H40.802 血影细胞性青光眼

H40.803 激素性青光眼

H40.804 发育性青光眼

H40.805 分泌过多性青光眼

H40.901 单纯性青光眼

H40.902 青光眼

H44.501 绝对期青光眼

H59.804 手术后浅前房

H59.806 青光眼术后滤过泡漏

H59.807 手术后无前房

Q13.102 先天性无虹膜青光眼

Q15.002 先天性青光眼

CW19 各种类型白内障

主要诊断包括：

E10.361+H28.0*

1 型糖尿病性白内障

E10.391+H28.0*

1 型糖尿病性早发的年龄相关性白内障

E11.361+H28.0*

　　2 型糖尿病性白内障

E11.391+H28.0*

　　2 型糖尿病性早发的年龄相关性白
　　内障

E14.361+H28.0*

　　糖尿病性白内障

E14.391+H28.0*

　　糖尿病性早发的年龄相关性白
　　内障

E14.392+H28.0*

　　DIDMOAD 综合征

E20.903+H28.1*

　　甲状旁腺功能减退性低钙性白内障

E83.506+H28.1*

　　低血钙性白内障 [手足搐搦性白
　　内障]

E88.901+H28.1*

　　代谢性白内障

H25.009　后囊膜下白内障

H25.201　莫尔加尼型老年性白内障

H26.004　婴儿期白内障

H26.202　虹膜异色性白内障

H25.001　老年性白内障（未成熟期）

H25.002　前极白内障

H25.003　冠状老年性白内障

H25.004　皮质性老年性白内障

H25.005　点状老年性白内障

H25.006　后极白内障

H25.007　老年性白内障（初发期）

H25.008　老年性白内障（成熟期）

H25.009　后囊膜下白内障

H25.101　核硬化性白内障

H25.102　棕色白内障

H25.103　核性老年性白内障

H25.201　莫尔加尼型老年性白内障

H25.202　老年性白内障（过熟期）

H25.901　老年性白内障

H26.001　早老性白内障

H26.002　青年期白内障

H26.003　幼年期白内障

H26.004　婴儿期白内障

H26.005　发育性白内障

H26.101　外伤性白内障

H26.201　并发性白内障

H26.202　虹膜异色性白内障

H26.203　青光眼性白内障

H26.205　慢性虹膜睫状体炎性白内障

H26.301　激素性白内障

H26.302　中毒性白内障

H26.303　药物性白内障

H26.304　三硝基甲苯性白内障

H26.401　后发性白内障

H26.402　继发性白内障

H26.403　膜性白内障

H26.801　混合性白内障

H26.802　辐射性白内障

H26.901　白内障

H59.001　白内障术后玻璃体综合征

Q12.001　先天性白内障

Q12.002　先天性绕核性白内障

CX19　其他疾患引起眼部病变

主要诊断包括：

E10.311+H36.0*

　　1 型糖尿病性背景性视网膜病变

E10.312+H36.0*

　　1 型糖尿病性背景性出血性视网膜
　　病变

E10.313+H36.0*

　　1 型糖尿病性背景性硬性渗出物性
　　视网膜病变

E10.314+H36.0*

　　1 型糖尿病性背景性小动脉瘤性视
　　网膜病变

E10.315+H36.0*

　　1 型糖尿病性背景性静脉扩张性视
　　网膜病变

E10.321+H36.0*
　　1 型糖尿病性增生性前期视网膜病变

E10.322+H36.0*
　　1 型糖尿病性增生性前期视网膜内微血管异常性视网膜病变

E10.323+H36.0*
　　1 型糖尿病性增生性前期絮状斑点性视网膜病变

E10.324+H36.0*
　　1 型糖尿病性增生性前期出血性视网膜病变

E10.325+H36.0*
　　1 型糖尿病性增生性前期局部缺血性视网膜病变

E10.331+H36.0*
　　1 型糖尿病性增生性视网膜病变

E10.332+H36.0*
　　1 型糖尿病性增生性出血性视网膜病变

E10.333+H36.0*
　　1 型糖尿病性增生性视网膜前出血性视网膜病变

E10.334+H36.0*
　　1 型糖尿病性增生性玻璃体出血性视网膜病变

E10.335+H36.0*
　　1 型糖尿病性增生性新生血管化性视网膜病变

E10.336+H36.0*
　　1 型糖尿病性增生性视网膜牵引性视网膜病变

E10.341+H36.0*
　　1 型糖尿病性斑点性视网膜病变

E10.342+H36.0*
　　1 型糖尿病性局部的水肿斑点性视网膜病变

E10.343+H36.0*
　　1 型糖尿病性全面的水肿斑点性视网膜病变

E10.344+H36.0*
　　1 型糖尿病性星状的斑点性视网膜病变

E10.345+H36.0*
　　1 型糖尿病性环状的黄斑病性视网膜病变

E10.346+H36.0*
　　1 型糖尿病性缺血性黄斑病性视网膜病变

E10.347+H36.0*
　　1 型糖尿病性视网膜增厚性视网膜病变

E10.352+H22.1*
　　1 型糖尿病性虹膜红变

E10.353+H36.0*
　　1 型糖尿病性牵拉性视网膜脱离

E10.371+H36.0*
　　1 型糖尿病性视网膜病变

E10.4140+G59.0*
　　1 型糖尿病性动眼神经麻痹

E11.311+H36.0*
　　2 型糖尿病性背景性视网膜病变

E11.312+H36.0*
　　2 型糖尿病性背景性出血性视网膜病变

E11.313+H36.0*
　　2 型糖尿病性背景性硬性渗出物性视网膜病变

E11.314+H36.0*
　　2 型糖尿病性背景性小动脉瘤性视网膜病变

E11.315+H36.0*
　　2 型糖尿病性背景性静脉扩张性视网膜病变

E11.321+H36.0*
　　2 型糖尿病性增生性前期视网膜病变

E11.322+H36.0*
　　2 型糖尿病性增生性前期视网膜内微血管异常性视网膜病变

E11.323+H36.0*

    2 型糖尿病性增生性前期絮状斑点性视网膜病变

E11.324+H36.0*

    2 型糖尿病性增生性前期出血性视网膜病变

E11.325+H36.0*

    2 型糖尿病性增生性前期局部缺血性视网膜病变

E11.331+H36.0*

    2 型糖尿病性增生性视网膜病变

E11.332+H36.0*

    2 型糖尿病性增生性出血性视网膜病变

E11.333+H36.0*

    2 型糖尿病性增生性视网膜前出血性视网膜病变

E11.334+H36.0*

    2 型糖尿病性增生性玻璃体出血性视网膜病变

E11.335+H36.0*

    2 型糖尿病性增生性新生血管化性视网膜病变

E11.336+H36.0*

    2 型糖尿病性增生性视网膜牵引性视网膜病变

E11.341+H36.0*

    2 型糖尿病性斑点性视网膜病变

E11.342+H36.0*

    2 型糖尿病性局部的水肿斑点性视网膜病变

E11.343+H36.0*

    2 型糖尿病性全面的水肿斑点性视网膜病变

E11.344+H36.0*

    2 型糖尿病性星状的斑点性视网膜病变

E11.345+H36.0*

    2 型糖尿病性环状的黄斑病性视网膜病变

E11.346+H36.0*

    2 型糖尿病性缺血性黄斑病性视网膜病变

E11.347+H36.0*

    2 型糖尿病性视网膜增厚性视网膜病变

E11.352+H22.1*

    2 型糖尿病性虹膜红变

E11.353+H36.0*

    2 型糖尿病性牵拉性视网膜脱离

E11.371+H36.0*

    2 型糖尿病性视网膜病变

E13.3271+H36.0*

    继发性糖尿病性视网膜病变

E13.3571+H36.0*

    青少年发病的成人型糖尿病性视网膜病变

E14.311+H36.0*

    糖尿病性背景性视网膜病变

E14.312+H36.0*

    糖尿病性背景性出血性视网膜病变

E14.313+H36.0*

    糖尿病性背景性硬性渗出物性视网膜病变

E14.314+H36.0*

    糖尿病性背景性小动脉瘤性视网膜病变

E14.315+H36.0*

    糖尿病性背景性静脉扩张性视网膜病变

E14.321+H36.0*

    糖尿病性增生性前期视网膜病变

E14.322+H36.0*

    糖尿病性增生性前期视网膜内微血管异常性视网膜病变

E14.323+H36.0*

    糖尿病性增生性前期絮状斑点性视网膜病变

E14.324+H36.0*

    糖尿病性增生性前期出血性视网膜病变

E14.325+H36.0*

    糖尿病性增生性前期局部缺血性视网膜病变

E14.331+H36.0*

    糖尿病性增生性视网膜病变

E14.332+H36.0*

    糖尿病性增生性出血性视网膜病变

E14.333+H36.0*

    糖尿病性增生性视网膜前出血性视网膜病变

E14.334+H36.0*

    糖尿病性增生性玻璃体出血性视网膜病变

E14.335+H36.0*

    糖尿病性增生性新生血管化性视网膜病变

E14.336+H36.0*

    糖尿病性增生性视网膜牵引性视网膜病变

E14.341+H36.0*

    糖尿病性斑点性视网膜病变

E14.342+H36.0*

    糖尿病性局部的水肿斑点性视网膜病变

E14.343+H36.0*

    糖尿病性全面的水肿斑点性视网膜病变

E14.344+H36.0*

    糖尿病性星状的斑点性视网膜病变

E14.345+H36.0*

    糖尿病性环状的黄斑病性视网膜病变

E14.346+H36.0*

    糖尿病性缺血性黄斑病性视网膜病变

E14.347+H36.0*

    糖尿病性视网膜增厚性视网膜病变

E14.351+H42.0*

    糖尿病性新生血管性青光眼

E14.352+H22.1*

    糖尿病性虹膜红变

E14.353+H36.0*

    糖尿病性牵拉性视网膜脱离

E14.371+H36.0*

    糖尿病性视网膜病变

E14.4180+G59.0*

    糖尿病性眼肌麻痹

CY19　眼动脉瘤

主要诊断包括：

I72.8081　眶内动脉瘤

CZ13　其他眼部疾患，伴并发症与合并症

CZ15　其他眼部疾患，不伴并发症与合并症

主要诊断包括：

D16.417　眶骨良性肿瘤

D17.705　结膜脂肪瘤

D18.002　结膜血管瘤

D18.0804　眶内血管瘤

D18.0805　脉络膜血管瘤

D18.0821　眼球血管瘤

D21.010　眼睑结缔组织良性肿瘤

D22.102　眼睑黑色素痣

D22.103　结膜黑色素痣

D22.104　眼皮黑色素痣

D23.101　眼睑良性肿瘤

D23.102　内眦良性肿瘤

D23.103　外眦良性肿瘤

D23.305　眉良性肿瘤

D31.001　结膜良性肿瘤

D31.101　角膜良性肿瘤

D31.201　视网膜良性肿瘤

D31.301　脉络膜良性肿瘤

D31.401　虹膜良性肿瘤

D31.402　睫状体良性肿瘤
D31.404　眼球良性肿瘤
D31.501　泪管良性肿瘤
D31.502　泪腺良性肿瘤
D31.503　鼻泪管良性肿瘤
D31.505　泪囊良性肿瘤
D31.601　眶内良性肿瘤
D31.602　眼球后良性肿瘤
D31.603　眼眶良性肿瘤
D31.604　眶结缔组织良性肿瘤
D31.605　眶周神经良性肿瘤
D31.606　眼外肌良性肿瘤
D31.901　眼良性肿瘤
D33.306　动眼神经良性肿瘤
E50.001+H13.8*
　　维生素 A 缺乏伴结膜干燥症
E50.102+H13.8*
　　维生素 A 缺乏伴比奥斑及结膜干
　　燥症
E50.201+H19.8*
　　维生素 A 缺乏伴角膜干燥症
E50.301+H19.8*
　　维生素 A 缺乏伴角膜溃疡和干
　　燥症
E50.401+H19.8*
　　维生素 A 缺乏伴角膜软化
E50.501+H58.1*
　　维生素 A 缺乏伴夜盲症
E50.601+H19.8*
　　维生素 A 缺乏伴角膜干眼瘢痕
E50.701+H19.8*
　　维生素 A 缺乏伴干眼症
E65xx06　眼睑眶隔脂肪增多症
E70.302　眼白化病
E85.403　睑淀粉样变性
G51.806　鳄鱼泪综合征
H00.001　眼睑疖肿
H00.002　睑板腺炎
H00.003　睑腺炎 [麦粒肿]
H00.004　眼睑蜂窝组织炎

H00.005　眼睑脓肿
H00.101　睑板腺囊肿 [霰粒肿]
H01.001　睑缘炎
H01.101　眼睑皮炎
H01.103　眼睑变应性皮炎
H01.104　眼睑接触性皮炎
H01.105　眼睑湿疹性皮炎
H01.106　眼睑盘状红斑狼疮性皮炎
H01.107　眼睑干皮病
H01.801　眼睑瘘
H01.802　眼睑肉芽肿
H02.001　瘢痕性倒睫
H02.002　倒睫
H02.003　睑内翻
H02.004　瘢痕性睑内翻
H02.005　眼睑内翻和倒睫
H02.101　睑外翻
H02.102　老年性睑外翻
H02.103　麻痹性睑外翻
H02.201　眼睑闭合不全 [兔眼]
H02.301　眼睑皮肤松弛症
H02.303　眼睑赘皮
H02.304　下睑袋
H02.501　瘢痕性眼睑闭合不全
H02.502　睑裂闭合不全
H02.503　睑裂狭小
H02.504　睑缘粘连
H02.505　眼睑退缩
H02.506　眼睑闭锁
H02.507　粘连性眼睑瘢痕
H02.508　睑板腺功能障碍
H02.601　睑黄斑瘤
H02.701　睑板腺脂肪变性
H02.702　眶脂肪脱垂
H02.703　眉毛脱落
H02.704　眉毛缺损
H02.705　眼睑坏死
H02.706　眼睑黄褐斑
H02.707　眼睑睫毛脱落
H02.708　眼睑白癜风

H02.709	睑板脂肪变性		H04.509	泪小点狭窄
H02.802	后天性内眦畸形		H04.601	泪囊瘘
H02.803	后天性外眦畸形		H04.602	泪囊囊肿
H02.804	眼睑水肿		H04.603	泪囊黏液囊肿
H02.807	眼睑出血		H04.604	泪管肉芽肿
H02.808	眼睑黑变病		H04.801	泪小管断裂
H02.809	后天性眼睑畸形		H04.802	泪小管息肉
H02.810	眼睑囊肿		H04.803	泪囊憩室
H02.811	眼睑皮脂腺囊肿		H04.901	泪腺肿物
H02.812	眼睑多毛症		H05.001	眼眶蜂窝织炎
H02.813	陈旧性眼睑异物		H05.002	眼眶脓肿
H02.814	内眦移位		H05.003	眼球筋膜炎
H02.816	外眦移位		H05.004	眶骨髓炎
H02.817	眼睑结石		H05.005	眶骨膜炎
H02.818	眼睑皮下淤血		H05.006	眼眶感染
H02.819	睫毛乱生		H05.101	眶内肉芽肿
H02.902	眼睑肿物		H05.102	眼眶炎性假瘤
H02.903	眼睑细胞组织增生症		H05.103	眼眶非特异性炎症
H04.001	急性泪腺炎		H05.105	眼球后炎
H04.002	慢性泪腺炎		H05.106	眶肌炎
H04.003	泪腺炎		H05.108	眼眶慢性炎症
H04.004	慢性泪腺肥大		H05.201	眶部出血
H04.101	泪腺脱垂		H05.202	眶内血肿
H04.103	泪液分泌过少		H05.203	眼球突出
H04.104	眼干燥综合征		H05.204	眼眶水肿
H04.105	泪腺萎缩		H05.301	眼眶萎缩
H04.106	泪腺囊肿		H05.302	眼眶畸形
H04.201	泪溢		H05.303	眼眶外生骨疣
H04.301	化脓性泪囊炎		H05.401	眼球内陷
H04.302	急性泪囊炎		H05.801	眼眶囊肿
H04.303	泪囊脓肿		H05.802	眼眶黏液囊肿
H04.304	泪囊炎		H05.803	眶内上皮样囊肿
H04.305	泪小管炎		H05.805	眼眶溃疡
H04.401	慢性泪囊炎		H05.806	眼眶瘘管
H04.402	慢性泪小管炎		H05.902	眶内肿物
H04.502	鼻泪管阻塞		H05.903	眶外肿物
H04.503	泪道阻塞		H05.904	眶上肿物
H04.504	泪道狭窄		H10.001	黏液脓性结膜炎
H04.506	泪小管阻塞		H10.101	变应性结膜炎 [免疫性结膜炎]
H04.508	鼻泪管狭窄		H10.102	春季卡他性结膜炎

H10.103	急性变应性结膜炎		H15.001	巩膜溃疡
H10.104	泡性结膜炎		H15.002	巩膜脓肿
H10.201	卡他性结膜炎		H15.003	巩膜炎
H10.301	急性结膜炎		H15.101	表层巩膜炎
H10.401	球结膜肉芽肿		H15.801	巩膜黑变病
H10.402	慢性结膜炎		H15.802	巩膜葡萄肿
H10.403	结膜肉芽肿		H15.803	巩膜肉芽肿
H10.501	眼眦脓肿		H15.804	巩膜粘连
H10.502	睑缘性结膜炎		H15.805	睫状体部巩膜葡萄肿
H10.801	感染性结膜炎		H15.806	巩膜坏死
H10.802	结膜溃疡		H15.807	巩膜囊肿
H10.901	结膜炎		H15.808	巩膜缺损
H10.902	细菌性结膜炎		H15.809	巩膜钙化
H11.001	翼状胬肉		H15.810	巩膜膨隆
H11.101	结膜变性		H16.010	角膜糜烂
H11.102	睑裂斑		H16.101	电光性眼炎
H11.104	结膜干燥症		H16.102	浅层点状角膜炎
H11.105	结膜角化		H16.103	丝状角膜炎
H11.106	结膜结石		H16.104	晕性角膜炎
H11.107	结膜黑变病		H16.105	星状角膜炎
H11.108	结膜银沉着症		H16.106	条纹状角膜炎
H11.109	结膜色素沉着		H16.107	钱币状角膜炎
H11.201	睑球粘连		H16.108	光敏性角膜炎
H11.202	结膜瘢痕		H16.109	雪盲
H11.401	结膜囊肿		H16.201	暴露性角膜结膜炎
H11.402	结膜血管增生		H16.202	泡性角膜结膜炎
H11.403	结膜动脉瘤		H16.203	角膜结膜炎
H11.404	结膜充血		H16.204	神经营养性角膜结膜炎
H11.405	结膜水肿		H16.206	结节性眼炎
H11.801	假性翼状胬肉		H16.208	干眼症
H11.802	角结膜增生		H16.401	角膜血管翳
H11.803	结膜淋巴管扩张		H16.402	角膜新生血管
H11.804	结膜囊畸形		H16.814	陈旧性角膜炎
H11.805	结膜囊挛缩		H16.901	角膜炎
H11.806	结膜囊狭窄		H17.001	粘连性角膜白斑
H11.807	结膜松弛		H17.101	中心性角膜混浊
H11.808	结膜息肉		H17.801	角膜白斑
H11.810	结膜脱垂		H17.802	角膜斑翳
H11.813	结膜溶解		H17.803	角膜云翳
H11.901	结膜肿物		H17.901	角膜瘢痕

H17.902	角膜混浊	H18.813	复发性角膜上皮糜烂
H18.002	角膜黑变病	H18.814	角膜伤口漏
H18.003	角膜血染	H18.815	角膜结膜化
H18.004	角膜 Kayser-Fleischer 环 [凯泽 - 弗莱舍尔环]	H20.002	复发性虹膜睫状体炎
H18.005	克鲁肯贝格梭形色素沉着	H20.003	前房积脓
H18.006	施特里线	H20.004	急性虹膜睫状体炎
H18.101	大泡性角膜病变	H20.005	前房积脓性虹膜睫状体炎
H18.201	角膜水肿	H20.006	亚急性虹膜睫状体炎
H18.301	特塞梅特膜皱折	H20.101	慢性虹膜睫状体炎
H18.302	特塞梅特膜破裂	H20.102	慢性虹膜炎
H18.401	角膜变性	H20.103	慢性葡萄膜炎 [慢性色素膜炎]
H18.402	角膜带状变性	H20.104	肉芽肿性葡萄膜炎
H18.403	角膜角化病	H20.201	晶状体相关性葡萄膜炎
H18.404	角膜软化 [上皮性眼干燥症]	H20.202	晶状体相关性虹膜睫状体炎
H18.405	角膜老年环	H20.801	虹膜脓肿
H18.407	边缘性角膜变性 [Terrien 边缘变性]	H20.807	Fuchs 虹膜异色性葡萄膜炎 [Fuchs 综合征]
H18.502	角膜营养不良	H20.808	陈旧性虹膜睫状体炎
H18.503	遗传性角膜营养不良	H20.901	虹膜睫状体炎
H18.504	上皮性角膜营养不良	H20.902	虹膜炎
H18.505	颗粒状角膜营养不良	H20.904	葡萄膜炎 [色素膜炎]
H18.506	格子状角膜营养不良	H20.906	陈旧性葡萄膜炎
H18.507	斑状角膜营养不良	H20.907	角膜葡萄膜炎
H18.508	Fuchs 角膜内皮营养不良	H21.101	虹膜新生血管形成
H18.601	圆锥角膜	H21.102	虹膜红变
H18.701	角膜后弹力层膨出	H21.103	房角新生血管形成
H18.702	角膜葡萄肿	H21.104	睫状体新生血管形成
H18.704	角膜畸形	H21.201	色素性虹膜变性
H18.705	角膜突出	H21.202	虹膜缺损
H18.801	角膜干燥症	H21.203	虹膜萎缩
H18.802	角膜内皮失代偿	H21.204	虹膜和睫状体变性
H18.803	角膜囊肿	H21.205	缩瞳性瞳孔囊肿
H18.804	角膜皮赘	H21.206	虹膜半透明
H18.805	角膜切口瘘	H21.207	瞳孔缘变性
H18.806	角膜上皮脱落	H21.208	特发性虹膜萎缩
H18.807	角膜炎性肿物	H21.209	进行性虹膜萎缩
H18.808	角膜溶解	H21.301	虹膜囊肿
H18.809	角膜上皮损伤	H21.303	睫状体囊肿
H18.812	角膜知觉减退	H21.304	前房囊肿
		H21.305	渗出性虹膜囊肿

H21.306	植入性虹膜囊肿		H30.801	伏格特 - 小柳综合征
H21.307	寄生虫性虹膜囊肿		H30.901	陈旧性脉络膜视网膜炎
H21.308	渗出性睫状体囊肿		H30.902	结节性脉络膜炎
H21.309	植入性睫状体囊肿		H30.903	视神经视网膜炎
H21.310	寄生虫性睫状体囊肿		H30.904	脉络膜视网膜炎
H21.311	渗出性前房囊肿		H30.905	脉络膜炎
H21.312	植入性前房囊肿		H30.906	视网膜炎
H21.313	寄生虫性前房囊肿		H31.101	脉络膜萎缩
H21.401	瞳孔膜闭		H31.102	脉络膜硬化
H21.402	瞳孔闭锁		H31.103	脉络膜变性
H21.403	虹膜膨隆		H31.201	遗传性脉络膜营养不良
H21.503	虹膜根部离断		H31.202	无脉络膜症
H21.504	虹膜前粘连		H31.203	中心小区性脉络膜营养不良
H21.505	虹膜粘连		H31.204	广泛性脉络膜营养不良
H21.506	前房后退［房角后退］		H31.205	视乳头周围脉络膜营养不良
H21.508	瞳孔后粘连		H31.206	回旋状脉络膜萎缩
H21.509	瞳孔移位		H31.801	脉络膜缺血
H21.511	瞳孔前粘连		H31.802	脉络膜渗出
H21.512	前房角粘连		H31.803	脉络膜水肿
H21.513	虹膜后粘连		H31.804	特发性息肉样脉络膜血管病变
H21.514	睫状体离断		H31.806	脉络膜新生血管［视网膜下新生血管］
H21.515	睫状体脱离			
H21.801	虹膜角膜内皮综合征［ICE 综合征］		H33.006	脉络膜脱离型视网膜脱离
H21.802	虹膜脱出		H33.007	黄斑裂孔性视网膜脱离
H26.206	青光眼斑		H33.101	视网膜囊肿
H26.404	泽默林环		H33.102	视网膜劈裂症
H27.001	无晶状体眼		H33.104	假性视网膜囊肿
H27.101	晶状体不全脱位		H33.106	锯齿缘囊肿
H27.102	晶状体脱位		H33.512	葡萄膜渗漏综合征
H27.801	真性晶状体囊膜剥脱		H35.001	高血压性视网膜病变
H30.001	近乳头性脉络膜视网膜炎		H35.003	外层渗出性视网膜病变［Coats 病］
H30.002	渗出性脉络膜炎		H35.004	肾病眼底改变
H30.003	局灶性脉络膜视网膜炎		H35.005	视网膜病变
H30.004	局灶性脉络膜炎		H35.019	急性区域性隐匿性外层视网膜病变
H30.005	局灶性视网膜炎		H35.020	IRVAN 综合征
H30.101	播散性脉络膜视网膜炎		H35.021	中心性渗出性脉络膜视网膜病变
H30.102	播散性视网膜炎		H35.101	早产儿视网膜病变
H30.103	播散性脉络膜炎		H35.201	外伤性增生性视网膜病变
H30.201	后睫状体炎		H35.202	增生性视网膜病变
H30.202	睫状体平坦部炎		H35.203	增生性玻璃体视网膜病变

H35.301	黄斑变性		H35.809	药物性视网膜病变
H35.302	黄斑玻璃膜疣		H35.810	肾病性视网膜病变
H35.303	黄斑裂孔		H35.811	黑色素瘤相关性视网膜病变
H35.304	黄斑前膜		H40.003	高眼压症
H35.306	黄斑后极变性		H40.107	假性囊膜剥脱综合征
H35.307	黄斑血管样纹		H43.001	玻璃体疝
H35.308	库恩特 - 尤尼乌斯变性		H43.002	玻璃体脱出
H35.309	中毒性黄斑病		H43.103	蛛网膜下腔出血并玻璃体出血症 [Terson 综合征]
H35.310	萎缩性老年性黄斑变性			
H35.311	渗出性老年性黄斑变性		H43.201	星状玻璃体病变
H35.312	黄斑皱折		H43.203	玻璃体钙化
H35.314	黄斑囊肿		H43.301	玻璃体混浊
H35.316	老年性黄斑变性		H43.801	玻璃体变性
H35.401	视网膜变性		H43.802	玻璃体机化
H35.402	视网膜周边变性		H43.803	玻璃体脱离
H35.403	视网膜格状变性		H43.804	玻璃体萎缩
H35.404	视网膜微囊样变性		H43.805	闪光性玻璃体液化
H35.405	视网膜栅栏状变性		H43.806	增生性玻璃体病变
H35.406	视网膜铺路石状变性		H43.807	玻璃体黄斑牵拉综合征
H35.407	视网膜网状变性		H44.201	变性性近视 [病理性近视 / 高度近视]
H35.501	视网膜色素变性			
H35.502	视网膜营养障碍		H44.301	虹膜铁质沉着症
H35.503	遗传性视网膜营养障碍		H44.302	晶状体铁质沉着症
H35.504	眼底黄色斑点症 [Stargardt 病]		H44.303	视网膜铁质沉着症
H35.505	色素性视网膜炎		H44.304	眼球铁质沉着症
H35.506	毯样视网膜营养障碍		H44.305	眼球铜质沉着症
H35.507	白点状视网膜营养障碍		H44.401	低眼压症
H35.508	色素性视网膜营养障碍		H44.402	巩膜瘘
H35.509	卵黄性视网膜营养障碍		H44.403	角膜瘘
H35.702	中心性浆液性脉络膜视网膜病变		H44.502	眼球瘘
H35.704	视网膜色素上皮脱离		H44.503	眼球萎缩
H35.705	视网膜神经上皮层脱离		H44.801	眼内出血
H35.801	外伤性脉络膜视网膜病变		H44.802	眼球脱位
H35.802	黄斑水肿		H44.805	眼球粘连
H35.803	视网膜动脉供血不足		H44.901	眼球肿物
H35.804	视网膜黑变病		H50.012	周期性内斜视
H35.805	急性视网膜坏死综合征		H50.601	上斜肌肌鞘综合征 [Brown 综合征]
H35.806	视网膜前膜		H50.602	机械性斜视
H35.807	视网膜萎缩		H50.603	外伤性麻痹性斜视
H35.808	外伤性视网膜病变		H50.604	继发性斜视

H50.901	斜视		H53.803	视觉模糊
H51.001	先天性水平注视麻痹		H53.901	视觉障碍
H51.801	眼球运动障碍		H54.001	黑矇
H52.001	远视		H54.003	双眼盲
H52.102	近视		H54.102	双眼重度视力低下
H52.201	散光		H54.202	双眼中度视力低下
H52.302	屈光参差		H54.302	双眼轻度视力低下
H52.401	老视		H54.401	单眼盲
H52.501	眼内肌麻痹		H54.402	单眼盲伴另一眼视力低下
H52.503	调节痉挛		H54.501	单眼重度视力低下
H52.504	调节麻痹		H54.601	单眼中度视力低下
H52.701	屈光不正		H54.602	单眼视力低下
H53.001	废用性弱视		H54.901	双眼视力低下
H53.002	弱视		H55xx04	分离性眼球震颤
H53.003	屈光参差性弱视		H57.101	眼痛
H53.004	剥夺性弱视		H57.102	眼眶痛
H53.005	斜视性弱视		H57.803	眼眶综合征
H53.101	眼疲劳		H57.804	眼球旁囊肿
H53.102	畏光		H57.805	眼缺血综合征
H53.103	昼盲		H57.807	眼窝凹陷
H53.104	闪光性暗点		H59.801	手术后虹膜嵌顿
H53.105	突然视力丧失		H59.802	手术后虹膜脱垂
H53.106	视觉性光晕		H59.803	手术后角膜后弹力层脱离
H53.107	视物变形		H59.805	手术后脉络膜视网膜瘢痕
H53.301	异常视网膜对应		H59.808	上睑下垂矫正术后过矫
H53.302	融合及立体视觉障碍		H59.809	玻璃体切除术后视网膜脱离
H53.303	同步性视觉感受不伴融合		H59.810	视网膜脱离术后未复位
H53.304	双眼视觉抑制		H59.812	手术后脉络膜脱离
H53.501	色盲		H59.813	玻璃体内晶状体皮质残留
H53.502	全色盲		H59.814	囊袋阻滞综合征
H53.503	后天性色觉缺陷		H59.815	手术后眉下垂
H53.504	绿色弱		I70.801	视网膜动脉硬化
H53.505	绿色盲		I70.803	眼底动脉硬化
H53.506	红色弱		I70.807	闭塞性视网膜动脉炎
H53.507	红色盲		M32.117+H36.801*	
H53.508	蓝色弱			狼疮性视网膜病变
H53.509	蓝色盲		Q07.821	视神经发育不良
H53.601	夜盲		Q10.001	先天性上睑下垂
H53.801	潜水黑视		Q10.101	先天性睑外翻
H53.802	缺血性视觉障碍		Q10.201	先天性睑内翻

Q10.301	先天性睑缺损		Q13.403	彼得异常［Peter 异常］
Q10.302	先天性内眦赘皮		Q13.404	先天性角膜异常
Q10.304	先天性无睑畸形		Q13.405	先天性球形角膜
Q10.305	先天性倒睫		Q13.406	先天性角膜巩膜化
Q10.306	先天性眼睑缺损		Q13.501	蓝色巩膜
Q10.307	先天性双行睫		Q13.502	巩膜色素斑
Q10.308	先天性眼眦畸形		Q13.801	先天性瞳孔膜残留
Q10.309	先天性小睑裂综合征		Q13.802	里格尔异常［Rieger 异常］
Q10.310	先天性眼睑畸形		Q14.001	先天性玻璃体畸形
Q10.311	先天性外眦赘皮		Q14.002	先天性玻璃体混浊
Q10.312	先天性重睑不对称		Q14.003	永存原始玻璃体增生症
Q10.401	先天性泪点缺如		Q14.004	家族性渗出性玻璃体视网膜病变
Q10.403	先天性泪小管缺如		Q14.005	先天性视网膜皱襞
Q10.501	先天性泪管狭窄		Q14.101	先天性视网膜畸形
Q10.502	先天性鼻泪管狭窄		Q14.102	先天性视网膜动脉瘤
Q10.504	先天性泪道阻塞		Q14.206	牵牛花综合征
Q10.601	先天性泪器畸形		Q14.301	先天性脉络膜畸形
Q10.602	先天性副泪腺		Q14.302	先天性脉络膜缺损
Q10.701	先天性眼眶畸形		Q14.801	先天性眼底缺损
Q10.702	先天性眶距增宽症		Q15.001	先天性水眼［眼积水］
Q11.001	先天性囊状眼球		Q15.004	先天性球形角膜伴青光眼
Q11.101	先天性无眼畸形		Q15.801	先天性小角膜
Q11.201	先天性小眼球		Q15.901	先天性眼畸形
Q11.202	先天性隐眼		Q85.946	眼睑错构瘤
Q11.203	真性小眼球		Q87.8907	豹皮综合征［Leopard 综合征］
Q11.204	先天性眼发育不良		R29.8x508	
Q11.301	先天性巨眼			视空间忽略
Q12.101	先天性晶状体移位		R44.101	幻视
Q12.201	先天性晶状体缺损		R93.808	眼占位性病变
Q12.301	先天性无晶状体		R94.101	眼电图异常
Q12.401	球形晶状体		R94.103	视网膜电图异常
Q12.801	先天性晶状体后纤维增生		R94.105	视觉激发电位异常
Q12.802	圆锥形晶状体		S00.106	眉弓挫伤
Q13.001	先天性虹膜缺损		S02.104	后颅凹骨折
Q13.101	先天性无虹膜		S02.106	眶顶骨折
Q13.201	先天性瞳孔闭锁		S02.301	眶底骨折
Q13.202	先天性瞳孔异位		S02.302	眶底粉碎性骨折
Q13.301	先天性角膜混浊		S02.801	眶骨骨折
Q13.303	先天性角膜白斑		S04.001	视神经损伤
Q13.401	先天性扁平角膜		S04.002	视交叉损伤

S04.003　视路损伤

S04.004　视皮质损伤

S04.101　动眼神经损伤

S05.201　外伤性玻璃体疝

S05.202　外伤性虹膜嵌顿

S05.203　外伤性玻璃体嵌顿

S05.204　外伤性虹膜缺损

S05.205　外伤性晶状体嵌顿

S05.206　外伤性玻璃体溢出

S05.207　外伤性虹膜根部离断

S05.208　外伤性睫状体脱离

S05.301　巩膜破裂

S05.302　角膜裂伤

S05.303　结膜撕裂伤

S05.304　眼球破裂伤

S05.305　外伤性前房角劈裂

S05.307　巩膜裂伤

S05.308　睫状体撕裂伤

S05.309　虹膜裂伤

S05.310　眼撕裂伤

S05.401　眶内异物

S05.402　眼肌异物

S05.403　眶穿通伤

S05.501　眼内异物

S05.502　眼球穿通伤伴磁性异物

S05.503　眼球穿通伤伴非磁性异物

S05.602　眼球穿通伤

S05.603　角膜穿通伤

S05.604　巩膜穿通伤

S05.701　眼撕脱伤

S05.807　眼外肌断裂

S05.809　眼外直肌断裂

S05.810　创伤性视网膜裂孔

T20.012　眼伴面烧伤

T79.806　创伤性低眼压

T85.8805　人工角膜前膜

T85.8806　人工角膜后膜

T85.8807　人工晶状体前膜

T85.8808　眼硅油残留

T85.8809　眼植入物并发症

T86.8801　眼硅胶移植排斥

T86.8802　眼硅胶移植失败

T86.8811　巩膜移植排斥

T86.8812　巩膜移植失败

T98.302　眼植入物暴露的后遗症

Z45.803　眼科术后取出硅油

Z90.006　后天性无眼球

Z90.010　后天性睫毛缺失

Z90.011　后天性睑缘缺失

Z90.014　后天性眶壁缺失

Z90.015　后天性眼睑缺失

Z94.701　角膜移植状态

Z96.101　人工晶状体植入状态

Z97.001　义眼

Z97.002　人工义眼托植入状态

MDCD 头颈、耳、鼻、咽、口疾病及功能障碍

DA19　头颈恶性肿瘤大手术

主要诊断包括：

C00.001　上唇恶性肿瘤
C00.002　上唇唇红缘恶性肿瘤
C00.003　上唇唇红区恶性肿瘤
C00.101　下唇恶性肿瘤
C00.102　下唇唇红缘恶性肿瘤
C00.103　下唇唇红区恶性肿瘤
C00.201　外唇恶性肿瘤
C00.202　外唇唇红缘恶性肿瘤
C00.301　上唇内面恶性肿瘤
C00.302　上唇口腔面恶性肿瘤
C00.303　上唇黏膜恶性肿瘤
C00.304　上唇系带恶性肿瘤
C00.305　上唇颊侧面恶性肿瘤
C00.401　下唇内面恶性肿瘤
C00.402　下唇颊侧面恶性肿瘤
C00.403　下唇系带恶性肿瘤
C00.404　下唇黏膜恶性肿瘤
C00.405　下唇口腔面恶性肿瘤
C00.501　唇内面恶性肿瘤
C00.502　唇内面黏膜恶性肿瘤
C00.503　唇内面口腔面恶性肿瘤
C00.504　唇内面系带恶性肿瘤
C00.505　唇内面颊侧面恶性肿瘤
C00.601　唇联合恶性肿瘤
C00.901　唇恶性肿瘤
C01xx01　舌根恶性肿瘤
C01xx02　舌根背面恶性肿瘤
C01xx03　舌后 1/3 恶性肿瘤
C02.001　舌背面恶性肿瘤

C02.002　舌前 2/3 背面恶性肿瘤
C02.101　舌尖及侧缘的恶性肿瘤
C02.102　舌缘恶性肿瘤
C02.103　舌尖恶性肿瘤
C02.201　舌腹面恶性肿瘤
C02.202　舌前 2/3 腹面恶性肿瘤
C02.203　舌系带恶性肿瘤
C02.301　舌前 2/3 恶性肿瘤
C02.302　舌中 1/3 恶性肿瘤
C02.303　舌活动部分恶性肿瘤
C02.401　舌扁桃体恶性肿瘤
C02.901　舌恶性肿瘤
C02.902　舌多处恶性肿瘤
C03.001　上牙龈恶性肿瘤
C03.002　上颌恶性肿瘤
C03.101　下牙龈恶性肿瘤
C03.901　颌结缔组织恶性肿瘤
C03.902　牙龈恶性肿瘤
C04.001　口底前部恶性肿瘤
C04.101　口底侧部恶性肿瘤
C04.901　口底恶性肿瘤
C05.001　硬腭恶性肿瘤
C05.101　软腭恶性肿瘤
C05.201　悬雍垂恶性肿瘤
C05.901　腭恶性肿瘤
C05.902　口顶恶性肿瘤
C06.001　颊内部恶性肿瘤
C06.002　颊黏膜恶性肿瘤
C06.101　口前庭恶性肿瘤
C06.102　上颊沟恶性肿瘤
C06.103　下颊沟恶性肿瘤

C06.104	上唇沟恶性肿瘤		C11.204	咽隐窝恶性肿瘤
C06.105	下唇沟恶性肿瘤		C11.301	鼻中隔后缘恶性肿瘤
C06.106	颊龈沟恶性肿瘤		C11.302	鼻咽前壁恶性肿瘤
C06.201	磨牙后区恶性肿瘤		C11.303	鼻咽底部恶性肿瘤
C06.901	口腔恶性肿瘤		C11.304	软腭的鼻咽后面恶性肿瘤
C06.902	小唾液腺恶性肿瘤		C11.305	软腭的鼻咽上面恶性肿瘤
C06.903	口腔黏膜恶性肿瘤		C11.306	鼻后缘恶性肿瘤
C07xx01	腮腺恶性肿瘤		C11.307	鼻后孔恶性肿瘤
C07xx03	副腮腺恶性肿瘤		C11.901	鼻咽恶性肿瘤
C08.002	下颌下腺恶性肿瘤		C12xx01	梨状窦恶性肿瘤
C08.101	舌下腺恶性肿瘤		C12xx02	梨状窝恶性肿瘤
C08.801	舌下腺及下颌下腺恶性肿瘤		C13.001	环状软骨后恶性肿瘤
C08.901	唾液腺恶性肿瘤		C13.101	杓状会厌襞恶性肿瘤
C08.902	大唾液腺恶性肿瘤		C13.102	杓状会厌襞边缘区恶性肿瘤
C09.001	扁桃体窝恶性肿瘤		C13.201	下咽后壁恶性肿瘤
C09.101	舌腭弓恶性肿瘤[1]		C13.901	下咽恶性肿瘤
C09.102	前扁桃体柱恶性肿瘤		C13.902	喉咽恶性肿瘤
C09.103	后扁桃体柱恶性肿瘤		C14.002	咽壁恶性肿瘤
C09.901	扁桃体恶性肿瘤		C14.003	咽恶性肿瘤
C09.902	腭扁桃体恶性肿瘤		C14.004	咽后壁恶性肿瘤
C09.903	咽门扁桃体恶性肿瘤		C14.005	咽喉恶性肿瘤
C10.001	会厌谷恶性肿瘤		C14.201	瓦尔代尔扁桃体环恶性肿瘤
C10.101	会厌前面恶性肿瘤		C14.801	颊部及牙龈恶性肿瘤
C10.102	会厌边缘恶性肿瘤		C14.802	舌根及咽部恶性肿瘤
C10.103	舌会厌襞恶性肿瘤		C14.803	舌根和咽部及喉部恶性肿瘤
C10.201	口咽侧壁恶性肿瘤		C14.804	舌部及口底恶性肿瘤
C10.301	口咽后壁恶性肿瘤		C14.805	口腔及咽部恶性肿瘤
C10.401	鳃裂恶性肿瘤		C14.806	腭部及咽部恶性肿瘤
C10.802	口咽连接部恶性肿瘤		C14.807	舌下腺及舌根恶性肿瘤
C10.901	口咽恶性肿瘤		C30.001	鼻腔恶性肿瘤
C11.001	鼻咽上壁恶性肿瘤		C30.002	鼻软骨恶性肿瘤
C11.002	鼻咽顶恶性肿瘤		C30.003	鼻甲恶性肿瘤
C11.101	鼻咽后壁恶性肿瘤		C30.005	鼻中隔恶性肿瘤
C11.102	咽扁桃体恶性肿瘤		C30.006	鼻前庭恶性肿瘤
C11.103	腺样体恶性肿瘤		C30.101	乳突恶性肿瘤
C11.201	鼻咽侧壁恶性肿瘤		C30.102	咽鼓管恶性肿瘤
C11.202	罗森米窝恶性肿瘤		C30.103	中耳恶性肿瘤
C11.203	咽鼓管开口恶性肿瘤		C31.001	上颌窦恶性肿瘤

---

[1] 舌腭弓即腭舌弓，以下同此。

C31.101	筛窦恶性肿瘤		C44.301	鼻部皮肤恶性肿瘤
C31.201	额窦恶性肿瘤		C44.302	鼻唇沟皮肤恶性肿瘤
C31.301	蝶窦恶性肿瘤		C44.303	额部皮肤恶性肿瘤
C31.901	鼻窦恶性肿瘤		C44.304	面部皮肤恶性肿瘤
C32.001	声带恶性肿瘤		C44.305	颞部皮肤恶性肿瘤
C32.002	声门恶性肿瘤		C44.306	鼻翼皮肤恶性肿瘤
C32.101	会厌恶性肿瘤		C44.307	颌下皮肤恶性肿瘤
C32.102	声门上恶性肿瘤		C44.402	颈部皮肤恶性肿瘤
C32.104	会厌后面（喉面）恶性肿瘤		C44.403	头颈皮肤恶性肿瘤
C32.105	喉室带恶性肿瘤		C44.404	头皮恶性肿瘤
C32.201	声门下恶性肿瘤		C46.201	腭卡波西肉瘤
C32.901	喉恶性肿瘤		C47.004	耳部周围神经和自主神经恶性肿瘤
C39.001	上呼吸道恶性肿瘤		C47.005	颞下窝周围神经和自主神经恶性肿瘤
C39.801	鼻腔及鼻窦恶性肿瘤			
C41.011	额骨恶性肿瘤		C47.006	翼腭窝周围神经和自主神经恶性肿瘤
C41.012	筛骨恶性肿瘤			
C41.013	蝶骨恶性肿瘤		C47.007	咽旁间隙周围神经和自主神经恶性肿瘤
C41.014	颞骨恶性肿瘤			
C41.015	眶骨恶性肿瘤		C47.008	咽后间隙周围神经和自主神经恶性肿瘤
C41.018	颅骨恶性肿瘤			
C41.020	舌骨恶性肿瘤		C47.009	眼睑周围神经和自主神经恶性肿瘤
C41.021	犁骨恶性肿瘤		C47.010	鼻部周围神经和自主神经恶性肿瘤
C41.022	上颌骨恶性肿瘤		C47.011	颈丛恶性肿瘤
C41.023	腭骨恶性肿瘤		C49.001	耳部结缔组织恶性肿瘤
C41.024	鼻骨恶性肿瘤		C49.002	颈部结缔组织恶性肿瘤
C41.025	鼻甲骨恶性肿瘤		C49.003	面部结缔组织恶性肿瘤
C41.026	颧骨恶性肿瘤		C49.004	颞部结缔组织恶性肿瘤
C41.027	颌面骨恶性肿瘤		C49.005	头部结缔组织恶性肿瘤
C41.028	面骨恶性肿瘤		C49.007	翼腭窝结缔组织恶性肿瘤
C41.101	下颌骨恶性肿瘤		C72.506	面神经恶性肿瘤
C43.001	唇恶性黑色素瘤		C72.507	舌咽神经恶性肿瘤
C43.201	耳廓恶性黑色素瘤		C72.510	舌下神经恶性肿瘤
C43.202	外耳道恶性黑色素瘤		C72.803	颅鼻眶沟通恶性肿瘤
C43.301	鼻恶性黑色素瘤		C76.002	头部恶性肿瘤
C43.302	面恶性黑色素瘤		C76.003	面部恶性肿瘤
C43.401	颈恶性黑色素瘤		C76.004	颈部恶性肿瘤
C43.402	头皮恶性黑色素瘤		C76.005	颊部恶性肿瘤
C44.001	唇部皮肤恶性肿瘤		C76.006	鼻部恶性肿瘤
C44.201	耳部皮肤恶性肿瘤		C76.007	颌下恶性肿瘤
C44.202	外耳道皮肤恶性肿瘤		C76.008	腭部恶性肿瘤

C76.009	翼腭窝恶性肿瘤	C79.8851	咽部继发恶性肿瘤
C76.010	颞下窝恶性肿瘤	D00.001	唇原位癌
C77.001	颌下淋巴结继发恶性肿瘤	D00.002	口腔原位癌
C77.002	颈部淋巴结继发恶性肿瘤	D00.003	咽原位癌
C77.003	腮腺淋巴结继发恶性肿瘤	D00.004	杓状会厌襞原位癌
C77.004	锁骨上淋巴结继发恶性肿瘤	D00.005	唇红缘原位癌
C77.005	头部淋巴结继发恶性肿瘤	D00.006	下咽原位癌
C77.006	面部淋巴结继发恶性肿瘤	D00.007	鼻咽原位癌
C78.303	中耳继发恶性肿瘤	D00.008	腮腺原位癌
C78.304	咽鼓管继发恶性肿瘤	D02.001	喉原位癌
C78.305	上颌窦继发恶性肿瘤	D02.002	声带原位癌
C78.306	声带继发恶性肿瘤	D02.003	喉面杓状会厌襞原位癌
C78.307	鼻腔继发恶性肿瘤	D02.004	会厌舌骨上原位癌
C78.308	乳突继发恶性肿瘤	D02.301	鼻窦原位癌
C78.309	鼻窦继发恶性肿瘤	D02.302	中耳原位癌
C78.310	会厌继发恶性肿瘤	D02.303	鼻腔原位癌
C79.208	颏部皮肤继发恶性肿瘤	D03.001	唇原位黑色素瘤
C79.505	下颌骨继发恶性肿瘤	D03.202	耳原位黑色素瘤
C79.517	颌骨继发恶性肿瘤	D03.203	外耳道原位黑色素瘤
C79.520	面骨继发恶性肿瘤	D04.201	耳皮肤原位癌
C79.528	舌骨继发恶性肿瘤	D04.202	外耳道皮肤原位癌
C79.8801	颈部继发恶性肿瘤	D04.301	鼻唇沟皮肤原位癌
C79.8802	口腔继发恶性肿瘤	D04.302	面皮肤原位癌
C79.8805	腮腺继发恶性肿瘤	D04.401	头皮原位癌
C79.8806	头部继发恶性肿瘤	D04.402	颈皮肤原位癌
C79.8812	颏部继发恶性肿瘤	D37.001	扁桃体交界性肿瘤
C79.8813	锁骨上继发恶性肿瘤	D37.002	唇交界性肿瘤
C79.8822	舌部继发恶性肿瘤	D37.003	腮腺交界性肿瘤
C79.8824	悬雍垂继发恶性肿瘤	D37.004	唾液腺交界性肿瘤
C79.8825	腭部继发恶性肿瘤	D37.005	咽部交界性肿瘤
C79.8826	臼齿后区继发恶性肿瘤	D37.006	杓状会厌襞交界性肿瘤
C79.8827	扁桃体继发恶性肿瘤	D37.007	唇红缘交界性肿瘤
C79.8828	鼻咽继发恶性肿瘤	D37.008	大唾液腺交界性肿瘤
C79.8833	面部继发恶性肿瘤	D37.009	小唾液腺交界性肿瘤
C79.8840	唇部继发恶性肿瘤	D37.010	齿龈交界性肿瘤
C79.8841	颌下腺继发恶性肿瘤	D37.011	鼻咽交界性肿瘤
C79.8842	舌下腺继发恶性肿瘤	D37.012	舌根交界性肿瘤
C79.8843	齿龈继发恶性肿瘤	D37.013	口底交界性肿瘤
C79.8844	颊黏膜继发恶性肿瘤	D37.014	腭交界性肿瘤
C79.8845	颊龈沟继发恶性肿瘤	D37.015	颊黏膜交界性肿瘤

D38.001　会厌交界性肿瘤

D38.002　喉交界性肿瘤

D38.501　鼻腔交界性肿瘤

D38.503　鼻窦交界性肿瘤

D38.504　鼻软骨交界性肿瘤

D38.505　中耳交界性肿瘤

D43.310　舌咽神经交界性肿瘤

D44.602　颈动脉体交界性肿瘤

D44.703　颈静脉体交界性肿瘤

D44.704　颈静脉球交界性肿瘤

D48.108　颈静脉交界性肿瘤

D48.203　面周围神经和自主神经交界性肿瘤

D48.204　颈周围神经和自主神经交界性肿瘤

D48.205　耳周围神经和自主神经交界性肿瘤

D48.206　颞下窝周围神经和自主神经交界性肿瘤

D48.207　翼腭窝周围神经和自主神经交界性肿瘤

D48.208　咽旁间隙周围神经和自主神经交界性肿瘤

D48.209　咽后间隙周围神经和自主神经交界性肿瘤

D48.211　鼻周围神经和自主神经交界性肿瘤

D48.502　鼻部皮肤交界性肿瘤

D48.504　耳部皮肤交界性肿瘤

D48.508　头皮交界性肿瘤

D48.509　面部皮肤交界性肿瘤

D48.514　耵聍腺交界性肿瘤

D48.707　颊部交界性肿瘤

D48.725　面部交界性肿瘤

D48.726　颈部交界性肿瘤

手术操作包括：

01.6001　颅骨病损切除术

06.7001　甲状舌管病损切除术

01.25008　颧骨部分切除术

01.59019　颅底病损切除术

18.21004　耳前病损切除术

18.29001　外耳病损切除术

18.29009　外耳道病损切除术

18.31001　外耳病损根治性切除术

18.39003　耳廓切除术

20.49002　乳突病损切除术

20.49004　乳突切除术

20.51001　中耳病损切除术

20.59002　岩锥病损切除术

22.2009　鼻内镜下上颌窦根治术

22.31002　上颌窦根治术

22.42001　额窦病损切除术

22.42004　鼻内镜下额窦病损切除术

22.61001　上颌窦切开病损切除术（Caldwell-Luc 手术）

22.62001　鼻内镜下上颌窦病损切除术

22.62004　上颌窦病损切除术

22.63002　鼻内镜下筛窦病损切除术

22.63011　鼻内镜下钩突切除术

22.64005　鼻内镜下蝶窦病损切除术

22.64008　蝶窦切除术

24.31003　牙龈病损切除术

24.4004　牙槽病损切除术

24.5001　牙槽部分切除术

25.1002　舌病损切除术

25.2001　舌部分切除术

25.3001　舌全部切除术

25.4001　舌扩大性切除术

26.29009　腮腺病损切除术

26.31001　下颌下腺部分切除术

26.31004　腮腺部分切除术

26.31007　舌下腺部分切除术

26.31008　腮腺深叶切除术

26.31009　腮腺浅叶切除术

26.31010　副腮腺切除术

26.32001　腮腺切除术

26.32003　舌下腺切除术

26.32004　下颌下腺切除术

27.31001　硬腭病损局部切除术

27.32001　硬腭病损广泛切除术

27.42001　唇病损广泛切除术

27.43001　唇病损激光烧灼术

27.43002　唇病损切除术

27.49001　鼻唇病损切除术

27.49002　颌下区病损切除术

27.49005　颊内部病损切除术

27.49007　口底病损切除术

27.49009　口腔病损激光烧灼术

27.49012　软腭病损切除术

27.49014　软腭病损射频消融术

27.49018　磨牙后区病损切除术

29.33001　下咽切除术

29.33002　部分咽切除术

29.39001　鼻咽病损切除术

29.39005　支撑喉镜下咽部病损切除术

29.39007　支撑喉镜下鼻咽病损切除术

29.39010　下咽病损切除术

29.39012　咽部病损激光烧灼术

29.39013　咽部病损切除术

29.39018　咽旁病损切除术

29.39019　咽旁间隙病损切除术

30.09003　喉病损切除术

30.09004　支撑喉镜下喉病损切除术

30.09007　支撑喉镜下会厌病损激光烧灼术

30.09008　支撑喉镜下会厌病损切除术

30.09010　支撑喉镜下声带病损激光烧灼术

30.09011　支撑喉镜下声带病损切除术

30.09016　支撑喉镜下声门病损切除术

30.09021　会厌病损切除术

30.09024　梨状窝病损切除术

30.09031　声带病损切除术

30.09038　喉病损射频消融术

30.09039　支撑喉镜下喉病损激光烧灼术

30.1001　半喉切除术

30.21001　会厌切除术

30.22001　支撑喉镜下声带切除术

30.22002　声带部分切除术

30.22003　声带切除术

30.29001　垂直喉切除术

30.29002　喉杓状软骨切除术

30.29003　喉部分切除术

30.29007　喉软骨切除术

30.29009　支撑喉镜下喉软骨切除术

30.29011　环状软骨 - 舌骨固定术（次全喉切除）

30.29012　环状软骨 - 舌骨 - 会厌固定术（次全喉切除）

30.3001　喉咽切除术

30.3002　全喉切除术

30.4002　全喉切除伴根治性淋巴结清扫术

40.41001　单侧颈淋巴结清扫术

40.42001　双侧颈淋巴结清扫术

76.2014　面骨病损局部切除术

76.31003　下颌骨部分切除术

76.31008　半侧下颌骨切除术

76.31009　髁突高位切除术

76.31010　髁突摘除术

76.39003　鼻内镜下上颌骨部分切除术

76.39008　上颌骨部分切除术

76.39014　上颌骨部分切除伴人工骨置入术

76.39015　上颌骨部分切除伴植骨术

76.39016　上颌骨次全切除术

76.41002　下颌骨全部切除伴骨重建术

76.42002　下颌骨全部切除术

76.44002　面骨全部切除伴重建术

76.45002　上颌骨全部切除术

76.45003　面骨全部切除术

86.4004　皮肤病损根治性切除术

DB19　恶性肿瘤之外的头颈部大手术

手术操作包括：

01.25002　颅骨部分切除术

01.25004　颅骨死骨切除术

01.25008　颞骨部分切除术

01.59019　颅底病损切除术

01.6001　颅骨病损切除术

04.01001　听神经病变切除术

04.01005　经迷路内听道前庭神经切除术

04.01006　经迷路内听道听神经瘤切除术

04.01007　乙状窦后入路听神经切除术

06.7001　甲状舌管病损切除术

06.7003　甲状舌管瘘闭合术

06.7005　甲状舌管切除术

27.32001	硬腭病损广泛切除术		19.3001	听骨链重建术
29.39019	咽旁间隙病损切除术		19.3002	听骨切除术
29.4003	下咽成形术		19.4002	鼓膜修补术
29.53003	咽 - 食管瘘切除术		19.4003	鼓膜移植术
31.69001	喉成形术		19.4004	Ⅰ型鼓室成形术
31.75003	气管重建术		19.52001	Ⅱ型鼓室成形术
31.79001	气管成形术		19.53001	Ⅲ型鼓室成形术
38.62002	颈静脉瘤切除术		19.54001	Ⅳ型鼓室成形术
38.62003	颈静脉扩张切除术		19.55001	Ⅴ型鼓室成形术
38.62005	颈动脉瘤切除术		19.6001	鼓室成形修正术
38.62006	颈外动脉瘤切除术		19.9001	耳后瘘管修补术
38.62007	颈外静脉瘤切除术		19.9002	乳突肌成形术
39.89001	颈动脉球切除术		19.9006	乙状窦还纳术
39.89002	颈动脉体瘤切除术		19.9007	鼓室封闭术

DB29 人工耳蜗植入

手术操作包括：

20.95001	电磁助听器置入术		20.01002	鼓膜切开置管术
20.95002	骨锚式助听器置入术		20.01003	鼓膜造口术
20.96001	人工耳蜗置入术		20.01005	鼓室置管术
20.96002	中耳振动声桥置入术		20.09001	鼓膜穿刺术
20.97001	单道人工耳蜗置入术		20.09003	鼓膜切开引流术
20.97002	单道人工耳蜗置换术		20.09008	中耳抽吸术
20.98001	多道人工耳蜗置入术		20.1001	鼓膜通气管取出术
20.98002	多道人工耳蜗置换术		20.21002	乳突脓肿切开引流术

DC10 中耳 / 内耳手术，年龄 < 17 岁

DC19 中耳 / 内耳手术

手术操作包括：

19.0001	镫骨再撼动术		20.21004	乳突切开探查术
19.0002	镫骨板钻孔术		20.22001	岩锥气房切开术
19.0003	镫骨松动术		20.23001	鼓室粘连松解术
19.11001	镫骨切除伴砧骨置换术		20.23002	上鼓室切开术
19.19001	镫骨部分切除术		20.23007	鼓窦探查术
19.19002	镫骨部分切除伴脂肪移植术		20.23008	鼓室切开探查术
19.19003	镫骨切除术		20.41001	乳突单纯切除术
19.19004	人工镫骨置入术		20.42001	乳突根治术
19.19005	人工镫骨置换术		20.42002	乳突扩大根治术
19.21001	镫骨切除伴砧骨置换的修正术		20.49002	乳突病损切除术
19.29001	镫骨切除术的修正术		20.49003	乳突改良根治术
			20.49004	乳突切除术
			20.49007	上鼓室鼓窦切开术
			20.49008	开放式乳突改良根治术
			20.49009	完壁式乳突改良根治术
			20.51001	中耳病损切除术
			20.51002	耳后病损切除术
			20.51003	鼓室病损切除术

20.59001　鼓膜切除术
20.59002　岩锥病损切除术
20.59003　岩尖切开术
20.61001　半规管开窗术
20.61002　迷路开窗术
20.61003　前庭开窗术
20.61004　半规管阻塞术
20.62001　内耳开窗修正术
20.62002　半规管裂修补术
20.71001　内淋巴分流术
20.79001　迷路减压术
20.79002　内耳病损切除术
20.79003　内耳引流术
20.79004　内淋巴减压术
20.79005　内耳切开探查术
20.79006　迷路切除术
20.8001　咽鼓管扩张术
20.8002　咽鼓管通气术
20.8003　咽鼓管置管术
20.8004　咽鼓管吹张术
20.91001　鼓室交感神经切除术
20.92001　乳突术后清创术
20.93001　前庭窗修补术［卵圆窗修补术］
20.93002　圆窗修补术

DC29　外耳及耳部其他手术

手术操作包括：

18.01001　耳垂造孔术
18.01002　耳垂脓肿切开引流术
18.02001　外耳道脓肿切开引流术
18.02003　外耳道探查术
18.09001　耳前脓肿切开引流术
18.21004　耳前病损切除术
18.21005　耳前窦道切除术
18.21006　耳前瘘管切除术
18.29001　外耳病损切除术
18.29008　副耳切除术
18.29009　外耳道病损切除术
18.29012　外耳病损烧灼术
18.29013　外耳病损冷冻治疗术

18.29014　外耳病损刮除术
18.29015　外耳病损电凝术
18.29016　耳廓皮肤和皮下坏死组织切除清创术
18.29017　耳廓皮肤和皮下组织非切除性清创
18.31001　外耳病损根治性切除术
18.39001　外耳切断术
18.39003　耳廓切除术
18.4001　外耳裂伤缝合术
18.5001　招风耳矫正术
18.6001　外耳道成形术
18.6002　外耳道重建术
18.6004　耳甲腔成形术
18.71001　耳廓成形术
18.71002　耳廓重建术
18.71003　耳廓缺损修补术
18.71005　杯状耳矫正术
18.71006　耳廓植皮术
18.71007　耳廓支架置入术
18.71008　隐耳矫正术
18.71009　耳廓支架取出术
18.71010　义耳置入术
18.72001　断耳再植术
18.79002　耳垂畸形矫正术
18.79004　外耳成形术
18.79009　耳游离皮瓣移植术
18.9002　耳前皮肤扩张器置入术
18.9004　外耳道支架取出术
18.9005　外耳道支架置换术
18.9007　耳后皮肤扩张器置入术

DD19　鼻成形手术

手术操作包括：

21.32011　鼻皮肤和皮下组织非切除性清创
21.82006　鼻正中瘘管切除术
21.83001　臂部皮瓣鼻再造术
21.83002　额部皮瓣鼻再造术
21.83003　鼻重建术
21.84002　鼻内镜下鼻中隔成形术
21.84004　弯鼻鼻成形术

123

21.84006　歪鼻鼻成形术

21.85005　隆鼻伴自体甲状软骨移植术

21.85006　隆鼻伴自体肋软骨移植术

21.85007　隆鼻伴自体颅骨外板移植术

21.85008　隆鼻伴自体髂骨移植术

21.85010　隆鼻伴自体鼻软骨移植术

21.85011　隆鼻伴自体脂肪移植术

21.86001　鼻唇沟皮瓣鼻成形术

21.86002　鼻尖成形术

21.86004　鼻翼成形术

21.87003　鼻唇沟成形术

21.87004　鼻甲成形术

21.87005　鼻小柱成形术

21.87006　后鼻孔成形术

21.87008　鼻内镜下鼻甲成形术

21.88001　鼻中隔穿孔修补术

21.88003　鼻中隔软骨移植术

21.89002　鼻植皮术

21.89003　断鼻再接术

21.89004　再造鼻修整术

DD29　鼻腔、鼻窦手术

手术操作包括：

01.59019　颅底病损切除术

21.02001　前后鼻孔填塞止血

21.03001　鼻电凝止血

21.03003　鼻内镜下鼻微波烧灼止血术

21.03004　鼻内镜下电凝止血术

21.07001　鼻黏膜切除止血术

21.09002　鼻冷冻止血

21.09003　鼻内镜下鼻中隔黏膜划痕术

21.1002　鼻切开探查术

21.1003　鼻切开异物取出术

21.1004　鼻切开引流术

21.1006　鼻软骨切开术

21.31002　鼻内镜下鼻内病损切除术

21.31005　鼻内病损激光烧灼术

21.31006　鼻内病损切除术

21.31015　鼻内镜下鼻内病损射频消融术

21.32003　鼻前庭病损切除术

21.32008　鼻中隔病损激光烧灼术

21.32010　鼻皮肤和皮下坏死组织切除清创术

21.4001　鼻部分切除术

21.5001　鼻中隔黏膜下切除术

21.5003　鼻内镜下鼻中隔黏膜下切除术

21.5004　鼻内镜下鼻中隔黏膜下部分切除术

21.61001　鼻甲电烧术

21.61002　鼻甲射频消融术

21.61003　鼻甲微波烧灼术

21.61006　鼻甲激光烧灼术

21.61007　鼻甲冷冻切除术

21.62001　鼻甲骨折术

21.69001　鼻甲部分切除术

21.69004　鼻内镜下鼻甲部分切除术

21.69009　鼻内镜下鼻甲切除术

21.71001　鼻骨骨折闭合复位术

21.72001　鼻骨骨折切开复位术

21.82003　鼻 - 咽瘘管切除术

21.82004　鼻 - 唇瘘管切除术

21.82005　口 - 鼻瘘管切除术

21.91001　鼻内镜下鼻腔粘连松解术

21.91002　鼻腔粘连松解术

21.99001　鼻腔扩张术

21.99003　鼻植入物取出术

21.99005　鼻腔缩窄术

22.01003　上颌窦穿刺抽吸灌洗

22.02001　鼻窦抽吸和灌洗

22.2006　鼻内镜下上颌窦开窗术

22.2009　鼻内镜下上颌窦根治术

22.31002　上颌窦根治术

22.39002　上颌窦开窗术

22.39003　上颌窦探查术

22.41003　鼻内镜下额窦开窗术

22.41005　鼻外额窦开窗术

22.42001　额窦病损切除术

22.42004　鼻内镜下额窦病损切除术

22.42005　Draf Ⅱa 型手术

22.42006　Draf Ⅱb 型手术

22.42007　Draf Ⅲ 型手术

22.42008　Draf Ⅰ 型手术

22.42009 鼻内镜下经鼻额窦底切除术

22.50004 鼻窦切开异物取出术

22.51002 鼻内镜下筛窦开窗术

22.52004 鼻内镜下蝶窦开窗术

22.53001 鼻内镜下全组鼻窦开窗术

22.53004 鼻内镜下多个鼻窦开窗术

22.61001 上颌窦切开病损切除术（Caldwell-Luc 手术）

22.62001 鼻内镜下上颌窦病损切除术

22.62004 上颌窦病损切除术

22.63002 鼻内镜下筛窦病损切除术

22.63011 鼻内镜下钩突切除术

22.64005 鼻内镜下蝶窦病损切除术

22.64008 蝶窦切除术

22.71001 鼻窦瘘修补术

22.71002 口腔 - 鼻瘘修补术

22.71004 上颌窦瘘修补术

22.79001 鼻窦成形术

22.79002 鼻窦骨折切开复位术

22.9002 鼻窦造口术

DE19 喉、气管手术

手术操作包括：

29.33001 下咽切除术

29.39001 鼻咽病损切除术

29.39005 支撑喉镜下咽部病损切除术

29.39007 支撑喉镜下鼻咽病损切除术

29.39010 下咽病损切除术

29.39012 咽部病损激光烧灼术

29.39013 咽部病损切除术

29.39018 咽旁病损切除术

29.4004 咽成形术

30.01001 喉囊肿袋形缝合术

30.09003 喉病损切除术

30.09004 支撑喉镜下喉病损切除术

30.09007 支撑喉镜下会厌病损激光烧灼术

30.09008 支撑喉镜下会厌病损切除术

30.09010 支撑喉镜下声带病损激光烧灼术

30.09011 支撑喉镜下声带病损切除术

30.09016 支撑喉镜下声门病损切除术

30.09021 会厌病损切除术

30.09024 梨状窝病损切除术

30.09031 声带病损切除术

30.09038 喉病损射频消融术

30.09039 支撑喉镜下喉病损激光烧灼术

30.09040 声门病损烧灼术

30.21001 会厌切除术

30.22001 支撑喉镜下声带切除术

30.22002 声带部分切除术

30.22003 声带切除术

30.29011 环状软骨 - 舌骨固定术（次全喉切除）

30.29012 环状软骨 - 舌骨 - 会厌固定术（次全喉切除）

31.0002 喉注射

31.0003 声带注射

31.21001 纵隔气管切开术

31.29001 永久性气管切开术

31.3001 支撑喉镜下喉切开引流术

31.3002 喉切开探查术

31.3005 会厌切开引流术

31.3007 气管切开异物取出术

31.45001 直视下喉活检术

31.45002 直视下气管活检术

31.5003 气管病损激光烧灼术

31.5004 气管病损切除术

31.5007 气管部分切除术

31.61002 喉裂伤缝合术

31.62001 喉瘘闭合术

31.62003 喉 - 气管瘘管切除术

31.63001 喉造口修正术

31.64001 喉软骨骨折修补术

31.69002 喉甲状软骨修补术

31.69003 喉结成形术

31.69004 支撑喉镜下环杓关节复位术

31.69005 支撑喉镜下喉成形术

31.69006 声带成形术

31.69007 声带固定术

31.69008 声带转位术

31.69013 喉支架置入术

31.71001　气管裂伤缝合术

31.72001　气管切开闭合术

31.73001　气管瘘闭合术

31.73002　气管 - 食管瘘闭合术

31.74003　气管造口修正术

31.75001　发音重建术

31.75002　气管成形伴人工喉重建术

31.79004　气管狭窄松解术

31.91002　喉返神经解剖术

31.92002　支撑喉镜下声带粘连松解术

31.93001　喉支架置换术

31.93002　气管支架置换术

31.95001　气管 - 食管造口术

31.98001　残余喉切除术

31.98004　喉支架取出术

31.98006　支撑喉镜下喉扩张术

31.98010　声门扩大术

31.99002　气管人工假体置入术

31.99004　气管悬吊术

DE20　扁桃体和（或）腺样体切除手术，年龄 < 17 岁

DE29　扁桃体和（或）腺样体切除手术

手术操作包括：

28.0002　扁桃体周围脓肿引流术

28.2001　扁桃体激光切除术

28.2002　扁桃体切除术

28.2003　支撑喉镜下扁桃体切除术

28.3001　扁桃体伴腺样体切除术 [1]

28.4001　残余扁桃体切除术

28.5001　舌扁桃体切除术

28.6001　鼻内镜下经鼻腺样体切除术

28.6002　腺样体切除术

28.6004　支撑喉镜下残余腺样体切除术

28.6005　鼻内镜下腺样体消融术

28.7001　腺样体切除术后止血

28.7002　扁桃体切除术后止血

28.92001　扁桃体病损切除术

28.92002　扁桃体病损射频消融术

DF10　唇、腭裂修补术，年龄 < 17 岁

DF19　唇、腭裂修补术

手术操作包括：

27.53001　唇瘘管修补术

27.53002　腭瘘管修补术

27.54001　唇裂再修复术

27.54002　唇裂修复术

27.62001　腭裂修补术伴腭垂修补术

27.62002　后推法腭裂矫正术

27.62003　腭裂修补术

27.63002　腭裂术后继发畸形矫正术

27.63004　悬雍垂 - 软腭成形术 ［LAUP］

27.69001　腭 - 咽成形术

27.69004　腭咽弓延长成形术

27.69005　硬腭成形术

27.69006　软腭成形术

27.69007　悬雍垂 - 软腭 - 咽成形术 ［UPPP］

27.69008　腭舌弓延长成形术

DG19　口腔科大手术

手术操作包括：

04.3019　下颌神经吻合术

04.71001　舌下神经 - 面神经吻合术

04.72001　面神经 - 副神经吻合术

04.73001　副神经 - 舌下神经吻合术

04.74031　面神经 - 膈神经吻合术

04.74032　面神经 - 三叉神经吻合术

06.6001　舌部甲状腺切除术

16.89001　眶骨重建术

23.19006　阻生齿拔除术伴翻瓣

25.2001　舌部分切除术

25.3001　舌全部切除术

25.4001　舌扩大性切除术

26.31008　腮腺深叶切除术

---

[1] 腺样体即咽扁桃体，以下同此。另外，此条中"扁桃体"疑应为"腭扁桃体"。

26.32001	腮腺切除术
26.49002	下颌下腺自体移植术
26.49007	下颌下腺自体移植腺体减量术
27.49007	口底病损切除术
27.57005	交叉唇瓣转移术
27.59001	唇成形术
27.59014	口轮匝肌功能重建术
27.99001	半侧颜面萎缩矫正术
27.99006	面横裂矫正术
27.99007	面瘫矫正术
27.99009	面斜裂矫正术
29.2001	鳃裂囊肿切除术
29.52002	鳃裂瘘管切除术
40.40003	舌骨上颈淋巴结清扫术
40.59003	颌下淋巴结清扫术
76.09001	面骨切开术
76.09003	下颌骨劈开术
76.31008	半侧下颌骨切除术
76.31009	髁突高位切除术
76.39003	鼻内镜下上颌骨部分切除术
76.39008	上颌骨部分切除术
76.39014	上颌骨部分切除伴人工骨置入术
76.39015	上颌骨部分切除伴植骨术
76.39016	上颌骨次全切除术
76.41002	下颌骨全部切除伴骨重建术
76.42002	下颌骨全部切除术
76.43001	下颌骨缺损修复术
76.43003	下颌骨重建术
76.44002	面骨全部切除伴重建术
76.45002	上颌骨全部切除术
76.45003	面骨全部切除术
76.46001	额骨重建术
76.46005	颧骨重建术
76.46007	上颌骨重建术
76.5001	颞下颌关节成形术
76.61002	闭合性下颌支骨成形术
76.62001	开放性下颌支骨成形术
76.63001	下颌骨体骨成形术
76.64002	下颌下缘去骨成形术
76.64004	下颌骨成形术

76.64008	下颌角成形术
76.65004	上颌骨部分骨成形术
76.65005	上颌 LeFort Ⅰ 型截骨成形术
76.65006	上颌 LeFort Ⅰ 型分块截骨成形术
76.65007	上颌 LeFort Ⅱ 型截骨成形术
76.65008	上颌 LeFort Ⅱ 型分块截骨成形术
76.66001	上颌骨全骨成形术
76.69003	颧弓降低术
76.69007	颧骨成形术
76.69013	面骨成形术
76.72001	颧骨骨折切开复位术
76.72002	颧骨骨折切开复位内固定术
76.73001	鼻内镜下上颌骨骨折闭合复位术
76.74001	上颌骨骨折切开复位术
76.74002	上颌骨骨折切开复位固定术
76.78001	面骨骨折闭合复位拉力螺钉内固定术
76.79004	面骨骨折切开复位内固定术
76.79006	面骨骨折切开复位术
76.79013	髁突骨折切开复位内固定术
76.91002	面骨自体骨植入术
76.91004	上颌骨自体骨植入术
76.91007	下颌骨自体骨植入术
76.92003	面骨钛网置入术
76.92007	面骨钛网修补术
76.94001	颞下颌关节脱位切开复位术
76.95002	颞下颌关节松解术
76.95003	颞下颌关节病损切除术
76.95004	颞下颌关节置换术

DG20	口腔科中等手术，年龄 < 17 岁
DG23	口腔科中等手术，伴并发症与合并症
DG25	口腔科中等手术，不伴并发症与合并症

手术操作包括：

01.25007	茎突截除术
04.04007	面神经探查术
04.04025	牙槽神经探查术
04.07014	面神经病损切除术

04.42005	面神经解剖术		26.42001	唾液腺瘘修补术
06.09004	颈部探查术		26.42002	腮腺导管瘘修补术
06.7001	甲状舌管病损切除术		26.49001	下颌下腺移植术后导管重建术
06.7005	甲状舌管切除术		26.49004	腮腺管吻合术
21.06001	颈外动脉结扎止血术		26.49005	腮腺管口移植术
23.11001	牙根残留拔除术		26.49006	唾液腺管修补术
23.19003	拔牙术		26.49009	唇腺自体移植术
23.19007	阻生齿拔除术不伴翻瓣		26.49010	颊腺自体移植术
23.6002	牙齿种植		26.91001	腮腺导管探查
23.6003	牙种植一期手术（种植体固定钉置入术）		26.99001	腮腺导管再通术
24.39001	牙龈沟加深术		27.0001	颌间隙引流术
24.4002	牙源性颌骨病损切除术		27.0007	口底引流术
24.5003	牙槽植骨成形术		27.1001	腭切开探查术
24.91001	唇颊沟延伸术		27.31001	硬腭病损局部切除术
24.91002	舌沟延伸术		27.42001	唇病损广泛切除术
25.1001	支撑喉镜下舌病损激光烧灼术		27.43002	唇病损切除术
25.1002	舌病损切除术		27.43010	唇部皮肤和皮下坏死组织切除清创术
25.2001	舌部分切除术		27.43011	唇部皮肤和皮下组织非切除性清创
25.59002	舌根射频消融术		27.49001	鼻唇病损切除术
25.59003	舌筋膜悬吊术		27.49002	颌下区病损切除术
25.59008	舌修补术		27.49005	颊内部病损切除术
25.59009	颏舌肌前移术		27.49007	口底病损切除术
25.59010	舌根牵引固定术		27.49012	软腭病损切除术
25.59011	舌骨悬吊术		27.49014	软腭病损射频消融术
26.0001	腮腺切开引流术		27.49018	磨牙后区病损切除术
26.21001	唾液腺造袋术		27.51001	唇裂伤缝合术
26.29002	下颌下腺病损切除术		27.53001	唇瘘管修补术
26.29004	下颌下腺导管结石取出术		27.53002	腭瘘管修补术
26.29009	腮腺病损切除术		27.54001	唇裂再修复术
26.29013	舌下腺病损切除术		27.54002	唇裂修复术
26.29019	副腮腺病损切除术		27.55002	唇全厚植皮术
26.31001	下颌下腺部分切除术		27.56002	唇中厚植皮术
26.31004	腮腺部分切除术		27.57002	唇皮瓣移植术
26.31007	舌下腺部分切除术		27.59009	交叉唇瓣断蒂术
26.31009	腮腺浅叶切除术		27.59011	口形矫正术
26.31010	副腮腺切除术		27.59017	唇黏膜瓣移植术
26.32003	舌下腺切除术		27.59018	口腔黏膜瓣移植术
26.32004	下颌下腺切除术		27.59019	口腔黏膜游离移植术
26.41001	唾液腺缝合术		27.59020	颊肌黏膜瓣移植术

27.61001　腭裂伤缝合术

27.62001　腭裂修补术伴腭垂修补术

27.63002　腭裂术后继发畸形矫正术

27.73001　腭垂裂修补术

27.73003　二氧化碳激光双下甲咽侧索气化术

27.79001　腭垂病损切除术

27.92001　唇瘢痕松解术

27.99002　颊部病损切除术

27.99003　颏下病损切除术

27.99005　面部病损切除术

27.99008　颊脂垫修复术

27.99010　颊系带切开术

76.01001　面骨死骨切除术

76.01002　下颌骨死骨切除术

76.01003　上颌骨死骨切除术

76.11002　面骨活检术

76.2014　　面骨病损局部切除术

76.31003　下颌骨部分切除术

76.39013　面骨部分切除术

76.64016　下颌根尖下截骨成形术

76.67005　颏缩小成形术

76.68001　颏硅胶置入增大成形术

76.68002　颏成形术

76.68003　颏增大成形术

76.69004　颌骨修整术

76.71001　颧骨骨折闭合复位术

76.73002　上颌骨骨折闭合复位术

76.75002　下颌骨骨折闭合复位术

76.76003　下颌骨骨折切开复位内固定术

76.76004　下颌骨骨折切开复位术

76.77001　牙槽骨折切开复位伴牙齿固定术

76.77002　牙槽骨折切开复位内固定术

76.78003　牙槽骨折闭合复位内固定术

76.92001　面骨硅胶假体置入术

76.92002　面骨合成物置入术

76.92004　下颌骨钛板置入术

76.92005　面部生物材料充填术

76.92008　面骨人工骨置入术

76.92009　面骨人工珊瑚置入术

76.92011　上颌骨钛板置入术

76.92012　上颌骨人工假体置入术

76.92013　下颌骨人工假体置入术

76.93001　颞下颌关节脱位闭合复位术

76.96001　颞下颌关节治疗性物质注射

76.97001　面骨内固定物取出术

76.97009　下颌骨内固定物取出术

78.99001　骨牵拉延长器置入术

DG30　口腔科小手术，年龄 < 17 岁

DG33　口腔科小手术，伴并发症与合并症

DG35　口腔科小手术，不伴并发症与合并症

手术操作包括：

04.07007　眶上神经撕脱术

04.07028　三叉神经撕脱术

23.01001　乳牙拔除

23.09003　齿钳拔牙

23.42001　牙固定桥安装

23.49001　牙冠延长术

23.6004　　牙种植二期手术（种植体基桩连接术）

23.71001　根管治疗伴冲洗术

23.72001　根管治疗伴根尖切除术

23.73001　根尖病损切除术

23.73002　根尖切除术

24.0002　　牙槽切开术

24.0003　　牙龈脓肿切开术

24.2001　　牙龈成形术

24.31003　牙龈病损切除术

24.32001　牙龈缝合术

24.39002　牙龈翻瓣术

24.4004　　牙槽病损切除术

24.5001　　牙槽部分切除术

24.5002　　牙槽成形术

24.5005　　牙槽切除术

25.51001　舌缝合术

25.91001　舌系带延长术

25.92001　舌系带切除术

25.93001 舌粘连松解术

25.99001 舌系带成形术

26.0002 唾液腺切开术

26.0003 舌下腺切开引流术

26.0004 唾液腺导管切开术

26.19001 唾液腺内镜检查

26.49008 下颌下腺导管口转位术

27.0002 颌下引流术

27.0006 面部引流术

27.31001 硬腭病损局部切除术

27.43001 唇病损激光烧灼术

27.49009 口腔病损激光烧灼术

27.49011 口腔黏膜病损切除术

27.49014 软腭病损射频消融术

27.59007 口角缝合术

27.69003 软腭激光烧灼术

27.71001 腭垂切开术

27.72001 腭垂部分切除术

27.72002 腭垂切除术

27.91001 唇系带切断术

DJ13 头颈、耳、鼻、咽、口其他手术，伴并发症与合并症

DJ15 头颈、耳、鼻、咽、口其他手术，不伴并发症与合并症

手术操作包括：

04.01001 听神经病变切除术

04.01003 听神经切断术

04.01004 前庭神经切断术

04.02001 经颞下三叉神经根切断术 [Frazier 手术]

04.04004 喉返神经探查术

04.05001 半月神经节切除术

04.07002 鼓室神经丛切除术

04.07003 滑车神经撕脱术

04.07005 颈神经病损切除术

04.2003 周围神经破坏术

04.2004 三叉神经射频消融术

04.2007 翼腭神经节破坏术

04.41003 三叉神经减压术

04.42001 副神经减压术

04.42006 经后颅窝面神经减压术

04.42007 枕下神经减压术

04.42008 舌咽神经减压术

04.49018 舌神经根松解术

05.21001 蝶腭神经节切除术

05.22001 颈交感神经切断术

07.79001 空蝶鞍填塞术

16.01001 眶外侧壁切开术

16.02001 眶切开术伴有植入眶植入物

16.09001 眶切开探查术

16.09004 一个眶壁减压术

16.09005 多个眶壁减压术

16.51002 眼眶内容物剜出伴邻近结构去除术

16.52001 眼眶内容物剜出伴治疗性眶骨去除术

16.59002 眼眶内容物剜出伴颞肌移植术

16.89002 眶内壁重建术

16.89006 眼窝成形术

16.92001 眶内病损切除术

16.98001 眼眶病损切除术

18.79008 乳突植皮术

18.79009 耳游离皮瓣移植术

20.99003 耳蜗电极调整术

21.04001 筛动脉结扎止血术

21.32001 鼻皮肤病损切除术

21.32007 鼻死骨切除术

21.81001 鼻裂伤缝合术

21.99002 鼻清创术

28.0001 扁桃体脓肿引流术

28.0003 咽旁脓肿引流术

29.0001 咽部脓肿切开引流术

29.0003 咽部切开探查术

29.0005 咽瘘切开引流术

29.31001 环咽肌切开术

29.32001 咽憩室切除术

29.33002 部分咽切除术

29.39017 咽颌淋巴烧灼术

29.4001 鼻咽闭锁矫正术

29.51001 咽撕裂缝合术

29.53001	咽瘘修补术
29.53002	咽瘘缝合术
29.54001	咽粘连松解术
29.59001	咽后壁修补术
29.91001	鼻咽扩张术
29.91002	咽扩张术
30.29002	喉杓状软骨切除术
30.29009	支撑喉镜下喉软骨切除术
31.91001	喉返神经切断术
31.92001	声带粘连松解术
38.60012	血管病损切除术
38.60013	血管球瘤切除术
38.82002	颈静脉结扎术
38.82005	颈内静脉结扎术
38.82006	颈前静脉结扎术
38.82007	颈总动脉结扎术
39.59006	颈内动脉成形术
40.21002	颈深部淋巴结切除术
40.29002	单纯淋巴结切除术
40.29010	淋巴管瘤切除术
40.29014	锁骨上淋巴结切除术
40.3002	淋巴结区域性切除术
40.9001	淋巴管 - 静脉吻合术
40.9003	周围淋巴管 - 小静脉吻合术
40.9004	淋巴干 - 小静脉吻合术
40.9008	淋巴水肿矫正 Homans-Macey 手术 [Homans 手术]
40.9009	淋巴水肿矫正 Charles 手术 [Charles 手术]
40.9010	淋巴水肿矫正 Thompson 手术 [Thompson 手术]
86.93002	皮肤扩张器置入术

DK19 头颈、耳、鼻、咽、口诊断伴呼吸机支持

手术操作包括：

31.1005	暂时性气管切开术
96.04001	气管插管
96.55001	清洁气管造口
96.71001	有创呼吸机治疗小于 96 小时
96.72001	有创呼吸机治疗大于等于 96 小时

DL19 头颈、耳、鼻、咽、口其他特殊的操作

手术操作包括：

18.12001	外耳活检
20.32001	中耳活检
20.39001	中耳镜检查
20.72001	内耳注射术
20.94001	鼓室注射术
21.01001	前鼻孔填塞止血
21.02001	前后鼻孔填塞止血
21.22001	鼻活检
22.11002	鼻内镜下鼻窦活检
24.11001	牙龈活检
25.02001	直视下舌活检术
26.11001	唾液腺活检
26.11003	腮腺活检
26.12001	直视下腮腺活检术
26.12002	直视下唾液腺活检术
27.21001	硬腭活检
27.22001	腭垂活检
27.22002	软腭活检
27.23001	唇活检
27.24004	颊黏膜活检
28.11001	扁桃体活检
28.11002	腺样体活检
29.12002	咽部活检
29.12003	鼻咽活检
31.43002	纤维喉镜下喉活检
31.45001	直视下喉活检术
31.94001	气管内注射治疗物质
31.98003	喉支架调整术
40.11002	淋巴结活检
98.01001	口腔内异物去除
98.11001	耳内异物去除
98.12001	鼻腔内异物去除
98.13001	咽内异物去除
98.14001	喉内异物去除

DR11　头颈、耳、鼻、咽、口恶性肿瘤，
　　　　伴重要并发症与合并症

DR13　头颈、耳、鼻、咽、口恶性肿瘤，
　　　　伴并发症与合并症

DR15　头颈、耳、鼻、咽、口恶性肿瘤，
　　　　不伴并发症与合并症

主要诊断包括：

C00.001	上唇恶性肿瘤
C00.002	上唇唇红缘恶性肿瘤
C00.003	上唇唇红区恶性肿瘤
C00.101	下唇恶性肿瘤
C00.102	下唇唇红缘恶性肿瘤
C00.103	下唇唇红区恶性肿瘤
C00.201	外唇恶性肿瘤
C00.202	外唇唇红缘恶性肿瘤
C00.301	上唇内面恶性肿瘤
C00.302	上唇口腔面恶性肿瘤
C00.303	上唇黏膜恶性肿瘤
C00.304	上唇系带恶性肿瘤
C00.305	上唇颊侧面恶性肿瘤
C00.401	下唇内面恶性肿瘤
C00.402	下唇颊侧面恶性肿瘤
C00.403	下唇系带恶性肿瘤
C00.404	下唇黏膜恶性肿瘤
C00.405	下唇口腔面恶性肿瘤
C00.501	唇内面恶性肿瘤
C00.502	唇内面黏膜恶性肿瘤
C00.503	唇内面口腔面恶性肿瘤
C00.504	唇内面系带恶性肿瘤
C00.505	唇内面颊侧面恶性肿瘤
C00.601	唇联合恶性肿瘤
C00.901	唇恶性肿瘤
C01xx01	舌根恶性肿瘤
C01xx02	舌根背面恶性肿瘤
C01xx03	舌后 1/3 恶性肿瘤
C02.001	舌背面恶性肿瘤
C02.002	舌前 2/3 背面恶性肿瘤
C02.101	舌尖及侧缘的恶性肿瘤
C02.102	舌缘恶性肿瘤

C02.103	舌尖恶性肿瘤
C02.201	舌腹面恶性肿瘤
C02.202	舌前 2/3 腹面恶性肿瘤
C02.203	舌系带恶性肿瘤
C02.301	舌前 2/3 恶性肿瘤
C02.302	舌中 1/3 恶性肿瘤
C02.303	舌活动部分恶性肿瘤
C02.401	舌扁桃体恶性肿瘤
C02.901	舌恶性肿瘤
C02.902	舌多处恶性肿瘤
C03.001	上牙龈恶性肿瘤
C03.002	上颌恶性肿瘤
C03.101	下牙龈恶性肿瘤
C03.901	颌结缔组织恶性肿瘤
C03.902	牙龈恶性肿瘤
C04.001	口底前部恶性肿瘤
C04.101	口底侧部恶性肿瘤
C04.901	口底恶性肿瘤
C05.001	硬腭恶性肿瘤
C05.101	软腭恶性肿瘤
C05.201	悬雍垂恶性肿瘤
C05.901	腭恶性肿瘤
C05.902	口顶恶性肿瘤
C06.001	颊内部恶性肿瘤
C06.002	颊黏膜恶性肿瘤
C06.101	口前庭恶性肿瘤
C06.102	上颊沟恶性肿瘤
C06.103	下颊沟恶性肿瘤
C06.104	上唇沟恶性肿瘤
C06.105	下唇沟恶性肿瘤
C06.106	颊龈沟恶性肿瘤
C06.201	磨牙后区恶性肿瘤
C06.901	口腔恶性肿瘤
C06.902	小唾液腺恶性肿瘤
C06.903	口腔黏膜恶性肿瘤
C07xx01	腮腺恶性肿瘤
C07xx03	副腮腺恶性肿瘤
C08.002	下颌下腺恶性肿瘤
C08.101	舌下腺恶性肿瘤
C08.801	舌下腺及下颌下腺恶性肿瘤

C08.901	唾液腺恶性肿瘤	C13.201	下咽后壁恶性肿瘤
C08.902	大唾液腺恶性肿瘤	C13.901	下咽恶性肿瘤
C09.001	扁桃体窝恶性肿瘤	C13.902	喉咽恶性肿瘤
C09.101	腭舌弓恶性肿瘤	C14.002	咽壁恶性肿瘤
C09.102	前扁桃体柱恶性肿瘤	C14.003	咽恶性肿瘤
C09.103	后扁桃体柱恶性肿瘤	C14.004	咽后壁恶性肿瘤
C09.901	扁桃体恶性肿瘤	C14.005	咽喉恶性肿瘤
C09.902	腭扁桃体恶性肿瘤	C14.201	瓦尔代尔扁桃体环恶性肿瘤
C09.903	咽门扁桃体恶性肿瘤	C14.801	颊部及牙龈恶性肿瘤
C10.001	会厌谷恶性肿瘤	C14.802	舌根及咽部恶性肿瘤
C10.101	会厌前面恶性肿瘤	C14.803	舌根和咽部及喉部恶性肿瘤
C10.102	会厌边缘恶性肿瘤	C14.804	舌部及口底恶性肿瘤
C10.103	舌会厌襞恶性肿瘤	C14.805	口腔及咽部恶性肿瘤
C10.201	口咽侧壁恶性肿瘤	C14.806	腭部及咽部恶性肿瘤
C10.301	口咽后壁恶性肿瘤	C14.807	舌下腺及舌根恶性肿瘤
C10.401	鳃裂恶性肿瘤	C30.001	鼻腔恶性肿瘤
C10.802	口咽连接部恶性肿瘤	C30.002	鼻软骨恶性肿瘤
C10.901	口咽恶性肿瘤	C30.003	鼻甲恶性肿瘤
C11.001	鼻咽上壁恶性肿瘤	C30.005	鼻中隔恶性肿瘤
C11.002	鼻咽顶恶性肿瘤	C30.006	鼻前庭恶性肿瘤
C11.101	鼻咽后壁恶性肿瘤	C30.101	乳突恶性肿瘤
C11.102	咽扁桃体恶性肿瘤	C30.102	咽鼓管恶性肿瘤
C11.103	腺样体恶性肿瘤	C30.103	中耳恶性肿瘤
C11.201	鼻咽侧壁恶性肿瘤	C31.001	上颌窦恶性肿瘤
C11.202	罗森米窝恶性肿瘤	C31.101	筛窦恶性肿瘤
C11.203	咽鼓管开口恶性肿瘤	C31.201	额窦恶性肿瘤
C11.204	咽隐窝恶性肿瘤	C31.301	蝶窦恶性肿瘤
C11.301	鼻中隔后缘恶性肿瘤	C31.901	鼻窦恶性肿瘤
C11.302	鼻咽前壁恶性肿瘤	C32.001	声带恶性肿瘤
C11.303	鼻咽底部恶性肿瘤	C32.002	声门恶性肿瘤
C11.304	软腭的鼻咽后面恶性肿瘤	C32.101	会厌恶性肿瘤
C11.305	软腭的鼻咽上面恶性肿瘤	C32.102	声门上恶性肿瘤
C11.306	鼻后缘恶性肿瘤	C32.104	会厌后面（喉面）恶性肿瘤
C11.307	鼻后孔恶性肿瘤	C32.105	喉室带恶性肿瘤
C11.901	鼻咽恶性肿瘤	C32.201	声门下恶性肿瘤
C12xx01	梨状窦恶性肿瘤	C32.901	喉恶性肿瘤
C12xx02	梨状窝恶性肿瘤	C39.001	上呼吸道恶性肿瘤
C13.001	环状软骨后恶性肿瘤	C39.801	鼻腔及鼻窦恶性肿瘤
C13.101	杓状会厌襞恶性肿瘤	C41.011	额骨恶性肿瘤
C13.102	杓状会厌襞边缘区恶性肿瘤	C41.012	筛骨恶性肿瘤

C41.013	蝶骨恶性肿瘤	C47.006	翼腭窝周围神经和自主神经恶性肿瘤
C41.014	颞骨恶性肿瘤	C47.007	咽旁间隙周围神经和自主神经恶性肿瘤
C41.015	眶骨恶性肿瘤	C47.008	咽后间隙周围神经和自主神经恶性肿瘤
C41.018	颅骨恶性肿瘤	C47.009	眼睑周围神经和自主神经恶性肿瘤
C41.020	舌骨恶性肿瘤	C47.010	鼻部周围神经和自主神经恶性肿瘤
C41.021	犁骨恶性肿瘤	C47.011	颈丛恶性肿瘤
C41.022	上颌骨恶性肿瘤	C49.001	耳部结缔组织恶性肿瘤
C41.023	腭骨恶性肿瘤	C49.002	颈部结缔组织恶性肿瘤
C41.024	鼻骨恶性肿瘤	C49.003	面部结缔组织恶性肿瘤
C41.025	鼻甲骨恶性肿瘤	C49.004	颞部结缔组织恶性肿瘤
C41.026	颧骨恶性肿瘤	C49.005	头部结缔组织恶性肿瘤
C41.027	颌面骨恶性肿瘤	C49.007	翼腭窝结缔组织恶性肿瘤
C41.028	面骨恶性肿瘤	C72.506	面神经恶性肿瘤
C41.101	下颌骨恶性肿瘤	C72.507	舌咽神经恶性肿瘤
C43.001	唇恶性黑色素瘤	C72.510	舌下神经恶性肿瘤
C43.201	耳廓恶性黑色素瘤	C72.803	颅鼻眶沟通恶性肿瘤
C43.202	外耳道恶性黑色素瘤	C76.002	头部恶性肿瘤
C43.203	耳恶性黑色素瘤	C76.003	面部恶性肿瘤
C43.301	鼻恶性黑色素瘤	C76.004	颈部恶性肿瘤
C43.302	面恶性黑色素瘤	C76.005	颊部恶性肿瘤
C43.401	颈恶性黑色素瘤	C76.006	鼻部恶性肿瘤
C43.402	头皮恶性黑色素瘤	C76.007	颌下恶性肿瘤
C44.001	唇部皮肤恶性肿瘤	C76.008	腭部恶性肿瘤
C44.201	耳部皮肤恶性肿瘤	C76.009	翼腭窝恶性肿瘤
C44.202	外耳道皮肤恶性肿瘤	C76.010	颞下窝恶性肿瘤
C44.301	鼻部皮肤恶性肿瘤	C77.001	颌下淋巴结继发恶性肿瘤
C44.302	鼻唇沟皮肤恶性肿瘤	C77.002	颈部淋巴结继发恶性肿瘤
C44.303	额部皮肤恶性肿瘤	C77.003	腮腺淋巴结继发恶性肿瘤
C44.304	面部皮肤恶性肿瘤	C77.004	锁骨上淋巴结继发恶性肿瘤
C44.305	颞部皮肤恶性肿瘤	C77.005	头部淋巴结继发恶性肿瘤
C44.306	鼻翼皮肤恶性肿瘤	C77.006	面部淋巴结继发恶性肿瘤
C44.307	颌下皮肤恶性肿瘤	C78.303	中耳继发恶性肿瘤
C44.402	颈部皮肤恶性肿瘤	C78.304	咽鼓管继发恶性肿瘤
C44.403	头颈皮肤恶性肿瘤	C78.305	上颌窦继发恶性肿瘤
C44.404	头皮恶性肿瘤	C78.306	声带继发恶性肿瘤
C46.201	腭卡波西肉瘤	C78.307	鼻腔继发恶性肿瘤
C47.004	耳部周围神经和自主神经恶性肿瘤	C78.308	乳突继发恶性肿瘤
C47.005	颞下窝周围神经和自主神经恶性肿瘤		

C78.309	鼻窦继发恶性肿瘤		D02.301	鼻窦原位癌
C78.310	会厌继发恶性肿瘤		D02.302	中耳原位癌
C79.208	颏部皮肤继发恶性肿瘤		D02.303	鼻腔原位癌
C79.504	上颌骨继发恶性肿瘤		D03.001	唇原位黑色素瘤
C79.505	下颌骨继发恶性肿瘤		D03.202	耳原位黑色素瘤
C79.517	颌骨继发恶性肿瘤		D03.203	外耳道原位黑色素瘤
C79.520	面骨继发恶性肿瘤		D03.301	面部原位黑色素瘤
C79.528	舌骨继发恶性肿瘤		D03.402	头皮原位黑色素瘤
C79.8801	颈部继发恶性肿瘤		D03.403	颈部原位黑色素瘤
C79.8802	口腔继发恶性肿瘤		D04.001	唇皮肤原位癌
C79.8805	腮腺继发恶性肿瘤		D04.201	耳皮肤原位癌
C79.8806	头部继发恶性肿瘤		D04.202	外耳道皮肤原位癌
C79.8812	颏部继发恶性肿瘤		D04.301	鼻唇沟皮肤原位癌
C79.8813	锁骨上继发恶性肿瘤		D04.302	面皮肤原位癌
C79.8822	舌部继发恶性肿瘤		D04.401	头皮原位癌
C79.8824	悬雍垂继发恶性肿瘤		D04.402	颈皮肤原位癌
C79.8825	腭部继发恶性肿瘤		D22.202	耳部黑色素痣
C79.8826	臼齿后区继发恶性肿瘤		D37.001	扁桃体交界性肿瘤
C79.8827	扁桃体继发恶性肿瘤		D37.002	唇交界性肿瘤
C79.8828	鼻咽继发恶性肿瘤		D37.003	腮腺交界性肿瘤
C79.8833	面部继发恶性肿瘤		D37.004	唾液腺交界性肿瘤
C79.8840	唇部继发恶性肿瘤		D37.005	咽部交界性肿瘤
C79.8841	颌下腺继发恶性肿瘤		D37.006	杓状会厌襞交界性肿瘤
C79.8842	舌下腺继发恶性肿瘤		D37.007	唇红缘交界性肿瘤
C79.8843	齿龈继发恶性肿瘤		D37.008	大唾液腺交界性肿瘤
C79.8844	颊黏膜继发恶性肿瘤		D37.009	小唾液腺交界性肿瘤
C79.8845	颊龈沟继发恶性肿瘤		D37.010	齿龈交界性肿瘤
C79.8851	咽部继发恶性肿瘤		D37.011	鼻咽交界性肿瘤
D00.001	唇原位癌		D37.012	舌根交界性肿瘤
D00.002	口腔原位癌		D37.013	口底交界性肿瘤
D00.003	咽原位癌		D37.014	腭交界性肿瘤
D00.004	杓状会厌襞原位癌		D37.015	颊黏膜交界性肿瘤
D00.005	唇红缘原位癌		D38.001	会厌交界性肿瘤
D00.006	下咽原位癌		D38.002	喉交界性肿瘤
D00.007	鼻咽原位癌		D38.501	鼻腔交界性肿瘤
D00.008	腮腺原位癌		D38.503	鼻窦交界性肿瘤
D02.001	喉原位癌		D38.504	鼻软骨交界性肿瘤
D02.002	声带原位癌		D38.505	中耳交界性肿瘤
D02.003	喉面杓状会厌襞原位癌		D43.310	舌咽神经交界性肿瘤
D02.004	会厌舌骨上原位癌		D44.602	颈动脉体交界性肿瘤

D44.703	颈静脉体交界性肿瘤
D44.704	颈静脉球交界性肿瘤
D48.108	颈静脉交界性肿瘤
D48.203	面周围神经和自主神经交界性肿瘤
D48.204	颈周围神经和自主神经交界性肿瘤
D48.205	耳周围神经和自主神经交界性肿瘤
D48.206	颞下窝周围神经和自主神经交界性肿瘤
D48.207	翼腭窝周围神经和自主神经交界性肿瘤
D48.208	咽旁间隙周围神经和自主神经交界性肿瘤
D48.209	咽后间隙周围神经和自主神经交界性肿瘤
D48.211	鼻周围神经和自主神经交界性肿瘤
D48.502	鼻部皮肤交界性肿瘤
D48.504	耳部皮肤交界性肿瘤
D48.508	头皮交界性肿瘤
D48.509	面部皮肤交界性肿瘤
D48.514	耵聍腺交界性肿瘤
D48.707	颊部交界性肿瘤
D48.725	面部交界性肿瘤
D48.726	颈部交界性肿瘤
Q30.808	鼻神经胶质瘤

DS19 平衡失调及听觉障碍

主要诊断包括：

A88.101+H82*	
	流行性眩晕
H81.001	梅尼埃病
H81.002	膜迷路积水
H81.101	良性阵发性位置性眩晕
H81.201	前庭神经炎
H81.301	耳源性眩晕
H81.302	前庭性眩晕
H81.303	前庭周围性眩晕
H81.305	莱穆瓦耶综合征
H81.401	中枢性眩晕
H81.402	中枢性眼球震颤
H81.403	中枢性位置性眼球震颤

H81.901	前庭功能减退
H81.902	前庭功能障碍
H81.904	眩晕综合征
H83.001	迷路炎 [内耳炎]
H83.002	迷路周围炎
H83.101	半规管瘘
H83.103	迷路瘘管 [局限性迷路炎]
H83.201	半规管轻瘫
H83.202	迷路功能减退
H83.203	前庭功能丧失
H83.301	爆震性聋
H83.302	噪声性聋
H83.801	迷路出血
H83.802	自发性圆窗膜破裂
H83.803	迷路卒中
H83.804	上半规管裂综合征
H90.001	双侧传导性聋
H90.101	单侧传导性聋
H90.201	传导性聋
H90.301	双侧感音神经性聋
H90.401	单侧感音神经性聋
H90.501	感音神经性聋
H90.503	先天性聋
H90.601	双侧混合性聋
H90.701	单侧混合性聋
H90.801	混合性聋 [传导性和感音神经性聋]
H91.001	药物中毒性耳聋
H91.101	老年性聋
H91.201	突发性聋
H91.202	特发性突聋
H91.301	聋哑症
H91.801	创伤性聋
H91.901	耳聋
H91.902	听力减退
H91.903	高频率耳聋
H91.904	低频率耳聋
H93.101	耳鸣
H93.102	血管源性耳鸣
H93.201	复听
H93.202	听功能障碍

H93.204	听力复聪	H66.903	慢性中耳炎
H93.205	听觉过敏	H66.904	遗迹性中耳炎
R42xx01	眩晕	H66.905	中耳炎
R42xx02	周期性眩晕	H68.001	咽鼓管炎
R42xx04	头晕	H70.001	耳后脓肿
T75.301	晕动病	H70.002	急性出血性乳突炎
T75.302	空晕病［晕机病］	H70.003	急性化脓性乳突炎
T75.303	晕船病	H70.004	急性坏死性乳突炎
T75.304	晕车病	H70.005	急性乳突炎

DT10 中耳炎及上呼吸道感染，年龄 < 17 岁

DT13 中耳炎及上呼吸道感染，伴并发症与合并症

DT15 中耳炎及上呼吸道感染，不伴并发症与合并症

主要诊断包括：

A18.601+H67.0*
　　　　结核性中耳炎
A54.501　淋球菌性咽炎
B05.301+H67.1*
　　　　麻疹并发中耳炎
B05.807　麻疹并发支气管炎
B08.501　疱疹性咽峡炎
B08.802　肠病毒性淋巴结咽炎
B49xx06　真菌性额窦炎
B49xx17　真菌性上颌窦炎
B49xx18　真菌性鼻窦炎
H65.002　急性分泌性中耳炎
H65.301　慢性分泌性中耳炎
H65.303　胶耳
H65.901　分泌性中耳炎
H66.001　急性化脓性中耳炎
H66.002　格拉代尼果综合征［Gradenigo 综合征］
H66.301　慢性化脓性中耳炎
H66.401　化脓性中耳炎
H66.901　残余性中耳炎
H66.902　急性中耳炎

H70.006　颈部贝佐尔德脓肿
H70.007　乳突脓肿
H70.008　乳突骨膜下脓肿
H70.009　急性乳突积脓
H70.101　耳后瘘管
H70.103　慢性乳突炎
H70.104　乳突骨疡
H70.105　乳突瘘
H70.201　岩锥炎［岩部炎］
H70.902　乳突炎
H71xx02　中耳胆脂瘤
H71xx03　慢性化脓性中耳炎胆脂瘤型
H71xx05　鼓室胆脂瘤
H71xx06　岩尖胆脂瘤
H72.201　鼓膜边缘性穿孔
H72.902　鼓膜穿孔
H73.001　大疱性鼓膜炎
H73.002　急性鼓膜炎
H73.101　慢性鼓膜炎
H73.801　鼓膜萎缩
H73.802　鼓膜炎
H73.805　血鼓室
H73.807　肉芽性鼓膜炎
H73.808　蓝鼓膜综合征
H74.001　鼓室硬化症
H74.101　粘连性中耳炎
H74.802　慢性化脓性中耳炎骨疡型［中耳骨疽］
H74.804　中耳瘘
H95.001　胆脂瘤术后复发
H95.101　乳突术后感染

J00xx04	急性鼻炎		J11.103	未知病毒的流感性咽炎
J00xx05	急性鼻咽炎		J11.104	未知病毒的流感性喉炎
J00xx06	感染性鼻炎		J11.105	未知病毒的流感性胸膜炎
J00xx07	感染性鼻咽炎		J30.001	血管舒缩性鼻炎
J00xx08	急性卡他性鼻炎		J30.101	花粉病
J01.001	急性上颌窦炎		J30.102	枯草热
J01.002	急性化脓性上颌窦炎		J30.301	药物性鼻炎
J01.101	急性额窦炎		J30.302	全年性变应性鼻炎
J01.201	急性筛窦炎		J30.401	过敏性鼻炎 [变应性鼻炎]
J01.301	急性蝶窦炎		J31.001	鼻炎
J01.401	急性全组鼻窦炎		J31.002	慢性鼻炎
J01.901	急性鼻窦炎		J31.003	萎缩性鼻炎
J01.902	急性化脓性鼻窦炎		J31.004	慢性肥厚性鼻炎
J01.903	急性鼻窦脓肿		J31.101	慢性鼻咽炎
J02.001	链球菌性咽炎		J31.201	慢性咽炎
J02.801	病毒性咽炎		J31.202	慢性咽喉痛
J02.901	急性咽峡炎		J31.203	肥厚性咽炎
J02.902	急性化脓性咽峡炎		J31.204	萎缩性咽炎
J02.903	急性咽炎		J32.001	上颌窦炎
J02.904	咽炎		J32.002	慢性上颌窦炎
J02.905	急性咽喉痛		J32.003	慢性化脓性上颌窦炎
J03.001	链球菌性扁桃体炎		J32.004	上颌窦脓肿
J03.901	扁桃体残根炎		J32.005	上颌窦肉芽肿
J03.902	扁桃体炎		J32.006	上颌窦瘘
J03.903	急性腺样体炎		J32.007	口腔上颌窦瘘
J03.904	急性扁桃体炎		J32.008	坏死性上颌窦炎
J03.905	急性化脓性扁桃体炎		J32.009	出血性坏死性上颌窦炎
J03.906	急性滤泡性扁桃体炎		J32.101	额窦炎
J06.801	急性咽气管炎		J32.102	慢性额窦炎
J06.802	多部位急性上呼吸道感染		J32.104	额窦脓肿
J06.901	病毒性上呼吸道感染		J32.201	筛窦炎
J06.902	急性上呼吸道感染		J32.202	慢性筛窦炎
J06.903	上呼吸道感染		J32.203	慢性化脓性筛窦炎
J10.101	已知病毒的流行性感冒		J32.301	蝶窦炎
J10.102	已知病毒的流感性急性上呼吸道感染		J32.302	慢性蝶窦炎
J10.103	已知病毒的流感性咽炎		J32.303	慢性化脓性蝶窦炎
J10.104	已知病毒的流感性喉炎		J32.304	蝶窦脓肿
			J32.305	蝶窦肉芽肿
J11.102	未知病毒的流感性急性上呼吸道感染		J32.401	全组鼻窦炎
			J32.402	慢性全组鼻窦炎

J32.801　额窦上颌窦炎

J32.802　额窦筛窦炎

J32.803　额窦蝶窦炎

J32.804　上颌窦蝶窦炎

J32.805　上颌窦筛窦炎

J32.806　额窦筛窦上颌窦炎

J32.807　额窦上颌窦蝶窦炎

J32.808　筛窦上颌窦蝶窦炎

J32.809　筛窦蝶窦炎

J32.810　额窦筛窦脓肿

J32.901　鼻窦炎

J32.902　慢性鼻窦炎

J32.903　慢性化脓性鼻窦炎

J32.904　鼻窦脓肿

J32.905　鼻窦肉芽肿

J32.906　鼻窦瘘

J32.907　鼻窦滴漏综合征

J32.908　慢性牙源性鼻窦炎

J35.001　慢性扁桃体炎

J35.803　扁桃体溃疡

J37.005　慢性咽喉炎

T70.001　航空性中耳炎

T70.101　航空性鼻窦炎

DT29　会厌炎、喉炎及气管炎

主要诊断包括：

A21.302　咽腺型土拉菌病

A69.101　樊尚咽峡炎

A69.102　梭菌螺旋体性咽炎

B00.205　疱疹性扁桃体炎

B05.802+J99.8*

　　　　　麻疹并发喉炎

J04.001　喉炎

J04.002　链球菌性喉炎

J04.003　急性喉炎

J04.004　急性感染性喉炎

J04.005　急性水肿性喉炎

J04.006　急性声门下喉炎

J04.007　急性化脓性喉炎

J04.008　急性溃疡性喉炎

J04.201　急性喉气管炎

J04.203　喉气管炎

J05.001　急性梗阻性喉炎［哮吼］

J05.101　急性会厌炎

J06.001　急性咽喉炎

J36xx01　扁桃体脓肿

J36xx02　扁桃体周围脓肿

J36xx03　扁桃体周围炎

J36xx04　扁桃体周围蜂窝组织炎

J37.001　慢性会厌炎

J37.002　慢性喉炎

J37.003　干燥性喉炎

J37.004　肥厚性喉炎

J37.101　慢性喉气管炎

J38.312　声带脓肿

J38.313　声带蜂窝织炎

J38.706　喉溃疡

J38.709　喉坏死

J38.713　环杓关节炎

J38.718　会厌溃疡

J38.720　喉脓肿

J38.721　喉蜂窝织炎

J38.722　喉软骨膜炎

J38.723　会厌脓肿

J39.801　咽喉溃疡

DU19　鼻出血

主要诊断包括：

R04.001　鼻出血［鼻衄］

DV19　头颈、外耳、口、鼻的创伤及变形

主要诊断包括：

H61.101　耳廓瘢痕

H61.102　后天性耳廓畸形

H61.103　耳廓瘘

H61.104　后天性外耳畸形

H61.105　烧伤后耳廓缺损

H61.106　烧伤后小耳畸形

H61.301　后天性外耳道狭窄

H61.801	外耳道瘘		S01.432	颏下颌区开放性损伤
H61.802	后天性外耳道闭锁		S01.491	颊和颏下颌区开放性损伤
H61.805	外耳道瘢痕		S01.501	口腔开放性损伤
J34.201	鼻中隔偏曲		S01.511	唇部开放性损伤
J34.808	后天性鼻孔闭锁		S01.521	口腔黏膜开放性损伤
J34.809	后天性鼻孔狭窄		S01.522	脸颊内部开放性损伤
J34.810	鼻腔狭窄		S01.531	牙龈开放性损伤
M95.002	后天性鼻变形		S01.541	舌开放性损伤
M95.201	后天性面部变形		S01.542	舌和口底开放性损伤
M95.204	后天性颧骨变形		S01.551	上腭开放性损伤
S00.301	鼻部浅表损伤		S01.552	软腭开放性损伤
S00.351	鼻部挫伤		S01.591	唇和口腔开放性损伤
S00.352	鼻部血肿		S02.201	鼻骨骨折
S00.401	耳浅表损伤		S02.202	鼻中隔骨折
S00.451	耳廓挫伤		S02.401	颧弓骨折
S00.452	外耳挫伤		S02.402	颧骨骨折
S00.453	耳廓血肿		S02.403	上颌骨骨折
S00.501	口腔浅表损伤		S02.405	上颌窦骨折
S00.551	唇挫伤		S02.501	创伤性牙折断
S01.202	鼻部开放性损伤		S02.502	创伤性牙破损
S01.211	鼻表皮开放性损伤		S02.601	下颌骨骨折
S01.221	鼻孔开放性损伤		S02.611	髁突骨折
S01.231	鼻中隔开放性损伤		S02.621	髁突下部骨折
S01.291	鼻部开放性损伤伴蝶窦异物		S02.631	下颌骨冠突骨折
S01.292	创伤性鼻部缺损		S02.641	下颌骨支骨折
S01.301	耳部开放性损伤		S02.651	下颌骨角骨折
S01.302	耳道开放性损伤		S02.661	下颌骨纤维软骨体骨折
S01.311	外耳耳翼开放性损伤		S02.671	牙槽骨骨折
S01.312	耳廓开放性损伤		S02.681	下颌骨体骨折
S01.331	耳屏开放性损伤		S02.691	下颌骨复合骨折
S01.351	耳咽管开放性损伤		S02.704	鼻眶筛骨折
S01.361	听小骨开放性损伤		S02.802	牙槽部骨折
S01.371	中耳开放性损伤		S02.803	上腭骨折
S01.381	耳蜗开放性损伤		S03.001	颌软骨脱位
S01.411	颊部开放性损伤		S03.002	下颌关节脱位
S01.421	上颌开放性损伤		S03.003	颞下颌关节脱位
S01.431	腭部开放性损伤 [1]		S03.101	鼻中隔软骨脱位

---

[1] 此处"腭部开放性损伤"疑应为"下颌开放性损伤"。

S03.201	创伤性牙脱位
S03.401	颞下颌关节损伤
S03.402	颞下颌韧带损伤
S08.101	创伤性耳切断
S08.801	创伤性鼻切断
S09.801	创伤性牙齿脱落
S09.802	创伤性乳牙损伤
S09.803	创伤性鼻窦积血
S09.901	头部损伤
S09.902	面部损伤
S09.903	耳部损伤
S09.904	耳廓损伤
S09.905	鼻部损伤
S09.906	唇部损伤
S09.907	脑神经损伤
S19.802	颈部气管损伤
T16xx02	中耳异物
T17.001	上颌窦内异物
T17.002	筛窦内异物
T17.003	鼻窦内异物
T17.101	鼻内异物
T18.001	口内异物
T18.002	舌内异物
T20.106	鼻部一度烧伤
T20.109	耳部一度烧伤
T20.206	鼻部二度烧伤
T20.209	耳部二度烧伤
T20.306	鼻部三度烧伤
T20.309	耳部三度烧伤
T69.102	耳廓冻疮
T90.801	陈旧性颞下颌关节脱位
T98.306	手术后颌骨异物残留的后遗症
Z90.019	后天性面部缺损
Z90.022	后天性耳缺损

DW11 头颈、耳、鼻、咽、口非恶性增生性疾患，伴重要并发症与合并症

DW13 头颈、耳、鼻、咽、口非恶性增生性疾患，伴并发症与合并症

DW15 头颈、耳、鼻、咽、口非恶性增生性疾患，不伴并发症与合并症

主要诊断包括：

B87.301+J99.8*

  鼻咽蝇蛆病

B87.302+J99.8*

  喉蝇蛆病

B87.401+H94.8*

  耳蝇蛆病

D10.001	唇良性肿瘤
D10.002	唇系带良性肿瘤
D10.003	唇内面良性肿瘤
D10.004	唇黏膜良性肿瘤
D10.005	唇红缘良性肿瘤
D10.101	舌良性肿瘤
D10.102	舌扁桃体良性肿瘤
D10.201	口底良性肿瘤
D10.202	舌下良性肿瘤
D10.301	牙槽良性肿瘤
D10.302	腭良性肿瘤
D10.303	颊黏膜良性肿瘤
D10.304	口腔良性肿瘤
D10.305	悬雍垂良性肿瘤
D10.306	牙龈良性肿瘤
D10.307	颌下良性肿瘤
D10.401	扁桃体良性肿瘤
D10.402	扁桃体咽门良性肿瘤
D10.403	扁桃体腭良性肿瘤
D10.501	口咽良性肿瘤
D10.502	会厌前面良性肿瘤
D10.503	会厌谷良性肿瘤
D10.504	扁桃体柱良性肿瘤 [1]
D10.505	扁桃体窝良性肿瘤
D10.601	鼻咽良性肿瘤

---

[1] "扁桃体柱"疑为腭咽弓和腭舌弓的统称，以下同此。

D10.602	咽扁桃体良性肿瘤	D17.005	颈部脂肪瘤
D10.604	鼻中隔后缘良性肿瘤	D17.006	面部脂肪瘤
D10.605	鼻后孔良性肿瘤	D17.703	喉脂肪瘤
D10.701	咽下部良性肿瘤	D17.706	梨状窝脂肪瘤
D10.901	咽良性肿瘤	D17.707	颅骨脂肪瘤
D11.001	腮腺良性肿瘤	D17.720	腮腺脂肪瘤
D11.701	颌下腺良性肿瘤	D17.721	舌脂肪瘤
D11.702	舌下腺良性肿瘤	D18.011	面部血管瘤
D11.901	唾液腺良性肿瘤	D18.012	颈部血管瘤
D11.902	大唾液腺良性肿瘤	D18.017	头部血管瘤
D14.001	鼻窦良性肿瘤	D18.021	颅骨血管瘤
D14.002	鼻前庭良性肿瘤	D18.0501	鼻窦血管瘤
D14.003	鼻腔良性肿瘤	D18.0503	鼻部血管瘤
D14.004	鼻中隔良性肿瘤	D18.0504	鼻咽血管瘤
D14.005	额窦良性肿瘤	D18.0505	唇部血管瘤
D14.006	筛窦良性肿瘤	D18.0506	外耳道血管瘤
D14.007	上颌窦良性肿瘤	D18.0507	喉部血管瘤
D14.008	中耳良性肿瘤	D18.0508	口腔血管瘤
D14.101	喉良性肿瘤	D18.0510	咽部血管瘤
D14.102	会厌舌骨上良性肿瘤	D18.0511	梨状窝血管瘤
D14.103	声带良性肿瘤	D18.0807	腮腺血管瘤
D16.410	筛骨良性肿瘤	D18.0808	唾液腺血管瘤
D16.411	额骨良性肿瘤	D18.0809	舌部血管瘤
D16.412	枕骨良性肿瘤	D18.0823	上颌骨血管瘤
D16.413	眼窝骨良性肿瘤	D18.104	口腔内淋巴管瘤
D16.414	顶骨良性肿瘤	D18.110	腮腺淋巴管瘤
D16.415	蝶骨良性肿瘤	D18.111	舌淋巴管瘤
D16.416	颞骨良性肿瘤	D18.113	头部淋巴管瘤
D16.418	颅骨良性肿瘤	D18.116	颈部淋巴管瘤
D16.419	乳突骨良性肿瘤	D18.121	下颌下腺淋巴管瘤
D16.420	面骨良性肿瘤	D18.127	唇部淋巴管瘤
D16.421	颧骨良性肿瘤	D21.001	耳部结缔组织良性肿瘤
D16.422	鼻骨良性肿瘤	D21.002	耳软骨良性肿瘤
D16.423	上颌骨良性肿瘤	D21.003	耳后皮下良性肿瘤
D16.424	鼻甲骨良性肿瘤	D21.005	颈部结缔组织良性肿瘤
D16.425	犁骨良性肿瘤	D21.006	面部结缔组织良性肿瘤
D16.501	下颌骨良性肿瘤	D21.007	锁骨上结缔组织良性肿瘤
D16.502	髁突良性肿瘤	D21.008	头部结缔组织良性肿瘤
D17.001	下颌下腺脂肪瘤	D22.001	唇黑色素痣
D17.003	头部脂肪瘤	D22.201	外耳道黑色素痣

D23.001	唇皮肤良性肿瘤	H71xx01	中耳胆固醇肉芽肿
D23.202	耳廓良性肿瘤	H71xx04	乳突胆脂瘤
D23.203	耳皮肤良性肿瘤	H74.401	中耳息肉
D23.205	外耳道良性肿瘤	H83.901	内耳道肿物
D23.208	耳后皮肤良性肿瘤	J32.105	额窦肉芽肿
D23.301	鼻部皮肤良性肿瘤	J32.205	筛窦肉芽肿
D23.303	鼻唇沟良性肿瘤	J33.001	后鼻孔息肉
D33.312	舌咽神经良性肿瘤	J33.002	鼻咽部毛息肉
D33.702	颅鼻眶沟通良性肿瘤	J33.003	鼻腔息肉
D36.701	头部良性肿瘤	J33.004	鼻中隔息肉
D36.702	面部良性肿瘤	J33.801	鼻窦息肉
D36.703	颈部良性肿瘤	J33.802	额窦息肉
D36.704	颞部良性肿瘤	J33.803	蝶窦息肉
D36.705	颊部良性肿瘤	J33.804	上颌窦息肉
D36.706	咽旁间隙良性肿瘤	J33.805	筛窦息肉
D36.707	鼻部良性肿瘤	J33.806	鼻甲息肉
E85.402	喉淀粉样变性	J33.901	鼻息肉
E85.405	上呼吸道淀粉样变性	J34.010	鼻中隔肉芽肿
E85.406	咽淀粉样变性	J34.101	鼻窦囊肿
E85.407	鼻咽淀粉样变性	J34.102	额窦囊肿
E85.411	声带淀粉样变性	J34.103	蝶窦囊肿
H60.001	外耳道疖	J34.104	上颌窦囊肿
H60.002	外耳道脓肿	J34.105	筛窦囊肿
H60.003	外耳道痈	J34.106	鼻囊肿
H60.004	耳廓痈	J34.107	鼻前庭囊肿
H60.005	耳廓疖	J34.108	鼻窦黏液囊肿
H60.401	耳后肉芽肿	J34.301	鼻甲肥大
H60.402	外耳道阻塞性角化病	J34.811	上颌窦肿物
H60.403	耳廓肉芽肿	J34.812	筛窦肿物
H60.404	外耳道胆脂瘤	J34.813	额窦肿物
H60.405	外耳道肉芽肿	J34.814	蝶窦肿物
H61.107	耳廓钙化	J35.101	扁桃体肥大
H61.108	耳廓肿物	J35.201	腺样体肥大
H61.109	耳廓假性囊肿	J35.301	扁桃体和腺样体肥大 [1]
H61.808	外耳道囊肿	J35.802	扁桃体角化症
H61.809	外耳道外生骨疣	J35.804	扁桃体囊肿
H61.810	颞下颌关节外耳道疝	J35.805	扁桃体息肉
H61.902	外耳道肿物	J35.806	腺样体赘生物

---

[1] 此条"扁桃体"疑应为"腭扁桃体"。

J35.807　扁桃体结石

J35.808　扁桃体瘢痕

J35.809　腺样体瘢痕

J35.901　扁桃体肿物

J38.101　喉息肉

J38.102　声带息肉

J38.201　歌手结节

J38.202　教师结节

J38.203　声带小结

J38.301　声带白斑

J38.304　声带囊肿

J38.305　声带肉芽肿

J38.306　声带水肿

J38.309　声带肿物

J38.310　任克间隙水肿

J38.311　声带增生

J38.317　声带肥厚

J38.701　喉室带囊肿

J38.702　喉囊肿

J38.711　喉肿物

J38.714　会厌囊肿

J38.715　会厌肉芽肿

J38.719　会厌炎性假瘤

J39.202　咽囊肿

J39.203　鼻咽囊肿

J39.204　咽下部囊肿

J39.210　咽部肿物

J39.216　鼻咽肿物

K11.101　下颌下腺肥大

K11.102　下颌下腺良性增生

K11.103　腮腺肥大

K11.104　唾液腺肥大

K11.207　非流行性腮腺炎假瘤

K11.601　下颌下腺囊肿

K11.602　下颌下腺黏液囊肿

K11.603　腮腺囊肿

K11.604　舌下腺囊肿

K11.605　口腔黏膜黏液囊肿

K11.606　唾液腺黏液囊肿

K11.607　舌下囊肿

K11.901　颌下肿物

K11.902　腮腺区肿物

K11.903　唾液腺肿物

K13.402　口腔黏膜浆细胞肉芽肿

M85.083　颧骨纤维异常增殖症

M89.381　面骨骨质增生

Q85.901　鼻部错构瘤

Q85.931　外耳道错构瘤

Q85.935　腮腺错构瘤

Q85.937　耳错构瘤

Q85.938　腭部错构瘤

Q89.241　先天性甲状舌管囊肿

R22.008　鼻部肿物

R59.904　鼻咽淋巴组织增生

R59.905　舌淋巴组织增生

DX11　口腔、牙齿有关疾患，伴重要并发症与合并症

DX13　口腔、牙齿有关疾患，伴并发症与合并症

DX15　口腔、牙齿有关疾患，不伴并发症与合并症

主要诊断包括：

A18.803+K93.8*
　　　　舌结核

A18.834+K93.8*
　　　　结核性口腔溃疡

A50.501　先天性梅毒牙

A59.801　口腔毛滴虫感染

A69.001　坏死性溃疡性口炎

A69.002　走马疳

A69.103　急性坏死性溃疡性龈炎

B00.201　口腔疱疹

B00.204　疱疹性齿龈口腔炎

B00.206　疱疹性口炎

B08.003　牛丘疹性口腔炎病毒感染

B08.801　急性淋巴结咽炎

B26.901　流行性腮腺炎

B37.001　口腔念珠菌病［鹅口疮］

B37.002	咽鹅口疮	K00.606	恒牙萌出过迟
B37.884	念珠菌性唇炎	K00.607	恒牙早萌
B42.103	黏膜型孢子丝菌病	K00.608	低位乳牙
B48.302+K93.8*		K00.701	萌牙综合征
	地丝菌口炎	K00.801	牙齿形成期间颜色改变
E10.631	1 型糖尿病性急性牙周脓肿	K00.802	四环素牙
E10.632	1 型糖尿病性牙周炎	K01.001	埋伏牙
E11.631	2 型糖尿病性急性牙周脓肿	K01.101	阻生牙
E11.632	2 型糖尿病性牙周炎	K02.001	牙釉质龋
E14.631	糖尿病性急性牙周脓肿	K02.101	牙本质龋
E14.632	糖尿病性牙周炎	K02.201	牙骨质龋
E34.805	坏死性唾液腺组织化生	K02.301	静止龋
G24.404	睑痉挛 - 口下颌肌张力障碍	K02.401	牙折断
K00.001	无牙症	K02.402	婴儿黑牙病
K00.002	牙齿发育不全	K02.403	黑牙折断
K00.003	少牙畸形	K02.801	继发龋
K00.004	先天缺牙	K02.901	龋病
K00.101	多生牙	K03.001	牙齿邻面磨损
K00.201	巨牙症	K03.002	牙齿𬌗面磨损
K00.202	釉珠	K03.101	牙齿磨损
K00.203	过小牙	K03.102	牙齿楔状缺损
K00.204	锥形牙	K03.201	牙齿腐蚀
K00.205	牛牙症	K03.202	牙酸蚀病
K00.206	结合牙	K03.301	牙髓内部肉芽肿
K00.207	融合牙	K03.302	牙根外吸收
K00.208	双生牙	K03.303	牙内吸收
K00.209	畸形中央尖	K03.401	牙骨质增生
K00.210	牙内陷	K03.501	牙骨粘连
K00.301	氟牙症	K03.601	牙齿变色
K00.401	弯曲牙	K03.602	龈下牙石
K00.402	特纳牙	K03.603	龈上牙石
K00.403	釉质发育不全	K03.801	辐照性牙釉质
K00.404	牙根发育不良	K03.802	牙本质过敏症
K00.501	牙本质发育不全	K03.803	牙隐裂
K00.502	壳状牙	K03.804	牙根纵裂
K00.601	乳牙早萌	K03.805	牙震荡
K00.602	诞生牙	K03.901	牙体缺损
K00.603	新生儿牙	K04.001	化脓性牙髓炎
K00.604	乳牙滞留	K04.002	急性牙髓炎
K00.605	乳牙萌出过迟	K04.003	慢性牙髓炎

K04.004	牙髓脓肿		K05.303	单纯性牙周炎	
K04.005	牙髓炎		K05.401	牙周变性	
K04.006	牙髓息肉		K05.402	幼年牙周变性	
K04.007	溃疡性牙髓炎		K05.501	咬合创伤	
K04.008	增生性牙髓炎		K05.502	侵袭性牙周炎	
K04.101	牙髓坏死		K05.503	根分歧病变	
K04.102	牙髓坏疽		K05.504	牙周 - 牙髓联合病变	
K04.201	牙髓变性		K05.505	种植体周围炎	
K04.202	髓石		K05.601	牙周病	
K04.203	牙髓钙化		K06.001	牙龈退缩	
K04.401	急性根尖周炎		K06.101	牙龈增生	
K04.501	慢性根尖周炎		K06.102	药物性牙龈增生	
K04.502	根尖肉芽肿		K06.103	遗传性龈纤维瘤病	
K04.601	根尖周脓肿伴有窦道		K06.801	巨细胞性牙龈瘤	
K04.701	牙槽脓肿		K06.802	牙龈出血	
K04.702	根尖周脓肿		K06.803	牙龈溃疡	
K04.801	根尖周囊肿		K06.804	牙龈瘤	
K04.802	残余囊肿		K06.805	牙龈瘘管	
K05.001	急性龈炎		K06.806	牙龈息肉	
K05.002	急性龈乳头炎		K06.807	纤维性牙龈瘤	
K05.101	边缘性龈炎		K06.808	松弛嵴	
K05.102	增生性龈炎		K06.809	牙周巨细胞肉芽肿	
K05.103	化脓性龈炎		K06.810	牙龈化脓性肉芽肿	
K05.104	溃疡性龈炎		K06.812	牙龈黑斑	
K05.105	龈炎		K06.813	牙龈黏膜色素沉着	
K05.106	慢性龈炎		K06.814	种植体周围黏膜炎	
K05.107	脱屑性龈炎		K06.815	白血病的龈病损	
K05.108	青春期龈炎		K07.001	唇腭裂术后颌骨发育不全	
K05.109	妊娠期龈炎		K07.002	上颌骨纤维增生	
K05.110	龈乳头炎		K07.003	小颌畸形	
K05.111	菌斑性龈炎		K07.004	下颌骨增生	
K05.112	萌出性龈炎		K07.005	上颌骨增生	
K05.113	浆细胞龈炎		K07.006	下颌角肥大	
K05.201	急性冠周炎		K07.007	巨上颌	
K05.202	急性多发性龈脓肿		K07.008	小下颌	
K05.203	牙龈脓肿		K07.009	小上颌	
K05.204	牙周脓肿		K07.011	颏后缩	
K05.205	急性牙周炎		K07.012	方颏畸形	
K05.301	慢性牙周炎		K07.013	颏部畸形	
K05.302	复合性牙周炎		K07.014	下颌角肥大伴咬肌肥大	

K07.015	巨颌		K07.502	颌骨闭合异常
K07.101	颌不对称		K07.601	颞下颌关节紊乱病
K07.102	下颌后缩		K07.602	颞下颌关节炎性疾病
K07.103	下颌偏斜		K07.603	颞下颌关节强直
K07.104	上颌后缩		K07.604	颞下颌关节脱位（非外伤）
K07.105	上颌前突		K07.605	颞下颌关节骨关节病
K07.106	上下颌前突畸形		K07.801	颜面部缺损
K07.107	下颌前突		K07.901	颌骨后天畸形
K07.108	错𬌗畸形骨性Ⅰ类		K07.902	颌骨畸形
K07.109	错𬌗畸形骨性Ⅱ类		K08.101	外伤性牙齿缺失
K07.110	错𬌗畸形骨性Ⅲ类		K08.102	牙列缺损
K07.111	颏部前突		K08.103	牙列缺失
K07.112	上颌前突下颌后缩		K08.201	无牙牙槽嵴萎缩
K07.113	颌后缩		K08.202	牙槽突萎缩
K07.114	上颌后缩下颌前突		K08.301	牙根滞留
K07.115	长面综合征		K08.302	残留牙根
K07.116	短面综合征		K08.801	牙槽突不齐
K07.117	下颌前突偏斜		K08.802	牙痛
K07.118	偏颌畸形		K08.803	牙槽出血
K07.201	后牙开𬌗		K08.804	牙槽嵴裂
K07.202	后牙锁𬌗		K08.805	牙槽嵴增大
K07.203	前牙反𬌗		K09.001	颌骨含牙囊肿
K07.204	前牙开𬌗		K09.002	颌骨角化囊肿
K07.205	深覆𬌗		K09.003	颌骨始基囊肿
K07.206	牙弓关系异常		K09.004	颌骨牙源性囊肿
K07.207	牙弓中线偏离		K09.005	颌骨发育性牙源性囊肿
K07.211	错𬌗畸形安氏Ⅰ类		K09.006	成人龈囊肿
K07.212	错𬌗畸形安氏Ⅱ类		K09.101	腭骨囊肿
K07.213	错𬌗畸形安氏Ⅲ类		K09.102	腭正中囊肿
K07.301	牙齿错位		K09.103	球上颌囊肿
K07.302	牙列不齐		K09.104	口腔发育性（非牙源性）囊肿
K07.303	牙齿位置异常		K09.105	切牙管囊肿
K07.304	牙齿拥挤		K09.106	鼻腭囊肿
K07.305	牙齿间隙		K09.107	腭乳头囊肿
K07.306	牙齿扭转		K09.201	颌骨囊肿
K07.307	牙齿移位		K09.202	上颌骨囊肿
K07.308	第一恒磨牙异位萌出		K09.203	下颌骨囊肿
K07.309	牙的病理性移位		K09.204	颌骨动脉瘤样骨囊肿
K07.401	错𬌗畸形		K09.205	颌骨血外渗性囊肿
K07.501	牙面功能异常		K09.801	鼻唇囊肿

K09.802	口腔表皮样囊肿		K10.901	颌骨肿物
K09.803	口腔皮样囊肿		K10.902	颌骨缺损
K09.804	口腔黏液腺囊肿		K12.001	轻型阿弗他溃疡
K09.805	爱泼斯坦小结［口底皮样囊肿］		K12.002	疱疹样阿弗他溃疡
K09.806	鼻齿槽囊肿		K12.003	贝德纳尔阿弗他溃疡
K09.807	口腔淋巴上皮囊肿		K12.004	复发性坏死性黏膜腺周围炎
K09.808	颊囊肿		K12.005	复发性阿弗他溃疡
K09.901	口腔囊肿		K12.101	腭部溃疡
K10.001	下颌隆凸		K12.102	过敏性口炎
K10.002	腭隆凸		K12.103	口腔感染
K10.003	颌的潜伏性骨囊肿		K12.104	口腔炎性肿物
K10.004	斯塔夫尼囊肿		K12.105	口腔黏膜溃疡
K10.101	颌骨中枢性巨细胞病变		K12.106	口炎
K10.102	颌骨肉芽肿		K12.107	溃疡性口炎
K10.103	颌下区肉芽肿		K12.108	上腭炎性肿物
K10.201	放射性颌骨骨髓炎		K12.109	义齿性口炎
K10.202	颌骨骨髓炎		K12.110	小泡性口炎
K10.203	颌骨骨炎		K12.111	尼古丁口炎
K10.204	颌骨坏死		K12.201	颊间隙感染
K10.205	颌骨死骨		K12.202	咬肌间隙感染
K10.206	颌骨炎性增生		K12.203	颏下间隙感染
K10.207	下颌骨局限坏死		K12.204	眶下间隙感染
K10.208	放射性颌骨骨坏死		K12.205	颞下间隙感染
K10.209	新生儿颌骨骨髓炎		K12.206	舌下间隙感染
K10.210	化脓性颌骨骨髓炎		K12.207	翼下颌间隙感染
K10.301	牙槽骨炎		K12.208	咽旁间隙感染
K10.302	干槽症		K12.209	下颌下间隙感染
K10.303	颌骨牙槽炎		K12.210	颌面间隙感染
K10.801	腭后天畸形		K12.211	口底多间隙感染
K10.802	腭血肿		K12.212	颌下感染
K10.803	颌骨纤维性发育不良		K12.213	颌下瘘管
K10.804	颌部瘤样纤维组织增生		K12.214	颊部瘘管
K10.805	颌骨纤维异常增殖症		K12.215	口腔瘘管
K10.806	颌骨骨质增生		K12.216	牙源性面部皮肤瘘管
K10.807	上腭穿孔		K12.217	口腔内脓肿
K10.808	家族性巨颌症		K12.218	软腭脓肿
K10.809	颌外生骨疣		K12.219	硬腭脓肿
K10.810	颌骨单侧髁突增生		K13.001	感染性口角炎
K10.811	颌骨单侧髁突发育不全		K13.002	唇部肿物
K10.812	髁突肥大		K13.003	唇肥厚

K13.004	唇蜂窝织炎		K13.706	口腔毛息肉
K13.005	唇畸形		K13.707	颊部炎症
K13.006	剥脱性唇炎		K13.708	颊黏膜脓肿
K13.007	腺性唇炎		K13.709	慢性颊黏膜下炎症
K13.008	唇皲裂		K13.710	口腔内血管增生
K13.009	唇鳞状上皮增生		K13.711	口腔黏膜出血
K13.010	唇瘘		K13.712	口腔肿物
K13.011	唇囊肿		K13.713	后天性软腭畸形
K13.012	唇表皮化		K13.715	下颌前庭沟过浅
K13.013	唇炎		K13.716	腭垂肥大
K13.014	唇黏液囊肿		K13.717	腭垂息肉
K13.015	口角炎		K13.718	翼沟过长
K13.016	烧伤后唇畸形		K13.719	腭垂囊肿
K13.017	变应性接触性唇炎		K13.720	局灶性口腔黏蛋白沉积症
K13.101	咬颊		K13.721	软腭肥厚
K13.201	口腔黏膜白斑病		K13.725	金属引起的口腔黏膜病变
K13.202	舌鳞状上皮增生		K14.001	舌溃疡
K13.203	舌白斑		K14.002	舌脓肿
K13.204	口腔灶性上皮增生		K14.003	舌乳头炎
K13.205	烟斑		K14.004	舌炎
K13.206	白色角化症		K14.005	舌炎性肿物
K13.207	口腔黏膜红斑		K14.006	舌创伤性溃疡
K13.208	口腔黏膜黑斑		K14.007	舌部嗜酸性溃疡
K13.209	口腔黏膜白色水肿		K14.101	地图舌
K13.210	颊鳞状上皮增生		K14.201	正中菱形舌炎
K13.211	腭黏膜上皮增生		K14.301	毛舌
K13.212	舌良性过度角化症		K14.302	舌乳头肥大
K13.301	毛状白斑		K14.303	舌苔
K13.401	口腔黏膜结节病		K14.304	叶状乳头肥大
K13.403	口腔黏膜嗜酸性肉芽肿		K14.305	黑毛舌
K13.404	口腔黏膜化脓性肉芽肿		K14.401	光面舌
K13.405	口腔黏膜疣状黄瘤		K14.501	裂纹舌
K13.501	口腔黏膜下纤维化		K14.502	沟纹舌
K13.502	腭部黏膜下纤维化		K14.601	舌痛症
K13.601	口腔黏膜炎性增生		K14.801	舌出血
K13.701	腭部瘢痕		K14.802	舌肥大
K13.702	腭黏膜息肉		K14.803	舌尖瘘管
K13.703	腭黏膜炎症		K14.804	舌肌痉挛
K13.704	后天性颊沟畸形		K14.805	舌畸形
K13.705	后天性小口畸形		K14.806	舌增大

K14.807	舌囊肿	Q36.002	先天性双侧唇隐裂
K14.808	舌肉芽肿	Q36.003	先天性双侧一度唇裂
K14.809	舌萎缩	Q36.004	先天性双侧二度唇裂
K14.810	舌牙痕	Q36.005	先天性双侧三度唇裂
K14.901	舌肿物	Q36.101	先天性正中唇裂
K14.902	强直舌	Q36.901	先天性唇裂
K14.903	舌的静脉曲张	Q36.902	先天性单侧唇裂
M31.303	口腔黏膜韦格纳肉芽肿	Q36.903	先天性唇裂术后继发畸形
Q18.401	大口畸形	Q36.904	先天性单侧一度唇裂
Q18.402	面横裂	Q36.905	先天性单侧二度唇裂
Q18.403	面斜裂	Q36.906	先天性单侧三度唇裂
Q18.404	面中裂	Q37.201	先天性软腭裂伴双侧唇裂
Q18.501	小口畸形	Q37.301	先天性软腭裂伴单侧唇裂
Q18.601	先天性巨唇	Q37.902	先天性唇腭裂
Q18.701	先天性小唇	Q38.001	唇系带过短
Q18.802	先天性面部瘘	Q38.002	先天性唇瘘
Q18.803	先天性面部囊肿	Q38.003	先天性唇畸形
Q27.310	颌骨动静脉畸形	Q38.004	先天性重唇
Q27.821	唇血管畸形	Q38.005	先天性厚唇
Q27.822	颊部血管畸形	Q38.006	先天性薄唇
Q27.824	口腔血管畸形	Q38.007	先天性红唇缺如
Q27.840	面部血管畸形	Q38.009	范德沃德综合征 [Vander Woude 综合征]
Q35.101	先天性硬腭裂	Q38.101	舌系带过短
Q35.301	先天性软腭裂	Q38.201	先天性巨舌
Q35.302	先天性软腭穿孔	Q38.301	先天性无舌
Q35.303	先天性单侧软腭裂	Q38.302	先天性舌裂
Q35.304	先天性双侧软腭裂	Q38.303	先天性小舌
Q35.305	先天性腭隐裂	Q38.304	舌发育不全
Q35.306	先天性一度腭裂	Q38.305	皱襞舌
Q35.307	先天性二度腭裂	Q38.306	舌系带过长
Q35.501	先天性硬腭裂伴有软腭裂	Q38.307	先天性舌粘连
Q35.502	先天性三度腭裂	Q38.401	先天性唾液腺瘘
Q35.503	先天性单侧三度腭裂	Q38.402	先天性唾液腺畸形
Q35.504	先天性双侧三度腭裂	Q38.403	唾液腺异位
Q35.701	先天性腭垂裂	Q38.501	先天性软腭发育不全
Q35.901	先天性腭裂	Q38.502	先天性无悬雍垂
Q35.902	先天性口鼻瘘	Q38.503	先天性腭畸形
Q35.906	先天性单侧腭裂	Q38.504	先天性腭瘘
Q35.907	先天性双侧腭裂	Q38.505	悬雍垂过长
Q36.001	先天性双侧唇裂		

Q38.506　　高腭弓

Q38.507　　先天性软腭缺如

Q38.509　　先天性腭咽闭合过度

Q38.601　　颊系带附着异常

Q38.603　　先天性口畸形

Q38.606　　先天性牙槽嵴裂

Q67.001　　先天性面不对称

Q75.102　　克鲁宗病［Crouzon 病］

Q75.811　　颅面裂

Q87.0902　第一、二鳃弓综合征［Goldenhar
　　　　　综合征］

Q89.8903　唇部淋巴管畸形

Q89.8905　口腔淋巴管畸形

Q89.8907　舌淋巴管畸形

R43.804　　味觉丧失

**DZ13　头颈、耳、鼻、咽、口其他疾患，
　　　　伴并发症与合并症**

**DZ15　头颈、耳、鼻、咽、口其他疾患，
　　　　不伴并发症与合并症**

主要诊断包括：

A15.501　　喉结核（细菌学和组织学证实）

A15.504　　声带结核（细菌学和组织学证实）

A15.801　　鼻咽结核性肉芽肿（组织学证实）

A16.401　　喉结核

A16.402　　会厌结核

A16.409　　声带结核

A16.801　　鼻部结核

A16.802　　干酪性鼻窦炎

A16.803　　干酪性鼻炎［结核性鼻炎］

A16.804　　咽部结核

A18.001+M90.0*
　　　　　鼻骨结核

A18.002+M90.0*
　　　　　腭骨结核

A18.003+M90.0*
　　　　　颌骨结核

A18.004+H75.0*
　　　　　乳突结核

A18.005+M90.0*
　　　　　下颌结核

A18.006+M90.0*
　　　　　颧骨结核

A18.202　　颌下淋巴结结核

A18.204　　颈部淋巴结结核

A18.205　　颏下淋巴结结核

A18.207　　腮腺淋巴结结核

A18.418　　外耳道结核

A18.419　　中耳结核

A18.806+K93.8*
　　　　　唇结核

A18.809+K93.8*
　　　　　下颌下腺结核

A18.819+M63.0*
　　　　　咀嚼肌结核

A18.821+K93.8*
　　　　　腮腺结核

A18.825+K93.8*
　　　　　牙龈结核

A36.001　　咽白喉

A36.002　　扁桃体白喉

A36.003　　白喉性膜性喉炎

A36.004　　白喉性悬雍垂麻痹

A36.101　　鼻咽白喉

A36.201　　喉白喉

A36.202　　白喉性喉麻痹

A42.202　　颌骨放线菌病

A48.801　　鼻硬结病

A52.704+J99.8*
　　　　　鼻窦梅毒

A66.501+J99.8*
　　　　　毁形性鼻咽炎

A93.801　　发热伴血小板减少综合征［新型
　　　　　布尼亚病毒感染］

B02.801+H62.1*
　　　　　外耳带状疱疹

B26.802　　流行性腮腺炎并发下颌下腺炎

B34.801　　鼻病毒感染

B36.902+H62.2*
真菌性外耳炎

B36.903+H62.2*
耳真菌病

B37.205+H62.2*
念珠菌性外耳炎

B37.888　念珠菌性扁桃体炎

B44.201+J99.8*
扁桃体曲霉菌病

B44.801　上颌窦曲霉菌病

B44.804+H62.2*
外耳道曲霉菌病

B44.806　中耳曲霉菌病

B44.807　喉曲霉菌病

B46.101+G99.8*
鼻脑型毛霉菌病[1]

B48.101　鼻孢子菌病

B49xx05　真菌性蝶窦炎

B90.803　陈旧性颈淋巴结核

D86.801　眼色素层腮腺炎[2]

G47.301　睡眠呼吸暂停低通气综合征

G47.311　中枢性睡眠呼吸暂停综合征

G47.321　阻塞性睡眠呼吸暂停综合征

G47.331　睡眠低通气综合征

G47.332　上气道阻力综合征

G47.333　混合性睡眠呼吸暂停低通气综合征

G47.336　中枢性睡眠呼吸暂停低通气综合征

G47.337　阻塞性睡眠呼吸暂停低通气综合征

G58.808　耳大神经痛

H60.101　外耳道蜂窝织炎

H60.102　耳廓蜂窝织炎

H60.201　恶性外耳炎

H60.301　出血性外耳炎

H60.302　耳廓感染

H60.303　耳廓瘘感染

H60.304　耳廓软组织感染

H60.305　弥漫性外耳道炎

H60.306　外耳继发性感染

H60.307　游泳者耳病

H60.502　外耳道湿疹

H60.504　急性光化性外耳炎

H60.505　急性化学性外耳炎

H60.506　急性接触性外耳炎

H60.507　急性反应性外耳炎

H60.508　外耳湿疹

H60.509　急性外耳道炎

H60.801　慢性外耳道炎

H60.901　外耳道炎

H60.902　外耳炎

H61.002　耳廓软骨膜炎

H61.201　外耳道耵聍栓塞

H61.807　外耳道坏死

H66.003　岩尖综合征

H68.101　咽鼓管阻塞

H68.102　咽鼓管狭窄

H68.103　咽鼓管受压

H69.001　咽鼓管开放症

H69.901　咽鼓管功能紊乱

H74.201　听骨链中断

H74.301　后天性听骨畸形

H74.302　听骨固定

H74.303　听骨部分丧失

H74.304　听骨关节强硬

H80.901　耳硬化症

H92.002　耳痛

H92.101　耳流脓

H92.102　耳漏

H92.201　耳出血

H93.301　位听神经炎

H93.304　听神经病

H93.801　耳廓血肿机化

I88.101　慢性颌下淋巴结炎

I88.102　慢性颏下淋巴结炎

I88.104　慢性颈淋巴结炎

---

[1] 毛霉菌病即毛霉病，以下同此。

[2] 眼色素层即葡萄膜，以下同此。

I88.106	慢性腮腺淋巴结炎		J38.031	双侧不完全声带麻痹
I88.904	颌下淋巴结炎		J38.032	双侧不完全喉麻痹
I88.907	腮腺肉芽肿性淋巴结炎		J38.204	声带炎
J02.906	放射性咽炎		J38.302	声带出血
J06.002	过敏性咽喉炎		J38.303	声带角化症
J32.204	筛窦脓肿		J38.307	声带松弛
J33.102	沃克斯综合征		J38.308	声带粘连
J34.001	鼻疖		J38.314	声带黏膜白斑病
J34.002	鼻痈		J38.315	声带鳞状上皮不典型增生
J34.003	鼻蜂窝织炎		J38.316	声带沟
J34.004	鼻坏死		J38.318	声带闭合不全
J34.005	鼻溃疡		J38.401	喉水肿
J34.006	鼻脓肿		J38.402	声门下水肿
J34.007	鼻中隔坏死		J38.403	声门上水肿
J34.008	鼻中隔溃疡		J38.404	声门水肿
J34.009	鼻中隔脓肿		J38.501	喉痉挛
J34.801	鼻部感染		J38.502	喘鸣性喉痉挛
J34.802	鼻部瘘管		J38.601	喉梗阻
J34.803	鼻肥大		J38.602	喉狭窄
J34.804	钩突肥大		J38.603	声门狭窄
J34.805	鼻结石		J38.703	喉肌弱症
J34.806	铬鼻病		J38.704	喉角化不全症
J34.807	鼻前庭炎		J38.705	喉角化症
J34.815	鼻甲粘连		J38.707	喉内炎性肿物
J34.816	鼻腔粘连		J38.708	喉肉芽肿
J34.817	鼻中隔穿孔		J38.710	喉硬结病
J34.818	鼻中隔粘连		J38.712	环杓关节强硬
J34.819	鼻中隔血肿		J38.716	会厌增生
J34.820	泡性中鼻甲		J38.717	室带肥厚
J35.801	扁桃体残体		J39.001	咽侧壁炎性肿物
J38.001	喉上神经麻痹		J39.002	咽旁脓肿
J38.002	喉神经麻痹		J39.003	咽后脓肿
J38.003	声带麻痹		J39.201	瘢痕性咽狭窄
J38.004	喉肌麻痹 [喉麻痹]		J39.205	咽水肿
J38.005	声门麻痹		J39.206	鼻咽粘连
J38.006	声带活动不良		J39.207	梨状窝息肉
J38.011	单侧不完全声带麻痹		J39.208	喉咽部狭窄
J38.012	单侧不完全喉麻痹		J39.209	咽下部狭窄
J38.021	单侧完全声带麻痹		J39.211	咽肌痉挛
J38.022	单侧完全喉麻痹		J39.212	咽角化症

J39.213	咽瘘	K11.503	舌下腺导管结石
J39.214	咽旁间隙感染	K11.504	涎石病
J39.215	咽肌麻痹	K11.505	唾液腺导管结石
J39.301	上呼吸道过敏反应	K11.701	唾液分泌紊乱
J95.001	气管造口术后口脓毒病	K11.702	唾液分泌过少
J95.002	气管切开术后拔管困难	K11.703	流涎症
J95.003	气管切开术后气道阻塞	K11.704	口干症
J95.004	气管造瘘口狭窄	K11.801	米库利奇病
J95.005	气管造口术后气管食管瘘	K11.802	腮腺唾液腺潴留
J95.007	气管造口术后口出血	K11.803	唾液腺导管阻塞
J95.401	门德尔松综合征［Mendelson 综合征］	K11.804	唾液腺导管扩张
J95.501	操作后的声门下狭窄	K11.805	唾液腺良性淋巴上皮损害
J95.801	气管插管后喉水肿	K11.806	坏死性唾液腺化生
J95.803	手术后声带粘连	K11.807	唾液腺坏死性肉芽肿
J95.805	手术后声带麻痹	K11.904	唾液腺病
J95.806	手术后喉粘连	K13.722	腭麻痹
J95.807	空鼻综合征	K13.723	软腭麻痹
J95.812	手术后气管食管瘘	K13.724	软腭震颤
J95.813	手术后气管瘘	L02.005	颌下脓肿
J98.811	气管软化症	L04.001	急性颌下淋巴结炎
K11.001	唾液腺萎缩	L72.901	耳后囊肿
K11.201	慢性腮腺炎	M95.001	鞍鼻
K11.203	急性腮腺炎	M95.101	皱缩耳［菜花状耳］
K11.204	急性化脓性腮腺炎	Q10.503	先天性鼻泪管闭锁
K11.205	化脓性腮腺炎	Q16.001	先天性无耳廓
K11.206	阻塞性腮腺炎	Q16.101	先天性外耳道狭窄
K11.208	慢性下颌下腺炎	Q16.102	先天性外耳道闭锁
K11.209	下颌下腺炎	Q16.103	先天性外耳道缺如
K11.210	慢性舌下腺炎	Q16.201	先天性无咽鼓管
K11.211	舌下腺炎	Q16.301	先天性听小骨畸形
K11.212	慢性唾液腺炎	Q16.302	先天性听小骨融合
K11.213	唾液腺炎	Q16.401	先天性中耳畸形
K11.301	唾液腺脓肿	Q16.402	先天性中耳缺如
K11.401	下颌下腺瘘	Q16.501	大前庭导水管综合征
K11.402	腮腺瘘	Q16.502	内耳发育不全［先天性耳蜗畸形］
K11.403	唾液导管瘘	Q16.503	先天性内耳畸形
K11.404	唾液腺瘘	Q16.901	先天性无耳
K11.501	下颌下腺导管结石	Q16.902	先天性耳畸形伴听力损害
K11.502	腮腺导管结石	Q17.001	先天性副耳廓
		Q17.002	先天性耳赘

Q17.003	先天性副耳垂		Q27.823	颈部血管畸形
Q17.004	先天性副耳		Q27.826	腮腺血管畸形
Q17.005	先天性颊部副耳		Q27.827	上颌骨血管畸形
Q17.101	先天性巨耳		Q27.828	唾液腺血管畸形
Q17.201	先天性小耳畸形		Q27.829	头面颈血管畸形
Q17.302	先天性尖耳		Q27.830	头面血管畸形
Q17.303	先天性杯状耳		Q27.836	咽后壁血管畸形
Q17.304	先天性卷曲耳		Q30.001	先天性后鼻孔闭锁
Q17.305	先天性扁平耳		Q30.002	先天性后鼻孔狭窄
Q17.306	先天性猿耳		Q30.101	先天性鼻缺如
Q17.401	先天性移位耳		Q30.102	先天性鼻发育不良
Q17.402	先天性低位耳		Q30.201	鼻裂
Q17.501	先天性招风耳		Q30.202	先天性鼻切迹
Q17.801	先天性耳垂缺如		Q30.801	先天性鼻翼畸形
Q17.803	先天性耳垂裂		Q30.802	先天性鼻窦壁异常
Q17.804	先天性隐耳		Q30.803	先天性鼻头肥大
Q17.901	先天性耳畸形		Q30.804	上颌梨状孔发育不良
Q17.902	先天性外耳畸形		Q30.805	先天性副鼻
Q17.903	先天性耳廓畸形		Q30.806	先天性鼻正中瘘
Q18.001	鳃裂瘘		Q30.807	先天性鼻瘘
Q18.002	鳃裂囊肿		Q30.901	先天性鼻畸形
Q18.003	梨状窝瘘		Q31.001	先天性喉蹼
Q18.101	先天性耳廓瘘		Q31.101	先天性声门下狭窄
Q18.102	先天性耳前瘘		Q31.201	先天性喉发育不全
Q18.103	先天性颈前瘘管		Q31.301	先天性喉囊肿
Q18.105	先天性耳前囊肿		Q31.302	喉气囊肿
Q18.106	先天性耳后瘘		Q31.501	先天性喉软骨软化病
Q18.107	先天性耳廓囊肿		Q31.801	先天性喉狭窄
Q18.201	先天性鳃裂畸形		Q31.802	先天性会厌裂
Q18.203	无下颌并耳畸形		Q31.803	先天性环状软骨后裂
Q18.204	颈部副耳		Q31.804	先天性喉节突出
Q18.801	先天性颈部囊肿		Q31.805	先天性声门闭合不良
Q18.804	先天性颈部瘘		Q32.001	先天性气管软化
Q27.303	先天性头颈部动静脉瘘		Q32.101	先天性气管扩张
Q27.307	腮腺动静脉畸形		Q32.102	先天性气管狭窄
Q27.310	颌骨动静脉畸形		Q32.103	先天性气管畸形
Q27.809	舌血管畸形		Q32.104	先天性气管闭锁
Q27.811	头部血管畸形		Q38.508	先天性腭咽闭合不全
Q27.812	头皮血管畸形		Q38.602	先天性齿龈畸形
Q27.818	迷走锁骨下动脉畸形		Q38.604	先天性颊沟过浅

Q38.701	先天性咽囊		S09.201	外伤性鼓膜穿孔
Q38.702	先天性咽憩室		S10.002	喉部挫伤
Q38.801	先天性咽部畸形		S10.003	咽部挫伤
Q67.422	先天性鼻中隔气化		S10.005	咽喉挫伤
Q67.492	先天性小面畸形		S11.011	喉部开放性损伤
Q67.493	先天性扁鼻		S11.021	气管开放性损伤
Q67.494	先天性驼峰鼻		S11.211	咽部开放性损伤
Q85.912	面部错构瘤		S11.881	会厌开放性损伤
Q87.8907	豹皮综合征［Leopard 综合征］		S12.801	环状软骨骨折
Q89.8904	颈部淋巴管畸形		S12.802	舌骨骨折
Q89.8906	腮腺淋巴管畸形		S12.803	喉软骨骨折
Q89.8908	头面颈淋巴管畸形		S12.804	甲状软骨骨折
Q89.8909	咽淋巴管畸形		S12.805	颈部气管软骨骨折
R04.101	咽喉出血		S17.001	喉和气管挤压伤
R04.803	鼻咽部出血		S17.002	喉挤压伤
R06.501	鼾病		S19.801	喉损伤
R06.502	单纯鼾病		T16xx01	耳道异物
R06.701	喷嚏		T16xx02	中耳异物
R07.001	咽痛		T16xx03	耳内异物
R19.601	口臭		T17.201	鼻咽内异物
R22.007	面部肿物		T17.202	咽内异物
R44.201	幻嗅		T17.301	喉内异物
R48.805	精神性聋		T28.001	口和咽烧伤
R49.001	声嘶		T84.203	骨内固定装置障碍
R49.002	发声困难		T85.789	鼻假体植入后感染
R49.101	失音		T85.8810	鼻整形术后并发症
R49.201	鼻音过重		T85.8811	鼻整形术后假体外露
R49.202	鼻音过轻		T98.305	人工耳蜗植入后电极脱出的后遗症
R49.801	语音障碍		Z41.109	低额整形
R49.802	语音改变		Z45.301	安装人工耳蜗
R49.803	声音改变		Z45.801	安装发音钮
R59.004	咽部淋巴结肿大		Z46.101	助听器的安装和调整
R68.201	口干		Z46.301	假牙的安装和调整
S02.107	筛窦骨折		Z47.001	取出骨折内固定装置
S02.108	额窦骨折		Z47.002	取出内固定装置
S02.109	蝶骨骨折		Z90.020	后天性鼻缺失
S04.501	面神经损伤		Z90.021	后天性唇缺失
S09.102	头部肌腱损伤		Z90.023	后天性耳廓缺损

MDCE 呼吸系统疾病及功能障碍

EB11 胸部大手术，伴重要并发症与合并症

EB15 胸部大手术，不伴重要并发症与合并症

手术操作包括：

05.29004 胸腔镜下胸交感神经部分切除术
05.89001 交感神经瘤切除术
31.5004 气管病损切除术
31.5007 气管部分切除术
31.5012 气管节段切除术
31.5013 纵隔镜下气管病损切除术
31.5014 气管隆突病损切除术
31.71001 气管裂伤缝合术
31.73002 气管 - 食管瘘闭合术
31.75003 气管重建术
31.75004 人工气管重建术
31.79001 气管成形术
31.79005 气管隆突成形术
32.09004 胸腔镜下支气管病损切除术
32.1003 支气管袖状切除术
32.1004 胸腔镜下支气管袖状切除术
32.1005 支气管楔形切除术
32.20001 胸腔镜下肺楔形切除术
32.20002 纵隔镜下肺病损切除术
32.21001 肺大泡缝扎术
32.21005 胸腔镜下肺大泡缝扎术
32.22002 肺减容术
32.22003 胸腔镜下肺减容术
32.28004 胸腔镜下肺病损切除术
32.28006 胸腔镜下肺病损氩氦刀冷冻术

32.28008 胸腔镜下肺部分切除术
32.29009 肺楔形切除术
32.30001 胸腔镜下肺叶部分切除术
32.30002 胸腔镜下肺段切除术
32.39001 肺段切除术
32.39002 肺叶部分切除术
32.39003 全余肺切除术
32.41001 胸腔镜下肺叶切除术
32.41002 胸腔镜下复合肺叶切除术
32.49001 肺叶切除术
32.49002 肺叶伴肺段切除术
32.49003 余肺肺叶切除术
32.49004 肺叶伴邻近肺叶节段切除术
32.50001 胸腔镜下全肺切除术
32.50002 胸腔镜下全肺切除术伴纵隔淋巴结清扫术
32.59001 全肺切除术
32.59002 全肺切除术伴纵隔淋巴结清扫术
32.6002 肺叶切除术伴淋巴结清扫术
32.6003 胸腔结构的根治性清扫术
32.6004 支气管根治性清扫术
33.0003 胸腔镜下支气管切开异物取出术
33.0004 胸腔镜下支气管切开术
33.1003 胸腔镜下肺内异物取出术
33.34001 胸廓成形术
33.34003 胸廓改良成形术
33.39003 胸膜粘连松解术
33.41002 胸腔镜下支气管裂伤缝合术
33.42001 食管 - 支气管瘘修补术
33.48001 支气管成形术
33.49001 肺修补术

33.49002　胸腔镜下肺修补术

33.92002　胸腔镜下支气管结扎术

34.02001　开胸探查术

34.02003　胸腔镜中转开胸探查术

34.03001　近期开胸术后再开胸术

34.09010　胸腔镜下脓胸清除术

34.51001　胸膜剥脱术

34.51004　脏胸膜剥除术

34.59001　胸膜病变切除术

34.59002　胸膜部分切除术

34.59005　胸腔镜下胸膜病变切除术

34.6001　胸膜划痕术

34.6002　胸膜硬化术

34.73001　食管 - 胸膜瘘闭合术

34.73002　支气管 - 胸膜瘘闭合术

34.74001　鸡胸矫正术

34.74002　漏斗胸矫正术

34.74005　胸廓畸形矫正术

34.74006　胸腔镜下胸廓畸形矫正术

34.74010　胸腔镜下漏斗胸 Nuss 手术

34.93001　胸膜修补术

34.93002　胸腔镜下胸膜修补术

34.99003　胸腔镜下胸膜固定术

37.91001　开胸心脏按摩术

38.05001　肺动脉血栓切除术

38.05002　肺动脉探查术

38.15001　肺动脉内膜剥脱术

38.45012　Carbol 手术

38.85006　肺动脉结扎术

38.85008　肋间动脉结扎术

38.85012　动脉导管未闭切断缝合术

38.85013　体肺动脉侧支结扎术

38.85016　奇静脉结扎术

39.50015　肺动脉球囊扩张成形术

39.59015　肺静脉成形术

40.52001　主动脉旁淋巴结清扫术

40.59007　肺门淋巴结清扫术

40.63001　胸导管瘘闭合术

40.63002　胸腔镜下淋巴瘘修补术

53.80001　经胸膈疝修补术

53.80002　经胸食管裂孔疝修补术

77.91004　颈肋切除术

78.51009　肋骨钢板内固定术

79.39049　肋骨骨折切开复位钢板内固定术

EB21　纵隔手术，伴重要并发症与合并症

EB25　纵隔手术，不伴重要并发症与合并症

手术操作包括：

07.16001　胸腺活检

07.81005　胸腺病变切除术

07.81006　胸腺部分切除术

07.81009　CT 引导下胸腺病损射频消融术

07.82002　胸腺扩大切除术

07.82003　胸腺切除术

07.83001　胸腔镜下胸腺部分切除术

07.83002　胸腔镜下胸腺病损切除术

07.84001　胸腔镜下胸腺切除术

07.84002　胸腔镜下胸腺扩大切除术

07.94001　胸腺移植术

31.3007　气管切开异物取出术

32.09005　纵隔镜下支气管病损切除术

34.1003　纵隔血肿清除术

34.1004　纵隔异物取出术

34.1005　纵隔切开引流术

34.22001　纵隔镜检查

34.26001　纵隔活检术

34.3001　胸腔镜下纵隔病损切除术

34.3005　纵隔病损切除术

40.11004　纵隔镜下淋巴结活检术

40.29004　肺门淋巴结切除术

40.29015　纵隔淋巴结切除术

40.59004　纵隔淋巴结清扫术

40.62001　胸导管造瘘术

40.63001　胸导管瘘闭合术

40.64001　胸导管结扎术

40.69001　胸导管 - 颈内静脉吻合术

40.69002　胸导管 - 颈外静脉吻合术

40.69003　胸导管狭窄扩张术

40.69004　胸导管成形术

EC13　结核，手术室手术，伴并发症与合并症

EC15　结核，手术室手术，不伴并发症与合并症

主要诊断包括：

A15.001　肺结核（显微镜检证实）

A15.002　肺结核（仅痰涂片证实）

A15.003　肺结核（痰涂片及培养均证实）

A15.010　继发性肺结核（初治，单耐药）涂阳培阳[1]

A15.011　继发性肺结核（初治，单耐药）涂阴培阳

A15.012　继发性肺结核（初治，多耐药）涂阳培阳

A15.013　继发性肺结核（初治，多耐药）涂阴培阳

A15.014　继发性肺结核（初治，广泛耐药）涂阳培阳

A15.015　继发性肺结核（初治，广泛耐药）涂阴培阳

A15.016　继发性肺结核（初治，耐多药）涂阳培阳

A15.017　继发性肺结核（初治，耐多药）涂阴培阳

A15.018　继发性肺结核（初治，药物敏感）涂阳培阳

A15.019　继发性肺结核（初治，药物敏感）涂阴培阳

A15.020　继发性肺结核（复治，单耐药）涂阳培阳

A15.021　继发性肺结核（复治，单耐药）涂阴培阳

A15.022　继发性肺结核（复治，多耐药）涂阳培阳

A15.023　继发性肺结核（复治，多耐药）涂阴培阳

A15.024　继发性肺结核（复治，广泛耐药）涂阳培阳

A15.025　继发性肺结核（复治，广泛耐药）涂阴培阳

A15.026　继发性肺结核（复治，耐多药）涂阳培阳

A15.027　继发性肺结核（复治，耐多药）涂阴培阳

A15.028　继发性肺结核（复治，药物敏感）涂阳培阳

A15.029　继发性肺结核（复治，药物敏感）涂阴培阳

A15.101　肺结核（仅痰培养证实）

A15.201　肺结核（组织学证实）

A15.401　肺门淋巴结结核（细菌学和组织学证实）

A15.502　气管结核（细菌学和组织学证实）

A15.503　支气管结核（细菌学和组织学证实）

A15.510　支气管结核（初治，单耐药）涂阳培阳

A15.511　支气管结核（初治，单耐药）涂阴培阳

A15.512　支气管结核（初治，多耐药）涂阳培阳

A15.513　支气管结核（初治，多耐药）涂阴培阳

A15.514　支气管结核（初治，广泛耐药）涂阳培阳

A15.515　支气管结核（初治，广泛耐药）涂阴培阳

A15.516　支气管结核（初治，耐多药）涂阳培阳

A15.517　支气管结核（初治，耐多药）涂阴培阳

---

[1] "涂"指痰涂片，"培"指痰培养。"涂阳培阳"即痰涂片阳性和痰培养阳性，以下依此类推。

A15.518	支气管结核（初治，药物敏感）涂阳培阳		A16.208	浸润型肺结核
A15.519	支气管结核（初治，药物敏感）涂阴培阳		A16.209	空洞型肺结核
			A16.210	增殖型肺结核
A15.520	支气管结核（复治，单耐药）涂阳培阳		A16.211	结核性气胸
			A16.213	结核性损毁肺
A15.521	支气管结核（复治，单耐药）涂阴培阳		A16.214	结核性大咯血
			A16.301	肺门淋巴结结核
A15.522	支气管结核（复治，多耐药）涂阳培阳		A16.302	结核性支气管淋巴瘘
			A16.303	胸壁淋巴结结核
A15.523	支气管结核（复治，多耐药）涂阴培阳		A16.305	支气管淋巴结结核
			A16.306	纵隔淋巴结结核
A15.524	支气管结核（复治，广泛耐药）涂阳培阳		A16.307	结核性乳糜胸
			A16.403	气管结核
A15.525	支气管结核（复治，广泛耐药）涂阴培阳		A16.406	支气管结核
			A16.408	结核性支气管瘘
A15.526	支气管结核（复治，耐多药）涂阳培阳		A16.410	结核性气管狭窄
			A16.411	结核性支气管狭窄
A15.527	支气管结核（复治，耐多药）涂阴培阳		A16.501	结核性干性胸膜炎
			A16.502	结核性脓胸
A15.528	支气管结核（复治，药物敏感）涂阳培阳		A16.503	结核性渗出性胸膜炎
			A16.504	结核性胸膜炎
A15.529	支气管结核（复治，药物敏感）涂阴培阳		A16.505	结核性胸腔积液
			A16.507	胸膜结核球［胸膜结核瘤］
A15.601	结核性胸膜炎（细菌学和组织学证实）		A16.508	结核性胸膜炎（初治）
			A16.509	结核性胸膜炎（复治）
A16.001	肺结核（细菌学和组织学检查为阴性）		A16.510	结核性包裹性脓胸
			A16.701	肺结核原发综合征
A16.002	支气管结核（细菌学和组织学检查为阴性）		A16.702	原发性肺结核
			A19.810	血行播散性肺结核（初治，单耐药）涂阳培阳
A16.101	肺结核（未行细菌学和组织学检查）		A19.811	血行播散性肺结核（初治，单耐药）涂阴培阳
A16.201	干酪性肺结核		A19.812	血行播散性肺结核（初治，多耐药）涂阳培阳
A16.202	肺结核			
A16.203	肺结核球［肺结核瘤］		A19.813	血行播散性肺结核（初治，多耐药）涂阴培阳
A16.204	结核性肺炎［干酪性肺炎］			
A16.205	结核性肺纤维变性［增殖性结核性肺纤维变性］		A19.814	血行播散性肺结核（初治，广泛耐药）涂阳培阳
A16.206	结核性支气管扩张		A19.815	血行播散性肺结核（初治，广泛耐药）涂阴培阳
A16.207	结节型肺结核			

A19.816　血行播散性肺结核（初治，耐多药）涂阳培阳

A19.817　血行播散性肺结核（初治，耐多药）涂阴培阳

A19.818　血行播散性肺结核（初治，药物敏感）涂阳培阳

A19.819　血行播散性肺结核（初治，药物敏感）涂阴培阳

A19.820　血行播散性肺结核（复治，单耐药）涂阳培阳

A19.821　血行播散性肺结核（复治，单耐药）涂阴培阳

A19.822　血行播散性肺结核（复治，多耐药）涂阳培阳

A19.823　血行播散性肺结核（复治，多耐药）涂阴培阳

A19.824　血行播散性肺结核（复治，广泛耐药）涂阳培阳

A19.825　血行播散性肺结核（复治，广泛耐药）涂阴培阳

A19.826　血行播散性肺结核（复治，耐多药）涂阳培阳

A19.827　血行播散性肺结核（复治，耐多药）涂阴培阳

A19.828　血行播散性肺结核（复治，药物敏感）涂阳培阳

A19.829　血行播散性肺结核（复治，药物敏感）涂阴培阳

B90.805　陈旧性支气管淋巴结核

B90.901　陈旧性肺结核

B90.902　陈旧性胸膜结核

EC21　胸部的中等手术，伴重要并发症与合并症

EC25　胸部的中等手术，不伴重要并发症与合并症

手术操作包括：

07.91001　胸腺区探查术

07.92001　胸腺切开探查术

07.93001　胸腺修补术

07.99001　胸腺固定术

31.99002　气管人工假体置入术

31.99004　气管悬吊术

32.09001　支气管病损切除术

32.23001　直视下肺病损射频消融术

32.24001　经皮肺病损射频消融术

32.29004　肺病损切除术

32.29005　肺病损氩氦刀冷冻术

32.29016　余肺楔形切除术

33.0001　支气管切开异物取出术

33.0002　支气管切开术

33.1001　肺内异物取出术

33.1002　肺切开术

33.1004　胸腔镜下肺切开术

33.28001　开胸肺活检术

33.34004　局限性胸廓成形术

33.41001　支气管裂伤缝合术

33.43002　肺裂伤修补术

33.49002　胸腔镜下肺修补术

33.91001　支气管扩张术

33.92001　支气管结扎术

34.01003　胸壁异物取出术

34.09007　胸腔镜下止血术

34.09010　胸腔镜下脓胸清除术

34.20001　胸腔镜下胸膜活检术

34.21002　胸腔镜检查

34.51005　肺门胸膜剥除松解术

34.74007　鸡胸反 Nuss 手术

34.74008　漏斗胸 Nuss 手术

34.74009　胸腔镜下鸡胸反 Nuss 手术

34.79003　胸壁缺损修补术（人工材料）

34.79004　胸壁缺损修补术（自体材料）

34.99001　胸膜固定术

34.99006　胸腔粘连松解术

38.7003　上腔静脉滤器置入术

38.7004　下腔静脉滤器置入术

38.7007　下肢静脉滤器置入术

40.63003　胸腔镜下胸导管瘘闭合术

53.83001　胸腔镜下膈疝修补术

77.01002　肋骨死骨去除术

77.01003 胸骨死骨去除术
77.81006 胸骨部分切除术
78.51003 胸骨内固定装置再置入术
78.51005 胸骨钢板内固定术
79.19004 肋骨骨折闭合复位内固定术
79.39034 肋骨骨折切开复位螺钉内固定术
79.39036 肋骨骨折切开复位钢针内固定术
79.39053 胸骨骨折切开复位钢板内固定术

EJ11 呼吸系统其他手术，伴重要并发症与合并症

EJ13 呼吸系统其他手术，伴并发症与合并症

EJ15 呼吸系统其他手术，不伴并发症与合并症

手术操作包括：

00.22002 胸内血管血管内超声（IVUS）
04.07009 肋间神经切除术
31.21001 纵隔气管切开术
31.29001 永久性气管切开术
31.45002 直视下气管活检术
31.5003 气管病损激光烧灼术
31.5009 气管镜下气管病损切除术
31.72001 气管切开闭合术
31.73001 气管瘘闭合术
31.74003 气管造口修正术
31.75002 气管成形伴人工喉重建术
31.79004 气管狭窄松解术
31.93002 气管支架置换术
31.94001 气管内注射治疗物质
31.95001 气管 - 食管造口术
32.01003 支气管镜下支气管病损切除术
32.01004 支气管镜下支气管病损冷冻术
32.22004 支气管镜下肺减容术
32.25001 胸腔镜下肺病损射频消融术
33.20001 胸腔镜下肺活检
33.24001 支气管镜下支气管活检术
33.25001 直视下支气管活检术
33.26001 肺穿刺活检

33.27004 支气管镜下肺活检
33.31001 膈神经破坏术
33.32001 胸腔注气术
33.32002 胸腔镜下胸腔注气术
33.71001 支气管镜下单叶支气管瓣置入术
33.71002 支气管镜下单叶支气管瓣置换术
33.73001 支气管镜下多叶支气管瓣置入术
33.73002 支气管镜下多叶支气管瓣置换术
33.78001 支气管镜下支气管置入物去除
33.79001 支气管镜下支气管扩张术
33.93001 肺穿刺术
33.99001 支气管肺灌洗术
34.01001 胸壁切开术
34.01002 胸膜外引流术
34.03002 近期手术后胸腔内止血术
34.04001 胸壁血肿清除术
34.04003 胸腔闭式引流术
34.04004 胸腔闭式引流管调整术
34.05001 创建胸膜腹膜分流术
34.09001 开胸引流术
34.09002 开胸止血术
34.09006 胸膜切开探查术
34.09009 胸腔内异物取出术
34.27001 膈肌活检术
34.4001 胸壁病损切除术
34.4007 胸腔镜下胸壁病损切除术
34.4008 胸腔病损切除术
34.71001 胸壁裂伤缝合术
34.71002 胸壁清创缝合术
34.72001 胸廓造口闭合术
34.79001 胸壁修补术
34.79002 关胸术
34.81002 膈肌病损切除术
34.81003 膈肌部分切除术
34.82002 膈肌缝合术
34.82003 膈肌裂伤缝合术
34.83001 胸 - 肠瘘管切除术
34.84003 膈肌修补术
34.85001 膈肌起搏器置入术
34.89002 膈肌脓肿引流术

34.91003	胸腔穿刺术	40.3002	淋巴结区域性切除术
34.91004	超声引导下胸腔穿刺术	40.3003	腔镜下区域性腋窝淋巴结区域切除术
34.91005	CT 引导下胸腔穿刺术		
34.92001	化学胸膜固定术	40.41001	单侧颈淋巴结清扫术
34.99004	胸腔镜下胸腔粘连松解术	40.42001	双侧颈淋巴结清扫术
38.21001	血管活检	40.51001	腋下淋巴结清扫术
38.35001	肺动脉部分切除伴吻合术	40.51002	腔镜下腋窝淋巴结清扫术
38.7001	腔静脉结扎术	40.9003	周围淋巴管 - 小静脉吻合术
38.7002	腔静脉折叠术	40.9004	淋巴干 - 小静脉吻合术
38.85008	肋间动脉结扎术	40.9008	淋巴水肿矫正 Homans-Macey 手术 [Homans 手术]
38.85009	锁骨下动脉结扎术		
39.31006	肋间动脉修补术	40.9009	淋巴水肿矫正 Charles 手术 [Charles 手术]
39.50008	锁骨下动脉球囊扩张成形术		
39.50013	锁骨下静脉球囊扩张成形术	40.9010	淋巴水肿矫正 Thompson 手术 [Thompson 手术]
39.50014	主动脉球囊扩张成形术		
39.50015	肺动脉球囊扩张成形术	40.9013	淋巴管瘘结扎术
39.50016	腋动脉球囊扩张成形术	40.9014	淋巴管瘘切除术
39.53008	肺动静脉瘘栓塞术	40.9015	淋巴管瘘粘连术
39.54001	胸主动脉夹层动脉瘤开窗术	40.9016	淋巴管瘤注射术
39.59002	肺动脉修补术	42.81002	内镜下食管支架置入术
39.59012	主动脉 - 肺动脉开窗术	53.81001	膈肌折叠术
39.59015	肺静脉成形术	77.01001	肩胛骨死骨去除术
39.59016	升主动脉成形术	77.01004	锁骨死骨去除术
39.59017	肺动脉环缩术	77.21001	肩胛骨截骨术
39.73001	胸主动脉支架置入术	77.21002	锁骨截骨术
39.73002	胸主动脉覆膜支架腔内隔绝术	77.21003	肋骨楔形截骨术
39.79011	肺动脉栓塞术	77.21004	胸骨楔形截骨术
39.79012	支气管动脉栓塞术	77.41001	肋骨活检术
39.98002	手术后伤口止血术	77.61001	肩胛骨病损切除术
40.11002	淋巴结活检	77.61004	肋骨病损切除术
40.11003	腹腔镜下淋巴结活检术	77.61006	锁骨病损切除术
40.11007	超声内镜下纵隔淋巴结细针穿刺活检（FNA）	77.61008	胸廓骨病损切除术
		77.71001	肋骨取骨术
40.19002	纳米炭淋巴结示踪及负显影	77.81001	肩胛骨部分切除术
40.21002	颈深部淋巴结切除术	77.81002	肋骨部分切除术
40.22001	内乳淋巴结清扫术	77.81004	锁骨部分切除术
40.23001	腋淋巴结切除术	77.81008	剑突切除术
40.29002	单纯淋巴结切除术	77.91001	肩胛骨切除术
40.29014	锁骨上淋巴结切除术	77.91002	胸骨切除术
40.3001	淋巴结扩大性区域性切除术	77.91004	颈肋切除术

77.91005　肋骨切除术

77.91006　锁骨切除术

78.01001　肋骨植骨术

78.01002　锁骨人工骨植骨术

78.01003　锁骨植骨术

78.01004　胸骨植骨术

78.11001　肩胛骨外固定架固定术

78.11002　锁骨外固定架固定术

78.11003　肋骨外固定架固定术

78.11004　胸骨外固定架固定术

78.41001　肩胛骨成形术

78.51004　锁骨髓内针内固定术

78.51006　胸骨钢针内固定术

78.51007　胸骨螺钉内固定术

78.51011　肋骨螺钉内固定术

78.51012　肋骨髓内针内固定术

78.51013　肩胛骨钢板内固定术

78.51014　肩胛骨钢针内固定术

78.51015　肩胛骨螺钉内固定术

78.51017　锁骨钢板内固定术

78.51018　锁骨钢针内固定术

78.51019　锁骨螺钉内固定术

78.61001　肩胛骨内固定物取出术

78.61002　锁骨内固定物取出术

78.61003　胸骨内固定物取出术

78.61004　肩锁关节内固定物取出术

78.61005　锁骨外固定架去除术

78.61006　胸骨外固定架去除术

78.61007　肩胛骨外固定架去除术

78.61008　肋骨内固定物取出术

78.71001　肩胛骨折骨术

78.71002　锁骨折骨术

78.71003　胸骨折骨术

79.29002　锁骨骨折切开复位术

79.39041　锁骨骨折切开复位髓内针内固定术

79.39042　锁骨骨折切开复位钢针内固定术

79.39051　锁骨骨折切开复位钢板内固定术

79.39054　胸骨骨折切开复位螺钉内固定术

86.4004　皮肤病损根治性切除术

86.69021　中厚皮片移植术

89.68001　心排血量监测（用热稀释法）[PiCCO]

92.27008　血管内近距离放射治疗

92.28001　碘 -131 注射放射治疗

92.30001　立体定向放射外科治疗 [SRS/ 单次立体定向放射治疗]

92.31001　单源光子放射外科治疗

92.31002　X 刀放射外科治疗

92.32001　伽马刀放射外科治疗

92.32002　立体定向 γ 射线放射外科治疗

92.32003　多源光子放射外科治疗

92.32004　钴 -60 放射外科治疗

92.33001　粒子束放射外科治疗

96.05001　气管支架置入术

96.56001　支气管灌洗

98.15001　（内镜下）（支）气管异物取出

98.15002　支气管内异物去除

98.18001　造口腔内异物去除

EK11　呼吸系统诊断伴呼吸机支持，伴重要并发症与合并症

EK13　呼吸系统诊断伴呼吸机支持，伴并发症与合并症

EK15　呼吸系统诊断伴呼吸机支持，不伴并发症与合并症

EK17　呼吸系统诊断伴呼吸机支持，住院时间 < 5 天死亡或转院

手术操作包括：

31.1005　暂时性气管切开术

96.04001　气管插管

96.55001　清洁气管造口

96.71001　有创呼吸机治疗小于 96 小时

96.72001　有创呼吸机治疗大于等于 96 小时

EK21　呼吸系统诊断伴非侵入性呼吸支持，伴重要并发症与合并症

EK23　呼吸系统诊断伴非侵入性呼吸支持，伴并发症与合并症

EK25　呼吸系统诊断伴非侵入性呼吸支持，不伴并发症与合并症

EK27　呼吸系统诊断伴非侵入性呼吸支持，住院时间 < 5 天死亡或转院

手术操作包括：

93.90001　无创呼吸机辅助通气（持续正压治疗 [CPAP]）

93.90002　无创呼吸机辅助通气（双水平气道正压 [BiPAP]）

93.90003　无创呼吸机辅助通气（高频通气 [HFPPV]）

93.90004　无创呼吸机辅助通气

93.91001　无创呼吸机辅助通气（间歇正压治疗 [IPPB]）

ER11　呼吸系统肿瘤，伴重要并发症与合并症

ER13　呼吸系统肿瘤，伴并发症与合并症

ER15　呼吸系统肿瘤，不伴并发症与合并症

主要诊断包括：

C33xx01　气管恶性肿瘤

C34.001　主支气管恶性肿瘤

C34.002　左主支气管恶性肿瘤

C34.003　右主支气管恶性肿瘤

C34.004　肺门恶性肿瘤

C34.101　肺上叶恶性肿瘤

C34.103　左肺上叶恶性肿瘤

C34.104　右肺上叶恶性肿瘤

C34.201　右肺中叶恶性肿瘤

C34.301　肺下叶恶性肿瘤

C34.303　左肺下叶恶性肿瘤

C34.304　右肺下叶恶性肿瘤

C34.801　右肺中上叶恶性肿瘤

C34.802　右肺中下叶恶性肿瘤

C34.803　左肺上下叶恶性肿瘤

C34.901　肺恶性肿瘤

C34.902　细支气管恶性肿瘤

C34.904　左肺恶性肿瘤

C34.905　右肺恶性肿瘤

C34.906　双肺恶性肿瘤

C34.907　支气管恶性肿瘤

C34.908　肺多处恶性肿瘤

C38.101　前纵隔恶性肿瘤

C38.201　后纵隔恶性肿瘤

C38.301　纵隔恶性肿瘤

C38.401　壁胸膜恶性肿瘤

C38.402　胸膜恶性肿瘤

C38.403　脏胸膜恶性肿瘤

C39.901　呼吸系统恶性肿瘤

C45.001　胸膜间皮瘤

C45.706　纵隔间皮瘤

C45.707　肺间皮瘤

C76.102　胸部恶性肿瘤

C76.103　胸腔恶性肿瘤

C76.104　腋窝恶性肿瘤

C77.101　肺门淋巴结继发恶性肿瘤

C77.102　胸内淋巴结继发恶性肿瘤

C77.103　纵隔淋巴结继发恶性肿瘤

C77.104　支气管淋巴结继发恶性肿瘤

C77.106　膈上淋巴结继发恶性肿瘤

C78.001　肺继发恶性肿瘤

C78.002　支气管继发恶性肿瘤

C78.003　支气管软骨继发恶性肿瘤

C78.101　纵隔继发恶性肿瘤

C78.201　胸膜继发恶性肿瘤

C78.202　胸内继发恶性肿瘤

C78.203　恶性胸腔积液

C78.301　气管继发恶性肿瘤

C79.8809　胸壁继发恶性肿瘤

C79.8810　胸腔继发恶性肿瘤

C79.8821　膈继发恶性肿瘤

D02.101　气管原位癌

D02.201　支气管原位癌

D02.202　肺原位癌

D02.401　呼吸系统原位癌

D38.101　肺交界性肿瘤

D38.102　气管交界性肿瘤

D38.103 支气管交界性肿瘤

D38.201 胸膜交界性肿瘤

D38.301 纵隔交界性肿瘤

D38.302 前纵隔交界性肿瘤

D38.303 后纵隔交界性肿瘤

D38.601 呼吸系统交界性肿瘤

ER21 肺栓塞，伴重要并发症与合并症

ER25 肺栓塞，不伴重要并发症与合并症

主要诊断包括：

I26.001 急性肺源性心脏病

I26.901 肺栓塞

I26.902 肺动脉血栓形成

I26.903 肺血栓栓塞症

I26.905 大面积肺栓塞

I26.906 次大面积肺栓塞

I26.907 非血栓性肺栓塞

I26.908 肺梗死

I26.909 慢性肺动脉栓塞

I26.910 急性肺栓塞

I26.911 急性大面积肺栓塞

I26.912 急性次大面积肺栓塞

I26.913 急性低风险性肺栓塞

I26.914 急性肺动脉栓塞

I26.915 急性肺血栓栓塞症

I26.916 慢性肺血栓栓塞急性再发

I26.917 感染性肺栓塞

I26.918 肺动脉菌栓栓塞

I26.919 慢性肺血栓栓塞症

I27.214 慢性血栓栓塞性肺动脉高压

I28.804 肺静脉闭塞

I28.810 肺动脉闭塞

T79.001 创伤性空气栓塞

T79.101 创伤性脂肪栓塞

ER33 肺水肿及呼吸衰竭，伴并发症与合并症

ER35 肺水肿及呼吸衰竭，不伴并发症与合并症

主要诊断包括：

J68.101 急性化学性肺水肿

J80xx01 成人肺透明膜病

J80xx02 急性呼吸窘迫综合征

J81xx01 肺水肿

J81xx02 急性肺水肿

J95.101 胸腔手术后急性肺功能不全

J95.201 非胸腔手术后的急性肺功能不全

J95.301 手术后慢性肺功能不全

J96.001 急性呼吸衰竭

J96.101 慢性呼吸衰竭

J96.901 呼吸衰竭

J96.902 Ⅰ型呼吸衰竭

J96.903 Ⅱ型呼吸衰竭

U04.901 严重急性呼吸综合征

ES10 呼吸系统感染 / 炎症，年龄 < 17 岁

ES11 呼吸系统感染 / 炎症，伴重要并发症与合并症

ES13 呼吸系统感染 / 炎症，伴并发症与合并症

ES15 呼吸系统感染 / 炎症，不伴并发症与合并症

主要诊断包括：

A01.005+J17.0*

　　伤寒并发肺炎

A02.201+J17.0*

　　沙门菌肺炎

A06.502+J99.8*

　　肺阿米巴病 [阿米巴肺脓肿]

A15.001 肺结核（显微镜检证实）

A15.002 肺结核（仅痰涂片证实）

A15.003 肺结核（痰涂片及培养均证实）

A15.010 继发性肺结核（初治，单耐药）涂阳培阳

A15.011 继发性肺结核（初治，单耐药）涂阴培阳

A15.012 继发性肺结核（初治，多耐药）涂阳培阳

A15.013 继发性肺结核（初治，多耐药）涂阴培阳

A15.014 继发性肺结核（初治，广泛耐药）涂阳培阳

A15.015 继发性肺结核（初治，广泛耐药）涂阴培阳

A15.016 继发性肺结核（初治，耐多药）涂阳培阳

A15.017 继发性肺结核（初治，耐多药）涂阴培阳

A15.018 继发性肺结核（初治，药物敏感）涂阳培阳

A15.019 继发性肺结核（初治，药物敏感）涂阴培阳

A15.020 继发性肺结核（复治，单耐药）涂阳培阳

A15.021 继发性肺结核（复治，单耐药）涂阴培阳

A15.022 继发性肺结核（复治，多耐药）涂阳培阳

A15.023 继发性肺结核（复治，多耐药）涂阴培阳

A15.024 继发性肺结核（复治，广泛耐药）涂阳培阳

A15.025 继发性肺结核（复治，广泛耐药）涂阴培阳

A15.026 继发性肺结核（复治，耐多药）涂阳培阳

A15.027 继发性肺结核（复治，耐多药）涂阴培阳

A15.028 继发性肺结核（复治，药物敏感）涂阳培阳

A15.029 继发性肺结核（复治，药物敏感）涂阴培阳

A15.101 肺结核（仅痰培养证实）

A15.201 肺结核（组织学证实）

A15.401 肺门淋巴结结核（细菌学和组织学证实）

A15.502 气管结核（细菌学和组织学证实）

A15.503 支气管结核（细菌学和组织学证实）

A15.510 支气管结核（初治，单耐药）涂阳培阳

A15.511 支气管结核（初治，单耐药）涂阴培阳

A15.512 支气管结核（初治，多耐药）涂阳培阳

A15.513 支气管结核（初治，多耐药）涂阴培阳

A15.514 支气管结核（初治，广泛耐药）涂阳培阳

A15.515 支气管结核（初治，广泛耐药）涂阴培阳

A15.516 支气管结核（初治，耐多药）涂阳培阳

A15.517 支气管结核（初治，耐多药）涂阴培阳

A15.518 支气管结核（初治，药物敏感）涂阳培阳

A15.519 支气管结核（初治，药物敏感）涂阴培阳

A15.520 支气管结核（复治，单耐药）涂阳培阳

A15.521 支气管结核（复治，单耐药）涂阴培阳

A15.522 支气管结核（复治，多耐药）涂阳培阳

A15.523 支气管结核（复治，多耐药）涂阴培阳

A15.524 支气管结核（复治，广泛耐药）涂阳培阳

A15.525 支气管结核（复治，广泛耐药）涂阴培阳

A15.526 支气管结核（复治，耐多药）涂阳培阳

A15.527 支气管结核（复治，耐多药）涂阴培阳

A15.528　支气管结核（复治，药物敏感）涂阳培阳

A15.529　支气管结核（复治，药物敏感）涂阴培阳

A15.601　结核性胸膜炎（细菌学和组织学证实）

A16.001　肺结核（细菌学和组织学检查为阴性）

A16.002　支气管结核（细菌学和组织学检查为阴性）

A16.101　肺结核（未行细菌学和组织学检查）

A16.201　干酪性肺结核

A16.202　肺结核

A16.203　肺结核球［肺结核瘤］

A16.204　结核性肺炎［干酪性肺炎］

A16.205　结核性肺纤维变性［增殖性结核性肺纤维变性］

A16.206　结核性支气管扩张

A16.207　结节型肺结核

A16.208　浸润型肺结核

A16.209　空洞型肺结核

A16.210　增殖型肺结核

A16.211　结核性气胸

A16.212　结核性肺瘘

A16.213　结核性损毁肺

A16.214　结核性大咯血

A16.301　肺门淋巴结结核

A16.302　结核性支气管淋巴瘘

A16.303　胸壁淋巴结结核

A16.304　胸内淋巴结结核

A16.305　支气管淋巴结结核

A16.306　纵隔淋巴结结核

A16.307　结核性乳糜胸

A16.403　气管结核

A16.404　孤立性气管结核

A16.405　孤立性气管支气管结核

A16.406　支气管结核

A16.407　支气管内膜结核

A16.408　结核性支气管瘘

A16.410　结核性气管狭窄

A16.411　结核性支气管狭窄

A16.501　结核性干性胸膜炎

A16.502　结核性脓胸

A16.503　结核性渗出性胸膜炎

A16.504　结核性胸膜炎

A16.505　结核性胸腔积液

A16.507　胸膜结核球［胸膜结核瘤］

A16.508　结核性胸膜炎（初治）

A16.509　结核性胸膜炎（复治）

A16.510　结核性包裹性脓胸

A16.701　肺结核原发综合征

A16.702　原发性肺结核

A16.805　纵隔结核瘤

A16.901　结核病

A16.902　结核感染

A16.903　呼吸道结核病

A18.053+M01.1*　胸锁关节结核

A18.060+M90.0*　胸骨结核

A19.001　急性粟粒性肺结核

A19.002　急性血行播散性肺结核

A19.801　慢性粟粒性肺结核

A19.802　亚急性粟粒性肺结核

A19.803　亚急性血行播散性肺结核

A19.804　粟粒性肺结核

A19.810　血行播散性肺结核（初治，单耐药）涂阳培阳

A19.811　血行播散性肺结核（初治，单耐药）涂阴培阳

A19.812　血行播散性肺结核（初治，多耐药）涂阳培阳

A19.813　血行播散性肺结核（初治，多耐药）涂阴培阳

A19.814　血行播散性肺结核（初治，广泛耐药）涂阳培阳

A19.815　血行播散性肺结核（初治，广泛耐药）涂阴培阳

A19.816　血行播散性肺结核（初治，耐多药）涂阳培阳

A19.817　血行播散性肺结核（初治，耐多药）涂阴培阳

A19.818　血行播散性肺结核（初治，药物敏感）涂阳培阳

A19.819　血行播散性肺结核（初治，药物敏感）涂阴培阳

A19.820　血行播散性肺结核（复治，单耐药）涂阳培阳

A19.821　血行播散性肺结核（复治，单耐药）涂阴培阳

A19.822　血行播散性肺结核（复治，多耐药）涂阳培阳

A19.823　血行播散性肺结核（复治，多耐药）涂阴培阳

A19.824　血行播散性肺结核（复治，广泛耐药）涂阳培阳

A19.825　血行播散性肺结核（复治，广泛耐药）涂阴培阳

A19.826　血行播散性肺结核（复治，耐多药）涂阳培阳

A19.827　血行播散性肺结核（复治，耐多药）涂阴培阳

A19.828　血行播散性肺结核（复治，药物敏感）涂阳培阳

A19.829　血行播散性肺结核（复治，药物敏感）涂阴培阳

A20.201　肺鼠疫

A21.201+J17.0*

　　　　肺型土拉菌病

A22.101　肺炭疽

A22.102+J17.0*

　　　　炭疽肺炎

A24.103　类鼻疽肺炎

A31.001　肺非结核分枝杆菌病

A31.003　鸟 - 胞内复合分枝杆菌感染

A31.004　堪萨斯分枝杆菌感染

A42.001　肺放线菌病

A43.001+J99.8*

　　　　肺奴卡菌病 [1]

A48.101　嗜肺军团菌肺炎

A48.102　军团菌感染

A48.201　非肺炎性军团病 [庞蒂亚克热]

A49.101　肺炎球菌感染

A49.805　克雷伯肺炎杆菌感染

A52.705+J99.8*

　　　　梅毒肺

A54.801+J17.0*

　　　　淋球菌肺炎

B01.201+J17.1*

　　　　水痘性肺炎

B05.201+J17.1*

　　　　麻疹并发肺炎

B05.809　麻疹合并上呼吸道感染

B06.801+J17.1*

　　　　风疹性肺炎

B25.001+J17.1*

　　　　巨细胞病毒肺炎

B33.001　波恩霍尔姆病

B34.803　呼吸道合胞病毒感染

B37.101+J99.8*

　　　　肺念珠菌病

B37.883　呼吸道念珠菌感染

B37.886+J99.8*

　　　　支气管念珠菌病

B38.001+J99.8*

　　　　急性肺球孢子菌病

B38.101+J99.8*

　　　　慢性肺球孢子菌病

B38.201+J99.8*

　　　　肺球孢子菌病

B39.001+J99.8*

　　　　急性肺荚膜组织胞浆菌病

---

[1] 肺奴卡菌病即肺诺卡菌病。

B39.101+J99.8*
　　慢性肺荚膜组织胞浆菌病

B39.201+J99.8*
　　肺荚膜组织胞浆菌病

B40.001+J99.8*
　　急性肺芽生菌病

B40.101+J99.8*
　　慢性肺芽生菌病

B40.201+J99.8*
　　肺芽生菌病

B41.001+J99.8*
　　肺副球孢子菌病

B42.001+J99.8*
　　肺型孢子丝菌病

B44.001+J99.8*
　　侵袭性肺曲霉菌病

B44.101+J99.8*
　　变应性支气管肺曲霉病

B44.102+J99.8*
　　肺曲霉菌病

B45.001+J99.8*
　　肺隐球菌病

B45.002+J99.8*
　　新型隐球菌肺炎

B46.001+J99.8*
　　肺毛霉菌病

B49xx03+J99.8*
　　肺真菌感染

B49xx20　真菌性肺炎

B58.301+J17.3*
　　肺弓形虫病

B59xx01+J99.8*
　　肺孢子菌病

B59xx02+J17.3*
　　卡氏肺孢子菌肺炎

B60.801　肺蠊缨滴虫感染

B65.901+J99.8*
　　肺型血吸虫病

B66.401　皮下组织并殖吸虫病

B66.402　并殖吸虫病 [肺吸虫病]

B66.403+J99.8*
　　肺吸虫病

B67.101+J99.8*
　　肺细粒棘球蚴病

B67.601　肺泡型棘球蚴病

B67.902+J99.8*
　　肺棘球蚴病 [肺包虫病]

B77.803+J17.3*
　　急性蛔蚴性肺炎

B90.901　陈旧性肺结核

J09xx101　人感染高致病性禽流感 [H5N1]

J09xx102　人感染 H7N9 禽流感

J09xx211　甲型 H1N1 流感

J10.001　已知病毒的流感性肺炎

J11.001　未知病毒的流感性肺炎

J12.001　腺病毒性肺炎

J12.101　呼吸道合胞病毒肺炎

J12.201　副流感病毒肺炎

J12.901　病毒性肺炎

J13xx01　肺炎链球菌肺炎

J14xx01　流感嗜血杆菌肺炎

J14xx02　流感嗜血杆菌支气管肺炎

J15.001　克雷伯杆菌肺炎

J15.002　肺炎杆菌肺炎

J15.101　假单胞菌肺炎

J15.102　绿脓杆菌肺炎 [1]

J15.201　葡萄球菌性肺炎

J15.301　B 族链球菌肺炎

J15.401　链球菌肺炎

J15.501　大肠杆菌肺炎

J15.601　变形杆菌肺炎

J15.602　革兰氏阴性细菌性肺炎

J15.603　黏质沙雷菌肺炎

J15.604　阴沟杆菌肺炎

J15.605　鲍曼不动杆菌肺炎

J15.606　坂崎肠杆菌肺炎

---

[1] 绿脓杆菌即铜绿假单胞菌，以下同此。

J15.701	非典型性肺炎	J85.201	肺脓肿
J15.702	支原体肺炎	J85.301	纵隔脓肿
J15.801	革兰氏阳性细菌性肺炎	J86.001	肝胸膜瘘
J15.802	产气杆菌肺炎	J86.002	脓胸伴瘘
J15.901	细菌性肺炎	J86.003	食管气管瘘
J15.902	细菌性支气管肺炎	J86.004	食管胸膜瘘
J16.001	衣原体肺炎	J86.005	食管支气管瘘
J16.801	中东呼吸综合征	J86.006	支气管胃瘘
J18.001	喘息性支气管肺炎	J86.007	胸壁窦道
J18.002	毛细管支气管肺炎	J86.008	支气管瘘
J18.003	支气管肺炎 [小叶性肺炎]	J86.009	支气管胃结肠瘘
J18.101	大叶性肺炎	J86.010	支气管胸膜瘘
J18.201	坠积性肺炎	J86.011	纵隔瘘
J18.801	多重感染的肺炎	J86.012	肝胆支气管瘘
J18.802	节段性肺炎	J86.013	支气管胆管瘘
J18.803	阻塞性肺炎	J86.901	包裹性脓胸
J18.804	中毒性肺炎	J86.902	脓气胸
J18.806	中叶性肺炎	J86.903	脓胸
J18.901	肺炎	J94.101	纤维胸
J18.902	重症肺炎	J95.001	气管造口术后口脓毒病
J18.903	肺泡性肺炎	J98.402	肺部感染
J22xx01	急性下呼吸道感染	J98.802	呼吸道感染
J41.101	慢性黏脓性支气管炎	J98.901	胸腔感染
J41.801	混合的单纯性和黏液化脓性慢性支气管炎	R09.101	胆汁性胸膜炎
		R09.102	慢性胸膜炎
J42xx01	慢性气管炎	R09.103	胸膜炎
J42xx03	慢性气管支气管炎	R76.101	芒图试验异常
J47xx03	支气管扩张症合并感染	R76.102	结核菌素试验异常
J69.001	吸入性肺炎		
J69.002	吸入胃分泌物引起的肺炎		

ET11 慢性气道阻塞病，伴重要并发症与合并症

ET13 慢性气道阻塞病，伴并发症与合并症

ET15 慢性气道阻塞病，不伴并发症与合并症

J69.003	吸入食物或呕吐物引起的肺炎
J69.004	吸入奶引起的肺炎
J69.101	吸入油引起的肺炎
J69.102	脂质性肺炎
J69.801	吸入血引起的肺炎
J84.803	寻常型间质性肺炎
J85.001	坏疽性肺炎
J85.002	肺坏疽
J85.003	肺坏死
J85.101	肺脓肿伴肺炎

主要诊断包括：

J42xx02	慢性支气管炎
J42xx04	慢性支气管炎急性加重期
J42xx05	慢性支气管炎临床缓解期

J42xx06　慢性支气管炎慢性迁延期

J43.001　麦克劳德综合征

J43.002　单侧肺气肿

J43.003　透明肺

J43.101　全小叶型肺气肿

J43.102　全腺泡型肺气肿

J43.201　小叶中心型肺气肿

J43.801　瘢痕性肺气肿

J43.901　大泡性肺气肿

J43.902　肺大泡破裂

J43.903　肺气肿

J43.904　老年性肺气肿

J43.905　阻塞性肺气肿

J43.906　肺大泡

J44.003　慢性阻塞性肺疾病伴急性下呼吸
　　　　　道感染

J44.101　慢性阻塞性肺疾病急性加重

J44.801　闭塞性细支气管炎

J44.802　慢性细支气管炎

J44.803　弥漫性泛细支气管炎

J44.901　慢性阻塞性肺疾病

J44.902　慢性阻塞性肺疾病Ⅰ级

J44.903　慢性阻塞性肺疾病Ⅱ级

J44.904　慢性阻塞性肺疾病Ⅲ级

J44.905　慢性阻塞性肺疾病Ⅳ级

J47xx01　支气管扩张症

J47xx02　支气管扩张症伴咯血

J47xx04　细支气管扩张症

J98.012　气管支气管肥大症

J98.301　代偿性肺气肿

J98.801　气管肿物

J98.804　大气道狭窄

J98.805　气管瘢痕

J98.806　气管梗阻

J98.807　气管假性淋巴瘤

J98.808　气管囊肿

J98.809　气管脓肿

J98.810　气管肉芽肿

J98.812　气管受压

J98.813　气管狭窄

J98.814　气管瘘口狭窄

J98.815　气管息肉

J98.816　气管角化病

EU11　重大胸部创伤，伴重要并发症与
　　　　合并症

EU13　重大胸部创伤，伴并发症与合
　　　　并症

EU15　重大胸部创伤，不伴并发症与合
　　　　并症

EU17　重大胸部创伤，住院时间 < 5 天
　　　　死亡或转院

主要诊断包括：

S22.201　胸骨骨折

S22.321　肋骨骨折

S22.401　肋骨多发性骨折

S22.411　肋骨多发性骨折伴第一肋骨骨折

S22.421　两根肋骨骨折不伴第一肋骨骨折

S22.431　三根肋骨骨折不伴第一肋骨骨折

S22.441　四根及以上肋骨骨折不伴第一肋
　　　　　骨骨折

S22.501　连枷胸

S23.201　肋骨关节脱位

S23.202　肋骨软骨脱位

S23.203　胸骨脱位

S23.204　胸部气管脱位

S23.205　剑状软骨脱位

S25.401　肺血管损伤

S27.321　肺破裂

S27.401　主支气管断裂

S27.402　支气管损伤

S27.701　胸内多处器官损伤

S27.811　创伤性膈疝

S27.812　创伤性膈破裂

S27.813　创伤性纵隔血肿

S27.841　胸腺损伤

S27.901　胸内器官损伤

S28.001　胸部挤压伤

S28.101　胸部分创伤性切断

S29.701 胸部多处损伤

S29.901 胸部损伤

S43.201 胸锁关节脱位

T79.807 创伤性肺炎

EV11 呼吸系统症状、体征，伴重要并发症与合并症

EV13 呼吸系统症状、体征，伴并发症与合并症

EV15 呼吸系统症状、体征，不伴并发症与合并症

主要诊断包括：

G47.334 原发性肺泡低通气综合征

I28.002 经皮肺动静脉瘘栓塞术后再通

R04.201 咯血

R04.801 肺出血

R04.802 支气管内出血

R04.901 呼吸道出血

R05xx01 咳嗽

R05xx02 咳嗽晕厥综合征

R05xx03 急性咳嗽

R05xx04 慢性咳嗽

R05xx05 亚急性咳嗽

R06.001 呼吸困难

R06.002 端坐呼吸

R06.003 气短

R06.004 呼吸短促

R06.101 喘鸣

R06.201 哮鸣

R06.202 喘息

R06.301 切恩 - 斯托克斯呼吸

R06.302 周期性呼吸

R06.401 换气过度

R06.601 呃逆

R06.801 呼吸肌麻痹

R06.802 呼吸暂停

R06.804 屏气发作

R06.805 叹息样呼吸

R06.806 高碳酸血症

R06.807 低通气

R07.101 呼吸时胸痛

R09.301 痰异常

R09.882 脉搏弱

R09.891 啰音

R09.892 胸腔鼓音

R09.893 胸腔异常敲击音

R09.894 胸膜摩擦音

R09.895 喘憋

R09.896 胸闷

R91xx01 肺部阴影

R91xx02 肺球形阴影

R91xx03 肺诊断性影像异常

R91xx04 肺占位性病变

R93.804 胸腔占位性病变

R93.805 纵隔阴影

T81.812 手术后胸骨哆开

T85.8804 插管引起的气管内出血

EV29 气胸

主要诊断包括：

J93.001 自发性张力性气胸

J93.101 自发性气胸

J93.102 闭合性气胸

J93.801 包裹性气胸

J93.901 气胸

J95.802 手术后气胸

J98.201 纵隔气肿

S27.001 创伤性气胸

EW11 胸膜病变及胸腔积液，伴重要并发症与合并症

EW13 胸膜病变及胸腔积液，伴并发症与合并症

EW15 胸膜病变及胸腔积液，不伴并发症与合并症

主要诊断包括：

B90.902 陈旧性胸膜结核

J90xx01 包裹性胸膜炎

J90xx02	渗出性胸膜炎	I28.807	肺血管炎
J90xx03	胸膜炎伴积液	J60xx01	煤工尘肺
J90xx04	浆液性胸膜炎	J60xx02	炭末沉着病［炭肺］
J92.001	胸膜斑伴有石棉沉着病	J60xx03	碳末石末沉着病［煤矽肺］[2]
J92.901	胸膜肥厚	J61xx01	石棉肺
J92.902	胸膜斑	J62.001	滑石尘肺
J94.102	胸膜纤维化	J62.801	硅沉着病［矽肺］
J94.201	血胸	J62.802	矽肺性肺纤维化
J94.202	血气胸	J62.803	矽肺［硅肺］一期
J94.801	包裹性胸腔积液	J62.804	矽肺［硅肺］二期
J94.802	梅格斯综合征	J62.805	矽肺［硅肺］三期
J94.803	特发性胸腔积液	J63.001	矾土肺
J94.804	胸膜囊肿	J63.101	肺铝土纤维化
J94.805	胸膜钙化	J63.201	铍病
J94.806	胸膜纤维样增生	J63.301	石墨尘肺
J94.807	胸膜粘连	J63.401	肺铁末沉着病
J94.808	胸腔积液	J63.501	锡尘肺
J94.809	液气胸	J63.801	铸工尘肺
J94.810	血性胸水[1]	J63.802	炭黑尘肺
J94.901	胸膜病变	J63.803	电焊工尘肺
J95.808	手术后胸腔积液	J63.804	水泥尘肺
S27.101	创伤性血胸	J63.805	云母尘肺
S27.201	创伤性血气胸	J63.806	陶工尘肺
S27.601	胸膜损伤	J63.807	铝尘肺
S27.881	创伤性胸腔积液	J64xx01	尘肺
		J65xx02	尘肺合并结核

EW21　肺间质性疾病，伴重要并发症
　　　与合并症

EW23　肺间质性疾病，伴并发症与合
　　　并症

EW25　肺间质性疾病，不伴并发症与
　　　合并症

主要诊断包括：

		J66.001	棉尘病
		J66.101	亚麻肺
		J66.201	大麻尘肺
		J67.001	农民肺
		J67.002	发霉干草病
D86.001	肺结节病	J67.003	翻晒干草者肺
E85.416+J99.8*		J67.101	蔗尘沉着病［蔗尘肺］
		J67.201	饲鸟者肺
	肺淀粉样变性	J67.202	鹦鹉肺
		J67.203	饲鸽者肺
		J67.301	软木尘肺

---

[1] 胸水即胸腔积液，以下同此。

[2] 煤矽肺即煤硅肺，以下同此。

J67.401	麦芽肺	J84.801	胆固醇肺炎
J67.402	棒状曲霉菌性肺泡炎	J84.802	弥漫性肺间质疾病
J67.501	蘑菇肺	J84.804	隐源性机化性肺炎
J67.601	皮质隐子座菌性肺泡炎	J84.805	非特异性间质性肺炎
J67.602	剥枫树皮工人肺	J84.806	呼吸性细支气管炎伴间质性肺病
J67.701	空调肺	J84.807	急性间质性肺炎
J67.702	加湿器肺	J84.808	淋巴细胞性间质性肺炎
J67.801	过敏性鱼食肺	J84.809	脱屑性间质性肺炎
J67.802	过敏性红杉锯屑病	J84.901	间质性肺病
J67.803	过敏性洗奶酪肺	J84.902	间质性肺炎
J67.804	过敏性皮毛肺	J90xx05	化学性胸浆膜炎
J67.805	过敏性咖啡肺	M05.191+J99.0*	
J67.901	过敏性肺炎[外源性过敏性肺泡炎]		类风湿性肺病
		M33.202+J99.1*	
J67.902	职业性过敏性肺泡炎		多肌炎伴肺间质纤维化
J68.001	吸入有毒气体性肺炎	M35.003+J99.1*	
J68.002	急性化学性支气管炎		干燥综合征伴肺病变

J70.101	放射性肺间质纤维化
J70.201	急性药物性肺疾病
J70.202	亚急性药物性肺疾病
J70.301	慢性药物性肺疾病
J70.401	药物性肺疾病
J70.801	阿司匹林三联征
J82xx01	肺嗜酸性粒细胞增多症
J82xx02	热带性肺嗜酸性粒细胞增多症
J82xx03	嗜酸细胞性肺炎
J82xx04	哮喘性肺嗜酸性粒细胞增多症
J82xx05	吕弗勒综合征
J84.001	肺泡蛋白沉着症
J84.002	肺泡微结石症
J84.003	弥漫性肺泡出血综合征
J84.101	炎症后肺间质纤维化
J84.102	肺肉芽肿
J84.103	肺间质纤维化
J84.104	肺硬化
J84.105	机化性肺炎
J84.106	致纤维化肺泡炎
J84.107	继发性肺间质纤维化
J84.108	弥漫性肺间质纤维化
J84.110	特发性肺间质纤维化

EX10 支气管炎及哮喘，年龄 < 17 岁

EX11 支气管炎及哮喘，伴重要并发症与合并症

EX13 支气管炎及哮喘，伴并发症与合并症

EX15 支气管炎及哮喘，不伴并发症与合并症

主要诊断包括：

A01.012	伤寒并发支气管炎
B05.807	麻疹并发支气管炎
B37.886+J99.8*	
	支气管念珠菌病
B49xx16+J99.8*	
	支气管真菌感染
J40xx01	气管支气管炎
J40xx02	纤维素性支气管炎
J40xx03	支气管炎
J45.001	药物性支气管哮喘
J45.002	阿司匹林支气管哮喘
J45.003	职业性支气管哮喘
J45.101	咳嗽变异性哮喘

J45.102	月经期支气管哮喘		J04.101	急性气管炎
J45.103	运动性支气管哮喘		J04.102	气管炎
J45.901	支气管哮喘		J04.201	急性喉气管炎
J45.902	难治性支气管哮喘		J04.203	喉气管炎
J45.911	支气管哮喘（完全控制）		J20.001	肺炎支原体急性支气管炎
J45.912	支气管哮喘（部分控制）		J20.101	流感嗜血杆菌急性支气管炎
J45.913	支气管哮喘（未控制）		J20.201	链球菌急性支气管炎
J45.921	支气管哮喘（急性发作期）		J20.301	柯萨奇病毒急性支气管炎
J45.922	支气管哮喘（慢性持续期）		J20.401	副流感病毒急性支气管炎
J45.923	支气管哮喘（临床缓解期）		J20.501	呼吸道合胞病毒性急支气管炎
J45.931	支气管哮喘（间歇发作）		J20.601	鼻病毒急性支气管炎
J45.932	支气管哮喘（轻度持续）		J20.701	艾柯病毒急性支气管炎
J45.933	支气管哮喘（中度持续）		J20.901	急性支气管炎
J45.934	支气管哮喘（重度持续）		J20.902	急性喘息性支气管炎
J46xx01	重症哮喘		J20.903	急性化脓性支气管炎
J46xx02	支气管哮喘急性发作（轻度）		J20.904	慢性支气管炎急性发作
J46xx03	支气管哮喘急性发作（中度）		J20.905	急性气管支气管炎
J46xx04	支气管哮喘急性发作（重度）		J21.001	呼吸道合胞病毒急性细支气管炎
J46xx05	支气管哮喘急性发作（危重）		J21.901	细支气管炎
J46xx06	闭锁肺综合征		J21.902	急性毛细支气管炎
			J21.903	急性细支气管炎

EX21 百日咳及急性支气管炎，伴重要并发症与合并症

EX23 百日咳及急性支气管炎，伴并发症与合并症

EX25 百日咳及急性支气管炎，不伴并发症与合并症

EX27 百日咳及急性支气管炎，住院时间 < 5 天死亡或转院

EZ11 呼吸系统其他疾患，伴重要并发症与合并症

EZ13 呼吸系统其他疾患，伴并发症与合并症

EZ15 呼吸系统其他疾患，不伴并发症与合并症

主要诊断包括：

A37.001	百日咳杆菌百日咳
A37.101	副百日咳杆菌百日咳
A37.801	支气管败血性杆菌百日咳
A37.901	百日咳
A37.902+J17.0*	
	百日咳肺炎
A37.903	百日咳肺不张
A37.904	百日咳肺气肿
A37.905	百日咳脑病

主要诊断包括：

A18.027+M90.0*	
	肋骨结核
A18.060+M90.0*	
	胸骨结核
A18.824+M63.0*	
	胸大肌结核
A27.904	钩端螺旋体病肺出血型
B67.905	胸膜棘球蚴病
B90.805	陈旧性支气管淋巴结核
D14.201	气管良性肿瘤

D14.301	肺良性肿瘤		I89.006	胸导管梗阻
D14.302	主支气管良性肿瘤		I89.802	非丝虫性乳糜胸
D14.304	支气管良性肿瘤		I89.807	乳糜性胸水
D14.401	呼吸系统良性肿瘤		I89.809	胸导管断裂
D15.201	后纵隔良性肿瘤		J44.906	呼吸道梗阻
D15.202	前纵隔良性肿瘤		J68.301	反应性气道机能障碍综合征
D15.203	纵隔良性肿瘤		J94.001	乳糜胸
D15.701	胸膜良性肿瘤		J95.006	气管造口术后机能障碍
D16.701	肋骨良性肿瘤		J95.804	手术操作后呼吸衰竭
D16.702	胸骨良性肿瘤		J95.809	主支气管吻合口狭窄
D16.703	锁骨良性肿瘤		J95.810	气管吻合口狭窄
D17.401	纵隔脂肪瘤		J95.811	手术后气管狭窄
D17.402	胸膜脂肪瘤		J98.001	后天性支气管憩室
D17.403	胸腔脂肪瘤		J98.002	支气管化脓性肉芽肿
D17.719	气管脂肪瘤		J98.003	支气管结石
D17.723	支气管脂肪瘤		J98.004	支气管息肉
D18.0800	肺血管瘤		J98.005	支气管狭窄
D18.0814	纵隔血管瘤		J98.006	支气管黏膜纤维组织增生
D18.115	纵隔淋巴管瘤		J98.007	支气管溃疡
D18.125	胸淋巴管瘤		J98.008	支气管钙化
D18.126	胸腺淋巴管瘤		J98.009	支气管软化
D19.001	胸膜良性间皮瘤		J98.010	支气管囊肿
D36.710	胸腔良性肿瘤		J98.011	支气管痉挛
E83.103+J99.8*			J98.013	气管支气管软骨骨形成症
	肺含铁血黄素沉积症		J98.101	肺不张
E83.105+J99.8*			J98.102	肺萎陷
	特发性肺含铁血黄素沉积症		J98.103	中叶综合征 [Brock 综合征]
E84.001	囊性纤维化伴肺部病变		J98.301	代偿性肺气肿
E84.801	囊性纤维化伴混合性病变		J98.401	肺病
E84.902	囊性纤维化		J98.403	肺膨出
F45.341	躯体化的自主神经功能障碍，呼吸系统		J98.404	肺钙化
F51.301	睡行症		J98.405	肺后壁空洞
G47.335	中枢性低通气综合征		J98.406	肺功能不全
I00xx07+J17.8*			J98.407	肺假性淋巴瘤
	风湿性肺炎		J98.408	肺假性肿瘤
I28.001	肺动静脉瘘		J98.409	肺炎性假瘤
I72.8111	支气管动脉瘤		J98.410	肺囊肿
I88.902	肺门淋巴结炎		J98.411	肺肿物
I88.908	纵隔淋巴结炎		J98.412	过敏性支气管肺疾患
			J98.413	炎症性损毁肺

J98.501	慢性纵隔炎	Q32.405	气管支气管巨大症
J98.502	纵隔疝	Q32.406	先天性支气管闭锁
J98.503	纵隔纤维化	Q33.001	先天性肺囊肿
J98.504	纵隔炎	Q33.002	先天性囊性肺
J98.505	纵隔肿物	Q33.003	先天性腺瘤样肺囊肿
J98.506	纵隔囊肿	Q33.101	先天性副肺叶
J98.507	纵隔萎缩	Q33.201	先天性肺隔离症
J98.601	膈膨升	Q33.302	先天性无肺叶
J98.602	膈肌麻痹	Q33.401	先天性支气管扩张
J98.603	横膈麻痹	Q33.601	先天性肺发育不全
J98.803	气管憩室	Q33.602	先天性肺发育不良
J98.902	胸腔肿物	Q34.101	先天性纵隔囊肿
M30.102	多动脉炎伴肺受累 [Churg-Strauss 病]	Q34.801	先天性鼻咽闭锁
M32.104+J99.1* 狼疮性肺炎		Q67.601	先天性漏斗胸
M32.107+J99.1* 狼疮性肺病变		Q67.701	先天性鸡胸
		Q75.894	先天性茎突过长
M34.801+J99.1* 系统性硬化症性肺病变		Q76.611	先天性肋骨缺如
M34.803+J99.1* 系统性硬化症性肺间质纤维化		Q76.621	先天性肋骨融合
		Q76.691	先天性肋骨外翻
		Q76.692	先天性叉状肋
M94.001	肋与肋软骨连接处综合征 [Tietze 综合征]	Q76.693	先天性肋骨畸形
		Q76.791	先天性胸骨畸形
M94.002	肋软骨炎	Q79.001	先天性膈疝
M95.401	后天性漏斗胸	Q79.101	膈缺如
M95.403	后天性胸廓变形	Q79.102	先天性膈畸形
P27.001	肺发育未成熟	Q79.103	先天性膈膨升
P27.101	新生儿慢性肺疾病	Q85.903	肺错构瘤
P27.102	新生儿支气管肺发育不良	Q85.911	支气管错构瘤
P27.801	先天性肺纤维化	Q87.8907	豹皮综合征 [Leopard 综合征]
P27.802	新生儿通气机肺	Q89.351	卡塔格内综合征 [Kartagener 综合征]
Q27.833	支气管黏膜血管畸形		
Q28.801	肺血管畸形	R09.001	窒息
Q28.802	肺动静脉畸形	R09.202	呼吸停止
Q32.201	先天性支气管软化	R59.007	肺门淋巴结肿大
Q32.301	先天性支气管狭窄	R91xx05	肺门增大
Q32.401	先天性支气管囊肿	R94.201	肺换气量减少
Q32.402	先天性支气管发育不全	R94.202	肺活量减少
Q32.403	先天性支气管畸形	R94.203	肺功能异常
Q32.404	先天性支气管憩室	S10.004	气管挫伤
		S17.003	气管挤压伤

S22.311	第一肋骨骨折		T17.901	呼吸道内异物
S27.311	肺挫伤		T27.001	喉和气管烧伤
S27.312	肺血肿		T27.101	喉和气管及肺烧伤
S27.381	创伤致肺内异物		T27.201	胸腔烧伤
S27.501	胸部气管损伤		T27.301	呼吸道烧伤
S27.821	淋巴胸管损伤 [1]		T86.811	肺移植失败
S43.601	胸锁关节扭伤		T86.812	肺移植排斥
T17.401	气管内异物		T91.205	陈旧性胸骨骨折
T17.501	支气管内异物		Z43.001	气管造口维护
T17.801	细支气管内异物		Z43.002	气管套管拔除
T17.802	非创伤性肺内异物			

---

[1] 此处"淋巴胸管"疑应为"胸导管"。

MDCF 循环系统疾病及功能障碍

FB19　心脏辅助系统植入

手术操作包括：

37.52001　全人工心脏移植术

37.61003　主动脉球囊反搏装置置入术［IABP
手术］

37.62001　心脏泵置入术

37.63001　经胸心脏辅助装置置换术

37.64001　心脏辅助装置去除术

37.65001　经皮左心室辅助装置置入术［LVAD
置入术］

37.65002　经皮右心室辅助装置置入术［RVAD
置入术］

37.66001　左心室辅助装置置入术［LVAD
置入术］

37.66002　右心室辅助装置置入术［RVAD
置入术］

37.68001　经皮心脏辅助装置置换术

37.68002　经皮心脏辅助装置置入术

37.68003　经皮导管左心辅助装置置入术
［Impella 导管心室辅助系统置入］

39.65002　体外膜肺氧合［ECMO］

97.44003　主动脉球囊反搏装置去除术［IABP
装置去除术］

FB29　心脏瓣膜手术，伴心导管操作

手术操作包括：

35.01001　主动脉瓣闭式扩张术

35.01002　主动脉瓣探查术

35.02001　二尖瓣闭式扩张术

35.02003　二尖瓣探查术

35.03001　肺动脉瓣闭式扩张术

35.03002　肺动脉瓣探查术

35.04001　三尖瓣探查术

35.04002　三尖瓣闭式扩张术

35.11001　主动脉瓣成形术

35.12001　直视下二尖瓣修补术

35.12002　直视下二尖瓣切开扩张术

35.13001　直视下肺动脉瓣成形术

35.13002　直视下肺动脉瓣切开扩张术

35.14001　直视下三尖瓣修补术

35.21001　主动脉瓣生物瓣膜置换术

35.22001　主动脉瓣机械瓣膜置换术

35.23001　二尖瓣生物瓣膜置换术

35.24001　二尖瓣机械瓣膜置换术

35.25001　肺动脉瓣生物瓣膜置换术

35.26001　肺动脉瓣机械瓣膜置换术

35.27001　三尖瓣生物瓣膜置换术

35.28001　三尖瓣机械瓣膜置换术

35.33001　二尖瓣瓣环成形术

35.33002　三尖瓣瓣环成形术

35.35001　主动脉瓣膜下环切除术

35.39002　主动脉瓣瓣上狭窄矫治术

35.95001　人造心脏瓣膜重新缝合术

35.95003　主动脉瓣瓣周漏修补术

35.95004　二尖瓣瓣周漏修补术

35.95005　三尖瓣瓣周漏修补术

35.99001　三尖瓣瓣膜切除术（非瓣膜置换）

和

手术操作包括：

00.24001　冠状动脉血管内超声［IVUS］

37.21001　右心导管检查

37.22001　左心导管检查

37.23001　左右心联合导管检查

37.25001　经皮心肌活检

37.26001　术中心脏电生理检查

88.52001　右心房造影

88.52002　右心室造影

88.53001　左心房造影

88.53002　左心室造影

88.54001　左右心联合造影

88.55001　单根导管冠状动脉造影

88.55002　单根导管冠状动脉搭桥术后桥血管造影

88.56001　两根导管冠状动脉造影

88.56002　两根导管冠状动脉搭桥术后桥血管造影

88.57002　多根导管冠状动脉造影

88.57003　多根导管冠状动脉搭桥术后桥血管造影

89.59001　心脏电生理检查

FB39　心脏瓣膜手术

手术操作包括：

35.01001　主动脉瓣闭式扩张术

35.01002　主动脉瓣探查术

35.02001　二尖瓣闭式扩张术

35.02003　二尖瓣探查术

35.03001　肺动脉瓣闭式扩张术

35.03002　肺动脉瓣探查术

35.04001　三尖瓣探查术

35.04002　三尖瓣闭式扩张术

35.11001　主动脉瓣成形术

35.12001　直视下二尖瓣修补术

35.12002　直视下二尖瓣切开扩张术

35.13001　直视下肺动脉瓣成形术

35.13002　直视下肺动脉瓣切开扩张术

35.14001　直视下三尖瓣修补术

35.21001　主动脉瓣生物瓣膜置换术

35.22001　主动脉瓣机械瓣膜置换术

35.23001　二尖瓣生物瓣膜置换术

35.24001　二尖瓣机械瓣膜置换术

35.25001　肺动脉瓣生物瓣膜置换术

35.26001　肺动脉瓣机械瓣膜置换术

35.27001　三尖瓣生物瓣膜置换术

35.28001　三尖瓣机械瓣膜置换术

35.33001　二尖瓣瓣环成形术

35.33002　三尖瓣瓣环成形术

35.35001　主动脉瓣膜下环切除术

35.39002　主动脉瓣瓣上狭窄矫治术

35.95001　人造心脏瓣膜重新缝合术

35.95003　主动脉瓣瓣周漏修补术

35.95004　二尖瓣瓣周漏修补术

35.95005　三尖瓣瓣周漏修补术

35.99001　三尖瓣瓣膜切除术（非瓣膜置换）

FB41　微创瓣膜植入术，伴重要并发症与合并症

FB45　微创瓣膜植入术，不伴重要并发症与合并症

手术操作包括：

35.05001　经皮主动脉瓣置入术［TAVI 术］

35.05002　经皮主动脉瓣置换术［TAVR 术］

35.06001　经胸主动脉瓣支架置入术

35.06002　经心尖主动脉瓣生物瓣膜置换术

35.07001　经皮肺动脉瓣置入术［PPVI 术］

35.08001　经胸肺动脉瓣支架置入术

35.95006　经皮肺动脉瓣瓣周漏修补术

35.96002　经皮二尖瓣球囊扩张成形术

35.96003　经皮肺动脉瓣球囊扩张成形术

35.96004　经皮主动脉瓣球囊扩张成形术

35.96005　经皮三尖瓣球囊扩张成形术

35.97001　经皮二尖瓣生物瓣膜置换术

35.97002　经皮二尖瓣机械瓣膜置换术

35.97003　经皮二尖瓣钳夹术（Mitra Clip）

FC19　冠状动脉搭桥，伴经皮冠状动脉腔内成形术（PTCA）

手术操作包括：

36.10001　主动脉 - 冠状动脉搭桥术

36.10002　带蒂左冠状动脉移植术

36.11001　主动脉 - 一支冠状动脉搭桥术

36.12001　主动脉 - 二支冠状动脉搭桥术

36.13001　主动脉 - 三支冠状动脉搭桥术

36.14001　主动脉 - 多支冠状动脉搭桥术

36.15001　单侧乳内动脉 - 冠状动脉搭桥术

36.16001　双侧乳内动脉 - 冠状动脉搭桥术

36.17001　胃网膜动脉 - 冠状动脉搭桥术

36.19001　左锁骨下动脉 - 左冠状动脉吻合术

36.2 001　动脉植入心脏血管重建术

和

00.66003　经皮冠状血管成形术

00.66004　经皮冠状动脉球囊扩张成形术

00.66008　经皮冠状动脉药物球囊扩张成形术

17.55001　经皮冠状动脉旋磨术

17.55002　经皮冠状动脉粥样斑块切除术

17.55003　经皮冠状动脉血栓抽吸术

36.04001　经皮冠状动脉内溶栓剂注射

FC23　冠状动脉搭桥，伴心导管操作，伴并发症与合并症

FC25　冠状动脉搭桥，伴心导管操作，不伴并发症与合并症

手术操作包括：

36.10001　主动脉 - 冠状动脉搭桥术

36.10002　带蒂左冠状动脉移植术

36.11001　主动脉 - 一支冠状动脉搭桥术

36.12001　主动脉 - 二支冠状动脉搭桥术

36.13001　主动脉 - 三支冠状动脉搭桥术

36.14001　主动脉 - 多支冠状动脉搭桥术

36.15001　单侧乳内动脉 - 冠状动脉搭桥术

36.16001　双侧乳内动脉 - 冠状动脉搭桥术

36.17001　胃网膜动脉 - 冠状动脉搭桥术

36.19001　左锁骨下动脉 - 左冠状动脉吻合术

36.2 001　动脉植入心脏血管重建术

和

00.24001　冠状动脉血管内超声 [IVUS]

37.21001　右心导管检查

37.22001　左心导管检查

37.23001　左右心联合导管检查

37.25001　经皮心肌活检

37.26001　术中心脏电生理检查

88.52001　右心房造影

88.52002　右心室造影

88.53001　左心房造影

88.53002　左心室造影

88.54001　左右心联合造影

88.55001　单根导管冠状动脉造影

88.55002　单根导管冠状动脉搭桥术后桥血管造影

88.56001　两根导管冠状动脉造影

88.56002　两根导管冠状动脉搭桥术后桥血管造影

88.57002　多根导管冠状动脉造影

88.57003　多根导管冠状动脉搭桥术后桥血管造影

89.59001　心脏电生理检查

FC31　冠状动脉搭桥，伴重要并发症与合并症

FC35　冠状动脉搭桥，不伴重要并发症与合并症

手术操作包括：

36.10001　主动脉 - 冠状动脉搭桥术

36.10002　带蒂左冠状动脉移植术

36.11001　主动脉 - 一支冠状动脉搭桥术

36.12001　主动脉 - 二支冠状动脉搭桥术

36.13001　主动脉 - 三支冠状动脉搭桥术

36.14001　主动脉 - 多支冠状动脉搭桥术

36.15001　单侧乳内动脉 - 冠状动脉搭桥术

36.16001　双侧乳内动脉 - 冠状动脉搭桥术

36.17001　胃网膜动脉 - 冠状动脉搭桥术

36.19001　左锁骨下动脉 - 左冠状动脉吻合术

36.2 001　动脉植入心脏血管重建术

FD19　先天性心脏病复杂手术

手术操作包括：

35.14002　三尖瓣下移矫治术

35.21002　Ross 手术

35.42001 布莱洛克 - 汉隆手术 [Blalock-Hanlon 手术] [1]

35.54003 心内膜垫缺损假体修补术

35.63002 心内膜垫缺损组织补片修补术

35.72002 多发室间隔缺损修补术

35.73002 心内膜垫缺损修补术

35.73003 右房右室异常通道修补术

35.73004 单心房矫治术

35.81001 法洛四联症根治术

35.82006 部分肺静脉异位引流矫正术

35.82007 完全肺静脉异位引流矫正术

35.83001 完全动脉干矫正术

35.83002 完全动脉干矫正伴室间隔缺损假体置入术

35.83003 主动脉 - 肺动脉间隔缺损修补术

35.84001 大血管转位矫正术

35.84002 Nikaidoh 手术

35.84003 双动脉根部调转术

35.84004 体肺侧支汇聚术

35.91001 马斯塔德手术 [Mustard 手术]

35.91002 心房内调转术 [Senning 手术]

35.92001 右心室 - 肺动脉分流术 [Rastelli 手术]

35.92002 REV 手术

35.93001 左心室尖 - 主动脉分流术

35.93002 心室内隧道修补术

35.93003 左心室 - 主动脉隧道修补术

35.94001 方坦手术 [Fontan 手术] [2]

35.94002 半方坦手术 [半 Fontan 手术]

35.95002 心脏间隔补片再缝合术

35.99002 三尖瓣闭合术（单心室）

37.33009 三房心矫治术

37.35002 改良 Morrow 手术

37.49010 一个半心室矫治术

37.49012 左心室双出口矫治术

37.49013 双心室矫治术

37.49014 改良心室修补术

38.35002 肺动脉吊带矫治术

39.21002 腔静脉 - 肺动脉分流术

39.21003 单向肺动脉 - 上腔静脉分流术 [单向 Glenn 手术]

39.21004 双向肺动脉 - 上腔静脉分流术 [双向 Glenn 手术]

39.21005 双侧双向肺动脉 - 上腔静脉分流术 [双侧双向 Glenn 手术]

39.21006 侧通道全腔静脉 - 肺动脉吻合术

39.21007 外通道全腔静脉 - 肺动脉吻合术

FD23 先天性心脏病常规手术，伴并发症与合并症

FD25 先天性心脏病常规手术，不伴并发症与合并症

手术操作包括：

35.41001 房间隔缺损扩大术

35.42002 房间隔开窗术

35.42005 室间隔开窗术

35.42006 室间隔缺损扩大术

35.51001 直视下房间隔缺损人造补片修补术

35.51002 经胸房间隔缺损闭式伞堵修补术

35.53001 室间隔缺损人造补片修补术

35.53003 经胸室间隔缺损闭式伞堵修补术

35.61002 房间隔缺损组织补片修补术

35.61003 卵圆孔未闭组织补片修补术

35.62001 室间隔缺损组织补片修补术

35.71001 房间隔缺损修补术

35.71002 卵圆孔未闭修补术

35.71003 房间隔部分闭合术

35.71004 房间隔开窗闭合术

35.72001 室间隔缺损修补术

37.49011 右室双腔心矫治术

38.85001 动脉导管结扎术

38.85012 动脉导管未闭切断缝合术

---

[1] 布莱洛克 - 汉隆手术即房间隔切除术，以下同此。

[2] 方坦手术即丰唐手术，以下同此。

FD39　先天性心脏病介入治疗

手术操作包括：

35.42003　经皮房间隔造口术

35.42004　经皮室间隔完整的肺动脉闭锁射频打孔及球囊扩张成形术

35.52001　经皮房间隔缺损封堵术

35.52002　经皮卵圆孔未闭封堵术

35.55001　经皮室间隔缺损封堵术

36.99003　经皮冠状动脉 - 肺动脉瘘封堵术

36.99005　经皮冠状动脉 - 右房瘘封堵术

39.79008　经皮动脉导管未闭封堵术

FD49　其他心脏手术

手术操作包括：

35.31001　心脏乳头肌修补术

35.32001　腱索切断术

35.32002　腱索修补术

35.34001　右心室动脉圆锥切除术

35.34003　右室流出道疏通术

35.34004　左室流出道疏通术

35.39001　主动脉窦修补术［Valsalva 手术］

35.81006　右室流出道补片修补术

35.81007　左室流出道补片修补术

36.03002　直视下冠状动脉内膜切除术

36.03003　直视下冠状动脉内膜切除术伴补片移植术

36.03006　冠状动脉开口成形术

36.31001　心肌激光打孔术

36.39001　心脏网膜固定术

36.39002　心肌细胞移植术

36.91001　冠状血管动脉瘤修补术

36.99001　冠状动脉结扎术

36.99002　冠状动脉探查术

36.99004　冠状动脉瘘修补术

37.0001　心包穿刺术

37.10001　心脏切开术

37.11001　心肌切开术

37.11002　心内膜切开术

37.11003　心室切开术

37.11004　心房切开血栓清除术

37.11005　冠状动脉肌桥切断术

37.12001　心包开窗术

37.12003　心包切开引流术

37.12004　心包粘连松解术

37.12005　心包切开探查术

37.12006　心包异物取出术

37.12008　胸腔镜下心包切开引流术

37.24001　心包活检术

37.24002　胸腔镜下心包活检术

37.25002　心肌活检术

37.31001　心包部分切除术

37.31002　心包病损切除术

37.31004　心包剥脱术[1]

37.33001　经胸心脏射频消融改良迷宫术

37.33002　心房病损切除术

37.33003　心肌部分切除术

37.33004　心室病损切除术

37.33006　心室异常肌束切除术

37.33008　心脏病损切除术

37.33010　经胸心脏微波消融术

37.33011　心房部分切除术

37.35001　心室部分切除术

37.35003　心室减容术［Batista 手术］

37.36001　胸腔镜下左心耳切除术

37.49001　心包修补术

37.49002　心脏破裂修补术

37.49004　心房折叠术

37.49005　心室修补术

37.49006　心耳结扎术

37.49007　室壁瘤折叠术

37.91001　开胸心脏按摩术

FE11　复杂主动脉介入术，伴重要并发症与合并症

---

[1] 心包剥脱术即心包切除术，以下同此。

FE13　复杂主动脉介入术，伴并发症与合并症

FE15　复杂主动脉介入术，不伴并发症与合并症

手术操作包括：

00.55008　经皮降主动脉药物洗脱支架置入术

38.7 003　上腔静脉滤器置入术

38.7 004　下腔静脉滤器置入术

38.7 007　下肢静脉滤器置入术

39.49003　下腔静脉滤器取出术

39.49009　上腔静脉滤器取出术

39.50001　腹主动脉球囊扩张成形术

39.50011　下腔静脉球囊扩张成形术

39.50014　主动脉球囊扩张成形术

39.50021　上腔静脉球囊扩张成形术

39.71001　腹主动脉支架置入术

39.71002　腹主动脉覆膜支架腔内隔绝术

39.71003　腹主动脉分支覆膜支架置入术

39.71004　腹主动脉栓塞术

39.73001　胸主动脉支架置入术

39.73002　胸主动脉覆膜支架腔内隔绝术

39.73003　主动脉覆膜支架腔内隔绝术

39.73004　胸主动脉覆膜支架置入术（腋-腋、腋-颈、腋-腋-颈）[HYBRID复合手术]

39.73005　胸主动脉分支覆膜支架置入术[一体带分支覆膜支架置入术]

39.78001　胸主动脉开窗分支覆膜支架置入术

39.78002　腹主动脉开窗分支覆膜支架置入术

39.79003　主动脉瘤支架置入术

39.79005　下腔静脉支架置入术

39.79006　上腔静脉支架置入术

39.79010　主动脉伞堵术

39.79014　体肺动脉侧支封堵术

88.42001　腹主动脉造影

88.42002　胸主动脉造影

88.42003　主动脉弓造影

88.42004　升主动脉造影

88.42005　降主动脉造影

88.51001　上腔静脉造影

FE21　大血管外科三级手术，伴重要并发症与合并症

FE23　大血管外科三级手术，伴并发症与合并症

FE25　大血管外科三级手术，不伴并发症与合并症

手术操作包括：

35.21003　主动脉瓣置换伴升主动脉置换术[Wheat 手术]

38.45005　保留主动脉瓣的主动脉根部置换术[David 手术]

38.45006　全主动脉弓人工血管置换并支架象鼻术[Sun 手术]

38.45008　Bentall 手术

38.45009　次全主动脉人工血管置换术

38.45010　全主动脉弓人工血管置换术

38.45011　支架象鼻术

38.45012　Carbol 手术

38.45016　全主动脉人工血管置换术

38.45017　主动脉弓中断矫治术

FE31　大血管外科二级手术，伴重要并发症与合并症

FE33　大血管外科二级手术，伴并发症与合并症

FE35　大血管外科二级手术，不伴并发症与合并症

手术操作包括：

37.32001　心脏动脉瘤切除术

37.32002　心脏动脉瘤修补术

38.04001　腹主动脉血栓切除术

38.05005　上腔静脉血栓切除术

38.07005　下腔静脉血栓切除术

38.14001　主动脉内膜剥脱术

38.34002　主动脉瘤切除伴吻合术

38.64001　腹主动脉瘤切除术

FE41 大血管外科一级手术，伴重要并发症与合并症

FE43 大血管外科一级手术，伴并发症与合并症

FE45 大血管外科一级手术，不伴并发症与合并症

手术操作包括：

38.34001 主动脉部分切除伴吻合术

38.44001 腹主动脉部分切除伴人工血管置换术

38.44002 腹主动脉瘤切除伴人工血管置换术

38.45001 上腔静脉部分切除伴人工血管补片修补术

38.45003 上腔静脉部分切除伴人工血管置换术

38.45007 部分主动脉弓人工血管置换术

38.45013 升主动脉部分切除伴人工血管置换术

38.45014 胸主动脉部分切除伴人工血管置换术

38.45018 主动脉瘤切除伴人工血管置换术

38.45019 主动脉部分切除伴人工血管置换术

38.47001 下腔静脉部分切除伴人工血管置换术

38.57002 经右心房下腔静脉破膜术

39.0 001 降主动脉 - 肺动脉分流术

39.0 002 升主动脉 - 肺动脉分流术

39.1 002 肠系膜静脉 - 下腔静脉分流术

39.1 004 门静脉 - 腔静脉分流术

39.1 006 肾静脉 - 下腔静脉吻合术

39.1 007 肠系膜上静脉 - 右心房人工血管分流术

39.1 008 脾静脉 - 下腔静脉人工血管分流术

39.1 009 肠系膜上静脉 - 下腔静脉 - 颈内静脉搭桥术

39.1 010 肠系膜上静脉 - 下腔静脉人工血管搭桥术

39.1 011 肠系膜上静脉 - 下腔静脉 - 右心房人工血管搭桥术

39.1 014 无名静脉 - 上腔静脉人工血管搭桥术

39.1 015 无名静脉 - 右心耳人工血管搭桥术

39.1 016 下腔静脉 - 右心耳人工血管搭桥术

39.1 017 下腔静脉 - 右心房人工血管搭桥术

39.1 018 腔静脉 - 右心房人工血管搭桥术

39.21001 肺动脉 - 上腔静脉分流术

39.22001 降主动脉 - 锁骨下动脉人工血管搭桥术

39.22008 升主动脉 - 颈总动脉人工血管搭桥术

39.22009 升主动脉 - 锁骨下动脉人工血管搭桥术

39.22010 升主动脉 - 腋动脉人工血管搭桥术

39.22012 主动脉 - 颈动脉人工血管搭桥术

39.22013 主动脉 - 锁骨下动脉 - 颈动脉搭桥术

39.22015 升主动脉 - 头臂血管人工血管搭桥术

39.22018 升主动脉 - 无名动脉人工血管搭桥术

39.24001 腹主动脉 - 肾动脉搭桥术

39.25001 腹主动脉 - 股动脉 - 髂动脉人工血管搭桥术

39.25002 腹主动脉 - 股动脉人工血管搭桥术

39.25003 腹主动脉 - 髂动脉人工血管搭桥术

39.25004 腹主动脉 - 双侧髂动脉人工血管搭桥术

39.25007 升主动脉 - 股动脉人工血管搭桥术

39.25008 升主动脉 - 双股动脉人工血管搭桥术

39.26001 腹主动脉 - 肠系膜上动脉人工血管搭桥术

39.26006 升主动脉 - 腹主动脉人工血管搭桥术

39.26008 腹主动脉 - 腹腔干搭桥术

FF11 外周动脉人工 / 自体血管置换 / 搭桥手术，伴重要并发症与合并症

FF15 外周动脉人工／自体血管置换／搭桥手术，不伴重要并发症与合并症

手术操作包括：

38.30001 动脉瘤切除伴吻合术

38.30002 血管切除伴吻合术

38.33001 上肢动脉瘤切除伴吻合术

38.35001 肺动脉部分切除伴吻合术

38.38001 下肢动脉部分切除伴吻合术

38.43001 肱动脉瘤切除伴自体血管移植术

38.43002 桡动脉部分切除伴桡尺动脉自体血管移植术

38.45015 肺动脉瘤切除伴人工血管置换术

38.46001 髂动脉部分切除伴人工血管置换术

38.46003 髂动脉瘤切除伴人工血管置换术

38.48001 腘动脉瘤切除伴人工血管置换术

38.48002 腘动脉部分切除伴人工血管置换术

39.0 003 锁骨下动脉 - 肺动脉分流术

39.0 004 体动脉 - 肺动脉分流术

39.0 005 无名动脉 - 肺动脉分流术

39.22003 颈总动脉 - 肱动脉自体血管搭桥术

39.22005 颈总动脉 - 腋动脉自体血管搭桥术

39.22006 颈总动脉 - 腋动脉人工血管搭桥术

39.22011 锁骨下动脉 - 肱动脉自体血管搭桥术

39.22014 锁骨下动脉 - 肱动脉人工血管搭桥术

39.22019 颈总动脉 - 肱动脉人工血管搭桥术

39.25005 髂动脉 - 股动脉人工血管搭桥术

39.25006 髂动脉 - 腘动脉人工血管搭桥术

39.25009 髂动脉 - 股动脉 - 腘动脉人工血管搭桥术

39.25010 髂动脉 - 股动脉 - 腘动脉自体血管搭桥术

39.25011 髂动脉 - 股动脉人工血管 - 腘动脉自体血管搭桥术

39.25012 髂动脉 - 股动脉自体血管搭桥术

39.25013 髂动脉 - 腘动脉自体血管搭桥术

39.26002 髂总动脉 - 肠系膜上动脉搭桥术

39.26003 髂总动脉 - 髂外动脉搭桥术

39.26004 肾动脉 - 股动脉人工血管搭桥术

39.26005 肾动脉 - 脾动脉吻合术

39.26007 髂动脉 - 髂动脉人工血管搭桥术

39.26009 髂总动脉 - 腹腔干人工血管搭桥术

39.26010 肾动脉 - 股动脉自体血管搭桥术

39.27002 为肾透析的动静脉人工血管搭桥术

39.29001 大隐静脉 - 肱动脉搭桥术

39.29002 大隐静脉 - 股动脉搭桥术

39.29003 股动脉 - 腓动脉自体血管搭桥术

39.29004 股动脉 - 腘动脉自体血管搭桥术

39.29005 股动脉 - 腘动脉人工血管搭桥术

39.29006 股动脉 - 腓动脉搭桥术

39.29007 股动脉 - 股动脉搭桥术

39.29008 股动脉 - 腘动脉搭桥术

39.29009 股动脉 - 胫动脉搭桥术

39.29010 股浅动脉 - 股深动脉搭桥术

39.29017 腋动脉 - 腋动脉人工血管搭桥术

39.29018 腋动脉 - 肱动脉搭桥术

39.29019 腋动脉 - 股动脉人工血管搭桥术

39.29024 肱动脉分支 - 肱动脉主干人工血管搭桥术

39.29025 肱动脉 - 头静脉人工血管搭桥术

39.29026 腘动脉 - 胫动脉自体血管搭桥术

39.29027 股动脉 - 胫腓动脉干搭桥术

39.29029 腘动脉 - 腘动脉搭桥术

39.29030 腋动脉 - 腘动脉人工血管搭桥术

39.29031 股动脉 - 股动脉人工血管搭桥术

39.29032 股动脉 - 股动脉自体血管搭桥术

39.29033 股动脉 - 腘动脉 - 腓动脉血管搭桥术

39.29034 股动脉 - 腘动脉 - 腓动脉自体血管搭桥术

39.29035 股动脉 - 腘动脉 - 胫后动脉血管搭桥术

39.29036 股动脉 - 腘动脉 - 胫后动脉自体血管搭桥术

39.29037 股动脉 - 腘动脉 - 胫前动脉血管搭桥术

39.29038　股动脉 - 腘动脉 - 胫前动脉自体血管搭桥术

39.29039　股动脉 - 腘动脉人工血管 - 腓动脉自体血管搭桥术

39.29040　股动脉 - 腘动脉人工血管 - 胫后动脉自体血管搭桥术

39.29041　股动脉 - 腘动脉人工血管 - 胫前动脉自体血管搭桥术

39.29042　股动脉 - 胫后动脉自体血管搭桥术

39.29043　股动脉 - 胫前动脉自体血管搭桥术

39.29046　腘动脉 - 腓动脉自体血管搭桥术

39.29047　腘动脉 - 胫后动脉自体血管搭桥术

39.29048　腘动脉 - 胫前动脉自体血管搭桥术

39.29049　腋动脉 - 双股动脉人工血管搭桥术

39.49002　体肺分流再校正术

39.59026　烟囱技术髂内动脉重建术

39.59027　烟囱技术肾动脉重建术

FF21　外周动脉其他手术，伴重要并发症与合并症

FF23　外周动脉其他手术，伴并发症与合并症

FF25　外周动脉其他手术，不伴并发症与合并症

手术操作包括：

38.03001　上肢动脉血栓切除术

38.03003　上肢血管切开探查术

38.03005　上肢动脉探查术

38.05001　肺动脉血栓切除术

38.05002　肺动脉探查术

38.06001　肠系膜上动脉血栓切除术

38.06003　髂动脉血栓切除术

38.08001　股动脉血栓切除术

38.08002　下肢动脉血栓切除术

38.08003　下肢动脉探查术

38.10002　动脉内膜剥脱术

38.15001　肺动脉内膜剥脱术

38.16002　髂动脉内膜剥脱术

38.16004　肾动脉内膜切除伴静脉补片修补术

38.18001　股动脉内膜剥脱术

38.18002　股动脉内膜剥脱伴血栓切除术

38.18003　腘动脉内膜剥脱伴补片修补术

38.18004　腘动脉内膜剥脱术

38.18005　下肢动脉内膜剥脱伴血栓切除术

38.18006　胫腓动脉内膜剥脱伴补片修补术

38.21001　血管活检

38.34003　血管环矫治术

38.45004　肺动脉瘤切除伴补片修补术

38.60011　躯干部血管瘤切除术

38.60012　血管病损切除术

38.60013　血管球瘤切除术

38.63001　肱动脉瘤切除术

38.63002　上肢血管病损切除术

38.65001　头臂干动脉瘤切除术 [无名动脉瘤切除术]

38.65003　肺动脉病损切除术

38.65004　胸腔镜下肺动脉病损切除术

38.68001　腘动脉瘤切除术

38.68002　下肢动脉病损切除术

38.83001　尺动脉结扎术

38.83002　肱动脉结扎术

38.83003　桡动脉结扎术

38.83004　上肢血管结扎术

38.85006　肺动脉结扎术

38.85008　肋间动脉结扎术

38.85010　胸壁血管结扎术

38.85013　体 - 肺动脉侧支结扎术

38.86001　肠系膜动脉结扎术

38.86002　大网膜动脉结扎术

38.86003　胆囊动脉结扎术

38.86004　腹壁血管结扎术

38.86005　腹膜血管结扎术

38.86012　髂动脉结扎术

38.88002　髂内动脉结扎术

38.88005　下肢动脉结扎术

39.23003　肺动脉融合术

39.27001　为肾透析的动静脉造瘘术

39.27003　为肾透析的人工血管造瘘术

39.27004　为肾透析的移植血管造瘘术

39.31002　肱动脉修补术

39.31004　股动脉修补术

39.31006　肋间动脉修补术

39.31007　桡动脉修补术

39.31009　足背动脉修补术

39.31010　尺动脉吻合术

39.31011　动脉缝合术

39.41001　血管术后出血止血术

39.42001　为肾透析的动静脉瘘修补术

39.42002　为肾透析的人工血管动静脉瘘修补术

39.42003　为肾透析的移植血管动静脉瘘修补术

39.42004　为肾透析的自体血管动静脉瘘修补术

39.43001　去除用于肾透析的动静脉搭桥术

39.49001　人工血管取出术

39.49004　动静脉造瘘术后人工血管血栓切除术

39.49005　下肢人工血管血栓切除术

39.49006　上肢人工血管血栓切除术

39.49007　体肺分流去除术

39.49010　肺动脉环缩去除

39.52005　肺动脉瘤包裹术

39.53001　动静脉瘘夹闭术

39.53002　动静脉瘘结扎术

39.53003　动静脉瘘切断术

39.53011　动静脉瘘切除术

39.53012　动静脉内瘘修补术

39.53015　人工动静脉瘘切除术

39.53016　人工动静脉瘘修补术

39.53017　上肢动静脉瘘结扎术

39.53018　下肢动静脉瘘结扎术

39.55001　迷走肾血管再植术

39.56001　动脉组织补片修补术

39.57001　动脉合成补片修补术

39.59001　动脉修补术

39.59002　肺动脉修补术

39.59004　股动脉成形术

39.59008　髂动脉成形术

39.59011　无名动脉成形术

39.59013　颞浅动脉贴敷术

39.59017　肺动脉环缩术

39.59022　腘动脉修补术

39.59024　血管修补术

39.59031　胸腔镜下肺动脉修补术

39.91001　血管松解术

39.93003　血管至血管套管置入术

39.94001　血管至血管套管置换术

FF31　**静脉系统复杂手术，伴重要并发症与合并症**

FF35　**静脉系统复杂手术，不伴重要并发症与合并症**

手术操作包括：

38.03002　上肢静脉血栓切除术

38.06004　肠系膜上静脉血栓切除术

38.07003　门静脉探查术

38.07004　肾静脉血栓切除术

38.09001　下肢静脉血栓切除术

38.09002　下肢静脉探查术

38.37001　腹部静脉部分切除伴吻合术

38.49001　下肢静脉部分切除伴人工血管置换术

38.49002　下肢静脉部分切除伴自体血管移植术

38.59001　大隐静脉高位结扎剥脱术

38.59002　大隐静脉剥脱术

38.59003　大隐静脉主干激光闭合术

38.59004　大隐静脉结扎术

38.59005　下肢静脉剥脱术

38.59006　小隐静脉高位结扎剥脱术

38.59007　小隐静脉剥脱术

38.59008　大隐静脉高位结扎电凝术

38.60010　静脉内异物取出术

38.65002　头臂静脉病损切除术［无名静脉病损切除术］

38.67005　腹腔静脉瘤切除术

38.69001　下肢静脉病损切除术

38.85016　奇静脉结扎术

38.87001　腹部静脉结扎术

38.89002　下肢静脉结扎术

38.93202　经皮颈静脉肝内门静脉 - 腔静脉置管术

38.93203　颈内静脉穿刺中心静脉置管术

38.93702　肾静脉插管术

38.94001　静脉缩短术

39.1 001　肠系膜静脉 - 腔静脉分流术

39.1 003　经颈静脉肝内门静脉 - 体静脉分流术 [TIPS 手术]

39.1 005　脾静脉 - 肾静脉分流术

39.1 012　颈外静脉 - 大隐静脉分流术

39.1 013　胃冠状静脉 - 肾静脉吻合术

39.29011　颈内静脉 - 股静脉搭桥术

39.29015　髂静脉 - 股静脉自体血管搭桥术

39.29028　股静脉 - 股静脉人工血管搭桥术

39.29044　股静脉 - 大隐静脉吻合术

39.29045　股静脉 - 股静脉自体血管搭桥术

39.32002　股静脉缝合术

39.32005　下腔静脉缝合术

39.32006　头静脉缝合术

39.56002　静脉组织补片修补术

39.57002　静脉合成补片修补术

39.59005　腘静脉修补术

39.59007　静脉修补术

39.59014　静脉瓣膜包裹术

39.59015　肺静脉成形术

39.59019　股静脉环缩术

39.59020　肺静脉再植入术

39.59021　股静脉瓣膜环缩术

39.59023　体静脉狭窄矫治术

40.69001　胸导管 - 颈内静脉吻合术

40.69002　胸导管 - 颈外静脉吻合术

40.9 001　淋巴管 - 静脉吻合术

40.9 003　周围淋巴管 - 小静脉吻合术

40.9 004　淋巴干 - 小静脉吻合术

40.9 005　腰淋巴干 - 小静脉吻合术

40.9 006　髂淋巴干 - 小静脉吻合术

40.9 007　肠淋巴干 - 小静脉吻合术

40.9 008　淋巴水肿矫正 Homans-Macey 手术 [Homans 手术]

40.9 009　淋巴水肿矫正 Charles 手术 [Charles 手术]

40.9 010　淋巴水肿矫正 Thompson 手术 [Thompson 手术]

54.94001　腹腔 - 颈静脉分流术

54.94003　腹腔 - 静脉分流术

FF41 静脉系统常规手术，伴重要并发症与合并症

FF45 静脉系统常规手术，不伴重要并发症与合并症

手术操作包括：

20.71001　内淋巴分流术

20.79004　内淋巴减压术

40.0 001　淋巴管探查术

40.29010　淋巴管瘤切除术

40.29017　腹膜后淋巴管瘤（囊肿）切除术

40.29018　肠系膜淋巴管瘤（囊肿）切除术

40.29019　肢体淋巴管瘤（囊肿）切除术

40.29020　腹壁淋巴管瘤（囊肿）切除术

40.3 004　皮下淋巴抽吸术

40.61001　胸导管套管插入术

40.62001　胸导管造瘘术

40.63001　胸导管瘘闭合术

40.63002　胸腔镜下淋巴瘘修补术

40.63003　胸腔镜下胸导管瘘闭合术

40.64001　胸导管结扎术

40.69003　胸导管狭窄扩张术

40.69004　胸导管成形术

40.9 011　腹膜后淋巴管横断结扎术

40.9 012　髂淋巴干横断结扎术

40.9 013　淋巴管瘘结扎术

40.9 014　淋巴管瘘切除术

40.9 015　淋巴管瘘粘连术

40.9 016　淋巴管瘤注射术

FJ11　循环系统其他手术，伴重要并发症与合并症

FJ13　循环系统其他手术，伴并发症与合并症

FJ15　循环系统其他手术，不伴并发症与合并症

手术操作包括：

34.02001　开胸探查术
34.02003　胸腔镜中转开胸探查术
34.03001　近期开胸术后再开胸术
34.03002　近期手术后胸腔内止血术
34.04001　胸壁血肿清除术
34.04003　胸腔闭式引流术
34.04004　胸腔闭式引流管调整术
34.09001　开胸引流术
34.09002　开胸止血术
34.09007　胸腔镜下止血术
34.09009　胸腔内异物取出术
34.09010　胸腔镜下脓胸清除术
34.1 001　纵隔切开探查术
34.1 003　纵隔血肿清除术
34.1 004　纵隔异物取出术
34.1 005　纵隔切开引流术
34.21002　胸腔镜检查
34.22001　纵隔镜检查
34.3 001　胸腔镜下纵隔病损切除术
39.98001　伤口止血术
39.98002　手术后伤口止血术
86.04011　皮肤和皮下组织切开引流术
86.05004　皮肤和皮下组织切开异物取出术
86.22011　皮肤和皮下坏死组织切除清创术
86.28012　皮肤和皮下组织非切除性清创
86.3 047　皮肤病损切除术
86.3 072　皮下组织病损切除术
86.4 004　皮肤病损根治性切除术

FK19　循环系统诊断伴呼吸机支持

手术操作包括：

93.90001　无创呼吸机辅助通气（持续正压治疗［CPAP］）
93.90002　无创呼吸机辅助通气（双水平气道正压［BiPAP］）
93.90003　无创呼吸机辅助通气（高频通气［HFPPV］）
93.90004　无创呼吸机辅助通气
93.91001　无创呼吸机辅助通气（间歇正压治疗［IPPB］）
96.71001　有创呼吸机治疗小于 96 小时
96.72001　有创呼吸机治疗大于等于 96 小时

FL19　经皮心脏消融术，伴心房颤动和（或）心房扑动

主要诊断包括：

I48xx01　不纯性心房扑动
I48xx02　特发性心房颤动
I48xx03　心房扑动
I48xx04　心房颤动［心房纤颤］
I48xx05　阵发性心房扑动
I48xx06　阵发性心房颤动
I48xx07　持续性心房颤动
I48xx08　慢性心房颤动
I48xx09　初发心房颤动
I48xx10　持续性心房扑动
I48xx11　长期持续性心房颤动
I48xx12　急性心房颤动
I48xx13　永久性心房颤动
I48xx14　长程持续性心房颤动
I48xx15　新诊断心房颤动
I49.806　房性心律
I49.810　紊乱性房性心律

手术操作包括：

37.34001　经皮心脏射频消融术
37.34002　经皮心脏冷冻消融术

37.34003 经皮心脏化学消融术

37.34004 经皮心脏微波消融术

FL29 经皮心脏消融术，除心房颤动、心房扑动外其他心律失常

手术操作包括：

37.34001 经皮心脏射频消融术

37.34002 经皮心脏冷冻消融术

37.34003 经皮心脏化学消融术

37.34004 经皮心脏微波消融术

FM11 经皮冠状动脉药物洗脱支架植入，伴急性心肌梗死 / 心力衰竭 / 休克

FM13 经皮冠状动脉药物洗脱支架植入，伴并发症与合并症

FM15 经皮冠状动脉药物洗脱支架植入，不伴并发症与合并症

FM17 经皮冠状动脉药物洗脱支架植入，住院时间 < 5 天死亡或转院

手术操作包括：

36.06005 经皮冠状动脉生物可吸收支架置入术

36.06006 经皮冠状动脉覆膜支架置入术

36.07003 经皮冠状动脉药物洗脱支架置入术

FM21 经皮冠状动脉非药物洗脱支架植入，伴急性心肌梗死 / 心力衰竭 / 休克

FM23 经皮冠状动脉非药物洗脱支架植入，伴并发症与合并症

FM25 经皮冠状动脉非药物洗脱支架植入，不伴并发症与合并症

手术操作包括：

36.06003 经皮冠状动脉支架置入术

36.06004 经皮冠状动脉非药物洗脱支架置入术

FM31 其他经皮心血管治疗，伴急性心肌梗死 / 心力衰竭 / 休克

FM33 其他经皮心血管治疗，伴并发症与合并症

FM35 其他经皮心血管治疗，不伴并发症与合并症

手术操作包括：

00.02001 心脏治疗性超声

00.66003 经皮冠状血管成形术

00.66004 经皮冠状动脉球囊扩张成形术

00.66008 经皮冠状动脉药物球囊扩张成形术

17.55001 经皮冠状动脉旋磨术

17.55002 经皮冠状动脉粥样斑块切除术

17.55003 经皮冠状动脉血栓抽吸术

36.04001 经皮冠状动脉内溶栓剂注射

37.36002 经皮左心耳封堵术

37.49008 经皮心室重建术

37.49009 经皮左心室减容重塑（伞样）装置置入术

37.93001 心包局部灌注治疗

FN11 永久性起搏器植入，伴重要并发症与合并症

FN13 永久性起搏器植入，伴并发症与合并症

FN15 永久性起搏器植入，不伴并发症与合并症

手术操作包括：

00.50001 双心室起搏器置入术

37.80001 永久性起搏器置入术

37.80003 三腔永久性起搏器置入术

37.81001 单腔永久性起搏器置入术

37.82001 频率应答单腔永久性起搏器置入术

37.83001 双腔永久性起搏器置入术

FN29 心脏起搏器装置再植

手术操作包括：

37.80002 永久性起搏器置换术

37.85001　单腔永久性起搏器置换术

37.86001　频率应答单腔永久性起搏器置换术

37.87001　双腔永久性起搏器置换术

FN39　除装置再植外的心脏起搏器更新

手术操作包括：

00.52001　左心室冠状静脉电极置入术

00.52002　左心室冠状静脉电极置换术

37.72001　首次经静脉心房和心室电极置入术

37.73001　首次经静脉心房电极置入术

37.74001　心外膜电极置换术

37.75002　导线矫正术

37.76001　经静脉心房和心室电极置换术

37.77002　心脏电极去除术

37.78001　经静脉临时起搏器置入术

37.79001　心脏起搏器囊袋修补术

37.79002　心脏起搏器囊袋清创术

37.89001　起搏器装置去除术

37.89002　起搏器装置校正术

37.89003　起搏器装置修复术

39.64001　术中使用临时心脏起搏器

89.45001　人工起搏器功能检查

FP11　心脏除颤器植入或再植，伴重要并发症与合并症

FP15　心脏除颤器植入或再植，不伴重要并发症与合并症

手术操作包括：

00.50002　心脏再同步起搏器脉冲发生器置入术（全系统）[CRT-P 置入术]

00.51001　双心室起搏伴心内除颤器置入术

00.51002　心脏再同步除颤器脉冲发生器置入术 [CRT-D 置入术]

00.53002　心脏再同步起搏器脉冲发生器置换术（全系统）[CRT-P 置换术]

00.54002　心脏再同步除颤器脉冲发生器置换术 [CRT-D 置换术]

37.94001　心脏除颤器置入术

37.94002　自动心脏复律器置入术 [AICD 置入术]

37.94003　自动心脏复律器置换术

37.95001　心脏除颤器导线置入术

FQ11　有创性心脏检查操作，伴急性心肌梗死 / 心力衰竭 / 休克

FQ13　有创性心脏检查操作，伴并发症与合并症

FQ15　有创性心脏检查操作，不伴并发症与合并症

手术操作包括：

00.24001　冠状动脉血管内超声（IVUS）

00.59001　冠状动脉血流储备分数检查 [FFR 检查]

00.59002　冠状动脉瞬时无波形比值检查 [iFR 检查]

00.59003　冠状动脉微循环阻力指数检查 [IMR 检查]

37.21001　右心导管检查

37.22001　左心导管检查

37.23001　左右心联合导管检查

37.25001　经皮心肌活检

37.26001　术中心脏电生理检查

37.28002　心腔内超声心动图 [ICE]

37.29001　希氏束电图

38.24001　冠状血管光学相干断层扫描检查 [OCT]

88.52001　右心房造影

88.52002　右心室造影

88.53001　左心房造影

88.53002　左心室造影

88.54001　左右心联合造影

88.55001　单根导管冠状动脉造影

88.55002　单根导管冠状动脉搭桥术后桥血管造影

88.56001　两根导管冠状动脉造影

88.56002　两根导管冠状动脉搭桥术后桥血管造影

88.57002　多根导管冠状动脉造影

88.57003　多根导管冠状动脉搭桥术后桥血管造影

89.59001 心脏电生理检查

89.62001 中心静脉压监测

89.63001 肺动脉压监测

89.64001 漂浮导管检查［Swan-Ganz 导管插入］

89.64003 肺动脉嵌入压监测

89.68001 心排血量监测（用热稀释法）［PiCCO］

FQ29 外周动脉经皮血管内检查和（或）治疗

手术操作包括：

00.03001 周围血管治疗性超声

00.22002 胸内血管血管内超声（IVUS）

00.22003 胸主动脉血管内超声（IVUS）

00.23002 周围血管血管内超声（IVUS）

00.23003 臂血管血管内超声（IVUS）

00.23004 腿血管血管内超声（IVUS）

00.29001 血管内超声

00.55007 经皮股动脉药物洗脱支架置入术

00.55009 经皮周围动脉药物洗脱支架置入术

00.55011 经皮尺动脉药物洗脱支架置入术

00.55012 经皮腓动脉药物洗脱支架置入术

00.55013 经皮肱动脉药物洗脱支架置入术

00.55014 经皮桡动脉药物洗脱支架置入术

00.55017 经皮外周动脉可降解支架置入术

00.67001 胸腔内动脉血管内压力测量

00.68002 周围动脉血管内压力测量

04.2 015 经皮肾动脉去交感神经射频消融术

38.22001 经皮血管镜检查

38.25001 非冠状血管光学相干断层扫描检查［OCT］

39.41002 股动脉穿刺部位封堵术

39.49011 封堵器取出术

39.49012 经皮导管抓捕术

39.50002 股动脉球囊扩张成形术

39.50004 腘动脉球囊扩张成形术

39.50006 髂动脉球囊扩张成形术

39.50007 肾动脉球囊扩张成形术

39.50009 无名动脉球囊扩张成形术

39.50015 肺动脉球囊扩张成形术

39.50016 腋动脉球囊扩张成形术

39.50017 肱动脉球囊扩张成形术

39.50018 桡动脉球囊扩张成形术

39.50022 腓动脉球囊扩张成形术

39.50023 胫动脉球囊扩张成形术

39.50027 肺动脉分支球囊扩张成形术

39.50029 髂总动脉球囊扩张成形术

39.50030 髂外动脉球囊扩张成形术

39.53005 颈动静脉瘘栓塞术

39.53007 上肢动静脉瘘栓塞术

39.53008 肺动静脉瘘栓塞术

39.53009 下肢动静脉瘘栓塞术

39.53010 下肢动静脉瘘电凝术

39.53014 躯干动静脉瘘栓塞术

39.79007 髂动脉瘤覆膜支架置入术

39.79011 肺动脉栓塞术

39.79019 髂动脉栓塞术

39.79020 肾动脉栓塞术

39.79021 腰动脉栓塞术

39.79025 股动脉栓塞术

39.79026 髂内动脉栓塞术

39.79027 臀下动脉栓塞术

39.79030 经皮肺动脉取栓术

39.79031 经皮腹主动脉取栓术

39.79032 经皮股动脉取栓术

39.79034 经皮髂动脉取栓术

39.79036 经皮上肢动脉取栓术

39.79038 经皮上肢人工血管取栓术

39.79042 经皮下肢动脉取栓术

39.79044 经皮下肢人工血管取栓术

39.79045 经皮周围动脉取栓术

39.79047 经皮下肢动脉弹簧圈栓塞术

39.90001 周围血管非药物洗脱支架置入术

39.90002 股动脉支架置入术

39.90003 腘动脉支架置入术

39.90004 髂动脉支架置入术

39.90005 肾动脉支架置入术

39.90009 胫动脉支架置入术

39.90014 无名动脉支架置入术

39.90017　尺动脉支架置入术

39.90018　腓动脉支架置入术

39.90019　股动脉覆膜支架置入术

39.90020　尺动脉非药物洗脱支架置入术

39.90021　腓动脉非药物洗脱支架置入术

39.90022　肺动脉支架置入术

39.90023　肱动脉非药物洗脱支架置入术

39.90024　肱动脉支架置入术

39.90025　腘动脉覆膜支架置入术

39.90026　动脉导管支架置入术

39.90027　肺动脉带瓣支架置入术

39.90028　髂动脉覆膜支架置入术

39.90029　桡动脉非药物洗脱支架置入术

39.90031　上肢动脉覆膜支架置入术

39.90036　无名动脉覆膜支架置入术

39.90037　肺动脉分支支架置入术

88.43001　肺动脉造影

88.43002　体肺侧支造影 [MAPCAS]

88.44001　乳内动脉造影

88.45001　肾动脉造影

88.47003　腹腔动脉造影

88.47007　髂动脉造影

88.48001　股动脉造影

88.48005　下肢动脉造影

88.49002　上肢动脉造影

88.49005　全身动脉造影

99.10001　血栓溶解剂输入

99.10003　下肢动脉导管溶栓

99.10006　腹主动脉导管溶栓

99.10007　髂动脉导管溶栓

99.10009　上肢动脉导管溶栓

39.50026　下肢静脉球囊扩张成形术

39.50028　髂静脉球囊扩张成形术

39.79015　奇静脉封堵术

39.79024　盆腔静脉栓塞术

39.79035　经皮上腔静脉取栓术

39.79037　经皮上肢静脉取栓术

39.79039　经皮肾静脉取栓术

39.79041　经皮下腔静脉取栓术

39.79043　经皮下肢静脉取栓术

39.79046　经皮周围静脉取栓术

39.90011　髂静脉支架置入术

39.90012　锁骨下静脉支架置入术

39.90016　下肢静脉支架置入术

39.90032　上肢静脉非药物洗脱支架置入术

39.90033　上肢静脉支架置入术

39.90035　头臂静脉非药物洗脱支架置入术

88.34001　上肢淋巴管造影

88.36001　下肢淋巴管造影

88.39001　全身淋巴管造影

88.51002　下腔静脉造影

88.62001　肺静脉造影

88.63001　锁骨下静脉造影

88.65002　腹内静脉造影

88.65004　肾静脉造影

88.65005　髂外静脉造影

88.66002　下肢静脉造影

88.67002　上肢静脉造影

99.10005　下肢静脉导管溶栓

99.10008　髂静脉导管溶栓

99.10010　上肢静脉导管溶栓

99.10011　下腔静脉导管溶栓

FQ39　外周静脉经皮血管内检查和（或）治疗

手术操作包括：

00.55010　经皮周围静脉药物洗脱支架置入术

00.55015　经皮上肢静脉药物洗脱支架置入术

00.55016　经皮头臂静脉药物洗脱支架置入术

39.50019　头臂静脉球囊扩张成形术

39.50025　上肢静脉球囊扩张成形术

FR11　急性心肌梗死，伴重要并发症与合并症

FR13　急性心肌梗死，伴并发症与合并症

FR15　急性心肌梗死，不伴并发症与合并症

FR17　急性心肌梗死，住院时间＜5天死亡或转院

主要诊断包括：

I21.001	急性前侧壁心肌梗死	I21.307	冠状动脉介入术相关性心肌梗死
I21.002	急性前壁心肌梗死	I21.308	支架内血栓相关性心肌梗死
I21.004	急性前间壁心肌梗死	I21.401	急性小灶心肌梗死
I21.005	急性广泛前壁心肌梗死	I21.402	急性心内膜下心肌梗死
I21.103	急性下壁心肌梗死	I21.403	急性非 ST 段抬高心肌梗死
I21.104	急性下侧壁心肌梗死	I21.404	急性无 Q 波心肌梗死
I21.105	急性下后壁心肌梗死	I21.901	非冠心病性心肌梗死
I21.201	急性侧壁心肌梗死	I21.902	急性心肌梗死
I21.202	急性高侧壁心肌梗死	I22.001	急性前壁再发心肌梗死
I21.203	急性后壁心肌梗死	I22.002	急性广泛前壁再发心肌梗死
I21.204	急性前壁下壁心肌梗死	I22.003	急性前间壁再发心肌梗死
I21.206	急性下壁侧壁正后壁心肌梗死	I22.101	急性下壁再发心肌梗死
I21.207	急性下壁右心室心肌梗死	I22.102	急性下后壁再发心肌梗死
I21.208	急性下壁正后壁心肌梗死	I22.103	急性下侧壁再发心肌梗死
I21.209	急性心房心肌梗死	I22.801	急性后壁再发心肌梗死
I21.210	急性心尖部心肌梗死	I22.802	急性后间壁再发心肌梗死
I21.211	急性正后壁心肌梗死	I22.803	急性间壁再发心肌梗死
I21.214	急性侧壁正后壁心肌梗死	I22.804	急性侧壁再发心肌梗死
I21.215	急性尖 - 侧壁心肌梗死	I22.805	急性高侧壁再发心肌梗死
I21.216	急性下壁高侧壁心肌梗死	I22.806	急性前壁高侧壁再发心肌梗死
I21.217	急性下壁高侧壁正后壁心肌梗死	I22.807	急性下壁侧壁正后壁再发心肌梗死
I21.218	急性下壁后壁右心室心肌梗死	I22.808	急性下壁右心室再发心肌梗死
I21.219	急性广泛前壁高侧壁心肌梗死	I22.809	急性下壁正后壁再发心肌梗死
I21.220	急性前壁下壁心肌梗死	I22.810	急性正后壁再发心肌梗死
I21.221	急性前壁高侧壁心肌梗死	I22.811	急性前壁下壁再发心肌梗死
I21.222	急性前间壁高侧壁心肌梗死	I22.812	急性右心室再发心肌梗死
I21.223	急性广泛前壁下壁心肌梗死	I22.813	急性广泛前壁下壁高侧壁再发心肌梗死
I21.224	急性前壁高侧壁下壁心肌梗死	I22.814	急性下壁高侧壁正后壁再发心肌梗死
I21.225	急性广泛前壁下壁高侧壁心肌梗死		
I21.226	急性前间壁下壁心肌梗死	I22.815	急性下壁高侧壁再发心肌梗死
I21.227	急性高侧壁正后壁心肌梗死	I22.816	急性侧壁正后壁再发心肌梗死
I21.228	急性右心室心肌梗死	I22.817	急性前间壁高侧壁再发心肌梗死
I21.229	急性下壁侧壁心肌梗死	I22.818	急性前间壁下壁再发心肌梗死
I21.230	急性下后壁右心室心肌梗死	I22.901	急性再发心肌梗死
I21.303	手术后心肌梗死	I23.001	急性心肌梗死后心脏破裂伴心包积血
I21.304	急性 ST 段抬高心肌梗死		
I21.305	围手术期心肌梗死	I23.201	急性心肌梗死后室间隔穿孔
I21.306	冠状动脉旁路移植手术相关性心肌梗死	I23.301	急性心肌梗死后心脏破裂
		I23.401	急性心肌梗死后腱索断裂

I23.501	急性心肌梗死后乳头肌断裂
I23.601	急性心肌梗死后心室附壁血栓形成
I24.001	冠状动脉闭塞
I24.002	冠状动脉栓塞
I24.003	冠状动脉血栓形成
I24.004	急性冠状动脉支架内血栓形成
I24.005	亚急性冠状动脉支架内血栓形成
I24.006	晚期冠状动脉支架内血栓形成
I24.007	冠状动脉支架内血栓形成
I24.008	晚晚期冠状动脉支架内血栓形成
I24.009	冠状动脉支架后并发冠状动脉血栓栓塞
I24.010	冠状动脉支架后并发冠状动脉分支闭塞
I24.101	心肌梗死后综合征 [德雷斯勒综合征 /Dressler 综合征]
I24.801	冠状动脉供血不足
I24.802	急性冠状动脉供血不足
I24.803	急性冠状动脉综合征
I24.804	冠状动脉支架后并发冠状动脉无再流
I24.901	急性心肌缺血
T81.7101	经皮球囊扩瓣术后冠状动脉分支闭塞
T81.7106	经皮球囊扩瓣术后冠状动脉撕裂
T81.7107	经皮球囊扩瓣术后冠状动脉穿孔
T81.7108	经皮球囊扩瓣术后冠状动脉急性闭塞
T81.7201	射频消融术后冠状动脉分支闭塞
T81.7206	射频消融术后冠状动脉撕裂
T81.7207	射频消融术后冠状动脉穿孔
T81.7208	射频消融术后冠状动脉急性闭塞
T81.7305	心导管检查术后冠状动脉撕裂
T81.7306	心导管检查术后冠状动脉穿孔
T81.7307	心导管检查术后冠状动脉急性闭塞
T81.7308	心导管检查术后冠状动脉分支闭塞
T81.7401	心导管造影术后冠状动脉分支闭塞
T81.7406	心导管造影术后冠状动脉撕裂
T81.7407	心导管造影术后冠状动脉穿孔
T81.7408	心导管造影术后冠状动脉急性闭塞

T82.8201	经皮房间隔缺损 - 室间隔缺损矫治术后冠状动脉分支闭塞
T82.8206	经皮房间隔缺损 - 室间隔缺损矫治术后冠状动脉撕裂
T82.8207	经皮房间隔缺损 - 室间隔缺损矫治术后冠状动脉穿孔
T82.8208	经皮房间隔缺损 - 室间隔缺损矫治术后冠状动脉急性闭塞
T82.8305	经皮冠状动脉狭窄矫治术后冠状动脉撕裂
T82.8306	经皮冠状动脉狭窄矫治术后冠状动脉穿孔
T82.8307	经皮冠状动脉狭窄矫治术后冠状动脉急性闭塞
T82.8308	经皮冠状动脉狭窄矫治术后冠状动脉分支闭塞
Z03.401	可疑心肌梗死的观察

FR21 心力衰竭、休克，伴重要并发症与合并症

FR23 心力衰竭、休克，伴并发症与合并症

FR25 心力衰竭、休克，不伴并发症与合并症

FR27 心力衰竭、休克，住院时间 < 5 天死亡或转院

主要诊断包括：

I50.001	充血性心力衰竭
I50.003	全心衰竭
I50.004	右心衰竭
I50.005	右心室衰竭（继发于左心衰竭）
I50.006	急性右心衰竭
I50.102	急性左心衰竭
I50.103	慢性左心功能不全
I50.104	心源性哮喘
I50.106	左心衰竭
I50.107	左心衰竭合并急性肺水肿
I50.901	低心排综合征
I50.902	心功能不全

I50.904	急性心力衰竭	
I50.905	慢性心力衰竭	
I50.907	心功能 II 级（NYHA 分级）	
I50.908	心功 III 级（NYHA 分级）	
I50.909	心功能 II 至 III 级（NYHA 分级）	
I50.910	心功能 IV 级（NYHA 分级）	
I50.911	心力衰竭	
I50.914	Killip II 级	
I50.915	Killip III 级	
I50.916	Killip IV 级	
I50.917	难治性心力衰竭	
I50.918	慢性心功能不全急性加重	
I50.919	舒张性心力衰竭	
I97.104	手术后心力衰竭伴肺水肿	
I97.106	心脏手术后心力衰竭	
N18.820	慢性肾衰竭（肾功能不全）合并心力衰竭	
R09.201	心脏呼吸衰竭	
R57.001	心源性休克	
R57.101	出血性休克	
R57.102	低血容量性休克	
R57.803	内毒素性休克	
R57.901	休克	
R57.902	周围循环衰竭	
T75.002	雷电休克	
T78.001	食物所致过敏性休克	
T78.201	过敏性休克	
T79.401	创伤性休克	
T80.203	治疗性注射后败血症性休克	
T80.502	血清过敏性休克	
T81.101	手术后休克	
T81.810	操作后心力衰竭	
T88.201	麻醉引起的休克	
T88.602	药物引起的过敏性休克	
W87.993	电流引起电休克	

FS11 心绞痛，伴重要并发症与合并症

FS13 心绞痛，伴并发症与合并症

FS15 心绞痛，不伴并发症与合并症

FS17 心绞痛，住院时间 < 5 天死亡或转院

主要诊断包括：

I20.001	不稳定型心绞痛
I20.002	心肌梗死前综合征
I20.003	劳力恶化型心绞痛
I20.004	劳力初发型心绞痛
I20.006	卧位型心绞痛
I20.101	冠状动脉痉挛性心绞痛
I20.102	变异型心绞痛
I20.801	X 综合征
I20.802	心肌梗死后心绞痛
I20.803	混合型心绞痛
I20.804	劳力性心绞痛
I20.805	稳定型心绞痛
I20.806	自发性心绞痛
I20.902	心绞痛

FS21 冠状动脉粥样硬化，伴重要并发症与合并症

FS23 冠状动脉粥样硬化，伴并发症与合并症

FS25 冠状动脉粥样硬化，不伴并发症与合并症

FS27 冠状动脉粥样硬化，住院时间 < 5 天死亡或转院

主要诊断包括：

A52.001+I52.0*	梅毒性冠状动脉口狭窄
I25.103	冠状动脉狭窄
I25.104	冠状动脉粥样硬化
I25.105	冠状动脉粥样硬化性心脏病
I25.201	陈旧性高侧壁心肌梗死
I25.202	陈旧性后壁心肌梗死
I25.203	陈旧性前壁心肌梗死
I25.204	陈旧性前间壁心肌梗死
I25.205	陈旧性下壁后壁心肌梗死
I25.206	陈旧性前壁下壁心肌梗死

I25.207	陈旧性下壁心肌梗死	I25.403	冠状动脉动静脉瘘
I25.208	陈旧性下壁正后壁心肌梗死	I25.404	冠状动脉瘤
I25.209	陈旧性小灶性心肌梗死	I25.405	冠状动脉夹层
I25.210	陈旧性心肌梗死	I25.501	缺血性心肌病
I25.211	陈旧性心内膜下心肌梗死	I25.601	隐匿性冠状动脉粥样硬化性心脏病
I25.212	陈旧性正后壁心肌梗死	I25.801	冠状动脉炎
I25.213	心肌梗死恢复期	I25.802	冠状动脉左房瘘
I25.214	陈旧性非 ST 段抬高心肌梗死	I25.803	慢性冠状动脉供血不足
I25.215	陈旧性右心室心肌梗死	I25.804	心肌供血不足
I25.216	陈旧性广泛前壁心肌梗死	I25.805	冠状动脉瘘
I25.217	陈旧性前壁高侧壁心肌梗死	I25.806	冠状动脉左室瘘
I25.218	陈旧性下壁高侧壁心肌梗死	I25.807	冠状动脉慢血流
I25.219	陈旧性高侧壁正后壁心肌梗死	I25.809	冠状动脉成形术后再狭窄
I25.220	陈旧性前间壁高侧壁心肌梗死	I25.810	冠状动脉支架置入术后再狭窄
I25.221	陈旧性前壁下壁高侧壁心肌梗死	I25.811	冠状动脉右室瘘
I25.222	陈旧性前间壁下壁心肌梗死	I25.901	冠状动脉缺血
I25.223	陈旧性下壁右心室心肌梗死	I25.902	缺血性心脏病
I25.224	陈旧性下壁高侧壁正后壁心肌梗死	I25.903	冠状动脉性心脏病
I25.225	陈旧性侧壁心肌梗死	I51.602	心血管意外
I25.226	陈旧性侧壁正后壁心肌梗死	I51.603	心血管硬化
I25.227	陈旧性前侧壁心肌梗死		

FS39　循环系统肿瘤

主要诊断包括：

I25.228	陈旧性下壁后壁右心室心肌梗死	C38.001	心包恶性肿瘤
I25.229	陈旧性广泛前壁高侧壁心肌梗死	C38.002	心房恶性肿瘤
I25.230	陈旧性广泛前壁下壁心肌梗死	C38.003	心脏恶性肿瘤
I25.231	陈旧性广泛前壁下壁高侧壁心肌梗死	C38.004	心室恶性肿瘤
I25.301	房壁瘤	C45.201	心包间皮瘤
I25.302	室壁瘤	C49.305	大血管恶性肿瘤
I25.303	心脏动脉瘤	C49.306	上腔静脉恶性肿瘤
I25.305	室间隔动脉瘤	C49.402	下腔静脉恶性肿瘤
I25.306	左心室假性室壁瘤	C75.501	主动脉体恶性肿瘤
I25.307	左心室前壁心尖假性室壁瘤	C79.8807	心包继发恶性肿瘤
I25.308	左心室前壁心尖室壁瘤	C79.8808	心脏继发恶性肿瘤
I25.309	左心室室壁瘤	C79.8819	腹主动脉继发恶性肿瘤
I25.310	左心室下壁假性室壁瘤	C79.8830	血管继发恶性肿瘤
I25.311	左心室下壁室壁瘤	C79.8862	癌性淋巴管炎
I25.312	右室室壁瘤	C79.8863	恶性心包积液
I25.313	假性室壁瘤	D15.101	心房良性肿瘤
I25.401	冠状动脉窦动脉瘤	D15.102	心脏良性肿瘤
I25.402	冠状动脉扩张		

D15.103　心室良性肿瘤

D18.001　血管瘤

D18.003　节段性血管瘤病

D18.005　溃疡残毁性血管瘤病

D18.015　肢体血管瘤

D18.0822　盆腔血管瘤

D18.0835　心房血管瘤

D18.0836　胸壁血管瘤

D18.0837　肺动脉瓣下血管瘤

D18.0840　心包血管瘤

D18.0841　心室血管瘤

D18.114　血管淋巴管瘤

D21.305　大血管良性肿瘤

D21.404　下腔静脉良性肿瘤

D21.406　腹主动脉旁良性肿瘤

D44.702　主动脉体交界性肿瘤

D48.124　血管交界性肿瘤

D48.718　心室交界性肿瘤

D48.724　心脏交界性肿瘤

FT19　感染性心内膜炎

主要诊断包括：

A18.818+I39.8*

　　　　结核性心内膜炎

A32.802+I39.8*

　　　　李斯特菌性心内膜炎

A39.504+I39.8*

　　　　脑膜炎球菌性心内膜炎

A54.807+I39.8*

　　　　淋球菌性心内膜炎

B33.202+I39.8*

　　　　柯萨奇病毒性心内膜炎

B37.601+I39.8*

　　　　念珠菌性心内膜炎

I33.001　恶性心内膜炎

I33.002　二尖瓣赘生物

I33.003　肺动脉瓣赘生物

I33.004　感染性心内膜炎

I33.005　感染性心内膜赘生物

I33.006　革兰氏阳性杆菌性心内膜炎

I33.007　急性细菌性心内膜炎

I33.008　假单胞菌性心内膜炎

I33.009　链球菌性心内膜炎

I33.011　葡萄球菌性心内膜炎

I33.012　三尖瓣赘生物

I33.013　细菌性心内膜炎

I33.014　亚急性细菌性心内膜炎

I33.015　真菌性心内膜炎

I33.016　主动脉瓣赘生物

I33.017　亚急性感染性心内膜炎

I33.018　HIV 性心内膜炎

I33.019　吸毒性心内膜炎

I33.020　二尖瓣瓣周脓肿

I33.021　右心感染性心内膜炎

I33.022　左心自体瓣膜性心内膜炎

I33.023　左心人工瓣膜性心内膜炎

I33.024　机械相关性心内膜炎

I33.901　急性心内膜炎

T82.701　血管导管相关性感染

FT21　高血压，伴重要并发症与合并症

FT23　高血压，伴并发症与合并症

FT25　高血压，不伴并发症与合并症

FT27　高血压，住院时间 < 5 天死亡或转院

主要诊断包括：

E10.722　1 型糖尿病性高血压

E10.723　1 型糖尿病性肥胖症性高血压

E11.722　2 型糖尿病性高血压

E11.723　2 型糖尿病性肥胖症性高血压

E14.722　糖尿病性高血压

E14.723　糖尿病性肥胖症性高血压

E16.8x101

　　　　糖耐量受损伴肥胖症性高血压

E16.8x102

　　　　糖耐量受损伴高血压

I10xx01　恶性高血压

I10xx02　高血压

I10xx03　高血压 1 级

I10xx04　高血压 2 级

I10xx05　高血压 3 级

I10xx06　高血压危象

I10xx07　老年收缩期高血压

I10xx08　良性高血压

I10xx09　临界性高血压

I10xx10　特发性高血压

I10xx11　原发性高血压

I10xx12　高血压急症

I10xx13　高血压亚急症

I10xx14　难治性高血压

I11.001　高血压性心力衰竭

I11.901　高血压心脏病

I12.001　高血压性肾衰竭

I12.901　动脉硬化性肾病

I12.902　动脉硬化性肾炎

I12.903　高血压肾病

I12.904　肾动脉硬化

I12.905　肾萎缩伴高血压

I12.906　小动脉性肾病

I12.907　小动脉性肾硬化

I12.908　恶性肾小动脉硬化症

I12.909　良性肾小动脉硬化症

I13.101　高血压心脏病和肾病伴肾衰竭

I13.201　高血压心脏病和肾病伴心力衰竭和肾衰竭

I13.901　高血压心脏病和肾病

I13.902　肾性高血压伴高血压心脏病

I15.001　肾血管性高血压

I15.002　肾性高血压

I15.101　肾实质性高血压

I15.201　原发性醛固酮增多症性高血压

I15.202　肾上腺皮质醇增多症性高血压

I15.203　肾上腺髓质增生性高血压

I15.204　糖皮质激素增多综合征性高血压

I15.801　口服避孕药性高血压

I15.802　大动脉炎性高血压

I15.803　医源性高血压

I15.804　围手术期高血压

I15.805　嗜铬细胞瘤性高血压

I15.806　阻塞性睡眠呼吸暂停低通气综合征性高血压

I15.901　继发性高血压

R03.001　血压值上升

T70.202　高原性高血压

FU11　瓣膜疾患，伴重要并发症与合并症

FU15　瓣膜疾患，不伴重要并发症与合并症

主要诊断包括：

A52.005+I39.1*
　　　　梅毒性主动脉瓣关闭不全

A52.006+I39.1*
　　　　梅毒性主动脉瓣狭窄

A52.007+I39.1*
　　　　梅毒性主动脉瓣狭窄伴关闭不全

A52.011+I39.0*
　　　　梅毒性二尖瓣狭窄

I05.001　风湿性二尖瓣狭窄

I05.002　二尖瓣狭窄

I05.101　风湿性二尖瓣关闭不全

I05.201　风湿性二尖瓣狭窄伴关闭不全

I05.202　二尖瓣狭窄伴关闭不全

I05.801　二尖瓣钙化

I05.901　风湿性二尖瓣病

I06.001　风湿性主动脉瓣狭窄

I06.101　风湿性主动脉瓣关闭不全

I06.201　风湿性主动脉瓣狭窄伴关闭不全

I06.901　风湿性主动脉瓣病

I07.001　风湿性三尖瓣狭窄

I07.002　三尖瓣狭窄

I07.101　风湿性三尖瓣关闭不全

I07.102　三尖瓣关闭不全

I07.201　风湿性三尖瓣狭窄伴关闭不全

I07.202　三尖瓣狭窄伴关闭不全

I07.803　三尖瓣钙化

I07.901　三尖瓣病

I08.001　风湿性二尖瓣主动脉瓣联合瓣膜病

I08.002	二尖瓣主动脉瓣联合瓣膜病		I35.801	退行性主动脉瓣疾患
I08.101	风湿性二尖瓣三尖瓣联合瓣膜病		I35.802	心内膜炎伴主动脉瓣穿孔
I08.102	二尖瓣三尖瓣联合瓣膜病		I35.803	心内膜炎伴主动脉瓣脱垂
I08.201	风湿性主动脉瓣三尖瓣联合瓣膜病		I35.804	主动脉瓣肥厚
I08.202	主动脉瓣三尖瓣联合瓣膜病		I35.805	主动脉瓣钙化
I08.301	风湿性二尖瓣主动脉瓣三尖瓣联合瓣膜病		I35.806	主动脉瓣松软综合征
I08.302	二尖瓣主动脉瓣三尖瓣联合瓣膜病		I35.807	主动脉瓣脱垂
I08.901	风湿性联合瓣膜病		I35.808	主动脉瓣硬化
I09.801	风湿性肺动脉瓣关闭不全		I35.809	主动脉瓣周脓肿
I09.802	风湿性肺动脉瓣狭窄		I36.001	非风湿性三尖瓣狭窄
I09.901	风湿性心脏病		I36.101	非风湿性三尖瓣关闭不全
I34.001	非风湿性二尖瓣关闭不全		I36.201	非风湿性三尖瓣狭窄伴关闭不全
I34.002	二尖瓣关闭不全		I36.801	非风湿性三尖瓣脱垂
I34.101	二尖瓣后叶脱垂		I36.802	三尖瓣脱垂
I34.102	二尖瓣脱垂		I36.803	三尖瓣下移
I34.103	二尖瓣脱垂综合征		I36.804	三尖瓣腱索断裂
I34.104	二尖瓣脱垂伴关闭不全		I37.001	肺动脉瓣狭窄
I34.201	二尖瓣术后狭窄		I37.101	肺动脉瓣关闭不全
I34.202	老年钙化性二尖瓣狭窄		I37.201	肺动脉瓣狭窄关闭不全
I34.203	二尖瓣闭式扩张术后再狭窄		I38xx01	心脏瓣膜病
I34.204	非风湿性二尖瓣狭窄		I38xx02	老年性心脏瓣膜病
I34.801	二尖瓣腱索断裂		I38xx03	心脏瓣膜穿孔
I34.802	二尖瓣裂		I38xx04	心瓣膜钙化
I34.803	手术后二尖瓣狭窄伴关闭不全		I38xx05	心瓣膜破裂
I34.804	非风湿性二尖瓣狭窄伴关闭不全		I38xx06	心内膜炎
I34.805	心内膜炎并二尖瓣穿孔		I38xx07	慢性心瓣膜炎
I34.901	二尖瓣退行性变		I51.101	心脏腱索断裂
I35.001	非风湿性主动脉瓣狭窄		I51.201	心脏乳头肌断裂
I35.002	经导管主动脉瓣置入术后再狭窄		I51.802	乳头肌功能不全
I35.003	主动脉瓣球囊扩张术后再狭窄		I97.816	心脏机械瓣膜置换术后功能障碍
I35.004	主动脉瓣狭窄		I97.817	生物瓣膜置换术后功能衰竭
I35.101	心内膜炎伴主动脉瓣关闭不全		T82.001	心脏瓣膜置换术后瓣膜故障
I35.102	非风湿性主动脉瓣关闭不全			
I35.103	经导管主动脉瓣置入术后关闭不全		**FU21**	**严重心律失常及心脏停搏，伴重要并发症与合并症**
I35.104	主动脉瓣关闭不全			
I35.201	老年钙化性主动脉瓣狭窄伴关闭不全		**FU23**	**严重心律失常及心脏停搏，伴并发症与合并症**
I35.202	非风湿性主动脉瓣狭窄伴关闭不全		**FU25**	**严重心律失常及心脏停搏，不伴并发症与合并症**
I35.203	主动脉瓣狭窄伴关闭不全			

FU27 严重心律失常及心脏停搏，住院时间＜5天死亡或转院

主要诊断包括：

I44.101	二度房室传导阻滞
I44.102	二度Ⅰ型房室传导阻滞
I44.103	二度Ⅱ型房室传导阻滞
I44.104	文氏阻滞[1]
I44.105	莫氏阻滞Ⅰ型
I44.106	莫氏阻滞Ⅱ型
I44.201	三度房室传导阻滞
I44.202	高度房室传导阻滞
I44.302	房室传导阻滞
I44.303	特发性房室束支退化症 [lenegre 病]
I45.301	三分支传导阻滞
I45.501	窦房传导阻滞
I45.502	窦房结功能低下
I45.503	窦性停搏
I45.504	房内传导阻滞
I45.505	中隔束支传导阻滞
I45.601	劳恩 - 加农 - 莱文综合征
I45.602	预激综合征 [沃 - 帕 - 怀综合征]
I45.603	间歇性预激综合征
I45.604	A 型预激综合征
I45.605	B 型预激综合征
I45.606	房室结双径路
I45.607	心室预激
I46.001	心脏停搏复苏成功
I46.101	心源性猝死
I46.901	心脏停搏
I46.902	呼吸心搏骤停
I47.201	尖端扭转型室性心动过速
I47.202	室性心动过速
I47.203	右室室性心动过速
I47.204	阵发性室性心动过速
I47.205	左室室性心动过速
I47.206	宽 QRS 心动过速
I47.210	多形性室性心动过速

I47.211	单形性室性心动过速
I47.212	持续性室性心动过速
I47.213	双向性室性心动过速
I47.214	心律失常电风暴
I47.901	阵发性心动过速
I49.001	心室扑动
I49.002	心室颤动
I49.003	心室颤动伴扑动
I49.305	加速性室性自主心律
I49.814	布鲁咯哒综合征 [Brugada 综合征]
I49.816	室性逸搏
R95xx01	婴儿猝死综合征
R96.001	猝死
Z45.002	心脏起搏器调整和管理
Z45.003	更换心脏起搏器
Z45.806	除颤器更换
Z95.001	具有心脏起搏器状态

FU31 心律失常及传导障碍，伴重要并发症与合并症

FU33 心律失常及传导障碍，伴并发症与合并症

FU35 心律失常及传导障碍，不伴并发症与合并症

FU37 心律失常及传导障碍，住院时间＜5天死亡或转院

主要诊断包括：

I44.001	一度房室传导阻滞
I44.401	左前分支传导阻滞
I44.501	左后分支传导阻滞
I44.601	完全性左束支传导阻滞
I44.602	左束支半传导阻滞
I44.701	左束支传导阻滞
I45.101	不完全性右束支传导阻滞
I45.102	完全性右束支传导阻滞
I45.103	右束支传导阻滞
I45.201	双束支传导阻滞

---

[1] 文氏阻滞即文氏型房室传导阻滞。

I45.401	室内传导阻滞	I48xx12	急性心房颤动
I45.402	束支传导阻滞	I48xx13	永久性心房颤动
I45.802	干扰性房室分离	I48xx14	长程持续性心房颤动
I45.803	长 QT 综合征	I48xx15	新诊断心房颤动
I45.804	R-R 长间歇	I49.101	房性期前收缩 ［房性早搏］
I45.805	房室结三径路	I49.102	频发性房性期前收缩
I45.806	短 QT 综合征	I49.201	结性期前收缩 ［交界性过早搏动］
I45.902	家族性传导系统障碍	I49.301	频发性室性期前收缩
I45.903	心脏传导系统退行性变	I49.302	室性期前收缩
I45.904	阿 - 斯综合征 ［Adams-Stokes 综合征］	I49.303	室性自搏
		I49.304	阵发性室性期前收缩
I47.001	室性折返性心律失常	I49.401	期前收缩
I47.101	窦房折返性心动过速	I49.402	偶发房室性期前收缩
I47.103	房内折返性心动过速	I49.403	频发性期前收缩
I47.104	房室结折返性心动过速	I49.501	病态窦房结综合征
I47.105	房室折返性心动过速	I49.502	快慢综合征
I47.106	房性心动过速	I49.503	慢快综合征
I47.107	结性心动过速 ［交界性心动过速］	I49.801	室性并行心律
I47.108	室上性心动过速	I49.802	窦房结 - 房室结游走节律
I47.109	阵发性房室折返性心动过速	I49.803	窦房结游走性心律
I47.110	阵发性房性心动过速	I49.804	窦性心律失常
I47.111	阵发性交界性心动过速	I49.805	反复心律（逆节律）
I47.112	阵发性室上性心动过速	I49.806	房性心律
I47.113	自律性增高性房性心动过速	I49.807	结性心律
I47.114	窄 QRS 心动过速	I49.808	结性逸搏
I47.207	非持续性室性心动过速	I49.809	特指多种心律失常
I47.208	束支折返性室性心动过速	I49.810	紊乱性房性心律
I47.209	儿茶酚胺敏感性室性心动过速	I49.811	冠心病心律失常型
I48xx01	不纯性心房扑动	I49.812	室性心律失常
I48xx02	特发性心房颤动	I49.815	房性逸搏
I48xx03	心房扑动	I49.904	心律失常
I48xx04	心房颤动 ［心房纤颤］	R00.001	心动过速
I48xx05	阵发性心房扑动	R00.003	窦性心动过速
I48xx06	阵发性心房颤动	R00.101	窦性心动过缓
I48xx07	持续性心房颤动	R00.102	心动过缓
I48xx08	慢性心房颤动	R00.201	心悸
I48xx09	初发心房颤动	R00.801	三联律
I48xx10	持续性心房扑动	R00.802	心脏搏动异常
I48xx11	长期持续性心房颤动	R00.803	四联律

FV10　先天性心脏病，年龄 < 17 岁

FV11　先天性心脏病，伴重要并发症与
　　　合并症

FV15　先天性心脏病，不伴重要并发症
　　　与合并症

主要诊断包括：

Q20.002　共同动脉干

Q20.003　共同动脉干瓣膜关闭不全

Q20.101　右心室双出口

Q20.102　右心室双出口，大动脉转位型

Q20.103　先天性右心室瘘

Q20.104　右心室双出口，室间隔缺损型

Q20.105　右心室双出口，室间隔缺损远离型

Q20.106　右心室双出口，室间隔完整

Q20.107　右心室双出口，四联症型

Q20.201　左心室双出口

Q20.202　先天性左心室瘘

Q20.301　完全型大动脉转位

Q20.302　主动脉右转位

Q20.303　矫正型大动脉转位

Q20.304　大动脉转位，室间隔缺损

Q20.305　大动脉转位，室间隔缺损 - 左心
　　　　　室流出道狭窄

Q20.306　大动脉转位，室间隔完整

Q20.307　大动脉转位，室间隔完整 - 左心
　　　　　室流出道狭窄

Q20.308　大动脉转位

Q20.401　单心室

Q20.501　心室反位

Q20.601　心房异构

Q20.801　右心室双腔心

Q20.802　单心房

Q20.803　先天性小心室

Q21.001　室间隔缺损

Q21.102　房间隔缺损

Q21.103　卵圆孔未闭

Q21.105　卢滕巴赫综合征 [Lutembacher 综
　　　　　合征]

Q21.107　房间隔缺损，单心房

Q21.108　房间隔缺损，二孔型

Q21.109　房间隔缺损，冠状窦型

Q21.110　房间隔缺损，静脉窦型

Q21.202　心内膜垫缺损

Q21.203　完全型心内膜垫缺损

Q21.204　部分型心内膜垫缺损

Q21.205　过渡型心内膜垫缺损

Q21.207　房间隔缺损（Ⅰ型）

Q21.301　法洛四联症

Q21.302　法洛四联症，肺动脉瓣缺如

Q21.303　法洛四联症，心内膜垫缺损

Q21.401　主肺动脉窗

Q21.801　艾森曼格缺陷

Q21.803　室间隔膜部瘤

Q21.804　先天性房间隔膨出瘤

Q21.805　法洛三联症

Q22.001　先天性肺动脉瓣闭锁

Q22.101　先天性肺动脉瓣狭窄

Q22.201　先天性肺动脉瓣关闭不全

Q22.301　先天性肺动脉瓣畸形

Q22.303　先天性肺动脉瓣缺如

Q22.304　先天性肺动脉瓣狭窄并关闭不全

Q22.402　先天性三尖瓣狭窄

Q22.403　先天性三尖瓣闭锁

Q22.501　埃布斯坦畸形 [Ebstein 畸形]

Q22.602　右心发育不良综合征

Q22.801　三尖瓣发育异常

Q22.803　先天性三尖瓣缺如

Q22.804　先天性三尖瓣乳头肌起源异常

Q22.805　先天性三尖瓣骑跨

Q22.806　先天性三尖瓣关闭不全

Q22.807　先天性三尖瓣裂

Q23.001　先天性主动脉瓣狭窄

Q23.101　先天性主动脉瓣关闭不全

Q23.102　主动脉瓣二瓣化畸形

Q23.201　先天性二尖瓣狭窄

Q23.202　先天性二尖瓣闭锁

Q23.203　先天性二尖瓣狭窄，二尖瓣上环

Q23.204　先天性二尖瓣狭窄，瓣下，降落
　　　　　伞型

Q23.301	先天性二尖瓣关闭不全		Q24.512	冠状动脉起源异常
Q23.302	先天性二尖瓣关闭不全并狭窄		Q24.601	先天性心脏传导阻滞
Q23.401	左心发育不良综合征		Q24.602	先天性长 QT 间期综合征
Q23.402	先天性主动脉 - 左室通道		Q24.801	小心脏
Q23.801	先天性二尖瓣脱垂		Q24.802	先天性心包囊肿
Q23.803	先天性二尖瓣腱索过长		Q24.804	先天性心包缺损
Q23.804	先天性主动脉瓣穿孔		Q24.805	先天性心室肥厚
Q23.806	先天性二尖瓣裂		Q24.806	先天性心肌致密化不全
Q23.807	先天性主动脉瓣瓣上隔膜		Q24.807	右室流出道异常肌束
Q23.808	先天性二尖瓣穿孔		Q24.809	十字交叉心
Q23.809	先天性二尖瓣瓣上隔膜		Q24.810	单组房室瓣
Q23.810	先天性主动脉瓣脱垂		Q24.811	先天性房室瓣骑跨
Q23.811	二尖瓣发育不良		Q24.812	先天性房室瓣关闭不全
Q23.812	先天性主动脉瓣关闭不全并狭窄		Q24.814	先天性右心室憩室
Q23.901	先天性主动脉瓣畸形		Q24.815	中位心
Q23.903	先天性二尖瓣畸形		Q24.816	先天性左心室憩室
Q24.001	右位心		Q24.817	先天性心脏憩室
Q24.002	镜面右位心		Q24.818	先天性心包憩室
Q24.003	单发右位心		Q24.901	先天性心脏病
Q24.101	左位心		Q25.001	动脉导管未闭
Q24.201	三房心		Q25.101	主动脉缩窄
Q24.301	右室流出道狭窄 [肺动脉瓣漏斗部狭窄]		Q25.201	先天性主动脉闭锁
Q24.302	肺动脉瓣下狭窄		Q25.301	先天性主动脉狭窄
Q24.401	先天性主动脉瓣下狭窄		Q25.302	先天性主动脉瓣上狭窄
Q24.402	左室流出道狭窄		Q25.303	先天性降主动脉狭窄
Q24.403	先天性主动脉瓣下隔膜		Q25.304	先天性升主动脉狭窄
Q24.501	先天性冠状动脉瘤		Q25.401	先天性高主动脉弓
Q24.502	冠状血管畸形		Q25.402	先天性双主动脉弓
Q24.503	右冠状动脉发育不良		Q25.403	先天性主动脉窦动脉瘤破裂
Q24.504	冠状动脉肌桥		Q25.404	先天性主动脉弓右位
Q24.505	先天性冠状动脉肺动脉瘘		Q25.405	先天性主动脉弓中断
Q24.506	先天性冠状动脉异常，动静脉瘘		Q25.406	先天性主动脉窦动脉瘤
Q24.507	先天性冠状动脉右房瘘		Q25.407	先天性主动脉弓发育不良
Q24.508	先天性冠状动脉异常，异常肺动脉起源（包括左冠状动脉起源于肺动脉）		Q25.409	先天性主动脉憩室
			Q25.410	先天性主动脉骑跨
			Q25.411	先天性升主动脉发育不良
			Q25.412	先天性主动脉窦畸形
Q24.509	无顶冠状静脉窦综合征		Q25.413	先天性主动脉左房分流
Q24.510	先天性冠状动脉左室瘘		Q25.501	肺动脉闭锁
Q24.511	先天性冠状动脉右室瘘		Q25.502	肺动脉闭锁，室间隔缺损

Q25.503	肺动脉闭锁，室间隔缺损 - 体肺动脉侧支循环
Q25.504	肺动脉闭锁，室间隔完整
Q25.601	先天性肺动脉狭窄
Q25.602	先天性肺动脉瓣上狭窄
Q25.603	先天性肺动脉狭窄
Q25.604	先天性肺动脉分叉处狭窄
Q25.605	先天性肺动脉分支狭窄
Q25.701	先天性肺动静脉瘘
Q25.702	先天性肺动脉发育不全
Q25.704	先天性肺动脉起源异常
Q25.705	肺动脉吊带 [先天性迷走左肺动脉]
Q25.706	先天性肺动脉瘤
Q25.707	先天性肺动脉起源于升主动脉
Q25.708	先天性肺动脉扩张
Q25.709	先天性肺动脉缺如
Q25.710	先天性肺动脉发育异常
Q25.711	先天性支气管动脉肺动脉瘘
Q25.801	先天性体肺动脉侧支循环
Q26.001	先天性上下腔静脉狭窄
Q26.002	先天性上腔静脉狭窄
Q26.003	先天性下腔静脉狭窄
Q26.004	先天性下腔静脉闭锁
Q26.101	永存左上腔静脉
Q26.201	完全型静脉异位引流
Q26.202	完全型静脉异位引流，混合型
Q26.203	完全型静脉异位引流，心内型
Q26.204	完全型静脉异位引流，心上型
Q26.205	完全型静脉异位引流，心下型
Q26.301	肺静脉血管畸形
Q26.302	部分型肺静脉异位引流
Q26.303	先天性体肺静脉异常通道
Q26.801	部分肺静脉异位引流，镰刀综合征
Q26.802	先天性下腔静脉入左房
Q26.803	先天性下腔静脉肝段缺如
Q26.804	先天性左上腔静脉入左房
Q26.805	先天性双下腔静脉
Q26.806	先天性右上腔静脉缺如
Q26.807	先天性无名静脉异常走行
Q26.808	先天性下腔静脉缺如

Q26.809	先天性肺静脉狭窄
Q26.810	先天性双上腔静脉
Q87.401	马方综合征 [Marfan 综合征]
Q87.841	威廉综合征 [Williams 综合征]
Q87.8905	Cantrell 综合征
Q87.8907	豹皮综合征 [Leopard 综合征]
Z98.8405	先天性心脏病术后
Z98.8410	心内膜垫缺损修补术后

FV21　晕厥或虚脱，伴重要并发症与合并症

FV25　晕厥或虚脱，不伴重要并发症与合并症

主要诊断包括：

R55xx01	晕厥
R55xx02	心源性晕厥
R55xx03	排尿性晕厥
R55xx04	脑源性晕厥
R55xx05	情景性晕厥
R55xx06	反射性晕厥
R55xx07	器质性晕厥
R55xx08	情境性晕厥
R55xx09	血管抑制性晕厥
R55xx10	血管迷走性晕厥（混合型）
R55xx11	血管迷走性晕厥（心脏抑制型）
R55xx12	血管迷走性晕厥（血管型）
R55xx13	血管迷走性晕厥
R55xx14	迷走神经性晕厥
R55xx15	虚脱
T67.101	热性晕厥
T67.102	热性虚脱
T67.302	脱水性中暑虚脱
T67.401	盐缺失性中暑虚脱
T67.501	中暑虚脱

FV39　胸痛

主要诊断包括：

R07.101	呼吸时胸痛
R07.201	心前区痛

R07.301　前胸壁痛

R07.401　胸痛

FW11　静脉栓塞，伴重要并发症与合并症

FW15　静脉栓塞，不伴重要并发症与合并症

主要诊断包括：

I80.101　股静脉血栓形成

I80.102　髂股静脉血栓形成

I80.201　髂静脉血栓形成

I80.205　下肢深静脉血栓形成

I80.206　下肢深静脉栓塞

I80.208　髂内静脉血栓形成

I80.209　髂外静脉血栓形成

I80.301　下肢静脉血栓形成

I80.304　下肢静脉阻塞

I80.305　下肢静脉闭塞

I82.001　布 - 加综合征 [Budd-Chiari 综合征 / 巴德 - 吉亚利综合恒]

I82.201　腔静脉栓塞

I82.202　下腔静脉栓塞

I82.203　下腔静脉血栓形成

I82.204　腔静脉瘤栓

I82.301　肾静脉栓塞

I82.302　肾静脉血栓形成

I82.803　髂静脉栓塞

I82.804　髂内静脉栓塞

I82.805　髂外静脉栓塞

I82.806　上肢静脉血栓形成

I82.807　上肢深静脉血栓形成

I82.809　腋静脉栓塞

I82.810　腋静脉血栓形成

I82.901　静脉栓塞

I82.902　静脉血栓形成

I82.903　非化脓性血栓形成

I82.904　静脉血栓栓塞症

FW21　动脉其他疾患，伴重要并发症与合并症

FW23　动脉其他疾患，伴并发症与合并症

FW25　动脉其他疾患，不伴并发症与合并症

主要诊断包括：

A18.813+I79.8*　结核性腹主动脉炎

A52.008+I79.0*　梅毒性主动脉瘤

A52.009+I79.1*　梅毒性主动脉炎

E10.511+I79.2*　1 型糖尿病性周围血管病

E10.521+I79.2*　1 型糖尿病性周围血管病及坏疽

E10.711　1 型糖尿病性多发性微血管并发症

E10.731　1 型糖尿病性足溃疡和周围血管病

E11.511+I79.2*　2 型糖尿病性周围血管病

E11.521+I79.2*　2 型糖尿病性周围血管病及坏疽

E11.731　2 型糖尿病性足溃疡和周围血管病

E13.5241+I79.2*　继发性糖尿病大血管病变

E13.5541+I79.2*　青少年发病的成人型糖尿病大血管病变

E14.511+I79.2*　糖尿病性周围血管病

E14.521+I79.2*　糖尿病性周围血管病及坏疽

E14.731　糖尿病性足溃疡和周围血管病

E16.8x011　糖耐量受损伴周围血管病

E16.8x021　糖耐量受损伴周围血管病及坏疽

G45.802　无名动脉盗血综合征

I65.801　无名动脉斑块

I65.805　无名动脉迂曲

I70.001	腹主动脉硬化	I71.0021	主动脉夹层 B 型
I70.002	主动脉钙化	I71.0022	主动脉夹层 B1S 型
I70.003	主动脉硬化	I71.0023	主动脉夹层 B2S 型
I70.004	主动脉粥样硬化	I71.0024	主动脉夹层 B3S 型
I70.102	肾动脉硬化症	I71.0025	主动脉夹层 B1C 型
I70.103	肾动脉粥样硬化	I71.0026	主动脉夹层 B2C 型
I70.202	肢体动脉硬化	I71.0027	主动脉夹层 B3C 型
I70.203	下肢动脉粥样硬化闭塞症	I71.101	胸主动脉瘤破裂
I70.204	肢体闭塞性动脉硬化	I71.201	升主动脉瘤
I70.205	动脉中层硬化症	I71.202	升主动脉扩张
I70.211	肢体动脉粥样硬化伴间歇性跛行	I71.203	主动脉弓动脉瘤
I70.221	肢体动脉粥样硬化伴疼痛	I71.204	主动脉弓假性动脉瘤
I70.231	肢体动脉粥样硬化伴溃疡	I71.205	升主动脉假性动脉瘤
I70.241	肢体动脉粥样硬化性坏疽	I71.206	主动脉根部假性动脉瘤
I70.242	趾动脉粥样硬化性坏疽	I71.207	降主动脉瘤
I70.243	下肢动脉粥样硬化性坏疽	I71.208	降主动脉假性动脉瘤
I70.261	肱动脉粥样硬化	I71.209	胸主动脉假性动脉瘤
I70.262	股动脉粥样硬化	I71.210	主动脉根部动脉瘤
I70.263	腘动脉粥样硬化	I71.211	胸主动脉瘤
I70.264	胫动脉粥样硬化	I71.301	腹主动脉瘤破裂
I70.265	腓动脉粥样硬化	I71.402	腹主动脉瘤
I70.805	髂动脉硬化	I71.403	腹主动脉假性动脉瘤
I70.806	腋动脉粥样硬化	I71.404	腹主动脉夹层
I70.901	闭塞性动脉炎	I71.601	胸腹主动脉瘤
I70.902	闭塞性动脉硬化	I71.602	腹主动脉扩张
I70.903	动脉硬化	I71.801	主动脉瘤破裂
I70.904	动脉粥样硬化	I71.902	主动脉瘤
I70.905	周身性动脉硬化	I71.903	主动脉扩张
I70.906	老年性动脉炎	I71.904	真菌性主动脉瘤
I70.907	外周动脉粥样硬化	I72.101	上肢动脉瘤
I71.0001	主动脉夹层动脉瘤破裂	I72.102	上肢假性动脉瘤
I71.0002	主动脉夹层形成	I72.103	肱动脉瘤
I71.0003	主动脉壁内血肿	I72.104	肱动脉假性动脉瘤
I71.0011	主动脉夹层 A 型	I72.105	肱动脉夹层
I71.0012	主动脉夹层 A1S 型	I72.201	肾动脉瘤
I71.0013	主动脉夹层 A2S 型	I72.202	肾动脉假性动脉瘤
I71.0014	主动脉夹层 A3S 型	I72.203	肾动脉夹层
I71.0015	主动脉夹层 A1C 型	I72.301	髂动脉瘤
I71.0016	主动脉夹层 A2C 型	I72.302	髂动脉假性动脉瘤
I71.0017	主动脉夹层 A3C 型	I72.303	髂动脉夹层

I72.305	髂动脉瘤破裂		I72.452	腘动脉假性动脉瘤
I72.311	髂总动脉瘤		I72.453	腘动脉夹层
I72.312	髂总动脉假性动脉瘤		I72.8031	无名动脉瘤
I72.313	髂总动脉夹层		I72.8041	腹腔动脉瘤
I72.321	髂内动脉瘤		I72.8042	腹腔动脉假性动脉瘤
I72.322	髂内动脉假性动脉瘤		I72.8051	腹腔干动脉瘤
I72.323	髂内动脉夹层		I72.8052	腹腔干假性动脉瘤
I72.331	髂外动脉瘤		I72.8053	腹腔干动脉夹层
I72.332	髂外动脉假性动脉瘤		I72.8101	腋动脉瘤
I72.333	髂外动脉夹层		I72.8102	腋动脉假性动脉瘤
I72.4010	下肢动脉瘤		I72.8103	腋动脉夹层
I72.4020	下肢假性动脉瘤		I72.901	动脉瘤
I72.4110	股动脉瘤		I72.902	肢端小动脉扩张
I72.4111	股总动脉瘤		I73.001	雷诺综合征
I72.4112	股深动脉瘤		I73.101	血栓闭塞性脉管炎［Buerger 病］
I72.4113	股浅动脉瘤		I73.801	股绀红皮病
I72.4120	股动脉假性动脉瘤		I73.802	上肢供血不足
I72.4121	股总动脉假性动脉瘤		I73.803	四肢供血不足
I72.4122	股深动脉假性动脉瘤		I73.804	下肢供血不足
I72.4123	股浅动脉假性动脉瘤		I73.805	红斑性肢痛症
I72.4130	股动脉夹层		I73.806	肢端血管功能失调
I72.4131	股总动脉夹层		I73.807	腘动脉陷迫综合征
I72.4132	股深动脉夹层		I73.808	肢端发绀
I72.4133	股浅动脉夹层		I73.901	动脉痉挛
I72.4210	胫动脉瘤		I73.902	间歇性跛行
I72.4212	胫前动脉瘤		I73.903	血管痉挛
I72.4213	胫后动脉瘤		I73.904	周围血管疾病
I72.4220	胫动脉假性动脉瘤		I74.001	腹主动脉闭塞
I72.4222	胫前动脉假性动脉瘤		I74.002	腹主动脉血栓形成
I72.4223	胫后动脉假性动脉瘤		I74.003	勒里施综合征［Leriche 综合征］
I72.4230	胫动脉夹层		I74.004	腹主动脉栓塞
I72.4232	胫前动脉夹层		I74.101	主动脉栓塞
I72.4233	胫后动脉夹层		I74.102	主动脉血栓形成
I72.431	腓动脉瘤		I74.104	腹腔动脉血栓形成
I72.432	腓动脉假性动脉瘤		I74.201	上肢动脉闭塞
I72.433	腓动脉夹层		I74.202	上肢动脉栓塞
I72.441	胫腓干动脉瘤		I74.203	上肢动脉血栓形成
I72.442	胫腓干动脉假性动脉瘤		I74.204	肱动脉栓塞
I72.443	胫腓干动脉夹层		I74.205	肱动脉血栓形成
I72.451	腘动脉瘤		I74.301	下肢动脉血栓形成

I74.302	下肢动脉栓塞	I74.508	髂动脉血栓形成
I74.311	股动脉血栓形成	I74.509	髂内动脉血栓形成
I74.3111	股总动脉血栓形成	I74.510	髂外动脉血栓形成
I74.3112	股深动脉血栓形成	I74.511	髂动脉栓塞
I74.3113	股浅动脉血栓形成	I74.512	髂内动脉栓塞
I74.312	股动脉栓塞	I74.513	髂外动脉栓塞
I74.3121	股总动脉栓塞	I74.801	腹腔动脉闭塞
I74.3122	股深动脉栓塞	I74.805	腋动脉栓塞
I74.3123	股浅动脉栓塞	I74.806	腋动脉闭塞
I74.313	股动脉闭塞	I74.807	腋动脉血栓形成
I74.3131	股总动脉闭塞	I74.808	腹腔干动脉栓塞
I74.3132	股深动脉闭塞	I74.901	动脉栓塞
I74.3133	股浅动脉闭塞	I74.902	多发性动脉栓塞
I74.321	胫动脉血栓形成	I77.001	多发性动静脉瘘
I74.3212	胫前动脉血栓形成	I77.002	股动静脉瘘
I74.3213	胫后动脉血栓形成	I77.003	后天性动静脉瘘
I74.322	胫动脉栓塞	I77.005	盆腔动静脉瘘
I74.3222	胫前动脉栓塞	I77.007	下肢动静脉瘘
I74.3223	胫后动脉栓塞	I77.009	肾动静脉瘘
I74.323	胫动脉闭塞	I77.010	动静脉瘘
I74.3232	胫前动脉闭塞	I77.011	动静脉内瘘血栓形成
I74.3233	胫后动脉闭塞	I77.014	桡动静脉瘘
I74.331	腓动脉血栓形成	I77.015	肱动静脉瘘
I74.332	腓动脉栓塞	I77.016	股动静脉瘘
I74.333	腓动脉闭塞	I77.101	动脉狭窄
I74.341	胫腓干动脉血栓形成	I77.102	腹主动脉狭窄
I74.342	胫腓干动脉栓塞	I77.103	肱动脉狭窄
I74.343	胫腓干动脉闭塞	I77.104	髂动脉狭窄
I74.351	腘动脉血栓形成	I77.105	髂动脉迂曲
I74.352	腘动脉栓塞	I77.106	上肢动脉狭窄
I74.353	腘动脉闭塞	I77.109	下肢动脉狭窄
I74.401	四肢动脉栓塞	I77.112	降主动脉狭窄
I74.402	周围动脉栓塞	I77.113	股动脉狭窄
I74.403	蓝趾综合征	I77.114	股深动脉狭窄
I74.502	髂动脉闭塞	I77.115	股浅动脉狭窄
I74.503	髂总动脉血栓形成	I77.116	腘动脉狭窄
I74.504	髂总动脉栓塞	I77.117	腓动脉狭窄
I74.505	髂内动脉闭塞	I77.118	胫动脉狭窄
I74.506	髂外动脉闭塞	I77.119	胫前动脉狭窄
I74.507	髂总动脉闭塞	I77.120	胫后动脉狭窄

I77.121	主动脉弓狭窄		I77.818	腓动脉溃疡
I77.122	胸主动脉狭窄		I77.819	腘动脉溃疡
I77.123	髂内动脉狭窄		I78.001	遗传性出血性毛细血管扩张症
I77.124	髂外动脉狭窄		I78.101	蜘蛛状毛细血管扩张症
I77.125	髂总动脉狭窄		I78.102	老年性血管瘤
I77.126	腋动脉狭窄		I78.801	毛细血管扩张症
I77.127	股总动脉狭窄		I78.803	毛细血管渗漏综合征
I77.128	胫腓干动脉狭窄		I97.806	手术后腹主动脉阻塞
I77.201	动脉瘘		M05.292	类风湿性血管炎
I77.202	腹主动脉空肠瘘		N28.001	肾动脉栓塞
I77.302	动脉肌纤维发育不良		N28.002	肾动脉血栓形成
I77.303	锁骨下动脉纤维肌性结构发育不良		N28.003	肾动脉阻塞
I77.304	肾动脉纤维肌性结构发育不良		N28.004	肾动脉闭塞
I77.401	腹腔动脉压迫综合征		N28.007	肾动脉胆固醇结晶栓塞
I77.501	动脉坏死		N28.008	肾动脉狭窄
I77.601	大动脉炎		Q25.802	先天性头臂动脉畸形
I77.602	动脉内膜炎		Q25.804	先天性左锁骨下动脉畸形
I77.603	动脉炎		Q27.101	先天性肾动脉狭窄
I77.604	多发性大动脉炎		Q27.201	先天性肾动静脉瘘
I77.605	血管炎〔脉管炎〕		Q27.202	先天性肾动脉畸形
I77.606	上肢脉管炎		Q27.203	多肾动脉
I77.607	系统性血管炎		Q27.301	先天性躯干动静脉瘘
I77.608	下肢动脉炎		Q27.302	先天性上肢动静脉瘘
I77.609	下肢脉管炎		Q27.304	先天性下肢动静脉瘘
I77.610	主动脉炎		Q27.305	先天性腋动静脉瘘
I77.611	显微镜下多血管炎		Q27.311	动静脉畸形
I77.612	药物性血管炎		Q27.803	腹腔动脉畸形
I77.613	脓疱性血管炎		Q27.807	髂动脉畸形
I77.802	主动脉根部病变		Q27.808	躯干血管畸形
I77.803	主动脉脓肿		Q27.810	肾血管畸形
I77.804	动脉溃疡		Q27.813	下肢血管畸形
I77.805	主动脉溃疡		Q27.819	上肢血管畸形
I77.809	肾动脉溃疡		Q27.834	腹壁血管畸形
I77.810	腹腔动脉溃疡		Q27.837	腹膜后血管畸形
I77.812	腋动脉溃疡		Q27.839	肾球门血管病
I77.813	肱动脉溃疡		Q27.841	周围动脉畸形
I77.814	髂动脉溃疡		Q27.901	周围血管畸形
I77.815	股动脉溃疡		Q28.801	肺血管畸形
I77.816	胫动脉溃疡		Q28.802	肺动静脉畸形
I77.817	胫腓干动脉溃疡		Q28.901	血管畸形

Q82.815	血管瘤病	S75.002	股浅动脉损伤
Q82.816	全身性血管瘤病	S75.003	股深动脉损伤
S25.001	胸主动脉损伤	S75.004	创伤性股动脉瘤
S25.102	无名动脉损伤	S75.005	创伤性股假性动脉瘤
S25.501	肋间血管损伤	S75.006	创伤性股动脉血栓形成
S25.701	胸部多处血管损伤	S75.701	髋部多处血管损伤
S25.901	胸部血管损伤	S75.702	大腿多处血管损伤
S35.001	创伤性腹主动脉瘤	S75.801	创伤性股动静脉瘘
S35.002	腹主动脉损伤	S75.901	髋部血管损伤
S35.201	腹腔动脉损伤	S75.902	大腿血管损伤
S35.401	肾动脉损伤	S85.001	腘动脉损伤
S35.501	髂动脉损伤	S85.101	胫动脉损伤
S35.502	创伤性髂总动脉血栓形成	S85.102	胫前动脉损伤
S35.503	创伤性髂动静脉瘘	S85.103	胫后动脉损伤
S35.507	下腹动脉损伤	S85.104	创伤性胫后动脉血栓形成
S35.701	腹部和下背及骨盆多处血管损伤	S85.201	腓动脉损伤
S35.702	髂血管损伤	S85.701	小腿多处血管损伤
S35.705	肾血管损伤	S85.801	胫后血管损伤
S35.901	腹部血管损伤	S85.901	小腿血管损伤
S35.902	下背血管损伤	S95.001	足背动脉损伤
S35.903	骨盆血管损伤	S95.101	足底动脉损伤
S45.001	腋动脉损伤	S95.701	踝和足多处血管损伤
S45.101	肱动脉损伤	S95.901	踝和足血管损伤
S45.701	肩和上臂多处血管损伤	T11.401	上肢血管损伤
S45.901	肩和上臂血管损伤	T13.401	下肢血管损伤
S55.001	前臂尺动脉损伤	T81.506	操作后血管内残留异物
S55.101	前臂桡动脉损伤	T81.7001	操作后空气栓塞
S55.701	前臂多处血管损伤	T81.7002	操作后脂肪栓塞
S55.901	前臂血管损伤	T81.7003	操作后周围血管狭窄
S65.001	手部尺动脉损伤	T81.7004	操作后动静脉瘘
S65.002	腕部尺动脉损伤	T81.7102	经皮球囊扩瓣术后腹膜后血肿
S65.101	腕部桡动脉损伤	T81.7103	经皮球囊扩瓣术后穿刺血管血肿
S65.102	手部桡动脉损伤	T81.7104	经皮球囊扩瓣术后穿刺部假性动脉瘤
S65.201	掌浅动静脉弓损伤		
S65.301	掌深动静脉弓损伤	T81.7105	经皮球囊扩瓣术后动静脉瘘
S65.401	拇指血管损伤	T81.7202	射频消融术后腹膜后血肿
S65.501	创伤性指动脉破裂	T81.7203	射频消融术后穿刺血管血肿
S65.701	腕和手多处血管损伤	T81.7204	射频消融术后穿刺部假性动脉瘤
S65.901	腕和手血管损伤	T81.7205	射频消融术后动静脉瘘
S75.001	股动脉损伤	T81.7301	心导管检查术后腹膜后血肿

T81.7302 心导管检查术后穿刺血管血肿

T81.7303 心导管检查术后穿刺部假性动脉瘤

T81.7304 心导管检查术后动静脉瘘

T81.7402 心导管造影术后腹膜后血肿

T81.7403 心导管造影术后穿刺血管血肿

T81.7404 心导管造影术后穿刺部假性动脉瘤

T81.7405 心导管造影术后动静脉瘘

T82.801 前臂动静脉瘘栓塞

T82.802 人工血管血栓形成

T82.804 人工动静脉瘘狭窄

T82.805 人工动静脉瘘血栓形成

T82.8203 经皮房间隔缺损 - 室间隔缺损矫治术后穿刺血管血肿

T82.8204 经皮房间隔缺损 - 室间隔缺损矫治术后穿刺部假性动脉瘤

T82.8205 经皮房间隔缺损 - 室间隔缺损矫治术后动静脉瘘

T82.8302 经皮冠状动脉狭窄矫治术后穿刺血管血肿

T82.8303 经皮冠状动脉狭窄矫治术后穿刺部假性动脉瘤

T82.8304 经皮冠状动脉狭窄矫治术后动静脉瘘

FW31 静脉其他疾患，伴重要并发症与合并症

FW33 静脉其他疾患，伴并发症与合并症

FW35 静脉其他疾患，不伴并发症与合并症

主要诊断包括：

I80.001 下肢浅静脉炎

I80.103 髂股静脉炎

I80.203 下肢深静脉炎

I80.204 下肢深静脉血栓性静脉炎

I80.302 下肢静脉炎

I80.303 下肢血栓性静脉炎

I80.802 胸壁血栓性静脉炎 [蒙道尔病]

I80.804 上肢静脉炎

I80.805 上肢血栓性静脉炎

I80.806 腹壁静脉炎

I80.807 肾静脉周围炎

I80.901 静脉炎

I80.902 血栓性静脉炎

I82.101 游走性血栓性静脉炎

I83.001 大隐静脉曲张合并溃疡

I83.002 下肢静脉曲张合并溃疡

I83.003 静脉曲张合并溃疡

I83.101 静脉曲张性皮炎

I83.103 下肢静脉曲张合并静脉炎

I83.104 淤积性皮炎

I83.901 大隐静脉曲张

I83.902 曲张静脉破裂

I83.903 静脉曲张

I83.904 下肢静脉曲张

I83.905 下肢静脉瘤

I83.906 小隐静脉曲张

I83.907 弥漫性真性静脉扩张症

I86.808 颞静脉瘤

I86.811 上肢静脉瘤

I86.813 腹壁静脉曲张

I86.815 静脉湖

I87.001 静脉炎后综合征

I87.101 肝静脉 - 下腔静脉阻塞

I87.102 髂总静脉狭窄

I87.103 腔静脉综合征

I87.105 上腔静脉阻塞综合征

I87.106 上下腔静脉回流障碍综合征

I87.107 上腔静脉梗阻

I87.109 头臂静脉狭窄 [无名静脉狭窄]

I87.111 下腔静脉狭窄

I87.112 下腔静脉阻塞综合征

I87.114 左肾静脉压迫综合征 [胡桃夹现象]

I87.116 髂总静脉压迫综合征 [Cockett 综合征]

I87.201 下肢静脉功能不全

I88.105 慢性淋巴结炎

I88.901 反应性淋巴结炎

I88.906　淋巴结炎

I89.002　非丝虫性象皮病

I89.003　淋巴管闭塞

I89.004　淋巴水肿

I89.005　象皮肿

I89.006　胸导管梗阻

I89.101　淋巴管炎

I89.802　非丝虫性乳糜胸

I89.803　淋巴管瘘

I89.804　淋巴回流障碍

I89.805　淋巴结钙化

I89.806　乳糜性腹水

I89.807　乳糜性胸水

I89.809　胸导管断裂

I89.811　脂肪黑变性网状细胞增多

I97.807　手术后淋巴水肿

J94.001　乳糜胸

M05.291　类风湿性脉管炎

Q27.401　先天性静脉扩张

Q27.831　先天性静脉缺如

Q27.842　周围静脉畸形

Q33.801　肺奇静脉裂

R82.001　乳糜尿

S25.201　腔静脉损伤

S25.202　上腔静脉损伤

S25.301　无名静脉损伤

S25.802　奇静脉损伤

S35.102　下腔静脉损伤

S35.402　肾静脉损伤

S35.504　髂静脉损伤

S35.508　下腹静脉损伤

S35.703　骶前静脉丛损伤

S45.201　腋静脉损伤

S45.202　肱静脉损伤

S45.301　肩和上臂浅表静脉损伤

S45.302　肩部浅表静脉损伤

S45.303　上臂浅表静脉损伤

S55.201　前臂静脉损伤

S75.101　股静脉损伤

S75.102　髋部股静脉损伤

S75.103　大腿股静脉损伤

S75.201　大腿大隐静脉损伤

S85.301　小腿大隐静脉损伤

S85.401　小腿小隐静脉损伤

S85.501　腘静脉损伤

S95.201　足背静脉损伤

T80.101　输注后血栓性静脉炎

T80.102　输注后静脉炎

FZ11　循环系统其他疾患，伴重要并发症与合并症

FZ13　循环系统其他疾患，伴并发症与合并症

FZ15　循环系统其他疾患，不伴并发症与合并症

主要诊断包括：

A01.016+I41.0*

　　伤寒并发中毒性心肌炎

A18.815+I32.0*

　　结核性心包积液

A18.816+I32.0*

　　心包结核

A18.817+I41.0*

　　心肌结核

A18.830+I32.0*

　　结核性心包炎

A18.831+I41.0*

　　结核性心肌炎

A36.803+I41.0*

　　白喉性心肌炎

A38xx02+I41.0*

　　猩红热并发急性心肌炎

A39.502+I32.0*

　　脑膜炎球菌性心包炎

A39.503+I41.0*

　　脑膜炎球菌性心肌炎

A52.002+I98.0*

　　梅毒性心血管病

A52.003+I52.0*
　　梅毒性心脏病
A52.004+I41.0*
　　梅毒性心肌炎
A52.010+I32.0*
　　梅毒性心包炎
A54.805+I32.0*
　　淋球菌性心包炎
A54.806+I41.0*
　　淋球菌性心肌炎
B01.801+I41.1*
　　水痘并发心肌炎
B05.806　麻疹并发心肌炎
B26.805+I41.1*
　　流行性腮腺炎伴心肌炎
B33.201+I32.1*
　　柯萨奇病毒性心包炎
B33.203+I41.1*
　　新生儿心肌炎
B33.204+I41.1*
　　柯萨奇病毒性心肌炎
B57.001+I41.2*
　　急性恰加斯病伴心肌炎
B57.202+I41.2*
　　慢性恰加斯病伴心肌炎
B58.801+I41.2*
　　弓形虫心肌炎
B90.806　陈旧性心包结核
D86.805+I41.8*
　　结节病性心肌炎
E03.904+I43.8*
　　甲状腺功能减退性心脏病
E05.904+I43.8*
　　甲状腺毒性心脏病
E10.4311+G99.0*
　　1 型糖尿病性体位性低血压
E10.531+I43.8*
　　1 型糖尿病性缺血性心肌病
E10.532+I43.8*
　　1 型糖尿病性心肌病

E11.4311+G99.0*
　　2 型糖尿病性体位性低血压
E11.531+I43.8*
　　2 型糖尿病性缺血性心肌病
E11.532+I43.8*
　　2 型糖尿病性心肌病
E14.531+I43.8*
　　糖尿病性缺血性心肌病
E14.532+I43.8*
　　糖尿病性心肌病
E59xx01　克山病
E63.903+I43.2*
　　营养性心肌病
E74.003+I43.1*
　　糖原性心脏肥大
E74.005+I43.1*
　　心脏糖原贮积病
E76.302+I52.8*
　　黏多糖贮积性心脏病
E83.102+I43.8*
　　血色病性心肌病
E85.415+I43.1*
　　心脏淀粉样变性
E88.904+I43.1*
　　代谢性心肌病
F45.311　心脏神经症
G90.303　姿位性低血压 [神经源性直立性低
　　血压 / 夏伊 - 德雷格尔综合征]
I00xx01　风湿活动
I00xx02　风湿热
I00xx04　急性风湿热
I01.001　急性风湿性心包炎
I01.101　急性风湿性心内膜炎
I01.201　急性风湿性心肌炎
I01.801　急性风湿性全心炎
I01.901　急性风湿性心脏病
I02.901　风湿性舞蹈症 [小舞蹈症]
I02.902　急性风湿性舞蹈症
I02.903　慢性风湿性舞蹈症
I09.001　风湿性心肌炎

I09.201	风湿性粘连性心包炎		I27.212	肺动脉高压
I09.202	慢性风湿性心包炎		I27.213	肺动脉高压危象
I09.203	慢性风湿性心肌心包炎		I27.214	慢性血栓栓塞性肺动脉高压
I09.204	慢性风湿性纵隔心包炎		I27.215	轻度肺动脉高压
I09.902	风湿性全心炎		I27.216	低氧相关性肺动脉高压
I26.001	急性肺源性心脏病		I27.217	脾切除相关性肺动脉高压
I26.901	肺栓塞		I27.218	疾病相关性肺动脉高压
I26.902	肺动脉血栓形成		I27.219	毒物相关性肺动脉高压
I26.903	肺血栓栓塞症		I27.801	艾森曼格综合征
I26.905	大面积肺栓塞		I27.901	肺源性心脏病
I26.906	次大面积肺栓塞		I27.902	慢性肺源性心脏病
I26.907	非血栓性肺栓塞		I28.001	肺动静脉瘘
I26.908	肺梗死		I28.002	经皮肺动静脉瘘栓塞术后再通
I26.909	慢性肺动脉栓塞		I28.101	肺动脉瘤
I26.910	急性肺栓塞		I28.801	肺动脉扩张
I26.911	急性大面积肺栓塞		I28.802	肺静脉狭窄
I26.912	急性次大面积肺栓塞		I28.803	肺小静脉炎
I26.913	急性低风险性肺栓塞		I28.804	肺静脉闭塞
I26.914	急性肺动脉栓塞		I28.805	肺毛细血管瘤样病变
I26.915	急性肺血栓栓塞症		I28.807	肺血管炎
I26.916	慢性肺血栓栓塞急性再发		I28.808	特发性肺动脉扩张
I26.917	感染性肺栓塞		I28.809	肺动脉狭窄
I26.918	肺动脉菌栓栓塞		I28.810	肺动脉闭塞
I26.919	慢性肺血栓栓塞症		I30.001	急性非特异性特发性心包炎
I27.003	原发性肺动脉高压		I30.101	病毒性心包炎
I27.004	家族性肺动脉高压		I30.102	细菌性心包炎
I27.006	特发性肺动脉高压		I30.103	病毒性心肌心包炎
I27.007	可遗传性肺动脉高压		I30.104	化脓性心包炎
I27.101	脊柱后侧凸性心脏病		I30.105	感染性心包炎
I27.201	继发性肺动脉高压		I30.106	急性感染性心包积液
I27.202	结缔组织病相关性肺动脉高压		I30.107	链球菌性心包炎
I27.203	门静脉高压性肺动脉高压		I30.108	葡萄球菌性心包炎
I27.204	甲状腺相关性肺动脉高压		I30.901	急性心包积液
I27.205	药物性肺动脉高压		I30.902	急性心包炎
I27.206	食物抑制剂相关性肺动脉高压		I30.903	急性心肌心包炎
I27.207	中度肺动脉高压		I31.001	慢性粘连性渗出性心包炎
I27.208	重度肺动脉高压		I31.002	心包粘连
I27.209	危险因素相关性肺动脉高压		I31.101	慢性化脓性缩窄性心包炎
I27.210	药物相关性肺动脉高压		I31.102	缩窄性心包炎
I27.211	左心疾病相关性肺动脉高压		I31.103	心包钙化

I31.201	心包积血	I42.802	致心律失常型右心室心肌病
I31.302	乳糜性心包积液	I42.803	心动过速性心肌病
I31.303	非炎性心包积液	I42.804	心肌炎后心肌病
I31.305	甲状腺功能减退性心包积液	I42.805	右心心肌病
I31.801	心包破裂	I42.806	致心律失常型左心室心肌病
I31.802	包裹性心包积液	I42.807	应激性心肌病［心尖球形综合征］
I31.803	心包积气	I42.808	甲状腺毒性心肌病
I31.804	心包积液	I42.902	继发性心肌病
I31.902	非特异性心包炎	I42.903	特发性心肌病
I31.903	慢性心包炎	I42.905	心肌病
I31.906	心包压塞	I42.906	未定型心肌病
I31.907	心包炎	I51.301	心房血栓
I31.908	纵隔心包炎	I51.302	心耳血栓
I31.909	放射性心包炎	I51.303	心室血栓
I31.910	肿瘤性心包炎	I51.304	心尖部血栓
I40.001	病毒性心肌炎	I51.305	左心室附壁血栓形成
I40.002	感染性心肌炎	I51.306	左房血栓
I40.003	细菌性心肌炎	I51.401	病毒性心肌炎后遗症
I40.004	心肌脓肿	I51.403	心肌炎
I40.005	暴发性心肌炎	I51.404	心肌炎后遗症
I40.006	原虫性心肌炎	I51.405	肉芽肿型心肌炎
I40.007	真菌性心肌炎	I51.406	巨细胞型心肌炎
I40.801	中毒性心肌炎	I51.501	心肌变性
I40.802	药物性心肌炎	I51.502	心肌劳损
I40.803	过敏性心肌炎	I51.503	心肌损害
I40.901	急性心肌炎	I51.504	心肌脂肪变性
I42.001	家族性扩张型心肌病	I51.505	老年性心肌变性
I42.002	扩张型心肌病［充血性心肌病］	I51.506	老年性心肌病
I42.101	肥厚型梗阻性心肌病	I51.701	室间隔肥大
I42.102	肥厚型主动脉瓣下狭窄	I51.702	心房肥大
I42.201	肥厚型非梗阻性心肌病	I51.703	心房扩大
I42.202	肥厚型心肌病	I51.704	心肌肥大
I42.203	心尖肥厚型心肌病	I51.705	心室肥大
I42.301	心内膜心肌纤维化	I51.706	心室肥厚
I42.401	心内膜弹力纤维增生	I51.707	心室扩大
I42.402	先天性心肌病	I51.708	心脏肥大
I42.501	限制型心肌病	I51.709	心脏扩大
I42.502	缩窄性心肌病	I51.710	左室肥大
I42.601	酒精性心肌病	I51.711	右室肥大
I42.801	心肌囊肿	I51.712	左房扩大

I51.713	右房扩大	
I51.714	左室扩大	
I51.715	右室扩大	
I51.716	运动员心脏综合征	
I51.801	全心炎	
I51.803	心房肿物	
I51.804	心肌功能不全	
I51.805	心室肿物	
I51.806	心室假腱索	
I51.901	肝源性心脏病	
I51.902	贫血性心脏病	
I51.903	心功能Ⅰ级	
I51.905	KillipⅠ级	
I95.001	特发性低血压	
I95.101	体位性低血压	
I95.102	直立性低血压	
I95.201	药物性低血压	
I95.801	慢性低血压	
I95.901	低血压	
I95.902	血压下降	
I97.001	心包切开术后综合征	
I97.002	心脏术后低心排血量综合征	
I97.003	心脏术后综合征	
I97.801	动脉导管未闭结扎术后残余分流	
I97.802	动脉导管未闭封堵术后残余分流	
I97.804	上肢动脉穿刺后痉挛	
I97.805	室间隔缺损修补术后残余分流	
I97.808	房间隔缺损修补术后残余分流	
I97.809	右室外管道狭窄	
I97.810	右室流出道疏通术后残余狭窄	
I97.811	左室流出道疏通术后残余狭窄	
I97.812	起搏器综合征	
I97.813	心脏瓣膜置换术后瓣周漏	
I97.814	房间隔缺损封堵术后残余分流	
I97.815	室间隔缺损封堵术后残余分流	

J10.803+I41.1*
　　已知病毒的流感性心肌炎

J11.803+I41.1*
　　未知病毒的流感性心肌炎

M05.391+I43.8*
　　类风湿性心肌病

M05.393+I32.8*
　　类风湿性心包炎

M05.394+I41.8*
　　类风湿性心肌炎

M05.395+I39.8*
　　类风湿性心内膜炎

M05.396+I52.8*
　　类风湿性心炎

M10.092+I43.8*
　　心脏尿酸盐痛风石

M32.102+I32.8*
　　狼疮性心包炎

M32.103+I43.8*
　　狼疮性心肌病

M32.106+I39.8*
　　非典型疣状心内膜炎［Libman-
　　Sacks 病］

M34.809+I52.8*
　　系统性硬化症心脏损害

N18.803+I32.8*
　　尿毒症性心包炎

N18.804+I41.8*
　　尿毒症性心肌炎

N18.805+I52.8*
　　尿毒症性心脏病

N18.806+I43.8*
　　尿毒症性心肌病

N18.821	慢性肾衰竭（肾功能不全）合并 心包炎	
R01.001	功能性心脏杂音	
R01.101	心脏杂音	
R01.203	心前区摩擦音	
R03.101	非特异性低血压值	
R09.881	动脉性杂音	
R93.101	超声心动图异常	
R93.102	心脏异常阴影	
R93.801	纵隔移位	

R94.301	心电图异常		T82.301	主动脉移植物引起的机械性并发症
R94.302	复极综合征		T82.302	动脉移植物引起的机械性并发症
R94.303	Q-T 间期延长		T82.401	透析导管引起的机械性并发症
R94.304	心音图异常		T82.501	心血管封堵器移位
R94.305	心电向量图异常		T82.502	心血管封堵器渗漏
R94.307	非特异性 ST-T 改变		T82.601	心脏瓣膜假体引起的感染
R94.308	心内电生理学检查异常		T82.702	起搏器周围组织感染
R94.309	心血管功能检查异常		T82.703	心脏导管相关性感染
R94.310	Brugada 波样心电图改变		T82.704	心脏电子装置感染
S26.001	创伤性心包积血		T82.705	心脏电子装置囊袋感染
S26.002	创伤性心包填塞 [1]		T82.8101	心脏和血管假体装置植入物和移植物引起的栓塞
S26.811	心脏挫伤			
S26.821	心脏撕裂伤		T82.8102	心脏和血管假体装置植入物和移植物引起的纤维化
S26.831	心脏撕裂伤伴心室穿透			
S26.881	心脏异物		T82.8103	心脏和血管假体装置植入物和移植物引起的出血
S26.882	心脏穿透性损伤			
S26.883	创伤性心脏破裂		T82.8104	心脏和血管假体装置植入物和移植物引起的疼痛
S26.901	心脏损伤			
T70.207	高原性心脏病		T82.8105	心脏和血管假体装置植入物和移植物引起的血管狭窄
T79.001	创伤性空气栓塞			
T79.101	创伤性脂肪栓塞		T82.8106	心脏和血管假体装置植入物和移植物引起的血栓形成
T80.001	输注后空气栓塞			
T82.002	心脏植入物脱落		T82.8202	经皮房间隔缺损 - 室间隔缺损矫治术后腹膜后血肿
T82.101	心脏电子装置的机械性并发症			
T82.102	起搏器起搏功能不良		T82.8301	经皮冠状动脉狭窄矫治术后腹膜后血肿
T82.103	起搏器感知功能不良			
T82.104	心脏起搏器失灵		T82.901	心脏假体装置植入物和移植物的并发症
T82.105	心房导线穿孔			
T82.106	心室导线穿孔		T82.902	血管假体装置植入物和移植物的并发症
T82.107	心脏电子装置电极导线绝缘层破裂			
T82.108	心脏电子装置电极导线脱位		T86.201	心脏移植失败
T82.109	心脏电子装置电极导线断裂		T86.202	心脏移植排斥
T82.110	除颤器起搏功能不良		T86.301	心肺移植失败
T82.111	除颤器感知功能不良		T86.302	心肺移植排斥
T82.112	心脏电子装置周围组织慢性疼痛		T93.802	下肢创伤性动静脉瘘后遗症
T82.113	心脏电子装置囊袋血肿		T98.304	手术后心脏异物残留的后遗症
T82.114	心脏电子装置囊袋积液		Y60.501	在心导管插入术中意外损伤
T82.115	心脏电子装置囊袋破溃		Y61.501	在心导管插入术中遗留体内异物

---

[1] 心包填塞即心包压塞，以下同此。

Y62.501	在心导管插入术中无菌预防措施失败		Z95.501	冠状动脉支架置入术后状态
			Z95.502	冠状血管成形术后状态
Y84.001	心导管插入术异常反应		Z95.801	血管置换术后状态
Z03.501	可疑心血管病的观察		Z95.803	周围血管支架置入术后状态
Z13.601	心血管疾患的特殊筛查		Z95.804	血管支架置入术后状态
Z50.001	心脏病康复		Z95.805	心脏介入封堵术后状态
Z92.801	电除颤史		Z95.806	人工心脏置入术后
Z92.802	电复律史		Z95.807	具有心脏除颤器
Z94.101	心脏移植状态		Z95.901	具有心脏和血管植入物及移植物
Z94.301	心肺移植状态		Z98.8403	冠状动脉造影术后
Z95.101	主动脉冠状动脉搭桥术后状态		Z98.8412	肺动脉瓣球囊扩张术后
Z95.201	具有假体心脏瓣膜状态		Z98.8415	心脏搭桥术后
Z95.202	二尖瓣机械瓣置换状态		Z98.8418	心脏射频消融术后
Z95.203	主动脉瓣机械瓣置换状态		Z98.8419	冠状动脉搭桥术后
Z95.204	三尖瓣机械瓣置换状态		Z98.8420	血管成形术后
Z95.301	异种心脏瓣膜置换状态		Z98.8421	心脏置入装置调整术后
Z95.302	二尖瓣生物瓣置换状态		Z98.8422	心脏术后
Z95.303	主动脉瓣生物瓣置换状态		Z98.8423	主动脉瓣球囊扩张术后
Z95.304	三尖瓣生物瓣置换状态			

MDCG 消化系统疾病及功能障碍

GB11 食管、胃、十二指肠大手术，
　　　伴重要并发症与合并症
GB15 食管、胃、十二指肠大手术，
　　　不伴重要并发症与合并症

手术操作包括：

34.02001　开胸探查术
39.1001　　肠系膜静脉 - 腔静脉分流术
39.1002　　肠系膜静脉 - 下腔静脉分流术
39.1003　　经颈静脉肝内门静脉 - 体静脉分
　　　　　　流术［TIPS 手术］
39.1004　　门静脉 - 腔静脉分流术
39.1007　　肠系膜上静脉 - 右心房人工血管
　　　　　　分流术
40.52001　主动脉旁淋巴结清扫术
42.41005　食管部分切除术
42.42001　全食管切除术
42.51001　胸内食管 - 食管吻合术
42.52003　胸内食管 - 胃弓上吻合术
42.52004　胸内食管 - 胃弓下吻合术
42.52005　胸内食管 - 胃颈部吻合术
42.52006　胸内食管 - 胃吻合术
42.53001　胸内空肠代食管术
42.55001　胸内结肠代食管术
42.58001　人工食管建造术
42.59001　食管 - 空肠弓上吻合术
42.61001　胸骨前食管 - 食管吻合术
42.62001　胸骨前食管 - 胃吻合术
42.63001　胸骨前食管吻合伴小肠间置术
42.64001　胸骨前食管 - 空肠吻合术
42.64002　胸骨前食管 - 小肠吻合术

42.64003　胸骨前食管 - 回肠吻合术
42.65001　胸骨前食管吻合伴结肠间置术
42.65002　胸骨前食管 - 结肠吻合术
43.3001　　腹腔镜下幽门环肌层切开术
43.3003　　幽门环肌层切开术
43.3004　　幽门肌层切开术
43.41003　腹腔镜下胃病损切除术
43.42001　贲门病损切除术
43.42004　胃病损切除术
43.5003　　贲门部分切除伴食管 - 胃吻合术
43.5004　　胃部分切除伴食管 - 胃吻合术
43.5007　　胃近端切除术
43.6001　　胃大部切除伴胃 - 十二指肠吻合
　　　　　　术［Billroth Ⅰ式手术］
43.6005　　胃幽门切除术
43.6006　　胃远端切除术
43.7001　　胃大部切除伴胃 - 空肠吻合术
　　　　　　［Billroth Ⅱ式手术］
43.7005　　腹腔镜下胃大部切除伴胃 - 空肠
　　　　　　吻合术［Billroth Ⅱ式手术］
43.81001　胃部分切除伴空肠转位术
43.89001　腹腔镜下胃部分切除术
43.89002　胃部分切除术
43.89003　胃袖状切除术
43.91001　全胃切除术伴空肠间置术
43.99002　残胃切除术
43.99003　腹腔镜下胃切除术
43.99004　根治性胃切除术
43.99005　全胃切除伴食管 - 空肠吻合术
43.99006　全胃切除伴食管 - 十二指肠吻合术
44.21001　幽门切开扩张术

44.29001	幽门成形术	40.59006	肠系膜淋巴结清扫术
44.32001	内镜下经皮胃 - 空肠造瘘术	40.59009	腹腔镜下盆腔淋巴结清扫术
44.38001	腹腔镜下胃 - 空肠吻合术	42.41008	食管内翻拔脱术
44.38003	腹腔镜下胃 - 十二指肠吻合术	43.99009	腹腔镜下全胃切除伴食管 - 空肠吻合术
44.39003	胃 - 十二指肠吻合术		
44.39004	胃转流术 [胃 - 肠搭桥吻合术]	45.51001	小肠部分切除用于间置术
44.65001	食管 - 贲门成形术	45.52001	大肠部分切除用于间置术
44.65002	食管 - 胃成形术 [Belsey 手术]	45.61001	小肠多节段部分切除术
44.66001	胃底折叠术 [Nissen 手术]	45.62001	回肠部分切除术
44.66002	胃 - 贲门成形术	45.62002	回肠切除术
45.62005	十二指肠部分切除术	45.62003	空肠部分切除术
45.62006	十二指肠切除术	45.62004	空肠切除术
45.91003	十二指肠 - 空肠吻合术	45.62007	小肠部分切除术
51.82001	奥迪括约肌切开术	45.63001	小肠全部切除术
51.82002	经十二指肠壶腹括约肌切开术	45.71001	大肠多节段切除术
51.83002	十二指肠括约肌成形术 [1]	45.72002	回盲部切除术
51.83003	胆总管 - 十二指肠后壁吻合术	45.72004	盲肠部分切除术
52.6001	胰 - 十二指肠切除术	45.72005	盲肠切除术
52.7002	根治性胰十二指肠切除术 [Whipple 手术]	45.73003	回肠 - 结肠切除术
		45.73005	右半结肠根治性切除术
		45.73006	右半结肠姑息性切除术

GB23 小肠、大肠(含直肠)的大手术，伴并发症与合并症

GB25 小肠、大肠(含直肠)的大手术，不伴并发症与合并症

手术操作包括：

17.32001	腹腔镜下盲肠部分切除术	45.73007	右半结肠切除术
17.33001	腹腔镜下右半结肠切除术	45.73008	升结肠部分切除术
17.34001	腹腔镜下横结肠切除术	45.74002	横结肠部分切除术
17.35002	腹腔镜下左半结肠切除术	45.74003	横结肠切除术
17.36001	腹腔镜下乙状结肠部分切除术	45.75007	左半结肠切除术
17.36002	腹腔镜下乙状结肠切除术	45.75008	降结肠部分切除术
17.39001	腹腔镜下巨结肠切除术	45.76007	乙状结肠部分切除术
17.39002	腹腔镜下结肠部分切除术	45.76008	乙状结肠切除术
40.54002	腹腔镜下腹股沟淋巴结清扫术	45.79014	结肠部分切除术
40.54003	腹股沟浅淋巴结清扫术	45.79018	巨结肠切除术
40.59001	腹腔淋巴结清扫术	45.79022	小肠 - 结肠切除术
40.59002	盆腔淋巴结清扫术	45.81001	腹腔镜下全结肠切除术
		45.82001	全结肠切除术
		45.91001	回肠 - 空肠吻合术
		45.91006	小肠 - 小肠端侧吻合术
		45.91008	空肠 - 空肠端侧吻合术
		45.92001	小肠 - 直肠吻合术

---

[1] "十二指肠括约肌"疑为"十二指肠壶腹括约肌"，以下同此。

45.93002　回肠 - 横结肠吻合术

45.93003　回肠 - 降结肠吻合术

45.93005　回肠 - 盲肠吻合术

45.93006　回肠 - 升结肠吻合术

45.93007　回肠 - 乙状结肠吻合术

45.93008　回肠 - 直肠吻合术

45.93009　空肠 - 横结肠吻合术

45.93012　小肠 - 升结肠吻合术

45.93013　小肠 - 大肠吻合术

45.93014　小肠 - 结肠吻合术

45.93015　回肠贮袋肛管吻合术

45.94002　横结肠 - 降结肠吻合术

45.94003　横结肠 - 乙状结肠吻合术

45.94004　降结肠 - 乙状结肠吻合术

45.94005　降结肠 - 直肠吻合术

45.94009　盲肠 - 乙状结肠吻合术

45.94011　升结肠 - 降结肠吻合术

45.94012　升结肠 - 乙状结肠吻合术

45.94015　乙状结肠 - 直肠吻合术

45.94016　横结肠 - 直肠吻合术

45.95001　回肠 - 肛门吻合术

45.95002　降结肠 - 肛门吻合术

45.95004　乙状结肠 - 肛门吻合术

46.04001　大肠外置段的切除术

46.04002　肠外置段的切除术

46.62003　小肠排列术

46.62004　小肠外排列术

48.35011　经阴道直肠病损切除术

48.41001　腹腔镜下直肠黏膜下切除术

48.41002　索夫直肠黏膜下切除术 [Soave 手术] [1]

48.41004　直肠内拖出切除术

48.49001　会阴直肠拖出术 [Altemeier 手术]

48.49002　直肠切除术 [Swenson 手术] [2]

48.49003　直肠经腹会阴拖出切除术

48.51001　腹腔镜下经腹会阴直肠切除术 [Miles 手术]

48.51002　腹腔镜下经肛提肌外腹会阴直肠联合切除术 [LELAPE 手术]

48.52001　经腹会阴直肠切除术 [Miles 手术]

48.52002　经肛提肌外腹会阴直肠联合切除术

48.59001　直肠全部切除术

48.61001　腹腔镜下经腹直肠乙状结肠切除术

48.61002　经骶直肠乙状结肠切除术

48.62001　直肠前切除伴结肠造口术 [Hartmann 手术]

48.63001　腹腔镜下直肠前切除术

48.63002　直肠前切除术

48.64001　经骶尾直肠切除术

48.65001　经腹会阴拖出术

48.69001　腹腔镜下直肠部分切除术

48.69002　腹腔镜下直肠根治术

48.69003　腹腔镜下直肠 - 乙状结肠部分切除术

48.69004　经肛门直肠病损根治术

48.69006　直肠部分切除术

48.69007　直肠根治术

48.69008　直肠切除术

48.69009　直肠 - 乙状结肠部分切除术

GB33　食管、胃、十二指肠其他手术，伴并发症与合并症

GB35　食管、胃、十二指肠其他手术，不伴并发症与合并症

手术操作包括：

29.31001　环咽肌切开术

29.32001　咽憩室切除术

29.33001　下咽切除术

29.33002　部分咽切除术

29.39001　鼻咽病损切除术

29.39005　支撑喉镜下咽部病损切除术

29.39007　支撑喉镜下鼻咽病损切除术

29.39012　咽部病损激光烧灼术

29.39013　咽部病损切除术

---

[1]Soave 手术即直肠肌鞘拖出吻合巨结肠根治术，以下同此。

[2]Swenson 手术即翻出型肛门外吻合巨结肠根治术，以下同此。

29.39017	咽颌淋巴烧灼术
29.39018	咽旁病损切除术
29.39019	咽旁间隙病损切除术
42.09003	食管切开探查术
42.09004	食管切开异物取出术
42.11001	颈部食管造口术
42.19002	胸部食管造口术
42.25001	直视下食管活检术
42.31001	食管憩室切除术
42.32002	食管病损切除术
42.32003	食管病损氩气刀治疗术
42.7001	食管贲门肌层切开术
42.7002	改良食管肌层切开术
42.7003	食管肌层切开术 [Heller 手术]
42.81001	食管永久性管置入术
42.81002	内镜下食管支架置入术
42.82001	食管裂伤缝合术
42.83001	食管造口闭合术
42.84001	食管瘘修补术
42.85001	食管狭窄修补术
42.91002	食管曲张静脉套扎术
42.92007	内镜下贲门括约肌切开术（POEM）
43.0003	胃切开探查术
43.0004	胃切开异物取出术
43.6007	腹腔镜下胃大部切除伴胃十二指肠吻合术 [Billroth Ⅰ式手术]
44.01001	迷走神经干切断术
44.02001	高选择性迷走神经切断术
44.02002	壁细胞迷走神经切断术
44.03001	选择性迷走神经切断术
44.15001	直视下胃活检术
44.41001	腹腔镜下胃溃疡修补术
44.41008	胃溃疡穿孔修补术
44.42001	腹腔镜下十二指肠溃疡穿孔修补术
44.42003	十二指肠溃疡穿孔修补术
44.44003	十二指肠动脉栓塞术
44.44004	胃动脉栓塞术
44.44005	胃十二指肠动脉栓塞术
44.49002	胃切开止血术
44.5002	胃空肠吻合口闭合术
44.5004	胃十二指肠吻合口闭合术
44.5005	胃十二指肠吻合口修补术
44.61003	胃破裂修补术
44.62001	胃造口闭合术
44.63001	胃 - 结肠瘘闭合术
44.64001	胃固定术
44.66003	胃底折叠术
44.67001	腹腔镜下胃底折叠术
44.68001	腹腔镜下胃修补术
44.68002	腹腔镜下胃束带术
44.91001	贲门周围血管离断术
44.91002	门奇静脉断流术 [食管 - 胃底静脉结扎术]
44.91005	腹腔镜下胃曲张静脉离断术
44.92001	胃扭转复位术
44.95001	腹腔镜下胃束带绑扎术
44.96001	腹腔镜下可调节胃束带置换术
44.96002	腹腔镜下可调节胃束带修正术
44.97001	腹腔镜下可调节胃束带去除术
44.98001	腹腔镜下可调节胃束带放松术
44.98002	腹腔镜下可调节胃束带紧缩术
44.99002	腹腔镜下胃减容术
45.01005	十二指肠切开探查术
45.31002	十二指肠病损切除术
45.32001	十二指肠病损破坏术
46.01001	回肠外置术
46.01002	十二指肠外置术
46.01003	小肠外置术
46.03001	肠外置术 [Mikulicz 手术]
46.03002	大肠外置术
46.03003	盲肠外置术
46.04003	二期肠外置术 [Mikulicz 手术]
46.71002	十二指肠破裂修补术
46.72001	十二指肠瘘闭合术
46.74001	空肠瘘修补术
46.74004	小肠瘘修补术
46.75002	横结肠破裂修补术
46.75003	降结肠破裂修补术
46.75004	结肠破裂修补术
46.75005	盲肠破裂修补术

46.75006　升结肠破裂修补术

46.75007　乙状结肠破裂修补术

46.76001　大肠瘘修补术

46.76002　结肠瘘修补术

46.76003　盲肠瘘修补术

46.76004　乙状结肠瘘修补术

46.79009　腹腔镜下十二指肠成形术

46.79016　十二指肠成形术

57.83002　膀胱 - 回肠瘘修补术

70.72001　结肠 - 阴道瘘修补术

70.73001　直肠 - 阴道瘘修补术

70.74001　小肠 - 阴道瘘修补术

GC13　直肠其他手术，伴并发症与合并症

GC15　直肠其他手术，不伴并发症与合并症

手术操作包括：

48.0002　直肠切开引流术

48.0003　直肠切开探查术

48.0004　直肠直线切开术 [Panas 手术]

48.1001　直肠造口术

48.21001　术中直肠 - 乙状结肠镜检查

48.35001　腹腔镜下直肠病损切除术

48.35003　直肠病损切除术

48.35004　直肠后壁病损切除术

48.36002　直肠息肉切除术

48.41005　直肠黏膜下环切术

48.41006　经肛门直肠黏膜环切术

48.71003　直肠破裂修补术

48.72001　直肠造口闭合术

48.73001　会阴 - 直肠瘘闭合术

48.73002　会阴 - 直肠瘘修补术

48.73004　直肠瘘修补术

48.74001　直肠 - 直肠吻合术

48.75001　直肠脱垂里普斯坦修补术 [1]

48.76001　直肠固定术

48.76002　直肠骶骨上悬吊术

48.76003　直肠脱垂德洛姆修补术 [2]

48.76004　直肠脱垂悬吊术

48.76005　直肠脱垂注射术

48.76008　直肠黏膜悬吊术

48.79003　直肠修补术

48.81001　直肠阴道隔切开术

48.82001　腹腔镜下直肠阴道隔切除术

48.82002　直肠阴道隔切除术

48.91001　直肠狭窄切开术

48.92001　肛门直肠肌部分切除术

48.93001　直肠周围瘘管修补术

49.59001　耻骨直肠肌部分切断术

54.4050　腹腔镜下直肠全系膜切除术 [TME]

57.83003　直肠 - 膀胱 - 阴道瘘切除术

70.50002　腹腔镜下阴道前后壁修补术

70.52001　阴道后壁修补术

70.52002　直肠膨出修补术

70.52003　腹腔镜下阴道后壁修补术

70.55001　阴道后壁修补术伴生物补片植入

70.55002　阴道后壁修补术伴人工补片置入

70.94001　膀胱 / 直肠 / 阴道同种异体补片植入

70.94002　膀胱 / 直肠 / 阴道自体补片植入

70.94003　膀胱 / 直肠 / 阴道异种补片植入

70.95001　膀胱 / 直肠 / 阴道人工补片置入

GC21　肛门及消化道造口手术，伴重要并发症与合并症

GC23　肛门及消化道造口手术，伴并发症与合并症

GC25　肛门及消化道造口手术，不伴并发症与合并症

手术操作包括：

43.11001　经皮内镜胃造瘘术

---

[1]　"里普斯坦"即 Ripstein，以下同此。

[2]　"德洛姆"即 Delorme，以下同此。

43.19003	永久性胃造口术
43.19005	暂时性胃造口术
46.10007	腹腔镜下结肠造口术
46.11001	结肠暂时性造口术
46.13001	结肠永久性造口术
46.13002	腹腔镜下乙状结肠永久性造口术
46.14001	结肠造口延迟切开术
46.21001	回肠暂时性造口术
46.23001	回肠永久性造口术
46.39002	空肠造口术
46.39003	十二指肠造口术
46.39004	喂养性空肠造口术
46.39005	小肠造口术
46.39006	腹腔镜下十二指肠造口术
46.39007	腹腔镜下小肠造口术
46.41001	小肠造口修正术
46.42001	结肠造口旁疝修补术
46.43003	横结肠造口修正术
46.43004	横结肠造口重建术
46.43005	结肠造口扩大术
48.0001	肛门闭锁减压术
49.01004	肛周脓肿切开引流术
49.01006	肛周脓肿穿刺抽吸术
49.02001	肛周组织下部切开术
49.03001	肛周皮赘切除术
49.04001	肛周脓肿切除术
49.04006	肛门周围组织切除术
49.04008	肛周脓肿根治术
49.11004	肛瘘切开术
49.12002	肛瘘切除术
49.22001	肛周组织活检
49.23001	肛门活检
49.31001	直肠镜下肛门病损切除术
49.39001	肛窦切除术
49.39002	肛管病损切除术
49.39006	肛裂切除术
49.39007	肛裂切开挂线术
49.39008	肛门病损激光切除术
49.39009	肛门病损切除术
49.39014	肛乳头切除术
49.39015	肛门皮肤和皮下坏死组织切除清创术
49.39016	肛门皮肤和皮下组织非切除性清创
49.41001	痔复位术
49.42004	痔注射术
49.43001	痔夹闭术
49.43002	痔电灼术
49.44001	痔冷冻术
49.45003	痔结扎术
49.45005	超声引导下痔结扎术
49.46003	痔切除术
49.46004	痔切除伴肛门成形术
49.47003	血栓痔剥离术
49.49001	肛垫悬吊术
49.49002	经肛门吻合器痔切除术
49.49003	吻合器痔上黏膜环切术
49.52002	肛门后侧括约肌切开术
49.59002	肛门括约肌切断术
49.59003	肛门括约肌切开术
49.59006	肛管内括约肌切开术
49.6001	肛门括约肌切除术
49.6002	肛门切除术
49.71002	肛门裂伤缝合术
49.72001	肛门环扎术
49.73001	肛瘘闭合术
49.73002	肛瘘挂线疗法
49.73003	肛瘘结扎术
49.74001	股薄肌移植肛门失禁矫正术
49.75001	人工肛门括约肌置入术
49.75002	人工肛门括约肌修正术
49.76001	人工肛门括约肌去除术
49.79001	腹腔镜下肛门成形术
49.79003	肛门括约肌成形术
49.79005	肛门括约肌修补术
49.91001	肛门隔膜切开术
49.93001	肛管探查术
49.93002	肛门后切术
49.93003	肛门扩张术
49.93004	肛门切开探查术
49.93006	肛门挂线去除术

49.93007　肛门切开异物取出术

49.94001　肛门脱垂复位术

49.95002　手术后肛门出血缝扎止血术

49.99001　肛管皮肤移植术

49.99007　脱细胞异体真皮置入术

GC33　小肠、大肠的小型手术，伴并发症与合并症

GC35　小肠、大肠的小型手术，不伴并发症与合并症

手术操作包括：

45.02002　小肠切开减压术

45.02004　小肠切开异物取出术

45.03001　大肠切开异物取出术

45.03002　大肠切开探查术

45.11001　术中小肠内镜检查

45.15001　直视下小肠活检术

45.21001　术中大肠内镜检查

45.26001　直视下大肠活检术

45.33002　腹腔镜下小肠病损切除术

45.33006　空肠病损切除术

45.33008　小肠病损切除术

45.41001　大肠病损切除术

45.41003　横结肠病损切除术

45.41005　降结肠病损切除术

45.41006　结肠病损切除术

45.41011　盲肠病损切除术

45.41013　升结肠病损切除术

45.41014　乙状结肠病损切除术

45.43002　腹腔镜下结肠病损切除术

45.43003　腹腔镜下乙状结肠病损切除术

45.43007　腹腔镜下结肠止血术

45.49001　大肠病损破坏术

45.49003　结肠病损高频电凝术

45.49005　结肠病损激光烧灼术

46.24001　回肠造口延迟切开术

46.51001　回肠造口闭合术

46.51002　回肠造口还纳术

46.51003　空肠造口闭合术

46.51004　空肠造口还纳术

46.51005　小肠造口闭合术

46.51006　小肠造口还纳术

46.52002　横结肠造口闭合术

46.52004　结肠造口闭合术

46.52006　结肠造口还纳术

46.52008　盲肠造口闭合术

46.52009　乙状结肠造口闭合术

46.52011　横结肠造口还纳术

46.62001　小肠折叠术［Noble 手术］

46.63001　乙状结肠 - 腹壁固定术［Moscho-witz 手术］

46.64001　结肠固定术

46.64002　盲肠固定术

46.73001　回肠破裂修补术

46.73003　空肠破裂修补术

46.73005　小肠破裂修补术

46.81001　小肠扭转复位术

46.81002　小肠套叠复位术

46.82001　大肠扭转复位术

46.82002　大肠套叠复位术

46.91001　乙状结肠肌切开术

46.92001　结肠肌切开术

46.92002　结肠隔膜切开术

46.93001　小肠吻合修正术

46.94001　大肠吻合修正术

48.25001　直视下直肠活检术

57.83001　膀胱 - 乙状结肠瘘修补术

GD13　具有复合诊断的阑尾切除术，伴并发症与合并症

GD15　具有复合诊断的阑尾切除术，不伴并发症与合并症

主要诊断包括：

C18.101　阑尾恶性肿瘤

K35.001　急性阑尾炎伴穿孔

K35.002　急性化脓性阑尾炎伴穿孔

K35.003　急性坏疽性阑尾炎伴穿孔

K35.004　阑尾破裂

K35.005　急性阑尾炎伴弥漫性腹膜炎

K35.006　急性化脓性阑尾炎伴弥漫性腹膜炎

K35.007　急性坏疽性阑尾炎伴弥漫性腹膜炎

K35.008　急性阑尾炎穿孔伴弥漫性腹膜炎

K35.009　急性化脓性阑尾炎穿孔伴弥漫性腹膜炎

K35.010　急性坏疽性阑尾炎穿孔伴弥漫性腹膜炎

K35.011　急性阑尾炎穿孔伴局限性腹膜炎

K35.012　急性化脓性阑尾炎穿孔伴局限性腹膜炎

K35.013　急性坏疽性阑尾炎穿孔伴局限性腹膜炎

K35.101　阑尾脓肿

K35.102　阑尾周围脓肿

K35.103　急性化脓性阑尾炎伴周围脓肿

K35.104　急性阑尾炎伴腹腔脓肿

K35.902　急性化脓性阑尾炎

K35.903　急性坏疽性阑尾炎

K35.904　急性阑尾炎伴腹膜炎

K35.905　急性化脓性阑尾炎伴腹膜炎

K35.906　急性坏疽性阑尾炎伴腹膜炎

K65.014　盲肠脓肿

手术操作包括：

47.01001　腹腔镜下阑尾切除术

47.09001　阑尾病损切除术

47.09002　阑尾残端切除术

47.09005　阑尾切除术

47.11001　腹腔镜下附带阑尾切除术

47.2001　阑尾脓肿引流术

47.91001　阑尾造口术

47.92001　阑尾瘘闭合术

47.99001　阑尾内翻包埋术

GD23　阑尾切除术，伴并发症与合并症

GD25　阑尾切除术，不伴并发症与合并症

手术操作包括：

47.01001　腹腔镜下阑尾切除术

47.09001　阑尾病损切除术

47.09002　阑尾残端切除术

47.09005　阑尾切除术

47.11001　腹腔镜下附带阑尾切除术

47.2001　阑尾脓肿引流术

47.91001　阑尾造口术

47.92001　阑尾瘘闭合术

47.99001　阑尾内翻包埋术

GE10　腹股沟及腹疝手术，年龄 < 17 岁

GE13　腹股沟及腹疝手术，伴并发症与合并症

GE15　腹股沟及腹疝手术，不伴并发症与合并症

手术操作包括：

17.11001　腹腔镜下单侧腹股沟直疝无张力修补术

17.12001　腹腔镜下单侧腹股沟斜疝无张力修补术

17.21001　腹腔镜下双侧腹股沟直疝无张力修补术

17.22001　腹腔镜下双侧腹股沟斜疝无张力修补术

17.23001　腹腔镜下双侧腹股沟疝无张力修补术，一侧直疝一侧斜疝

53.00004　单侧腹股沟疝修补术

53.00011　腹腔镜下单侧腹股沟疝修补术

53.01001　单侧腹股沟直疝修补术

53.02001　单侧腹股沟斜疝修补术

53.02005　单侧腹股沟斜疝疝囊高位结扎术

53.02011　腹腔镜下单侧腹股沟斜疝疝囊高位结扎术

53.03003　单侧腹股沟直疝无张力修补术

53.04003　单侧腹股沟斜疝无张力修补术

53.05002　单侧腹股沟疝无张力修补术

53.10001　双侧腹股沟疝修补术

53.11002　双侧腹股沟直疝修补术

53.12001　腹腔镜下双侧腹股沟斜疝修补术

53.12003　双侧腹股沟斜疝修补术

53.12004　双侧腹股沟斜疝疝囊高位结扎术

53.13001　双侧腹股沟直疝 - 斜疝修补术

53.14001 双侧腹股沟直疝无张力修补术

53.15002 双侧腹股沟斜疝无张力修补术

53.16001 双侧腹股沟疝无张力修补术，一侧直疝一侧斜疝

53.17001 双侧腹股沟疝无张力修补术

53.21001 单侧股疝无张力修补术

53.29002 单侧股疝修补术

53.31001 双侧股疝无张力修补术

53.39001 双侧股疝修补术

53.69001 单侧腹疝无张力修补术

GE21 疝其他手术，伴重要并发症与合并症

GE25 疝其他手术，不伴重要并发症与合并症

手术操作包括：

53.41004 脐疝无张力修补术

53.42001 腹腔镜下脐疝无张力修补术

53.43001 腹腔镜下脐疝修补术

53.49004 脐疝修补术

53.51001 腹壁切口疝修补术

53.59001 腹白线疝修补术

53.59002 腹壁疝修补术

53.59003 腹腔镜下腹壁疝修补术

53.61002 腹壁切口疝无张力修补术

53.69002 腹白线疝无张力修补术

53.80001 经胸膈疝修补术

53.80002 经胸食管裂孔疝修补术

53.81001 膈肌折叠术

53.83001 胸腔镜下膈疝修补术

53.9001 闭孔疝修补术

53.9003 腹膜后疝修补术

53.9009 网膜疝修补术

53.9012 腰疝修补术

53.9015 造口旁疝修补术

53.9016 会阴疝无张力修补术

GF13 腹腔／盆腔内粘连松解术，伴并发症与合并症

GF15 腹腔／盆腔内粘连松解术，不伴并发症与合并症

手术操作包括：

54.51001 腹腔镜下肠粘连松解术

54.51004 腹腔镜下腹膜粘连松解术

54.51005 腹腔镜下腹腔粘连松解术

54.51006 腹腔镜下盆腔腹膜粘连松解术

54.51009 腹腔镜下盆腔粘连松解术

54.59002 肠粘连松解术

54.59004 腹膜粘连松解术

54.59005 腹腔粘连松解术

54.59007 盆腔腹膜粘连松解术

54.59009 盆腔粘连松解术

GJ13 消化系统其他手术，伴并发症与合并症

GJ15 消化系统其他手术，不伴并发症与合并症

手术操作包括：

31.73002 气管 - 食管瘘闭合术

34.04003 胸腔闭式引流术

34.81002 膈肌病损切除术

34.81003 膈肌部分切除术

34.83001 胸 - 肠瘘管切除术

34.91003 胸腔穿刺术

34.91004 超声引导下胸腔穿刺术

38.04001 腹主动脉血栓切除术

38.05002 肺动脉探查术

38.06001 肠系膜上动脉血栓切除术

38.07005 下腔静脉血栓切除术

38.14001 主动脉内膜剥脱术

38.34001 主动脉部分切除伴吻合术

38.34002 主动脉瘤切除伴吻合术

38.37001 腹部静脉部分切除伴吻合术

38.45001 上腔静脉部分切除伴人工血管补片修补术

38.45003 上腔静脉部分切除伴人工血管置换术

38.45008 Bentall 手术

38.45011 支架象鼻术

38.45012 Carbol 手术

38.46001 髂动脉部分切除伴人工血管置换术

38.47001 下腔静脉部分切除伴人工血管置换术

38.67001 下腔静脉病损切除术

38.7001 腔静脉结扎术

38.7002 腔静脉折叠术

38.7003 上腔静脉滤器置入术

38.7004 下腔静脉滤器置入术

38.7007 下肢静脉滤器置入术

38.85001 动脉导管结扎术

38.86001 肠系膜动脉结扎术

38.86002 大网膜动脉结扎术

38.86003 胆囊动脉结扎术

38.86004 腹壁血管结扎术

38.86005 腹膜血管结扎术

38.86006 肝动脉结扎术

38.86009 脾动脉结扎术

38.86016 胃动脉结扎术

38.87001 腹部静脉结扎术

38.87003 门静脉结扎术

39.26001 腹主动脉 - 肠系膜上动脉人工血管搭桥术

39.26002 髂总动脉 - 肠系膜上动脉搭桥术

39.26006 升主动脉 - 腹主动脉人工血管搭桥术

39.26007 髂动脉 - 髂动脉人工血管搭桥术

39.32001 肠系膜静脉缝合术

39.32005 下腔静脉缝合术

39.50001 腹主动脉球囊扩张成形术

39.50011 下腔静脉球囊扩张成形术

39.50021 上腔静脉球囊扩张成形术

39.90006 肠系膜上动脉支架置入术

39.91001 血管松解术

39.98001 伤口止血术

39.98002 手术后伤口止血术

40.11002 淋巴结活检

40.11003 腹腔镜下淋巴结活检术

40.21002 颈深部淋巴结切除术

40.23001 腋淋巴结切除术

40.24002 腹股沟淋巴结切除术

40.29002 单纯淋巴结切除术

40.29007 腹腔淋巴结切除术

40.29014 锁骨上淋巴结切除术

40.29016 肠系膜淋巴结切除术

40.29017 腹膜后淋巴管瘤（囊肿）切除术

40.29018 肠系膜淋巴管瘤（囊肿）切除术

40.3001 淋巴结扩大性区域性切除术

40.3002 淋巴结区域性切除术

40.3003 腔镜下区域性腋窝淋巴结区域切除术

40.51001 腋下淋巴结清扫术

40.51002 腔镜下腋窝淋巴结清扫术

40.53001 髂淋巴结清扫术

40.54001 腹股沟淋巴结清扫术

40.59008 腹膜后淋巴结清扫术

40.9001 淋巴管 - 静脉吻合术

40.9003 周围淋巴管 - 小静脉吻合术

40.9004 淋巴干 - 小静脉吻合术

40.9006 髂淋巴干 - 小静脉吻合术

40.9008 淋巴水肿矫正 Homans-Macey 手术 [Homans 手术]

40.9009 淋巴水肿矫正 Charles 手术 [Charles 手术]

40.9010 淋巴水肿矫正 Thompson 手术 [Thompson 手术]

40.9011 腹膜后淋巴管横断结扎术

40.9012 髂淋巴干横断结扎术

40.9013 淋巴管瘘结扎术

40.9014 淋巴管瘘切除术

40.9015 淋巴管瘘粘连术

40.9016 淋巴管瘤注射术

42.33011 内镜下食管黏膜下剥离术（ESD）

42.33012 内镜下食管黏膜切除术（EMR）

42.33013 内镜下经黏膜下隧道食管病损切除术（STER）

43.41019 内镜下胃黏膜下剥离术（ESD）

43.41021 内镜下胃黏膜切除术（EMR）

43.41022　内镜下经黏膜下隧道胃病损切除术（STER）

44.44001　食管 - 胃底静脉栓塞术

45.30003　内镜下十二指肠黏膜下剥离术（ESD）

45.30004　内镜下经黏膜下隧道十二指肠病损切除术（STER）

45.33012　内镜下小肠黏膜切除术（EMR）

45.33013　内镜下小肠黏膜下剥离术（ESD）

45.43009　内镜下结肠黏膜下剥离术（ESD）

45.43012　内镜下经黏膜下隧道结肠病损切除术（STER）

48.26001　直肠周围组织活检

48.35014　内镜下直肠黏膜切除术（EMR）

48.35015　内镜下直肠黏膜下剥离术（ESD）

48.35016　内镜下经黏膜下隧道直肠病损切除术（STER）

50.12001　直视下肝活检术

50.23001　肝病损射频消融术

50.24001　超声引导下肝病损射频消融术

50.24002　CT 引导下肝病损射频消融术

50.25001　腹腔镜下肝病损射频消融术

50.29002　腹腔镜下肝病损切除术

50.29005　肝病损冷冻治疗术

50.29008　肝病损破坏术

50.29009　肝病损切除术

50.29019　肝病损离体切除术

51.03002　胆囊造口术

51.03003　腹腔镜下胆囊造口术

51.13001　直视下胆囊活检术

51.13002　直视下胆管活检术

51.23001　腹腔镜下胆囊切除术

51.24002　腹腔镜下胆囊部分切除术

51.62002　法特壶腹切除术

51.63001　胆总管病损切除术

51.63003　胆总管切除术

51.69003　胆管病损切除术

51.69007　肝胆管病损切除术

51.69008　肝胆管切除术

51.69011　肝管切除术

51.69012　肝总管切除术

51.81001　奥狄括约肌扩张术

51.82003　胰管括约肌切开取石术

52.12001　直视下胰腺活检术

54.0001　骶部脓肿切开引流术

54.0002　腹壁窦道切开引流术

54.0004　腹壁脓肿切开引流术

54.0006　腹膜外脓肿切开引流术

54.0008　腹壁切开引流术

54.0010　腹壁血肿清除术

54.0011　腹壁异物取出术

54.0013　腹股沟脓肿切开引流术

54.0016　腹股沟探查术

54.0018　腹膜后脓肿切开引流术

54.0021　腹膜外血肿清除术

54.0022　脐脓肿切开引流术

54.0023　髂窝积液清除术

54.0024　髂窝脓肿切开引流术

54.0025　髂窝血肿切开引流术

54.11001　腹腔镜中转剖腹探查术

54.12002　近期剖宫术后腹腔止血术

54.12007　再剖腹探查术

54.19001　腹部血肿去除术

54.19003　腹膜后血肿清除术

54.19004　腹膜血肿清除术

54.19005　腹腔镜下腹腔积血清除术

54.19006　腹腔镜下男性盆腔脓肿切开引流术

54.19009　腹腔内出血止血术

54.19011　腹腔血肿清除术

54.19013　膈下脓肿切开引流术

54.19023　男性盆腔血肿清除术

54.19024　网膜切开术

54.21001　腹腔镜检查

54.22002　脐活检术

54.22003　腹腔镜下腹壁活检术

54.22004　腹壁穿刺活检

54.23001　肠系膜活检术

54.23003　腹膜后活检术

54.23004　腹膜活检术

54.23005　网膜活检术

54.23006	腹腔镜下腹膜活检术
54.23007	腹腔镜下网膜活检术
54.3003	腹壁病损切除术
54.3004	腹壁窦道扩创术
54.3010	腹壁伤口扩创术
54.3011	腹壁伤口清创术
54.3018	腹股沟病损切除术
54.3024	腹腔镜下腹壁病损切除术
54.3026	盆腔壁病损切除术
54.3027	脐病损切除术
54.3029	脐切除术
54.4001	肠系膜病损切除术
54.4005	大网膜病损切除术
54.4006	大网膜部分切除术
54.4007	大网膜切除术
54.4009	骶前病损切除术
54.4012	骶尾部病损切除术
54.4014	腹膜病损切除术
54.4015	腹膜后病损切除术
54.4021	腹膜外病损切除术
54.4026	腹腔镜下肠系膜病损切除术
54.4028	腹腔镜下腹膜病损切除术
54.4029	腹腔镜下腹膜后病损切除术
54.4033	腹腔镜下网膜病损切除术
54.4034	腹腔镜下网膜部分切除术
54.4035	盆腔病损切除术
54.4036	盆腔腹膜切除术
54.4039	盆腔病损冷冻治疗术
54.4042	髂窝病损切除术
54.4043	网膜病损切除术
54.4044	网膜部分切除术
54.4045	网膜切除术
54.4048	腹腔病损氩氦刀靶向冷冻治疗术
54.61001	腹壁切口裂开缝合术
54.63001	腹壁裂伤缝合术
54.64001	腹膜缝合术
54.64002	网膜裂伤缝合术
54.71001	腹裂修补术
54.72001	腹壁补片修补术
54.73001	腹膜组织修补术

54.74001	大网膜包肝术
54.74002	大网膜包肾术
54.74003	大网膜还纳术
54.74004	大网膜内移植术
54.74005	大网膜修补术
54.74006	生物大网膜移植术
54.74008	网膜扭转复位术
54.75001	肠系膜固定术
54.75002	肠系膜修补术
54.91002	经腹盆腔穿刺引流术
54.91003	经皮腹膜后穿刺引流术
54.91005	经皮腹腔穿刺引流术
54.91009	超声引导下盆腔穿刺术
54.92003	腹腔异物去除术
54.93001	腹壁造口术
54.94001	腹腔 - 颈静脉分流术
54.94002	腹腔 - 静脉转流泵管置入术
54.94003	腹腔 - 静脉分流术
54.95001	拉德手术 ［Ladd 手术]
54.95002	腹膜切开术
54.95004	脑室 - 腹腔分流修正术
54.97002	腹腔镜下腹腔局部注射
54.99009	腹腔镜下腹腔病损切除术
54.99011	腹腔镜下盆腔内膜病损电凝术
54.99017	盆腔补片术
56.71001	输尿管 - 回肠吻合术
56.71002	输尿管 - 乙状结肠吻合术
56.71003	输尿管 - 直肠吻合术
56.72001	输尿管 - 肠管吻合口修正术
57.88001	膀胱 - 结肠吻合术
86.04011	皮肤和皮下组织切开引流术
86.05004	皮肤和皮下组织切开异物取出术
86.06004	药物治疗泵置入
86.06005	静脉输注泵置入
86.22011	皮肤和皮下坏死组织切除清创术
86.28012	皮肤和皮下组织非切除性清创
86.3047	皮肤病损切除术
86.3072	皮下组织病损切除术
86.4004	皮肤病损根治性切除术
86.63001	腹部全厚皮片移植术

86.65001　异种皮肤移植术

86.65002　猪皮肤移植术

86.66001　同种皮肤移植术

86.67002　人工皮片移植术

86.69021　中厚皮片移植术

86.71001　带蒂皮瓣断蒂术

86.71003　带蒂皮瓣延迟术

86.71008　皮管成形术

86.71009　皮瓣预制术

86.72001　带蒂皮瓣迁徙术 [1]

86.74026　带蒂皮瓣移植术

86.74027　迁徙皮瓣移植术 [2]

86.74028　双带蒂皮瓣移植术

86.74029　旋转皮瓣移植术

86.74031　筋膜皮瓣移植术

86.74032　皮下蒂皮瓣移植术

86.75001　带蒂皮瓣修整术

86.75005　皮瓣修整术

86.75009　皮瓣清创术

86.93002　皮肤扩张器置入术

86.93005　皮肤扩张器调整术

92.27002　放射性粒子置入放射治疗

92.27008　血管内近距离放射治疗

92.28001　碘 -131 注射放射治疗

92.30001　立体定向放射外科治疗 ［SRS/ 单次立体定向放射治疗]

92.31001　单源光子放射外科治疗

92.31002　X 刀放射外科治疗

92.32001　伽马刀放射外科治疗

92.32002　立体定向 γ 射线放射外科治疗

92.32003　多源光子放射外科治疗

92.32004　钴 -60 放射外科治疗

92.33001　粒子束放射外科治疗

98.02001　食管内异物去除

98.03001　内镜下胃内异物去除

98.03002　内镜下十二指肠内异物去除

98.04001　内镜下大肠内异物去除

98.05001　肛管内异物去除

98.05002　直肠内异物去除

98.18001　造口腔内异物去除

GK19　消化系统其他内镜治疗操作

手术操作包括：

45.30001　内镜下十二指肠病损切除术

45.33014　内镜下经黏膜下隧道小肠病损切除术（STER）

46.32002　内镜下经皮空肠造瘘术

46.85004　内镜下十二指肠球囊扩张术

46.85005　内镜下十二指肠支架置入术

46.85008　内镜下小肠球囊扩张术

46.85009　内镜下小肠支架置入术

GK21　结肠镜治疗操作，伴重要并发症与合并症

GK23　结肠镜治疗操作，伴并发症与合并症

GK25　结肠镜治疗操作，不伴并发症与合并症

手术操作包括：

45.42002　结肠镜下乙状结肠息肉切除术

45.42003　纤维结肠镜下结肠息肉切除术

45.42007　电子肠镜下结肠息肉切除术

45.43008　结肠镜下结肠病损电凝术

45.43011　内镜下结肠病损切除术

45.43013　内镜下结肠止血术

46.85007　内镜下结肠球囊扩张术

46.86001　内镜下结肠支架置入术

46.96001　大肠局部灌注

48.32001　直肠 - 乙状结肠镜下直肠病损电切术

48.32003　直肠病损电凝术

48.32004　直肠病损电切术

48.35017　内镜下直肠病损切除术

---

[1]	"迁徙术"疑为"前徙术"，以下同此。

[2]	"迁徙皮瓣"疑为"前徙皮瓣"，以下同此。

48.36001　直肠 - 乙状结肠镜下直肠息肉切除术

49.31001　直肠镜下肛门病损切除术

GK31　胃镜治疗操作，伴重要并发症与合并症

GK35　胃镜治疗操作，不伴重要并发症与合并症

手术操作包括：

42.32003　食管病损氩气刀治疗术

42.33006　胃镜下食管病损电灼术

42.33007　胃镜下食管病损切除术

42.33008　胃镜下食管曲张静脉套扎术

42.33009　胃镜下食管曲张静脉硬化剂注射术

42.33014　内镜下食管曲张静脉组织胶注射术

42.81001　食管永久性管置入术

42.81002　内镜下食管支架置入术

42.92006　内镜下食管球囊扩张成形术

42.99001　食管支架调整术

43.11001　经皮内镜胃造瘘术

43.41006　胃镜下胃曲张静脉套扎术

43.41008　胃镜下胃曲张静脉硬化术

43.41011　胃镜下贲门病损切除术

43.41013　胃镜下胃病损电切术

43.41014　胃镜下胃病损切除术

43.41015　胃镜下贲门病损电切术

43.41016　胃镜下胃病损硬化术

44.22001　胃镜下胃 - 肠吻合口扩张术

44.22003　胃镜下幽门扩张术

44.32001　内镜下经皮胃 - 空肠造瘘术

44.43001　胃镜下十二指肠止血术

44.43002　胃镜下胃出血止血术

44.44001　食管 - 胃底静脉栓塞术

44.93001　胃泡［球囊］置入

44.94001　胃泡［球囊］去除

44.98003　液体灌注可调节胃束带放松术

44.98004　液体撤收可调节胃束带紧缩术

GR11　消化系统恶性肿瘤，伴重要并发症与合并症

GR15　消化系统恶性肿瘤，不伴重要并发症与合并症

主要诊断包括：

C15.001　食管颈部恶性肿瘤

C15.101　食管胸部恶性肿瘤

C15.102　食管胸上段恶性肿瘤

C15.103　食管胸中段恶性肿瘤

C15.104　食管胸下段恶性肿瘤

C15.201　食管腹部恶性肿瘤

C15.801　食管颈部及腹部恶性肿瘤

C15.802　食管颈部及胸部恶性肿瘤

C15.803　食管胸部及腹部恶性肿瘤

C15.804　食管颈部和胸部及腹部恶性肿瘤

C15.901　食管恶性肿瘤

C15.903　食管多处恶性肿瘤

C16.001　贲门恶性肿瘤

C16.002　食管贲门连接部恶性肿瘤

C16.003　贲门口恶性肿瘤

C16.004　食管胃连接部恶性肿瘤

C16.101　胃底恶性肿瘤

C16.201　胃体恶性肿瘤

C16.301　胃窦恶性肿瘤

C16.302　幽门窦恶性肿瘤

C16.401　幽门恶性肿瘤

C16.402　幽门管恶性肿瘤

C16.403　幽门前恶性肿瘤

C16.501　胃小弯恶性肿瘤

C16.601　胃大弯恶性肿瘤

C16.801　胃底及贲门恶性肿瘤

C16.802　胃体和胃窦及胃大弯恶性肿瘤

C16.803　胃底及胃体恶性肿瘤

C16.804　胃体及贲门恶性肿瘤

C16.901　残胃恶性肿瘤

C16.902　胃恶性肿瘤

C16.903　胃多处恶性肿瘤

C17.001　十二指肠恶性肿瘤

C17.101　空肠恶性肿瘤

C17.201　回肠恶性肿瘤

C17.301　麦克尔憩室恶性肿瘤

C17.801	十二指肠及空肠恶性肿瘤	C45.703	结肠间皮瘤
C17.901	小肠恶性肿瘤	C45.705	直肠间皮瘤
C17.902	小肠多处恶性肿瘤	C48.101	肠系膜恶性肿瘤
C18.002	盲肠恶性肿瘤	C48.102	结肠系膜恶性肿瘤
C18.101	阑尾恶性肿瘤	C48.103	网膜恶性肿瘤
C18.201	升结肠恶性肿瘤	C48.104	盆腔腹膜恶性肿瘤
C18.301	结肠肝曲恶性肿瘤	C48.105	壁腹膜恶性肿瘤
C18.401	横结肠恶性肿瘤	C48.201	腹膜恶性肿瘤
C18.501	结肠脾曲恶性肿瘤	C76.201	腹部恶性肿瘤
C18.601	降结肠恶性肿瘤	C76.202	髂窝恶性肿瘤
C18.701	乙状结肠恶性肿瘤	C77.201	贲门淋巴结继发性肿瘤
C18.801	降结肠及乙状结肠恶性肿瘤	C77.202	肠系膜淋巴结继发恶性肿瘤
C18.802	盲肠及升结肠恶性肿瘤	C77.203	腹腔淋巴结继发恶性肿瘤
C18.803	回盲部恶性肿瘤	C77.206	腹内淋巴结继发恶性肿瘤
C18.901	结肠多处恶性肿瘤	C77.207	胃淋巴结继发恶性肿瘤
C18.902	结肠恶性肿瘤	C78.401	十二指肠继发恶性肿瘤
C19xx01	直肠乙状结肠连接部恶性肿瘤	C78.402	小肠继发恶性肿瘤
C19xx02	直肠及结肠恶性肿瘤	C78.403	空肠继发恶性肿瘤
C20xx01	直肠恶性肿瘤	C78.502	结肠继发恶性肿瘤
C20xx02	直肠壶腹恶性肿瘤	C78.503	盲肠继发恶性肿瘤
C20xx03	直肠多处恶性肿瘤	C78.504	乙状结肠继发恶性肿瘤
C21.001	肛门恶性肿瘤	C78.505	直肠继发恶性肿瘤
C21.101	肛管恶性肿瘤	C78.506	直肠乙状结肠连接部继发恶性肿瘤
C21.201	泄殖腔肛源区恶性肿瘤	C78.507	肛管继发恶性肿瘤
C21.801	肛门及直肠恶性肿瘤	C78.508	肛门继发恶性肿瘤
C21.802	肛门直肠连接部恶性肿瘤	C78.601	肠系膜继发恶性肿瘤
C21.803	肛管及直肠恶性肿瘤	C78.602	大网膜继发恶性肿瘤
C26.001	肠道恶性肿瘤	C78.604	腹膜继发恶性肿瘤
C26.801	小肠及结肠恶性肿瘤	C78.606	恶性腹水
C26.802	胃体及横结肠恶性肿瘤	C78.607	直肠子宫陷凹继发恶性肿瘤
C26.901	胃肠道恶性肿瘤	C78.804	食管继发恶性肿瘤
C26.902	消化道恶性肿瘤	C78.805	胃肠道继发恶性肿瘤
C43.503	肛门恶性黑色素瘤	C78.806	胃继发恶性肿瘤
C45.101	腹膜间皮瘤	C78.807	消化道继发恶性肿瘤
C45.102	肠系膜间皮瘤	C78.810	胃底继发恶性肿瘤
C45.103	结肠系膜间皮瘤	C78.811	贲门继发恶性肿瘤
C45.104	网膜间皮瘤	C78.812	贲门口继发恶性肿瘤
C45.105	壁腹膜间皮瘤	C78.813	胃食管连接部继发恶性肿瘤
C45.701	胃间皮瘤	C78.814	贲门食管连接部继发恶性肿瘤
C45.702	腹膜后间皮瘤	C79.8814	腹腔继发恶性肿瘤

D00.101	食管原位癌	K25.201	胃溃疡伴出血和急性穿孔
D00.201	胃原位癌	K25.401	胃溃疡伴出血
D00.202	贲门食管连接部原位癌	K25.403	幽门溃疡伴出血
D01.001	结肠原位癌	K26.001	十二指肠溃疡伴急性出血
D01.101	直肠乙状结肠连接部原位癌	K26.002	十二指肠球部溃疡伴急性出血
D01.201	直肠原位癌	K26.201	十二指肠溃疡伴出血和急性穿孔
D01.301	肛门原位癌	K26.401	十二指肠溃疡伴出血
D01.302	肛管原位癌	K26.402	十二指肠球部溃疡伴出血
D01.401	十二指肠原位癌	K26.403	十二指肠糜烂出血
D09.702	腹腔原位癌	K27.401	多发性溃疡伴出血
D37.101	贲门交界性肿瘤	K27.402	复合性溃疡伴出血
D37.102	胃交界性肿瘤	K27.403	应激性溃疡伴出血
D37.201	十二指肠交界性肿瘤	K27.404	消化性溃疡伴出血
D37.202	小肠交界性肿瘤	K27.601	复合性溃疡伴出血和穿孔
D37.301	阑尾交界性肿瘤	K28.401	空肠溃疡伴出血
D37.401	结肠交界性肿瘤	K28.402	吻合口溃疡伴出血
D37.402	乙状结肠交界性肿瘤	K55.904	缺血性肠病伴出血
D37.501	直肠交界性肿瘤	K91.8102	残胃炎伴出血
D37.502	直肠乙状结肠连接部交界性肿瘤	K91.8106	胃肠吻合口炎伴出血
D37.701	肠交界性肿瘤	K92.001	呕血
D37.702	食管交界性肿瘤	K92.101	黑便
D37.707	肛管交界性肿瘤	K92.201	便血
D37.901	消化器官交界性肿瘤	K92.203	肠出血
D48.301	腹膜后交界性肿瘤	K92.204	上消化道出血
D48.401	肠系膜交界性肿瘤	K92.205	胃肠道出血
D48.402	腹膜交界性肿瘤	K92.206	胃出血
D48.403	直肠子宫陷凹交界性肿瘤	K92.207	下消化道出血

GS11 胃肠出血，伴重要并发症与合并症

GS15 胃肠出血，不伴重要并发症与合并症

主要诊断包括：

I85.001	食管曲张静脉破裂出血
I86.403	胃底曲张静脉破裂出血
I86.812	十二指肠静脉曲张伴出血
K22.302	食管破裂出血
K22.802	食管出血
K25.001	胃黏膜下恒径动脉破裂出血
K25.002	急性胃黏膜病变伴出血

K92.208	急性上消化道出血
K92.802	胃癌伴出血
K92.803	残胃溃疡癌变伴出血
K92.804	小肠淋巴瘤伴出血
K92.805	结肠癌伴出血
K92.807	直肠癌伴出血

GT19 炎症性肠病

主要诊断包括：

K50.002	小肠克罗恩病
K50.003	回肠克罗恩病
K50.004	空肠克罗恩病
K50.005	十二指肠克罗恩病

K50.101　大肠克罗恩病
K50.102　结肠克罗恩病
K50.103　直肠克罗恩病
K50.801　大肠和小肠克罗恩病
K51.201　溃疡性直肠炎
K51.801　溃疡性结肠炎伴出血
K51.901　溃疡性结肠炎
P78.305　新生儿结肠炎

GU11　食管炎、肠胃炎，伴重要并发症与合并症
GU15　食管炎、肠胃炎，不伴重要并发症与合并症

主要诊断包括：

A02.001　沙门菌肠炎
A02.002　沙门菌胃肠炎
A02.003　沙门菌伦敦血清型肠炎
A02.004　鼠伤寒沙门菌肠炎
A02.005　婴儿沙门菌肠炎
A02.006　C 群沙门菌肠炎
A02.007　B 群沙门菌肠炎
A02.008　阿哥拉沙门菌肠炎
A02.009　沙门菌小肠炎
A02.010　猪霍乱沙门菌肠炎
A02.903　沙门菌属食物中毒
A03.001　痢疾志贺菌痢疾
A03.101　福氏志贺菌痢疾
A03.201　鲍氏志贺菌痢疾
A03.301　宋内志贺菌痢疾
A03.801　不定型志贺菌痢疾
A03.802　菌痢混合感染
A03.901　急性细菌性痢疾
A03.902　慢性细菌性痢疾急性发作
A03.903　慢性迁延型菌痢
A03.904　慢性细菌性痢疾

A03.905　慢性隐匿型菌痢
A03.906　中毒型菌痢
A03.907　中毒型菌痢休克型
A03.908　中毒型菌痢脑型
A03.909　中毒型菌痢混合型
A04.002　肠致病性大肠杆菌肠炎 [1]
A04.101　肠毒性大肠杆菌肠炎 [2]
A04.201　肠侵袭性大肠杆菌肠炎 [3]
A04.301　肠出血性大肠杆菌肠炎 [4]
A04.401　大肠杆菌肠炎
A04.404　肠黏附性大肠杆菌肠炎
A04.501　弯曲菌肠炎
A04.601　耶尔森菌肠炎
A04.701　假膜性肠炎［难辨梭状芽胞杆菌肠炎］
A04.801　邻单胞菌肠炎
A04.802　变形杆菌肠炎
A04.803　产气杆菌肠炎
A04.804　肠道厌氧菌感染
A04.806　副溶血弧菌肠炎
A04.807　金黄色葡萄球菌肠炎
A04.808　绿脓杆菌肠炎
A04.810　嗜水气单胞菌肠炎
A04.902　细菌性肠炎
A04.903　细菌性结肠炎
A05.001　葡萄球菌食物中毒
A05.202　急性出血性坏死性肠炎
A05.301　副溶血性弧菌食物中毒
A05.401　蜡样芽胞杆菌食物中毒
A05.901　细菌性食物中毒
A06.001　阿米巴肠炎
A06.004　急性阿米巴痢疾
A06.005　急性肠阿米巴病
A06.008　肠阿米巴病
A06.101　慢性肠阿米巴病

---

[1] 肠致病性大肠杆菌即肠致病性大肠埃希氏菌，以下同此。
[2] 肠毒性大肠杆菌即肠产毒性大肠埃希氏菌，以下同此。
[3] 肠侵袭性大肠杆菌即肠侵袭性大肠埃希氏菌，以下同此。
[4] 肠出血性大肠杆菌即肠出血性大肠埃希氏菌，以下同此。

A06.102	阿米巴肠溃疡	K21.001	反流性食管炎
A06.201	非痢疾性阿米巴结肠炎	K25.302	急性糜烂性胃炎
A08.001	轮状病毒性肠炎	K29.101	急性胃炎
A08.101	诺沃克病毒性肠炎	K29.201	酒精性胃炎
A08.201	腺病毒性肠炎	K29.301	慢性浅表性胃炎
A08.301	柯萨奇病毒性肠炎	K29.302	慢性浅表性胃窦炎
A08.302	EB 病毒性肠炎	K29.303	慢性浅表性疣状胃炎
A08.401	病毒性肠炎	K29.401	慢性萎缩性胃炎
A08.402	病毒性胃肠炎	K29.501	慢性胃炎
A08.403	病毒性小肠炎	K29.601	糜烂性胃炎
A09.001	肠道感染	K29.602	门内特里尔病 [1]
A09.002	感染性腹泻	K29.603	变应性胃炎
A09.003	流行性肠炎	K29.604	肉芽肿性胃炎
A09.004	脓毒性肠炎	K29.605	药物性胃炎
A09.005	急性出血性肠炎	K29.606	反流性胃炎
A09.006	出血性结肠炎	K29.607	应激性胃炎
A09.901	胃肠炎	K29.701	胃炎
A09.902	急性胃肠炎	K29.702	胃炎性假瘤
A09.903	急性肠炎	K29.703	疣状胃（胃窦）炎
A09.904	急性小肠炎	K29.801	十二指肠球炎
A09.905	急性结肠炎	K29.802	十二指肠炎
A09.906	肠炎	K29.803	十二指肠乳头炎
A18.307+K67.3*		K29.901	胃十二指肠炎
	结核性腹膜炎	K50.001	末端性回肠炎
A18.316	结核性腹腔积液	K52.901	非感染性腹泻
A18.823+K93.8*		K52.902	慢性腹泻
	胃结核	K52.905	慢性肠炎
A60.101+K93.8*		K52.906	慢性结肠炎
	疱疹性直肠炎	K52.907	慢性胃肠炎
B49xx01	肠道真菌感染	K57.001	十二指肠憩室伴穿孔
B49xx02	真菌性结肠炎	K57.101	回盲部憩室
B77.001+K93.8*		K57.102	空肠憩室
	肠蛔虫病	K57.103	空肠憩室炎
K20xx01	贲门炎	K57.104	十二指肠憩室炎
K20xx02	食管炎	K57.105	小肠憩室
K20xx03	创伤性食管炎	K57.106	小肠憩室炎
K20xx04	化学性食管炎	K57.107	十二指肠憩室
K20xx05	放射性食管炎	K57.201	大肠憩室伴穿孔

[1] 门内特里尔病即巨大肥厚性胃炎（梅内特里耶病），以下同此。

K57.301 结肠憩室

K57.302 结肠憩室炎

K57.303 盲肠憩室

K57.304 盲肠憩室炎

K57.305 直肠憩室

K57.306 大肠憩室

K58.901 过敏性结肠

K58.902 肠痉挛

K58.903 肠易激综合征

GU21 消化系统其他炎症性疾患，伴重要并发症与合并症

GU23 消化系统其他炎症性疾患，伴并发症与合并症

GU25 消化系统其他炎症性疾患，不伴并发症与合并症

主要诊断包括：

A01.008 伤寒并发腹膜炎

A01.009 伤寒并发肠穿孔

A01.010 伤寒并发肠出血

A06.802 阿米巴阑尾炎

A20.804 肠鼠疫

A52.711+K67.2*

　　　　　梅毒性腹膜炎

A54.802+K67.1*

　　　　　淋球菌性腹膜炎

A74.801+K67.0*

　　　　　衣原体性腹膜炎

B37.882 肠道念珠菌病

B37.891 念珠菌性腹膜炎

I88.001 肠系膜淋巴结炎

I88.002 急性肠系膜淋巴结炎

I88.003 慢性肠系膜淋巴结炎

K35.001 急性阑尾炎伴穿孔

K35.002 急性化脓性阑尾炎伴穿孔

K35.003 急性坏疽性阑尾炎伴穿孔

K35.004 阑尾破裂

K35.005 急性阑尾炎伴弥漫性腹膜炎

K35.006 急性化脓性阑尾炎伴弥漫性腹膜炎

K35.007 急性坏疽性阑尾炎伴弥漫性腹膜炎

K35.008 急性阑尾炎穿孔伴弥漫性腹膜炎

K35.009 急性化脓性阑尾炎穿孔伴弥漫性腹膜炎

K35.010 急性坏疽性阑尾炎穿孔伴弥漫性腹膜炎

K35.011 急性阑尾炎穿孔伴局限性腹膜炎

K35.012 急性化脓性阑尾炎穿孔伴局限性腹膜炎

K35.013 急性坏疽性阑尾炎穿孔伴局限性腹膜炎

K35.101 阑尾脓肿

K35.102 阑尾周围脓肿

K35.103 急性化脓性阑尾炎伴周围脓肿

K35.104 急性阑尾炎伴腹腔脓肿

K35.901 急性阑尾炎

K35.902 急性化脓性阑尾炎

K35.903 急性坏疽性阑尾炎

K35.904 急性阑尾炎伴腹膜炎

K35.905 急性化脓性阑尾炎伴腹膜炎

K35.906 急性坏疽性阑尾炎伴腹膜炎

K36xx01 复发性阑尾炎

K36xx03 亚急性阑尾炎

K36xx04 阑尾残端炎

K37xx01 阑尾炎

K37xx02 阑尾周围炎

K52.908 盲肠炎

K65.005 化脓性腹膜炎

K65.006 急性腹膜炎

K65.007 急性化脓性弥漫性腹膜炎

K65.008 急性弥漫性腹膜炎

K65.009 弥漫性腹膜炎

K65.013 细菌性腹膜炎

K65.014 盲肠脓肿

K65.801 肠系膜炎

K65.802 出血性腹膜炎

K65.803 局限性腹膜炎

K65.804 胆汁性腹膜炎

K65.805　多发性浆膜腔积液

K65.806　多发性浆膜炎

K65.807　慢性腹膜炎

K65.808　网膜脂肪坏死

K65.901　腹膜后感染

K65.902　腹膜炎

K65.903　腹腔感染

K65.904　继发性腹膜炎

K65.905　原发性腹膜炎

P78.101　新生儿腹膜炎

GV19　具有并发症的消化道溃疡

主要诊断包括：

E16.401　高胃泌素血症

E16.402　胃泌素瘤 [Zollinger-Ellison 综合征]

E16.403　促胃液素分泌异常

K25.101　胃溃疡伴急性穿孔

K25.402　胃窦部溃疡伴出血

K25.501　胃溃疡伴穿孔

K25.502　幽门溃疡伴穿孔

K26.202　十二指肠球部溃疡伴出血和急性穿孔

K26.401　十二指肠溃疡伴出血

K26.501　十二指肠溃疡伴穿孔

K26.502　十二指肠球部溃疡伴穿孔

K27.101　消化性溃疡伴急性穿孔

K27.405　小肠溃疡伴出血

K27.501　多发性溃疡伴穿孔

K27.502　复合性溃疡伴穿孔

K27.503　应激性溃疡伴穿孔

K27.504　消化性溃疡伴穿孔

K27.505　上消化道溃疡伴穿孔

K28.301　急性胃空肠溃疡

K28.501　吻合口溃疡伴穿孔

K28.601　空肠溃疡伴出血和穿孔

K28.902　吻合口溃疡伴梗阻

K31.8804　急性胃穿孔

K31.8805　胃穿孔

K91.8103　残胃溃疡伴出血

K91.8501　胰腺空肠吻合口溃疡伴出血

P78.003　新生儿空肠穿孔

P78.004　新生儿回肠穿孔

P78.005　新生儿结肠穿孔

P78.006　新生儿乙状结肠穿孔

P78.007　新生儿直肠穿孔

GV29　无并发症的消化道溃疡

主要诊断包括：

K22.102　贲门溃疡

K22.104　食管溃疡

K25.301　急性胃溃疡

K25.901　胃溃疡

K25.902　残胃溃疡

K25.903　幽门管溃疡

K25.904　应激性胃溃疡

K25.905　胃溃疡型假性淋巴瘤

K26.901　十二指肠溃疡

K26.902　十二指肠球部溃疡

K27.701　慢性消化性溃疡

K27.901　多发性复合性溃疡

K27.902　复合性溃疡

K27.903　应激性溃疡

K27.904　消化性溃疡

K27.905　NSAIDs 相关溃疡 [非甾体抗炎药相关溃疡]

K28.901　吻合口溃疡

GW13　消化道梗阻或腹痛，伴并发症与合并症

GW15　消化道梗阻或腹痛，不伴并发症与合并症

主要诊断包括：

E84.101+P75*

　　　　囊性纤维瘤伴胎粪性肠梗阻

K22.201　贲门梗阻

K22.204　食管梗阻

K22.902　食管肿物

K31.101　幽门肥大

K31.102　幽门梗阻

K31.103　幽门狭窄

K31.104　幽门不全梗阻

K31.105　成人肥厚性幽门狭窄

K31.501　十二指肠梗阻

K31.502　十二指肠受压

K31.503　十二指肠淤积

K31.504　十二指肠狭窄

K31.8814　胃扭转

K31.8815　胃石伴梗阻

K44.001　膈疝伴梗阻

K44.002　绞窄性膈疝伴梗阻

K44.101　坏疽性膈疝

K44.901　膈疝

K44.902　食管裂孔疝

K46.002　腹内疝伴肠梗阻

K56.001　肠麻痹

K56.002　麻痹性肠梗阻

K56.101　肠套叠

K56.102　肠重复

K56.201　肠绞窄

K56.202　肠扭转

K56.203　肠系膜扭转

K56.204　结肠扭转

K56.301　胆石性肠梗阻

K56.401　粪便嵌塞

K56.402　肠结石

K56.403　肠嵌塞

K56.501　肠梗阻伴粘连

K56.502　肠粘连性狭窄

K56.503　粘连性肠梗阻

K56.601　肠绞窄坏死

K56.602　肠狭窄

K56.603　机械性肠梗阻

K56.604　肠狭窄坏死

K56.605　痉挛性肠梗阻［假性肠梗阻］

K56.606　腹茧症

K56.607　放射性肠病

K56.608　结肠梗阻

K56.701　不完全性肠梗阻

K56.702　肠梗阻

K56.703　完全性肠梗阻

P76.901　新生儿肠梗阻

R10.001　急腹症

R10.004　严重腹痛伴腹部强直

R10.102　上腹痛

R10.103　胃痛

R10.301　下腹痛

R10.401　腹痛

R10.402　功能性腹痛

R10.404　婴儿型腹部绞痛

R14xx03　气胀痛

GX19　消化系统特殊疾病

主要诊断包括：

A00.001　古典生物型霍乱

A00.101　埃尔托生物型霍乱

A00.901　霍乱

A00.902　霍乱轻型

A00.903　霍乱中型

A00.904　霍乱重型

A00.905　霍乱暴发型

A06.008　肠阿米巴病

A07.101　贾第虫病

A07.201　隐孢子虫病

A07.301　等孢球虫病

A07.302　肠道球虫病

A07.801　肠道滴虫病

A07.901　肠道原虫感染

A18.310　腹腔淋巴结结核

A56.301　衣原体性直肠炎

B34.102　肠道病毒感染

B37.811　食管念珠菌病

B67.903　腹腔棘球蚴病

B68.901　绦虫病

B68.903　肠绦虫病

B68.904　带绦虫病

B70.101　裂头蚴病

B76.001　十二指肠钩虫病

B76.901	肠道钩虫病		K21.901	贲门松弛
B78.001	肠道粪圆线虫病 [1]		K21.902	食管反流
B78.701	播散性粪圆线虫病		K21.903	胃食管反流
B78.901	粪圆线虫病		K21.904	喉咽反流
B81.001	异尖线虫病		K22.001	贲门痉挛
B81.101	肠道毛细线虫病		K22.002	贲门失弛缓
B81.201	毛圆线虫病		K22.101	贲门口糜烂
B81.301	肠道血管圆线虫病		K22.103	糜烂性食管炎
B81.401	混合型肠道蠕虫病		K22.105	食管糜烂
B81.801	结节线虫病		K22.202	创伤性食管狭窄
B81.802	三齿线虫病		K22.203	后天性食管狭窄
B82.001	肠道蠕虫病		K22.205	食管受压
B82.901	肠道寄生虫病		K22.206	食管狭窄
D12.001	盲肠良性肿瘤		K22.207	贲门口狭窄
D12.002	回盲瓣良性肿瘤		K22.208	胡桃夹食管
D12.401	降结肠良性肿瘤		K22.301	食管穿孔
E11.4330+G99.0*			K22.303	食管自发性破裂
	2 型糖尿病性腹泻		K22.304	食管破裂
E73.001	先天性乳糖缺乏		K22.401	食管运动障碍
E73.101	继发性乳糖缺乏		K22.402	食管痉挛
E73.901	乳糖不耐受		K22.403	螺旋状食管
E73.902	乳糖吸收不良		K22.404	弥漫性食管痉挛
E74.101	遗传性果糖耐受不良		K22.501	后天性食管憩室
E74.102	原发性果糖尿症		K22.601	贲门撕裂症
E74.103	果糖代谢紊乱		K22.602	食管贲门黏膜撕裂综合征
E74.104	果糖 -1，6- 二磷酸缺乏		K22.701	巴氏食管
E74.301	葡萄糖及半乳糖吸收不良		K22.801	食管肠上皮化生
E74.302	肠二糖酶缺乏及二糖吸收不良		K22.803	食管肌性肥厚
E74.303	蔗糖酶缺乏		K22.804	食管克罗恩病
F45.321	躯体化的自主神经功能障碍，上消化道		K22.805	食管扩张
F45.322	咽异感症		K22.806	食管瘘
F45.331	躯体化的自主神经功能障碍，下消化道		K22.807	食管囊肿
			K22.808	食管息肉
			K22.809	食管黏膜不典型增生
I77.401	腹腔动脉压迫综合征		K22.810	食管黏膜剥脱症
I84.701	血栓性痔		K22.811	贲门息肉
I86.401	胃底静脉曲张		K22.812	食管白斑
I89.001	肠淋巴管扩张		K22.901	食管功能不全

---

[1] "粪圆线虫病" 疑为 "粪类圆线虫病"，以下同此。

K31.8806	十二指肠穿孔		K66.101	腹膜后血肿
K31.8821	胃潴留		K66.102	腹腔积血
K42.002	嵌顿性脐疝		K66.806	腹腔囊肿
K52.201	过敏性肠炎		K90.001	非热带性口炎性腹泻
K52.202	过敏性腹泻		K90.002	谷胶肠病
K52.203	过敏性结肠炎		K90.003	乳糜泻［脂泻病］
K52.204	胃肠道过敏症		K90.101	热带性口炎性腹泻
K52.205	饮食性腹泻		K90.102	口炎性腹泻
K52.206	变应性肠炎		K90.103	热带性脂肪痢
K52.801	药物性肠炎		K90.201	非手术性盲袢综合征
K52.802	嗜酸细胞性胃肠炎		K90.301	胰源性腹泻
K52.803	嗜酸细胞性小肠炎		K90.401	脂肪吸收不良
K55.003	肠系膜动脉栓塞		K90.402	蛋白质丢失性肠病
K55.004	肠系膜动脉栓塞伴肠坏死		K90.403	肠源性脂肪代谢障碍
K55.005	缺血性结肠炎		K90.404	蛋白质吸收障碍或不耐受
K55.008	肠系膜静脉血栓形成伴肠坏死		K90.801	原发性小肠吸收不良综合征
K55.009	肠系膜静脉血栓形成		K90.901	肠吸收不良
K55.010	肠系膜上静脉血栓形成		K90.902	肠吸收障碍
K55.011	肠缺血梗死		K91.001	胃肠手术后呕吐
K55.013	缺血性肠坏死		K91.101	迟发型倾倒综合征
K55.901	局限性缺血性肠病		K91.102	迷走神经切断术后综合征
K59.101	功能性腹泻		K91.103	倾倒综合征［胃切除术后综合征］
K59.301	后天性巨结肠		K91.104	胃手术后综合征
K59.401	肛门痉挛		K91.201	短肠综合征［肠切除后综合征］
K59.402	痉挛性肛部痛		K91.202	手术后吸收不良综合征
K59.802	肠扩张		K91.8005	手术后食管瘘
K59.803	结肠脾曲综合征		K91.8006	手术后食管胃瘘
K59.804	脾曲综合征		K91.8007	手术后食管破裂
K59.805	结肠松弛		K91.8108	胃肠吻合口狭窄
K61.001	肛门旁皮下脓肿		K91.8112	手术后胃瘘
K62.102	直肠息肉伴出血		K91.8116	手术后胃缺血性坏死
K62.601	肛周溃疡		K91.8202	手术后肠瘘
K62.602	直肠溃疡		K91.8203	手术后小肠瘘
K62.701	放射性直肠炎		N80.501	直肠子宫内膜异位
K63.101	非创伤性肠穿孔		Q27.834	腹壁血管畸形
K63.104	小肠穿孔		Q27.835	肛周血管畸形
K63.201	肠瘘		Q27.837	腹膜后血管畸形
K63.202	结肠瘘		Q27.838	肠系膜上动脉畸形
K63.203	盲管瘘		Q40.101	先天性食管裂孔疝
K65.003	腹腔脓肿		Q40.209	先天性胃黏膜异位

Q40.210　十二指肠隔膜

Q42.001　先天性直肠狭窄伴有瘘

Q42.002　先天性直肠闭锁伴有瘘

Q42.011　先天性直肠闭锁伴直肠尿道瘘

Q42.021　先天性直肠闭锁伴直肠膀胱瘘

Q42.031　先天性直肠闭锁伴直肠外阴瘘

Q42.041　先天性直肠闭锁伴直肠皮肤瘘

Q42.051　先天性直肠闭锁伴直肠结肠瘘

Q42.101　先天性直肠狭窄

Q42.102　先天性直肠闭锁

Q42.211　先天性肛门闭锁伴肛门皮肤瘘

Q42.221　先天性肛门闭锁伴肛门膀胱瘘

Q42.291　先天性肛门闭锁伴直肠尿道瘘

Q42.292　先天性肛门闭锁伴直肠阴道瘘

Q42.293　先天性肛门闭锁伴直肠外阴瘘

Q42.294　先天性肛门闭锁伴直肠前庭瘘

Q42.295　先天性肛门闭锁伴直肠皮肤瘘

Q42.302　先天性肛门狭窄

Q42.802　先天性结肠缺如

Q42.803　先天性结肠狭窄

Q43.004　卵黄管囊肿

Q43.005　脐肠瘘

Q43.006　脐窦

Q43.101　先天性巨结肠

Q43.102　先天性结肠神经节细胞发育不良

Q43.111　先天性巨结肠短段型

Q43.112　先天性巨结肠超短段型

Q43.121　先天性巨结肠长段型

Q43.191　先天性巨结肠常见型

Q43.202　巨结肠类缘病

Q43.203　巨膀胱 - 小结肠 - 肠蠕动不良综合征

Q43.393　间位结肠

Q43.402　十二指肠重复畸形

Q43.403　小肠重复畸形

Q43.404　结肠重复畸形

Q43.405　直肠重复畸形

Q43.602　先天性直肠瘘

Q43.811　尾肠囊肿

Q43.812　先天性小肠发育异常

Q43.813　先天性短结肠

Q43.814　先天性十二指肠憩室

Q43.815　先天性小肠憩室

Q43.816　先天性结肠憩室

Q43.817　先天性盲肠憩室

Q43.818　先天性乙状结肠憩室

Q43.819　先天性直肠憩室

Q43.902　先天性十二指肠畸形

Q43.903　先天性肠畸形

Q52.705　先天性直肠会阴瘘

Q85.902　肠错构瘤

R13xx02　吞咽困难

R18xx03　血性腹水

S11.221　颈部食管开放性损伤

T80.201　腹膜透析相关性腹膜炎

Z98.8902　食管支架置入术后

GZ13　消化系统其他疾患，伴并发症与合并症

GZ15　消化系统其他疾患，不伴并发症与合并症

主要诊断包括：

A09.907　婴儿肠炎

A09.908　小儿肠炎

A18.124+N74.1*

　　　　结核性直肠阴道瘘

A18.301+K93.0*

　　　　肠结核

A18.302+K93.0*

　　　　肠系膜结核

A18.303+K93.0*

　　　　肠系膜淋巴结结核

A18.304+K93.0*

　　　　腹膜结核

A18.305+K93.0*

　　　　结核性肛瘘

A18.308　腹膜后淋巴结结核

A18.309　腹腔结核

A18.310　腹腔淋巴结结核

A18.313+K93.0*
　　结核性胃结肠瘘
A18.314+K93.0*
　　结核性直肠瘘
A18.814+K23.0*
　　食管结核
A18.316　结核性腹腔积液
A18.832+K23.0*
　　结核性食管炎
A21.301　胃肠型土拉菌病
A22.201　肠炭疽
A42.101　腹放线菌病
A51.101　肛门梅毒
A54.601　淋球菌性直肠炎
A58xx02　溃疡性腹股沟肉芽肿
B46.201+K93.8*
　　胃肠型毛霉菌病
B68.904　带绦虫病
B70.101　裂头蚴病
B87.802+K93.8*
　　肠蝇蛆病
B90.801　陈旧性肠系膜淋巴结核
B90.802　陈旧性腹腔结核
B90.804　陈旧性肠结核
D12.001　盲肠良性肿瘤
D12.002　回盲瓣良性肿瘤
D12.101　阑尾良性肿瘤
D12.201　升结肠良性肿瘤
D12.301　横结肠良性肿瘤
D12.302　结肠肝曲良性肿瘤
D12.303　结肠脾曲良性肿瘤
D12.401　降结肠良性肿瘤
D12.501　乙状结肠良性肿瘤
D12.601　家族性息肉病
D12.602　结肠良性肿瘤
D12.701　直肠乙状结肠连接部良性肿瘤
D12.801　直肠良性肿瘤
D12.901　肛门良性肿瘤
D12.902　肛管良性肿瘤
D13.001　食管良性肿瘤

D13.101　贲门良性肿瘤
D13.102　胃良性肿瘤
D13.201　十二指肠良性肿瘤
D13.301　小肠良性肿瘤
D13.302　空肠良性肿瘤
D13.303　回肠良性肿瘤
D13.903　消化道多发息肉综合征
D17.501　肠系膜脂肪瘤
D17.503　肠脂肪瘤
D17.504　腹腔脂肪瘤
D17.505　盆腔脂肪瘤
D17.506　腹膜脂肪瘤
D17.702　腹膜后脂肪瘤
D17.717　贲门脂肪瘤
D17.722　食管脂肪瘤
D17.727　肛旁脂肪瘤
D18.040　贲门血管瘤
D18.041　肠系膜血管瘤
D18.042　肠血管瘤
D18.043　结肠血管瘤
D18.045　食管血管瘤
D18.046　小肠血管瘤
D18.0801　腹膜后血管瘤
D18.0820　腹腔血管瘤
D18.0825　肛门血管瘤
D18.0838　上消化道血管瘤
D18.101　肠系膜淋巴管瘤
D18.120　腹腔淋巴管瘤
D19.101　腹膜良性间皮瘤
D20.001　腹膜后良性肿瘤
D20.101　肠系膜良性肿瘤
D20.102　腹膜良性肿瘤
D20.103　网膜良性肿瘤
D21.406　腹主动脉旁良性肿瘤
D36.708　胸部良性肿瘤
D36.713　膈下良性肿瘤
D36.715　腹腔良性肿瘤
D36.722　骶部良性肿瘤
D48.704　腹部交界性肿瘤

E10.4330+G99.0*
    1 型糖尿病性腹泻
E10.4340+G99.0*
    1 型糖尿病性肛门直肠功能障碍
E10.4350+G99.0*
    1 型糖尿病性食管功能障碍
E10.4370+G99.0*
    1 型糖尿病性胃轻瘫
E11.4330+G99.0*
    2 型糖尿病性腹泻
E11.4340+G99.0*
    2 型糖尿病性肛门直肠功能障碍
E11.4350+G99.0*
    2 型糖尿病性食管功能障碍
E11.4370+G99.0*
    2 型糖尿病性胃轻瘫
E14.4330+G99.0*
    糖尿病性腹泻
E14.4340+G99.0*
    糖尿病性肛门直肠功能障碍
E14.4350+G99.0*
    糖尿病性食管功能障碍
E14.4370+G99.0*
    糖尿病性胃轻瘫
E73.901   乳糖不耐受
F45.321   躯体化的自主神经功能障碍，上消化道
G57.203   髂腹股沟神经痛 [髂腹股沟综合征]
I72.8131   胃十二指肠动脉瘤
I72.8132   胃十二指肠假性动脉瘤
I72.8141   肠系膜上动脉瘤
I72.8142   肠系膜上动脉假性动脉瘤
I78.802   胃肠道毛细血管扩张症
I84.001   血栓性内痔
I84.101   出血性内痔
I84.103   脱垂性内痔
I84.201   直肠曲张静脉破裂
I84.202   内痔
I84.301   血栓性外痔
I84.401   出血性外痔

I84.402   溃疡性外痔
I84.501   外痔
I84.601   直肠赘
I84.701   血栓性痔
I84.801   混合痔
I84.901   痔
I85.901   食管静脉曲张
I85.902   食管静脉瘤
I86.401   胃底静脉曲张
I86.402   胃血管扩张
I89.001   肠淋巴管扩张
I89.801   肠系膜乳糜囊肿
I89.806   乳糜性腹水
J11.802   未知病毒的流感性胃肠炎
K20xx06   食管脓肿
K21.902   食管反流
K21.903   胃食管反流
K21.904   喉咽反流
K22.202   创伤性食管狭窄
K22.205   食管受压
K22.207   贲门口狭窄
K22.301   食管穿孔
K22.401   食管运动障碍
K22.501   后天性食管憩室
K22.701   巴氏食管
K22.807   食管囊肿
K22.808   食管息肉
K22.809   食管黏膜不典型增生
K22.811   贲门息肉
K30xx01   肠消化不良
K30xx02   消化不良
K31.001   急性胃扩张
K31.201   胃沙漏状狭窄及缩窄
K31.301   幽门痉挛
K31.401   胃憩室
K31.601   十二指肠瘘
K31.602   胃结肠瘘
K31.603   胃空肠结肠瘘
K31.604   胃小肠结肠瘘
K31.701   胃息肉

K31.702	十二指肠球部息肉		K40.301	单侧绞窄性腹股沟疝
K31.703	十二指肠息肉		K40.302	单侧难复性腹股沟疝
K31.8801	低张力胃		K40.303	单侧嵌顿性腹股沟疝
K31.8802	十二指肠白点征		K40.304	单侧嵌顿性腹股沟疝伴梗阻
K31.8803	十二指肠球变形		K40.305	单侧嵌顿性腹股沟斜疝
K31.8806	十二指肠穿孔		K40.401	单侧腹股沟疝伴坏疽
K31.8807	胃黄色斑		K40.402	单侧腹股沟斜疝伴坏疽
K31.8808	胃假性淋巴瘤		K40.403	单侧腹股沟直疝伴坏疽
K31.8809	胃结石		K40.901	腹股沟环松弛
K31.8810	胃酸缺乏		K40.902	单侧腹股沟疝
K31.8811	胃痉挛		K40.903	单侧腹股沟斜疝
K31.8812	胃麻痹		K40.904	单侧腹股沟直疝
K31.8813	胃囊肿		K40.905	腹股沟斜疝合并直疝
K31.8816	胃破裂		K40.906	先天性腹股沟斜疝
K31.8817	胃酸分泌过多		K41.101	双侧股疝伴坏疽
K31.8818	胃狭窄		K41.201	双侧股疝
K31.8819	胃黏膜脱垂		K41.301	嵌顿性股疝
K31.8820	胃下垂		K41.302	单侧绞窄性股疝
K31.8822	胃沙漏状挛缩		K41.303	单侧股疝伴梗阻
K31.901	十二指肠肿物		K41.401	单侧股疝伴坏疽
K36xx02	慢性阑尾炎		K41.901	股疝
K38.001	阑尾增生		K42.001	脐疝伴梗阻
K38.002	阑尾包块		K42.002	嵌顿性脐疝
K38.101	阑尾结石		K42.101	坏疽性脐疝
K38.201	阑尾憩室		K42.901	脐旁疝
K38.301	阑尾瘘		K42.902	脐疝
K38.801	闭锁性阑尾		K43.001	腹嵌顿疝
K38.802	阑尾囊肿		K43.002	腹疝伴梗阻
K38.803	阑尾套叠		K43.003	切口疝伴梗阻
K38.804	阑尾炎性假瘤		K43.004	造瘘口旁疝
K38.805	阑尾黏液囊肿		K43.103	坏疽性腹疝
K40.001	双侧腹股沟疝伴梗阻		K43.901	腹白线疝
K40.002	双侧腹股沟斜疝伴梗阻		K43.902	腹壁疝
K40.003	双侧腹股沟直疝伴梗阻		K43.903	腹疝
K40.101	双侧腹股沟疝伴坏疽		K45.001	造口疝绞窄
K40.102	双侧腹股沟斜疝伴坏疽		K45.801	闭孔疝
K40.103	双侧腹股沟直疝伴坏疽		K45.802	腰肌疝
K40.201	双侧腹股沟疝		K45.803	腰疝
K40.202	双侧腹股沟斜疝		K46.001	绞窄性小肠疝
K40.203	双侧腹股沟直疝		K46.101	腹内疝伴坏疽

K46.901	肠系膜裂孔疝		K55.802	结肠血管扩张
K46.902	腹内疝		K55.803	十二指肠动脉破裂
K46.903	输入祥内疝		K55.804	十二指肠动脉压迫综合征
K46.904	网膜裂孔疝		K55.805	小肠毛细血管扩张
K46.905	小肠疝		K55.902	缺血性肠炎
K52.001	放射性肠炎		K55.903	十二指肠憩室梗阻性黄疸综合征
K52.101	中毒性腹泻			［Lemmel 综合征］
K52.201	过敏性肠炎		K59.001	便秘
K52.202	过敏性腹泻		K59.201	神经源性肠道
K52.203	过敏性结肠炎		K59.202	神经源性直肠
K52.204	胃肠道过敏症		K59.203	神经源性肠道功能障碍
K52.801	药物性肠炎		K59.301	后天性巨结肠
K52.903	婴儿腹泻		K59.801	肠道菌群失调
K52.904	幼儿腹泻		K59.901	肠功能紊乱
K55.001	肠坏疽		K59.902	结肠功能紊乱
K55.002	肠坏死		K60.001	急性肛裂
K55.003	肠系膜动脉栓塞		K60.101	慢性肛裂
K55.004	肠系膜动脉栓塞伴肠坏死		K60.201	肛裂
K55.006	肠系膜坏疽		K60.301	肛瘘
K55.007	肠系膜动脉血栓形成		K60.303	高位肛瘘
K55.008	肠系膜静脉血栓形成伴肠坏死		K60.304	低位肛瘘
K55.009	肠系膜静脉血栓形成		K60.401	直肠会阴瘘
K55.010	肠系膜上静脉血栓形成		K60.402	直肠瘘
K55.011	肠缺血梗死		K60.403	肛门会阴瘘
K55.012	大网膜坏死		K60.404	直肠皮肤瘘
K55.013	缺血性肠坏死		K60.501	肛门直肠瘘
K55.014	肠系膜上动脉夹层		K61.001	肛门旁皮下脓肿
K55.101	肠道慢性缺血性综合征		K61.002	肛周脓肿
K55.102	肠系膜动脉供血不足		K61.003	肛门脓肿
K55.103	肠系膜动脉硬化		K61.101	直肠脓肿
K55.104	肠系膜上动脉综合征		K61.102	直肠周围脓肿
K55.105	慢性肠道血管功能不全		K61.201	肛门直肠脓肿
K55.106	慢性缺血性结肠炎		K61.301	坐骨直肠脓肿
K55.107	慢性缺血性小肠炎		K61.302	坐骨直肠窝脓肿
K55.108	慢性缺血性结肠小肠炎		K61.401	括约肌内脓肿
K55.109	肠系膜动脉狭窄		K62.001	肛门息肉
K55.211	肠血管畸形		K62.002	肛管息肉
K55.212	肠血管扩张		K62.101	直肠息肉
K55.213	肠血管增生		K62.102	直肠息肉伴出血
K55.801	肠系膜动脉炎		K62.201	肛门脱垂

K62.301	直肠黏膜脱垂		K63.204	腹壁瘘
K62.302	直肠脱垂		K63.205	肠腹壁瘘
K62.303	直肠黏膜松弛		K63.206	结肠胸腔瘘
K62.401	肛门狭窄		K63.207	盲肠腹壁瘘
K62.402	直肠狭窄		K63.208	盆腔腹壁瘘
K62.403	肛门括约肌失弛缓症		K63.301	结肠溃疡
K62.404	肛门闭锁		K63.302	盲肠溃疡
K62.501	肛门和直肠出血		K63.303	小肠溃疡
K62.601	肛周溃疡		K63.304	小肠黏膜糜烂
K62.602	直肠溃疡		K63.401	回肠黏膜脱垂
K62.701	放射性直肠炎		K63.402	结肠下垂
K62.801	出血性直肠炎		K63.501	乙状结肠息肉
K62.802	肛管囊肿		K63.502	色素沉着性结肠息肉
K62.803	肛管炎		K63.581	降结肠息肉
K62.804	肛门囊肿		K63.582	结肠息肉
K62.805	肛周感染		K63.801	结肠积气
K62.806	肛乳头肥大		K63.802	结肠黑变病
K62.807	巨直肠		K63.803	结肠脂肪垂
K62.808	慢性肛管直肠炎		K63.804	小肠息肉
K62.809	慢性直肠炎		K63.805	小肠肉芽肿
K62.810	直肠穿孔		K63.806	回盲部肉芽肿
K62.811	直肠囊肿		K63.807	直肠乙状结肠炎
K62.812	直肠前突		K63.901	结肠肿物
K62.813	直肠肉芽肿		K63.902	肠上皮化生
K62.814	直肠吻合口瘢痕		K63.903	肠系膜肿物
K62.815	直肠炎		K63.904	回盲部肿物
K62.816	肛门括约肌松弛		K63.905	盲肠淤滞症
K62.817	耻骨直肠肌肥厚症		K65.001	肠系膜脓肿
K62.818	肛窦炎		K65.002	腹膜脓肿
K62.901	肛旁肿物		K65.003	腹腔脓肿
K62.902	直肠肿物		K65.004	膈下脓肿
K62.903	肛管肿物		K65.010	男性盆腔脓肿
K63.001	肠脓肿		K65.011	男性盆腔炎
K63.101	非创伤性肠穿孔		K65.012	男性盆腔炎性包块
K63.102	肠破裂		K66.001	肠系膜粘连
K63.103	结肠穿孔		K66.002	肠粘连
K63.104	小肠穿孔		K66.003	大网膜粘连
K63.201	肠瘘		K66.004	腹膜粘连
K63.202	结肠瘘		K66.005	腹腔粘连
K63.203	盲管瘘		K66.006	膈肌粘连

K66.007　腹壁粘连

K66.008　膈粘连

K66.009　胃粘连

K66.101　腹膜后血肿

K66.102　腹腔积血

K66.801　肠系膜钙化

K66.802　肠系膜囊肿

K66.803　骶前囊肿

K66.804　腹膜后囊肿

K66.805　网膜囊肿

K66.806　腹腔囊肿

K66.807　腹膜后肉芽肿性病变

K66.808　网膜肉芽肿性炎

K66.809　腹膜憩室

K66.901　腹膜后肿物

K90.301　胰源性腹泻

K91.301　手术后肠梗阻

K91.302　手术后肠道狭窄

K91.401　肠造瘘术后功能障碍

K91.402　假肛口瘢痕狭窄

K91.403　结肠造口术后狭窄

K91.404　结肠造口黏膜脱垂

K91.8001　食管空肠吻合口炎

K91.8002　食管空肠吻合口狭窄

K91.8003　食管胃吻合口炎

K91.8004　食管胃吻合口狭窄

K91.8005　手术后食管瘘

K91.8006　手术后食管胃瘘

K91.8008　手术后食管狭窄

K91.8101　残胃炎

K91.8104　残窦综合征

K91.8105　胃肠吻合口炎

K91.8107　胃肠吻合口水肿

K91.8108　胃肠吻合口狭窄

K91.8109　胃肠吻合口功能障碍

K91.8110　胃肠吻合术后输出袢梗阻

K91.8111　胃肠吻合术后输入袢梗阻

K91.8112　手术后胃瘘

K91.8113　手术后胃小肠瘘

K91.8114　手术后胃大肠瘘

K91.8115　手术后胃肠功能紊乱

K91.8116　手术后胃缺血性坏死

K91.8117　手术后急性胃扩张

K91.8118　手术后幽门梗阻

K91.8201　肠吻合口狭窄

K91.8202　手术后肠瘘

K91.8203　手术后小肠瘘

K91.8204　手术后大肠瘘

K91.8205　手术后肠腹壁瘘

K91.8206　手术后结肠直肠瘘

K91.8207　手术后肠粘连

K91.8302　肝管空肠吻合口狭窄

K91.8304　手术后肝外胆管狭窄

K91.8404　胆管十二指肠吻合口狭窄

K91.8405　胆囊空肠吻合口狭窄

K91.8407　胆囊切除术后粘连

K91.8408　手术后胆管闭锁

K91.8601　手术后造瘘口旁疝

K91.8602　手术后造瘘口狭窄

K92.801　食管癌伴出血

K92.808　门静脉高压性胃肠病

K92.901　胃肠功能紊乱

M32.118+K93.8*

　　　　狼疮累及胃肠道

M34.806+K23.8*

　　　　系统性硬化症累及食管

N82.201　小肠阴道瘘

N82.301　直肠膀胱阴道瘘

N82.302　直肠阴道瘘

N82.303　阴道大肠瘘

N82.401　子宫直肠瘘

N82.402　肠子宫瘘

N99.401　手术后盆腔粘连

N99.402　手术后大网膜粘连

N99.403　手术后腹膜粘连

Q27.801　肠系膜静脉畸形

Q27.803　腹腔动脉畸形

Q27.815　小肠血管畸形

Q27.816　胰十二指肠上动静脉畸形

Q27.820　永久性右脐静脉

Q39.001	先天性食管闭锁	Q41.201	先天性回肠闭锁
Q39.101	先天性食管闭锁伴气管食管瘘	Q41.202	先天性回肠缺如
Q39.111	先天性食管闭锁伴气管和食管上段瘘	Q41.203	先天性回肠狭窄
		Q41.901	先天性小肠闭锁
Q39.121	先天性食管闭锁伴气管和食管下段瘘	Q41.902	先天性小肠狭窄
		Q41.903	先天性小肠缺如
Q39.211	先天性气管食管瘘	Q42.201	先天性肛门闭锁伴有瘘
Q39.301	先天性食管狭窄	Q42.291	先天性肛门闭锁伴直肠尿道瘘
Q39.401	先天性食管蹼	Q42.292	先天性肛门闭锁伴直肠阴道瘘
Q39.501	先天性食管扩张	Q42.301	先天性肛门闭锁
Q39.601	先天性食管憩室	Q42.801	先天性结肠闭锁
Q39.602	先天性食管囊	Q43.001	麦克尔憩室
Q39.811	食管重复畸形	Q43.002	脐茸
Q39.821	先天性食管假梗阻	Q43.003	脐瘘
Q39.891	先天性短食管	Q43.101	先天性巨结肠
Q39.892	先天性食管囊肿	Q43.201	先天性结肠扩张
Q39.893	先天性食管缺如	Q43.311	先天性结肠旋转不良
Q39.894	先天性食管移位	Q43.321	先天性肠粘连
Q39.895	食管异位组织	Q43.391	先天性杰克逊膜
Q39.901	先天性食管畸形	Q43.392	先天性肠旋转不良
Q40.001	先天性肥厚性幽门狭窄	Q43.393	间位结肠
Q40.002	先天性幽门痉挛	Q43.401	肠重复畸形
Q40.003	先天性幽门梗阻	Q43.402	十二指肠重复畸形
Q40.201	先天性巨胃	Q43.501	肛门异位
Q40.202	胃重复畸形	Q43.601	先天性肛瘘
Q40.203	先天性胃移位	Q43.701	先天性泄殖腔存留
Q40.204	先天性贲门痉挛	Q43.801	先天性长结肠 ［乙状结肠冗长症］
Q40.205	先天性沙漏状胃	Q43.803	先天性巨阑尾
Q40.206	先天性胃扭转	Q43.804	先天性巨十二指肠
Q40.207	先天性胃憩室	Q43.805	先天性盲肠异位
Q40.208	先天性小胃	Q43.806	先天性小结肠
Q40.301	先天性胃畸形	Q43.807	先天性小肠黏膜异位
Q40.901	先天性上消化道畸形	Q43.808	先天性游离盲肠
Q41.001	先天性十二指肠狭窄	Q43.809	先天性空肠异位
Q41.002	先天性十二指肠闭锁	Q43.810	先天性盲祥综合征
Q41.003	先天性十二指肠缺如	Q43.811	尾肠囊肿
Q41.101	苹果皮综合征	Q43.817	先天性盲肠憩室
Q41.103	先天性空肠缺如	Q43.901	先天性肛门畸形
Q41.104	先天性空肠闭锁	Q45.801	肝脾异位
Q41.105	先天性空肠狭窄	Q45.901	先天性消化道畸形

Q79.201	先天性脐疝	R19.503	脓血便
Q79.202	先天性脐膨出	R19.504	黏液便
Q79.301	先天性腹裂	R19.801	排便困难
Q79.401	梅干腹综合征	R58xx01	腹腔内出血
Q79.501	腹壁羊膜带综合征	R93.301	消化道诊断性影像异常
Q85.933	胃错构瘤	R93.303	结肠占位性病变
Q85.936	腹壁错构瘤	R93.304	直肠占位性病变
Q89.301	内脏移位	R93.306	胃占位性病变
R11xx01	呕吐	R93.501	腹部诊断性影像异常
R11xx02	恶心	S10.001	颈部食管挫伤
R12xx01	胃灼热感	S27.831	贲门损伤
R12xx02	反酸	S27.832	胸部食管损伤
R13xx02	吞咽困难	S35.203	胃十二指肠动脉损伤
R14xx01	胃胀气	S35.206	肠系膜上动脉损伤
R14xx02	嗳气	S35.303	肠系膜下静脉损伤
R14xx06	腹胀	S35.304	肠系膜上静脉损伤
R14xx07	肠胀气	S36.301	胃损伤
R15xx01	大便失禁	S36.303	创伤性胃破裂
R18xx01	包裹性腹水	S36.401	小肠损伤
R18xx02	腹水	S36.403	小肠破裂
R18xx03	血性腹水	S36.411	十二指肠损伤
R18xx05	腹腔积液	S36.412	十二指肠破裂
R19.001	腹部肿物	S36.491	空肠损伤
R19.002	腹部肿胀	S36.492	空肠破裂
R19.003	腹腔假囊肿	S36.493	回肠损伤
R19.004	盆腔肿物	S36.494	回肠破裂
R19.008	盆腔内广泛性肿块	S36.495	小肠多处损伤
R19.009	脐弥漫性肿胀	S36.501	结肠损伤
R19.012	脐广泛性肿块	S36.502	结肠破裂
R19.013	腹腔内弥漫性肿胀	S36.511	升结肠损伤
R19.016	腹腔内广泛性肿块	S36.521	横结肠损伤
R19.101	肠鸣音亢进	S36.531	降结肠损伤
R19.102	肠鸣音消失	S36.541	乙状结肠损伤
R19.103	肠鸣音异常	S36.591	结肠多处损伤
R19.201	可见性肠蠕动	S36.592	阑尾损伤
R19.202	蠕动过强	S36.593	盲肠损伤
R19.301	腹强直	S36.601	直肠损伤
R19.401	大便习惯改变	S36.602	直肠破裂
R19.501	大便潜血	S36.603	直肠多处损伤
R19.502	大便颜色异常	S36.701	腹内多处器官损伤

S36.811	腹膜损伤		T18.901	消化道内异物
S36.821	肠系膜撕裂		T28.101	食管烧伤
S36.822	肠系膜损伤		T28.201	胃部烧伤
S36.901	腹内器官损伤		T28.202	消化道烧伤
S39.905	肛门损伤		T45.502	抗凝血药中毒
T18.101	食管内异物		T80.201	腹膜透析相关性腹膜炎
T18.201	胃内异物		T98.301	闸门综合征
T18.301	十二指肠内异物		Z43.101	胃造口维护
T18.302	小肠内异物		Z43.201	回肠造口维护
T18.303	空肠内异物		Z43.301	结肠造口维护
T18.401	结肠内异物		Z43.401	关闭消化道人工造口
T18.501	肛门和直肠内异物		Z46.501	回肠造口装置的安装和调整
T18.502	直肠内异物		Z98.8902	食管支架置入术后
T18.503	肛门内异物		Z98.8905	十二指肠支架置入术后
T18.504	直肠乙状结肠连接部异物		Z98.8906	结肠支架置入术后

MDCH 肝、胆、胰疾病及功能障碍

HB11　胰、肝切除及（或）分流手术，伴重要并发症与合并症

HB15　胰、肝切除及（或）分流手术，不伴重要并发症与合并症

手术操作包括：

39.1001	肠系膜静脉 - 腔静脉分流术
39.1002	肠系膜静脉 - 下腔静脉分流术
39.1003	经颈静脉肝内门静脉 - 体静脉分流术［TIPS 手术］
39.1004	门静脉 - 腔静脉分流术
39.1005	脾静脉 - 肾静脉分流术
39.1006	肾静脉 - 下腔静脉吻合术
39.1007	肠系膜上静脉 - 右心房人工血管分流术
39.1008	脾静脉 - 下腔静脉人工血管分流术
50.22002	腹腔镜下肝部分切除术
50.22003	肝 II 段切除术
50.22004	肝 III 段切除术
50.22005	肝 IV 段切除术
50.22006	肝 V 段切除术
50.22007	肝 VI 段切除术
50.22008	肝 VII 段切除术
50.22009	肝 VIII 段切除术
50.22011	肝部分切除术
50.22013	肝楔形切除术
50.3001	肝叶切除术
50.3002	右半肝切除术
50.3003	左半肝切除术
50.3004	肝叶部分切除术

50.4001	全肝切除术
51.62002	法特壶腹切除术
51.82001	奥迪括约肌切开术
51.82002	经十二指肠壶腹括约肌切开术
51.83002	十二指肠括约肌成形术
51.83003	胆总管 - 十二指肠后壁吻合术
52.51002	胰头伴部分胰体切除术
52.51003	胰头伴十二指肠切除术
52.51004	胰头部分切除术
52.51005	胰头切除术
52.52001	腹腔镜下胰体尾部切除术
52.52004	胰尾伴部分胰体切除术
52.52005	胰尾部分切除术
52.52006	胰尾切除术
52.53001	胰腺次全切除术
52.59001	胰腺部分切除术
52.59002	腹腔镜下胰腺部分切除术
52.6001	胰腺 - 十二指肠切除术
52.6002	胰腺全部切除术
52.6003	异位胰腺切除术
52.7002	根治性胰十二指肠切除术［Whipple 手术］
52.7003	胰腺根治性切除术
52.96001	胰管 - 空肠吻合术
52.96003	胰腺 - 空肠吻合术
52.96004	胰腺 - 胃吻合术
54.94001	腹腔 - 颈静脉分流术
54.94003	腹腔 - 静脉分流术
54.95004	脑室 - 腹腔分流修正术

HC13　胆囊切除术伴胆总管探查，伴并发症与合并症

HC15　胆囊切除术伴胆总管探查，不伴并发症与合并症

手术操作包括：

51.21001　残余胆囊切除术

51.21002　胆囊部分切除术

51.22005　胆囊切除术

和

手术操作包括：

51.41001　胆总管切开取石术

51.42001　胆总管切开异物取出术

51.51005　胆总管切开引流术

51.51006　胆总管探查术

51.88003　腹腔镜下胆总管取石术

HC23　除仅做胆囊切除术以外的胆道手术，伴并发症与合并症

HC25　除仅做胆囊切除术以外的胆道手术，不伴并发症与合并症

手术操作包括：

51.03002　胆囊造口术

51.04003　胆囊切开引流术

51.04004　胆囊引流术

51.04006　浅式胆囊取石术

51.31001　胆囊 - 肝管吻合术

51.32002　胆囊 - 空肠吻合术

51.32003　胆囊 - 十二指肠吻合术

51.34001　胆囊 - 胃吻合术

51.37003　肝胆管 - 空肠吻合术

51.37004　肝管 - 空肠吻合术

51.37005　肝管 - 十二指肠吻合术

51.37006　肝管 - 胃吻合术

51.37007　肝门 - 空肠吻合术

51.37009　肝总管 - 空肠吻合术

51.39001　胆囊 - 肝管 - 空肠吻合术

51.39002　胆管 - 空肠吻合术

51.39003　胆管 - 十二指肠吻合术

51.39004　胆管 - 胃吻合术

51.39005　胆管吻合术

51.43004　胆管支架置入术

51.43008　肝管支架置入术

51.49001　胆 - 肠吻合口切开取石术

51.49002　胆管切开取石术

51.49004　肝管切开取石术

51.59002　胆道切开探查术

51.59004　胆管探查术

51.59005　胆管引流术

51.59007　肝管切开引流术

51.59008　肝内胆管引流术

51.61001　残余胆囊管切除术

51.69003　胆管病损切除术

51.69007　肝胆管病损切除术

51.69008　肝胆管切除术

51.69011　肝管切除术

51.69012　肝总管切除术

51.71002　胆管瘘口修补术

51.79001　带蒂肠片肝管成形术

51.79002　胆管成形术

51.79003　胆管 - 空肠吻合口闭合术

51.79007　肝管成形术

51.79009　肝总管修补术

51.81001　奥迪括约肌扩张术

51.91001　胆囊破裂修补术

51.92001　胆囊造口闭合术

51.93001　胆囊 - 空肠瘘切除术

51.93002　胆囊瘘修补术

51.93003　胆囊 - 胃瘘修补术

51.94001　胆道吻合修正术

HC33　胆囊切除手术，伴并发症与合并症

HC35　胆囊切除手术，不伴并发症与合并症

手术操作包括：

51.21001　残余胆囊切除术

51.21002　胆囊部分切除术

51.22004　胆囊扩大切除术

51.22005　胆囊切除术

HC49　胆总管手术

手术操作包括：

51.36001　胆总管 - 空肠吻合术

51.36002　胆总管 - 十二指肠吻合术

51.39006　胆总管 - 胃 - 空肠吻合术

51.39007　胆总管 - 胃吻合术

51.41001　胆总管切开取石术

51.42001　胆总管切开异物取出术

51.51005　胆总管切开引流术

51.51006　胆总管探查术

51.63001　胆总管病损切除术

51.63003　胆总管切除术

51.72001　胆总管修补术

51.72003　胆总管瘘修补术

51.72004　胆总管 - 肠吻合口拆除术

51.72005　胆总管球囊扩张术

HD19　腹腔镜下胆囊切除伴胆总管探查术

手术操作包括：

51.23001　腹腔镜下胆囊切除术

51.24002　腹腔镜下胆囊部分切除术

和

手术操作包括：

51.41001　胆总管切开取石术

51.42001　胆总管切开异物取出术

51.51005　胆总管切开引流术

51.51006　胆总管探查术

51.88003　腹腔镜下胆总管取石术

HD29　腹腔镜下胆总管手术

手术操作包括：

51.11003　腹腔镜下胆总管探查术

51.88003　腹腔镜下胆总管取石术

HD33　腹腔镜下胆囊切除术，伴并发症与合并症

HD35　腹腔镜下胆囊切除术，不伴并发症与合并症

手术操作包括：

51.04010　腹腔镜下胆囊病损切除术

51.23001　腹腔镜下胆囊切除术

51.24002　腹腔镜下胆囊部分切除术

HD43　腹腔镜下肝、胆、胰其他手术，伴并发症与合并症

HD45　腹腔镜下肝、胆、胰其他手术，不伴并发症与合并症

手术操作包括：

46.79009　腹腔镜下十二指肠成形术

50.0004　腹腔镜下肝囊肿开窗引流术

50.25001　腹腔镜下肝病损射频消融术

50.29002　腹腔镜下肝病损切除术

50.91001　腹腔镜下肝囊肿抽吸术

51.03003　腹腔镜下胆囊造口术

51.04005　腹腔镜下胆囊取石术

51.37001　腹腔镜下肝门 - 空肠吻合术

51.37002　腹腔镜下肝门 - 肠吻合术

51.59006　腹腔镜下胆道探查术

51.64001　腹腔镜下胆管病损切除术

51.88006　腹腔镜下胆道取石术

52.13001　腹腔镜下胰腺探查

52.21001　腹腔镜下胰腺病损切除术

HJ13　与肝、胆或胰腺疾患有关的其他手术，伴并发症与合并症

HJ15　与肝、胆或胰腺疾患有关的其他手术，不伴并发症与合并症

手术操作包括：

34.81002　膈肌病损切除术

34.81003　膈肌部分切除术

38.07002　门静脉血栓切除术

38.07003　门静脉探查术

38.67003　门静脉部分切除术

38.67004　肝静脉病损切除术

38.7001　腔静脉结扎术

38.7002　腔静脉折叠术

38.7003　上腔静脉滤器置入术

38.7004	下腔静脉滤器置入术	40.59008	腹膜后淋巴结清扫术
38.7007	下肢静脉滤器置入术	40.9001	淋巴管 - 静脉吻合术
38.86003	胆囊动脉结扎术	40.9003	周围淋巴管 - 小静脉吻合术
38.86004	腹壁血管结扎术	40.9004	淋巴干 - 小静脉吻合术
38.86005	腹膜血管结扎术	40.9008	淋巴水肿矫正 Homans-Macey 手术 [Homans 手术]
38.86006	肝动脉结扎术		
38.87003	门静脉结扎术	40.9009	淋巴水肿矫正 Charles 手术 [Charles 手术]
39.26006	升主动脉 - 腹主动脉人工血管搭桥术		
		40.9010	淋巴水肿矫正 Thompson 手术 [Thompson 手术]
39.26007	髂动脉 - 髂动脉人工血管搭桥术		
39.32004	门静脉缝合术	40.9011	腹膜后淋巴管横断结扎术
39.50001	腹主动脉球囊扩张成形术	40.9012	髂淋巴干横断结扎术
39.50011	下腔静脉球囊扩张成形术	40.9013	淋巴管瘘结扎术
39.50021	上腔静脉球囊扩张成形术	40.9014	淋巴管瘘切除术
39.50024	肝动脉球囊扩张成形术	40.9015	淋巴管瘘粘连术
39.59003	肝静脉成形术	40.9016	淋巴管瘤注射术
39.90007	肝动脉支架置入术	41.5001	腹腔镜下脾切除术
39.90008	门静脉支架置入术	41.5002	脾切除术
39.98002	手术后伤口止血术	42.91002	食管曲张静脉套扎术
40.11003	腹腔镜下淋巴结活检术	43.41006	胃镜下胃曲张静脉套扎术
40.21002	颈深部淋巴结切除术	43.41008	胃镜下胃曲张静脉硬化术
40.23001	腋淋巴结切除术	44.39003	胃十二指肠吻合术
40.24002	腹股沟淋巴结切除术	44.39004	胃转流术 [胃 - 肠搭桥吻合术]
40.29002	单纯淋巴结切除术	44.44001	食管 - 胃底静脉栓塞术
40.29007	腹腔淋巴结切除术	44.91001	贲门周围血管离断术
40.29014	锁骨上淋巴结切除术	44.91002	门奇静脉断流术 [食管 - 胃底静脉结扎术]
40.29016	肠系膜淋巴结切除术		
40.29017	腹膜后淋巴管瘤（囊肿）切除术	44.91005	腹腔镜下胃曲张静脉离断术
40.29018	肠系膜淋巴管瘤（囊肿）切除术	44.92001	胃扭转复位术
40.3001	淋巴结扩大性区域性切除术	45.01005	十二指肠切开探查术
40.3002	淋巴结区域性切除术	45.31002	十二指肠病损切除术
40.3003	腔镜下区域性腋窝淋巴结区域切除术	45.32001	十二指肠病损破坏术
		46.81001	小肠扭转复位术
40.51001	腋下淋巴结清扫术	46.81002	小肠套叠复位术
40.51002	腔镜下腋窝淋巴结清扫术	50.0008	肝被膜下血肿清除术
40.52001	主动脉旁淋巴结清扫术	50.0011	肝囊肿切开引流术
40.53001	髂淋巴结清扫术	50.0014	肝脓肿切开引流术
40.54001	腹股沟淋巴结清扫术	50.0016	肝探查术
40.59001	腹腔淋巴结清扫术	50.12001	直视下肝活检术
40.59006	肠系膜淋巴结清扫术	50.14001	腹腔镜下肝活检术

50.24001	超声引导下肝病损射频消融术
50.24002	CT 引导下肝病损射频消融术
50.29005	肝病损冷冻治疗术
50.29008	肝病损破坏术
50.29009	肝病损切除术
50.29019	肝病损离体切除术
50.61003	肝破裂修补术
50.69001	肝固定术
50.69002	肝修补术
50.94001	腹腔镜下肝内无水乙醇注射术
50.99003	肝破裂出血止血术
51.04008	胆道镜下碎石取石术
51.11002	腹腔镜下胆道造影术
51.11005	术中胆道镜检查
51.12001	术中胆囊活检
51.13001	直视下胆囊活检术
51.13002	直视下胆管活检术
51.59001	超声引导下胆管穿刺引流术
51.82003	胰管括约肌切开取石术
51.85002	内镜下十二指肠乳头肌切开取石术
51.87003	内镜下胆管支架置入术
51.88002	内镜下胆总管切开取石术
51.98001	超声引导下经皮肝穿刺胆管引流术
51.98005	经皮胆道镜下取石术
51.98014	经皮肝穿刺胆道支架置入术
51.99001	胆道内假体置换术
52.01001	胰切开引流术
52.09001	胰腺切开取石术
52.12001	直视下胰腺活检术
52.22002	胰腺病损切除术
52.22003	胰腺病损射频消融术
52.3001	胰腺囊肿造袋术
52.4002	胰腺囊肿 - 空肠吻合术
52.4004	胰腺囊肿引流术
52.4005	胰腺囊肿 - 胃吻合术
52.81001	胰腺组织再植入术
52.84001	胰岛细胞自体移植术
52.85001	胰岛细胞（同种）异体移植术
52.92001	胰管支架置入术
52.95001	胰瘘管切除术

52.95002	胰尾修补术
52.95005	胰腺破裂修补术
52.95006	胰腺修补术
54.11001	腹腔镜中转剖腹探查术
54.12002	近期剖宫术后腹腔止血术
54.12007	再剖腹探查术
54.19001	腹部血肿去除术
54.19003	腹膜后血肿清除术
54.19004	腹膜血肿清除术
54.19005	腹腔镜下腹腔积血清除术
54.19009	腹腔内出血止血术
54.19011	腹腔血肿清除术
54.19013	膈下脓肿切开引流术
54.21001	腹腔镜检查
54.22003	腹腔镜下腹壁活检术
54.23001	肠系膜活检术
54.23003	腹膜后活检术
54.23004	腹膜活检术
54.23005	网膜活检术
54.23006	腹腔镜下腹膜活检术
54.23007	腹腔镜下网膜活检术
54.3004	腹壁窦道扩创术
54.3010	腹壁伤口扩创术
54.3011	腹壁伤口清创术
54.3018	腹股沟病损切除术
54.3024	腹腔镜下腹壁病损切除术
54.3026	盆腔壁病损切除术
54.3027	脐病损切除术
54.3029	脐切除术
54.4001	肠系膜病损切除术
54.4005	大网膜病损切除术
54.4006	大网膜部分切除术
54.4007	大网膜切除术
54.4009	骶前病损切除术
54.4012	骶尾部病损切除术
54.4014	腹膜病损切除术
54.4015	腹膜后病损切除术
54.4021	腹膜外病损切除术
54.4026	腹腔镜下肠系膜病损切除术
54.4028	腹腔镜下腹膜病损切除术

54.4029　腹腔镜下腹膜后病损切除术

54.4033　腹腔镜下网膜病损切除术

54.4034　腹腔镜下网膜部分切除术

54.4035　盆腔病损切除术

54.4036　盆腔腹膜切除术

54.4039　盆腔病损冷冻治疗术

54.4042　髂窝病损切除术

54.4043　网膜病损切除术

54.4044　网膜部分切除术

54.4045　网膜切除术

54.4048　腹腔病损氩氦刀靶向冷冻治疗术

54.51001　腹腔镜下肠粘连松解术

54.51004　腹腔镜下腹膜粘连松解术

54.51005　腹腔镜下腹腔粘连松解术

54.51006　腹腔镜下盆腔腹膜粘连松解术

54.51009　腹腔镜下盆腔粘连松解术

54.59002　肠粘连松解术

54.59004　腹膜粘连松解术

54.59005　腹腔粘连松解术

54.59007　盆腔腹膜粘连松解术

54.59009　盆腔粘连松解术

54.61001　腹壁切口裂开缝合术

54.64001　腹膜缝合术

54.64002　网膜裂伤缝合术

54.72001　腹壁补片修补术

54.73001　腹膜组织修补术

54.74001　大网膜包肝术

54.74002　大网膜包肾术

54.74003　大网膜还纳术

54.74004　大网膜内移植术

54.74005　大网膜修补术

54.74006　生物大网膜移植术

54.74008　网膜扭转复位术

54.75001　肠系膜固定术

54.75002　肠系膜修补术

54.91002　经腹盆腔穿刺引流术

54.91003　经皮腹膜后穿刺引流术

54.91005　经皮腹腔穿刺引流术

54.91009　超声引导下盆腔穿刺术

54.93001　腹壁造口术

54.94002　腹腔 - 静脉转流泵管置入术

54.95001　拉德手术　［Ladd 手术］

54.95002　腹膜切开术

54.97002　腹腔镜下腹腔局部注射

54.99009　腹腔镜下腹腔病损切除术

54.99017　盆腔补片术

86.04011　皮肤和皮下组织切开引流术

86.05004　皮肤和皮下组织切开异物取出术

86.06004　药物治疗泵置入

86.06005　静脉输注泵置入

86.22011　皮肤和皮下坏死组织切除清创术

86.28012　皮肤和皮下组织非切除性清创

86.3047　皮肤病损切除术

86.3072　皮下组织病损切除术

86.4004　皮肤病损根治性切除术

86.63001　腹部全厚皮片移植术

87.53001　术中胆管造影

HK19　食管静脉曲张出血的治疗性内镜操作

手术操作包括：

42.33008　胃镜下食管曲张静脉套扎术

42.33009　胃镜下食管曲张静脉硬化剂注射术

HK21　肝胆胰系统的治疗性操作，伴重要并发症与合并症

HK23　肝胆胰系统的治疗性操作，伴并发症与合并症

HK25　肝胆胰系统的治疗性操作，不伴并发症与合并症

手术操作包括：

04.2013　腹膜后无水乙醇神经阻滞术

04.2014　腹腔神经阻滞术

39.79016　肝动脉栓塞术

45.30001　内镜下十二指肠病损切除术

50.23001　肝病损射频消融术

50.24001　超声引导下肝病损射频消融术

50.24002　CT 引导下肝病损射频消融术

50.91003　经皮肝抽吸术

51.01001　超声引导下胆囊穿刺引流术

51.04008　胆道镜下碎石取石术

51.59001　超声引导下胆管穿刺引流术

51.59009　内镜下胆道异物去除术

51.64002　内镜下胆总管病损切除术

51.84001　内镜下奥迪括约肌切开术

51.85002　内镜下十二指肠乳头肌切开取石术

51.85003　内镜下十二指肠乳头肌切开术

51.85009　内镜下胆管括约肌切开术

51.86002　内镜下鼻胆管引流术

51.86003　内镜下鼻胆引流管插入

51.87001　内镜下胆道内支架成形术

51.87003　内镜下胆管支架置入术

51.87004　内镜下胆管置管引流术

51.88002　内镜下胆总管切开取石术

51.88007　内镜下胆管取石术

51.88009　内镜下胆管碎石取石术

51.95001　胆管假体装置去除术

51.96001　经皮胆总管结石取出术

51.98001　超声引导下经皮肝穿刺胆管引流术

51.98003　经 T 管胆道支架置入术

51.98004　经胆道镜胆管扩张术

51.98005　经皮胆道镜下取石术

51.98006　经皮胆道扩张术

51.98008　经皮胆管球囊扩张术

51.98009　经皮胆管引流术

51.98011　经皮胆总管支架去除术

51.98012　经皮肝穿刺胆管引流术

51.98013　经皮肝穿刺肝胆管引流术

51.98014　经皮肝穿刺胆道支架置入术

51.98015　经皮肝穿刺胆总管支架置入术

51.98016　经皮胆肠吻合口扩张术

52.4007　超声内镜下胰腺囊肿 - 胃吻合术

52.4008　超声内镜下胰腺囊肿 - 十二指肠吻合术

52.4009　超声内镜下胰腺囊肿 - 胃吻合伴清创术

52.4010　超声内镜下胰腺脓肿 - 十二指肠吻合伴清创术

52.93001　内镜下胰管支架置入术

52.93002　内镜下胰管置管引流术

52.94001　内镜下胰管取石术

52.94002　内镜下胰管碎石取石术

98.59003　胰腺结石体外冲击波碎石

HL19　肝胆胰系统的诊断性操作

手术操作包括：

40.11002　淋巴结活检

50.11001　超声引导下肝穿刺活检

50.11005　经皮肝穿刺活检

50.19002　超声内镜下肝细针穿刺活检（FNA）

51.10003　内镜逆行胰胆管造影［ERCP］

51.11004　内镜逆行胆管造影［ERC］

51.13002　直视下胆管活检术

51.14001　内镜下胆管活检

51.14002　内镜下奥迪括约肌活检

51.15001　奥迪括约肌测压

52.11001　胰腺穿刺活检

52.14001　超声内镜下胰腺细针穿刺活检（FNA）

52.19001　超声内镜下胰腺检查

88.74007　肝超声造影

HR11　肝胆胰系统恶性肿瘤，伴重要并发症与合并症

HR15　肝胆胰系统恶性肿瘤，不伴重要并发症与合并症

主要诊断包括：

C22.001　肝细胞癌

C22.101　肝内胆管癌

C22.201　肝母细胞瘤

C22.301　肝巨噬细胞肉瘤［Kupffer 细胞肉瘤］

C22.302　肝血管肉瘤

C22.901　肝恶性肿瘤

C23xx01　胆囊恶性肿瘤

C24.001　胆管恶性肿瘤

C24.002　肝管恶性肿瘤

C24.003　胆囊管恶性肿瘤

C24.004　胆总管恶性肿瘤

C24.006　肝胆管恶性肿瘤

C24.007　肝门胆管恶性肿瘤

C24.101　法特壶腹恶性肿瘤

C24.102　法特壶腹周围恶性肿瘤

C24.801　肝内及肝外胆管恶性肿瘤

C24.901　胆道恶性肿瘤

C25.001　胰头恶性肿瘤

C25.101　胰体恶性肿瘤

C25.201　胰尾恶性肿瘤

C25.301　胰管恶性肿瘤

C25.401　内分泌胰腺恶性肿瘤

C25.701　胰颈恶性肿瘤

C25.801　胰头和胰颈及胰体恶性肿瘤

C25.802　胰颈及胰体恶性肿瘤

C25.901　胰腺恶性肿瘤

C26.803　胆管及胆囊恶性肿瘤

C77.204　肝门淋巴结继发恶性肿瘤

C78.701　肝继发恶性肿瘤

C78.801　胆管继发恶性肿瘤

C78.802　胆囊继发恶性肿瘤

C78.808　胰腺继发恶性肿瘤

C78.809　胰头继发恶性肿瘤

D01.501　肝原位癌

D01.502　胆囊原位癌

D01.503　胆道原位癌

D01.504　法特壶腹原位癌

D01.701　胰原位癌

D37.601　胆囊交界性肿瘤

D37.602　法特壶腹交界性肿瘤

D37.603　肝交界性肿瘤

D37.604　肝胆管交界性肿瘤

D37.703　胰腺交界性肿瘤

HS11　重症病毒性肝炎、肝功能衰竭，伴重要并发症与合并症

HS13　重症病毒性肝炎、肝功能衰竭，伴并发症与合并症

HS15　重症病毒性肝炎、肝功能衰竭，不伴并发症与合并症

主要诊断包括：

B15.001　病毒性肝炎甲型急性重型

B15.002　病毒性肝炎甲型亚急性重型

B16.001　病毒性肝炎乙型丁型亚急性重型

B16.002　病毒性肝炎乙型丁型急性重型

B16.201　病毒性肝炎乙型亚急性重型

B16.202　病毒性肝炎乙型急性重型

B17.104　病毒性肝炎丙型急性重型

B17.105　病毒性肝炎丙型亚急性重型

B17.205　病毒性肝炎戊型急性重型

B17.206　病毒性肝炎戊型亚急性重型

B17.801　病毒性肝炎重叠感染

B17.803　病毒性肝炎三重感染（三重以上）

B17.905　病毒性肝炎急性重型（暴发型）

B17.906　病毒性肝炎亚急性重型

B18.002　病毒性肝炎乙型丁型慢性重型

B18.005　病毒性肝炎乙型丁型（慢性重度）

B18.101　病毒性肝炎乙型慢性重型

B18.105　病毒性肝炎乙型（慢性重度）

B18.205　病毒性肝炎丙型（慢性重度）

B18.207　病毒性肝炎丙型慢性重型

B18.901　病毒性肝炎慢性重型

B18.904　病毒性肝炎（慢性重度）

B18.910　病毒性肝炎三重感染（三重以上）（慢性重度）

B18.911　病毒性肝炎三重感染（三重以上）（慢性重型）

B19.001　病毒性肝炎伴肝昏迷

K71.101　中毒性肝病伴肝衰竭

K71.102　药物性急性肝衰竭

K71.103　药物性慢性肝衰竭

K71.104　药物性亚急性肝衰竭

K71.105　中毒性肝病伴肝衰竭（慢性轻度）

K71.106　中毒性肝病伴肝衰竭（慢性中度）

K71.107　中毒性肝病伴肝衰竭（慢性重度）

K71.108　中毒性肝病伴肝衰竭（慢性重型）

K72.001　急性重型肝炎

K72.002　急性黄色肝萎缩

K72.003　亚急性重型肝炎

K72.005　慢加亚急性肝衰竭

K72.101　慢性重型肝炎

K72.901　肝功能衰竭

K72.903　肝性脑病

K72.904　肝萎缩

K76.701　肝肾功能衰竭

K76.806　肝功能不全

T86.408　肝移植后肝衰竭

HS21　各种病毒性肝炎，伴重要并发症与合并症

HS23　各种病毒性肝炎，伴并发症与合并症

HS25　各种病毒性肝炎，不伴并发症与合并症

主要诊断包括：

A50.002+K77.0*

　　早期先天性梅毒性肝炎

A51.408+K77.0*

　　二期梅毒性肝炎

A52.707+K77.0*

　　梅毒性肝病

B00.801+K77.0*

　　EB 病毒性肝炎

B05.803+K77.0*

　　麻疹并发肝炎

B15.901　病毒性肝炎甲型急性黄疸型

B15.902　病毒性肝炎甲型急性无黄疸型

B15.903　病毒性肝炎甲型淤胆型

B15.906　甲型病毒性肝炎

B16.101　急性乙型丁型病毒性肝炎

B16.102　病毒性肝炎乙型丁型急性黄疸型

B16.103　病毒性肝炎乙型丁型急性无黄疸型

B16.104　病毒性肝炎乙型丁型淤胆型

B16.901　病毒性肝炎乙型急性黄疸型

B16.902　病毒性肝炎乙型急性无黄疸型

B16.903　急性乙型病毒性肝炎

B16.904　病毒性肝炎乙型急性淤胆型

B17.101　急性丙型病毒性肝炎

B17.102　病毒性肝炎丙型急性黄疸型

B17.103　病毒性肝炎丙型急性无黄疸型

B17.106　病毒性肝炎丙型急性淤疸型

B17.201　急性戊型病毒性肝炎

B17.202　病毒性肝炎戊型淤胆型

B17.203　病毒性肝炎戊型急性黄疸型

B17.204　病毒性肝炎戊型急性无黄疸型

B17.802　病毒性肝炎双重感染

B17.901　急性病毒性肝炎

B17.902　病毒性肝炎急性淤胆型

B17.903　病毒性肝炎急性黄疸型

B17.904　病毒性肝炎急性无黄疸型

B18.003　慢性乙型丁型病毒性肝炎

B18.004　乙型丁型病毒性肝炎（慢性轻度）

B18.006　乙型丁型病毒性肝炎（慢性中度）

B18.103　乙型病毒性肝炎（慢性中度）

B18.104　乙型病毒性肝炎（慢性轻度）

B18.106　慢性乙型病毒性肝炎

B18.107　病毒性肝炎乙型慢性淤胆型

B18.201　慢性丙型病毒性肝炎

B18.202　丙型病毒性肝炎（慢性轻度）

B18.203　丙型病毒性肝炎（慢性中度）

B18.209　病毒性肝炎丙型慢性淤疸型

B18.801　慢性戊型病毒性肝炎

B18.902　病毒性肝炎（慢性轻度）

B18.903　病毒性肝炎（慢性中度）

B18.906　病毒性肝炎慢性淤胆型

B18.907　慢性病毒性肝炎

B18.908　病毒性肝炎三重感染（三重以上）（慢性轻度）

B18.909　病毒性肝炎三重感染（三重以上）（慢性中度）

B19.901　病毒性肝炎

B25.101+K77.0*

　　巨细胞病毒性肝炎

B26.806+K77.0*

　　流行性腮腺炎性肝炎

B54xx03+K77.0*
疟疾性肝炎

B58.101+K77.0*
弓形虫肝炎

B65.902+K77.0*
血吸虫肝炎

HT11　急性重症胰腺炎，伴重要并发症与合并症

HT15　急性重症胰腺炎，不伴重要并发症与合并症

主要诊断包括：

K85.801　化脓性胰腺炎

K85.802　急性出血坏死性胰腺炎

K85.803　胰腺脓肿

K85.804　急性重症胰腺炎

HT21　急性胰腺炎，伴重要并发症与合并症

HT25　急性胰腺炎，不伴重要并发症与合并症

主要诊断包括：

B25.201+K87.1*
巨细胞病毒性胰腺炎

B26.301+K87.1*
流行性腮腺炎性胰腺炎

K85.101　胆源性胰腺炎

K85.201　酒精性急性胰腺炎

K85.301　药物性急性胰腺炎

K85.805　急性轻症胰腺炎

K85.806　慢性胰腺炎急性发作

K85.901　急性胰腺炎

K86.001　酒精性慢性胰腺炎

K86.101　复发性胰腺炎

K86.102　慢性胰腺炎

K86.103　自身免疫性胰腺炎

K86.104　高脂血症性胰腺炎

T81.806　操作后胰腺炎

HU11　急性胆道疾患，伴重要并发症与合并症

HU13　急性胆道疾患，伴并发症与合并症

HU15　急性胆道疾患，不伴并发症与合并症

主要诊断包括：

K80.001　胆囊结石伴坏疽性胆囊炎

K80.002　胆囊结石伴急性胆囊炎

K80.003　胆囊结石伴急性化脓性胆囊炎

K80.004　胆囊结石伴慢性胆囊炎急性发作

K80.101　胆囊结石伴胆囊炎

K80.102　胆囊结石伴慢性胆囊炎

K80.204　胆囊结石嵌顿

K80.205　胆囊管结石

K80.301　胆总管结石伴急性化脓性胆管炎

K80.302　胆管结石伴胆管炎

K80.303　胆总管结石伴急性胆管炎

K80.304　肝内胆管结石伴胆管炎

K80.305　胆总管结石伴急性化脓性梗阻性胆管炎

K80.402　胆管结石伴急性胆囊炎

K80.403　胆总管结石伴急性胆囊炎

K81.004　急性胆囊炎

K81.005　急性化脓性胆囊炎

K81.006　急性坏疽性胆囊炎

K81.007　慢性胆囊炎急性发作

K81.008　胆囊积脓

K81.901　胆囊炎

K82.201　胆囊穿孔

K82.202　胆囊破裂

K82.401　草莓状胆囊

K83.002　胆管炎

K83.003　胆管周围炎

K83.004　梗阻性化脓性胆管炎

K83.005　化脓性胆管炎

K83.006　急性胆管炎

K83.007　急性化脓性胆管炎

K83.008　急性化脓性梗阻性胆管炎

K83.201　胆管破裂

K83.202　胆管穿孔

HV11　肝硬化，伴重要并发症与合并症

HV15　肝硬化，不伴重要并发症与合并症

主要诊断包括：

B65.909+I98.3*

　　　血吸虫性食管静脉曲张伴出血

I86.814　食管 - 胃底静脉曲张破裂出血

K70.301　酒精性肝硬化

K70.302+I98.2*

　　　酒精性肝硬化伴食管静脉曲张

K70.303+I98.3*

　　　酒精性肝硬化伴食管静脉曲张破裂出血

K70.304+I98.2*

　　　酒精性肝硬化伴胃底静脉曲张

K70.305+I98.3*

　　　酒精性肝硬化伴胃底静脉曲张破裂出血

K70.306+I98.2*

　　　酒精性肝硬化伴食管 - 胃底静脉曲张

K70.307+I98.3*

　　　酒精性肝硬化伴食管 - 胃底静脉曲张破裂出血

K71.701　药物性肝硬化

K74.001　肝纤维化

K74.301　原发性胆汁型肝硬化

K74.303+I98.2*

　　　原发性胆汁型肝硬化伴食管静脉曲张

K74.304+I98.3*

　　　原发性胆汁型肝硬化伴食管静脉曲张破裂出血

K74.305+I98.2*

　　　原发性胆汁型肝硬化伴胃底静脉曲张

K74.306+I98.3*

　　　原发性胆汁型肝硬化伴胃底静脉曲张破裂出血

K74.307+I98.2*

　　　原发性胆汁型肝硬化伴食管 - 胃底静脉曲张

K74.308+I98.3*

　　　原发性胆汁型肝硬化伴食管 - 胃底静脉曲张破裂出血

K74.401　继发性胆汁型肝硬化

K74.501　胆汁型肝硬化

K74.601　肝炎后肝硬化

K74.602　丙型肝炎后肝硬化

K74.603　乙型肝炎后肝硬化

K74.604　结节性肝硬化

K74.605　门脉性肝硬化

K74.606　血吸虫性肝硬化

K74.607+I98.2*

　　　肝硬化伴食管静脉曲张

K74.608+I98.3*

　　　肝硬化伴食管静脉曲张破裂出血

K74.609　肝硬化

K74.610　拉埃内克肝硬化 [Laennec 肝硬化]

K74.611　自身免疫性肝硬化

K74.612+I98.2*

　　　肝硬化伴胃底静脉曲张

K74.613+I98.3*

　　　肝硬化伴胃底静脉曲张破裂出血

K74.614+I98.2*

　　　肝硬化伴食管 - 胃底静脉曲张

K74.615+I98.3*

　　　肝硬化伴食管 - 胃底静脉曲张破裂出血

K74.616　肝硬化失代偿期

K76.102　心源性肝硬化

HV21　酒精性肝脏疾病，伴重要并发症与合并症

HV25　酒精性肝脏疾病，不伴重要并发症与合并症

主要诊断包括：

K70.001　酒精性脂肪肝

K70.101　酒精性肝炎

K70.401　慢性酒精性肝衰竭

K70.402　亚急性酒精性肝衰竭

K70.901　酒精性肝病

HZ11　肝脏其他疾患，伴重要并发症与合并症

HZ15　肝脏其他疾患，不伴重要并发症与合并症

主要诊断包括：

A01.011　伤寒并发中毒性肝炎

A06.401　肝阿米巴病［阿米巴肝脓肿］

A18.311　肝门淋巴结结核

A18.833+K77.0*
　　　　　肝结核

B00.802+K77.0*
　　　　　疱疹性肝炎

B01.803+K77.0*
　　　　　水痘并发肝炎

B18.208　丙型肝炎相关性肾炎

B25.101+K77.0*
　　　　　巨细胞病毒性肝炎

B49xx21　肝真菌感染

B65.904+K77.0*
　　　　　血吸虫性门静脉高压

B66.103+K77.0*
　　　　　中华肝吸虫病

B66.302　肝片吸虫病

B66.501　姜片虫病

B67.001+K77.0*
　　　　　肝细粒棘球蚴病

B67.501+K77.0*
　　　　　肝泡型棘球蚴病

B67.801+K77.0*
　　　　　肝棘球蚴病［肝包虫病］

B69.801　肝囊虫病

B77.802　肝管蛔虫病

B83.803　肝毛细线虫病

B94.201　病毒性肝炎后遗症

D13.401　肝良性肿瘤

D13.402　肝内胆管良性肿瘤

D13.501　胆管良性肿瘤

D13.502　胆囊良性肿瘤

D13.503　壶腹良性肿瘤

D17.715　肝脂肪瘤

D18.030　肝血管瘤

E72.207　先天性高氨血症

E80.401　良性非结合性胆红素血症［Gilbert 综合征］

E80.501　先天性高胆红素血症［Crigler-Najjar 综合征］

E80.601　家族性肝内胆汁淤积症

E80.602　杜宾 - 约翰逊综合征［Dubin-Johnson 综合征］

E80.603　非新生儿高胆红素血症

E80.604　慢性家族性非溶血性黄疸［Rotor 综合征］

E80.605　体质性高胆红素血症

E80.606　胆红素排泄障碍

E80.607　肝炎后高胆红素血症

E83.104+K77.8*
　　　　　肝含铁血黄素沉积症

I81xx02　门静脉血栓形成

I82.001　布 - 加综合征［Budd-Chiari 综合征］

I82.002　肝小静脉闭塞

I86.801　肝静脉瘤

I87.115　门静脉狭窄

I87.117　肝静脉狭窄

K70.001　酒精性脂肪肝

K71.001　药物性肝炎伴胆汁淤积

K71.002　中毒性肝病伴胆汁淤积

K71.201　中毒性肝病伴急性肝炎

K71.301　中毒性肝病伴慢性迁延性肝炎

K71.401　中毒性肝病伴慢性小叶性肝炎

K71.501　中毒性肝病伴慢性活动性肝炎

K71.502　中毒性肝病伴狼疮样肝炎

K71.601　药物性肝炎

K71.602　中毒性肝炎

K71.901	药物性肝损害	K76.606	门静脉瘤栓
K71.902	中毒性肝病	K76.607	非肝硬化性门静脉高压
K71.903	化学毒物肝损害	K76.702	肝肾综合征
K72.004	亚急性肝炎	K76.703	肝性肾病
K72.902	肝坏死	K76.801	肝自发性破裂出血
K72.903	肝性脑病	K76.802	肝出血
K73.001	慢性迁延性肝炎	K76.803	肝多发性再生肥大结节
K73.201	狼疮样肝炎	K76.804	肝肺综合征
K73.202	慢性活动性肝炎	K76.805	肝钙化灶
K73.801	慢性复发性肝炎	K76.807	肝管出血
K73.802	慢性间质性肝炎	K76.808	肝管息肉
K73.901	慢性肝炎	K76.809	甲亢性肝损害
K75.001	肝脓肿	K76.810	肝内钙化点
K75.002	胆管炎性肝脓肿	K76.811	肝囊肿
K75.003	门静脉炎性肝脓肿	K76.812	肝细胞性黄疸
K75.101	门静脉炎	K76.813	肝下垂
K75.301	肝肉芽肿	K76.814	肝血肿
K75.401	自身免疫性肝炎	K76.815	肝炎后黄疸
K75.801	胆小管炎性肝炎	K76.816	肝增生性结节
K75.802	胆汁淤积性肝炎	K76.901	肝肿物
K75.803	肝胆管炎	K76.902	肝损害
K75.804	肝内胆管炎	K76.903	慢性肝损害
K75.805	肝炎性假瘤	K91.8303	手术后肝管狭窄
K75.806	肝炎性肿物	K92.806	肝癌伴出血
K75.807	急性化脓性肝胆管炎	M32.115+K77.801*	
K75.901	肝炎		狼疮性肝损害
K75.902	婴儿肝炎综合征	P78.803	先天性肝硬化
K76.001	脂肪肝	Q27.804	肝门血管畸形
K76.002	非酒精性脂肪性肝炎	Q44.602	先天性肝纤维囊性病
K76.003	非酒精性脂肪性肝炎相关性肝硬化	Q44.603	先天性肝纤维化
K76.101	淤血性肝损害	Q44.701	先天性肝囊肿
K76.301	肝梗死	Q44.702	阿拉杰里综合征 [Alagille 综合征]
K76.401	紫癜样肝病	Q44.703	肝异位
K76.402	肝血管瘤病	Q44.704	先天性多囊肝
K76.501	肝静脉闭塞性病	Q85.905	肝错构瘤
K76.601	班替综合征	R16.001	肝大
K76.602	门静脉高压	R16.201	肝脾大
K76.603	特发性门静脉高压	R17xx01	黄疸
K76.604	胰源性门静脉高压	R17xx02	感染性黄疸
K76.605	门静脉海绵样变	R59.012	肝门淋巴结肿大

R93.201　肝诊断性影像异常

R93.203　肝占位性病变

R94.501　肝功能异常

S35.103　肝静脉损伤

S35.204　肝动脉损伤

S35.301　门静脉损伤

S36.101　肝损伤

S36.111　肝挫伤

S36.113　创伤性肝血肿

S36.121　肝撕裂伤

S36.131　肝轻度撕裂伤

S36.141　肝中度撕裂伤

S36.151　肝重度撕裂伤

T85.8802　经颈静脉肝内门腔静脉支架分流术（TIPSS）肝内支架狭窄

T86.401　肝移植失败

T86.403　肝移植排斥

T86.404　肝移植物急性抗宿主病

T86.405　肝移植物慢性抗宿主病

T86.406　肝移植急性排斥

T86.407　肝移植慢性排斥

T86.409　肝移植后肝动脉血栓形成

T86.410　肝移植后肝动脉狭窄

T86.411　肝移植后肝动脉假性动脉瘤

T86.412　肝移植后门静脉血栓形成

T86.413　肝移植后门静脉狭窄

T86.414　肝移植后下腔静脉血栓形成

T86.415　肝移植后下腔静脉狭窄

T86.416　肝移植后肝静脉回流障碍

Z22.501　乙型病毒性肝炎表面抗原携带者

Z22.502　乙型病毒性肝炎病原携带者

Z22.591　丙型肝炎病毒携带者

Z52.601　供肝者

Z94.401　肝移植状态

HZ21　胆道其他疾患，伴重要并发症与合并症

HZ23　胆道其他疾患，伴并发症与合并症

HZ25　胆道其他疾患，不伴并发症与合并症

主要诊断包括：

A01.014　伤寒并发胆囊炎

A18.807+K87.0*

　　　　胆囊结核

B45.801　胆道隐球菌病

B77.801　胆道蛔虫病

D13.504　肝外胆管良性肿瘤

E80.608　家族性肝内胆汁淤积症［Byler 病］

K80.201　残余胆囊结石

K80.203　胆囊结石

K80.401　胆管结石伴慢性胆囊炎

K80.404　肝内胆管结石伴慢性胆囊炎

K80.405　肝管结石伴慢性胆囊炎

K80.406　胆总管结石伴慢性胆囊炎

K80.501　胆道术后残留结石

K80.502　胆管结石

K80.503　胆绞痛

K80.504　肝管结石

K80.505　胆总管残余结石

K80.506　胆总管结石

K80.507　肝内胆管结石

K80.801　胆石症

K80.802　Mirrizi 综合征

K81.001　胆囊坏疽

K81.002　胆囊脓肿

K81.003　胆囊周围脓肿

K81.101　慢性胆囊炎

K81.801　胆囊周围炎

K82.001　胆囊管梗阻

K82.002　梗阻性黄疸

K82.003　胆囊管残株炎

K82.101　胆囊黏液囊肿

K82.102　胆囊积液

K82.301　胆囊肠瘘

K82.302　胆囊结肠瘘

K82.303　胆囊瘘

K82.304　胆囊十二指肠瘘

K82.305	胆囊胃瘘		K91.501	胆囊切除术后综合征
K82.402	胆囊胆固醇沉着症		K91.8301	肝断面胆道残端漏
K82.801	胆管扩张		K91.8305	手术后肝总管小肠瘘
K82.802	胆囊出血		K91.8401	胆肠吻合口反流
K82.803	胆囊肥大		K91.8402	胆道吻合口漏
K82.804	胆囊肉芽肿		K91.8403	胆道吻合口狭窄
K82.805	胆囊腺肌症		K91.8406	胆总管空肠吻合口狭窄
K82.806	胆囊扭转		K91.8409	手术后胆管狭窄
K82.807	胆囊萎缩		K91.8410	手术后胆总管小肠瘘
K82.808	胆囊息肉		K91.8411	手术后缺血性胆道病
K82.809	胆囊功能障碍		Q27.802	胆囊血管畸形
K82.901	胆囊病变		Q44.001	先天性胆囊缺如
K82.902	胆囊肿物		Q44.101	先天性胆囊分隔畸形
K83.001	胆道感染		Q44.102	先天性肝内胆囊
K83.009	慢性胆管炎		Q44.103	胆囊重复畸形
K83.010	硬化性胆管炎		Q44.202	先天性胆管闭锁
K83.011	淤积性胆管炎		Q44.203	先天性胆总管下端闭锁
K83.101	肝管狭窄		Q44.301	先天性胆管狭窄
K83.102	胆管狭窄		Q44.401	先天性胆总管囊肿
K83.103	胆管梗阻		Q44.501	先天性胆管畸形
K83.104	胆汁淤积症		Q44.502	先天性胆管扩张
K83.105	胆总管梗阻		Q44.503	先天性胆总管畸形
K83.106	胆汁反流		Q44.504	先天性胆总管扩张
K83.107	胆总管狭窄		Q44.505	先天性胆总管狭窄
K83.108	肝内胆管狭窄		Q44.506	胆管重复畸形
K83.301	胆管瘘		Q44.507	先天性肝内胆管囊状扩张症
K83.302	胆总管十二指肠瘘			［Caroli 病］
K83.401	奥迪括约肌痉挛		Q44.508	先天性胃内胆管异位
K83.501	胆管囊肿		Q44.509	胆囊管重复畸形
K83.502	胆总管囊肿		Q45.802	先天性胰胆管合流异常
K83.801	奥迪括约肌狭窄		Q85.919	胆囊错构瘤
K83.802	缩窄性法特乳头炎		Q85.944	胆管错构瘤
K83.803	胆道出血		R93.202	胆道诊断性影像异常
K83.804	胆管溃疡		R93.204	胆管占位性病变
K83.805	胆总管痉挛		R93.205	胆囊占位性病变
K83.806	胆总管扩张		S36.171	胆囊损伤
K83.807	肝内胆管扩张		S36.181	胆管损伤
K83.808	胆心综合征		Z43.402	去除 T 型引流管
K83.809	胆管息肉		Z43.403	T 型引流管置换
K83.810	胆管消失综合征		Z43.405	胆管内支架维护

Z98.8903 胆管支架置入术后

HZ31 胰腺其他疾患，伴重要并发症与合并症

HZ33 胰腺其他疾患，伴并发症与合并症

HZ35 胰腺其他疾患，不伴并发症与合并症

主要诊断包括：

A18.829+K87.1*
　　　胰腺结核
D13.601 胰腺良性肿瘤
D18.031 胰腺血管瘤
K86.201 胰腺囊肿
K86.301 胰腺假囊肿
K86.801 胰腺肿大
K86.802 胰胆管扩张
K86.803 胰腺脂肪化
K86.804 胰管梗阻
K86.805 胰管痉挛
K86.806 胰管扩张
K86.807 胰管狭窄
K86.808 胰坏死
K86.809 胰结石
K86.810 胰瘘
K86.811 胰腺钙化
K86.812 胰腺肉芽肿

K86.813 胰腺囊性纤维性变
K86.814 胰腺萎缩
K86.815 胰腺功能不全并中性粒细胞减少综合征 [Shwachman-Diamond 综合征]
K86.901 胰腺肿物
Q45.001 先天性无胰腺
Q45.101 先天性环状胰腺
Q45.201 先天性胰腺囊肿
Q45.311 胰腺异位
Q45.312 食管异位胰腺
Q45.313 十二指肠异位胰腺
Q45.314 胃内异位胰腺
Q45.315 空肠异位胰腺
Q45.391 先天性多囊胰
Q45.392 胰腺分裂症
Q45.394 迷走胰腺
R93.305 胰腺占位性病变
S36.201 胰腺损伤
S36.202 胰腺破裂
S36.211 胰头损伤
S36.221 胰体损伤
S36.231 胰尾损伤
S36.291 胰管损伤
S36.292 胰腺和胰管损伤
T86.821 胰移植失败
T86.822 胰移植排斥
Z43.404 胰管内支架维护
Z98.8904 胰管支架置入术后

MDCI 肌肉、骨骼和结缔组织疾病及功能障碍

IB13 脊柱融合手术，伴并发症与合并症

IB15 脊柱融合手术，不伴并发症与合并症

手术操作包括：

81.01001 前入路寰 - 枢椎融合术

81.01007 后入路寰 - 枢椎融合术

81.01009 后入路枕 - 颈椎融合术

81.01010 经口寰 - 枢椎融合术

81.01011 经口枕 - 颈椎融合术

81.02001 前入路颈椎融合术

81.02002 前外侧入路颈椎融合术

81.03001 后入路颈椎融合术

81.03002 后外侧入路颈椎融合术

81.04001 前入路胸椎融合术

81.04003 前入路胸腰椎融合术

81.04004 前外侧入路胸椎融合术

81.04005 前外侧入路胸腰椎融合术

81.05002 后入路胸腰椎融合术

81.05004 后入路胸椎融合术

81.05005 后外侧入路胸椎融合术

81.06001 前入路腰椎融合术

81.06004 前入路腰骶椎融合术

81.06005 前外侧入路腰椎融合术

81.06006 前外侧入路腰骶椎融合术

81.07002 腰骶外侧横突融合术

81.08013 后入路腰骶椎融合术

81.08015 后入路腰椎融合术

81.08016 后外侧入路腰椎融合术

81.08017 后外侧入路腰骶椎融合术

81.08018 经椎间孔入路腰椎体融合术

81.31001 前入路寰 - 枢椎翻修术

81.31002 后入路寰 - 枢椎翻修术

81.31003 前入路枕 - 颈椎翻修术

81.31004 后入路枕 - 颈椎翻修术

81.31005 经口寰 - 枢椎翻修术

81.31006 经口枕 - 颈椎翻修术

81.32001 前入路颈椎翻修术

81.32002 前外侧入路颈椎翻修术

81.33001 后入路颈椎翻修术

81.33002 后外侧入路颈椎翻修术

81.34001 前入路胸椎翻修术

81.34002 前入路胸腰椎翻修术

81.34003 前外侧入路胸椎翻修术

81.34004 前外侧入路胸腰椎翻修术

81.35001 后入路胸椎翻修术

81.35002 后入路胸腰椎翻修术

81.35003 后外侧入路胸椎翻修术

81.35004 后外侧入路胸腰椎翻修术

81.36001 前入路腰椎翻修术

81.36002 前入路腰骶翻修术

81.36003 前外侧入路腰椎翻修术

81.36004 前外侧入路腰骶椎翻修术

81.37001 腰椎外侧横突翻修术

81.37002 腰骶外侧横突翻修术

81.38001 后入路腰椎翻修术

81.38002 后入路腰骶翻修术

81.38003 后外侧入路腰椎翻修术

81.38004 后外侧入路腰骶椎翻修术

81.38005 经椎间孔入路腰椎体翻修术

81.62002 2 ～ 3 块椎骨融合

81.63001　4～8 块椎骨融合

81.64001　9 块椎骨融合

81.64003　多块椎骨融合

84.51002　碳纤维脊椎融合物置入术

84.51003　陶瓷脊椎融合物置入术

84.51004　金属脊椎融合物置入术

84.51005　塑胶脊椎融合物置入术

84.51006　钛合金脊椎融合物置入术

IB23　除脊柱融合术以外其他脊柱手术，伴并发症与合并症

IB25　除脊柱融合术以外其他脊柱手术，不伴并发症与合并症

手术操作包括：

00.61011　经皮椎动脉球囊扩张成形术

03.01001　椎管内异物去除术

03.01002　椎管内病损切除术

03.02001　椎板切除术部位再切开

03.09003　颈椎后路单开门椎管减压术

03.09004　颈椎后路双开门椎管减压术

03.09005　颈椎前路椎管减压术

03.09006　腰椎椎板切除减压术

03.09007　胸椎椎板切除减压术

03.09009　椎管成形术

03.09015　椎管探查术

03.09016　椎间孔切开术

03.29002　脊髓神经束切断术

03.53001　脊椎骨折复位术

03.53002　脊椎骨折修补术

03.6 005　脊髓神经根粘连松解术

77.09003　椎骨死骨去除术

77.19004　椎骨负压引流管置入术

77.69032　胸椎病损切除术

77.69039　腰椎病损切除术

77.69044　椎骨病损切除术

77.69055　颈椎病损切除术

77.69056　骶椎病损切除术

77.79005　椎骨取骨术

77.89008　脊柱后弓切除术

77.89013　椎体部分切除术

77.99004　前入路胸椎椎体切除术

78.09007　椎骨植骨术

78.09008　颈椎植骨术

78.09009　胸椎植骨术

78.09010　腰椎植骨术

78.09011　骶椎植骨术

78.09013　骶椎人工骨植骨术

78.09015　颈椎人工骨植骨术

78.09018　胸椎人工骨植骨术

78.09019　腰椎人工骨植骨术

78.19004　椎骨外固定架固定术

78.59022　椎弓根钉内固定术

78.59025　椎骨内固定修正术

78.59026　脊柱可调节装置置入术（生长棒）

78.59037　脊柱可调节装置调整术

78.69010　椎骨内固定物取出术

78.69016　椎骨外固定架去除术

79.79002　环构关节脱位闭合复位术

79.79003　颈椎脱位闭合复位术

79.79006　腰椎脱位闭合复位术

79.89002　颈椎脱位切开复位内固定术

79.89003　颈椎脱位切开复位术

79.89006　腰椎脱位切开复位内固定术

79.89007　腰椎脱位切开复位术

80.09001　人工椎体取出术

80.39001　脊柱关节活检

80.49002　脊柱关节松解术

80.51008　前入路颈椎间盘切除术

80.51011　后入路胸椎间盘切除术

80.51013　后入路腰椎间盘切除术

80.51014　腰椎间盘髓核切除术

80.51024　颈椎间盘切除伴半椎板切除术

80.51025　颈椎间盘髓核切除术

80.51028　胸椎间盘切除伴半椎板切除术

80.51030　椎间盘镜下后入路胸椎间盘切除术

80.51031　椎间盘镜下前入路胸椎间盘切除术

80.51032　椎间盘镜下前入路颈椎间盘切除术

80.51033　椎间盘镜下后入路腰椎间盘切除术

80.51034　椎间盘镜下前入路腰椎间盘切除术

80.51035 腰椎间盘切除伴椎板切除术

80.51036 腰椎间盘切除伴半椎板切除术

80.51037 经皮腰椎间盘髓核切吸术

80.51038 腰椎间盘髓核切除伴椎板切除术

80.51039 前外侧入路腰椎间盘切除术

80.52008 椎间盘化学溶解术

80.54001 经皮椎间盘电热纤维环成形术
（IDET）

80.59001 椎间盘射频消融术

80.59003 椎间盘激光汽化术

80.89004 项韧带病损切除术

80.99001 黄韧带部分切除术

80.99002 假关节切除术

80.99003 颈椎后路小关节切除术

80.99005 项韧带切除术

80.99006 颈椎前路小关节切除术

81.65003 经皮穿刺椎体成形术

81.66001 经皮穿刺脊柱后凸成形术

81.66002 腰椎骨折球囊扩张成形术

81.66003 胸椎骨折球囊扩张成形术

84.59002 椎体间减压装置置入术

84.61001 颈椎部分间盘假体置入术

84.62001 颈椎全部间盘假体置入术

84.64003 腰椎棘突间腰椎稳定器置入术

84.66001 颈人工椎间盘翻修术

84.66002 颈人工椎间盘假体置换术

84.67001 胸人工椎间盘假体置换术

84.67002 胸人工椎间盘翻修术

84.68001 腰人工椎间盘翻修术

84.68002 腰人工椎间盘假体置换术

IC10 大关节置换术，年龄 < 17 岁

IC13 大关节置换术，伴并发症与合并症

IC15 大关节置换术，不伴并发症与合并症

手术操作包括：

00.85001 全髋关节表面置换术

00.86001 股骨头表面置换术

00.87001 髋臼表面置换术

81.51003 全髋关节置换术

81.52002 髋臼置换术

81.52003 人工股骨头置换术

81.52004 人工双动股骨头置换术

81.54002 全膝关节表面置换术

81.54004 膝关节单髁表面置换术

81.54005 膝关节髌股表面置换术

81.54007 膝关节双间室置换术

81.54008 铰链式人工膝关节置换术

81.56001 全踝关节置换术

81.73001 人工腕关节置换术

81.80001 全肩关节置换术

81.80003 肩关节表面置换术

81.81001 肩关节部分置换术

81.81002 人工肱骨头置换术

81.84001 肘关节置换术

81.84002 人工桡骨头置换术

81.88001 反式肩关节置换术

IC23 大关节翻修术，伴并发症与合并症

IC25 大关节翻修术，不伴并发症与合并症

主要诊断包括：

M96.601 假体周围骨折

M96.602 股骨假体周围骨折

T84.001 人工髋关节置换术后假体功能障碍

T84.002 人工髋关节置换术后假体松动

T84.004 人工关节置换术后假体功能障碍

T84.005 人工髋关节置换术后髋臼松动

T84.006 人工关节置换术后假体松动

T84.007 人工髋关节置换术后异位骨化

T84.008 人工膝关节置换术后假体松动

T84.009 人工膝关节置换术后假体功能障碍

T84.012 人工股骨头置换术后假体松动

T84.013 人工股骨头置换术后假体功能障碍

T84.502 关节假体引起的感染

T84.804 膝关节置换术后疼痛

T84.806　髋关节置换术后疼痛
T84.807　关节内固定术后疼痛
T84.808　关节置换术后疼痛
T84.809　关节置换术后异位骨化
T84.810　关节内固定术后异位骨化

手术操作包括：

00.70001　髋关节假体翻修术
00.71001　髋臼假体翻修术
00.72001　髋关节股骨假体翻修术
00.80001　全膝关节假体翻修术
00.81001　膝关节胫骨假体翻修术
00.82001　膝关节股骨假体翻修术
00.83001　膝关节髌骨假体翻修术
81.53002　髋关节修正术
81.55001　膝关节修正术
81.83005　肩关节成形翻修术
81.97002　肘关节翻修术
81.97003　腕关节置换翻修术

IC30　除置换翻修以外的大关节手术，年龄＜17 岁

IC33　除置换翻修以外的大关节手术，伴并发症与合并症

IC35　除置换翻修以外的大关节手术，不伴并发症与合并症

手术操作包括：

77.69013　踝骨病损切除术
78.46003　膝关节镜下髌骨成形术
78.54012　腕关节镜下舟骨骨折固定术
78.57011　膝关节镜下后交叉韧带止点撕脱骨折固定术
78.57012　膝关节镜下胫骨髁间棘骨折固定术
78.61004　肩锁关节内固定物取出术
78.66002　膝关节内固定物取出术
78.66003　膝关节镜下内固定物取出术
78.69005　踝关节内固定物取出术
78.69008　髋关节内固定物取出术
78.69011　踝关节外固定架去除术
79.06005　踝关节骨折闭合复位术

79.16007　踝关节骨折闭合复位髓内针内固定术
79.16008　踝关节骨折闭合复位钢针内固定术
79.16013　踝关节骨折闭合复位螺钉内固定术
79.27001　踝关节骨折切开复位术
79.36009　踝关节骨折切开复位钢板内固定术
79.36010　踝关节骨折切开复位螺钉内固定术
79.36011　踝关节骨折切开复位髓内针内固定术
79.36012　踝关节骨折切开复位钢针内固定术
79.71001　肩关节脱位闭合复位术
79.72001　肘关节脱位闭合复位术
79.73001　腕关节脱位闭合复位术
79.75001　髋关节脱位闭合复位术
79.76001　髌骨脱位闭合复位术
79.76002　膝关节脱位闭合复位术
79.77001　踝关节脱位闭合复位术
79.79005　桡尺关节脱位闭合复位术
79.81002　肩关节脱位切开复位术
79.81003　肩关节脱位切开复位内固定术
79.81004　肩锁关节脱位切开复位术
79.81006　肩锁关节脱位切开复位内固定术
79.82001　肘关节脱位切开复位内固定术
79.82002　肘关节脱位切开复位术
79.83001　腕关节脱位切开复位内固定术
79.83002　腕关节脱位切开复位术
79.85001　髋关节脱位切开复位内固定术
79.85002　髋关节脱位切开复位术
79.86003　膝关节脱位切开复位术
79.87001　踝关节脱位切开复位术
79.89001　尺桡关节脱位切开复位术
79.89005　腕掌关节切开复位内固定术
80.01001　肩关节假体取出术
80.01002　肩关节旷置术
80.02001　肘关节假体取出术
80.02002　肘关节旷置术
80.03001　腕关节假体取出术
80.03002　腕关节旷置术
80.05001　髋关节假体取出术
80.05003　髋关节旷置术

80.06001	膝关节假体取出术
80.06002	膝关节旷置术
80.07001	踝关节假体取出术
80.07002	踝关节旷置术
80.11001	肩关节镜下游离体取出术
80.11002	肩关节切开术
80.12001	肘关节镜下游离体取出术
80.12002	肘关节切开术
80.13001	腕关节切开术
80.13002	腕关节镜下游离体取出术
80.15001	髋关节镜下游离体取出术
80.15002	髋关节切开术
80.16001	膝关节镜下游离体取出术
80.16002	膝关节切开术
80.16005	膝关节游离体取出术
80.17001	踝关节切开术
80.17003	踝关节镜下游离体取出术
80.21001	肩关节镜检查
80.22001	肘关节镜检查
80.23001	腕关节镜检查
80.25001	髋关节镜检查
80.26001	膝关节镜检查
80.27001	踝关节镜检查
80.31001	肩关节活检
80.32001	肘关节活检
80.33001	腕关节活检
80.35001	髋关节活检
80.36001	膝关节活检
80.37001	踝关节活检
80.41001	肩关节松解术
80.41002	肩关节镜下关节松解术
80.42001	肘关节松解术
80.42002	肘关节镜下关节松解术
80.43001	腕关节松解术
80.43005	腕关节镜下关节松解术
80.45001	髋关节囊松解术
80.45002	髋关节松解术
80.46001	膝关节镜下关节松解术
80.46003	膝关节松解术
80.47001	踝关节松解术
80.47002	踝关节囊松解术
80.6 001	膝半月板部分切除术
80.6 004	膝关节镜下内侧半月板部分切除术
80.6 005	膝关节镜下半月板部分切除术
80.6 006	膝关节镜下半月板切除术
80.6 009	膝关节镜下外侧半月板部分切除术
80.6 010	膝关节镜下外侧半月板切除术
80.6 011	膝关节镜下内侧半月板切除术
80.71001	肩关节镜下滑膜切除术
80.71002	肩关节滑膜切除术
80.72001	肘关节滑膜切除术
80.72002	肘关节镜下滑膜切除术
80.73002	腕关节滑膜切除术
80.73003	腕关节镜下滑膜切除术
80.75001	髋关节滑膜切除术
80.75002	髋关节镜下滑膜切除术
80.76002	膝关节滑膜切除术
80.76004	膝关节镜下滑膜切除术
80.77001	踝关节滑膜切除术
80.77002	踝关节镜下滑膜切除术
80.81001	肩关节病损切除术
80.81002	肩关节镜下病损切除术
80.82001	肘关节镜下病损切除术
80.82002	肘关节病损切除术
80.82003	肘关节镜下微骨折术
80.83001	腕关节病损切除术
80.83002	腕关节镜下病损切除术
80.85001	髋关节病损切除术
80.85004	髋关节镜下病损切除术
80.86003	膝关节病损切除术
80.86005	膝关节镜下病损切除术
80.86009	膝关节镜下微骨折术
80.87002	踝关节病损切除术
80.87006	踝关节镜下病损切除术
80.87007	踝关节镜下微骨折术
80.89001	骶髂关节病损切除术
80.89005	胸锁关节病损切除术
81.11001	踝关节融合术
81.11002	胫距骨融合术
81.11003	踝关节镜下踝关节融合术

81.13004	踝关节镜下距下关节融合术		81.47019	膝关节镜下自体骨软骨移植术
81.17001	跟骨关节融合术		81.49001	踝关节修补术
81.21001	髋关节固定术		81.49002	踝关节镜下软骨成形术
81.22001	膝关节固定术		81.49003	踝关节镜下软骨修复术
81.23001	肩关节固定术		81.49004	踝关节镜下异体骨软骨移植术
81.23002	肩关节喙突截骨移位固定术 [Latarjet 手术]		81.49005	踝关节镜下自体骨软骨移植术
81.23003	肩关节肩盂植骨固定术		81.49006	踝关节软骨镜下软骨细胞移植术
81.23004	肩关节镜下盂唇固定术		81.75001	腕关节成形术
81.23005	肩关节盂唇固定术		81.75002	腕掌关节成形术
81.24001	肘关节固定术		81.75003	腕关节镜下三角纤维软骨复合体（TFCC）成形术
81.25001	桡腕关节融合术		81.75004	腕关节镜下三角纤维软骨复合体（TFCC）修补术
81.25002	全腕关节融合术			
81.25003	腕骨间融合术		81.75005	腕关节镜下软骨成形术
81.25004	腕中关节融合术		81.82001	复发性肩关节脱位修补术
81.26001	腕掌关节融合术		81.83001	肩关节成形术
81.29001	骶髂关节固定术		81.83003	肩关节囊修复重建术
81.40002	髋关节修补术		81.83004	肩关节修补术
81.40004	髋关节镜下髋关节成形术		81.83006	肩袖修补术
81.40005	髋关节镜下盂唇修补术		81.83007	肩关节镜下关节囊热紧缩术
81.40006	髋关节镜下软骨成形术		81.83008	肩关节镜下肩袖修补术
81.42001	膝关节五联修补术		81.85002	肘关节成形术
81.43001	膝关节三联修补术		81.85004	肘关节镜下软骨成形术
81.44002	髌骨稳定术		81.85005	肘关节镜下软骨修复术
81.45001	膝后十字韧带重建术 [1]		81.85006	肘关节镜下异体骨软骨移植术
81.45004	膝前十字韧带重建术		81.85007	肘关节镜下自体骨软骨移植术
81.45008	膝关节镜下后十字韧带重建术		81.85008	肘关节镜下软骨细胞移植术
81.45009	膝关节镜下前十字韧带重建术		81.93004	腕关节镜下韧带重建术
81.46001	副韧带修补术		81.93005	腕关节韧带重建术
81.47001	膝关节半月板成形术		81.93006	腕关节韧带紧缩术
81.47005	膝关节镜下半月板成形术		81.93009	肘关节镜下韧带重建术
81.47012	膝关节镜下异体外侧半月板移植术		81.93010	肘关节韧带修补术
81.47013	膝关节镜下半月板缝合术		81.94001	踝关节韧带修补术
81.47014	膝关节镜下半月板移植术		81.94002	踝关节囊缝合术
81.47015	膝关节镜下软骨成形术		81.94004	踝韧带缝合术
81.47016	膝关节镜下软骨细胞移植术		81.94006	踝关节镜下韧带修补术
81.47017	膝关节镜下软骨修复术		81.94007	踝关节镜下韧带重建术
81.47018	膝关节镜下异体骨软骨移植术		81.96020	膝关节镜下膝关节后外侧角重建术

---

[1] 十字韧带即交叉韧带，以下同此。

81.96021　膝关节后外侧角重建术

81.96022　膝关节镜下膝关节内侧髌股韧带
　　　　　重建术

81.96023　膝关节内侧髌股韧带重建术

81.96024　膝关节镜下膝后十字韧带再附着术

81.96025　膝后十字韧带再附着术

81.96026　膝关节镜下髌骨内侧支持带紧缩
　　　　　缝合术

81.96027　髌骨内侧支持带紧缩缝合术

81.96028　膝关节镜下髌韧带移位术

81.96029　髌韧带移位术

81.96030　膝关节镜下髌骨外侧支持带松解术

81.96031　髌骨外侧支持带松解术

83.19023　髋关节镜下髂腰肌松解术

83.31008　踝关节镜下跟腱病损切除术

83.87003　肩关节肌肉成形术

83.88010　距腓韧带缝合修补术

83.88014　肩关节镜下肱二头肌肌腱长头固
　　　　　定术

84.04001　腕关节离断术

84.06001　肘关节离断术

84.08001　肩关节离断术

84.09001　肩胛带离断术

84.13001　踝关节离断术

84.16001　膝关节离断术

84.18001　髋关节离断术

84.23003　前臂再植术

84.23004　手再植术

84.23005　腕再植术

84.23006　掌再植术

84.24001　上臂再植术

84.26001　足再植术

84.27001　小腿再植术

84.28001　大腿再植术

84.41001　上臂和肩假肢安装

84.42001　前臂假肢安装

84.43001　臂假肢安装

84.44001　臂假肢装置置入术

84.45001　膝关节上假肢安装

84.46001　膝关节下假肢安装

84.47001　小腿假肢安装

84.48001　小腿假肢装置置入术

ID19　小关节置换翻修术

手术操作包括：

81.57001　跖趾关节置换术

81.57002　趾关节置换术

81.71002　人工指关节置换术

ID29　除置换翻修以外的小关节手术

手术操作包括：

77.04001　腕骨死骨去除术

77.08002　跗骨死骨去除术

77.24001　腕骨楔形截骨术

77.51001　（踇）囊切除伴软组织矫正和第一
　　　　　跖骨截骨术

77.52001　（踇）囊切除伴软组织矫正和关节
　　　　　固定术

77.52002　（踇）外翻矫形术 [McBride 手术]

77.56002　锤状趾矫正术

77.57001　爪形趾矫正术

77.59001　（踇）囊切除术

77.64002　腕骨病损切除术

77.68001　跗骨病损切除术

77.84001　腕骨部分切除术

77.94002　腕骨切除术

77.98001　跗骨切除术

78.04002　腕骨植骨术

78.18001　跗骨外固定架固定术

78.34001　腕骨延长术

78.38001　跗骨延长术

78.44001　腕骨成形术

78.48001　跗骨成形术

78.54003　腕骨螺钉内固定术

78.54009　腕骨钢板内固定术

78.54010　腕骨钢针内固定术

78.58002　跗骨钢针内固定术

78.58003　跗骨螺钉内固定术

78.58009　跗骨钢板内固定术

78.78001　跗骨折骨术

79.04004	指关节骨折闭合复位术（腕掌关节、掌指关节、指间关节）	80.44001	指关节囊松解术
		80.44002	指关节松解术
79.07003	跗骨骨折闭合复位术	80.44004	掌指关节侧副韧带松解术
79.13003	腕骨骨折闭合复位钢针内固定术	80.48001	距关节松解术
79.13005	腕骨骨折闭合复位螺钉内固定术	80.48002	（踇）趾关节松解术
79.13007	腕骨骨折闭合复位空心钉内固定术	80.48004	趾关节松解术
79.17007	跗骨骨折闭合复位螺钉内固定术	80.48005	距下关节囊松解术
79.17012	跗骨骨折闭合复位钢针内固定术	80.74002	指关节滑膜切除术
79.23003	腕骨骨折切开复位术	80.74003	指关节镜下滑膜切除术
79.24002	指关节骨折切开复位术（腕掌关节、掌指关节、指间关节）	80.78002	跖关节镜下跖关节滑膜切除术
		80.78003	趾关节滑膜切除术
79.27002	跗骨骨折切开复位术	80.78004	趾关节镜下滑膜切除术
79.33009	腕骨骨折切开复位钢板内固定术	80.84002	指关节病损切除术
79.33010	腕骨骨折切开复位螺钉内固定术	80.84003	指关节镜下病损切除术
79.33012	腕骨骨折切开复位钢针内固定术	80.88001	趾关节病损切除术
79.33013	腕骨骨折切开复位空心钉内固定术	80.88003	（踇）囊病损切除术
79.34006	指关节骨折切开复位内固定术（腕掌关节、掌指关节、指间关节）	80.88004	跖趾关节镜下病损切除术
		80.98001	跖趾关节切除术
79.37010	跗骨骨折切开复位螺钉内固定术	81.12001	足三关节融合术
79.37011	跗骨骨折切开复位髓内针内固定术	81.13002	距骨下融合术
79.37012	跗骨骨折切开复位钢针内固定术	81.13003	距下关节融合术
79.63003	腕骨开放性骨折清创术	81.14001	跗骨间融合术
79.67002	跗骨开放性骨折清创术	81.15001	跗跖关节融合术
79.74001	指关节脱位闭合复位术	81.16001	跖趾关节融合术
79.78001	跖关节脱位闭合复位术	81.17003	趾关节融合术
79.78002	趾关节脱位闭合复位术	81.18007	距下关节关节制动术
79.84002	指关节脱位切开复位术	81.27001	掌指关节融合术
79.88001	趾关节脱位切开复位术	81.28002	指间关节融合术
79.88003	跗跖关节脱位切开复位术	81.71001	掌指关节成形术伴植入
80.04001	指关节假体取出术	81.71003	指间关节成形术伴植入
80.04002	指关节旷置术	81.71004	异体指关节游离移植术
80.08001	趾关节假体取出术	81.72002	掌指关节成形术
80.08002	趾关节旷置术	81.72003	指间关节成形术
80.14001	指关节切开术	81.72004	掌板紧缩术
80.18001	跖趾关节切开术	81.72005	掌板修复术
80.18002	趾关节切开术	81.72006	指关节软骨重建术
80.18003	跖趾关节镜下游离体取出术	81.91001	关节抽吸术
80.24001	指关节镜检查	81.91002	关节穿刺术
80.28001	趾关节镜检查	81.92002	关节治疗性物质注射
80.34001	指关节活检	81.93001	上肢关节囊缝合术

81.93003　指间关节侧副韧带重建术
81.93007　指关节囊缝合术
81.93008　指间关节侧副韧带缝合术
81.94005　足关节囊缝合术
81.95003　下肢关节囊缝合术
81.96009　关节软骨修复术
81.96017　跖趾关节镜下软骨成形术
81.96018　跖趾关节镜下软骨修复术
81.96019　足趾关节游离移植术
84.01001　多指截指术
84.01002　手指关节离断术
84.01004　手指离断术
84.01005　掌指关节离断术
84.01006　指关节离断术
84.02001　拇指关节离断术
84.02002　拇指离断术
84.03001　手离断术
84.11001　趾关节离断术
84.21001　拇指再植术
84.22001　手指再植术
84.25001　趾再植术

IE10　骨盆髋臼手术，年龄 < 17 岁
IE13　骨盆髋臼手术，伴并发症与合并症
IE15　骨盆髋臼手术，不伴并发症与合并症

手术操作包括：
77.29001　骨盆截骨术
77.49001　骨盆活检术
77.69001　耻骨病损切除术
77.69004　骶骨病损切除术
77.69009　骨盆病损切除术
77.69025　髂骨病损切除术
77.79002　髂骨取骨术
77.89002　耻骨部分切除术
77.89003　骶骨部分切除术
77.89004　骨盆部分切除术
77.89005　髋臼周围截骨术

77.89017　髂骨部分切除术
77.89020　尾骨部分切除术
77.99001　骶骨切除术
77.99003　骨盆切除术
77.99008　尾骨切除术
78.09012　髋骨植骨术
78.09016　髋骨人工骨植骨术
78.09017　髂骨人工骨植骨术
78.19001　骨盆外固定架固定术
78.49007　骨盆重建术
78.59027　骨盆钢板内固定术
78.59028　骨盆钢针内固定术
78.59029　骨盆螺钉内固定术
78.59030　骨盆髓内针内固定术
78.69004　骨盆内固定物取出术
78.69017　骨盆外固定架去除术
79.09007　骨盆骨折闭合复位术
79.39025　骨盆骨折切开复位螺钉内固定术
79.39026　骨盆骨折切开复位髓内针内固定术
79.39027　骨盆骨折切开复位钢针内固定术
79.39037　髂骨骨折切开复位螺钉内固定术
79.39039　髂骨骨折切开复位钢针内固定术
79.39043　骨盆骨折切开复位钢板内固定术
79.39045　髋骨骨折切开复位钢板内固定术
79.39046　髋骨骨折切开复位螺钉内固定术
79.39048　髋骨骨折切开复位钢针内固定术
79.39050　髂骨骨折切开复位钢板内固定术
84.19001　半侧骨盆切除术

IF10　上肢骨手术，年龄 < 17 岁
IF13　上肢骨手术，伴并发症与合并症
IF15　上肢骨手术，不伴并发症与合并症

手术操作包括：
77.01004　锁骨死骨去除术
77.02001　肱骨死骨去除术
77.03001　尺骨死骨去除术
77.03002　桡骨死骨去除术
77.04002　掌骨死骨去除术

77.09001 指骨死骨去除术	78.03002 桡骨植骨术
77.12001 肱骨开窗引流术	78.03004 尺骨人工骨植骨术
77.21002 锁骨截骨术	78.03005 桡骨人工骨植骨术
77.22001 肱骨截骨术	78.04001 掌骨人工骨植骨术
77.23001 尺骨截骨术	78.04003 掌骨植骨术
77.23002 桡骨截骨术	78.09005 指骨植骨术
77.24002 掌骨截骨术	78.09020 指骨人工骨植骨术
77.29003 指骨截骨术	78.11001 肩胛骨外固定架固定术
77.61001 肩胛骨病损切除术	78.11002 锁骨外固定架固定术
77.61006 锁骨病损切除术	78.12001 肱骨外固定架固定术
77.62001 肱骨病损切除术	78.13001 桡骨外固定架固定术
77.63001 尺骨病损切除术	78.13002 尺骨外固定架固定术
77.63003 桡骨病损切除术	78.14002 掌骨外固定架固定术
77.64003 掌骨病损切除术	78.19002 指骨外固定架固定术
77.69040 指骨病损切除术	78.29001 指骨短缩术
77.72001 肱骨取骨术	78.32001 肱骨延长术
77.73001 尺骨取骨术	78.33001 尺骨延长术
77.73002 桡骨取骨术	78.33002 桡骨延长术
77.81001 肩胛骨部分切除术	78.34002 掌骨延长术
77.81004 锁骨部分切除术	78.39001 指骨延长术
77.82002 肱骨髁部分切除术	78.41001 肩胛骨成形术
77.82003 肱骨部分切除术	78.42001 肱骨成形术
77.83001 尺骨部分切除术	78.43001 桡骨成形术
77.83002 尺骨头切除术	78.43002 尺骨成形术
77.83004 桡骨部分切除术	78.44002 掌骨成形术
77.83005 桡骨茎突切除术	78.49005 指骨修补术
77.83006 桡骨小头切除术	78.51004 锁骨髓内针内固定术
77.84002 掌骨部分切除术	78.51013 肩胛骨钢板内固定术
77.89019 指骨部分切除术	78.51014 肩胛骨钢针内固定术
77.91001 肩胛骨切除术	78.51015 肩胛骨螺钉内固定术
77.91006 锁骨切除术	78.51017 锁骨钢板内固定术
77.92001 全肱骨切除术	78.51018 锁骨钢针内固定术
77.92002 桡骨切除术	78.51019 锁骨螺钉内固定术
77.93001 尺骨切除术	78.52003 肱骨螺钉内固定术
77.99011 指骨切除术	78.52004 肱骨髓内针内固定术
78.01002 锁骨人工骨植骨术	78.52005 肱骨钢板内固定术
78.01003 锁骨植骨术	78.52006 肱骨钢针内固定术
78.02001 肱骨植骨术	78.53002 尺骨钢针内固定术
78.02002 肱骨人工骨植骨术	78.53003 尺骨螺钉内固定术
78.03001 尺骨植骨术	78.53004 尺骨髓内针内固定术

78.53005	桡骨钢板内固定术	79.13008	掌骨骨折闭合复位髓内针内固定术
78.53006	桡骨钢针内固定术	79.13009	掌骨骨折闭合复位钢板内固定术
78.53007	桡骨螺钉内固定术	79.14002	指骨骨折闭合复位钢针内固定术
78.53008	桡骨髓内针内固定术	79.14003	指骨骨折闭合复位螺钉内固定术
78.53009	尺骨钢板内固定术	79.14004	指骨骨折闭合复位髓内针内固定术
78.54005	掌骨钢板内固定术	79.19006	锁骨骨折闭合复位钢板内固定术
78.54006	掌骨钢针内固定术	79.19007	锁骨骨折闭合复位钢针内固定术
78.54007	掌骨螺钉内固定术	79.19008	锁骨骨折闭合复位螺钉内固定术
78.54008	掌骨髓内针内固定术	79.19009	锁骨骨折闭合复位髓内针内固定术
78.54011	掌骨钢丝内固定术	79.21001	肱骨骨折切开复位术
78.59019	指骨钢板内固定术	79.22004	尺骨骨折切开复位术
78.59031	指骨钢针内固定术	79.22005	桡骨骨折切开复位术
78.59032	指骨螺钉内固定术	79.23001	掌骨骨折切开复位术
78.59033	指骨髓内针内固定术	79.24001	指骨骨折切开复位术
78.71001	肩胛骨折骨术	79.29002	锁骨骨折切开复位术
78.71002	锁骨折骨术	79.31004	肱骨骨折切开复位钢针内固定术
78.72001	肱骨折骨术	79.31005	肱骨骨折切开复位钢板内固定术
78.73001	尺骨折骨术	79.31006	肱骨骨折切开复位螺钉内固定术
78.73002	桡骨折骨术	79.31007	肱骨骨折切开复位髓内针内固定术
78.74002	掌骨折骨术	79.31008	肱骨骨折切开复位空心钉内固定术
78.79001	指骨折骨术	79.31009	肱骨骨折切开复位 TiNi 环抱器内固定术
79.01001	肱骨骨折闭合复位术	79.32001	尺骨骨折切开复位钢板内固定术
79.02001	尺骨骨折闭合复位术	79.32002	尺骨骨折切开复位髓内针内固定术
79.02004	桡骨骨折闭合复位术	79.32009	尺骨骨折切开复位螺钉内固定术
79.03001	掌骨骨折闭合复位术	79.32010	尺骨骨折切开复位钢针内固定术
79.04001	指骨骨折闭合复位术	79.32011	桡骨骨折切开复位钢板内固定术
79.11002	肱骨骨折闭合复位钢针内固定术	79.32012	桡骨骨折切开复位螺钉内固定术
79.11003	肱骨骨折闭合复位螺钉内固定术	79.32013	桡骨骨折切开复位髓内针内固定术
79.11004	肱骨骨折闭合复位髓内针内固定术	79.32014	桡骨骨折切开复位钢针内固定术
79.11005	肱骨骨折闭合复位钢板内固定术	79.33005	掌骨骨折切开复位钢板内固定术
79.12003	尺骨骨折闭合复位钢针内固定术	79.33006	掌骨骨折切开复位螺钉内固定术
79.12004	桡骨骨折闭合复位钢针内固定术	79.33007	掌骨骨折切开复位髓内针内固定术
79.12005	尺骨骨折闭合复位螺钉内固定术	79.33008	掌骨骨折切开复位钢针内固定术
79.12006	桡骨骨折闭合复位螺钉内固定术	79.34002	指骨骨折切开复位螺钉内固定术
79.12007	尺骨骨折闭合复位髓内针内固定术	79.34003	指骨骨折切开复位髓内针内固定术
79.12008	桡骨骨折闭合复位髓内针内固定术	79.34004	指骨骨折切开复位钢针内固定术
79.12009	尺骨骨折闭合复位钢板内固定术	79.34005	指骨骨折切开复位钢板内固定术
79.12010	桡骨骨折闭合复位钢板内固定术	79.39028	肩胛骨骨折切开复位螺钉内固定术
79.13004	掌骨骨折闭合复位钢针内固定术	79.39030	肩胛骨骨折切开复位钢针内固定术
79.13006	掌骨骨折闭合复位螺钉内固定术		

79.39040 锁骨骨折切开复位螺钉内固定术
79.39041 锁骨骨折切开复位髓内针内固定术
79.39042 锁骨骨折切开复位钢针内固定术
79.39044 肩胛骨骨折切开复位钢板内固定术
79.39051 锁骨骨折切开复位钢板内固定术
79.41001 肱骨骨骺分离闭合复位术
79.42001 尺骨骨骺分离闭合复位术
79.42002 桡骨骨骺分离闭合复位术
79.61001 肱骨开放性骨折清创术
79.62001 尺骨开放性骨折清创术
79.62002 桡骨开放性骨折清创术
79.63002 掌骨开放性骨折清创术
79.64001 指骨开放性骨折清创术
82.82001 裂手矫正术
82.83001 巨指矫正术
82.84001 槌状指矫正术
82.89002 镜影手畸形矫正术
84.3 001 残端修正术
86.85002 并指矫正术

IF20　下肢骨手术，年龄 < 17 岁
IF23　下肢骨手术，伴并发症与合并症
IF25　下肢骨手术，不伴并发症与合并症

手术操作包括：
77.05001 股骨死骨去除术
77.06001 髌骨死骨去除术
77.07001 腓骨死骨去除术
77.07002 胫骨死骨去除术
77.08001 跖骨死骨去除术
77.09002 趾骨死骨去除术
77.15001 股骨颈开窗引流术
77.15002 股骨开窗引流术
77.15003 股骨头开窗引流术
77.15005 股骨髁开窗引流术
77.15006 股骨钻孔减压术
77.16001 髌骨开窗引流术
77.17001 胫骨开窗引流术
77.19001 胫腓骨骺开放术

77.25001 股骨截骨术
77.27001 腓骨截骨术
77.27003 胫骨截骨术
77.28002 跖骨截骨术
77.29005 趾骨截骨术
77.58007 巨趾矫正术
77.65001 股骨病损切除术
77.66001 髌骨病损切除术
77.67001 腓骨病损切除术
77.67004 胫骨病损切除术
77.68003 跖骨病损切除术
77.69007 跟骨病损切除术
77.69020 距骨病损切除术
77.69041 趾骨病损切除术
77.69047 足骨病损切除术
77.77001 腓骨取骨术
77.77002 胫骨取骨术
77.79001 跟骨取骨术
77.85001 股骨部分切除术
77.85010 股骨头颈切除术
77.86001 髌骨部分切除术
77.87001 腓骨部分切除术
77.87003 腓骨小头切除术
77.87008 胫骨部分切除术
77.89024 趾骨部分切除术
77.89026 足骨部分切除术
77.89027 跟骨部分切除术
77.95001 股骨切除术
77.96001 髌骨切除术
77.97001 腓骨切除术
77.97002 胫骨切除术
77.98004 跖骨切除术
77.99012 趾骨切除术
78.05001 股骨植骨术
78.05002 股骨人工骨植骨术
78.06001 髌骨植骨术
78.06003 髌骨人工骨植骨术
78.07001 腓骨植骨术
78.07002 胫骨植骨术
78.07004 胫骨人工骨植骨术

78.07005	带血管蒂腓骨移植术	78.58006	跖骨钢针内固定术
78.07006	腓骨人工骨植骨术	78.58007	跖骨螺钉内固定术
78.09001	跟骨植骨术	78.58008	跖骨髓内针内固定术
78.09006	趾骨植骨术	78.59020	趾骨钢板内固定术
78.09014	跟骨人工骨植骨术	78.59034	趾骨钢针内固定术
78.09021	趾骨人工骨植骨术	78.59035	趾骨螺钉内固定术
78.15001	股骨外固定架固定术	78.59036	趾骨髓内针内固定术
78.16001	髌骨外固定架固定术	78.75001	股骨折骨术
78.17001	腓骨外固定架固定术	78.77001	胫骨折骨术
78.17002	胫骨外固定架固定术	78.77002	腓骨折骨术
78.18002	跖骨外固定架固定术	78.78002	跖骨折骨术
78.19003	趾骨外固定架固定术	79.05002	股骨骨折闭合复位术
78.29002	趾骨短缩术	79.06001	腓骨骨折闭合复位术
78.35001	股骨延长术	79.06003	胫骨骨折闭合复位术
78.37001	腓骨延长术	79.07002	距骨骨折闭合复位术
78.37002	胫骨延长术	79.07004	跖骨骨折闭合复位术
78.38002	跖骨延长术	79.07005	跟骨骨折闭合复位术
78.45001	股骨成形术	79.08003	趾骨骨折闭合复位术
78.46002	髌骨成形术	79.09002	髌骨骨折闭合复位术
78.47001	胫骨成形术	79.15006	股骨骨折闭合复位髓内针内固定术
78.48002	跖骨成形术	79.15007	股骨骨折闭合复位钢针内固定术
78.49001	跟骨修补术	79.15008	股骨骨折闭合复位螺钉内固定术
78.49006	趾骨矫正术	79.16004	胫骨骨折闭合复位髓内针内固定术
78.55003	股骨髓内针内固定术	79.16006	胫骨骨折闭合复位螺钉内固定术
78.55005	股骨钢板内固定术	79.16009	腓骨骨折闭合复位髓内针内固定术
78.55006	股骨钢针内固定术	79.16010	腓骨骨折闭合复位钢针内固定术
78.55007	股骨螺钉内固定术	79.16011	腓骨骨折闭合复位螺钉内固定术
78.55008	股骨头重建棒置入术	79.16012	胫骨骨折闭合复位钢板内固定术
78.56001	髌骨钢板内固定术	79.16014	腓骨骨折闭合复位钢板内固定术
78.56002	髌骨钢针内固定术	79.17005	跖骨骨折闭合复位钢针内固定术
78.56003	髌骨螺钉内固定术	79.17006	跖骨骨折闭合复位螺钉内固定术
78.57003	腓骨螺钉内固定术	79.17009	跟骨骨折闭合复位钢针内固定术
78.57004	腓骨髓内针内固定术	79.17010	跟骨骨折闭合复位螺钉内固定术
78.57005	胫骨钢板内固定术	79.17011	跖骨骨折闭合复位髓内针内固定术
78.57006	胫骨钢针内固定术	79.18002	趾骨骨折闭合复位钢针内固定术
78.57007	胫骨螺钉内固定术	79.18003	趾骨骨折闭合复位髓内针内固定术
78.57008	胫骨髓内针内固定术	79.19005	髌骨骨折闭合复位空心钉内固定术
78.57009	腓骨钢板内固定术	79.25001	股骨骨折切开复位术
78.57010	腓骨钢针内固定术	79.26004	腓骨骨折切开复位术
78.58005	跖骨钢板内固定术	79.26005	胫骨骨折切开复位术

79.27003 跖骨骨折切开复位术

79.27004 跟骨骨折切开复位术

79.28003 趾骨骨折切开复位术

79.29004 髌骨骨折切开复位术

79.35016 股骨骨折切开复位钢板内固定术

79.35017 股骨骨折切开复位螺钉内固定术

79.35018 股骨骨折切开复位髓内针内固定术

79.35019 股骨骨折切开复位钢针内固定术

79.35020 股骨骨折切开复位钢丝内固定术

79.36008 腓骨骨折切开复位钢针内固定术

79.36013 胫骨骨折切开复位钢板内固定术

79.36014 胫骨骨折切开复位螺钉内固定术

79.36015 胫骨骨折切开复位髓内针内固定术

79.36016 胫骨骨折切开复位钢针内固定术

79.36017 腓骨骨折切开复位钢板内固定术

79.36018 腓骨骨折切开复位螺钉内固定术

79.36019 腓骨骨折切开复位髓内针内固定术

79.37013 跟骨骨折切开复位钢板内固定术

79.37014 跟骨骨折切开复位螺钉内固定术

79.37015 跖骨骨折切开复位螺钉内固定术

79.37016 跖骨骨折切开复位髓内针内固定术

79.37017 跖骨骨折切开复位钢针内固定术

79.37018 跟骨骨折切开复位钢针内固定术

79.37019 跖骨骨折切开复位钢板内固定术

79.37020 楔骨骨折切开复位螺钉内固定术

79.38002 趾骨骨折切开复位螺钉内固定术

79.38003 趾骨骨折切开复位髓内针内固定术

79.38004 趾骨骨折切开复位钢针内固定术

79.39001 髌骨骨折切开复位张力带钢丝内固定术

79.39002 髌骨骨折切开复位螺钉内固定术

79.39031 距骨骨折切开复位螺钉内固定术

79.39033 距骨骨折切开复位钢针内固定术

79.39052 髌骨骨折切开复位聚髌器内固定术

79.39055 距骨骨折切开复位钢板内固定术

79.45001 股骨骨骺分离闭合复位术

79.46001 胫骨骨骺分离闭合复位术

79.65001 股骨开放性骨折清创术

79.66001 胫骨开放性骨折清创术

79.66002 腓骨开放性骨折清创术

79.67001 跖骨开放性骨折清创术

79.68002 趾骨开放性骨折清创术

79.69002 髌骨开放性骨折清创术

79.86002 胫骨结节内下移位术 [改良 Hauser 手术]

81.14002 足外侧柱延长术

84.11002 趾离断术

84.15002 经胫骨和腓骨的小腿离断术

86.85004 并趾矫正术

IG10　肌肉、肌腱手术，年龄 < 17 岁

IG13　肌肉、肌腱手术，伴并发症与合并症

IG15　肌肉、肌腱手术，不伴并发症与合并症

手术操作包括：

81.94003 足韧带缝合术

81.95001 髌韧带缝合术

81.96003 髌韧带重建术

82.01001 手部腱鞘切开探查术

82.03001 手部黏液囊切开术

82.04001 掌间隙切开引流术

82.04002 鱼际间隙切开引流术

82.11001 手部肌腱切断术

82.11002 侧腱束切断术

82.12002 掌筋膜切断术

82.19002 手部肌肉松解术

82.19004 手部腱鞘松解术

82.21001 手部腱鞘病损切除术

82.22001 手部肌肉病损切除术

82.29001 手部软组织病损切除术

82.31001 手部黏液囊切除术

82.33002 手部腱鞘切除术

82.35003 掌挛缩松解术

82.36001 手部肌肉切除术

82.41001 手部腱鞘缝合术

82.42001 手屈肌腱延迟性缝合术

82.44001　屈腕肌腱缝合术 [1]

82.44002　屈指肌腱缝合术 [2]

82.45001　拇长伸肌腱缝合术

82.45009　伸指总肌腱缝合术

82.45010　伸指肌腱侧束缝合术 [3]

82.45011　伸指肌腱中央束缝合术

82.45012　伸腕肌腱缝合术 [4]

82.45013　伸指肌腱缝合术

82.46001　手部肌肉缝合术

82.46003　手部筋膜缝合术

82.55001　手部肌腱延长术

82.57001　手部肌腱移位术

82.59001　手部肌肉移位术

82.69002　拇指重建术

82.69003　指残端拇化术

82.71001　拇外展功能重建术

82.71002　指浅屈肌替代法屈肌腱滑车重建术

82.71003　游离腱片法屈肌腱滑车重建术

82.71004　腱环法屈肌腱滑车重建术

82.85001　手部肌腱固定术

82.85002　屈指浅肌腱近指间关节固定术 [5]

82.86001　手部肌腱成形术

82.86006　手指肌腱成形术

82.86009　手部肌腱止点重建术

82.86010　指深 - 浅屈肌腱交叉延长术

82.86011　伸指肌腱中央束重建术 [Matev 法]

82.86012　伸指肌腱中央束重建术 [Carroll 法]

82.86013　伸指肌腱中央束重建术 [Fowler 法]

82.89001　手筋膜疝修补术

82.89003　缩窄环畸形矫正术

82.91002　手部筋膜松解术

82.91003　手部肌肉粘连松解术

82.91004　手指肌腱松解术

82.94001　手部黏液囊治疗性物质注射

82.95001　手部肌腱治疗性物质注射

82.95002　手部腱鞘封闭术

83.01001　肌腱探查术

83.01002　腱鞘切开术

83.02002　肌切开术

83.02004　肌肉切开引流术

83.09001　筋膜切开术

83.09003　筋膜间隙切开减压术

83.13001　腓肠肌腱膜松解术

83.13003　髂腰肌腱切断术

83.13004　前臂肌腱松解术

83.13006　下肢肌腱松解术

83.14002　髂胫束切断术

83.14004　臀筋膜切断术

83.14006　跖筋膜切断术

83.19001　股内收肌切断术

83.19003　腘绳肌切断术

83.19006　肌肉切断术

83.19007　肌肉松解术

83.19008　肩胛提肌切断术

83.19009　单侧内收肌和髂腰肌切断术

83.19010　内收肌切断术

83.19012　髂腰肌切断术

83.19013　前斜角肌切断术

83.19017　臀肌切断术

83.19018　斜颈腱性条索切断术

83.19019　胸腔镜下胸锁乳突肌切断术

83.19020　胸锁乳突肌部分切断术

83.19021　胸锁乳突肌切断术

83.19024　中、前斜角肌切断术

83.29001　肌腱、血管、神经探查术

83.29002　手肌腱、血管、神经探查术

83.29003　足肌腱、血管、神经探查术

83.31001　跟腱病损切除术

83.31002　肌腱病损切除术

83.31004　腱鞘病损切除术

---

[1] 屈腕肌腱即腕屈肌腱，以下同此。

[2] 屈指肌腱即指屈肌腱，以下同此。

[3] 伸指肌腱即指伸肌腱，以下同此。

[4] 伸腕肌腱即腕伸肌腱，以下同此。

[5] 屈指浅肌腱即指浅屈肌腱，以下同此。

83.32001 背部肌肉病损切除术

83.32002 肌肉病损切除术

83.32007 躯干肌肉病损切除术

83.32009 上肢肌肉病损切除术

83.32012 下肢肌肉病损切除术

83.39001 腘窝病损切除术

83.39004 筋膜病损切除术

83.39016 滑囊病损切除术

83.42001 肌腱切除术

83.42002 腱膜切除术

83.42003 腱鞘切除术

83.43002 筋膜切除术用于移植

83.44001 筋膜切除术

83.44002 阔筋膜部分切除术

83.44003 足筋膜切除术

83.45001 肌肉切除术

83.45002 肌肉清创术

83.45003 肩胛舌骨肌部分切除术

83.45005 前斜角肌切除术

83.45007 中斜角肌部分切除术

83.61002 腱鞘缝合术

83.64003 跟腱缝合术

83.64007 前臂肌腱缝合术

83.64008 上肢肌腱缝合术

83.64009 腕部肌腱缝合术

83.64011 下肢肌腱缝合术

83.64013 趾肌腱缝合术

83.64015 （踇）长伸肌腱缝合术

83.65001 腹直肌缝合术

83.65002 肱二头肌缝合术

83.65003 肱三头肌缝合术

83.65005 股二头肌缝合术

83.65006 股四头肌缝合术

83.65010 筋膜缝合术

83.65011 胫前肌缝合术

83.65012 前臂肌缝合术

83.65013 三角肌缝合术

83.65015 臀部肌缝合术

83.65016 下肢肌肉缝合术

83.65017 胸锁乳突肌缝合术

83.73002 肌腱再接术

83.75001 肌腱转移术

83.75003 前臂肌腱移位术

83.76002 胫前肌腱移位术

83.76003 髂胫束移位术

83.76005 足趾肌腱移位术

83.79001 肌肉移位术

83.79002 胫后肌前移术

83.79003 胫前肌外移术 [1]

83.79004 斜方肌代三角肌术

83.84002 畸形足松解术

83.85001 腓骨长短肌腱延长术

83.85002 跟腱缩短术

83.85003 跟腱延长术

83.85004 肱二头肌腱延长术

83.85005 腘肌延长术

83.85006 肌腱紧缩术

83.85007 肌腱延长术

83.85008 伸趾肌腱延长术

83.85009 足屈肌腱延长术

83.85010 足伸肌腱延长术

83.86001 股四头肌成形术

83.87001 肌肉成形术

83.87005 三角肌重建术

83.87007 下肢肌肉成形术

83.87009 胸大肌成形术

83.88001 跟腱修补术

83.88003 肌腱成形术

83.88005 肌腱固定术

83.88012 足部肌腱成形术

83.89001 筋膜成形术

83.89002 筋膜断蒂术

83.91001 关节镜下臀肌挛缩松解术

83.91004 前臂束带松解术

83.91005 上肢肌腱粘连松解术

83.91006 臀肌筋膜挛缩松解术

---

[1] 胫前肌疑为胫骨前肌，以下同此。

83.91007　臀肌粘连松解术

83.91008　下肢肌腱粘连松解术

83.91009　下肢束带松解术

83.92001　骨骼肌电刺激器置入术

83.92002　骨骼肌电刺激器置换术

83.93001　骨骼肌电刺激器去除术

83.94001　黏液囊抽吸

83.96001　黏液囊治疗性物质注射

83.97001　腱治疗性物质注射

83.98001　软组织治疗性物质局部注射

83.99002　黏液囊缝合术

83.99003　肌腱打孔术

IH13　周围神经手术，伴并发症与合并症

IH15　周围神经手术，不伴并发症与合并症

手术操作包括：

03.90001　连续硬膜外阻滞术

04.03002　闭孔神经切断术

04.03003　脊神经根切断术

04.03004　胫神经肌支切断术

04.03009　颈神经后根切断术

04.03011　运动神经切断术

04.03012　坐骨神经切断术

04.03015　趾神经切断术

04.03016　周围神经切断术

04.04001　臂丛神经探查术

04.04002　尺神经探查术

04.04003　股神经探查术

04.04005　胫神经探查术

04.04009　桡神经探查术

04.04011　正中神经探查术

04.04012　指神经探查术

04.04013　足底神经探查术

04.04014　坐骨神经探查术

04.04018　腋神经探查术

04.04019　肌皮神经探查术

04.04021　副神经探查术

04.04022　骶丛神经探查术

04.04023　腰丛神经探查术

04.04024　腓总神经探查术

04.04026　膈神经探查术

04.04027　颈丛神经探查术

04.04028　肋间神经探查术

04.04029　胸背神经探查术

04.04030　周围神经探查术

04.07005　颈神经病损切除术

04.07015　周围神经病损切除术

04.07027　周围神经切除术

04.07029　坐骨神经病损切除术

04.11002　闭合性周围神经活检

04.12002　直视下周围神经活检术

04.2 011　脊神经根射频消融术

04.2 012　骶神经根囊肿穿刺充填术

04.3 002　尺神经缝合术

04.3 006　正中神经缝合术

04.3 007　指神经缝合术

04.3 008　腓神经缝合术

04.3 009　肌皮神经缝合术

04.3 011　臂丛神经吻合术

04.3 012　臂丛神经上、中、下干缝合术

04.3 013　桡神经缝合术

04.3 017　腓肠神经吻合术

04.3 018　腋神经吻合术

04.3 020　隐神经吻合术

04.3 021　隐神经修复术

04.3 022　周围神经缝合术

04.3 024　皮神经缝合术

04.3 026　腓总神经吻合术

04.3 027　股神经吻合术

04.3 031　坐骨神经吻合术

04.43001　关节镜下腕管松解术

04.43004　腕管松解术

04.44002　跗管松解术

04.49002　臂丛神经松解术

04.49005　尺神经松解术

04.49006　骶神经松解术

04.49007　腓神经松解术

04.49009　腓总神经松解术

04.49012　胫神经松解术
04.49013　马尾神经松解术
04.49017　桡神经松解术
04.49019　神经根管松解术
04.49024　正中神经松解术
04.49025　跖间神经松解术
04.49026　趾间神经松解术
04.49030　足神经松解术
04.49031　坐骨神经松解术
04.49032　腰丛神经松解术
04.49033　腓浅神经松解术
04.49034　腓深神经松解术
04.49035　腋神经松解术
04.49036　股神经松解术
04.49037　胫后神经松解术
04.49041　指神经松解术
04.49042　周围神经松解术
04.6 002　尺神经移位术
04.6 012　闭孔神经移位术
04.6 013　尺神经部分神经束移位术
04.6 014　尺神经前移术
04.6 015　肱三头肌支移位术 [1]
04.6 016　颈丛神经移位术
04.6 018　桡神经浅支移位术
04.6 019　正中神经部分神经束移位术
04.6 020　周围神经移位术
04.75002　周围神经调整术
04.76004　皮神经延迟修补术
04.92002　骶神经电刺激器置入术
04.92003　周围神经电刺激器置入术
04.92004　周围神经电刺激器置换术
04.93001　周围神经电刺激器去除术

IH20　移植、清创去除等手术，年龄 < 17 岁

IH23　移植、清创去除等手术，伴并发症与合并症

IH25　移植、清创去除等手术，不伴并发症与合并症

手术操作包括：

04.5 002　腓肠神经移植术
04.5 012　臂丛神经移植术
04.5 013　坐骨神经移植术
04.5 014　腓总神经移植术
04.5 015　股神经移植术
04.5 016　周围神经移植术
40.23001　腋淋巴结切除术
40.3 002　淋巴结区域性切除术
82.56001　手部肌腱移植术
82.56002　手部自体肌腱移植术
82.56003　手部异体肌腱移植术
82.56004　手部带腱帽异体肌腱移植术
82.56005　手部带鞘管异体肌腱移植术
82.58001　手部肌肉移植术
83.39017　软组织病损切除术
83.77001　下肢肌肉移植术
83.77003　胫后肌移植术 [2]
83.81001　肌腱移植术
83.81002　异体肌腱移植术
83.82001　背阔肌移植术
83.82002　肌肉移植术
83.82003　筋膜移植术
83.82007　背阔肌游离移植术
83.82008　肌肉游离移植术
83.82009　股薄肌移植术
83.82010　斜方肌移植术
83.82011　胸大肌移植术
84.92001　联体双胎等份分离术 [3]
84.93001　联体双胎不等份分离术

---

[1] 肱三头肌支即桡神经肱三头肌支。
[2] 胫后肌疑为胫骨后肌，以下同此。
[3] 联体双胎即连体双胎，以下同此。

86.04011　皮肤和皮下组织切开引流术

86.05004　皮肤和皮下组织切开异物取出术

86.22011　皮肤和皮下坏死组织切除清创术

86.26003　皮肤附件结扎术

86.28012　皮肤和皮下组织非切除性清创

86.3 047　皮肤病损切除术

86.3 072　皮下组织病损切除术

86.4 004　皮肤病损根治性切除术

86.61001　手全厚皮片游离移植术

86.62001　手中厚皮片游离移植术

86.62002　指皮肤游离移植术

86.63001　腹部全厚皮片移植术

86.65001　异种皮肤移植术

86.65002　猪皮肤移植术

86.66001　同种皮肤移植术

86.67002　人工皮片移植术

86.69010　全厚皮片移植术

86.69021　中厚皮片移植术

86.69023　刃厚皮片移植术

86.70013　游离皮瓣移植术

86.71001　带蒂皮瓣断蒂术

86.71003　带蒂皮瓣延迟术

86.71008　皮管成形术

86.71009　皮瓣预制术

86.72001　带蒂皮瓣迁徙术

86.73003　手带蒂皮瓣移植术

86.74012　滑行皮瓣移植术

86.74026　带蒂皮瓣移植术

86.74027　迁徙皮瓣移植术

86.74028　双带蒂皮瓣移植术

86.74029　旋转皮瓣移植术

86.74030　管状皮瓣移植术

86.74031　筋膜皮瓣移植术

86.74032　皮下蒂皮瓣移植术

86.75001　带蒂皮瓣修整术

86.75005　皮瓣修整术

86.75009　皮瓣清创术

86.75010　带蒂皮瓣去脂术

86.84001　瘢痕松解术

86.84035　皮肤蹼状松解术

86.87001　皮下脂肪移植术

86.89011　残端皮肤修整术

86.90001　脂肪抽吸术（用于脂肪移植）

86.91001　供体皮肤切除术

86.93002　皮肤扩张器置入术

86.93005　皮肤扩张器调整术

98.25001　躯干异物去除

98.26001　手异物去除

98.27001　上肢异物去除

98.28001　足异物去除

98.29001　下肢异物去除

IH30　长骨及小关节等固定器取出术，年龄＜17岁

IH33　长骨及小关节等固定器取出术，伴并发症与合并症

IH35　长骨及小关节等固定器取出术，不伴并发症与合并症

手术操作包括：

78.61001　肩胛骨内固定物取出术

78.61002　锁骨内固定物取出术

78.61005　锁骨外固定架去除术

78.61007　肩胛骨外固定架去除术

78.62001　肱骨内固定物取出术

78.62002　肱骨外固定架去除术

78.63001　尺骨内固定物取出术

78.63002　尺骨外固定架去除术

78.63003　桡骨内固定物取出术

78.63004　桡骨外固定架去除术

78.64001　腕骨内固定物取出术

78.64002　掌骨内固定物取出术

78.64003　腕骨外固定架去除术

78.64004　掌骨外固定架去除术

78.65001　股骨内固定物取出术

78.65002　股骨外固定架去除术

78.66001　髌骨内固定物取出术

78.66004　髌骨外固定架去除术

78.67001　腓骨内固定物取出术

78.67003　胫骨内固定物取出术

78.67004　腓骨外固定架去除术

78.67005　胫骨外固定架去除术

78.68001　跖骨内固定物取出术

78.68002　跗骨内固定物取出术

78.68003　跖骨外固定架去除术

78.68004　跗骨外固定架去除术

78.68005　楔骨内固定物取出术

78.69002　跟骨内固定物取出术

78.69012　指骨内固定物取出术

78.69013　趾骨内固定物取出术

78.69014　指骨外固定架去除术

78.69015　趾骨外固定架去除术

IJ11　骨骼肌肉系统的其他手术，伴重要并发症与合并症

IJ12　骨骼肌肉系统的其他手术，年龄 < 17 岁，伴重要并发症与合并症

IJ13　骨骼肌肉系统的其他手术，伴并发症与合并症

IJ14　骨骼肌肉系统的其他手术，年龄 < 17 岁，伴并发症与合并症

IJ15　骨骼肌肉系统的其他手术，不伴并发症与合并症

IJ16　骨骼肌肉系统的其他手术，年龄 < 17 岁，不伴并发症与合并症

手术操作包括：

77.41002　锁骨活检术

77.41003　肩胛骨活检术

77.42001　肱骨活检术

77.43001　桡骨活检术

77.43002　尺骨活检术

77.44001　掌骨活检术

77.45002　股骨活检术

77.46001　髌骨活检术

77.47001　胫骨活检术

77.47002　腓骨活检术

77.48001　跗骨活检术

77.48002　跖骨活检术

77.49002　指骨活检术

77.49003　椎骨活检术

77.49004　跟骨活检术

77.49005　距骨活检术

77.49006　楔骨活检术

77.49007　趾骨活检术

77.54001　小趾囊肿切除矫正术

78.00003　同种异体骨植骨术

81.91001　关节抽吸术

81.91002　关节穿刺术

81.92002　关节治疗性物质注射

81.92003　韧带治疗性物质注射

81.93002　上肢韧带缝合术

81.95004　下肢韧带缝合术

81.96009　关节软骨修复术

81.96015　韧带修补术

84.3 001　残端修正术

84.52001　重组骨形态形成蛋白置入术

84.53001　肢体内部延长装置置入伴动力分离术

84.54001　肢体内部延长装置置入术

84.55001　骨空隙填补物置入术

84.55003　丙烯酸水泥骨空隙填充

84.55004　钙质骨空隙填充

84.55005　聚甲基丙烯酸甲酯骨空隙填充

84.56001　水泥间隔物置入术

84.57001　水泥间隔物取出术

84.71001　应用单平面外固定架

84.72001　应用环形外固定架系统

84.73001　应用组合外固定架系统

86.3 168　指赘切除术

IK19　骨骼、肌肉系统诊断伴呼吸机支持

手术操作包括：

31.1 005　暂时性气管切开术

96.04001　气管插管

96.55001　清洁气管造口

96.71001　有创呼吸机治疗小于 96 小时

96.72001　有创呼吸机治疗大于等于 96 小时

IR11　骨盆骨折，伴重要并发症与合并症

IR15　骨盆骨折，不伴重要并发症与合并症

主要诊断包括：

M84.052　骨盆骨折连接不正

M84.152　髋臼骨折不连接

S32.301　髂骨骨折

S32.401　髋臼骨折

S32.501　耻骨骨折

S32.502　耻骨分支骨折

S32.503　耻骨联合骨折

S32.701　腰椎和骨盆多发性骨折

S32.811　坐骨骨折

S32.831　骨盆骨折

S32.891　骨盆联合体骨折

S32.892　骨盆侧方挤压骨折

S32.893　骨盆开书样骨折

S32.894　骨盆垂直剪切骨折

S32.895　马耳盖尼骨折 [1]

T91.202　陈旧性骶骨骨折

T91.203　陈旧性骨盆骨折

T91.204　陈旧性髋臼骨折

T91.206　陈旧性尾骨骨折

IR21　股骨颈骨折，伴重要并发症与合并症

IR23　股骨颈骨折，伴并发症与合并症

IR25　股骨颈骨折，不伴并发症与合并症

主要诊断包括：

S72.001　股骨颈骨折

S72.011　股骨关节囊内骨折

S72.021　股骨头骨骺分离

S72.031　股骨颈头下骨折

S72.041　股骨颈经颈骨折

S72.051　股骨颈基底骨折

S72.081　股骨头骨折

S72.082　股骨髋部骨折

S72.101　股骨大粗隆骨折 [2]

S72.102　股骨小粗隆骨折 [3]

S72.103　股骨粗隆间骨折

S72.111　股骨转子间骨折

S72.201　股骨粗隆下骨折

T93.101　陈旧性股骨颈骨折

T93.102　陈旧性股骨粗隆间骨折

T93.107　陈旧性股骨头骨折

IR31　股骨干骨折，伴重要并发症与合并症

IR33　股骨干骨折，伴并发症与合并症

IR35　股骨干骨折，不伴并发症与合并症

主要诊断包括：

S72.301　股骨干骨折

T93.103　陈旧性股骨干骨折

IR49　股骨远端骨折

主要诊断包括：

S72.401　股骨远端骨折

S72.411　股骨髁骨折

S72.412　股骨内髁骨折

S72.413　股骨外髁骨折

S72.421　股骨远端骨骺分离

S72.431　股骨髁上骨折

S72.441　股骨髁间骨折

IR59　髋部、骨盆及大腿扭伤、拉伤和脱位

主要诊断包括：

S33.701　骶尾韧带劳损

S39.005　骨盆肌肉损伤

S39.006　骨盆肌腱损伤

---

[1] 马耳盖尼骨折即马尔盖涅骨折，以下同此。

[2] 大粗隆即大转子，以下同此。

[3] 小粗隆即小转子，以下同此。

S39.803　骨盆软组织损伤

S39.805　臀部软组织损伤

S73.001　髋关节半脱位

S73.002　髋关节脱位

S73.003　髋臼脱位

S73.011　髋关节后脱位

S73.021　髋关节前脱位

S73.101　髋关节扭伤

S73.102　髋关节积血

S73.111　髂股韧带扭伤

S73.121　髂关节囊韧带扭伤

S74.001　坐骨神经损伤

S76.001　髋部肌肉和肌腱损伤

S76.002　髋部肌肉损伤

S76.003　髋部肌腱损伤

S76.101　股四头肌和肌腱损伤

S76.102　股四头肌肌肉损伤

S76.103　股四头肌肌腱损伤

S76.201　大腿内收肌和肌腱损伤

S76.202　大腿内收肌肌肉损伤

S76.203　大腿内收肌肌腱损伤

S76.301　大腿后部肌群和肌腱损伤

S76.302　大腿后部肌群肌肉损伤

S76.303　大腿后部肌群肌腱损伤

S76.701　髋和大腿多处肌肉和肌腱损伤

T13.201　下肢关节和韧带脱位

T13.202　下肢关节脱位

T13.203　下肢韧带脱位

T13.204　下肢关节和韧带扭伤

T13.205　下肢关节扭伤

T13.206　下肢韧带扭伤

T13.207　下肢关节和韧带损伤

T13.208　下肢关节损伤

T13.209　下肢韧带损伤

T13.503　下肢肌腱损伤

T93.304　陈旧性髋关节脱位

IS13　前臂、腕、手或足损伤，伴并发症与合并症

IS15　前臂、腕、手或足损伤，不伴并发症与合并症

主要诊断包括：

M84.041　指骨骨折连接不正

M84.042　腕舟骨骨折连接不正

M84.043　掌骨骨折连接不正

M84.071　跟骨骨折连接不正

M84.073　足舟骨骨折连接不正

M84.074　足骨骨折连接不正

M84.141　指骨骨折不连接

M84.142　掌骨骨折不连接

M84.143　舟骨骨折不连接

M84.144　腕骨骨折不连接

M84.171　跖骨骨折不连接

M84.172　跟骨骨折不连接

M84.174　距骨骨折不连接

M84.175　趾骨骨折不连接

S44.502　前臂内侧皮神经损伤

S54.001　前臂尺神经损伤

S54.101　前臂正中神经损伤

S54.201　前臂桡神经损伤

S54.701　前臂多处神经损伤

S54.901　前臂神经损伤

S55.101　前臂桡动脉损伤

S56.001　前臂拇指屈肌损伤

S56.002　前臂拇指屈肌腱损伤

S56.003　前臂拇指屈肌和肌腱损伤

S56.101　前臂指屈肌损伤

S56.102　前臂指屈肌腱损伤

S56.103　前臂指屈肌和肌腱损伤

S56.201　前臂屈肌损伤

S56.202　前臂屈肌腱损伤

S56.203　前臂屈肌和肌腱损伤

S56.301　前臂拇指伸肌损伤

S56.302　前臂拇指伸肌腱损伤

S56.303　前臂拇指伸肌和肌腱损伤

S56.304　前臂拇指外展肌损伤

S56.305　前臂拇指外展肌腱损伤

S56.306	前臂拇指外展肌和肌腱损伤		S62.631	指骨远节骨折
S56.401	前臂指伸肌损伤		S62.701	手指多发性骨折
S56.402	前臂手指伸肌腱损伤		S63.001	腕关节脱位
S56.403	前臂指伸肌和肌腱损伤		S63.002	桡骨远端关节脱位
S56.501	前臂伸肌损伤		S63.003	尺骨远端关节脱位
S56.502	前臂伸肌腱损伤		S63.011	下尺桡关节脱位
S56.503	前臂伸肌和肌腱损伤		S63.021	桡腕关节脱位
S56.701	前臂多处肌肉和肌腱损伤		S63.031	腕骨间关节脱位
S56.801	前臂肌肉和肌腱损伤		S63.041	掌骨近端关节脱位
S62.001	腕舟骨骨折		S63.042	腕掌关节脱位
S62.101	腕骨骨折		S63.081	腕骨脱位
S62.111	月骨骨折		S63.082	腕舟骨脱位
S62.121	三角骨骨折		S63.083	腕舟骨月骨周围脱位
S62.131	豆骨骨折		S63.101	指间关节脱位
S62.141	大多角骨骨折		S63.102	拇指关节脱位
S62.151	小多角骨骨折		S63.111	掌指关节脱位
S62.161	头状骨骨折		S63.112	掌骨远端关节脱位
S62.171	钩骨骨折		S63.113	拇掌关节脱位
S62.191	腕骨多发性骨折		S63.121	手指远端指间关节脱位
S62.201	第一掌骨骨折		S63.201	指关节多发性脱位
S62.211	第一掌骨基底骨折		S63.301	腕副韧带断裂
S62.212	贝内特骨折		S63.302	桡腕韧带断裂
S62.221	第一掌骨干骨折		S63.303	尺腕韧带断裂
S62.231	第一掌骨颈骨折		S63.304	腕和腕关节韧带断裂
S62.241	第一掌骨头骨折		S63.401	掌指关节韧带断裂
S62.301	掌骨骨折		S63.402	掌指关节副韧带断裂
S62.302	掌骨骨骺分离		S63.403	手掌韧带断裂
S62.311	掌骨基底骨折		S63.404	手掌板断裂
S62.321	掌骨干骨折		S63.405	指间关节韧带断裂
S62.331	掌骨颈骨折		S63.406	指间关节副韧带断裂
S62.341	掌骨头骨折		S63.501	腕关节扭伤
S62.401	掌骨多发性骨折		S63.502	腕关节损伤
S62.501	拇指骨折		S63.503	腕关节积血
S62.502	拇指骨骺分离		S63.511	腕骨关节扭伤
S62.511	拇指近节骨折		S63.512	腕骨关节损伤
S62.521	拇指远节骨折		S63.521	桡腕关节扭伤
S62.601	指骨骨折		S63.522	桡腕关节损伤
S62.602	指骨骨骺分离		S63.531	腕掌关节扭伤
S62.611	指骨近节骨折		S63.532	腕掌关节损伤
S62.621	指骨中节骨折		S63.581	下尺桡关节扭伤

S63.582	下尺桡关节损伤		S66.206	腕部拇指伸肌腱损伤
S63.601	拇指扭伤		S66.207	手部拇指伸肌和肌腱损伤
S63.602	指骨扭伤		S66.208	手部拇指伸肌损伤
S63.611	掌指关节扭伤		S66.209	手部拇指伸肌腱损伤
S63.621	指间关节扭伤		S66.301	腕和手部指伸肌和肌腱损伤
S63.701	腕中关节扭伤		S66.302	腕和手部指伸肌损伤
S64.001	腕部尺神经损伤		S66.303	腕和手指伸肌腱损伤
S64.002	手部尺神经损伤		S66.304	腕部指伸肌和肌腱损伤
S64.101	腕部正中神经损伤		S66.305	腕部指伸肌损伤
S64.102	手部正中神经损伤		S66.306	腕部指伸肌腱损伤
S64.201	腕部桡神经损伤		S66.307	手部指伸肌和肌腱损伤
S64.202	手部桡神经损伤		S66.308	手部指伸肌损伤
S64.301	拇指神经损伤		S66.309	手部指伸肌腱损伤
S64.401	指神经损伤		S66.401	腕和手部拇指内在肌和肌腱损伤
S64.701	腕和手多处神经损伤		S66.402	腕和手部拇指内在肌损伤
S64.901	腕和手神经损伤		S66.403	腕和手拇指内在肌腱损伤
S65.002	腕部尺动脉损伤		S66.404	腕部拇指内在肌和肌腱损伤
S66.001	腕和手部拇长屈肌和肌腱损伤		S66.405	腕部拇指内在肌损伤
S66.002	腕和手部拇长屈肌损伤		S66.406	腕部拇指内在肌腱损伤
S66.003	腕和手拇长屈肌腱损伤		S66.407	手部拇指内在肌和肌腱损伤
S66.004	腕部拇长屈肌和肌腱损伤		S66.408	手部拇指内在肌损伤
S66.005	腕部拇长屈肌损伤		S66.409	手部拇指内在肌腱损伤
S66.006	腕部拇长屈肌腱损伤		S66.501	腕和手部指内在肌和肌腱损伤
S66.007	手部拇长屈肌和肌腱损伤		S66.502	腕和手部指内在肌损伤
S66.008	手部拇长屈肌损伤		S66.503	腕和手指内在肌腱损伤
S66.009	手部拇长屈肌腱损伤		S66.504	腕部指内在肌和肌腱损伤
S66.101	腕和手部指屈肌和肌腱损伤		S66.505	腕部指内在肌损伤
S66.102	腕和手部指屈肌损伤		S66.506	腕部指内在肌腱损伤
S66.103	腕和手指屈肌腱损伤		S66.507	手部指内在肌和肌腱损伤
S66.104	腕部指屈肌和肌腱损伤		S66.508	手部指内在肌损伤
S66.105	腕部指屈肌损伤		S66.509	手部指内在肌腱损伤
S66.106	腕部指屈肌腱损伤		S66.601	腕和手部多处屈肌和肌腱损伤
S66.107	手部指屈肌和肌腱损伤		S66.701	腕和手部多处伸肌和肌腱损伤
S66.108	手部指屈肌损伤		S66.901	腕和手部肌肉和肌腱损伤
S66.109	手部指屈肌腱损伤		S66.902	腕部肌肉损伤
S66.201	腕和手部拇指伸肌和肌腱损伤		S66.903	手部肌肉损伤
S66.202	腕和手部拇指伸肌损伤		S66.904	手指肌肉损伤
S66.203	腕和手拇指伸肌腱损伤		S68.101	单指不全切断
S66.204	腕部拇指伸肌和肌腱损伤		S68.201	多指不全切断
S66.205	腕部拇指伸肌损伤		S91.301	足部开放性损伤

S91.3x811	踝和足开放性损伤伴骨折	S93.602	跗骨韧带损伤
S91.3x821	踝和足开放性损伤伴脱位	S93.603	跗跖韧带扭伤
S91.3x823	足部开放性损伤伴脱位	S93.604	跗跖韧带损伤
S92.101	距骨骨折	S94.801	趾神经损伤
S92.102	距骨颈骨折	S94.901	踝和足神经损伤
S92.103	距骨体骨折	S96.001	踝和足部趾长屈肌和肌腱损伤
S92.201	跗骨骨折	S96.101	踝和足部趾长伸肌和肌腱损伤
S92.211	足舟骨骨折	S96.102	足踇长肌腱损伤
S92.221	骰骨骨折	S96.201	踝和足部内在肌和肌腱损伤
S92.231	足楔状骨骨折	S96.701	踝和足部多处肌肉和肌腱损伤
S92.281	跗间关节骨折	S96.802	趾肌腱损伤
S92.301	跖跗关节骨折	S96.902	踝和足部肌肉和肌腱损伤
S92.302	跖骨骨折	S99.801	足部软组织撕脱伤
S92.303	跖骨基底骨折	T02.201	单上肢多发性骨折
S92.304	跖骨骨骺损伤	T02.211	单上肢多发性开放性骨折
S92.401	踇趾骨折	T02.301	单下肢多发性骨折
S92.501	趾骨骨折	T02.311	单下肢多发性开放性骨折
S92.502	趾骨骨骺损伤	T10xx01	上肢骨折
S92.701	足骨多发性骨折	T10xx11	上肢开放性骨折
S93.004	距骨脱位	T11.201	上肢关节和韧带脱位
S93.101	趾骨脱位	T11.202	上肢关节脱位
S93.112	跖趾关节脱位	T11.203	上肢韧带脱位
S93.121	趾间关节脱位	T11.204	上肢关节和韧带扭伤
S93.201	踝和足韧带断裂	T11.205	上肢关节扭伤
S93.203	足部韧带断裂	T11.207	上肢关节和韧带损伤
S93.311	跗骨脱位	T11.208	上肢关节损伤
S93.321	中跗关节脱位	T12xx01	下肢骨折
S93.331	跗跖关节骨折脱位 [Lisfranc 骨折脱位]	T12xx11	下肢开放性骨折
		T13.205	下肢关节扭伤
S93.332	跗跖关节脱位	T13.206	下肢韧带扭伤
S93.341	跖骨脱位	T13.208	下肢关节损伤
S93.381	距舟关节脱位	T13.209	下肢韧带损伤
S93.382	足舟骨脱位	T13.501	下肢肌肉和肌腱损伤
S93.501	趾间关节扭伤	T13.502	下肢肌肉损伤
S93.502	趾间关节损伤	T13.503	下肢肌腱损伤
S93.503	跖趾关节扭伤	T92.201	陈旧性腕骨骨折
S93.504	跖趾关节损伤	T92.203	陈旧性掌骨骨折
S93.505	足趾扭伤	T92.204	陈旧性指骨骨折
S93.506	足趾损伤	T92.301	上肢脱位后遗症
S93.601	跗骨韧带扭伤	T92.302	上肢扭伤后遗症

T92.304　陈旧性腕关节脱位

T92.305　陈旧性腕掌关节脱位

T92.306　陈旧性掌指关节脱位

T92.307　陈旧性指关节脱位

T92.311　指韧带损伤后遗症

T92.312　陈旧性下尺桡关节损伤

T92.313　陈旧性舟骨月骨周围脱位

T92.315　掌板侧副韧带损伤后遗症

T92.317　上肢韧带损伤后遗症

T92.402　桡神经损伤后遗症

T92.403　正中神经损伤后遗症

T92.404　指神经损伤后遗症

T92.407　臂丛神经损伤后遗症

T92.408　尺神经损伤后遗症

T92.501　屈肌腱断裂后遗症

T92.502　屈肌腱粘连后遗症

T92.503　屈拇长肌腱损伤后遗症

T92.504　屈指肌腱损伤后遗症

T92.505　上肢肌肉和肌腱损伤后遗症

T92.506　伸肌腱断裂后遗症

T92.507　伸肌腱粘连后遗症

T92.508　伸拇长肌腱损伤后遗症

T92.509　伸指肌腱损伤后遗症

T92.510　手部肌腱挛缩后遗症

T92.511　手部肌腱损伤后遗症

T92.512　上肢肌腱粘连后遗症

T92.513　指伸肌腱粘连后遗症

T92.514　手部肌肉损伤后遗症

T92.515　指屈肌腱粘连后遗症

T92.517　上肢肌肉损伤后遗症

T92.518　上肢肌腱损伤后遗症

T92.602　创伤性手指缺如

T92.603　创伤性上肢骨缺损

T93.201　陈旧性距骨骨折

T93.210　陈旧性跟骨骨折

T93.213　陈旧性趾骨骨折

T93.301　下肢脱位后遗症

T93.302　下肢扭伤后遗症

T93.303　下肢劳损后遗症

T93.305　陈旧性趾间关节脱位

T93.308　陈旧性足舟骨脱位

T93.401　下肢神经损伤后遗症

T93.501　下肢肌肉损伤后遗症

T93.502　下肢肌腱损伤后遗症

IS21　肩、上臂、肘、膝、腿或踝损伤，伴重要并发症与合并症

IS23　肩、上臂、肘、膝、腿或踝损伤，伴并发症与合并症

IS25　肩、上臂、肘、膝、腿或踝损伤，不伴并发症与合并症

主要诊断包括：

M23.231　陈旧性膝内侧半月板损伤

M23.261　陈旧性膝外侧半月板损伤

M23.291　陈旧性膝半月板损伤

M23.292　陈旧性半月板桶柄状撕裂

M23.801　膝后外复合体损伤

M23.811　陈旧性膝前十字韧带断裂

M23.821　陈旧性膝后十字韧带断裂

M23.831　陈旧性膝内侧副韧带断裂

M23.832　陈旧性膝内侧副韧带损伤

M23.841　陈旧性膝外侧副韧带断裂

M23.842　陈旧性膝外侧副韧带损伤

M23.894　陈旧性膝关节韧带损伤

M23.895　陈旧性膝关节软骨损伤

M24.171　陈旧性踝距骨软骨损伤

M24.172　陈旧性踝胫骨软骨损伤

M24.271　陈旧性踝外侧副韧带断裂

S43.001　肩关节脱位 [盂肱关节脱位]

S43.002　肩关节半脱位

S43.011　肱骨前脱位

S43.021　肱骨后脱位

S43.031　肱骨下脱位

S43.101　肩锁关节脱位

S43.301　肩胛骨脱位

S43.401　肩关节扭伤

S43.402　肩关节积血

S43.403　肩袖关节囊扭伤

S43.404　喙肱韧带扭伤

S43.501	肩锁关节扭伤	S53.401	肘关节扭伤
S43.502	肩锁韧带扭伤	S53.402	肘关节积血
S43.701	肩胛带扭伤	S53.411	桡骨环状韧带扭伤
S43.702	肩关节盂唇损伤	S53.412	桡侧副韧带扭伤
S44.001	上臂尺神经损伤	S53.421	尺侧副韧带扭伤
S44.101	上臂正中神经损伤	S53.431	桡肱关节扭伤
S44.201	上臂桡神经损伤	S53.441	尺肱关节扭伤
S44.801	肩胛上神经损伤	S83.001	髌骨脱位
S46.001	肩袖肌腱损伤	S83.002	髌骨半脱位
S46.101	肱二头肌长头肌肉损伤	S83.101	膝关节脱位
S46.102	肱二头肌长头肌腱损伤	S83.111	胫骨近端前脱位
S46.103	肱二头肌长头肌肉和肌腱损伤	S83.112	股骨远端后脱位
S46.201	肱二头肌肌肉损伤	S83.121	胫骨近端后脱位
S46.202	肱二头肌肌腱损伤	S83.131	胫骨近端内侧脱位
S46.203	肱二头肌肌肉和肌腱损伤	S83.141	胫骨近端外侧脱位
S46.301	肱三头肌肌肉损伤	S83.181	胫腓关节脱位
S46.302	肱三头肌肌腱损伤	S83.201	膝半月板撕裂
S46.303	肱三头肌肌肉和肌腱损伤	S83.202	膝外侧半月板桶柄状撕裂
S46.701	肩和上臂多处肌肉损伤	S83.203	膝内侧半月板桶柄状撕裂
S46.702	肩和上臂多处肌腱损伤	S83.204	膝半月板桶柄状撕裂
S46.801	三角肌损伤	S83.205	膝内侧半月板撕裂
S46.802	冈上肌肌肉损伤	S83.206	膝外侧半月板撕裂
S46.803	冈上肌肌腱损伤	S83.301	膝关节软骨撕裂
S46.804	冈下肌肌肉损伤	S83.401	膝关节副韧带扭伤
S46.805	冈下肌肌腱损伤	S83.402	膝关节副韧带断裂
S46.806	肩胛下肌肌肉损伤	S83.403	膝关节副韧带损伤
S46.807	肩胛下肌肌腱损伤	S83.411	膝关节外侧副韧带扭伤
S46.901	肩和上臂肌肉损伤	S83.412	膝关节外侧副韧带损伤
S46.902	肩和上臂肌腱损伤	S83.421	膝关节内侧副韧带扭伤
S53.001	桡肱关节脱位	S83.422	膝关节内侧副韧带损伤
S53.002	桡骨头脱位	S83.431	膝关节外侧副韧带部分断裂
S53.003	桡骨头半脱位	S83.432	膝关节外侧副韧带完全断裂
S53.101	肘关节脱位	S83.441	膝关节内侧副韧带部分断裂
S53.111	肘关节前脱位	S83.442	膝关节内侧副韧带完全断裂
S53.121	肘关节后脱位	S83.501	膝关节十字韧带断裂
S53.131	肘关节内脱位	S83.502	膝关节十字韧带扭伤
S53.141	肘关节侧方脱位	S83.503	膝关节十字韧带损伤
S53.181	尺肱关节脱位	S83.511	膝关节前十字韧带扭伤
S53.201	桡侧副韧带断裂	S83.512	膝关节前十字韧带损伤
S53.301	尺侧副韧带断裂	S83.521	膝关节后十字韧带扭伤

S83.522	膝关节后十字韧带损伤		S86.702	胫腓肌腱断裂
S83.531	膝关节前十字韧带部分断裂		S93.001	踝关节半脱位
S83.532	膝关节前十字韧带完全断裂		S93.002	胫距关节脱位
S83.541	膝关节后十字韧带部分断裂		S93.003	踝关节脱位
S83.542	膝关节后十字韧带完全断裂		S93.004	距骨脱位
S83.601	膝关节扭伤		S93.005	腓骨脱位
S83.602	膝关节损伤		S93.006	胫腓远端关节脱位
S83.603	膝关节积血		S93.201	踝和足韧带断裂
S83.604	胫腓近端关节扭伤		S93.202	踝部韧带断裂
S83.605	胫腓近端关节损伤		S93.204	踝距腓前韧带断裂
S83.606	胫腓近端韧带扭伤		S93.205	跟腓韧带断裂
S83.607	胫腓近端韧带损伤		S93.401	踝关节扭伤
S83.608	髌韧带扭伤		S93.402	踝关节损伤
S83.609	髌腱断裂		S93.403	踝关节积血
S83.610	髌韧带损伤		S93.404	踝内侧副韧带扭伤
S83.701	膝外侧半月板伴副韧带损伤		S93.405	踝内侧副韧带损伤
S83.702	膝外侧半月板伴十字韧带损伤		S93.411	踝三角韧带扭伤
S83.703	膝关节多处损伤		S93.412	踝三角韧带损伤
S83.704	膝内侧半月板伴副韧带损伤		S93.421	跟腓韧带扭伤
S83.705	膝内侧半月板伴十字韧带损伤		S93.422	跟腓韧带损伤
S83.706	膝关节多处韧带损伤		S93.431	胫腓远端韧带扭伤
S84.001	胫后神经损伤		S93.432	胫腓远端韧带损伤
S84.002	胫神经损伤		S94.901	踝和足神经损伤
S84.101	腓神经损伤		S96.801	踝部胫后肌腱损伤
S84.801	腓总神经损伤		T02.201	单上肢多发性骨折
S84.802	腓肠神经损伤		T02.211	单上肢多发性开放性骨折
S86.001	跟腱断裂		T02.301	单下肢多发性骨折
S86.002	跟腱损伤		T02.311	单下肢多发性开放性骨折
S86.101	小腿后部肌群和肌腱损伤		T11.201	上肢关节和韧带脱位
S86.102	小腿后部肌群肌肉损伤		T11.202	上肢关节脱位
S86.103	小腿后部肌群肌腱损伤		T11.203	上肢韧带脱位
S86.201	小腿前部肌群和肌腱损伤		T11.204	上肢关节和韧带扭伤
S86.202	小腿前部肌群肌腱损伤		T11.205	上肢关节扭伤
S86.301	腓侧肌群和肌腱损伤		T11.206	上肢韧带扭伤
S86.302	腓侧肌群肌肉损伤		T11.207	上肢关节和韧带损伤
S86.303	腓侧肌群肌腱损伤		T11.208	上肢关节损伤
S86.304	腓肠肌断裂		T11.209	上肢韧带损伤
S86.305	腓骨长短肌损伤		T11.501	上肢肌肉和肌腱损伤
S86.306	创伤性腓骨肌腱滑脱		T11.502	上肢肌肉损伤
S86.701	小腿多处肌肉和肌腱损伤		T11.503	上肢肌腱损伤

T13.205　下肢关节扭伤

T13.206　下肢韧带扭伤

T13.208　下肢关节损伤

T13.209　下肢韧带损伤

T13.501　下肢肌肉和肌腱损伤

T13.502　下肢肌肉损伤

T13.503　下肢肌腱损伤

T92.301　上肢脱位后遗症

T92.302　上肢扭伤后遗症

T92.308　陈旧性桡骨头脱位

T92.309　陈旧性尺桡关节脱位

T92.314　陈旧性肘关节脱位

T92.316　肘关节韧带损伤后遗症

T92.317　上肢韧带损伤后遗症

T92.402　桡神经损伤后遗症

T92.403　正中神经损伤后遗症

T92.405　肌皮神经损伤后遗症

T92.406　腋神经损伤后遗症

T92.407　臂丛神经损伤后遗症

T92.408　尺神经损伤后遗症

T92.501　屈肌腱断裂后遗症

T92.502　屈肌腱粘连后遗症

T92.505　上肢肌肉和肌腱损伤后遗症

T92.506　伸肌腱断裂后遗症

T92.507　伸肌腱粘连后遗症

T92.512　上肢肌腱粘连后遗症

T92.516　肩袖损伤后遗症

T92.517　上肢肌肉损伤后遗症

T92.518　上肢肌腱损伤后遗症

T92.603　创伤性上肢骨缺损

T92.802　陈旧性肩关节 SLAP 损伤

T93.301　下肢脱位后遗症

T93.302　下肢扭伤后遗症

T93.303　下肢劳损后遗症

T93.306　陈旧性膝关节脱位

T93.307　陈旧性踝关节脱位

T93.308　陈旧性足舟骨脱位

T93.401　下肢神经损伤后遗症

T93.403　股神经损伤后遗症

T93.404　腓总神经损伤后遗症

T93.405　胫神经损伤后遗症

T93.406　腓肠神经损伤后遗症

T93.501　下肢肌肉损伤后遗症

T93.502　下肢肌腱损伤后遗症

IS39　肩、臂、腿或踝骨折

主要诊断包括：

M84.021　肱骨骨折连接不正

M84.031　尺骨骨折连接不正

M84.032　桡骨骨折连接不正

M84.051　股骨骨折连接不正

M84.061　胫骨骨折连接不正

M84.062　髌骨骨折连接不正

M84.063　腓骨骨折连接不正

M84.072　踝关节骨折连接不正

M84.111　锁骨骨折不连接

M84.112　肩胛骨骨折不连接

M84.121　肱骨骨折不连接

M84.131　尺骨骨折不连接

M84.132　桡骨骨折不连接

M84.151　股骨骨折不连接

M84.161　腓骨骨折不连接

M84.162　胫骨骨折不连接

M84.163　髌骨骨折不连接

M84.173　踝关节骨折不连接

S42.001　锁骨骨折

S42.011　锁骨胸骨端骨折

S42.021　锁骨干骨折

S42.031　锁骨肩峰端骨折

S42.091　锁骨多发性骨折

S42.101　肩胛骨骨折

S42.111　肩胛骨体骨折

S42.121　肩峰骨折

S42.131　肩胛骨喙突骨折

S42.141　肩胛骨颈和肩关节盂骨折

S42.142　肩关节盂骨折

S42.191　肩胛骨多发性骨折

S42.201　肱骨近端骨折

S42.211　肱骨近端骨骺分离

S42.212　肱骨头骨折

S42.221	肱骨外科颈骨折		S52.311	盖氏骨折
S42.231	肱骨解剖颈骨折		S52.401	桡尺骨骨干骨折
S42.241	肱骨大结节骨折		S52.501	桡骨远端骨折
S42.291	肱骨小结节骨折		S52.502	桡骨茎突骨折
S42.292	肱骨近端多发性骨折		S52.503	桡骨远端骨骺分离
S42.301	肱骨干骨折		S52.511	科雷骨折 [1]
S42.302	肱骨干多发性骨折		S52.521	巴顿骨折
S42.303	肱骨骨折		S52.522	史密斯骨折
S42.401	肱骨远端骨折		S52.591	桡骨关节内骨折
S42.411	肱骨髁上骨折		S52.601	尺骨远端骨折伴桡骨远端骨折
S42.421	肱骨外髁骨折		S52.602	尺骨茎突骨折伴桡骨远端骨折
S42.431	肱骨内髁骨折		S52.701	前臂多发性骨折
S42.441	肱骨内上髁骨折		S52.801	尺骨远端骨折
S42.442	肱骨外上髁骨折		S52.802	尺骨远端骨骺分离
S42.443	肱骨远端骨骺分离		S52.803	尺骨茎突骨折
S42.451	肱骨远端 T 型骨折		S52.804	尺骨头骨折
S42.491	肱骨远端多发性骨折		S52.901	前臂骨折
S42.492	肱骨滑车骨折		S72.701	股骨多发性骨折
S42.493	肱骨小头骨折		S72.901	股骨骨折
S42.701	锁骨和肩胛骨及肱骨多发性骨折		S72.902	股骨骨骺分离
S42.901	肩胛带骨折		S82.001	髌骨骨折
S52.001	肘关节骨折		S82.002	髌骨软骨骨折
S52.002	尺骨近端骨折		S82.003	髌骨袖套状撕脱骨折
S52.011	尺骨鹰嘴骨折		S82.004	髌骨袖套状骨折
S52.012	尺骨鹰嘴骨骺分离		S82.111	胫骨近端骨折伴腓骨骨折
S52.021	尺骨冠突骨折		S82.112	胫骨平台骨折伴腓骨骨折
S52.091	尺骨近端多发性骨折		S82.181	胫骨近端骨折
S52.101	桡骨近端骨折		S82.182	胫骨近端骨骺分离
S52.102	桡骨近端骨骺分离		S82.183	胫骨头骨折
S52.111	桡骨头骨折		S82.184	胫骨髁骨折
S52.112	桡骨头骨骺分离		S82.185	胫骨髁间棘骨折
S52.121	桡骨颈骨折		S82.186	胫骨外髁骨折
S52.191	桡骨近端多发性骨折		S82.187	胫骨平台骨折
S52.201	尺骨干骨折		S82.188	胫骨平台骨折伴髁间骨折
S52.202	尺骨骨折		S82.189	胫骨结节骨折
S52.211	孟氏骨折		S82.211	胫骨干骨折伴腓骨骨折
S52.301	桡骨干骨折		S82.281	胫骨干骨折
S52.302	桡骨骨折		S82.282	胫骨骨折

---

[1] 科雷骨折即柯莱斯骨折，以下同此。

S82.311	胫骨远端骨折伴腓骨骨折		T92.107	陈旧性桡骨骨折
S82.312	胫腓骨下端骨骺分离		T92.108	陈旧性上肢骨折
S82.381	胫骨远端骨折		T92.109	陈旧性锁骨骨折
S82.382	胫骨远端骨骺分离		T92.110	陈旧性盖氏骨折
S82.383	Pilon 骨折		T92.111	陈旧性孟氏骨折
S82.401	腓骨骨折		T92.112	陈旧性肩胛骨骨折
S82.402	腓骨远端骨骺分离		T93.105	陈旧性股骨骨折
S82.411	腓骨近端骨折		T93.202	陈旧性胫骨平台骨折
S82.412	腓骨头骨折		T93.203	陈旧性腓骨骨折
S82.413	腓骨颈骨折		T93.204	陈旧性下肢骨折
S82.414	腓骨小头骨折		T93.205	陈旧性胫骨骨折
S82.421	腓骨干骨折		T93.206	陈旧性踝骨骨折
S82.491	腓骨多发性骨折		T93.207	陈旧性双踝骨折
S82.501	胫骨骨折伴踝骨折		T93.208	陈旧性胫腓骨骨折
S82.502	内踝骨折		T93.209	陈旧性髌骨骨折
S82.601	腓骨骨折伴踝骨折		T93.211	陈旧性 Pilon 骨折
S82.602	外踝骨折		T93.212	陈旧性跗骨骨折
S82.701	小腿多发性骨折			
S82.811	双踝骨折			
S82.821	三踝骨折			

IT13　骨髓炎，伴并发症与合并症
IT15　骨髓炎，不伴并发症与合并症

S82.881	踝骨骨折
S82.882	踝关节骨折
S82.901	小腿骨折
S91.3x811	踝和足开放性损伤伴骨折
S92.001	跟骨骨折
T02.201	单上肢多发性骨折
T02.211	单上肢多发性开放性骨折
T02.301	单下肢多发性骨折
T02.311	单下肢多发性开放性骨折
T02.801	身体复合部位的骨折
T02.811	身体复合部位的开放性骨折
T10xx01	上肢骨折
T10xx11	上肢开放性骨折
T12xx01	下肢骨折
T12xx11	下肢开放性骨折
T92.101	陈旧性肱骨骨折
T92.102	陈旧性尺骨骨折
T92.104	陈旧性肩峰骨折
T92.105	陈旧性肩盂骨折
T92.106	陈旧性尺桡骨骨折

主要诊断包括：

A02.205+M90.2*
　　　沙门菌性骨髓炎
A18.007+M49.0*
　　　颈椎结核
A18.010+M49.0*
　　　胸椎结核
A18.011+M49.0*
　　　腰椎结核
A18.013+M49.0*
　　　脊柱结核性截瘫 [波特截瘫]
A18.018+M73.8*
　　　脊椎结核并椎旁脓肿
A18.020+M49.0*
　　　结核性脊柱后凸
A18.026+M90.0*
　　　耻骨结核
A18.027+M90.0*
　　　肋骨结核

A18.031+M90.0*
　　肱骨结核
A18.032+M90.0*
　　股骨结核
A18.033+M90.0*
　　趾骨结核
A18.034+M90.0*
　　肢体骨结核
A18.035+M90.0*
　　骨结核病
A18.036+M90.0*
　　尺骨结核
A18.037+M90.0*
　　腓骨结核
A18.038+M90.0*
　　胫骨结核
A18.039+M90.0*
　　跟骨结核
A18.042+M90.0*
　　第三楔骨结核
A18.044+M90.0*
　　掌骨结核
A18.045+M49.0*
　　脊柱结核
A18.047+M49.0*
　　结核性脊柱前凸
A18.048+M49.0*
　　结核性脊柱侧弯
A18.049+M49.0*
　　脊柱骨脓肿 [结核性脊柱骨脓肿]
A18.054+M90.0*
　　指骨结核
A18.057+M49.0*
　　骶骨结核
A18.063+M90.0*
　　结核性骨炎
A18.064+M90.0*
　　结核性骨髓炎
A18.065+M90.0*
　　结核性骨坏死

A18.066+M49.0*
　　颈椎结核性截瘫
A18.421　　足结核
B37.890　　腰椎念珠菌感染
B90.201　　陈旧性骨结核病
B90.203　　陈旧性脊柱结核
M46.221　　颈椎骨髓炎
M46.241　　胸椎骨髓炎
M46.261　　腰椎骨髓炎
M46.292　　椎骨骨髓炎
M86.091　　急性血源性骨髓炎
M86.191　　急性骨髓炎
M86.291　　亚急性骨髓炎
M86.391　　慢性多病灶性骨髓炎
M86.491　　慢性骨髓炎伴引流窦道
M86.691　　慢性骨髓炎
M86.692　　慢性化脓性骨髓炎
M86.871　　跖骨籽骨形成
M86.891　　骨干炎
M86.892　　硬化性骨髓炎
M86.893　　骨肉芽肿
M86.894　　骨脓肿
M86.895　　布罗迪脓肿
M86.901　　多发性骨髓炎
M86.902　　上肢骨骨髓炎
M86.903　　上肢骨骨炎
M86.911　　肩胛骨骨髓炎
M86.913　　锁骨骨髓炎
M86.922　　肱骨骨髓炎
M86.931　　尺骨骨髓炎
M86.933　　桡骨骨髓炎
M86.941　　腕骨骨髓炎
M86.942　　掌骨骨髓炎
M86.943　　指骨骨髓炎
M86.953　　股骨骨髓炎
M86.954　　骨盆骨髓炎
M86.961　　腓骨骨髓炎
M86.962　　胫骨骨髓炎
M86.971　　跗骨骨髓炎
M86.973　　跖骨骨髓炎

M86.974　趾骨骨髓炎

M86.975　跟骨骨髓炎

M86.981　颅骨骨髓炎

M86.982　肋骨骨髓炎

M86.983　胸骨骨髓炎

IT20　慢性炎症性肌肉、骨骼、结缔组织疾患，年龄 < 17 岁

IT21　慢性炎症性肌肉、骨骼、结缔组织疾患，伴重要并发症与合并症

IT23　慢性炎症性肌肉、骨骼、结缔组织疾患，伴并发症与合并症

IT25　慢性炎症性肌肉、骨骼、结缔组织疾患，不伴并发症与合并症

主要诊断包括：

A18.015+M01.1*
　　结核性风湿病 [篷塞病]

A18.017+M68.0*
　　滑膜结核

A18.043+M68.0*
　　肌腱结核

A18.058+M68.0*
　　腱鞘结核

A18.062+M68.0*
　　结核性腱鞘炎

A18.422　肩部结核

A18.810+M63.0*
　　肌结核

A18.812+M36.8*
　　结缔组织结核

A18.822+M63.0*
　　上臂内侧横纹肌结核

A18.827+M63.0*
　　腰大肌结核性脓肿

A18.828+M63.0*
　　腰肌结核

A51.402+M90.1*
　　二期梅毒性骨膜炎

A51.407+M63.0*
　　二期梅毒性肌炎

A52.706+M90.2*
　　骨梅毒

A52.708+M68.0*
　　梅毒性滑膜炎

A52.709+M68.0*
　　梅毒性腱鞘炎

A52.710+M63.0*
　　梅毒性肌炎

B33.002　流行性肌痛

B45.301+M90.2*
　　骨隐球菌病

B58.802+M63.1*
　　弓形虫肌炎

B67.201+M90.2*
　　骨细粒棘球蚴病

B67.603　骨泡型棘球蚴病

B69.802　骨囊虫病

B69.803　肌肉囊虫病

B89xx02+G73.4*
　　寄生虫病并发肌病

B99xx04+G73.4*
　　感染性疾病并发肌炎

C84.101　塞扎里病

D48.913+G73.2*
　　肿瘤相关性肌炎

D86.804+M63.3*
　　结节病性肌炎

E23.001+G73.5*
　　垂体功能减退性肌病

E74.004+G73.6*
　　糖原贮积病肌病

E85.001　家族性地中海热

E85.004　非神经病性家族遗传性淀粉样变性

E85.102　淀粉样多发性神经病变

E85.103　神经病性家族遗传性淀粉样变性

E85.201　家族遗传性淀粉样变性

E85.301　继发性全身性淀粉样变性

E85.414　局限性淀粉样变性

E85.901	淀粉样变性
E85.903	斑疹性淀粉样变性
G72.401	症状性炎性肌病
G72.402	包涵体肌炎
G72.403	包涵体肌病
G72.404	遗传性包涵体肌病
G72.405	炎性肌病
G72.806	风湿免疫病合并肌病
I00xx03	风湿性关节炎
I00xx04	急性风湿热
I00xx05	急性风湿性关节炎
K90.802+M14.8*	
	惠普尔病 [Whipple 病]
L87.101	反应性穿孔性胶原病
M02.301	莱特尔综合征 [Reiter 病]
M05.091	费尔蒂综合征 [Felty 综合征]
M05.992	累及全身的类风湿性关节炎[1]
M05.993	累及内脏的类风湿性关节炎
M06.191	成年型斯蒂尔病 [Still 病]
M06.391	类风湿性结节[2]
M06.811	类风湿性肩关节炎
M06.821	类风湿性肘关节炎
M06.831	类风湿性腕关节炎
M06.841	类风湿性手关节炎
M06.851	类风湿性髋关节炎
M06.861	类风湿性膝关节炎
M06.871	类风湿性足关节炎
M06.872	类风湿性踝关节炎
M06.991	类风湿性关节炎
M08.091	幼年型类风湿关节炎
M08.192	幼年型脊椎关节炎
M08.193	幼年型强直性脊柱炎
M08.201	幼年型斯蒂尔病
M08.301	多关节型儿童类风湿病
M08.302	血清反应阴性幼年型多关节炎
M08.303	慢性幼年型多关节炎
M08.401	少关节性幼年型关节炎

M08.891	幼年型特发性关节炎
M30.002	结节性多动脉炎
M30.101	嗜酸性肉芽肿性血管炎
M30.103	变应性肉芽肿性脉管炎
M30.201	幼年型多动脉炎
M30.301	皮肤黏膜淋巴结综合征 [Kawasaki 病]
M30.801	多脉管炎重叠综合征
M31.001	肺出血肾炎综合征 [Goodpasture 综合征]
M31.002	免疫性血管炎
M31.003	过敏性脉管炎
M31.102	血栓性微血管病
M31.301	韦格纳肉芽肿病 [Wegner 肉芽肿病]
M31.302	坏死性呼吸道肉芽肿病
M31.401	主动脉弓综合征 [Takayasu 病]
M31.501	巨细胞动脉炎伴风湿性多肌痛
M31.601	巨细胞动脉炎 [颞动脉炎]
M31.701	显微镜下多脉管炎
M31.801	血补体过少性血管炎
M31.802	抗中性粒细胞胞质抗体（ANCA）相关性小血管炎
M31.901	坏死性脉管炎
M31.902	坏死性血管炎
M32.001	药物性系统性红斑狼疮
M32.111+K67.8*	
	狼疮性浆膜炎
M32.114+G73.7*	
	系统性红斑狼疮合并肌病
M32.116+M14.801*	
	狼疮性关节炎
M32.901	系统性红斑狼疮
M33.001	幼年型皮肌炎
M33.101	皮肌炎
M33.103	儿童皮肌炎
M33.104	成人皮肌炎
M33.105	无肌病皮肌炎

---

[1] 类风湿性关节炎即类风湿关节炎，以下同此。

[2] 类风湿性结节即类风湿结节，以下同此。

M33.201　多发性肌炎

M33.902　皮多肌炎

M34.802+G73.7*

　　　　系统性硬化症性肌病

M34.808+G73.7*

　　　　系统性硬化症合并肌病

M34.901　系统性硬化症

M35.001　继发性干燥综合征

M35.004+G73.7*

　　　　干燥综合征伴肌病

M35.006　干燥综合征 [Sjögren 综合征]

M35.101　重叠综合征

M35.102　混合性结缔组织病

M35.201　白塞病 [Behcet 病]

M35.301　风湿性多肌痛

M35.401　嗜酸性筋膜炎

M35.501　多病灶性纤维硬化病

M35.801　抗合成酶综合征

M35.901　结缔组织病

M35.903　自身免疫病

M35.904　胶原病

M35.905　IgG4 相关性疾病

M35.906+G63.5*

　　　　继发于结缔组织病的周围神经病

M35.907　高 IgD 综合征

M45xx091　强直性脊柱炎

M45xx092　脊柱类风湿性脊椎炎

M60.091　感染性肌炎

M60.092　热带化脓性肌炎

M60.093　肌肉脓肿

M60.094　脓性肌炎

M60.191　间质性肌炎

M60.291　肌肉肉芽肿

M60.861　腓肠肌炎

M60.881　腹壁慢性肌炎

M60.891　坏死性肌炎

M60.892　增生性肌炎

M61.051　髋关节创伤后骨化性肌炎

M61.091　创伤后骨化性肌炎

M61.191　进行性骨化性纤维发育不良

M61.192　进行性骨化性肌炎

M65.893　缓解性血清阴性对称性滑膜炎伴

　　　　凹陷性水肿综合征

M79.091　风湿病

M79.092　关节风湿病

M79.093　风湿性肌痛

M79.094　软组织风湿病

M79.095　成纤维细胞性风湿病

M79.791　纤维织炎

M79.792　纤维肌痛

M79.896　纤维结缔组织炎

IT31　感染性关节病，伴重要并发症与
　　　合并症

IT35　感染性关节病，不伴重要并发症
　　　与合并症

主要诊断包括：

A02.202+M01.3*

　　　　沙门菌性关节炎

A18.008+M01.1*

　　　　肩关节结核

A18.009+M01.1*

　　　　腕关节结核

A18.012+M01.1*

　　　　跖趾关节结核

A18.014+M49.0*

　　　　骶髂关节结核

A18.019+M01.1*

　　　　关节寒性脓肿 [关节结核脓肿]

A18.021+M01.1*

　　　　关节结核

A18.022+M01.1*

　　　　肘关节结核

A18.023+M01.1*

　　　　髋关节结核

A18.024+M68.0*

　　　　髋关节结核性滑膜炎

A18.025+M01.1*

　　　　踝关节结核

A18.028+M01.1*
　　　膝关节结核

A18.029+M68.0*
　　　膝关节结核性滑膜炎

A18.041+M01.1*
　　　结核性关节炎

A18.046+M68.0*
　　　结核性滑膜炎

A18.306+K67.3*
　　　髂窝结核

A23.902+M01.3*
　　　布氏杆菌性关节炎

A39.804+M01.0*
　　　脑膜炎球菌性关节炎

A39.805+M03.0*
　　　脑膜炎球菌感染后关节炎

A52.103+M14.6*
　　　脊髓痨性关节病

A52.713+M01.8*
　　　梅毒性关节炎

A54.401+M01.3*
　　　淋球菌性关节炎

A69.902+M01.8*
　　　螺旋体感染性关节炎

B06.802+M01.4*
　　　风疹性关节炎

B19.902　病毒性肝炎相关性关节炎

B26.801+M01.5*
　　　流行性腮腺炎性关节炎

B37.889+M01.6*
　　　念珠菌性髋关节炎

B90.202　陈旧性关节结核

M00.001　葡萄球菌性多关节炎

M00.011　葡萄球菌性肩关节炎

M00.021　葡萄球菌性肘关节炎

M00.031　葡萄球菌性腕关节炎

M00.051　葡萄球菌性髋关节炎

M00.061　葡萄球菌性膝关节炎

M00.071　葡萄球菌性踝关节炎

M00.091　葡萄球菌性关节炎

M00.101　肺炎球菌性多关节炎

M00.111　肺炎球菌性肩关节炎

M00.121　肺炎球菌性肘关节炎

M00.131　肺炎球菌性腕关节炎

M00.151　肺炎球菌性髋关节炎

M00.161　肺炎球菌性膝关节炎

M00.171　肺炎球菌性踝关节炎

M00.191　肺炎球菌性关节炎

M00.201　链球菌性多关节炎

M00.211　链球菌性肩关节炎

M00.221　链球菌性肘关节炎

M00.231　链球菌性腕关节炎

M00.251　链球菌性髋关节炎

M00.261　链球菌性膝关节炎

M00.271　链球菌性踝关节炎

M00.291　链球菌性关节炎

M00.911　感染性肩关节炎

M00.921　感染性肘关节炎

M00.931　感染性腕关节炎

M00.951　感染性髋关节炎

M00.961　感染性膝关节炎

M00.971　感染性踝关节炎

M00.991　感染性关节炎

M00.992　化脓性关节炎

M65.161　感染性滑膜炎

IU11　骨病及其他关节病，伴重要并发症与合并症

IU15　骨病及其他关节病，不伴重要并发症与合并症

主要诊断包括：

D16.001　上肢长骨良性肿瘤

D16.002　肩胛骨良性肿瘤

D16.003　肱骨良性肿瘤

D16.004　桡骨良性肿瘤

D16.005　尺骨良性肿瘤

D16.101　上肢短骨良性肿瘤

D16.102　腕骨良性肿瘤

D16.103　掌骨良性肿瘤

D16.104　指骨良性肿瘤

D16.105　上肢关节良性肿瘤

D16.201　下肢长骨良性肿瘤

D16.202　股骨良性肿瘤

D16.203　腓骨良性肿瘤

D16.204　胫骨良性肿瘤

D16.205　膝关节良性肿瘤

D16.301　下肢短骨良性肿瘤

D16.302　髌骨良性肿瘤

D16.303　踝骨良性肿瘤

D16.304　距骨良性肿瘤

D16.305　跟骨良性肿瘤

D16.306　跗骨良性肿瘤

D16.307　趾骨良性肿瘤

D16.308　下肢关节良性肿瘤

D16.601　脊柱良性肿瘤

D16.602　颈椎良性肿瘤

D16.603　胸椎良性肿瘤

D16.604　腰椎良性肿瘤

D16.605　椎骨良性肿瘤

D16.801　耻骨良性肿瘤

D16.802　髂骨良性肿瘤

D16.803　骨盆良性肿瘤

D16.804　骶骨良性肿瘤

D16.805　尾骨良性肿瘤

D16.806　髋骨良性肿瘤

D16.807　坐骨良性肿瘤

D16.901　骨良性肿瘤

D16.902　关节软骨良性肿瘤

D16.903　软骨良性肿瘤

D17.728　骨脂肪瘤

D18.0802　骨血管瘤

D21.203　膝关节滑膜良性肿瘤

D48.905+M90.6*

　　　肿瘤引起的变形性骨炎

D66xx04+M36.2*

　　　血友病性关节炎

D86.806+M14.8*

　　　结节病性关节病

E03.905+M14.5*

　　　甲状腺功能减退性关节炎

E05.905+M14.5*

　　　甲状腺毒症性关节病

E10.611+M14.6*

　　　1 型糖尿病性夏科关节病

E10.612+M14.2*

　　　1 型糖尿病性手关节综合征

E10.615+M14.2*

　　　1 型糖尿病性肩关节周围炎

E11.611+M14.6*

　　　2 型糖尿病性夏科关节病

E11.612+M14.2*

　　　2 型糖尿病性手关节综合征

E11.615+M14.2*

　　　2 型糖尿病性肩关节周围炎

E14.611+M14.6*

　　　糖尿病性夏科关节病

E14.612+M14.2*

　　　糖尿病性手关节综合征

E14.615+M14.2*

　　　糖尿病性肩关节周围炎

E22.006+M14.5*

　　　肢端肥大症性关节病

E55.002　佝偻病性骨软化

E55.003　幼年的骨软化性佝偻病

E55.004　婴儿的骨软化性佝偻病

E55.007　先天性佝偻病

E64.301　佝偻病晚期效应

E83.106+M14.5*

　　　血色素沉着型关节病

E83.312+M90.8*

　　　维生素 D 抵抗性骨软化

E83.312+M90.8*

　　　维生素 D 抵抗性骨软化

E88.902+M90.8*

　　　代谢性骨病

E88.911+M90.8*

　　　早产儿代谢性骨病

K50.901+M07.4*

　　　局限性肠炎性关节病

K51.902+M07.5* 溃疡性结肠炎性关节病

L40.501+M07.3* 关节型银屑病

L40.502+M07.3* 银屑病性幼年型关节炎

M02.091 肠旁路术后关节病

M02.191 痢疾后关节病

M02.291 血清性关节病

M02.292 免疫后关节病

M05.991 血清反应阳性的类风湿性关节炎

M06.001 SAPHO 综合征

M06.091 血清反应阴性的类风湿性关节炎

M06.292 类风湿性滑囊炎

M06.401 炎性多关节病

M10.091 痛风性滑囊炎

M10.093 特发性痛风

M10.094 原发性痛风

M10.191 铅性痛风

M10.291 药物性痛风

M10.981 耳痛风石

M10.991 痛风

M10.992 痛风结节

M10.993 痛风石

M11.091 羟磷灰石沉着病

M11.191 家族性软骨钙沉着病

M11.291 软骨钙沉着病

M11.991 结晶体性关节病

M12.091 慢性风湿病后关节病 [Jaccoud 综合征]

M12.191 大骨节病 [Kaschin-Beck 病]

M12.261 膝色素沉着绒毛结节性滑膜炎

M12.291 色素沉着绒毛结节性滑膜炎

M12.391 复发性风湿病

M12.491 间歇性关节积液

M12.521 肘关节创伤性关节病

M12.571 踝关节创伤性关节病

M12.591 创伤性关节病

M12.891 短暂性关节病

M13.001 多关节炎

M13.111 胸锁关节炎

M13.191 单关节炎

M13.891 变应性关节炎

M13.892 更年期关节炎

M13.893 痛风性关节炎

M13.991 关节炎

M15.001 原发性全身性骨关节病

M15.101 赫伯登结节伴关节病

M15.201 布沙尔结节伴关节病 [1]

M15.301 创伤后多关节病

M15.401 侵蚀性骨关节病

M15.901 全身性骨关节病

M15.902 多关节病

M15.903 重度多关节病

M16.001 原发性双侧髋关节病

M16.101 原发性单侧髋关节病

M16.201 发育异常性双侧髋关节病

M16.301 发育异常性单侧髋关节病

M16.401 创伤后双侧髋关节病

M16.501 创伤后单侧髋关节病

M16.601 继发性双侧髋关节病

M16.701 继发性单侧髋关节病

M16.901 髋骨关节病

M16.902 双侧髋关节骨性关节病 [2]

M17.001 原发性双侧膝关节病

M17.101 原发性单侧膝关节病

M17.201 创伤后双侧膝关节病

M17.301 创伤后单侧膝关节病

M17.401 继发性双侧膝关节病

M17.501 继发性单侧膝关节病

M17.502 独眼征 （膝 Cyclops 形成）

M17.901 膝骨关节病

M17.902 膝关节退行性病变

M17.903 双侧膝关节骨性关节病

---

[1] 布沙尔结节即布夏尔结节。

[2] 骨性关节病即骨关节病，以下同此。

M17.904	单侧膝关节骨性关节病	M21.821	后天性肱骨变形
M18.001	原发性双侧第一腕掌关节病	M21.851	后天性股骨变形
M18.101	原发性单侧第一腕掌关节病	M21.861	后天性胫骨变形
M18.201	创伤后双侧第一腕掌关节病	M21.911	后天性肩关节变形
M18.301	创伤后单侧第一腕掌关节病	M21.941	后天性腕关节变形
M18.401	继发性双侧第一腕掌关节病	M21.951	后天性髋关节变形
M18.501	继发性单侧第一腕掌关节病	M21.961	后天性膝关节变形
M18.901	腕骨关节病	M22.001	复发性髌骨脱位
M18.902	双侧腕关节骨性关节病	M22.101	复发性髌骨不全脱位
M19.092	原发性关节病	M22.201	髌股关节病
M19.191	创伤后关节病	M22.301	髌骨不稳定
M19.291	继发性关节病	M22.401	髌骨软骨软化
M19.811	肩骨关节病	M22.801	膝髌骨外侧过度挤压综合征
M19.821	肘骨关节病	M23.031	膝内侧半月板囊肿
M19.841	指骨关节病	M23.061	膝外侧半月板囊肿
M19.871	趾骨关节病	M23.091	膝半月板囊肿
M19.872	踝骨关节病	M23.191	先天性盘状半月板
M19.873	跖骨关节病	M23.361	膝外侧半月板紊乱
M19.874	距下关节骨性关节病	M23.491	膝关节游离体
M19.875	跖趾关节骨性关节病	M23.591	膝前内侧旋转不稳定
M19.991	骨关节病	M23.891	膝韧带松弛
M19.992	重度骨关节病	M23.892	弹响膝
M21.021	后天性肘外翻	M23.893	膝韧带囊肿
M21.051	后天性髋外翻	M23.896	膝关节粘连
M21.061	后天性膝外翻	M23.991	膝关节内部紊乱
M21.111	后天性肩内翻	M24.011	肩关节内游离体
M21.121	后天性肘内翻	M24.021	肘关节内游离体
M21.151	后天性髋内翻	M24.031	腕关节内游离体
M21.161	后天性膝内翻	M24.041	指关节内游离体
M21.172	后天性踝内翻	M24.051	髋关节内游离体
M21.221	后天性肘关节屈曲变形	M24.071	踝关节内游离体
M21.232	后天性腕关节屈曲变形	M24.291	韧带挛缩
M21.261	后天性膝关节屈曲变形	M24.292	韧带钙化
M21.672	后天性踝变形	M24.293	韧带松弛
M21.701	后天性肢体长度不等	M24.351	髋关节病理性脱位
M21.731	后天性尺骨短缩变形	M24.361	膝关节病理性脱位
M21.751	后天性股骨短缩变形	M24.391	关节病理性脱位
M21.761	后天性胫骨短缩变形	M24.392	关节自发性脱位
M21.811	翼状肩胛	M24.411	肩关节复发性脱位
M21.812	后天性肩胛骨变形	M24.492	关节复发性脱位

M24.493　关节复发性不全脱位

M24.501　多发关节挛缩

M24.551　后天性髋关节挛缩

M24.591　关节挛缩

M24.621　肘关节强直

M24.641　指关节强直

M24.651　髋关节强直

M24.661　膝关节强直

M24.671　踝关节强直

M24.691　关节强直

M24.701　髋臼前突

M24.811　陈旧性肩关节脱位

M24.831　尺骨撞击综合征

M24.851　应激性髋

M24.852　髋关节撞击综合征

M24.861　陈旧性髌骨脱位

M24.891　关节粘连

M24.951　骶髂关节紊乱

M24.981　腰椎小关节紊乱

M24.991　关节紊乱

M25.011　陈旧性肩关节积血

M25.021　陈旧性肘关节积血

M25.031　陈旧性腕关节积血

M25.051　陈旧性髋关节积血

M25.061　陈旧性膝关节积血

M25.071　陈旧性踝关节积血

M25.111　肩关节瘘

M25.121　肘关节瘘

M25.131　腕关节瘘

M25.151　髋关节瘘

M25.161　膝关节瘘

M25.171　踝关节瘘

M25.291　连枷状关节

M25.391　关节不稳定

M25.392　关节松弛

M25.491　关节积液

M25.492　关节渗出

M25.511　肩关节痛

M25.551　髋关节痛

M25.561　膝关节痛

M25.571　踝关节痛

M25.591　关节痛

M25.601　肢体僵硬

M25.641　腕关节僵硬

M25.642　指关节僵硬

M25.651　髋关节僵硬

M25.661　膝关节僵硬

M25.691　关节僵硬

M25.791　骨赘

M25.811　肩关节钙化

M25.812　肩关节囊肿

M25.821　肘关节囊肿

M25.851　髋关节囊肿

M25.861　膝关节囊肿

M25.871　踝关节囊肿

M25.891　关节肿胀

M25.892　关节周围骨化

M25.931　腕关节肿物

M25.961　膝关节肿物

M25.991　关节肿物

M42.091　卡尔韦病 [Calvé 病]

M42.092　幼年型脊柱骨软骨炎 [Scheuermann 病]

M42.191　成年型脊柱骨软骨病

M48.191　弥漫性特发性骨肥厚 [DISH 病]

M65.941　腕关节滑膜炎

M65.951　髋关节滑膜炎

M65.961　膝关节滑膜炎

M65.962　膝关节滑膜皱襞综合征

M65.971　踝关节滑膜炎

M65.972　跖趾关节滑膜炎

M67.351　髋关节一过性滑膜炎

M67.431　腕腱鞘囊肿

M67.492　关节的腱鞘囊肿

M70.301　肘关节滑囊炎

M70.401　髌骨前滑囊炎

M70.501　膝滑囊炎

M70.502　膝假性滑囊炎

M71.201　腘窝囊肿

M71.202　腘间隙滑膜囊肿

M71.321	肘窝囊肿	M80.391	手术后吸收障碍性骨质疏松伴病理性骨折
M71.361	膝关节滑膜囊肿		
M75.001	冻结肩	M80.491	药物性骨质疏松伴病理性骨折
M75.002	粘连性肩关节囊炎	M80.591	特发性骨质疏松伴病理性骨折
M75.003	肩周炎	M80.891	老年性骨质疏松伴病理性骨折
M75.004	肩关节粘连	M80.991	骨质疏松伴病理性骨折
M75.101	非创伤性肩袖撕裂	M81.091	绝经后骨质疏松
M75.102	非创伤性肩袖破裂	M81.191	卵巢切除术后骨质疏松
M75.103	非创伤性冈上肌撕裂	M81.291	失用性骨质疏松
M75.104	非创伤性冈上肌破裂	M81.391	手术后吸收障碍性骨质疏松
M75.105	旋转环带综合征	M81.491	药物性骨质疏松
M75.106	冈上肌综合征	M81.591	特发性骨质疏松
M75.201	二头肌腱炎	M81.691	局限性骨质疏松
M75.301	肩钙化性肌腱炎	M81.891	老年性骨质疏松
M75.302	肩钙化性黏液囊	M81.892	创伤后骨质疏松
M75.401	肩撞击综合征	M81.991	骨质疏松
M75.501	肩关节滑囊炎	M81.992	重度骨质疏松
M75.901	肩损害	M83.091	产褥期骨软化症
M76.201	髂骨嵴骨刺 [1]	M83.191	老年性骨软化症
M76.851	髋肌腱端病	M83.291	吸收障碍性成人骨软化症
M76.862	膝肌腱端病	M83.292	成人手术后吸收障碍性骨软化症
M76.871	踝关节滑囊炎	M83.391	营养不良性成人骨软化症
M76.872	踝关节撞击综合征	M83.491	铝骨病
M76.873	踝肌腱端病	M83.991	骨软化症
M77.001	内侧上髁炎	M85.011	锁骨纤维异常增殖症
M77.101	肱骨外上髁炎 [网球肘]	M85.021	肱骨纤维结构不良
M77.201	腕关节周围炎	M85.031	桡骨纤维异常增殖症
M77.301	跟骨骨质增生 [跟骨骨刺]	M85.051	股骨纤维结构不良
M77.401	跖骨痛	M85.052	髋骨纤维异常增殖症
M77.501	跗骨肌腱端病	M85.053	骨盆骨纤维结构不良
M77.801	腕肌腱端病	M85.054	坐骨纤维异常增殖症
M77.802	肘肌腱端病	M85.061	胫骨纤维结构不良
M77.903	关节囊炎	M85.062	腓骨纤维结构不良
M77.902	骨刺	M85.071	跟骨纤维结构不良
M77.904	关节周围炎	M85.081	颅骨纤维异常增殖症
M80.091	绝经后骨质疏松伴病理性骨折	M85.082	肋骨纤维异常增殖症
M80.191	卵巢切除术后骨质疏松伴病理性骨折	M85.084	椎骨纤维异常增殖症
		M85.091	单骨性骨纤维异常增殖症
M80.291	失用性骨质疏松伴病理性骨折	M85.191	氟骨症

[1] 髂骨嵴即髂嵴。

M85.201	颅骨肥厚		M89.691	脊髓灰质炎后骨病
M85.391	致密性骨炎		M89.821	肱骨全长破坏
M85.491	单一性骨囊肿		M89.851	股骨非骨化性纤维瘤
M85.591	动脉瘤性骨囊肿		M89.861	膝关节籽骨炎
M85.651	股骨骨囊肿		M89.871	足副舟骨痛
M85.652	坐骨结节骨囊肿		M89.8901	非骨化性纤维瘤
M85.671	距骨骨囊肿		M89.8902	骨质破坏
M85.681	颞骨囊肿		M89.8903	婴儿骨皮质增生症
M85.691	骨囊肿		M89.8904	婴儿骨外层肥厚
M85.692	单纯性骨囊肿		M89.8905	创伤后骨膜下骨化
M85.693	孤立性骨囊肿		M89.8906	蜡油样骨病
M85.891	骨皮质肥厚		M89.8907	骨痛
M87.091	特发性无菌性骨坏死		M89.8908	骨瘢痕
M87.151	药物性股骨坏死		M89.911	锁骨肿物
M87.191	药物性骨坏死		M89.921	肱骨肿物
M87.221	创伤后肱骨坏死		M89.931	腕背隆突综合征
M87.241	创伤后指骨坏死		M89.951	股骨病变
M87.242	创伤后腕骨坏死		M89.961	胫骨骨疣
M87.271	创伤后趾骨坏死		M89.962	胫骨肿物
M87.272	创伤后距骨坏死		M89.963	膝股骨内侧骨疣
M87.273	创伤后足舟骨坏死		M89.971	跗骨肿物
M87.291	创伤后骨坏死		M89.972	趾骨肿物
M87.391	继发性骨坏死		M89.981	胸骨病变
M87.821	肱骨头缺血性坏死		M89.982	肋骨肿物
M87.841	月骨缺血性坏死		M89.983	额骨骨疣
M87.851	股骨头缺血性坏死		M89.984	椎骨病变
M87.891	骨缺血性坏死		M89.991	外生骨疣
M87.991	骨坏死		M89.992	骨病变
M88.001	颅骨佩吉特病		M89.993	骨肿物
M88.901	骨佩吉特病		M91.051	耻骨联合幼年型骨软骨病
M89.191	骨骺生长停止		M91.052	髂嵴幼年型骨软骨病
M89.271	足舟骨过度生长		M91.053	髋臼幼年型骨软骨病
M89.491	肥大性肺性骨关节病 [Bamberger-Marie 综合征]		M91.101	股骨头幼年型骨软骨病 [Legg-Calvé-Perthes 病][1]
M89.492	厚皮性骨膜病		M91.201	扁平髋
M89.591	大块溶骨病		M91.301	假性髋关节痛
M89.592	特发性骨溶解症		M91.851	先天性髋关节脱位复位后幼年型骨软骨病
M89.593	骨质溶解			

---

[1] 股骨头幼年型骨软骨病即股骨头-骨骺骨软骨病。

M91.951	髋关节幼年型骨软骨病
M91.952	骨盆幼年型骨软骨病
M92.001	肱骨头幼年型骨软骨病
M92.002	肱骨小头幼年型骨软骨病
M92.003	肱骨幼年型骨软骨病
M92.101	桡骨头幼年型骨软骨病
M92.102	尺骨下段幼年型骨软骨病
M92.201	掌骨头幼年型骨软骨病
M92.202	腕骨幼年型骨软骨病
M92.203	手幼年型骨软骨病
M92.401	髌骨幼年型骨软骨病
M92.402	髌骨初级骨化中心幼年型骨软骨病
M92.403	髌骨次级骨化中心幼年型骨软骨病
M92.501	幼年型胫骨骨软骨病
M92.502	胫骨结节幼年型骨软骨病
M92.503	胫骨上段幼年型骨软骨病
M92.504	胫骨幼年型骨软骨病
M92.505	腓骨幼年型骨软骨病
M92.601	跗舟骨幼年型骨软骨病
M92.602	距骨幼年型骨软骨病
M92.603	外胫骨幼年型骨软骨病
M92.604	跟骨幼年型骨软骨病
M92.605	跗骨幼年型骨软骨病
M92.701	第二跖骨幼年型骨软骨病
M92.702	第五跖骨幼年型骨软骨病
M92.703	跖骨幼年型骨软骨病
M92.801	跟骨骨突炎
M92.802	幼年型下肢骨软骨病
M92.803	幼年型足骨软骨病
M92.804	幼年型脊柱骨软骨病
M92.805	跟骨骨骺炎
M92.901	幼年型骨突炎
M92.902	幼年型骨骺炎
M92.903	幼年型骨软骨炎
M92.904	幼年型骨软骨病
M93.001	非创伤性股骨上端骨骺滑脱
M93.102	成人腕月骨骨软骨病 [成人金伯克病]
M93.201	踝距骨剥脱性骨软骨炎
M93.202	肱骨小头剥脱性骨软骨炎

M93.203	分离性骨软骨炎 [剥脱性骨软骨炎]
M93.801	桡骨小头骨骺炎
M93.802	膝关节骨软骨炎
M93.803	耻骨骨软骨炎
M93.901	骨突炎
M93.902	骨骺炎
M93.903	骨软骨炎
M93.904	骨软骨病
M94.101	复发性多软骨炎
M94.291	软骨软化
M94.351	特发性髋关节软骨溶解症
M94.391	软骨溶解
M95.202	后天性额骨变形
M95.203	后天性颅骨变形
M95.205	后天性颊部变形
M95.301	后天性颈部变形
M95.402	后天性胸壁变形
M95.404	后天性肋骨变形
M95.405	后天性胸骨变形
M95.501	后天性骨盆变形
N18.818	慢性肾衰竭（肾功能不全）合并肾性骨病
N25.003	肾性骨病
N25.005	肾性骨软化
N25.006	氮血症性骨营养不良
R29.401	弹响髋

IU23 脊柱腰背疾患，伴并发症与合并症

IU25 脊柱腰背疾患，不伴并发症与合并症

主要诊断包括：

I00xx06	风湿性脊柱炎
M40.091	青年型姿势性脊柱后凸
M40.092	姿势性脊柱后凸
M40.151	继发性胸腰段脊柱后凸
M40.221	颈椎后凸
M40.241	胸椎后凸
M40.261	腰椎后凸
M40.291	后天性脊柱后凸

M40.292	脊柱后凸	M46.093	棘间韧带发育不良
M40.391	直背综合征	M46.094	棘上韧带炎
M40.491	姿势性脊柱前凸	M46.101	骶髂关节炎
M40.492	后天性脊柱前凸	M46.321	颈椎间盘感染
M40.591	脊柱前凸	M46.341	胸椎间盘感染
M41.091	婴儿特发性脊柱侧弯	M46.361	腰椎间盘感染
M41.191	幼儿特发性脊柱侧弯	M46.391	椎间盘感染
M41.192	青少年脊柱侧弯	M46.491	关节盘炎
M41.291	特发性脊柱侧弯	M46.591	椎体感染
M41.391	胸源性脊柱侧弯	M46.891	肥大性脊柱炎
M41.491	脊髓灰质炎后脊柱侧弯	M46.892	化脓性脊柱炎
M41.492	神经肌肉性脊柱侧弯	M46.893	变形性脊柱炎
M41.551	继发性胸腰段脊柱侧弯	M46.894	退行性脊柱炎
M41.551	继发性胸腰段脊柱侧弯	M46.895	增生性脊柱炎
M41.961	腰椎侧弯	M46.991	脊柱炎
M41.991	脊柱后侧凸	M47.021+G99.2*	
M41.992	脊柱侧弯		椎动脉型颈椎病
M43.021	颈椎骨脱离	M47.121+G99.2*	
M43.041	胸椎骨脱离		脊髓型颈椎病
M43.061	腰椎骨脱离	M47.141+G99.2*	
M43.062	腰椎峡部裂		胸椎关节强直伴脊髓病
M43.091	脊椎骨脱离	M47.221+G55.2*	
M43.111	后天性寰枢椎滑脱		神经根型颈椎病
M43.121	颈椎前移	M47.821	颈椎关节强直
M43.141	胸椎前移	M47.822	交感神经型颈椎病
M43.161	腰椎前移	M47.823	混合型颈椎病
M43.162	后天性腰椎滑脱	M47.824	食管型颈椎病
M43.171	腰骶椎前移	M47.841	胸椎关节强直
M43.191	后天性脊椎滑脱	M47.861	腰椎关节强直
M43.192	脊椎前移	M47.871	腰骶关节强直
M43.211	寰枢椎关节强直	M47.921	颈椎病
M43.291	脊柱强直	M47.991	脊柱骨关节病
M43.301	复发性寰枢不完全性脱位伴脊髓病	M48.001	颈腰综合征
M43.401	复发性寰枢不完全性脱位	M48.021	颈椎管狭窄
M43.601	斜颈	M48.041	胸椎管狭窄
M43.991	后天性脊柱变形	M48.061	腰椎管狭窄
M46.021	颈椎肌腱端病	M48.081	尾部狭窄
M46.041	胸椎肌腱端病	M48.091	椎管狭窄
M46.061	腰椎肌腱端病	M48.192	强直性骨肥厚 [Forestier 病]
M46.091	脊柱肌腱端病	M48.221	颈椎棘突吻合

M48.241　胸椎棘突吻合

M48.261　腰椎棘突吻合

M48.291　脊椎棘突吻合

M48.361　腰椎间盘创伤后退行性病变

M48.391　创伤后脊椎病

M48.491　脊椎疲劳性骨折

M48.492　脊椎应力性骨折

M48.591　脊椎萎陷

M48.592　脊椎楔入

M48.821　颈椎后纵韧带骨化

M48.822　颈椎前纵韧带骨化

M48.823　颈椎黄韧带骨化

M48.841　胸椎后纵韧带骨化

M48.842　胸椎黄韧带骨化

M48.891　脊椎半切综合征

M48.892　黄韧带骨化

M48.893　后纵韧带骨化

M48.921　颈椎退行性病变

M48.941　胸椎退行性病变

M48.961　腰椎退行性病变

M48.991　脊椎退行性病变

M50.001+G99.2*
　　　　颈椎间盘疾患伴脊髓病

M50.101+G55.1*
　　　　颈椎间盘疾患伴神经根病

M50.201　颈椎间盘脱出

M50.202　颈椎间盘突出

M50.301　颈椎间盘变性

M51.101+G55.1*
　　　　腰椎间盘突出伴神经根病

M51.102+G55.1*
　　　　胸椎间盘突出伴神经根病

M51.103+G55.1*
　　　　腰椎间盘突出伴坐骨神经痛

M51.104+G55.1*
　　　　椎间盘源性腰痛

M51.201　胸椎间盘脱出

M51.202　腰椎间盘突出

M51.203　腰椎间盘移位

M51.204　腰骶椎间盘脱出

M51.205　颈胸椎间盘突出

M51.301　腰骶椎间盘变性

M51.302　椎间盘变性

M51.401　施莫尔结节

M51.802　椎间盘钙化

M51.803　椎间盘囊肿

M51.804　椎间盘突出

M53.221　颈椎不稳定

M53.261　腰椎不稳定

M53.291　脊柱不稳定

M53.301　尾骨痛

M53.861　第三腰椎横突综合征

M54.162　腰神经根炎

M54.201　颈痛

M54.301　坐骨神经痛

M54.401　腰痛伴坐骨神经痛

M54.501　腰背痛

M54.502　下背痛

M54.503　腰痛

M54.601　胸段背痛

M54.991　背痛

M60.081　腰大肌脓肿

M62.681　陈旧性腰肌劳损

M72.981　腰背部筋膜炎

M72.982　躯干纤维瘤病

M72.983　椎管内纤维瘤病

M72.984　颈部纤维瘤病

M84.181　腰椎骨折不连接

M96.101　椎板切除术后综合征

M96.201　放射后脊柱后凸

M96.301　椎板切除术后脊柱后凸

M96.401　手术后脊柱前凸

M96.501　放射后脊柱侧弯

M99.001　节段性功能障碍

M99.002　躯体性机能障碍

M99.101　椎骨的不完全脱位复合征

M99.201　椎管不完全脱位性狭窄

M99.301　椎管骨性狭窄

M99.401　椎管结缔组织性狭窄

M99.501　椎管椎间盘性狭窄

M99.601	椎间孔不完全脱位性狭窄	Q76.495	先天性直背综合征
M99.602	椎间孔骨性狭窄	Q76.501	先天性颈肋
M99.701	椎间孔结缔组织性狭窄	Q77.701	脊柱骨骺发育不良
M99.702	椎间孔椎间盘性狭窄	Q85.934	背部错构瘤
Q67.511	先天性脊柱侧弯	S12.002	寰椎骨折
Q67.521	先天性姿式性脊柱前凸	S12.102	枢椎骨折
Q68.001	先天性肌性斜颈	S12.103	枢椎椎弓根骨折 [Hangman 骨折]
Q76.002	先天性颈椎峡部裂	S12.211	颈椎骨折（C_3）
Q76.003	先天性腰椎峡部裂	S12.221	颈椎骨折（C_4）
Q76.004	先天性腰椎隐裂	S12.231	颈椎骨折（C_5）
Q76.005	先天性腰骶椎隐裂	S12.241	颈椎骨折（C_6）
Q76.102	先天性短颈综合征 [克利佩尔 - 费尔综合征]	S12.251	颈椎骨折（C_7）
Q76.103	先天性颈椎体融合	S12.701	颈椎多发性骨折
Q76.104	先天性环枕融合	S12.901	颈椎骨折
Q76.211	先天性脊椎滑脱	S12.903	颈椎神经弓骨折
Q76.212	先天性腰骶椎前移	S12.904	颈椎棘突骨折
Q76.213	先天性腰椎体滑脱	S12.905	颈椎横突骨折
Q76.311	先天性脊柱侧弯半椎体畸形	S12.906	颈椎椎弓骨折
Q76.411	先天性半椎体畸形	S13.001	创伤性颈椎间盘破裂
Q76.412	先天性椎骨缺如	S13.101	颈椎半脱位
Q76.421	先天性第一骶椎腰化	S13.102	颈椎脱位
Q76.423	先天性骶椎腰化	S13.111	寰枢椎半脱位
Q76.4301	先天性寰枢椎脱位	S13.112	寰枢椎脱位
Q76.4302	先天性颈椎脱位	S13.121	颈椎半脱位（C_2/C_3）
Q76.4303	颈椎横突过长	S13.122	颈椎脱位（C_2/C_3）
Q76.4304	环椎椎弓发育不全	S13.131	颈椎半脱位（C_3/C_4）
Q76.4305	先天性环椎后弓肥大	S13.132	颈椎脱位（C_3/C_4）
Q76.4306	先天性齿状突发育不良	S13.141	颈椎半脱位（C_4/C_5）
Q76.4307	先天性移行椎	S13.142	颈椎脱位（C_4/C_5）
Q76.4308	先天性胸椎腰化	S13.151	颈椎半脱位（C_5/C_6）
Q76.4309	先天性第五腰椎骶化	S13.152	颈椎脱位（C_5/C_6）
Q76.4310	先天性椎管狭窄	S13.161	颈椎半脱位（C_6/C_7）
Q76.4311	先天性颈椎畸形	S13.162	颈椎脱位（C_6/C_7）
Q76.4312	先天性腰椎畸形	S13.171	颈胸椎半脱位（C_7/T_1）
Q76.4313	先天性骶椎畸形	S13.172	颈胸椎脱位（C_7/T_1）
Q76.434	先天性胸椎畸形	S13.181	寰枕关节半脱位
Q76.491	先天性脊柱后凸	S13.182	寰枕关节脱位
Q76.492	先天性脊柱融合	S13.301	颈部多发性脱位
Q76.493	先天性脊柱畸形	S13.403	颈部前纵韧带扭伤
		S13.404	寰枢关节扭伤

S13.405	寰枕关节扭伤	S32.101	骶骨骨折
S13.406	颈椎关节交锁	S32.201	尾骨骨折
S16xx01	颈部肌肉损伤	S32.702	腰椎多发性骨折
S16xx02	颈部肌腱损伤	S32.821	腰骶棘突骨折
S22.0001	胸椎骨折	S32.822	腰骶横突骨折
S22.0003	胸椎压缩性骨折	S32.823	腰骶椎弓骨折
S22.0005	胸椎神经弓骨折	S32.824	腰骶椎骨骨折
S22.0006	胸椎棘突骨折	S33.001	创伤性腰椎间盘破裂
S22.0007	胸椎横突骨折	S33.101	腰椎脱位
S22.0009	胸椎椎弓骨折	S33.111	腰椎脱位（L_1/L_2）
S22.011	胸椎骨折（T_1/T_2）	S33.121	腰椎脱位（L_2/L_3）
S22.021	胸椎骨折（T_3/T_4）	S33.131	腰椎脱位（L_3/L_4）
S22.031	胸椎骨折（T_5/T_6）	S33.141	腰椎脱位（L_4/L_5）
S22.041	胸椎骨折（T_7/T_8）	S33.151	腰骶椎脱位（L_5/S_1）
S22.051	胸椎骨折（T_9/T_{10}）	S33.201	尾骨脱位
S22.061	胸椎骨折（T_{11}/T_{12}）	S33.202	骶骨脱位
S22.101	胸椎多发性骨折	S33.203	骶髂关节脱位
S23.001	创伤性胸椎间盘破裂	S33.301	耻骨联合脱位
S23.101	胸椎脱位	S33.304	骨盆脱位
S23.111	胸椎脱位（T_1/T_2）	S33.401	创伤性耻骨联合破裂
S23.112	胸椎脱位（T_2/T_3）	S33.511	腰骶关节扭伤
S23.121	胸椎脱位（T_3/T_4）	S33.601	骶髂关节扭伤
S23.122	胸椎脱位（T_4/T_5）	S33.702	棘上韧带损伤
S23.131	胸椎脱位（T_5/T_6）	S33.703	腰部关节扭伤
S23.132	胸椎脱位（T_6/T_7）	S39.003	下背肌肉损伤
S23.141	胸椎脱位（T_7/T_8）	S39.004	下背肌腱损伤
S23.142	胸椎脱位（T_8/T_9）	S39.802	下背软组织损伤
S23.151	胸椎脱位（T_9/T_{10}）	T08xx01	脊柱骨折
S23.152	胸椎脱位（T_{10}/T_{11}）	T08xx11	脊柱开放性骨折
S23.161	胸椎脱位（T_{11}/T_{12}）	T09.201	躯干关节和韧带脱位
S23.171	胸腰椎脱位（T_{12}/L_1）	T09.202	躯干关节脱位
S29.001	胸部肌腱损伤	T09.203	躯干韧带脱位
S29.002	胸部肌肉损伤	T09.204	躯干关节和韧带扭伤
S32.001	腰椎骨折	T09.205	躯干关节扭伤
S32.002	腰椎压缩性骨折	T09.207	躯干关节和韧带损伤
S32.011	腰椎骨折（L_1）	T09.208	躯干关节损伤
S32.021	腰椎骨折（L_2）	T91.102	陈旧性脊柱骨折
S32.031	腰椎骨折（L_3）	T91.104	陈旧性胸椎骨折
S32.041	腰椎骨折（L_4）	T91.105	陈旧性腰椎骨折
S32.051	腰椎骨折（L_5）	T91.106	陈旧性颈椎骨折

T91.802　陈旧性环枢椎脱位

T91.803　陈旧性颈椎脱位

T91.806　陈旧性脊柱脱位

T91.904　脊柱损伤后遗症

IU31　骨骼、肌肉及结缔组织的恶性病损及病理性骨折，伴重要并发症与合并症

IU35　骨骼、肌肉及结缔组织的恶性病损及病理性骨折，不伴重要并发症与合并症

主要诊断包括：

C40.001　上肢长骨恶性肿瘤

C40.002　肩胛骨恶性肿瘤

C40.003　肱骨恶性肿瘤

C40.004　桡骨恶性肿瘤

C40.005　尺骨恶性肿瘤

C40.006　肩关节恶性肿瘤

C40.007　肘关节恶性肿瘤

C40.101　上肢短骨恶性肿瘤

C40.102　腕骨恶性肿瘤

C40.103　掌骨恶性肿瘤

C40.104　指骨恶性肿瘤

C40.105　手骨恶性肿瘤

C40.106　腕关节恶性肿瘤

C40.107　手关节恶性肿瘤

C40.201　下肢长骨恶性肿瘤

C40.202　股骨恶性肿瘤

C40.203　腓骨恶性肿瘤

C40.204　胫骨恶性肿瘤

C40.205　膝关节恶性肿瘤

C40.301　下肢短骨恶性肿瘤

C40.302　髌骨恶性肿瘤

C40.303　踝骨恶性肿瘤

C40.304　距骨恶性肿瘤

C40.305　跟骨恶性肿瘤

C40.306　跗骨恶性肿瘤

C40.307　跖骨恶性肿瘤

C40.308　趾骨恶性肿瘤

C40.309　足骨恶性肿瘤

C40.310　踝关节恶性肿瘤

C40.311　足关节恶性肿瘤

C40.901　肢体骨及关节软骨恶性肿瘤

C41.201　脊柱恶性肿瘤

C41.202　颈椎恶性肿瘤

C41.203　胸椎恶性肿瘤

C41.204　腰椎恶性肿瘤

C41.205　椎骨恶性肿瘤

C41.302　锁骨恶性肿瘤

C41.401　耻骨恶性肿瘤

C41.403　髂骨恶性肿瘤

C41.404　骨盆恶性肿瘤

C41.405　骶骨恶性肿瘤

C41.406　尾骨恶性肿瘤

C41.407　髋骨恶性肿瘤

C41.408　髋关节恶性肿瘤

C41.409　髋臼恶性肿瘤

C41.801　腰椎及骶椎恶性肿瘤

C41.901　骨恶性肿瘤

C41.902　关节软骨恶性肿瘤

C43.602　手指恶性黑色素瘤

C43.603　上肢端恶性黑色素瘤

C43.701　下肢恶性黑色素瘤

C43.702　下肢端恶性黑色素瘤

C47.103　手周围神经和自主神经恶性肿瘤

C47.104　腕周围神经和自主神经恶性肿瘤

C47.105　臂神经恶性肿瘤

C47.106　臂丛恶性肿瘤

C47.107　正中神经恶性肿瘤

C47.108　桡神经恶性肿瘤

C47.109　尺神经恶性肿瘤

C47.203　足部周围神经和自主神经恶性肿瘤

C47.204　髂部周围神经和自主神经恶性肿瘤

C47.205　踝部周围神经和自主神经恶性肿瘤

C47.207　闭孔神经恶性肿瘤

C47.208　坐骨神经恶性肿瘤

C47.302　腋部周围神经和自主神经恶性肿瘤

C47.303　膈部周围神经和自主神经恶性肿瘤

C47.304　肩胛区周围神经和自主神经恶性肿瘤

C47.305　肋间神经恶性肿瘤

C47.402　脐部周围神经和自主神经恶性肿瘤

C47.503　腹股沟周围神经和自主神经恶性
　　　　　肿瘤

C47.504　会阴周围神经和自主神经恶性肿瘤

C47.505　骶部周围神经和自主神经恶性肿瘤

C47.506　骶尾周围神经和自主神经恶性肿瘤

C47.507　直肠膀胱隔周围神经和自主神经
　　　　　恶性肿瘤

C47.508　直肠阴道隔周围神经和自主神经
　　　　　恶性肿瘤

C47.509　直肠周围周围神经和自主神经恶
　　　　　性肿瘤

C47.510　坐骨直肠窝周围神经和自主神经
　　　　　恶性肿瘤

C47.511　盆腔周围神经和自主神经恶性肿瘤

C47.512　腰骶丛恶性肿瘤

C47.513　骶神经恶性肿瘤

C47.514　骶丛恶性肿瘤

C47.602　背部周围神经和自主神经恶性肿瘤

C47.603　腰部周围神经和自主神经恶性肿瘤

C47.604　腰神经恶性肿瘤

C49.101　上肢结缔组织恶性肿瘤

C49.102　上肢软组织恶性肿瘤

C49.201　下肢结缔组织恶性肿瘤

C49.202　下肢软组织恶性肿瘤

C49.301　横膈恶性肿瘤

C49.302　肩胛区结缔组织恶性肿瘤

C49.303　胸部结缔组织恶性肿瘤

C49.304　腋下结缔组织恶性肿瘤

C49.401　腹部结缔组织恶性肿瘤

C49.403　腹壁结缔组织恶性肿瘤

C49.404　季肋部结缔组织恶性肿瘤

C49.501　骶前结缔组织恶性肿瘤

C49.502　腹股沟结缔组织恶性肿瘤

C49.503　会阴结缔组织恶性肿瘤

C49.504　盆腔结缔组织恶性肿瘤

C49.505　直肠阴道隔结缔组织恶性肿瘤

C49.506　臀部结缔组织恶性肿瘤

C49.507　骶部结缔组织恶性肿瘤

C49.508　直肠周围结缔组织恶性肿瘤

C49.601　躯干结缔组织恶性肿瘤

C49.602　背部结缔组织恶性肿瘤

C49.901　结缔组织恶性肿瘤

C49.903　软组织恶性肿瘤

C76.309　骨盆恶性肿瘤

C76.401　上肢恶性肿瘤

C76.402　肩部恶性肿瘤

C76.403　手部恶性肿瘤

C76.501　下肢恶性肿瘤

C76.502　髋部恶性肿瘤

C76.503　足部恶性肿瘤

C76.504　腘窝恶性肿瘤

C76.702　腰部恶性肿瘤

C76.703　背部恶性肿瘤

C79.419　上肢周围神经继发恶性肿瘤

C79.420　下肢周围神经继发恶性肿瘤

C79.501　骨继发恶性肿瘤

C79.502　骨髓继发恶性肿瘤

C79.506　椎体继发恶性肿瘤

C79.508　指骨继发恶性肿瘤

C79.509　髂骨继发恶性肿瘤

C79.510　股骨继发恶性肿瘤

C79.511　关节继发恶性肿瘤

C79.512　桡骨继发恶性肿瘤

C79.513　胸骨继发恶性肿瘤

C79.515　脊柱继发恶性肿瘤

C79.521　肋骨继发恶性肿瘤

C79.522　锁骨继发恶性肿瘤

C79.523　上肢骨继发恶性肿瘤

C79.524　骨盆继发恶性肿瘤

C79.525　骶骨继发恶性肿瘤

C79.526　尾骨继发恶性肿瘤

C79.527　下肢骨继发恶性肿瘤

C79.8835　上肢继发恶性肿瘤

C79.8836　肌肉继发恶性肿瘤

C79.8847　髂窝继发恶性肿瘤

D48.906+M90.7*

　　肿瘤引起的骨折

M31.201　致死性中线肉芽肿（鼻部坏疽性肉芽肿）

M31.202　坏疽性肉芽肿

M31.203　咽部坏疽性肉芽肿

M31.204　面部致死性中线性肉芽肿

M84.391　应力性骨折

M84.491　病理性骨折

IX19　除脊柱外先天骨骼肌肉系统疾患

主要诊断包括：

Q65.001　先天性单侧髋关节脱位

Q65.101　先天性双侧髋关节脱位

Q65.201　先天性髋关节脱位

Q65.301　先天性单侧髋关节半脱位

Q65.401　先天性双侧髋关节半脱位

Q65.501　先天性髋关节半脱位

Q65.601　先天性髋关节不稳定

Q65.611　先天性单侧髋关节不稳定

Q65.621　先天性双侧髋关节不稳定

Q65.801　先天性髋内翻

Q65.802　先天性髋外翻

Q65.803　先天性髋关节发育不良

Q65.804　先天性髋关节外展挛缩

Q66.001　先天性马蹄内翻足

Q66.101　先天性仰趾内翻足

Q66.102　先天性仰趾外翻足

Q66.201　先天性内翻跗

Q66.301　先天性内翻足

Q66.302　先天性跖内翻

Q66.501　先天性扁平足

Q66.601　先天性马蹄外翻足

Q66.602　先天性外翻趾

Q66.603　先天性跖外翻

Q66.701　高弓足 [弓形足]

Q66.801　先天性马蹄足

Q66.802　先天性仰趾足

Q66.803　先天性足畸形

Q66.805　先天性锤状趾

Q66.806　先天性垂直距骨

Q66.807　先天性足副舟骨

Q66.808　先天性跟距骨桥

Q66.809　先天性跗骨畸形

Q66.810　先天性趾畸形

Q66.811　先天性跖骨短缩畸形

Q67.101　先天性面中部凹陷

Q67.411　先天性颅骨凹陷

Q67.421　先天性鼻中隔偏曲

Q67.491　半侧颜面萎缩

Q68.101　先天性手畸形

Q68.102　先天性杵状指

Q68.104　先天性铲状指

Q68.106　先天性指畸形

Q68.107　先天性爪形手

Q68.201　先天性膝关节畸形

Q68.202　先天性膝关节脱位

Q68.301　先天性弓形股骨

Q68.302　先天性股骨短缩畸形

Q68.401　先天性胫骨弯曲

Q68.402　先天性腓骨弯曲

Q68.403　先天性胫腓骨弯曲

Q68.501　先天性弓形腿

Q68.801　先天性踝关节畸形

Q68.802　先天性上肢畸形

Q68.803　先天性下肢畸形

Q68.804　先天性肘关节脱位

Q68.805　先天性锁骨畸形

Q68.806　先天性桡骨小头半脱位

Q68.807　先天性高位肩胛症

Q68.808　先天性关节畸形

Q68.809　先天性锁骨突畸形

Q68.813　先天性肩胛骨畸形

Q68.814　先天性前臂畸形

Q68.815　先天性桡骨畸形

Q68.816　先天性尺骨畸形

Q68.817　先天性肘关节畸形

Q68.818　先天性胫骨假关节

Q68.819　先天性腓骨假关节

Q68.820　先天性胫腓骨假关节

Q68.821　先天性腕关节半脱位

Q68.822　先天性尺桡关节脱位

Q68.823	先天性肘关节挛缩		Q74.021	先天性巨指
Q68.824	先天性多发性关节挛缩症		Q74.022	先天性巨趾
Q68.825	先天性下肢关节挛缩		Q74.041	先天性尺桡骨融合
Q69.101	副拇指		Q74.091	马德隆畸形
Q69.201	副蹈趾		Q74.092	先天性肘内翻
Q69.901	多指		Q74.093	先天性肘外翻
Q69.902	多趾		Q74.094	先天性锁骨假关节
Q70.001	指融合		Q74.095	锁骨颅骨发育不全
Q70.101	蹼状指		Q74.096	先天性上肢骨发育异常
Q70.201	趾融合		Q74.097	先天性扳机指
Q70.301	蹼状趾		Q74.101	先天性髌骨半脱位
Q70.401	并指和多指		Q74.102	先天性膝外翻
Q70.402	并趾和多趾		Q74.103	先天性髌骨脱位
Q70.901	并指		Q74.104	先天性膝关节发育不良
Q70.902	并趾		Q74.105	先天性膝内翻
Q71.201	先天性前臂缺如		Q74.106	先天性二分髌骨
Q71.202	先天性手缺如		Q74.201	先天性股骨颈纤维结构不良
Q71.321	先天性拇指缺如		Q74.202	先天性下肢骨假关节
Q71.331	先天性指缺如		Q74.203	先天性骶骨假关节
Q71.401	先天性桡骨缺如		Q74.204	先天性胫骨纤维结构不良
Q71.402	先天性桡骨缺如伴前臂畸形		Q74.205	先天性耻骨分离
Q71.403	先天性桡骨短缩畸形		Q74.206	先天性腓骨结构不良
Q71.501	先天性尺骨缺如		Q74.301	居林 - 施特恩综合征 [Guerin-Stern
Q71.502	先天性尺骨短缩畸形			综合征]
Q71.601	先天性虾爪手畸形		Q74.821	先天性单侧下肢肥大症
Q71.801	先天性桡骨发育不全		Q74.822	先天性单侧上肢肥大症
Q71.802	先天性短上肢		Q74.823	偏侧肢体肥大
Q71.803	先天性桡尺骨缺如		Q74.831	先天性四肢生长缓慢
Q72.001	先天性单侧下肢完全缺如		Q74.841	先天性四肢生长不对称
Q72.331	先天性趾缺如		Q74.842	先天性上肢生长不对称
Q72.332	先天性单足缺如		Q74.843	先天性下肢生长不对称
Q72.401	先天性股骨头缺如		Q74.851	拉森综合征 [Larsen 综合征]
Q72.402	先天性股骨近端局灶性缺损		Q75.011	颅缝早闭
Q72.501	先天性胫骨缺如		Q75.031	先天性三角头畸形
Q72.601	先天性腓骨缺如		Q75.091	先天性颅骨不全融合
Q72.701	裂足畸形		Q75.101	先天性颅面发育不全
Q72.801	先天性短下肢		Q75.201	眶距增宽症
Q72.802	先天性股骨发育不良		Q75.301	先天性巨头
Q72.901	先天性下肢不等长		Q75.401	颌面骨发育不全及耳聋综合征
Q74.011	副腕骨			[Treacher Collins 综合征]

Q75.891　扁平颅底

Q75.893　先天性枕骨大孔区畸形

Q75.895　先天性颅底凹陷综合征

Q75.896　先天性前额变形

Q75.901　先天性头颅凹陷

Q75.902　先天性头颅畸形

Q75.904　先天性面骨畸形

Q76.792　剑突过长综合征

Q77.101　致死性侏儒症

Q77.201　短肋综合征

Q77.301　先天性多发性骨骺发育不良

Q77.401　软骨发育不全

Q77.601　软骨外胚层发育不良 [Ellis-van Creveld 综合征]

Q78.001　成骨不全 [脆骨病]

Q78.003　瓦登伯格综合征 [Waardenburg 综合征]

Q78.101　先天性弥漫性纤维性骨炎

Q78.102　多发性骨纤维发育不良伴性早熟综合征 [Albright 综合征]

Q78.201　骨质石化病 [大理石骨病]

Q78.301　进行性骨干发育异常

Q78.401　多发内生软骨瘤病 [Ollier 病]

Q78.402　先天性膝关节滑膜骨软骨瘤病

Q78.404　马富西综合征 [Maffucci 综合征]

Q78.405　先天性髋关节滑膜骨软骨瘤病

Q78.501　派尔综合征 [Pyle 综合征]

Q78.601　先天性外生骨疣

Q78.602　骨干续连症

Q78.603　先天性多发性骨软骨瘤病

Q78.901　软骨营养障碍

Q78.902　先天性软骨增生

Q78.903　增生性软骨营养障碍

Q78.904　骨骼发育不良

Q79.601　埃勒斯 - 当洛斯综合征 [Ehlers-Danlos 综合征]

Q79.801　先天性胸大肌缺如

Q79.802　先天性狭窄性腱鞘炎

Q79.803　先天性肌萎缩

Q79.804　先天性跟腱短缩

Q79.805　胸大肌缺损并指综合征 [Poland 综合征]

Q79.806　先天性束带畸形

Q79.807　纤维肌性发育不良

Q85.908　前臂错构瘤

Q85.914　足错构瘤

Q85.923　横纹肌间质错构瘤

Q85.930　下肢错构瘤

Q85.939　膝部错构瘤

Q85.940　肢体错构瘤

Q87.021　阿佩尔综合征 [Apert 综合征]

Q87.051　哈勒曼 - 斯特雷夫综合征 [Hallerman-Streiff 综合征]

Q87.061　鸟嘴综合征

Q87.062　皮埃尔 - 罗宾综合征 [Pierre-Robin 综合征]

Q87.0904　腭心面综合征

Q87.0905　歌舞伎面谱综合征 [Kabuki 综合征]

Q87.0906　默比乌斯综合征 [Moebius 综合征]

Q87.111　科凯恩综合征 [Cockayne 综合征]

Q87.121　德朗热综合征 [deLange 综合征]

Q87.131　努南综合征 [Noonan 综合征]

Q87.141　普拉德 - 威利综合征 [Prader-Willi 综合征]

Q87.151　鲁塞尔 - 西尔弗综合征 [Russell-Silver 综合征]

Q87.161　塞克尔综合征 [Seckel 综合征]

Q87.171　史密斯 - 莱尔米 - 奥皮茨综合征 [Smith-Lemli-Opitz 综合征]

Q87.191　奥斯科格综合征 [Aarskog 综合征]

Q87.192　杜博维茨综合征 [Dubowitz 综合征]

Q87.193　罗比诺 - 西尔弗曼 - 史密斯综合征 [Robinow-Silverman-Smith 综合征]

Q87.221　血管骨肥大综合征 [Klippel-Trenaunay-Weber 综合征]

Q87.231　指甲髌骨综合征

Q87.241　鲁宾斯坦 - 塔比综合征 [Rubinstein-Taybi 综合征]

Q87.261　桡骨发育不全 - 血小板减少综合征 [TAR 综合征]

Q87.271　VATER 综合征

Q87.291　短指 - 晶状体脱位综合征 [Marchesani 综合征]

Q87.311　脐疝 - 巨舌 - 巨人症综合征 [Beckwith-Wiedemann 综合征]

Q87.321　小儿巨脑畸形综合征 [Sotos 综合征]

Q87.811　奥尔波特综合征 [Alport 综合征]

Q87.821　劳 - 穆 - 比综合征 [Laurence-Moon-Biedl 综合征]

Q87.8901　痣样基底细胞癌综合征 [Gorlin 综合征]

Q87.8902　Frasier 综合征

Q89.791　先天性多发畸形

IZ11　骨骼、肌肉及结缔组织的其他疾患，伴重要并发症与合并症

IZ13　骨骼、肌肉及结缔组织的其他疾患，伴并发症与合并症

IZ15　骨骼、肌肉及结缔组织的其他疾患，不伴并发症与合并症

主要诊断包括：

D18.015　肢体血管瘤

D18.018　肢端血管瘤

D21.102　上肢结缔组织良性肿瘤

D21.103　肘部结缔组织良性肿瘤

D21.104　上肢端结缔组织良性肿瘤

D21.106　肩胛区结缔组织良性肿瘤

D21.202　足部结缔组织良性肿瘤

D21.203　膝关节滑膜良性肿瘤

D21.204　腘窝结缔组织良性肿瘤

D21.205　髋部结缔组织良性肿瘤

D21.206　下肢结缔组织良性肿瘤

D21.207　下肢端结缔组织良性肿瘤

D21.301　胸壁结缔组织良性肿瘤

D21.302　腋部结缔组织良性肿瘤

D21.303　膈部良性肿瘤

D21.304　胸骨后结缔组织良性肿瘤

D21.401　腹部结缔组织良性肿瘤

D21.402　髂窝结缔组织良性肿瘤

D21.403　髂腰肌结缔组织良性肿瘤

D21.405　腰部结缔组织良性肿瘤

D21.501　骶部结缔组织良性肿瘤

D21.502　骶前结缔组织良性肿瘤

D21.503　腹股沟结缔组织良性肿瘤

D21.504　尿道旁结缔组织良性肿瘤

D21.505　盆腔结缔组织良性肿瘤

D21.601　背部结缔组织良性肿瘤

D21.602　躯干结缔组织良性肿瘤

D21.901　肌肉良性肿瘤

D21.902　结缔组织良性肿瘤

D21.903　结缔组织及软组织良性肿瘤

D21.905　黏液囊良性肿瘤

D21.907　筋膜良性肿瘤

D21.909　韧带良性肿瘤

D21.912　滑膜良性肿瘤

D21.913　腱鞘良性肿瘤

D21.914　肢体多处结缔组织良性肿瘤

D23.702　下肢端皮肤良性肿瘤

D36.114　肩部周围神经和自主神经良性肿瘤

D36.115　手部周围神经和自主神经良性肿瘤

D36.116　腕部周围神经和自主神经良性肿瘤

D36.117　臂神经良性肿瘤

D36.118　臂丛良性肿瘤

D36.119　正中神经良性肿瘤

D36.122　下肢周围神经和自主神经良性肿瘤

D36.123　髋部周围神经和自主神经良性肿瘤

D36.124　足部周围神经和自主神经良性肿瘤

D36.125　髂部周围神经和自主神经良性肿瘤

D36.126　踝部周围神经和自主神经良性肿瘤

D36.127　股神经良性肿瘤

D36.128　闭孔神经良性肿瘤

D36.130　胸部周围神经和自主神经良性肿瘤

D36.132　腋部周围神经和自主神经良性肿瘤

D36.133　膈部周围神经和自主神经良性肿瘤

D36.135　肩胛区周围神经和自主神经良性肿瘤

D36.136　肋间神经良性肿瘤

D36.137　腹部周围神经和自主神经良性肿瘤

D36.139	脐部周围神经和自主神经良性肿瘤		D48.103	骶前结缔组织交界性肿瘤
D36.141	骨盆周围神经和自主神经良性肿瘤		D48.106	滑膜交界性肿瘤
D36.142	臀部周围神经和自主神经良性肿瘤		D48.107	结缔组织交界性肿瘤
D36.143	腹股沟周围神经和自主神经良性肿瘤		D48.109	软组织交界性肿瘤
D36.144	会阴周围神经和自主神经良性肿瘤		D48.110	上肢结缔组织交界性肿瘤
D36.145	骶部周围神经和自主神经良性肿瘤		D48.111	臀部结缔组织交界性肿瘤
D36.146	骶尾周围神经和自主神经良性肿瘤		D48.112	下肢结缔组织交界性肿瘤
D36.147	直肠膀胱隔周围神经和自主神经良性肿瘤		D48.113	头部结缔组织交界性肿瘤
D36.148	直肠阴道隔周围神经和自主神经良性肿瘤		D48.114	面部结缔组织交界性肿瘤
			D48.115	颈部结缔组织交界性肿瘤
D36.149	直肠周围周围神经和自主神经良性肿瘤		D48.116	胸壁结缔组织交界性肿瘤
			D48.117	腹壁结缔组织交界性肿瘤
D36.150	坐骨直肠窝周围神经和自主神经良性肿瘤		D48.118	腹部结缔组织交界性肿瘤
			D48.119	腹股沟结缔组织交界性肿瘤
D36.151	盆腔周围神经和自主神经良性肿瘤		D48.120	盆腔结缔组织交界性肿瘤
D36.152	腰骶丛良性肿瘤		D48.121	背部结缔组织交界性肿瘤
D36.153	骶神经良性肿瘤		D48.122	腰部结缔组织交界性肿瘤
D36.154	骶丛良性肿瘤		D48.125	肢端结缔组织交界性肿瘤
D36.155	躯干周围神经和自主神经良性肿瘤		D48.212	上肢周围神经和自主神经交界性肿瘤
D36.156	背部周围神经和自主神经良性肿瘤		D48.213	肩部周围神经和自主神经交界性肿瘤
D36.157	腰部周围神经和自主神经良性肿瘤			
D36.158	腰神经良性肿瘤		D48.214	手部周围神经和自主神经交界性肿瘤
D36.730	腕部良性肿瘤			
D36.733	髋部良性肿瘤		D48.215	腕部周围神经和自主神经交界性肿瘤
D36.734	足部良性肿瘤			
D36.735	髂新良性肿瘤		D48.216	臂神经交界性肿瘤
D36.736	踝部良性肿瘤		D48.217	臂丛交界性肿瘤
D36.738	腰部良性肿瘤		D48.218	正中神经交界性肿瘤
D36.739	躯干良性肿瘤		D48.219	桡神经交界性肿瘤
D47.203	单克隆免疫球蛋白沉积病		D48.220	尺神经交界性肿瘤
D48.001	骨交界性肿瘤		D48.221	下肢周围神经和自主神经交界性肿瘤
D48.006	脊柱交界性肿瘤			
D48.010	上肢骨交界性肿瘤		D48.222	髋部周围神经和自主神经交界性肿瘤
D48.018	下肢骨交界性肿瘤			
D48.024	骨盆交界性肿瘤		D48.223	足部周围神经和自主神经交界性肿瘤
D48.025	骶骨交界性肿瘤			
D48.027	关节交界性肿瘤		D48.224	髂部周围神经和自主神经交界性肿瘤
D48.028	髂骨交界性肿瘤			

D48.225　踝部周围神经和自主神经交界性肿瘤

D48.226　股神经交界性肿瘤

D48.227　闭孔神经交界性肿瘤

D48.228　坐骨神经交界性肿瘤

D48.229　胸部周围神经和自主神经交界性肿瘤

D48.230　腋部周围神经和自主神经交界性肿瘤

D48.231　膈部周围神经和自主神经交界性肿瘤

D48.232　肩胛区周围神经和自主神经交界性肿瘤

D48.233　肋间神经交界性肿瘤

D48.234　腹部周围神经和自主神经交界性肿瘤

D48.235　脐部周围神经和自主神经交界性肿瘤

D48.236　骨盆周围神经和自主神经交界性肿瘤

D48.237　臀部周围神经和自主神经交界性肿瘤

D48.238　腹股沟周围神经和自主神经交界性肿瘤

D48.239　会阴周围神经和自主神经交界性肿瘤

D48.240　骶部周围神经和自主神经交界性肿瘤

D48.241　骶尾周围神经和自主神经交界性肿瘤

D48.242　直肠膀胱隔周围神经和自主神经交界性肿瘤

D48.243　直肠阴道隔周围神经和自主神经交界性肿瘤

D48.244　直肠周围周围神经和自主神经交界性肿瘤

D48.245　坐骨直肠窝周围神经和自主神经交界性肿瘤

D48.246　盆腔周围神经和自主神经交界性肿瘤

D48.247　腰骶丛交界性肿瘤

D48.248　骶神经交界性肿瘤

D48.249　骶丛交界性肿瘤

D48.250　躯干周围神经和自主神经交界性肿瘤

D48.251　背部周围神经和自主神经交界性肿瘤

D48.252　腰部周围神经和自主神经交界性肿瘤

D48.253　腰神经交界性肿瘤

D48.701　背部交界性肿瘤

D48.702　上肢交界性肿瘤

D48.703　骶部交界性肿瘤

D48.705　腹股沟交界性肿瘤

D48.710　肢端交界性肿瘤

D48.711　躯干交界性肿瘤

D48.713　手部交界性肿瘤

D48.715　臀部交界性肿瘤

D48.716　腕部交界性肿瘤

D48.717　下肢交界性肿瘤

D48.719　胸部交界性肿瘤

D48.723　腋下交界性肿瘤

D48.903　性质未特指的肿瘤

D48.912+G73.2*　副肿瘤综合征相关性肌无力综合征

D86.302　冻疮样狼疮型皮肤结节病

D86.901　结节病

E10.4120+G73.0*　1 型糖尿病性肌萎缩

E10.614+M14.2*　1 型糖尿病性手掌筋膜纤维瘤病

E10.6910　1 型糖尿病性肌坏死

E10.6911　1 型糖尿病性坏死性筋膜炎

E10.6920　1 型糖尿病性无菌性肌坏死

E10.6930　1 型糖尿病性缺血性肌坏死

E11.4120+G73.0*　2 型糖尿病性肌萎缩

E11.614+M14.2*　2 型糖尿病性手掌筋膜纤维瘤病

E11.6910　2 型糖尿病性肌坏死

E11.6911　2 型糖尿病性坏死性筋膜炎

E11.6920　2 型糖尿病性无菌性肌坏死

E11.6930　2 型糖尿病性缺血性肌坏死

E14.4120+G73.0*
　　　　　糖尿病性肌萎缩

E14.614+M14.2*
　　　　　糖尿病性手掌筋膜纤维瘤病

E14.6910　糖尿病性肌坏死

E14.6911　糖尿病性坏死性筋膜炎

E14.6920　糖尿病性无菌性肌坏死

E14.6930　糖尿病性缺血性肌坏死

E75.603+G73.6*
　　　　　脂质贮积性肌病

E88.909+G73.6*
　　　　　代谢性肌病

G54.001　臂丛神经损害

G54.102　臀上皮神经卡压综合征 ［臀上皮
　　　　　神经炎］

G54.803　手术后神经根粘连

G56.001　腕管综合征

G56.101　正中神经损害

G56.102　正中神经卡压综合征

G56.103　骨间背侧神经卡压综合征

G56.201　迟发性尺神经炎

G56.202　尺神经麻痹

G56.203　尺神经损害

G56.204　尺神经炎

G56.205　肘管综合征

G56.301　桡神经损害

G56.302　桡神经麻痹

G57.303　腓总神经麻痹

G57.305　腓总神经损害

G57.501　胫后神经卡压综合征

G57.802　手术后下肢神经粘连

G58.804　手术后皮神经粘连

G60.001　腓骨肌萎缩

G62.807　血管炎相关神经病

G72.807　杆状体肌病 [1]

G72.808　还原体肌病

G72.809　肌管性肌病

G72.810　肌球蛋白缺乏性肌病

G72.811　肌小管性肌病

G72.812　远端性肌病

G72.813　指印体肌病

M20.001　后天性指变形

M20.002　指钮孔状变形

M20.003　指天鹅颈状变形

M20.004　拇外展功能障碍

M20.005　后天性拇变形

M20.101　（踇）囊炎

M20.102　后天性（踇）外翻

M20.201　僵（踇）

M20.301　后天性（踇）内翻

M20.401　后天性锤状趾

M20.501　后天性足仰趾变形

M20.502　后天性爪形趾

M20.601　后天性趾变形

M21.071　后天性马蹄外翻足

M21.072　后天性足外翻

M21.171　后天性足内翻

M21.173　后天性马蹄内翻足

M21.201　后天性肢体屈曲变形

M21.231　后天性前臂屈曲变形

M21.241　后天性手屈曲变形

M21.371　后天性足下垂

M21.401　后天性扁平足

M21.541　后天性爪形手

M21.542　后天性畸形手

M21.571　后天性爪形足

M21.572　后天性畸形足

M21.671　后天性足变形

M21.901　后天性肢体变形

M21.902　后天性上肢变形

M21.903　后天性下肢变形

M35.701　家族性韧带松弛

M35.702　过度活动综合征

---

[1] 杆状体肌病即线状体肌病或棒状体肌病。

M54.123	臂丛神经炎	M65.991	滑膜炎
M61.291	肌肉麻痹性钙化	M65.992	腱鞘炎
M61.292	肌肉麻痹性骨化	M65.993	狭窄性腱鞘炎
M61.391	烧伤后肌肉钙化	M66.001	腘囊肿破裂
M61.392	烧伤后肌肉骨化	M66.191	滑膜破裂
M62.091	肌肉分离	M66.192	滑膜囊肿破裂
M62.291	肌肉缺血性梗死	M66.291	伸肌腱自发性破裂
M62.292	肌间隙综合征	M66.391	屈肌腱自发性破裂
M62.391	截瘫性不动综合征	M66.591	非创伤性肌腱破裂
M62.401	下肢肌挛缩	M66.592	肌腱自发性破裂
M62.402	上肢肌挛缩	M67.001	跟腱挛缩
M62.441	手内在肌挛缩	M67.002	后天性短跟腱
M62.451	臀肌挛缩	M67.141	掌腱膜挛缩
M62.491	肌挛缩	M67.151	髂胫束挛缩
M62.501	单侧肢体肌萎缩	M67.171	足跖腱膜挛缩
M62.591	失用性肌萎缩	M67.191	肌腱挛缩
M62.691	陈旧性肌肉劳损	M67.291	滑膜肥大
M62.801	肌肥厚	M67.292	滑膜增生
M62.802	肌肉血肿	M67.391	短暂性滑膜炎
M62.851	股四头肌内侧头囊肿	M67.392	中毒性滑膜炎
M62.852	横纹肌溶解	M67.491	腱鞘囊肿
M62.853	髂肌囊肿	M67.493	腱鞘的腱鞘囊肿
M62.861	腓骨长肌腱滑脱	M67.841	手指屈肌肌腱粘连
M62.862	腓肠肌肥大	M67.891	滑膜脂肪疝
M62.881	咬肌肥大	M67.892	肌腱滑脱
M62.891	肌疝	M67.893	肌腱松弛
M62.892	肌纤维变性	M67.894	滑膜嵌顿
M62.893	肌肉瘢痕	M67.895	瘢痕性肌腱粘连
M62.895	肌肉脂肪浸润	M67.896	肌腱囊肿
M62.896	肌肉血肿机化	M70.001	手和腕慢性碎裂音滑膜炎
M62.897	肌玻璃体变性	M70.031	腕慢性碎裂音滑膜炎
M62.991	肌肉肿物	M70.041	手慢性碎裂音滑膜炎
M65.091	腱鞘脓肿	M70.101	手滑囊炎
M65.291	钙化性肌腱炎	M70.201	鹰嘴滑囊炎
M65.301	扳机指	M70.503	鹅趾滑囊炎
M65.302	结节性腱鞘病	M70.601	转子滑囊炎
M65.401	桡骨茎突腱鞘炎 [de Quervain 病]	M70.602	转子肌腱炎
M65.891	肌腱钙化	M70.701	坐骨滑囊炎
M65.892	粘连性肌腱炎	M70.702	髂耻滑囊炎
M65.894	创伤后滑膜炎	M70.703	大粗隆滑囊炎

M71.091	黏液囊脓肿		M79.591	软组织内残留异物
M71.391	滑膜囊肿		M79.601	肢体疼痛
M71.491	黏液囊钙沉着		M79.611	肩痛
M71.991	滑囊炎		M79.621	上臂疼痛
M72.001	掌筋膜挛缩症		M79.651	下肢疼痛
M72.002	掌筋膜纤维瘤病		M79.801	肢体肿胀
M72.101	指节垫		M79.881	椎旁脓肿
M72.201	跖筋膜纤维瘤病		M79.891	脂肪疝
M72.202	跖筋膜炎		M79.892	脂肪坏死
M72.491	假肉瘤性纤维瘤病		M79.893	脂肪萎缩
M72.492	结节性筋膜炎		M79.901	肢体肿物
M72.691	坏死性筋膜炎		M84.081	下颌骨骨折连接不正
M72.891	硬化性筋膜炎		M84.082	面骨骨折连接不正
M72.892	缺血性筋膜炎		M84.291	骨折迟延愈合
M72.921	上臂纤维瘤病		M99.901	生物力学损害
M72.931	前臂纤维瘤病		R02xx01	上肢坏疽
M72.951	臀部纤维瘤病		R02xx02	下肢坏疽
M72.952	臀肌筋膜炎		R02xx05	下肢干性坏疽
M72.971	趾筋膜炎		R02xx06	下肢湿性坏疽
M72.972	足纤维瘤病		R02xx07	坏疽
M72.973	掌跖纤维瘤病		R02xx08	指坏疽
M72.991	筋膜炎		R02xx09	趾坏疽
M72.992	纤维瘤病		R02xx12	静脉性坏疽
M72.993	下肢纤维瘤病		R22.302	手肿物
M76.001	臀肌腱炎		R26.201	行走困难
M76.101	髂肌腱炎		R93.601	肢体诊断性影像异常
M76.301	髂胫束综合征		R94.102	肌电图异常
M76.401	胫骨侧黏液囊炎		S09.101	头部肌肉损伤
M76.501	髌骨肌腱炎		S13.502	环枢关节扭伤
M76.601	跟腱滑囊炎		S13.503	环枢韧带扭伤
M76.602	跟腱炎		S13.504	环甲关节扭伤
M76.701	腓肌腱炎		S13.505	环甲韧带扭伤
M76.861	腓骨肌腱撞击综合征		S13.506	甲状软骨扭伤
M76.863	胫前综合征		S30.107	髂窝血肿
M76.864	胫后肌腱炎		S39.001	腹部肌肉损伤
M77.502	足肌腱端病		S39.002	腹部肌腱损伤
M77.901	肌腱端病		S39.801	腹部软组织损伤
M77.905	肌腱炎		S39.804	腹部和下背及骨盆软组织损伤
M79.191	肌痛		T00.801	身体复合部位的浅表损伤
M79.351	臀部脂膜炎		T01.801	身体复合部位的开放性损伤

T02.101　躯干多发性骨折

T02.111　躯干多发性开放性骨折

T03.001　头和颈脱位

T03.002　头和颈扭伤

T03.003　头和颈损伤

T03.101　胸伴下背及骨盆脱位

T03.102　胸伴下背及骨盆扭伤

T03.103　胸伴下背及骨盆损伤

T03.201　上肢多处脱位

T03.202　上肢多处扭伤

T03.301　下肢多处脱位

T03.302　下肢多处扭伤

T03.303　下肢多处损伤

T03.401　上肢和下肢多处脱位

T03.402　上肢和下肢多处扭伤

T03.403　上肢和下肢多处损伤

T03.801　身体复合部位的脱位

T03.802　身体复合部位的扭伤

T03.901　多处脱位

T03.902　多处扭伤

T04.801　身体复合部位的挤压伤

T05.803　身体复合部位的创伤性切断

T06.401　多处肌肉和肌腱损伤

T06.801　身体复合部位的损伤

T09.205　躯干关节扭伤

T09.206　躯干韧带扭伤

T09.208　躯干关节损伤

T09.209　躯干韧带损伤

T09.501　躯干肌肉和肌腱损伤

T09.502　躯干肌肉损伤

T09.503　躯干肌腱损伤

T79.601　福尔克曼缺血性挛缩

T79.602　创伤性肌肉缺血

T79.603　腔隙综合征

T79.604　上肢骨筋膜室综合征

T79.605　筋膜室综合征

T79.606　下肢骨筋膜室综合征

T79.607　腹腔筋膜室综合征 [腹腔室隔综合征（ACS）]

T79.802　创伤性下肢坏死

T87.301　创伤性神经瘤

T87.302　指创伤性神经瘤

T87.303　截断术残端神经瘤

T87.401　截断术残端感染

T87.501　截断术残端坏死

T87.601　截断术残端综合征

T87.602　截断术残端挛缩

T87.603　截断术残端血肿

T87.604　截断术残端水肿

Z52.201　供骨者

IZ21　骨骼肌肉系统植入物 / 假体的康复照护，伴重要并发症与合并症

IZ23　骨骼肌肉系统植入物 / 假体的康复照护，伴并发症与合并症

IZ25　骨骼肌肉系统植入物 / 假体的康复照护，不伴并发症与合并症

主要诊断包括：

M96.001　融合术后假关节

M96.002　关节固定术后假关节

M96.601　假体周围骨折

M96.602　股骨假体周围骨折

T84.001　人工髋关节置换术后假体功能障碍

T84.002　人工髋关节置换术后假体松动

T84.004　人工关节置换术后假体功能障碍

T84.005　人工髋关节置换术后髋臼松动

T84.006　人工关节置换术后假体松动

T84.007　人工髋关节置换术后异位骨化

T84.008　人工膝关节置换术后假体松动

T84.009　人工膝关节置换术后假体功能障碍

T84.012　人工股骨头置换术后假体松动

T84.013　人工股骨头置换术后假体功能障碍

T84.101　肢骨内固定装置引起的机械性并发症

T84.201　脊柱内固定装置障碍

T84.203　骨内固定装置障碍

T84.301　骨移植物引起的机械性并发症

T84.302　骨刺激器引起的机械性并发症

T84.502　关节假体引起的感染

T84.602	骨折内固定物植入感染		Z45.802	脊柱侧弯术后生长棒调节
T84.603	内固定装置引起的感染		Z45.811	骨内固定装置调整
T84.801	脊柱内固定术后疼痛		Z47.001	取出骨折内固定装置
T84.802	骨折内固定术后疼痛		Z47.002	取出内固定装置
T84.803	膝关节内固定术后疼痛		Z47.801	去除外固定装置
T84.804	膝关节置换术后疼痛		Z47.803	合成植入物植入术后随诊医疗
T84.805	髋关节内固定术后疼痛		Z94.601	骨移植状态
T84.806	髋关节置换术后疼痛		Z96.601	具有关节置入物
T84.807	关节内固定术后疼痛		Z96.611	具有肩关节置入物
T84.808	关节置换术后疼痛		Z96.621	具有肘关节置入物
T84.809	关节置换术后异位骨化		Z96.631	具有腕关节置入物
T84.810	关节内固定术后异位骨化		Z96.641	具有髋关节置入物
T87.001	上肢再植并发症		Z96.651	具有膝关节置入物
T87.101	下肢再植并发症		Z96.661	具有踝关节置入物
Z44.801	骨折外固定装置的安装		Z97.101	具有人工肢体
Z44.802	骨折外固定装置的调整			

MDCJ 皮肤、皮下组织和乳腺疾病及功能障碍

JA13　乳房恶性肿瘤全切除术，伴并发症与合并症

JA15　乳房恶性肿瘤全切除术，不伴并发症与合并症

主要诊断包括：

C50.001　乳头恶性肿瘤

C50.003　乳晕恶性肿瘤

C50.101　乳腺中央部恶性肿瘤

C50.201　乳腺内上象限恶性肿瘤

C50.301　乳腺内下象限恶性肿瘤

C50.401　乳腺外上象限恶性肿瘤

C50.501　乳腺外下象限恶性肿瘤

C50.801　乳腺中上象限恶性肿瘤

C50.802　乳腺中下象限恶性肿瘤

C50.803　乳腺中外象限恶性肿瘤

C50.804　乳腺中内象限恶性肿瘤

C50.901　副乳腺恶性肿瘤

C50.902　乳腺恶性肿瘤

C50.903　异位乳腺恶性肿瘤

C50.904　乳腺多处恶性肿瘤

C50.905　双侧乳腺恶性肿瘤

C79.207　乳房皮肤继发性肿瘤

C79.810　乳腺继发恶性肿瘤

D03.505　乳房皮肤原位黑色素瘤

D03.506　乳房软组织原位黑色素瘤

D04.503　乳房皮肤原位癌

D05.001　乳房小叶原位癌

D05.101　乳腺导管原位癌

D05.901　乳腺原位癌

D48.601　乳房交界性肿瘤

Q85.909　乳房错构瘤

手术操作包括：

40.22001　内乳淋巴结清扫术

40.51001　腋下淋巴结清扫术

40.51002　腔镜下腋窝淋巴结清扫术

85.43001　单侧乳房改良根治术

85.44002　双侧乳房改良根治术

85.45001　单侧乳房根治性切除伴同侧腋窝前哨淋巴结活检术

85.45002　单侧乳房根治性切除术

85.45003　腔镜下单侧乳房根治性切除伴同侧腋窝前哨淋巴结活检术

85.46001　双侧乳房根治性切除术

85.47001　单侧乳房扩大根治性切除术

85.48001　双侧乳房扩大根治性切除术

JA23　乳房恶性肿瘤次全切除术，伴并发症与合并症

JA25　乳房恶性肿瘤次全切除术，不伴并发症与合并症

主要诊断包括：

C50.001　乳头恶性肿瘤

C50.003　乳晕恶性肿瘤

C50.101　乳腺中央部恶性肿瘤

C50.201　乳腺内上象限恶性肿瘤

C50.301　乳腺内下象限恶性肿瘤

C50.401　乳腺外上象限恶性肿瘤

C50.501　乳腺外下象限恶性肿瘤

C50.801　乳腺中上象限恶性肿瘤

C50.802　乳腺中下象限恶性肿瘤

C50.803	乳腺中外象限恶性肿瘤
C50.804	乳腺中内象限恶性肿瘤
C50.901	副乳腺恶性肿瘤
C50.902	乳腺恶性肿瘤
C50.903	异位乳腺恶性肿瘤
C50.904	乳腺多处恶性肿瘤
C50.905	双侧乳腺恶性肿瘤
C79.207	乳房皮肤继发恶性肿瘤
C79.810	乳腺继发恶性肿瘤
D03.505	乳房皮肤原位黑色素瘤
D03.506	乳房软组织原位黑色素瘤
D04.503	乳房皮肤原位癌
D05.001	乳房小叶原位癌
D05.101	乳腺导管原位癌
D05.901	乳腺原位癌
D48.601	乳房交界性肿瘤
Q85.909	乳房错构瘤

手术操作包括：

40.3002	淋巴结区域性切除术
85.21003	乳房病损切除术
85.21004	乳房病损微创旋切术
85.21019	乳房腺体区段切除术
85.21020	腔镜下乳房病损切除术
85.21021	乳腺导管选择性切除术（单根）
85.22001	乳房象限切除术
85.23001	乳腺局部扩大切除术
85.33001	单侧乳房腺体切除伴假体置入术
85.34002	单侧皮下乳房切除术
85.35001	双侧皮下乳房切除伴假体置入术
85.36001	双侧皮下乳房切除术
85.41001	单侧乳房切除术
85.42001	双侧乳房切除术
85.42003	腔镜下双侧乳房切除术
85.43003	单侧乳房切除伴同侧腋窝淋巴结活检术

JB19　乳房成形及重建手术

手术操作包括：

85.31001	单侧乳房缩小成形术

85.32003	双侧乳房缩小成形术
85.33001	单侧乳房腺体切除伴假体置入术
85.51001	单侧乳房注射隆胸术
85.52001	双侧乳房注射隆胸术
85.53001	单侧乳房假体置入术
85.54001	双侧乳房假体置入术
85.55001	单侧乳房自体脂肪颗粒注射隆胸术
85.55002	双侧乳房自体脂肪颗粒注射隆胸术
85.70001	乳房重建术
85.71001	乳房重建术应用背阔肌肌皮瓣
85.72001	乳房重建术应用带蒂横向腹直肌（TRAM）肌皮瓣
85.73001	乳房重建术应用游离横向腹直肌（TRAM）肌皮瓣
85.74001	乳房重建术应用游离腹壁下动脉穿支（DIEP）皮瓣
85.75001	乳房重建术应用游离腹壁下浅动脉（SIEA）皮瓣
85.76001	乳房重建术应用游离臀动脉穿支（GAP）皮瓣
85.79001	乳房重建术应用游离胸大肌
85.81001	乳房裂伤缝合术
85.86001	乳头移位术
85.87001	乳头成形术
85.87003	乳头缩小术
85.89004	乳晕缩小术
85.89005	乳晕再造术
85.89006	乳房下垂矫正术
85.91001	乳房抽吸术
85.93001	乳房植入物修整术
85.94001	乳房植入物取出术
85.95001	乳房移植组织扩张器置入术
85.96001	乳房移植组织扩张器取出术

JB29　乳腺非恶性肿瘤部分切除术

手术操作包括：

85.0002	乳房切开引流术
85.12001	乳腺组织切除活检术
85.20001	乳房皮肤和皮下坏死组织切除清创术

85.20002　乳房皮肤和皮下组织非切除性清创

85.21003　乳房病损切除术

85.21004　乳房病损微创旋切术

85.21019　乳房腺体区段切除术

85.21020　腔镜下乳房病损切除术

85.21021　乳腺导管选择性切除术（单根）

85.22001　乳房象限切除术

85.23001　乳腺局部扩大切除术

85.24001　副乳切除术

85.24002　副乳头切除术

85.24004　腔镜下双侧副乳切除术

85.24005　腔镜下单侧副乳切除术

85.25001　乳头切除术

85.34002　单侧皮下乳房切除术

85.36001　双侧皮下乳房切除术

85.41001　单侧乳房切除术

85.42001　双侧乳房切除术

85.42003　腔镜下双侧乳房切除术

85.81001　乳房裂伤缝合术

85.91001　乳房抽吸术

JC10　颜面及其他皮肤、皮下组织成形术，年龄 < 17 岁

JC19　颜面及其他皮肤、皮下组织成形术

手术操作包括：

08.20003　眉部瘢痕切除术

08.20004　眉部病损切除术

08.20005　眼睑瘢痕切除术

08.23001　眼睑病损板层切除术

08.24001　眼睑病损全层切除术

08.25001　眼睑病损破坏术

08.31001　上睑下垂额肌瓣悬吊术

08.32001　上睑下垂缝线悬吊术

08.32002　上睑下垂异体组织额肌悬吊术

08.33001　上睑下垂上睑提肌缩短术

08.38001　眼睑退缩矫正术

08.42003　眼睑内翻眼轮匝肌重叠修补术

08.43001　眼睑外翻楔形切除修补术

08.44001　眼睑内翻矫正伴睑重建术

08.49002　眼睑内翻矫正术

08.49003　眼睑外翻矫正术

08.51001　睑裂增大术

08.52001　眼睑缝合术

08.52002　睑缘缝合术

08.52003　眦缝合术

08.59001　眦移位矫正术

08.59002　内眦赘皮修补术

08.59004　内眦成形术

08.59005　外眦成形术

08.61001　黏膜移植眼睑重建术

08.61004　游离皮瓣移植眼睑重建术

08.62001　黏膜瓣移植眼睑重建术

08.64001　眼睑结膜睑板移植重建术

08.71001　眼睑非全层伴睑缘重建术

08.72001　眼睑板层重建术

08.73001　眼睑全层伴睑缘重建术

08.74001　眼睑全层重建术

08.74002　睑板重建术

08.81001　眉裂伤缝合术

08.81002　眼睑裂伤缝合术

08.82001　眼睑非全层的眼睑裂伤及修补术

08.83001　眼睑非全层裂伤修补术

08.84001　眼睑全层及睑缘裂伤修补术

08.85001　眼睑全层裂伤修补术

08.86001　下眼睑皱纹切除术

08.86002　眼袋切除术

08.87001　上眼睑皱纹切除术

08.89002　异体睑板移植术

08.89003　外眦皱纹切除术

08.99002　睫毛重建术

08.99003　眼睑缝线去除

18.4001　外耳裂伤缝合术

18.5001　招风耳矫正术

18.6001　外耳道成形术

18.6002　外耳道重建术

18.6004　耳甲腔成形术

18.71001　耳廓成形术

18.71002　耳廓重建术

18.71003　耳廓缺损修补术

18.71005	杯状耳矫正术	27.53002	腭瘘管修补术
18.71007	耳廓支架置入术	27.54001	唇裂再修复术
18.71008	隐耳矫正术	27.54002	唇裂修复术
18.71009	耳廓支架取出术	27.57002	唇皮瓣移植术
18.79002	耳垂畸形矫正术	27.57005	交叉唇瓣转移术
18.79004	外耳成形术	27.59001	唇成形术
18.9002	耳前皮肤扩张器置入术	27.59007	口角缝合术
18.9004	外耳道支架取出术	27.59009	交叉唇瓣断蒂术
18.9005	外耳道支架置换术	27.59011	口形矫正术
18.9007	耳后皮肤扩张器置入术	27.59014	口轮匝肌功能重建术
21.83001	臂部皮瓣鼻再造术	27.63002	腭裂术后继发畸形矫正术
21.83002	额部皮瓣鼻再造术	27.63004	悬雍垂 - 软腭成形术 [LAUP]
21.83003	鼻重建术	27.69001	腭 - 咽成形术
21.84002	鼻内镜下鼻中隔成形术	27.69003	软腭激光烧灼术
21.84003	鼻中隔成形术	27.69004	腭咽弓延长成形术
21.84004	弯鼻鼻成形术	27.69005	硬腭成形术
21.84006	歪鼻鼻成形术	27.69006	软腭成形术
21.85002	隆鼻伴耳廓软骨移植术	27.69007	悬雍垂 - 软腭 - 咽成形术 [UPPP]
21.85004	隆鼻伴人工假体置入术	27.69008	腭舌弓延长成形术
21.85005	隆鼻伴自体甲状软骨移植术	27.99001	半侧颜面萎缩矫正术
21.85006	隆鼻伴自体肋软骨移植术	27.99009	面斜裂矫正术
21.85007	隆鼻伴自体颅骨外板移植术	76.43001	下颌骨缺损修复术
21.85008	隆鼻伴自体髂骨移植术	76.43003	下颌骨重建术
21.86001	鼻唇沟皮瓣鼻成形术	76.44002	面骨骨全部切除伴重建术
21.86002	鼻尖成形术	76.46001	额骨重建术
21.86004	鼻翼成形术	76.46003	眶外壁重建术
21.87003	鼻唇沟成形术	76.46004	眉弓重建术
21.87004	鼻甲成形术	76.46005	颧骨重建术
21.87005	鼻小柱成形术	76.46007	上颌骨重建术
21.87006	后鼻孔成形术	76.5001	颞下颌关节成形术
21.87007	前鼻孔成形术	76.61002	闭合性下颌支骨成形术
21.87008	鼻内镜下鼻甲成形术	76.62001	开放性下颌支骨成形术
21.88001	鼻中隔穿孔修补术	76.63001	下颌骨体骨成形术
21.88003	鼻中隔软骨移植术	76.64002	下颌下缘去骨成形术
21.89003	断鼻再接术	76.64004	下颌骨成形术
21.89004	再造鼻修整术	76.64008	下颌角成形术
21.99001	鼻腔扩张术	76.64016	下颌根尖下截骨成形术
21.99003	鼻植入物取出术	76.65004	上颌骨部分骨成形术
27.51001	唇裂伤缝合术	76.65005	上颌 LeFort Ⅰ型截骨成形术
27.53001	唇瘘管修补术	76.65006	上颌 LeFort Ⅰ型分块截骨成形术

76.65007	上颌 LeFort II 型截骨成形术
76.65008	上颌 LeFort II 型分块截骨成形术
76.66001	上颌骨全骨成形术
76.67005	颏缩小成形术
76.68001	颏硅胶置入增大成形术
76.68002	颏成形术
76.68003	颏增大成形术
76.69003	颧弓降低术
76.69004	颌骨修整术
76.69007	颧骨成形术
76.69013	面骨成形术
76.91002	面骨自体骨植入术
76.91004	上颌骨自体骨植入术
76.91007	下颌骨自体骨植入术
76.92001	面骨硅胶假体置入术
76.92002	面骨合成物置入术
76.92003	面骨钛网置入术
76.92004	下颌骨钛板置入术
76.92005	面部生物材料充填术
76.92006	眶骨异质成形物置入术
76.92007	面骨钛网修补术
76.92008	面骨人工骨置入术
76.92009	面骨人工珊瑚置入术
76.92011	上颌骨钛板置入术
76.96001	颞下颌关节治疗性物质注射
76.97001	面骨内固定物取出术
76.97009	下颌骨内固定物取出术
86.3046	皮肤病损激光治疗
86.64002	毛发种植术
86.64003	毛囊种植术
86.81002	面肌悬吊术
86.81003	额肌悬吊术
86.81004	颊肌悬吊术
86.81005	颈肌悬吊术
86.81006	颞肌悬吊术
86.82001	面部皱纹切除术
86.82003	面部皮肤提升术
86.82006	颊部皱纹切除术
86.82007	内镜下额皮肤悬吊术
86.82008	内镜下颊皮肤悬吊术

86.82009	内镜下颈皮肤悬吊术
86.82011	内镜下面部皮肤提升术
86.83024	吸脂术
86.83031	脂肪垫切除术
86.83032	脂肪切除术
86.84001	瘢痕松解术
86.84035	皮肤蹼状松解术
86.89002	面部皮肤部分切除整形术
86.89011	残端皮肤修整术
86.89014	颈部皮肤部分切除整形术

JD13 皮肤溃疡、蜂窝织炎的植皮或清创术，伴并发症与合并症

JD15 皮肤溃疡、蜂窝织炎的植皮或清创术，不伴并发症与合并症

主要诊断包括：

L03.013	指蜂窝组织炎
L03.014	指甲床炎
L03.015	指甲沟脓肿
L03.016	指甲沟炎
L03.021	趾甲沟炎
L03.022	趾蜂窝织炎
L03.1001	臂蜂窝织炎
L03.1002	手蜂窝织炎
L03.1003	腕蜂窝织炎
L03.1004	肩蜂窝织炎
L03.111	腿蜂窝织炎
L03.112	足蜂窝织炎
L03.113	踝蜂窝织炎
L03.114	胫蜂窝织炎
L03.117	髋蜂窝织炎
L03.201	颌部蜂窝织炎
L03.202	颌下降区蜂窝织炎
L03.203	面部蜂窝织炎
L03.301	躯干蜂窝织炎
L03.302	胸壁蜂窝织炎
L03.303	背部蜂窝织炎
L03.304	腹股沟蜂窝织炎
L03.305	会阴蜂窝织炎
L03.306	腹壁蜂窝织炎

L03.307　臀蜂窝织炎
L03.801　颈部蜂窝织炎
L03.802　头皮蜂窝织炎
L03.901　蜂窝织炎
L89.001　Ⅰ度压疮
L89.101　Ⅱ度压疮
L89.201　Ⅲ度压疮
L89.301　Ⅳ度压疮
L89.901　压疮
L98.301　嗜酸细胞性蜂窝织炎
L98.401　腹壁溃疡
L98.402　皮肤溃疡
L98.403　手溃疡
L98.404　肘溃疡
L98.405　热带溃疡

手术操作包括：

08.61002　眼睑全厚植皮术
08.61003　眼睑中厚植皮术
18.71006　耳廓植皮术
18.79008　乳突植皮术
18.79009　耳游离皮瓣移植术
21.89002　鼻植皮术
21.99002　鼻清创术
27.55002　唇全厚植皮术
27.56002　唇中厚植皮术
85.82002　乳房中厚皮片移植术
85.83001　乳房全厚皮片移植术
85.84001　乳房带蒂皮瓣移植术
85.85001　乳房肌瓣移植术
86.22011　皮肤和皮下坏死组织切除清创术
86.28012　皮肤和皮下组织非切除性清创
86.4004　 皮肤病损根治性切除术
86.51001　头皮回植术
86.61001　手全厚皮片游离移植术
86.62001　手中厚皮片游离移植术
86.62002　指皮肤游离移植术
86.63001　腹部全厚皮片移植术
86.65001　异种皮肤移植术
86.65002　猪皮肤移植术
86.66001　同种皮肤移植术

86.67002　人工皮片移植术
86.69021　中厚皮片移植术
86.71001　带蒂皮瓣断蒂术
86.71003　带蒂皮瓣延迟术
86.71008　皮管成形术
86.71009　皮瓣预制术
86.72001　带蒂皮瓣迁徙术
86.73003　手带蒂皮瓣移植术
86.74012　滑行皮瓣移植术
86.74026　带蒂皮瓣移植术
86.74027　迁徙皮瓣移植术
86.74028　双带蒂皮瓣移植术
86.74029　旋转皮瓣移植术
86.74031　筋膜皮瓣移植术
86.74032　皮下蒂皮瓣移植术
86.75001　带蒂皮瓣修整术
86.75005　皮瓣修整术
86.75009　皮瓣清创术
86.91001　供体皮肤切除术
86.93002　皮肤扩张器置入术
86.93005　皮肤扩张器调整术

JD23　除皮肤溃疡、蜂窝织炎外的植皮及（或）清创，伴并发症与合并症

JD25　除皮肤溃疡、蜂窝织炎外的植皮及（或）清创，不伴并发症与合并症

手术操作包括：

08.61002　眼睑全厚植皮术
08.61003　眼睑中厚植皮术
18.71006　耳廓植皮术
18.79008　乳突植皮术
18.79009　耳游离皮瓣移植术
21.89002　鼻植皮术
21.99002　鼻清创术
27.55002　唇全厚植皮术
27.56002　唇中厚植皮术
85.20001　乳房皮肤和皮下坏死组织切除清创术
85.20002　乳房皮肤和皮下组织非切除性清创

85.82002　乳房中厚皮片移植术

85.83001　乳房全厚皮片移植术

85.84001　乳房带蒂皮瓣移植术

85.85001　乳房肌瓣移植术

86.22011　皮肤和皮下坏死组织切除清创术

86.28012　皮肤和皮下组织非切除性清创

86.4004　　皮肤病损根治性切除术

86.51001　头皮回植术

86.61001　手全厚皮片游离移植术

86.62001　手中厚皮片游离移植术

86.62002　指皮肤游离移植术

86.63001　腹部全厚皮片移植术

86.65001　异种皮肤移植术

86.65002　猪皮肤移植术

86.66001　同种皮肤移植术

86.67002　人工皮片移植术

86.69021　中厚皮片移植术

86.69023　刃厚皮片移植术

86.70013　游离皮瓣移植术

86.71001　带蒂皮瓣断蒂术

86.71003　带蒂皮瓣延迟术

86.71008　皮管成形术

86.71009　皮瓣预制术

86.72001　带蒂皮瓣迁徙术

86.73003　手带蒂皮瓣移植术

86.74012　滑行皮瓣移植术

86.74026　带蒂皮瓣移植术

86.74027　迁徙皮瓣移植术

86.74028　双带蒂皮瓣移植术

86.74029　旋转皮瓣移植术

86.74031　筋膜皮瓣移植术

86.74032　皮下蒂皮瓣移植术

86.75001　带蒂皮瓣修整术

86.75005　皮瓣修整术

86.75009　皮瓣清创术

86.91001　供体皮肤切除术

86.91002　皮片取皮术

86.93002　皮肤扩张器置入术

86.93005　皮肤扩张器调整术

JE19　肛门周围及藏毛囊肿手术

手术操作包括：

49.01004　肛周脓肿切开引流术

49.01006　肛周脓肿穿刺抽吸术

49.02001　肛周组织下部切开术

49.03001　肛周皮赘切除术

49.04001　肛周脓肿切除术

49.04006　肛周组织切除术

49.04008　肛周脓肿根治术

86.03001　藏毛囊肿切开术

86.21002　藏毛囊肿切除术

JJ11　皮肤、皮下组织的其他手术，伴重要并发症与合并症

JJ13　皮肤、皮下组织的其他手术，伴并发症与合并症

JJ15　皮肤、皮下组织的其他手术，不伴并发症与合并症

手术操作包括：

08.20006　眼睑病损切除术

08.22001　睑板腺病损切除术

08.22003　眼睑小病损切除术

18.21004　耳前病损切除术

18.21005　耳前窦道切除术

18.21006　耳前瘘管切除术

18.29001　外耳病损切除术

18.29008　副耳切除术

18.29009　外耳道病损切除术

18.29012　外耳病损烧灼术

18.29013　外耳病损冷冻治疗术

18.29014　外耳病损刮除术

18.29015　外耳病损电凝术

18.31001　外耳病损根治性切除术

18.39001　外耳切断术

20.51002　耳后病损切除术

21.32001　鼻皮肤病损切除术

21.4001　　鼻部分切除术

21.5001　　鼻中隔黏膜下切除术

21.72001　鼻骨骨折切开复位术

21.81001	鼻裂伤缝合术	49.39007	肛裂切开挂线术
27.0001	颌间隙引流术	49.39008	肛门病损激光切除术
27.0002	颌下引流术	49.39009	肛门病损切除术
27.0006	面部引流术	49.39014	肛乳头切除术
27.0007	口底引流术	49.71002	肛门裂伤缝合术
27.42001	唇病损广泛切除术	49.72001	肛门环扎术
27.43001	唇病损激光烧灼术	49.73001	肛瘘闭合术
27.43002	唇病损切除术	49.73002	肛瘘挂线疗法
27.92001	唇瘢痕松解术	49.73003	肛瘘结扎术
27.99005	面部病损切除术	49.74001	股薄肌移植肛门失禁矫正术
29.2001	鳃裂囊肿切除术	49.75001	人工肛门括约肌置入术
29.52002	鳃裂瘘管切除术	49.75002	人工肛门括约肌修正术
31.74003	气管造口修正术	49.76001	人工肛门括约肌去除术
34.01001	胸壁切开术	49.79001	腹腔镜下肛门成形术
34.01003	胸壁异物取出术	49.79003	肛门括约肌成形术
34.4001	胸壁病损切除术	49.79005	肛门括约肌修补术
34.71002	胸壁清创缝合术	49.95002	手术后肛门出血缝扎止血术
34.79001	胸壁修补术	54.0001	骶部脓肿切开引流术
38.59001	大隐静脉高位结扎剥脱术	54.0002	腹壁窦道切开引流术
38.59002	大隐静脉剥脱术	54.0004	腹壁脓肿切开引流术
38.59003	大隐静脉主干激光闭合术	54.0006	腹膜外脓肿切开引流术
38.59004	大隐静脉结扎术	54.0008	腹壁切开引流术
38.59005	下肢静脉剥脱术	54.0010	腹壁血肿清除术
38.59006	小隐静脉高位结扎剥脱术	54.0011	腹壁异物取出术
38.59007	小隐静脉剥脱术	54.0013	腹股沟脓肿切开引流术
38.60011	躯干部血管瘤切除术	54.0016	腹股沟探查术
38.89002	下肢静脉结扎术	54.0022	脐脓肿切开引流术
39.29015	髂静脉 - 股静脉自体血管搭桥术	54.0023	髂窝积液清除术
39.98001	伤口止血术	54.0024	髂窝脓肿切开引流术
39.98002	手术后伤口止血术	54.0025	髂窝血肿切开引流术
40.11002	淋巴结活检	54.22001	腹壁活检术
40.21002	颈深部淋巴切除术	54.22002	脐活检术
40.23001	腋淋巴结切除术	54.22003	腹腔镜下腹壁活检术
40.24002	腹股沟淋巴结切除术	54.3003	腹壁病损切除术
40.29014	锁骨上淋巴结切除术	54.3004	腹壁窦道扩创术
49.11004	肛瘘切开术	54.3010	腹壁伤口扩创术
49.12002	肛瘘切除术	54.3011	腹壁伤口清创术
49.39001	肛窦切除术	54.3018	腹股沟病损切除术
49.39002	肛管病损切除术	54.3026	盆腔壁病损切除术
49.39006	肛裂切除术	54.3027	脐病损切除术

54.3029	脐切除术	76.72002	颧骨骨折切开复位内固定术
54.4012	骶尾部病损切除术	76.73001	鼻内镜下上颌骨骨折闭合复位术
54.4047	腰骶病损切除术	76.73002	上颌骨骨折闭合复位术
54.63001	腹壁裂伤缝合术	76.74001	上颌骨骨折切开复位术
54.72001	腹壁补片修补术	76.74002	上颌骨骨折切开复位固定术
61.3001	阴囊病损切除术	76.75002	下颌骨骨折闭合复位术
61.3002	阴囊部分切除术	76.76003	下颌骨骨折切开复位内固定术
61.3004	阴囊象皮病复位术	76.76004	下颌骨骨折切开复位术
61.41001	阴囊裂伤缝合术	76.77001	牙槽骨折切开复位伴牙齿固定术
64.0001	包皮环切术	76.77002	牙槽骨折切开复位内固定术
64.11001	阴茎活检	76.78001	面骨骨折闭合复位拉力螺钉内固定术
64.2001	包皮瘢痕切除术	76.78002	眶骨骨折闭合复位术
64.2002	包皮病损切除术	76.78003	牙槽骨折闭合复位内固定术
64.2003	阴茎瘢痕切除术	76.79001	眶壁骨折切开复位术
64.2004	阴茎病损切除术	76.79004	面骨骨折切开复位内固定术
64.49001	阴茎矫直术	76.79005	眶骨骨折切开复位术
64.49002	阴茎延长术	76.79006	面骨骨折切开复位术
64.49003	阴茎增粗术	76.93001	颞下颌关节脱位闭合复位术
65.51001	女性去势术	76.94001	颞下颌关节脱位切开复位术
71.09001	会阴切开引流术	76.95002	颞下颌关节松解术
71.09002	会阴切开术	76.95003	颞下颌关节病损切除术
71.09003	会阴切开异物取出术	77.41001	肋骨活检术
71.09004	外阴血肿清除术	77.41002	锁骨活检术
71.09006	外阴脓肿穿刺术	77.42001	肱骨活检术
71.09007	外阴切开引流术	77.43001	桡骨活检术
71.11001	外阴活检	77.45002	股骨活检术
71.24001	前庭大腺病损切除术	77.47001	胫骨活检术
71.24003	前庭大腺切除术	77.47002	腓骨活检术
71.3001	大阴唇病损切除术	77.49001	骨盆活检术
71.3003	会阴病损切除术	77.49002	指骨活检术
71.3007	女性会阴部瘢痕切除术	77.49003	椎骨活检术
71.3011	外阴病损烧灼术	82.29001	手部软组织病损切除术
71.3012	外阴病损切除术	82.45009	伸指总肌腱缝合术
71.3013	外阴窦道切除术	82.45011	伸指肌腱中央束缝合术
71.61001	单侧外阴切除术	82.45012	伸腕肌腱缝合术
71.62001	双侧外阴切除术	82.45013	伸指肌腱缝合术
71.71001	外阴裂伤缝合术	83.02002	肌切开术
71.71002	会阴裂伤缝合术	83.02003	肌肉切开异物取出术
76.71001	颧骨骨折闭合复位术	83.02004	肌肉切开引流术
76.72001	颧骨骨折切开复位术		

83.02005	前臂切开减压术	83.82002	肌肉移植术
83.02006	小腿减张术	83.82003	筋膜移植术
83.09001	筋膜切开术	83.82005	颞筋膜移植术
83.09003	筋膜间隙切开减压术	83.87001	肌肉成形术
83.09008	软组织切开异物取出术	83.87003	肩关节肌肉成形术
83.09009	软组织探查术	83.87005	三角肌重建术
83.21001	软组织活检	83.87007	下肢肌肉成形术
83.32001	背部肌肉病损切除术	83.87009	胸大肌成形术
83.32002	肌肉病损切除术	83.88001	跟腱修补术
83.32007	躯干肌肉病损切除术	83.88003	肌腱成形术
83.32009	上肢肌肉病损切除术	83.88005	肌腱固定术
83.32012	下肢肌肉病损切除术	83.88012	足部肌腱成形术
83.39004	筋膜病损切除术	83.89001	筋膜成形术
83.39016	滑囊病损切除术	83.89002	筋膜断蒂术
83.39017	软组织病损切除术	84.01001	多指截指术
83.44001	筋膜切除术	84.01002	手指关节离断术
83.44002	阔筋膜部分切除术	84.01004	手指离断术
83.44003	足筋膜切除术	84.01005	掌指关节离断术
83.45001	肌肉切除术	84.01006	指关节离断术
83.45002	肌肉清创术	84.02001	拇指关节离断术
83.45003	肩胛舌骨肌部分切除术	84.02002	拇指离断术
83.45004	颈伸肌部分切除术	84.03001	手离断术
83.45005	前斜角肌切除术	84.04001	腕关节离断术
83.45006	咬肌部分切除术	84.05001	前臂离断术
83.45007	中斜角肌部分切除术	84.06001	肘关节离断术
83.5001	黏液囊切除术	84.07001	上臂离断术
83.65001	腹直肌缝合术	84.08001	肩关节离断术
83.65002	肱二头肌缝合术	84.09001	肩胛带离断术
83.65003	肱三头肌缝合术	84.11001	趾关节离断术
83.65005	股二头肌缝合术	84.11002	趾离断术
83.65006	股四头肌缝合术	84.12001	足离断术
83.65011	胫前肌缝合术	84.13001	踝关节离断术
83.65012	前臂肌缝合术	84.14001	经胫骨和腓骨踝部的踝离断术
83.65013	三角肌缝合术	84.15002	经胫骨和腓骨的小腿离断术
83.65014	肛提肌缝合术	84.16001	膝关节离断术
83.65015	臀部肌缝合术	84.17001	大腿离断术
83.65016	下肢肌肉缝合术	84.18001	髋关节离断术
83.65017	胸锁乳突肌缝合术	84.19001	半侧骨盆切除术
83.71001	肌腱前徙术	84.3001	残端修正术
83.82001	背阔肌移植术	85.11003	乳管镜下乳腺活检

86.01002 皮肤和皮下组织脓肿抽吸术

86.01003 皮肤和皮下组织血肿抽吸术

86.01004 甲下脓肿抽吸术

86.02003 皮肤着色

86.04011 皮肤和皮下组织切开引流术

86.05004 皮肤和皮下组织切开异物取出术

86.05005 皮下神经电刺激器去除术

86.05007 皮下引流装置取出术

86.05011 皮下组织扩张器取出术

86.06004 药物治疗泵置入

86.06005 静脉输注泵置入

86.09002 皮肤和皮下组织切开探查术

86.09006 化疗泵管位置调整

86.11001 皮肤和皮下组织活检

86.23001 甲床去除术

86.23002 甲根部分去除术

86.23003 甲襞去除术

86.23005 拔甲术

86.24001 皮肤病损显微外科手术 [Mohs 手术]

86.25001 皮肤旋磨术

86.26003 皮肤附件结扎术

86.26004 指赘结扎术

86.26005 趾赘结扎术

86.27001 甲床清创术

86.3047 皮肤病损切除术

86.3072 皮下组织病损切除术

86.3138 腋下汗腺切除术

86.3164 皮肤病损冷冻治疗

86.3165 皮肤病损烧灼治疗

86.3166 皮肤病损电灼治疗

86.3167 腔镜下皮下组织病损切除术

86.3168 指赘切除术

86.3169 趾赘切除术

86.3170 皮肤病损挤刮治疗

86.3171 皮肤病损电解治疗

86.59006 皮肤缝合术

86.86001 甲成形术

86.92001 除毛术

86.92002 皮肤电解除毛术

92.27002 放射性粒子置入放射治疗

92.27008 血管内近距离放射治疗

92.28001 碘 -131 注射放射治疗

92.30001 立体定向放射外科治疗 [SRS/ 单次立体定向放射治疗]

92.31001 单源光子放射外科治疗

92.31002 X 刀放射外科治疗

92.32001 伽马刀放射外科治疗

92.32002 立体定向 γ 射线放射外科治疗

92.32003 多源光子放射外科治疗

92.32004 钴 -60 放射外科治疗

92.33001 粒子束放射外科治疗

98.22002 颈部异物去除

98.22003 头皮异物去除

98.24001 阴茎异物去除

98.24002 阴囊异物去除

98.25001 躯干异物去除

98.26001 手异物去除

98.27001 上肢异物去除

98.28001 足异物去除

98.29001 下肢异物去除

JR11 乳房恶性肿瘤，伴重要并发症与合并症

JR15 乳房恶性肿瘤，不伴并发症与合并症

主要诊断包括：

C50.001 乳头恶性肿瘤

C50.003 乳晕恶性肿瘤

C50.101 乳腺中央部恶性肿瘤

C50.201 乳腺内上象限恶性肿瘤

C50.301 乳腺内下象限恶性肿瘤

C50.401 乳腺外上象限恶性肿瘤

C50.501 乳腺外下象限恶性肿瘤

C50.801 乳腺中上象限恶性肿瘤

C50.802 乳腺中下象限恶性肿瘤

C50.803 乳腺中外象限恶性肿瘤

C50.804 乳腺中内象限恶性肿瘤

C50.901 副乳腺恶性肿瘤

C50.902 乳腺恶性肿瘤

C50.903 异位乳腺恶性肿瘤

C50.904　乳腺多处恶性肿瘤

C50.905　双侧乳腺恶性肿瘤

C79.207　乳房皮肤继发恶性肿瘤

C79.810　乳腺继发恶性肿瘤

D03.505　乳房皮肤原位黑色素瘤

D03.506　乳房软组织原位黑色素瘤

D05.001　乳房小叶原位癌

D05.101　乳腺导管原位癌

D05.901　乳腺原位癌

D48.601　乳房交界性肿瘤

Q85.909　乳房错构瘤

JR29　皮肤、皮下组织的恶性肿瘤

主要诊断包括：

C43.501　腹股沟恶性黑色素瘤

C43.502　躯干恶性黑色素瘤

C43.601　上肢恶性黑色素瘤

C43.602　手指恶性黑色素瘤

C43.701　下肢恶性黑色素瘤

C43.901　恶性黑色素瘤

C43.902　恶性蓝痣

C43.903　恶性雀斑样痣

C44.501　背部皮肤恶性肿瘤

C44.502　躯干皮肤恶性肿瘤

C44.503　臀部皮肤恶性肿瘤

C44.505　胸壁皮肤恶性肿瘤

C44.506　乳腺皮肤恶性肿瘤

C44.507　肛周皮肤恶性肿瘤

C44.601　上肢皮肤恶性肿瘤

C44.603　手指皮肤恶性肿瘤

C44.701　下肢皮肤恶性肿瘤

C44.702　足部皮肤恶性肿瘤

C44.901　汗腺恶性肿瘤

C44.902　皮肤恶性肿瘤

C46.001　皮肤卡波西肉瘤

C79.201　腹壁皮肤继发恶性肿瘤

C79.203　皮肤继发恶性肿瘤

C79.204　头皮继发恶性肿瘤

C79.205　臀部皮肤继发恶性肿瘤

C79.206　颌部皮肤继发恶性肿瘤

D03.501　躯干原位黑色素瘤

D03.502　肛门原位黑色素瘤

D03.503　肛门边缘原位黑色素瘤

D03.504　肛周皮肤原位黑色素瘤

D03.601　上肢原位黑色素瘤

D03.602　上肢端原位黑色素瘤

D03.701　下肢原位黑色素瘤

D03.702　下肢端原位黑色素瘤

D03.901　原位黑色素瘤

D03.902　浅表扩散性原位黑色素瘤

D04.501　躯干皮肤原位癌

D04.502　肛周皮肤原位癌

D04.503　乳房皮肤原位癌

D04.601　上肢皮肤原位癌

D04.701　下肢皮肤原位癌

D04.901　皮肤原位癌

D22.917　大汗腺黑色素痣

D48.503　臀部皮肤交界性肿瘤

D48.505　皮肤交界性肿瘤

D48.506　躯干皮肤交界性肿瘤

D48.510　手部皮肤交界性肿瘤

D48.511　肢体皮肤交界性肿瘤

D48.512　毛囊漏斗部交界性肿瘤

JS19　乳房良性病变

主要诊断包括：

A18.802　乳腺结核

A42.801　乳腺放线菌病

B26.810　流行性腮腺炎并发乳腺炎

D18.0816　乳房血管瘤

D23.508　乳房皮肤良性肿瘤

D24xx01　乳腺良性肿瘤

E10.6970　1 型糖尿病性乳腺纤维化病变

E11.6970　2 型糖尿病性乳腺纤维化病变

E14.6970　糖尿病性乳腺纤维化病变

I80.803　乳腺血栓性静脉炎

N60.001　乳腺囊肿

N60.002　乳腺单发囊肿

N60.102　慢性囊性乳腺病

N60.103　乳腺囊性增生病

N60.104	男性乳腺囊性增生病		N64.802	乳液囊肿 [1]
N60.301	乳房纤维硬化症		N64.803	乳房复旧不全（哺乳期）
N60.401	乳腺导管扩张症		N64.901	乳房肿物
N61xx01	急性乳腺炎		Q83.001	先天性乳房和乳头缺如
N61xx02	浆细胞性乳腺炎		Q83.101	副乳腺囊性增生
N61xx03	乳房脓肿		Q83.102	副乳腺腺病
N61xx04	乳头炎		Q83.103	副乳
N61xx05	乳腺导管瘘		Q83.201	无乳头
N61xx06	乳腺瘘		Q83.301	副乳头
N61xx07	乳腺炎		Q83.801	先天性乳房发育不良
N61xx08	阻塞性乳腺炎（淤积性）		Q83.802	乳房异位
N61xx09	乳腺脓肿		Q83.803	先天性乳头内陷
N61xx10	乳房炎性肿物		Q83.804	先天性小乳
N61xx12	乳腺炎性肉芽肿		Q83.805	先天性乳头肥大
N61xx13	乳腺窦道		Q83.901	先天性乳房畸形
N61xx14	慢性乳腺炎		R92xx01	乳房诊断性影像异常
N62xx01	巨乳症		S25.801	乳房动脉损伤
N62xx02	男性乳腺发育		S25.803	乳房静脉损伤
N62xx03	甲亢性男性乳腺发育		T85.401	乳房假体和植入物的机械性并发症
N62xx04	乳腺增生		Z40.001	为预防恶性肿瘤的手术医疗
N62xx05	男性乳腺增生		Z90.101	后天性乳房缺失
N62xx06	青春期巨大乳房			
N62xx07	乳头肥大			
N63xx01	乳房结节			
N64.001	乳头皲裂			
N64.002	乳头瘘			
N64.101	乳房脂肪坏死			
N64.201	乳房松弛症			
N64.202	乳房萎缩			
N64.301	非哺乳期溢乳			
N64.401	乳房痛			
N64.501	乳头溢液			
N64.502	乳头内陷			
N64.503	乳腺钙化			
N64.504	乳房硬结			
N64.505	乳头回缩			
N64.506	乳头血性溢液			
N64.801	乳房血肿			

JT11　皮肤、皮下组织的非恶性增生性病变，伴重要并发症与合并症

JT13　皮肤、皮下组织的非恶性增生性病变，伴并发症与合并症

JT15　皮肤、皮下组织的非恶性增生性病变，不伴并发症与合并症

主要诊断包括：

D17.004	肩部脂肪瘤
D17.101	躯干脂肪瘤
D17.102	乳房脂肪瘤
D17.103	胸壁脂肪瘤
D17.201	肢体脂肪瘤
D17.202	上肢脂肪瘤
D17.203	手脂肪瘤
D17.204	下肢脂肪瘤
D17.205	足脂肪瘤

---

[1] 乳液囊肿即积乳囊肿。

D17.301	大阴唇脂肪瘤		D23.701	下肢皮肤良性肿瘤
D17.302	外阴脂肪瘤		D23.901	皮肤良性肿瘤
D17.304	皮肤脂肪瘤		D36.729	手部良性肿瘤
D17.305	皮下脂肪瘤		D86.301	皮肤结节病
D17.714	腹壁脂肪瘤		L53.804	水肿型红斑
D17.718	腹股沟脂肪瘤		L90.501	瘢痕挛缩
D17.901	多发性脂肪瘤		L90.502	瘢痕
D17.902	脂肪瘤		L90.503	手术后瘢痕
D18.010	腹壁血管瘤		L90.504	瘢痕粘连
D18.013	皮肤血管瘤		L90.505A	头部瘢痕
D18.014	躯干血管瘤		L90.505A1	头皮瘢痕
D21.908	脂肪组织良性肿瘤		L90.505A2	枕部瘢痕
D22.301	面部黑色素痣		L90.505A3	鬓角瘢痕
D22.402	头皮黑色素痣		L90.505B	面部瘢痕
D22.403	颈部黑色素痣		L90.505B1	额部瘢痕
D22.501	躯干黑色素痣		L90.505B2	颞部瘢痕
D22.502	乳房皮肤黑色素痣		L90.505B3	颧部瘢痕
D22.504	肛周皮肤黑色素痣		L90.505B4	颌部瘢痕
D22.505	外阴黑色素痣		L90.505B5	颏部瘢痕
D22.601	上肢黑色素痣		L90.505B6	颊部瘢痕
D22.701	下肢黑色素痣		L90.505C	眼睑瘢痕
D22.901	黑色素痣		L90.505C1	内眦瘢痕
D22.902	痣		L90.505C2	上睑瘢痕
D22.903	甲下痣		L90.505C3	下睑瘢痕
D23.304	颊部皮肤良性肿瘤		L90.505C4	外眦瘢痕
D23.306	面部皮肤良性肿瘤		L90.505C5	眼眶瘢痕
D23.402	颈部皮肤良性肿瘤		L90.505C6	眉部瘢痕
D23.403	头皮良性肿瘤		L90.505D	鼻部瘢痕
D23.501	背部皮肤良性肿瘤		L90.505D2	鼻翼瘢痕
D23.502	腹部皮肤良性肿瘤		L90.505E	口部瘢痕
D23.503	肛门皮肤良性肿瘤		L90.505E1	上唇瘢痕
D23.504	躯干皮肤良性肿瘤		L90.505E2	下唇瘢痕
D23.505	臀部皮肤良性肿瘤		L90.505E3	口角瘢痕
D23.506	胸部皮肤良性肿瘤		L90.505F	耳部瘢痕
D23.507	腋下皮肤良性肿瘤		L90.505F2	耳垂瘢痕
D23.509	肛周皮肤良性肿瘤		L90.505G	上肢瘢痕
D23.510	会阴皮肤良性肿瘤		L90.505G1	肩部瘢痕
D23.601	上肢皮肤良性肿瘤		L90.505G2	腋部瘢痕
D23.602	上肢端皮肤良性肿瘤		L90.505G3	上臂瘢痕
D23.603	肩部皮肤良性肿瘤		L90.505G4	肘部瘢痕

L90.505G5	前臂瘢痕		L90.802	继发性皮肤萎缩
L90.505G6	腕部瘢痕		L91.001	瘢痕疙瘩
L90.505H	下肢瘢痕		L91.002	肥厚性瘢痕
L90.505H1	大腿瘢痕		L92.202	面部皮肤嗜酸细胞增生性淋巴肉芽肿
L90.505H2	膝部瘢痕		L92.203	面部皮肤嗜酸性粒细胞增生性淋巴肉芽肿
L90.505H3	小腿瘢痕			
L90.505H4	踝部瘢痕		R22.001	耳部肿物
L90.505H5	臀部瘢痕		R22.002	颊部肿物
L90.505H6	腘窝瘢痕		R22.003	面部肿胀
L90.505I	乳房瘢痕		R22.004	头部肿胀
L90.505I1	乳头瘢痕		R22.005	头部肿物
L90.505I2	乳晕瘢痕		R22.007	面部肿物
L90.505J	手部瘢痕		R22.101	颈部肿物
L90.505J1	手背瘢痕		R22.102	颈部肿胀
L90.505J2	手掌瘢痕		R22.201	躯干肿胀
L90.505J3	虎口瘢痕		R22.202	躯干肿物
L90.505J4	手指瘢痕		R22.204	胸部肿物
L90.505J5	拇指瘢痕		R22.205	胸壁肿物
L90.505K	足部瘢痕		R22.206	骶尾部肿物
L90.505K1	足背瘢痕		R22.207	腹壁肿物
L90.505K2	足掌瘢痕		R22.301	上肢肿物
L90.505K3	足跟瘢痕		R22.302	手肿物
L90.505K4	足趾瘢痕		R22.303	上肢肿胀
L90.505K5	姆趾瘢痕		R22.402	下肢肿物
L90.505L	躯干瘢痕		R22.403	足肿物
L90.505L1	颈部瘢痕		R22.404	下肢肿胀
L90.505L2	胸部瘢痕		R22.701	多部位肿胀
L90.505L3	腹部瘢痕		R22.702	多部位肿物
L90.505L4	背部瘢痕		R22.902	皮下结节
L90.505L5	腰部瘢痕		R22.905	皮肤肿物
L90.505L6	脐部瘢痕			

L90.505M　全身多处瘢痕

L90.505N　女性生殖器官瘢痕

L90.505N1　大阴唇瘢痕

L90.505N2　小阴唇瘢痕

L90.505O　男性生殖器瘢痕

L90.505O1　睾丸瘢痕

L90.505O3　阴囊瘢痕

L90.505O4　男性外阴瘢痕

L90.801　老年性皮肤萎缩

JU19　皮肤、皮下组织、乳房创伤

主要诊断包括：

S00.041	头皮异物
S00.051	头皮挫伤
S00.052	头皮血肿
S00.053	头皮血肿机化
S00.552	下颌挫伤
S00.701	头部多处浅表损伤

S00.811	面部擦伤		S30.102	胁腹挫伤
S00.841	面部浅表损伤伴异物		S30.103	腹股沟挫伤
S00.852	面部挫伤		S30.104	髂区挫伤
S00.853	颊挫伤		S30.105	腹股沟区挫伤
S00.854	下颚挫伤 [1]		S30.106	腹壁挫伤
S00.855	前额挫伤		S30.701	腹部和下背及骨盆多处浅表损伤
S00.856	颞部挫伤		S30.801	臀部浅表损伤
S00.901	头部浅表损伤		S30.802	上腹部浅表损伤
S01.001	头皮开放性损伤		S30.803	外生殖器浅表损伤
S01.701	头部多处开放性损伤		S30.804	胁腹浅表损伤
S01.881	颅脑开放性损伤		S30.901	腹部浅表损伤
S01.884	面部开放性损伤		S30.902	下背浅表损伤
S01.885	面部异物		S30.903	骨盆浅表损伤
S01.886	前额开放性损伤		S40.001	肩部挫伤
S01.887	下颚开放性损伤		S40.002	肩胛区挫伤
S01.901	头部开放性损伤		S40.003	腋窝区挫伤
S09.804	面部软组织挫伤		S40.004	上臂挫伤
S10.701	颈部多处浅表损伤		S40.005	肩和上臂挫伤
S10.901	颈部浅表损伤		S40.701	肩和上臂多处浅表损伤
S10.941	颈部浅表损伤伴异物		S40.811	肩部擦伤
S20.001	乳房挫伤		S40.812	上臂擦伤
S20.101	乳房浅表损伤		S40.821	肩部水疱
S20.201	胸部挫伤		S40.822	上臂水疱
S20.202	胸壁挫伤		S40.831	肩部虫咬伤
S20.203	胸骨前区挫伤		S40.832	上臂虫咬伤
S20.301	胸前壁浅表损伤		S40.841	肩部浅表异物
S20.401	胸后壁浅表损伤		S40.842	上臂浅表异物
S20.701	胸部多处浅表损伤		S40.901	肩和上臂浅表损伤
S20.801	胸壁浅表损伤		S50.001	肘部挫伤
S20.802	胸前缘域浅表损伤		S50.101	前臂挫伤
S20.803	胸部浅表损伤		S50.701	前臂多处浅表损伤
S20.811	胸壁擦伤		S50.811	前臂擦伤
S30.001	背部挫伤		S50.821	前臂水疱
S30.002	臀部挫伤		S50.831	前臂虫咬伤
S30.003	腰部挫伤		S50.841	前臂浅表异物
S30.004	骶骨区挫伤		S50.881	肘关节浅表损伤
S30.005	下背和骨盆挫伤		S50.901	前臂浅表损伤
S30.101	腹部挫伤		S60.001	手指挫伤

---

[1] "下颚"疑应为"颏"，以下同此。

S60.101	手指挫伤伴指甲损伤		S80.811	小腿擦伤
S60.201	手部挫伤		S80.812	膝部擦伤
S60.202	腕部挫伤		S80.813	腘窝擦伤
S60.701	腕和手多处浅表损伤		S80.821	小腿水疱
S60.811	腕和手擦伤		S80.822	膝部水疱
S60.812	腕部擦伤		S80.823	腘窝水疱
S60.813	手部擦伤		S80.831	小腿虫咬伤
S60.821	腕和手水疱		S80.832	膝部虫咬伤
S60.822	手部水疱		S80.833	腘窝虫咬伤
S60.823	腕部水疱		S80.841	小腿浅表异物
S60.831	腕和手虫咬伤		S80.842	膝部浅表异物
S60.832	腕部虫咬伤		S80.843	腘窝浅表异物
S60.833	手部虫咬伤		S80.901	小腿浅表损伤
S60.841	腕和手浅表异物		S90.001	踝部挫伤
S60.842	腕部浅表异物		S90.101	趾部挫伤
S60.843	手部浅表异物		S90.201	趾部挫伤伴趾甲损伤
S60.901	腕和手浅表损伤		S90.301	足部挫伤
S60.902	腕部浅表损伤		S90.701	踝和足多处浅表损伤
S60.903	手部浅表损伤		S90.811	踝和足擦伤
S70.001	髋部挫伤		S90.812	踝部擦伤
S70.101	大腿挫伤		S90.813	足部擦伤
S70.102	大腿血肿		S90.821	踝和足部水疱
S70.701	大腿多处浅表损伤		S90.822	踝部水疱
S70.702	髋部多处浅表损伤		S90.823	足部水疱
S70.811	髋部擦伤		S90.831	踝和足虫咬伤
S70.812	股部擦伤		S90.832	踝部虫咬伤
S70.821	髋部水疱		S90.833	足部虫咬伤
S70.822	股部水疱		S90.841	踝和足浅表异物
S70.831	髋部虫咬伤		S90.842	踝部浅表异物
S70.832	股部虫咬伤		S90.843	足部浅表异物
S70.841	髋部浅表异物		S90.901	踝和足浅表损伤
S70.842	股部浅表异物		S90.902	踝部浅表损伤
S70.901	髋部浅表损伤		S90.903	足部浅表损伤
S70.902	大腿浅表损伤		T00.001	头和颈浅表损伤
S70.903	股部浅表损伤		T00.101	胸伴腹和下背及骨盆浅表损伤
S80.001	膝部挫伤		T00.201	上肢多处浅表损伤
S80.002	膝部血肿		T00.301	下肢多处浅表损伤
S80.101	小腿挫伤		T00.601	上肢和下肢多处浅表损伤
S80.102	小腿血肿		T00.901	多处皮肤浅表损伤
S80.701	小腿多处浅表损伤		T00.902	多处皮肤浅表擦伤

T00.903　多处皮肤浅表水疱

T00.904　多处皮肤浅表青肿

T00.905　多处皮肤浅表挫伤

T00.906　多处皮肤浅表血肿

T00.907　多处皮肤浅表无毒昆虫咬伤

T09.001　躯干浅表损伤

T09.011　躯干浅表擦伤

T09.021　躯干浅表水疱

T09.031　躯干浅表昆虫咬伤

T09.041　躯干浅表异物

T09.051　躯干浅表挫伤

T11.001　上肢浅表损伤

T11.011　上肢浅表擦伤

T11.021　上肢浅表水疱

T11.031　上肢浅表昆虫咬伤

T11.041　上肢浅表异物

T11.051　上肢浅表挫伤

T13.001　下肢浅表损伤

T13.011　下肢浅表擦伤

T13.021　下肢浅表水疱

T13.031　下肢浅表昆虫咬伤

T13.041　下肢浅表异物

T13.051　下肢浅表挫伤

T13.102　下肢撕裂伤

T13.103　下肢撕脱伤

T13.104　下肢剥脱伤

T14.001　身体浅表损伤

T14.011　身体浅表擦伤

T14.021　身体浅表水疱

T14.031　身体浅表昆虫咬伤

T14.041　身体浅表异物

T14.051　身体浅表挫伤

T79.701　创伤性皮下气肿

JV11　重型皮肤疾患，伴重要并发症与合并症

JV13　重型皮肤疾患，伴并发症与合并症

JV15　重型皮肤疾患，不伴并发症与合并症

主要诊断包括：

A06.703　皮肤阿米巴病

A18.401　播散性粟粒性狼疮

A18.402　腹壁结核

A18.403　腹部结核性窦道

A18.404　结核性结节性红斑

A18.405　结核性皮肤脓肿

A18.406　酒渣鼻样结核疹

A18.407　皮下组织结核

A18.408　皮肤结核

A18.409　皮下组织结核性窦道

A18.410　臀部结核

A18.411　寻常性狼疮

A18.412　瘰疬性皮肤结核

A18.413　皮肤结核溃疡

A18.414　疣状皮肤结核

A18.415　结核性红斑

A18.416　结核性硬结性红斑

A18.417　胸壁结核

A22.001　皮肤炭疽

A31.101　海分枝杆菌感染

A31.102　溃疡分枝杆菌感染

A36.301　皮肤白喉

A42.201　颈面部放线菌病

A43.101　皮肤奴卡菌病[1]

A48.001　气性坏疽

A48.301　中毒性休克综合征

A66.301　雅司病角化过度

B00.001　疱疹性湿疹

B00.002　卡波西水痘样疹

B00.901　EB 病毒感染

B00.902　单纯疱疹

B00.904　原发性单纯疱疹

B00.905　播散性单纯疱疹 [系统性单纯疱疹]

B00.906　单纯疱疹病毒感染

---

[1] 皮肤奴卡菌病即皮肤诺卡菌病。

B02.901	带状疱疹	E14.621	糖尿病性大疱症
B23.102	HIV 感染的不典型皮肤淋巴细胞增生性疾病	E14.622	糖尿病性皮肤病
B35.002	脓癣	E14.623	糖尿病性红斑
B38.901	球孢子菌病	E14.624	糖尿病性潮红
B43.001	皮肤着色真菌病	E14.625	糖尿病性皮肤硬化

B02.901　带状疱疹

B23.102　HIV 感染的不典型皮肤淋巴细胞
增生性疾病

B35.002　脓癣

B38.901　球孢子菌病

B43.001　皮肤着色真菌病

B43.201+L99.8*
　　　皮下棕色真菌病性脓肿和囊肿

B44.802　皮肤曲霉菌病

B45.901　隐球菌病

C46.901　卡波西肉瘤

C79.8831　皮下继发恶性肿瘤

C84.503　皮下脂膜炎样 T 细胞淋巴瘤

C85.116　血管内大 B 细胞淋巴瘤

C91.503　成人 T 细胞白血病 / 淋巴瘤

C95.703　皮肤白血病

D18.0812　外阴血管瘤

D18.0828　婴儿血管瘤（重症）

D69.013　中毒性紫癜

E10.550　1 型糖尿病足

E10.621　1 型糖尿病性大疱症

E10.622　1 型糖尿病性皮肤病

E10.623　1 型糖尿病性红斑

E10.624　1 型糖尿病性潮红

E10.625　1 型糖尿病性皮肤硬化

E10.626　1 型糖尿病性皮肤增厚

E10.627+L99.8*
　　　1 型糖尿病性脂质渐进性坏死

E10.628　1 型糖尿病性甲周毛细血管扩张

E11.550　2 型糖尿病足

E11.621　2 型糖尿病性大疱症

E11.622　2 型糖尿病性皮肤病

E11.623　2 型糖尿病性红斑

E11.624　2 型糖尿病性潮红

E11.625　2 型糖尿病性皮肤硬化

E11.626　2 型糖尿病性皮肤增厚

E11.627+L99.8*
　　　2 型糖尿病性脂质渐进性坏死

E11.628　2 型糖尿病性甲周毛细血管扩张

E14.550　糖尿病足

E14.621　糖尿病性大疱症

E14.622　糖尿病性皮肤病

E14.623　糖尿病性红斑

E14.624　糖尿病性潮红

E14.625　糖尿病性皮肤硬化

E14.626　糖尿病性皮肤增厚

E14.627+L99.8*
　　　糖尿病性脂质渐进性坏死

E14.628　糖尿病性甲周毛细血管扩张

E50.801+L86*
　　　维生素 A 缺乏伴皮肤干燥病

E50.802+L86*
　　　维生素 A 缺乏伴毛囊角化病

E51.105+I98.8*
　　　湿性脚气病

E52xx01　糙皮病 [烟酸缺乏]

E52xx02　酒精性糙皮病

E83.203　肠病性肢端皮炎

I80.902　血栓性静脉炎

I82.101　游走性血栓性静脉炎

I83.001　大隐静脉曲张合并溃疡

I83.002　下肢静脉曲张合并溃疡

I83.101　静脉曲张性皮炎

L00xx01　葡萄球菌性烫伤样皮肤综合征

L01.011　急性泛发性发疹型脓疱病

L01.012　急性发热性发疹样脓疱病

L04.908　组织细胞坏死性淋巴结炎 [Ki-kuchi 病]

L08.003　脓皮病

L08.006　下疳样脓皮病

L08.007　慢性乳头状溃疡性脓皮病

L08.008　头皮糜烂脓疱性皮病

L08.009　芽生菌病样脓皮病

L08.811　恶性脓皮病

L10.001　寻常型天疱疮 [恶性天疱疮]

L10.101　增生型天疱疮

L10.201　落叶型天疱疮

L10.301　巴西天疱疮

L10.401　红斑型天疱疮

L10.501　药物型天疱疮

L10.801	疱疹样天疱疮	L40.901	银屑病
L10.802	副肿瘤型天疱疮	L41.001	急性痘疮样苔藓样糠疹
L10.803	IgA 型天疱疮	L41.002	急性发热坏死溃疡性痘疮样糠疹
L10.901	天疱疮	L41.101	点滴状副银屑病
L12.001	大疱性类天疱疮	L41.201	淋巴瘤样丘疹病
L12.002	老年性疱疹样皮炎	L41.801	斑块状副银屑病
L12.101	良性黏膜类天疱疮 [瘢痕性类天疱疮]	L41.901	副银屑病
L12.202	慢性儿童大疱性皮病	L44.001	毛发红糠疹
L12.301	获得性大疱性表皮松解症	L50.803	急性荨麻疹（重症）
L12.801	慢性局限性类天疱疮	L51.001	非大疱型多形红斑
L12.802	Brunsting-Perry 类天疱疮	L51.102	史蒂文斯 - 约翰逊综合征
L12.901	类天疱疮	L51.201	莱尔综合征 [Lyell 综合征]
L13.001	疱疹样皮炎 [杜林病]	L51.202	烫伤样皮肤综合征
L13.101	角质层下小脓疱性皮病	L51.801	糜烂性多形红斑
L13.801	线状 IgA 大疱病	L51.802	渗出性多形红斑
L13.802	IgA 大疱性皮病	L51.902	多形红斑
L13.901	大疱病	L51.903	重症型多形红斑
L20.903	特应性皮炎（中重度）	L52xx01	硬红斑
L21.102	脱屑性红皮病	L52xx02	结节性红斑
L22xx02	尿布疹红斑	L53.001	中毒性红斑
L23.505	尼龙刷斑状淀粉样变病	L53.902	红皮病
L23.903	变态反应接触性皮炎	L63.102	普秃
L24.902	原发刺激性接触性皮炎	L73.201	化脓性汗腺炎
L26xx01	剥脱性皮炎	L81.410	转移性黑色素瘤时全身黑变病
L26xx02	新生儿剥脱性皮炎	L81.702	匍行性血管瘤
L27.003	药物性皮炎 [药疹]	L82xx03	脂溢性棘皮病
L27.005	红皮病型药疹	L83xx01	黑色棘皮病
L27.901	重症药疹	L88xx01	坏疽性脓皮病
L30.805	嗜酸性粒细胞增多性皮病	L88xx03	天青杀素 -ANCA 阳性坏疽性脓皮病
L30.813	类风湿性嗜中性皮炎	L89.001	Ⅰ度压疮
L40.001	寻常型银屑病	L89.101	Ⅱ度压疮
L40.003	蛎壳状银屑病	L89.201	Ⅲ度压疮
L40.004	钱币形银屑病	L89.301	Ⅳ度压疮
L40.102	疱疹样脓疱病	L89.901	压疮
L40.103	泛发性脓疱型银屑病	L90.803	肉芽肿性皮肤松弛症
L40.301	掌跖脓疱病	L92.204	面部皮肤嗜酸性肉芽肿
L40.401	滴状银屑病	L92.801	皮肤变应性肉芽肿病
L40.801	红皮病型银屑病	L93.001	皮肤红斑狼疮
L40.803	反常型银屑病	L93.002	盘状狼疮
		L93.101	亚急性皮肤红斑狼疮

L93.201	急性皮肤红斑狼疮		Q80.101	性联鱼鳞病
L93.202	新生儿红斑狼疮		Q80.201	板层状鱼鳞病
L93.203	肿胀性（瘤样）狼疮		Q80.202	胶样婴儿
L93.204	狼疮性脂膜炎		Q80.301	大疱型红皮病型鱼鳞病
L94.002	深部硬斑病		Q80.401	斑色胎
L94.003	大疱性硬斑病		Q80.801	非大疱型红皮病型鱼鳞病
L94.004	泛发性硬斑病		Q80.902	先天性鱼鳞病
L94.005	致残性全硬化性硬斑病		Q81.101	致死型大疱性表皮松解症
L94.501	血管性萎缩性皮肤异色病		Q81.801	交界型大疱性表皮松解症
L95.101	持久性隆起性红斑		Q82.808	倒置性毛囊角化病
L95.803	复发性皮肤坏死性嗜酸性血管炎		Q82.809	鳞状毛囊角化病
L95.804	恶性萎缩性丘疹病		Q82.810	毛发苔藓
L97xx01	下肢溃疡		Q82.811	先天性面部皮肤松弛
L97xx02	足溃疡		Q82.812	先天性毛囊角化病
L98.202	急性发热性嗜中性皮病		Q82.813	先天性汗管角化病
L98.401	腹壁溃疡		Q82.816	全身性血管瘤病
L98.402	皮肤溃疡		Q84.812	先天性皮肤缺失
L98.403	手溃疡		Q85.922	神经皮肤综合征
L98.404	肘溃疡		R02xx03	上肢皮肤坏死
L98.405	热带溃疡		R02xx04	下肢皮肤坏死
L98.502	黏液水肿性苔藓		R02xx11	头面部皮肤坏死
L98.812	弥漫性皮肤肥大细胞增生病		R02xx13	坏疽性蜂窝织炎
L98.813	系统性肥大细胞增生病		R60.903	流行性水肿
M12.391	复发性风湿病		T81.7005	皮瓣血管危象
M31.005	变应性皮肤血管炎			
M32.901	系统性红斑狼疮			

JV29　皮炎、湿疹

主要诊断包括：

M34.001	进行性系统性硬化症	
M34.101	系统性钙质沉着综合征［CREST 综合征］	
M34.201	药物诱发的全身性硬化症	
M34.202	化学物质诱发的全身性硬化症	
M54.021	颈部脂膜炎	
M54.091	背部脂膜炎	
M72.691	坏死性筋膜炎	
M79.391	结节性非化脓性脂膜炎	
M79.392	脂膜炎	
M79.491	髌下脂肪垫肥大	
M94.101	复发性多软骨炎	
N43.001	包绕性水囊肿	
O26.401	妊娠疱疹	

B36.901	真菌性皮炎	
B37.202	念珠菌性皮炎	
B38.301+L99.8*	皮肤球孢子菌病	
B40.301+L99.8*	皮肤芽生菌病	
B45.201+L99.8*	皮肤隐球菌病	
B46.301+L99.8*	皮肤型毛霉菌病	
B65.302	尾蚴性皮炎	
B78.101+L99.8*	皮肤粪圆线虫病	

B88.001+L99.8*
　　　　蟎性皮炎

B88.005+L99.8*
　　　　蟎虫皮炎

I83.104　　　淤积性皮炎

L20.001　　　贝尼耶痒疹

L20.801　　　泛发性神经性皮炎

L20.803　　　弥漫性神经性皮炎

L20.804　　　新生儿皮肤湿疹

L20.805　　　婴儿湿疹

L20.806　　　过敏性湿疹

L20.901　　　特应性皮炎

L21.101　　　婴儿脂溢性皮炎

L21.901　　　脂溢性皮炎

L21.902　　　脂溢性湿疹

L22xx01　　　尿布性皮炎

L23.901　　　变应性接触性湿疹

L23.902　　　过敏性皮炎

L24.001　　　去污剂刺激性接触性皮炎

L24.101　　　油脂类刺激性接触性皮炎

L24.201　　　溶剂类刺激性接触性皮炎

L24.202　　　丙酮刺激性接触性皮炎

L24.203　　　醇类刺激性接触性皮炎

L24.204　　　二硫化碳刺激性接触性皮炎

L24.205　　　甲苯刺激性接触性皮炎

L24.206　　　松脂刺激性接触性皮炎

L24.301　　　化妆品刺激性接触性皮炎

L24.401　　　药物刺激性接触性皮炎

L24.501　　　腐蚀剂刺激性接触性皮炎

L24.502　　　碱刺激性接触性皮炎

L24.503　　　尼龙刺激性接触性皮炎

L24.504　　　酸类刺激性接触性皮炎

L24.505　　　砌砖工刺激性痒病

L24.601　　　食物刺激性接触性皮炎

L24.602　　　揉面刺激性痒病

L24.701　　　植物刺激性接触性皮炎，除外食物

L24.801　　　松毛虫皮炎

L24.901　　　刺激性皮炎

L25.001　　　化妆品皮炎

L25.101　　　药物接触性皮炎

L25.201　　　染发性皮炎

L25.202　　　染料接触性皮炎

L25.301　　　汞接触性皮炎

L25.302　　　化学品接触性皮炎

L25.303　　　溶剂类接触性皮炎

L25.304　　　砷接触性皮炎

L25.501　　　植物接触性皮炎

L25.801　　　昆虫性皮炎

L25.901　　　接触性皮炎

L27.001　　　荨麻疹型药疹

L27.002　　　药物性红斑

L27.101　　　固定性药疹

L27.201　　　食物性皮炎

L27.202　　　牛奶过敏性皮炎

L27.801　　　砷过敏性皮炎

L28.002　　　局限性神经性皮炎

L30.001　　　钱币状湿疹

L30.201　　　自体过敏性皮炎

L30.301　　　传染性皮炎

L30.302　　　传染性湿疹样皮炎

L30.303　　　小脓疱性湿疹

L30.801　　　季节性大疱性皮炎

L30.803　　　寒冷性皮炎

L30.804　　　激素依赖性皮炎

L30.901　　　皮炎

L30.902　　　湿疹

L30.903　　　湿疹样皮炎

L30.904　　　阴囊湿疹

L30.905　　　外阴湿疹

L30.906　　　泛发性湿疹

L58.001　　　急性放射性皮炎

L58.101　　　慢性放射性皮炎

L58.901　　　放射性皮炎

L95.903　　　皮肤血管炎

L98.101　　　人为皮炎

Q82.505　　　蒙古斑

Q82.506　　　血管痣

R21xx02　　　皮疹

JV31　蜂窝织炎及其他感染性皮肤病，
　　　伴重要并发症与合并症

JV35　蜂窝织炎及其他感染性皮肤病，
　　　不伴重要并发症与合并症

主要诊断包括：

A42.802	放线菌皮肤感染
A46xx01	丹毒
A60.102	肛周皮肤疱疹
B00.102	面部单纯疱疹
B00.103	唇部单纯疱疹
B00.104	耳部单纯疱疹 HSV-Ⅱ型
B00.105	唇部单纯疱疹 HSV-Ⅱ型
B08.804	流行性粟疹热
B09xx01	病毒性皮疹
B26.804	流行性腮腺炎并发胸骨前水肿
B41.802	皮肤型副球孢子菌病
B41.803	淋巴管型副球孢子菌病
B42.102	淋巴管型孢子丝菌病
B47.001	真菌性足菌肿
B47.101	放线菌性足菌肿
B47.901	足菌肿
B69.804	皮下组织囊虫病
B74.002	班氏丝虫性象皮肿
B74.102	马来丝虫性象皮肿
B74.202	帝汶丝虫性象皮肿
B74.903	丝虫性外阴象皮肿
B76.903	皮肤蠕虫蚴移行症
I89.101	淋巴管炎
L01.001	脓疱病
L01.002	溃疡性脓疱病
L01.003	滤泡性脓疱病
L01.004	寻常性脓疱病
L01.005	新生儿大疱性脓疱病
L01.007	单纯性脓疱病
L02.001	额部脓肿
L02.002	面部疖肿
L02.003	面部痈
L02.004	面部皮肤脓肿
L02.005	颌下脓肿

L02.101	颈部疖
L02.102	颈部脓肿
L02.103	颈部痈
L02.201	背部脓肿
L02.202	腹壁脓肿
L02.203	腹股沟脓肿
L02.204	会阴部炎性疖
L02.205	躯干部疖
L02.206	躯干脓肿
L02.207	躯干部痈
L02.208	会阴脓肿
L02.209	背部痈
L02.210	胸壁脓肿
L02.211	髂窝脓肿
L02.301	臀部疖
L02.302	臀脓肿
L02.401	腘窝脓肿
L02.402	臂脓肿
L02.403	上肢疖
L02.404	上肢痈
L02.405	手部疖
L02.406	手部痈
L02.407	手脓肿
L02.408	腿部疖
L02.409	腿部痈
L02.410	腿脓肿
L02.411	足部疖
L02.412	足部痈
L02.413	足脓肿
L02.414	肩脓肿
L02.415	锁骨上窝脓肿
L02.416	锁骨下窝脓肿
L02.417	腋脓肿
L02.418	肘脓肿
L02.801	帽状腱膜下脓肿
L02.802	头部疖
L02.803	头部皮肤脓肿
L02.804	头部痈
L02.901	多发性疖肿
L02.902	多发性脓肿

L02.903	疖肿病		L08.801	背部感染性窦道
L02.904	脓肿		L08.802	腹壁感染性窦道
L02.905	皮肤疖肿		L08.803	皮肤感染性窦道
L02.906	新生儿疖肿		L08.804	增生性脓皮病
L02.907	痈		L08.805	骶部炎性窦道
L02.908	皮肤脓肿		L08.806	臀部窦道
L03.013	指蜂窝织炎		L08.808	足跟感染性窦道
L03.014	指甲床炎		L08.901	头面颈部皮肤感染
L03.015	指甲沟脓肿		L08.902	颞皮肤感染
L03.016	指甲沟炎		L08.903	颈部软组织感染
L03.021	趾甲沟炎		L08.904	臀皮肤感染
L03.022	趾蜂窝织炎		L08.905	躯干皮肤感染
L03.1001	臂蜂窝织炎		L08.906	手皮肤感染
L03.1002	手蜂窝织炎		L08.907	皮肤感染
L03.1003	腕蜂窝织炎		L08.908	腹壁软组织感染
L03.1004	肩蜂窝织炎		L08.909	会阴部软组织感染
L03.111	腿蜂窝织炎		L08.910	会阴炎性包块
L03.112	足蜂窝织炎		L08.911	上肢感染
L03.113	踝蜂窝织炎		L08.912	手感染
L03.114	胫蜂窝织炎		L08.913	脐部感染
L03.117	髋蜂窝织炎		L08.914	脐炎
L03.201	颌部蜂窝织炎		L08.915	手指感染
L03.202	颌下降区蜂窝织炎		L08.916	下肢皮肤感染
L03.203	面部蜂窝织炎		L08.917	下肢软组织感染
L03.301	躯干蜂窝织炎		L08.918	肢体皮肤感染
L03.302	胸壁蜂窝织炎		L08.919	足皮肤感染
L03.303	背部蜂窝织炎		L08.920	足软组织感染
L03.304	腹股沟蜂窝织炎		L08.921	软组织感染
L03.305	会阴蜂窝织炎		L08.922	趾感染
L03.306	腹壁蜂窝织炎		L08.923	头皮感染
L03.307	臀蜂窝织炎		L08.924	腿部感染
L03.801	颈部蜂窝织炎		L08.925	瘢痕感染
L03.802	头皮蜂窝织炎		L98.001	化脓性肉芽肿
L03.901	蜂窝织炎		L98.002	毛细管扩张性肉芽肿
L05.001	先天性胸壁皮肤窦道伴脓肿		L98.301	嗜酸细胞性蜂窝织炎
L05.901	藏毛囊肿		M79.894	脂肪液化
L05.902	尾部窦道		T79.801	创伤性脂肪液化
L08.001	脓疱性细菌疹		T81.402	操作后伤口积液
L08.002	脓疱性疹		T81.403	手术后切口感染
L08.004	化脓性皮炎		T81.404	手术后切口脂肪液化

JV41	轻型皮肤疾患,伴重要并发症与合并症
JV43	轻型皮肤疾患,伴并发症与合并症
JV45	轻型皮肤疾患,不伴并发症与合并症

主要诊断包括:

A26.901	类丹毒
A28.101	猫抓病
A51.301	二期梅毒疹
A51.302	二期早发梅毒疹
A51.303	二期晚发梅毒疹
A51.304	二期复发梅毒疹
A51.305	二期梅毒湿疣
A63.001	尖锐湿疣
A63.003	外阴尖锐湿疣
A63.005	肛门周围尖锐湿疣
A63.006	肛门生殖器疣
B00.001	疱疹性湿疹
B00.002	卡波西水痘样疹
B00.203	疱疹性咽炎
B00.902	单纯疱疹
B00.903	疱疹
B07xx01	扁平疣
B07xx02	病毒性疣
B07xx03	寻常疣
B07xx04	疣
B07xx05	指状疣
B08.001	牛痘
B08.101	传染性软疣
B35.001	癣菌性须疮
B35.003	头癣
B35.004	须癣
B35.101	甲癣
B35.102	皮肤癣菌性甲床炎
B35.201	手癣
B35.301	足癣

B35.403	体癣 [钱癣]
B35.501	叠瓦癣
B35.602	腹股沟癣
B35.603	股癣
B35.803	面癣
B35.804	腋毛癣
B35.901	黄癣
B36.001	花斑癣 [花斑糠疹]
B36.002	糠秕孢子菌性毛囊炎
B36.003	马拉色菌毛囊炎
B36.101	掌肌微黑角膜霉菌病
B36.104	掌黑癣
B36.201	白癣
B36.301	黑色发结节病 [1]
B37.201	念珠菌性甲沟炎
B37.203	肢端念珠菌病
B37.204	念珠菌性甲床炎
B85.001	头虱
B85.201	虱病
B85.301	阴虱
B86xx02	疥疮
B87.001+L99.8*	皮肤蝇蛆病
B87.101	伤口蝇蛆病
B87.102	创伤性蝇蛆病
B88.101	潜蚤病 [沙蚤侵染]
B88.201	肠蛲螂病
B88.301	外部水蛭病
B88.902	螨侵染
B88.903	皮肤寄生虫侵染
D17.902	脂肪瘤
D22.903	甲下痣
D22.921	假性黑色素瘤
E85.409+L99.0*	皮肤淀粉样变性
H61.109	耳廓假性囊肿
I89.002	非丝虫性象皮病
I89.003	淋巴管闭塞

---

[1] "黑色发结节病"疑为"黑色毛结节菌病",以下同此。

I89.004	淋巴水肿		L24.803	海水浴者皮疹
I89.005	象皮肿		L24.804	海星皮炎
K10.002	腭隆凸		L24.805	甲虫皮炎
K14.101	地图舌		L24.806	蛾茧皮炎
L01.013	脓疱疮		L24.807	椎猎螨病
L02.909	疖		L25.901	接触性皮炎
L03.081	化脓性甲沟炎		L25.902	季节性接触性皮炎
L03.091	甲沟炎		L25.903	系统性接触性皮炎
L05.903	藏毛窦道		L25.905	职业性皮肤病
L08.005	手浅表性大疱性脓皮病		L28.001	慢性单纯性苔藓［神经性皮炎］
L08.010	足浅表性大疱性脓皮病		L28.004	苔藓
L08.101	红癣		L28.005	苔藓样皮炎
L08.926	铜绿假单胞菌趾蹼感染		L28.006	小棘苔藓
L08.927	水疱性远端指炎		L28.007	金黄色苔藓
L08.928	软化斑		L28.101	结节性痒疹
L10.801	疱疹样天疱疮		L28.201	丘疹性荨麻疹
L11.001	后天性毛囊角化病		L28.202	痒疹
L11.101	暂时性棘层松解皮肤病［格罗弗病］		L29.001	肛门瘙痒症
L11.801	剥脱性角质松解症		L29.801	老年瘙痒症
L11.802	窝状角质松解症		L29.802	冬令瘙痒症
L12.201	青少年疱疹样皮炎		L29.803	遗传性局限性瘙痒症
L20.902	特应性皮炎（轻度）		L29.901	瘙痒症
L21.001	头皮糠疹		L30.101	汗疱疹
L21.903	皮脂溢出		L30.202	皮肤癣菌疹
L23.001	铬变应性接触性皮炎		L30.203	念珠菌疹
L23.002	镍变应性接触性皮炎		L30.401	摩擦红斑
L23.003	金属变应性接触性皮炎		L30.402	摩擦性苔藓样疹
L23.101	橡皮膏变应性接触性皮炎		L30.404	色素性玫瑰疹
L23.301	药物过敏性接触性皮炎		L30.501	白色糠疹
L23.401	染料过敏性接触性皮炎		L30.502	单纯糠疹
L23.501	水泥变应性接触性皮炎		L30.503	渗出性慢性单纯性糠疹
L23.502	杀虫剂变应性接触性皮炎		L30.802	胼胝性湿疹
L23.503	塑料变应性接触性皮炎		L30.808	渗出性盘状及苔藓样皮炎
L23.504	橡胶变应性接触性皮炎		L30.810	颜面再发性皮炎
L23.601	食物过敏性接触性皮炎		L30.811	晕皮炎
L23.701	植物过敏性接触性皮炎		L30.812	幼年跖部皮病
L23.802	毛皮变应性接触性皮炎		L30.814	干燥性足跖湿疹
L24.702	海草皮炎		L30.815	趾周围皮病
L24.703	珊瑚皮炎		L30.816	足前部湿疹
L24.802	隐翅虫皮炎		L30.817	苔藓样念珠状疹

L30.818	黑踵	L56.401	多形性日光斑
L40.101	脓疱型银屑病	L57.001	老年性角化病
L40.102	疱疹样脓疱病	L57.002	日光性角化病
L40.804	尿布银屑病	L57.401	老年性皮肤松弛
L42xx01	玫瑰糠疹	L57.402B	面部皮肤松弛
L43.001	肥大性扁平苔藓	L57.402J	手皮肤松弛
L43.101	大疱样扁平苔藓	L57.402L1	颈部皮肤松弛
L43.301	热带扁平苔藓	L57.402L4	腹部皮肤松弛
L43.901	扁平苔藓	L57.501	光化性肉芽肿
L43.902	口腔扁平苔藓	L57.801	光照性皮炎
L43.903	舌扁平苔藓	L57.802G	非年龄性上肢皮肤松弛
L44.101	光泽苔藓	L57.802H	非年龄性下肢皮肤松弛
L44.201	条纹状苔藓	L57.802L	非年龄性躯干皮肤松弛
L44.301	念珠状红苔藓	L57.803	灰泥角化病
L44.801	连圈状秕糠疹	L59.001	火激红斑
L44.802	石棉状糠疹	L59.002	夏季皮炎
L44.803	线状苔藓	L59.801	电光性皮炎
L50.001	变应性荨麻疹	L60.001	嵌甲
L50.101	特发性荨麻疹	L60.101	甲脱离
L50.201	寒冷性荨麻疹	L60.102	甲分离
L50.202	热性荨麻疹	L60.201	甲弯曲
L50.301	人为性荨麻疹	L60.203	钩甲
L50.501	胆碱能性荨麻疹	L60.303	甲中线营养不良
L50.601	接触性荨麻疹	L60.304	反甲
L50.801	急性荨麻疹	L60.305	脆甲
L50.802	慢性荨麻疹	L60.401	博氏线
L50.901	荨麻疹	L60.501	黄甲综合征
L53.001	中毒性红斑	L60.801	甲床角化过度
L53.101	环形红斑	L60.802	指甲下出血
L53.801	猩红热样红斑	L60.803	趾甲下出血
L53.806	掌红斑	L60.804	白甲
L53.901	红斑	L60.805	甲萎缩
L53.902	红皮病	L60.806	甲纵沟
L53.903	鼻红粒病	L60.807	甲纵裂
L53.904	着色性口周红斑	L60.808	甲纵嵴
L55.801	星状自发性假瘢	L60.809	甲胬肉
L55.802	日晒红斑	L60.810	对半甲
L55.901	日晒伤	L60.811	黑甲和褐甲
L56.201	光敏性皮炎	L60.812	红甲
L56.301	日光性荨麻疹	L60.813	甲横沟

L60.814	甲凹点		L65.903	毛发稀少症
L60.815	软甲		L65.904	脱发
L60.816	绿甲综合征		L66.001	假斑秃
L60.817	绿色条纹甲		L66.101	毛发扁平苔藓
L60.818	马克尔线		L66.201	脱发性毛囊炎
L60.819	特里甲		L66.301	脓肿性穿掘性头部毛囊周围炎
L60.820	天蓝甲半月		L66.901	瘢痕性脱发［瘢痕性毛发缺失］
L60.821	多甲		L67.001	结节性脆发病
L60.822	红色甲半月		L67.101	白发
L60.823	甲反向胬肉		L67.104	后天性白发
L60.824	蓝甲		L67.105	灰发
L60.825	米斯线		L67.106	局限性白发
L60.826	逆剥 [1]		L67.801	白睫毛
L60.827	薄甲		L67.802	白眉毛
L60.828	扁平甲		L68.001	男性型多毛症
L60.829	黄甲		L68.101	后天性胎毛过多
L60.830	灰甲		L68.201	局限性多毛症
L60.831	甲板染色		L68.301	多毛症
L60.832	甲层裂		L70.002	脓疱性痤疮
L60.833	甲床紫癜		L70.003	硬结性痤疮
L60.834	球拍状甲		L70.004	结节性痤疮
L60.835	甲肥厚		L70.005	囊肿性痤疮
L60.901	爪甲病		L70.006	寻常痤疮（轻度）
L63.001	（头部）全秃		L70.101	聚合性痤疮
L63.101	全身脱毛		L70.201	痘样痤疮
L63.901	斑秃		L70.202	粟粒性坏死痤疮
L63.902	局限性脱发		L70.203	萎缩性痤疮
L64.801	早老性脱发		L70.301	热带痤疮
L64.901	雄激素性脱发		L70.401	婴儿痤疮
L65.001	休止期脱发		L70.501	表皮脱落性痤疮
L65.101	再生期脱发		L70.801	人工性痤疮
L65.201	黏蛋白性脱发		L70.802	职业性痤疮
L65.801	感染后脱发		L70.901	痤疮
L65.802	神经性脱发		L70.902	成簇性眼眶周围痤疮
L65.803	牵拉性脱发		L71.001	口周皮炎
L65.804	生长期头发松动		L71.101	鼻赘［肥大性酒渣鼻］
L65.805	生长期脱发		L71.901	酒渣鼻
L65.806	脂溢性脱发		L72.001	表皮囊肿

---

[1] "逆剥"疑为"甲缘逆剥"。

L72.002	躯干皮下囊肿		L75.201	干性粟粒疹综合征
L72.003	头颈部皮下囊肿		L75.202	皮脂腺异位［福代斯病］
L72.006	脓疱性粟粒疹		L80xx02	白癜风
L72.007	红色粟粒疹		L81.001	炎症后色素沉着
L72.010	晶形粟粒疹		L81.101	黄褐斑
L72.011	深部粟粒疹		L81.201	雀斑
L72.101	皮脂囊肿		L81.301	咖啡牛奶斑
L72.102	毛发囊肿		L81.401	着色病
L72.103	毛根鞘囊肿		L81.404	焦油性黑变病
L72.104	增生性毛发囊肿		L81.405	里尔黑变病
L72.105	颈部皮脂腺囊肿		L81.406	雀斑痣
L72.106	面部皮脂腺囊肿		L81.407	神经皮肤黑变病
L72.201	多发性脂囊瘤		L81.408	中毒性黑变病
L72.801	发疹性毳毛囊肿		L81.409	面颈部毛囊性红斑黑变病
L72.803	色素性毛囊囊肿		L81.501	斑秃后白斑
L72.804	皮肤黏液样囊肿		L81.502	对称性进行性白斑
L72.901	耳后囊肿		L81.503	炎症后白斑症
L72.902	皮下囊肿		L81.504	老年性白斑
L72.903	皮肤纤毛性囊肿		L81.505	假梅毒性白斑
L73.001	痤疮性瘢瘤		L81.601	皮肤异色病
L73.101	须部假性毛囊炎		L81.602	热带减色斑
L73.801	须疮		L81.603	特发性滴状色素减少症
L73.802	狼疮样须疮		L81.701	毛细血管扩张性环状紫癜
L73.803	毛囊闭锁三联征		L81.801	铁色素沉着
L73.804	皮脂腺增生		L81.802	纹身
L73.805	鼻毛假性毛囊炎		L81.803	色素分界线
L73.806	铜绿假单胞菌毛囊炎		L81.805	斑蝥黄沉着
L73.807	细菌性毛囊炎		L81.901	皮肤色素沉着
L73.808	疱疹性须疮		L81.902	内源性非黑色素沉着
L73.901	毛囊炎		L81.903	外源性色素沉着
L73.902	播散性复发性漏斗部毛囊炎		L82xx01	老年疣
L74.002	痱子		L82xx02	脂溢性角化病
L74.101	晶状粟疹		L82xx04	黑色丘疹性皮病
L74.201	热带粟疹		L82xx05	浅色脂溢性角化病
L74.202	深粟疹		L83xx02	假黑棘皮病
L74.301	粟疹		L84xx01	鸡眼
L74.401	无汗症		L84xx02	胼胝
L74.402	少汗症		L85.001	后天性鱼鳞癣
L75.001	腋臭［臭汗症］		L85.101	角化病
L75.101	色汗症		L85.102	后天性皮肤角化病

L85.201	掌跖点状角化病		L98.409	类热带溃疡
L85.301	皮肤干燥性皮炎		L98.501	皮肤黏蛋白沉积症
L85.302	皮肤干燥症		L98.801	Kimurus 病（伴嗜酸性粒细胞增多的血管增生）
L85.801	角化棘皮瘤			
L85.802	皮角		L98.805	皮肤瘘管
L85.803	裂纹性棘皮瘤		L98.806	嗜酸性粒细胞增多性皮炎
L85.806	指厚皮症		L98.807	月经疹
L85.901	皮脂腺痣		L98.810	黑色萎缩
L90.001	硬化性萎缩性苔藓［白点病］		L98.811	扩张孔
L90.301	特发性皮肤萎缩		L98.814	贫血痣
L90.401	慢性萎缩性肢端皮炎		L98.815	粟丘疹
L90.601	萎缩纹		L98.816	女阴假性湿疣
L90.801	老年性皮肤萎缩		L98.817	症状性苔藓样疹
L90.804	女阴干枯病		L98.818	皮脂缺乏症
L90.805	女阴萎缩		L98.819	发作性手部血肿
L90.806	老年性女阴萎缩		L98.820	具脂肪瘤样痣的褶皱皮肤
L90.901	糖皮质激素局部注射引起的皮肤萎缩		L98.821	丘疹性血管增生
			L98.822	黏蛋白性汗管化生
L91.003	肉瘤样瘢痕		L98.823	丘疹型血管角化瘤
L91.801	皮赘		L98.826	发疹性假性血管瘤病
L92.001	环形肉芽肿		L98.827	儿童不对称性曲侧周围疹
L92.002	穿孔性环形肉芽肿		L98.901	结节样胶样变性
L92.201	面部肉芽肿		L98.902	胶样粟丘疹
L92.301	异物肉芽肿		M35.601	复发性脂膜炎［Weber-Christian 病］
L92.901	肉芽肿		M72.101	指节垫
L92.902	婴儿臀部肉芽肿		M72.492	结节性筋膜炎
L92.903	裂隙性肉芽肿		N80.602	皮肤子宫内膜异位
L94.001	局限性硬皮病		N80.603	皮肤瘢痕的子宫内膜异位
L94.101	线状硬皮病		N80.810	腹壁子宫内膜异位
L94.201	皮下钙化		P83.803	新生儿红斑
L94.301	指［趾］硬皮病		Q18.301	颈蹼
L95.001	青斑脉管炎		Q18.901	先天性颜面畸形
L95.002	青斑样皮炎		Q18.902	先天性鼻唇沟畸形
L95.801	结节性血管炎		Q80.001	寻常型鱼鳞病
L95.802	皮肤小血管性血管炎		Q81.001	单纯型大疱性表皮松解症
L95.901	白细胞碎裂性血管炎		Q81.201	营养不良型大疱性表皮松解症
L95.902	荨麻疹性血管炎		Q81.903	大疱性表皮松解症
L98.405	热带溃疡		Q82.001	先天性淋巴水肿
L98.406	沙漠疮		Q82.101	着色性干皮病
L98.408	慢性潜行性隧道状溃疡		Q82.201	色素性荨麻疹

Q82.202	肥大细胞增生症
Q82.301	色素失禁症
Q82.401	先天性外胚层发育不全
Q82.501	先天性疣状痣
Q82.502	先天性头皮鳞状上皮疣状增生
Q82.503	胎痣
Q82.504	鲜红斑痣 [葡萄酒色痣]
Q82.801	先天性弹性纤维假黄瘤
Q82.802	良性慢性家族性天疱疮
Q82.803	先天性掌跖角化病
Q82.804	先天性掌皱褶异常
Q82.805	先天性皮肤赘片
Q82.806	先天性腋蹼
Q82.807	先天性角化不良
Q82.818	遗传性对称性色素异常症
Q84.001	先天性秃发
Q84.201	先天性多毛
Q84.301	先天性无甲
Q84.401	先天性甲白斑症
Q84.501	先天性甲肥厚
Q84.601	先天性趾甲畸形
Q84.602	先天性指甲畸形
Q84.603	先天性反甲
Q84.604	先天性杵状甲
Q84.811	先天性皮肤发育不全
Q85.921	斑痣性错构瘤病
Q85.924	毛囊皮脂腺囊性错构瘤
Q85.925	毛盘瘤
Q85.926	念珠状错构瘤
Q85.927	平滑肌错构瘤
Q85.928	神经毛囊错构瘤
Q85.948	小汗腺血管错构瘤
Q85.949	色素血管性斑痣性错构瘤病
R20.206	皮痛
R20.301	皮肤感觉过敏
R21xx01	过敏性皮疹
R21xx03	痤疮样皮疹
R21xx04	青少年春季疹
R23.401	皮肤脱落
R23.402	皮肤硬结

R23.403	皮肤脱屑
R23.801	丘疹
R23.802	珍珠状阴茎丘疹
R58xx03	瘀斑
R58xx04	黏膜出血
R68.302	杵状甲
T69.101	冻疮
T69.802	手部皲裂
T69.803	足部皲裂
W56.992	鲨鱼咬伤
Z41.101	面部皱纹整容
Z42.801	截肢残端修整
Z52.101	供皮者
Z94.505	原皮回植状态
Z94.506	皮瓣舒平状态
Z94.507	皮瓣延迟状态

JV59 皮肤整形及移植

主要诊断包括：

G51.803	颜面萎缩症
Z41.001	头发移植
Z41.102	乳房整形
Z41.103	眼皮整形
Z41.104	颧骨突出整形
Z41.105	颊部凹陷整形
Z41.106	低眉弓整形
Z41.107	眉凹陷整形
Z41.108	眉弓突出整形
Z41.109	低额整形
Z41.110	颊部凹陷整形
Z41.111	臀部扁平整形
Z41.112	腿部凹陷整形
Z41.113	发际过高整形
Z41.114	额部窄整形
Z41.115	髋过宽整形
Z41.116	眶整形
Z41.117	上唇整形
Z41.118	下颌整形
Z41.119	臀部整形
Z41.120	耳垂整形

Z41.121　颏部整形

Z41.122　腹壁整形

Z41.123　鼻整形

Z41.124　吸脂

Z41.125　颧骨低平整形

Z42.001　唇腭裂术后整形

Z42.002　颌面术后整形

Z42.003　唇裂术后整形

Z42.015　耳术后整形

Z42.019　头皮外伤后整形

Z42.101　乳房术后整形

Z42.201　腹部术后整形

Z42.202　胸部术后整形

Z42.203　背部术后整形

Z42.301　上肢术后整形

Z42.401　下肢术后整形

Z42.802　肛门术后整形

Z94.501　自体皮肤移植状态

Z94.502　皮肤移植状态

Z94.503　皮管移植状态

Z94.504　皮瓣移植状态

MDCK 内分泌、营养、代谢疾病及功能障碍

KB19　因内分泌、营养、代谢疾病的下
　　　肢截肢术

手术操作包括：

77.25001　股骨截骨术

77.27001　腓骨截骨术

77.27003　胫骨截骨术

77.28002　跗骨截骨术

77.29005　趾骨截骨术

77.69047　足骨病损切除术

77.87001　腓骨部分切除术

77.89024　趾骨部分切除术

77.99012　趾骨切除术

78.67003　胫骨内固定物取出术

78.69004　骨盆内固定物取出术

79.07004　跗骨骨折闭合复位术

79.15006　股骨骨折闭合复位髓内针内固定术

81.14001　跗骨间融合术

84.11001　趾关节离断术

84.11002　趾离断术

84.12001　足离断术

84.13001　踝关节离断术

84.14001　经胫骨和腓骨踝部的踝离断术

84.15002　经胫骨和腓骨的小腿离断术

84.16001　膝关节离断术

84.17001　大腿离断术

KC19　肾上腺手术

手术操作包括：

07.01001　单侧肾上腺区探查术

07.02001　双侧肾上腺区探查术

07.11003　腹腔镜下肾上腺活检术

07.12002　直视下肾上腺活检术

07.21001　腹腔镜下肾上腺病损切除术

07.21005　肾上腺病损切除术

07.22001　单侧肾上腺切除术

07.22002　腹腔镜下单侧肾上腺切除术

07.29001　单侧肾上腺大部分切除术

07.29002　腹腔镜下肾上腺部分切除术

07.29003　肾上腺部分切除术

07.3001　双侧肾上腺切除术

07.41001　肾上腺探查术

07.41002　肾上腺囊肿切开引流术

07.42001　肾上腺神经切断术

07.43001　肾上腺血管结扎术

07.44001　肾上腺修补术

07.45001　肾上腺自体移植术

KC29　垂体及松果体手术

手术操作包括：

01.59001　鞍区病损切除术

01.59003　大脑病损切除术

01.59010　经蝶窦脑病损切除术

01.59012　经顶脑病损切除术

01.59013　经额脑病损切除术

01.59016　经翼点脑病损切除术

01.59022　多个脑室病损切除术

07.13001　经额垂体活检

07.14001　经蝶骨垂体活检

07.15001　垂体活检

07.17001　松果体活检

07.51001　松果体探查术

07.52001 松果体切开术

07.53001 松果体部分切除术

07.53002 松果体病损切除术

07.54001 松果体全部切除术

07.61001 经额垂体病损切除术

07.61002 经额垂体部分切除术

07.62002 经蝶骨垂体病损切除术

07.62003 经蝶骨垂体部分切除术

07.62006 经蝶骨入路内镜下垂体部分切除术

07.62007 神经内镜下经鼻腔 - 蝶窦垂体病损切除术

07.63001 垂体病损切除术

07.64001 经额垂体全部切除术

07.65001 经蝶骨垂体全部切除术

07.65002 经蝶骨入路内镜下垂体全部切除术

07.69001 垂体切除术

07.71001 垂体窝探查术

07.72002 经蝶骨垂体探查术

07.72003 拉克氏（Rathke）囊切除术

KD19　甲状腺大手术

手术操作包括：

06.02001 甲状腺术后探查止血术

06.09001 甲状腺切开探查术

06.09004 颈部探查术

06.2001 单侧甲状腺切除术

06.2003 腔镜下单侧甲状腺切除术

06.2005 单侧甲状腺切除伴其他叶部分切除术

06.2006 单侧甲状腺切除伴甲状腺峡部切除术

06.2011 单侧甲状腺切除伴峡部和其他叶部分切除术

06.31003 腔镜下甲状腺病损切除术

06.39001 残余甲状腺大部切除术

06.39002 残余甲状腺切除术

06.39003 单侧甲状腺部分切除术

06.39004 单侧甲状腺次全切除术

06.39006 甲状腺峡部部分切除术

06.39009 异位甲状腺切除术

06.39010 腔镜下甲状腺部分切除术

06.39011 腔镜下甲状腺次全切除术

06.39012 双侧甲状腺部分切除术

06.39013 双侧甲状腺次全切除术

06.4003 双侧甲状腺全部切除术

06.51001 胸骨后甲状腺病损切除术

06.51002 胸骨后甲状腺部分切除术

06.52001 胸骨后甲状腺全部切除术

06.6001 舌部甲状腺切除术

06.91001 甲状腺峡部横断术

06.92001 甲状腺血管结扎术

06.94001 甲状腺自体移植术

40.41001 单侧颈淋巴结清扫术

40.42001 双侧颈淋巴结清扫术

40.59003 颌下淋巴结清扫术

KD29　甲状旁腺、甲状舌管及甲状腺其他手术

手术操作包括：

06.01001 甲状腺区抽吸引流术

06.09002 甲状腺切开引流术

06.09005 甲状旁腺探查术

06.12001 直视下甲状腺活检术

06.31001 甲状腺病损切除术

06.4005 腔镜下双侧甲状腺全部切除术

06.7001 甲状舌管病损切除术

06.7003 甲状舌管瘘闭合术

06.7005 甲状舌管切除术

06.81001 甲状旁腺全部切除术

06.81002 腔镜下甲状旁腺全部切除术

06.89001 甲状旁腺病损切除术

06.89002 甲状旁腺部分切除术

06.89004 腔镜下甲状旁腺病损切除术

06.89005 移植自体甲状旁腺切除术

06.89006 异位甲状旁腺切除术

06.93001 甲状腺缝合术

06.95001 甲状旁腺自体移植术

06.99002 超声引导下甲状旁腺射频消融术

40.29014 锁骨上淋巴结切除术

40.40003 舌骨上颈淋巴结清扫术

KE19　治疗肥胖的手术室操作

手术操作包括：

43.89001　腹腔镜下胃部分切除术
43.89003　胃袖状切除术
43.99003　腹腔镜下胃切除术
44.32001　内镜下经皮胃 - 空肠造瘘术
44.38001　腹腔镜下胃 - 空肠吻合术
44.38003　腹腔镜下胃 - 十二指肠吻合术
44.39003　胃 - 十二指肠吻合术
44.39004　胃转流术［胃 - 肠搭桥吻合术］
44.5002　胃 - 空肠吻合口闭合术
44.5004　胃 - 十二指肠吻合口闭合术
44.5005　胃 - 十二指肠吻合口修补术
44.68001　腹腔镜下胃修补术
44.68002　腹腔镜下胃束带术
44.95001　腹腔镜下胃束带绑扎术
44.96001　腹腔镜下可调节胃束带置换术
44.96002　腹腔镜下可调节胃束带修正术
44.97001　腹腔镜下可调节胃束带去除术
44.98001　腹腔镜下可调节胃束带放松术
44.98002　腹腔镜下可调节胃束带紧缩术
44.98003　液体灌注可调节胃束带放松术
44.98004　液体撤收可调节胃束带紧缩术
44.99002　腹腔镜下胃减容术
45.91001　回肠 - 空肠吻合术
45.91003　十二指肠 - 空肠吻合术
45.91006　小肠 - 小肠端侧吻合术
85.31001　单侧乳房缩小成形术
85.32003　双侧乳房缩小成形术
86.83024　吸脂术
86.83031　脂肪垫切除术
86.83032　脂肪切除术

KF19　因内分泌、营养、代谢疾病的植皮和（或）清创术

手术操作包括：

84.3001　残端修正术
86.22011　皮肤和皮下坏死组织切除清创术
86.63001　腹部全厚皮片移植术

86.67002　人工皮片移植术
86.69021　中厚皮片移植术
86.71001　带蒂皮瓣断蒂术
86.71003　带蒂皮瓣延迟术
86.71008　皮管成形术
86.71009　皮瓣预制术
86.72001　带蒂皮瓣迁徙术
86.74026　带蒂皮瓣移植术
86.74027　迁徙皮瓣移植术
86.74028　双带蒂皮瓣移植术
86.74029　旋转皮瓣移植术
86.74031　筋膜皮瓣移植术
86.74032　皮下蒂皮瓣移植术
86.75001　带蒂皮瓣修整术
86.75005　皮瓣修整术
86.75009　皮瓣清创术
86.93002　皮肤扩张器置入术
86.93005　皮肤扩张器调整术

KJ19　因内分泌、营养、代谢疾病的其他手术

手术操作包括：

00.70001　髋关节假体翻修术
00.71001　髋臼假体翻修术
00.72001　髋关节股骨假体翻修术
01.14001　直视下脑活检术
01.15001　颅骨活检术
06.11001　甲状腺穿刺活检
06.13001　甲状旁腺活检
07.16001　胸腺活检
07.81005　胸腺病变切除术
07.81006　胸腺部分切除术
07.81009　CT 引导下胸腺病损射频消融术
07.82002　胸腺扩大切除术
07.82003　胸腺切除术
07.83001　胸腔镜下胸腺部分切除术
07.83002　胸腔镜下胸腺病损切除术
07.84001　胸腔镜下胸腺切除术
07.84002　胸腔镜下胸腺扩大切除术
07.91001　胸腺区探查术

07.92001　胸腺切开探查术

07.93001　胸腺修补术

07.94001　胸腺移植术

07.99001　胸腺固定术

08.20004　眉部病损切除术

08.20006　眼睑病损切除术

12.72001　睫状体冷冻术

14.6001　眼后节置入物取出术

34.26001　纵隔活检术

34.3001　胸腔镜下纵隔病损切除术

34.3005　纵隔病损切除术

34.4001　胸壁病损切除术

34.4007　胸腔镜下胸壁病损切除术

38.02001　颈动脉血栓切除术

38.02002　颈动脉探查术

38.08003　下肢动脉探查术

38.12003　颈动脉内膜剥脱术

38.21001　血管活检

38.30002　血管切除伴吻合术

38.38001　下肢动脉部分切除伴吻合术

38.43001　肱动脉瘤切除伴自体血管移植术

38.43002　桡动脉部分切除伴桡尺动脉自体血管移植术

38.7001　腔静脉结扎术

38.7002　腔静脉折叠术

38.7003　上腔静脉滤器置入术

38.7004　下腔静脉滤器置入术

38.7007　下肢静脉滤器置入术

39.50002　股动脉球囊扩张成形术

39.50006　髂动脉球囊扩张成形术

39.50023　胫动脉球囊扩张成形术

39.90002　股动脉支架置入术

39.90004　髂动脉支架置入术

39.91001　血管松解术

39.98001　伤口止血术

39.98002　手术后伤口止血术

40.11002　淋巴结活检

40.11003　腹腔镜下淋巴结活检术

40.21002　颈深部淋巴结切除术

40.23001　腋淋巴结切除术

40.24002　腹股沟淋巴结切除术

40.29002　单纯淋巴结切除术

40.29007　腹腔淋巴结切除术

40.29016　肠系膜淋巴结切除术

40.29017　腹膜后淋巴管瘤（囊肿）切除术

40.29018　肠系膜淋巴管瘤（囊肿）切除术

40.3001　淋巴结扩大性区域性切除术

40.3002　淋巴结区域性切除术

40.3003　腔镜下区域性腋窝淋巴结区域切除术

40.3004　皮下淋巴抽吸术

43.0003　胃切开探查术

43.0004　胃切开异物取出术

43.42001　贲门病损切除术

43.42004　胃病损切除术

43.7001　胃大部切除伴胃 - 空肠吻合术［Billroth Ⅱ式手术］

43.7005　腹腔镜下胃大部切除伴胃 - 空肠吻合术［Billroth Ⅱ式手术］

44.92001　胃扭转复位术

45.41001　大肠病损切除术

45.41003　横结肠病损切除术

45.41005　降结肠病损切除术

45.41006　结肠病损切除术

45.41011　盲肠病损切除术

45.41013　升结肠病损切除术

45.41014　乙状结肠病损切除术

45.62001　回肠部分切除术

45.62002　回肠切除术

45.62003　空肠部分切除术

45.62004　空肠切除术

45.62005　十二指肠部分切除术

45.62006　十二指肠切除术

45.62007　小肠部分切除术

45.75007　左半结肠切除术

45.75008　降结肠部分切除术

45.93002　回肠 - 横结肠吻合术

45.93003　回肠 - 降结肠吻合术

45.93005　回肠 - 盲肠吻合术

45.93006　回肠 - 升结肠吻合术

45.93007	回肠 - 乙状结肠吻合术
45.93008	回肠 - 直肠吻合术
45.93009	空肠 - 横结肠吻合术
45.93012	小肠 - 升结肠吻合术
45.93013	小肠 - 大肠吻合术
45.93014	小肠 - 结肠吻合术
45.94002	横结肠 - 降结肠吻合术
45.94003	横结肠 - 乙状结肠吻合术
45.94004	降结肠 - 乙状结肠吻合术
45.94005	降结肠 - 直肠吻合术
45.94009	盲肠 - 乙状结肠吻合术
45.94011	升结肠 - 降结肠吻合术
45.94012	升结肠 - 乙状结肠吻合术
45.94015	乙状结肠 - 直肠吻合术
45.94016	横结肠 - 直肠吻合术
45.95001	回肠 - 肛门吻合术
45.95002	降结肠 - 肛门吻合术
52.22002	胰腺病损切除术
52.22003	胰腺病损射频消融术
52.51001	胰近端切除伴十二指肠切除术
52.51002	胰头伴部分胰体切除术
52.51003	胰头伴十二指肠切除术
52.51004	胰头部分切除术
52.51005	胰头切除术
52.52001	腹腔镜下胰体尾部切除术
52.52004	胰尾伴部分胰体切除术
52.52005	胰尾部分切除术
52.52006	胰尾切除术
52.53001	胰腺次全切除术
52.59001	胰腺部分切除术
52.59002	腹腔镜下胰腺部分切除术
52.82001	胰腺同种移植术
52.83001	胰腺异体移植术
54.11001	腹腔镜中转剖腹探查术
54.12002	近期剖宫术后腹腔止血术
54.12007	再剖腹探查术
54.19001	腹部血肿去除术
54.19003	腹膜后血肿清除术
54.19004	腹膜血肿清除术
54.19005	腹腔镜下腹腔积血清除术
54.19009	腹腔内出血止血术
54.19011	腹腔血肿清除术
54.19013	膈下脓肿切开引流术
54.3003	腹壁病损切除术
54.3004	腹壁窦道扩创术
54.3010	腹壁伤口扩创术
54.3011	腹壁伤口清创术
54.3018	腹股沟病损切除术
54.3024	腹腔镜下腹壁病损切除术
54.3026	盆腔壁病损切除术
54.3027	脐病损切除术
54.3029	脐切除术
54.4001	肠系膜病损切除术
54.4005	大网膜病损切除术
54.4006	大网膜部分切除术
54.4007	大网膜切除术
54.4009	骶前病损切除术
54.4012	骶尾部病损切除术
54.4014	腹膜病损切除术
54.4015	腹膜后病损切除术
54.4021	腹膜外病损切除术
54.4026	腹腔镜下肠系膜病损切除术
54.4028	腹腔镜下腹膜病损切除术
54.4029	腹腔镜下腹膜后病损切除术
54.4033	腹腔镜下网膜病损切除术
54.4034	腹腔镜下网膜部分切除术
54.4035	盆腔病损切除术
54.4036	盆腔腹膜切除术
54.4039	盆腔病损冷冻治疗术
54.4042	髂窝病损切除术
54.4043	网膜病损切除术
54.4044	网膜部分切除术
54.4045	网膜切除术
54.4048	腹腔病损氩氦刀靶向冷冻治疗术
54.59002	肠粘连松解术
54.59004	腹膜粘连松解术
54.59005	腹腔粘连松解术
54.59007	盆腔腹膜粘连松解术
54.59009	盆腔粘连松解术
62.7001	睾丸假体置入术

65.22002 卵巢楔形切除术

65.24001 腹腔镜下卵巢楔形切除术

65.53001 腹腔镜下双侧卵巢切除术

65.74001 腹腔镜下卵巢单纯缝合术

65.75001 腹腔镜下卵巢再植入

65.76001 腹腔镜下输卵管 - 卵巢成形术

65.79001 腹腔镜下卵巢修补术

65.79002 腹腔镜下卵巢悬吊术

65.99007 性腺切除术

77.41001 肋骨活检术

77.41002 锁骨活检术

77.42001 肱骨活检术

77.43001 桡骨活检术

77.45002 股骨活检术

77.47001 胫骨活检术

77.47002 腓骨活检术

77.49001 骨盆活检术

77.49002 指骨活检术

77.49003 椎骨活检术

77.61006 锁骨病损切除术

77.68001 跗骨病损切除术

77.68003 跖骨病损切除术

79.35016 股骨骨折切开复位钢板内固定术

79.35017 股骨骨折切开复位螺钉内固定术

79.35018 股骨骨折切开复位髓内针内固定术

79.35019 股骨骨折切开复位钢针内固定术

80.98001 跖趾关节切除术

81.11001 踝关节融合术

81.11002 胫距骨融合术

83.13006 下肢肌腱松解术

83.31002 肌腱病损切除术

83.31004 腱鞘病损切除术

83.39004 筋膜病损切除术

83.39016 滑囊病损切除术

83.65001 腹直肌缝合术

83.65002 肱二头肌缝合术

83.65003 肱三头肌缝合术

83.65005 股二头肌缝合术

83.65006 股四头肌缝合术

83.65011 胫前肌缝合术

83.65012 前臂肌缝合术

83.65013 三角肌缝合术

83.65014 肛提肌缝合术

83.65015 臀部肌缝合术

83.65016 下肢肌肉缝合术

83.65017 胸锁乳突肌缝合术

83.75001 肌腱转移术

83.75003 前臂肌腱移位术

83.79001 肌肉移位术

83.79002 胫后肌前移术

83.79003 胫前肌外移术

83.79004 斜方肌代三角肌术

85.12001 乳腺组织切除活检术

85.21003 乳房病损切除术

85.21004 乳房病损微创旋切术

85.21019 乳房腺体区段切除术

86.04011 皮肤和皮下组织切开引流术

86.05004 皮肤和皮下组织切开异物取出术

86.06004 药物治疗泵置入

86.06005 静脉输注泵置入

86.28012 皮肤和皮下组织非切除性清创

86.3047 皮肤病损切除术

86.3072 皮下组织病损切除术

86.4004 皮肤病损根治性切除术

92.27002 放射性粒子置入放射治疗

92.27008 血管内近距离放射治疗

92.28001 碘 -131 注射放射治疗

92.30001 立体定向放射外科治疗［SRS/ 单次立体定向放射治疗］

92.31001 单源光子放射外科治疗

92.31002 X 刀放射外科治疗

92.32001 伽马刀放射外科治疗

92.32002 立体定向 γ 射线放射外科治疗

92.32003 多源光子放射外科治疗

92.32004 钴 -60 放射外科治疗

92.33001 粒子束放射外科治疗

KR19　内分泌腺体恶性肿瘤

主要诊断包括：

C73xx01 甲状腺恶性肿瘤

C73xx03 甲状腺多处恶性肿瘤

C74.001 肾上腺皮质恶性肿瘤

C74.102 肾上腺髓质恶性肿瘤

C74.901 肾上腺恶性肿瘤

C75.001 甲状旁腺恶性肿瘤

C75.101 垂体恶性肿瘤

C75.201 颅咽管恶性肿瘤

C75.301 松果体恶性肿瘤

C75.901 内分泌腺恶性肿瘤

C79.701 肾上腺继发恶性肿瘤

C79.8823 甲状腺继发恶性肿瘤

C79.8832 垂体继发恶性肿瘤

C79.8839 松果体继发恶性肿瘤

D09.301 甲状腺原位癌

D44.001 甲状腺交界性肿瘤

D44.101 肾上腺交界性肿瘤

D44.201 甲状旁腺交界性肿瘤

D44.301 垂体交界性肿瘤

D44.802 多内分泌腺瘤病

D44.901 内分泌腺交界性肿瘤

KS11 糖尿病，伴重要并发症与合并症

KS15 糖尿病，不伴重要并发症与合并症

主要诊断包括：

E10.001 1 型糖尿病性高渗性高血糖状态昏迷

E10.002 1 型糖尿病性高血糖状态昏迷

E10.003 1 型糖尿病性低血糖昏迷

E10.004 1 型糖尿病性酮症酸中毒并昏迷

E10.005 1 型糖尿病性乳酸性酸中毒并昏迷

E10.006 1 型糖尿病性酮症酸中毒和乳酸性酸中毒并昏迷

E10.111 1 型糖尿病性酮症酸中毒

E10.112 1 型糖尿病性酮症

E10.131 1 型糖尿病性乳酸性酸中毒

E10.151 1 型糖尿病性酮症酸中毒和乳酸性酸中毒

E10.161 成人晚发自身免疫性糖尿病酮症

E10.541 1 型糖尿病性溃疡

E10.542 1 型糖尿病性坏疽

E10.543 1 型糖尿病性下肢溃疡

E10.544 1 型糖尿病性足坏疽

E10.545 1 型糖尿病性急性皮肤坏疽

E10.546 1 型糖尿病性细菌性坏疽

E10.547 1 型糖尿病性溶血性坏疽

E10.548 1 型糖尿病性富尼埃坏疽

E10.549 1 型糖尿病性曼莱尼坏疽

E10.550 1 型糖尿病足

E10.551 1 型糖尿病性下肢感染

E10.616+M14.2* 1 型糖尿病性骨关节病

E10.642 1 型糖尿病性低血糖性癫痫发作

E10.643 1 型糖尿病性低血糖症

E10.651 1 型糖尿病伴血糖控制不佳

E10.721 1 型糖尿病性胰岛素抵抗

E10.724 1 型糖尿病性内脏脂肪沉积增加

E10.725 1 型糖尿病性黑棘皮病或血脂障碍或高胰岛素血症或肥胖症

E10.731 1 型糖尿病性足溃疡和周围血管病

E10.732 1 型糖尿病性足溃疡和周围神经病

E10.733 1 型糖尿病伴多个并发症

E10.901 1 型糖尿病

E10.902 成人迟发自身免疫性糖尿病

E10.903 脆性糖尿病

E10.904 暴发性 1 型糖尿病

E11.001 2 型糖尿病性高渗性高血糖状态昏迷

E11.002 2 型糖尿病性高血糖状态昏迷

E11.003 2 型糖尿病性低血糖昏迷

E11.004 2 型糖尿病性酮症酸中毒并昏迷

E11.005 2 型糖尿病性乳酸性酸中毒并昏迷

E11.006 2 型糖尿病性酮症酸中毒和乳酸性酸中毒并昏迷

E11.111 2 型糖尿病性酮症酸中毒

E11.112 2 型糖尿病性酮症

E11.131 2 型糖尿病性乳酸性酸中毒

E11.151 2 型糖尿病性酮症酸中毒和乳酸性酸中毒

E11.541 2 型糖尿病性溃疡

E11.542　2 型糖尿病性坏疽

E11.543　2 型糖尿病性下肢溃疡

E11.544　2 型糖尿病性足坏疽

E11.545　2 型糖尿病性急性皮肤坏疽

E11.546　2 型糖尿病性细菌性坏疽

E11.547　2 型糖尿病性溶血性坏疽

E11.548　2 型糖尿病性富尼埃坏疽

E11.549　2 型糖尿病性曼莱尼坏疽

E11.550　2 型糖尿病足

E11.551　2 型糖尿病性下肢感染

E11.616+M14.2*

　　　　　2 型糖尿病性骨关节病

E11.642　2 型糖尿病性低血糖性癫痫发作

E11.643　2 型糖尿病性低血糖症

E11.651　2 型糖尿病伴血糖控制不佳

E11.711　2 型糖尿病性多发性微血管并发症

E11.721　2 型糖尿病性胰岛素抵抗

E11.724　2 型糖尿病性内脏脂肪沉积增加

E11.725　2 型糖尿病性黑棘皮病或血脂障碍或高胰岛素血症或肥胖症

E11.731　2 型糖尿病性足溃疡和周围血管病

E11.732　2 型糖尿病性足溃疡和周围神经病

E11.733　2 型糖尿病伴多个并发症

E11.901　2 型糖尿病

E13.901　肝性糖尿病

E13.902　继发性糖尿病

E13.903　正确用药所致类固醇性糖尿病

E13.904　医源性糖尿病

E13.906　胰源性糖尿病

E14.001　糖尿病性高渗性高血糖状态昏迷

E14.002　糖尿病性高血糖状态昏迷

E14.003　糖尿病性低血糖昏迷

E14.004　糖尿病性酮症酸中毒并昏迷

E14.005　糖尿病性乳酸性酸中毒并昏迷

E14.006　糖尿病性酮症酸中毒和乳酸性酸中毒并昏迷

E14.111　糖尿病性酮症酸中毒

E14.112　糖尿病性酮症

E14.131　糖尿病性乳酸性酸中毒

E14.151　糖尿病性酮症酸中毒和乳酸性酸中毒

E14.541　糖尿病性溃疡

E14.542　糖尿病性坏疽

E14.543　糖尿病性下肢溃疡

E14.544　糖尿病性足坏疽

E14.545　糖尿病性急性皮肤坏疽

E14.546　糖尿病性细菌性坏疽

E14.547　糖尿病性溶血性坏疽

E14.548　糖尿病性富尼埃坏疽

E14.549　糖尿病性曼莱尼坏疽

E14.550　糖尿病足

E14.551　糖尿病性下肢感染

E14.616+M14.2*

　　　　　糖尿病性骨关节病

E14.642　糖尿病性低血糖性癫痫发作

E14.643　糖尿病性低血糖症

E14.651　糖尿病伴血糖控制不佳

E14.711　糖尿病性多发性微血管并发症

E14.721　糖尿病性胰岛素抵抗

E14.724　糖尿病性内脏脂肪沉积增加

E14.725　糖尿病性黑棘皮病或血脂障碍或高胰岛素血症或肥胖症

E14.731　糖尿病性足溃疡和周围血管病

E14.732　糖尿病性足溃疡和周围神经病

E14.733　糖尿病伴多个并发症

E14.901　糖尿病

E15xx01　低血糖性昏迷

E15xx02　非糖尿病引起的药物性胰岛素性昏迷

E15xx03　非糖尿病低血糖性昏迷

E15xx04　胰岛素分泌过多伴低血糖性昏迷

E16.8x105 糖耐量受损伴黑棘皮病或血脂障碍或高胰岛素血症或肥胖症

E89.802　肝移植术后糖尿病

Q99.801　肥胖视网膜变性糖尿病综合征[Alstrom 综合征]

R81xx01　尿糖升高

KT10　内分泌疾患，年龄＜17岁

KT11　内分泌疾患，伴重要并发症与合并症

KT13　内分泌疾患，伴并发症与合并症

KT15　内分泌疾患，不伴并发症与合并症

主要诊断包括：

A18.702+E35.1*
　　　　结核性艾迪生病

A18.811+E35.0*
　　　　甲状腺结核

D17.709　颅内脂肪瘤

D17.729　肾上腺脂肪瘤

D18.0810　肾上腺血管瘤

D18.0839　甲状腺血管瘤

D34xx01　甲状舌管良性肿瘤

D34xx02　甲状腺良性肿瘤

D34xx03　胸骨后甲状腺良性肿瘤

D34xx05　异位甲状腺良性肿瘤

D35.001　肾上腺良性肿瘤

D35.101　甲状旁腺良性肿瘤

D35.102　异位甲状旁腺良性肿瘤

D35.201　垂体良性肿瘤

D35.204　垂体无功能良性肿瘤

D35.207　垂体微小良性肿瘤

D35.301　颅咽管良性肿瘤

D35.401　松果体良性肿瘤

D35.901　内分泌腺良性肿瘤

E00.001　神经病型先天性碘缺乏综合征

E00.002　神经病型地方性呆小病

E00.101　黏液水肿型先天性碘缺乏综合征

E00.102　黏液水肿型地方性呆小病

E00.103　甲状腺功能减退型地方性呆小病

E00.201　混合型先天性碘缺乏综合征

E00.202　混合型地方性呆小病

E00.901　呆小病［克汀病］

E00.902　先天性碘缺乏性甲状腺功能减退症

E00.903　先天性碘缺乏综合征

E01.001　碘缺乏相关性弥漫性甲状腺肿

E01.002　碘缺乏相关性弥漫性锁骨下甲状腺肿

E01.003　碘缺乏相关性弥漫性胸骨后甲状腺肿

E01.101　碘缺乏相关性多结节性甲状腺肿

E01.102　碘缺乏相关性多结节性胸骨后甲状腺肿

E01.103　碘缺乏相关性结节性甲状腺肿

E01.201　幼年期缺碘甲状腺肿

E01.202　碘缺乏相关性甲状腺肿

E01.203　地方性甲状腺肿

E01.801　碘性甲状腺功能减退症

E01.802　后天性碘缺乏性甲状腺功能减退症

E02xx01　临床症状不明显［亚临床］的碘缺乏性甲状腺功能减退症

E03.001　先天性甲状腺肿

E03.002　先天性非毒性甲状腺肿

E03.003　先天性甲状腺功能减退症伴弥漫性甲状腺肿

E03.004　先天性实质的甲状腺肿

E03.101　先天性甲状腺萎缩

E03.102　甲状腺发育不全伴黏液性水肿

E03.103　先天性甲状腺功能减退症不伴甲状腺肿

E03.104　先天性甲状腺功能不全

E03.201　药物性甲状腺功能减退

E03.202　医源性甲状腺功能减退

E03.203　外源性物质引起的甲状腺功能减退症

E03.301　感染后甲状腺功能减退症

E03.401　后天性甲状腺萎缩

E03.801　继发性甲状腺功能减退

E03.802　原发性甲状腺功能减退

E03.901　甲状腺功能减退

E03.902　黏液性水肿

E03.903+G73.5*
　　　　甲状腺功能减退性肌病

E04.001　单纯性甲状腺肿

E04.002　非毒性弥漫性甲状腺肿

E04.101　甲状腺囊肿

E04.102	胸骨后甲状腺囊肿	E06.101	亚急性肉芽肿性甲状腺炎
E04.103	非毒性单个甲状腺结节	E06.102	亚急性甲状腺炎［德奎尔万甲状腺炎］
E04.104	胶样结节性甲状腺肿		
E04.105	非毒性单结节性甲状腺肿	E06.103	亚急性巨细胞性甲状腺炎
E04.201	囊性甲状腺肿	E06.104	亚急性非化脓性甲状腺炎
E04.202	非毒性多结节性甲状腺肿	E06.201	慢性甲状腺炎伴短暂甲状腺毒症
E04.203	非毒性多个甲状腺结节	E06.301	短暂性桥本甲状腺毒症
E04.801	青春期甲状腺肿	E06.303	自身免疫性甲状腺炎［桥本病］
E04.901	甲状腺肿	E06.304	淋巴瘤性甲状腺肿
E04.902	结节性甲状腺肿	E06.305	慢性淋巴细胞性甲状腺炎
E04.903	胸骨后甲状腺肿	E06.401	药物性甲状腺炎
E04.904	胸骨后结节性甲状腺肿	E06.402	医源性甲状腺炎
E04.905	锁骨下甲状腺肿	E06.501	慢性侵袭性甲状腺炎
E04.906	甲状腺锥叶代偿性肿大	E06.502	慢性纤维性甲状腺炎
E05.001	弥漫性甲状腺肿伴甲状腺功能亢进［Graves 病］	E06.503	里德尔甲状腺炎［木样甲状腺炎］
		E06.504	甲状腺炎性包块
E05.002+H06.2*	甲状腺功能亢进性突眼症	E06.505	慢性甲状腺炎
		E06.901	甲状腺炎
E05.201	甲状腺毒症伴毒性多结节性甲状腺肿	E07.001	高降钙素血症
		E07.002	甲状腺降钙素分泌过多
E05.202	结节性甲状腺肿伴甲状腺功能亢进	E07.003	甲状腺 C 细胞增生
E05.203	毒性结节性甲状腺肿	E07.101	激素生成障碍性甲状腺肿
E05.301	异位甲状腺组织的甲状腺毒症	E07.102	彭德莱综合征［家族性呆小聋哑症］
E05.401	医源性甲状腺功能亢进症	E07.103	家族性激素生成障碍性甲状腺肿
E05.501	甲状腺危象	E07.801	甲状腺出血
E05.801	促甲状腺素（TSH）依赖性甲状腺功能亢进症	E07.802	甲状腺钙化
		E07.803	甲状腺功能正常的病态综合征
E05.802	碘源性甲状腺功能亢进	E07.804	甲状腺激素不敏感综合征［T_4 抵抗综合征］
E05.803	药物性甲状腺功能亢进		
E05.804	原发性甲状腺功能亢进	E07.805	甲状腺囊肿出血
E05.805	亚临床甲状腺功能亢进	E07.807	甲状腺结合球蛋白异常
E05.901	甲状腺功能亢进症	E07.809	甲状腺梗死
E05.903+G73.5*	慢性甲状腺功能亢进性肌病	E07.811	甲状腺不典型增生
		E07.901	甲状腺肿物
E05.906	甲状腺毒症	E16.001	药物性低血糖
E05.907+G73.0*	甲亢性肌无力综合征	E16.101	反应性低血糖症［餐后低血糖症］
		E16.102	高胰岛素血症
E06.001	急性甲状腺炎	E16.104	胰岛 β 细胞增生
E06.002	甲状腺脓肿	E16.105	功能性非高胰岛素性低血糖
E06.003	化脓性甲状腺炎	E16.106	功能性胰岛素分泌过多

E16.107　先天性高胰岛素血症

E16.201　低血糖症

E16.202　婴儿持续性高胰岛素血症性低血糖

E16.301　胰腺内分泌细胞增生伴胰升糖素过多

E16.302　胰升糖素分泌过多

E16.801　胰腺胰多肽分泌过多

E16.802　胰腺生长抑素分泌过多

E16.803　胰腺血管活性肠肽分泌过多

E16.804　胰腺生长激素释放激素分泌过多

E16.805　胰岛素抵抗

E16.806　A 型胰岛素抵抗综合征

E16.807　B 型胰岛素抵抗综合征

E16.8x021 糖耐量受损伴周围血管病及坏疽

E16.8x102 糖耐量受损伴高血压

E16.8x103 糖耐量受损伴内脏脂肪沉积增加

E16.8x104 糖耐量受损伴胰岛素抵抗

E16.8x901 糖耐量受损

E16.901　胰岛细胞增生症

E16.902　胰腺内分泌细胞增生

E20.001　特发性甲状旁腺功能减退

E20.003　原发性甲状旁腺功能减退

E20.102　假性甲状旁腺功能减退

E20.801　继发性甲状旁腺功能减退

E20.802　先天性甲状旁腺功能减退

E20.901　甲状旁腺功能减退

E20.902　甲状旁腺性手足搐搦

E20.904+G73.5*

　　　　　甲状旁腺功能减退合并肌病

E21.001　甲状旁腺增生

E21.002　上肢骨囊性纤维性骨炎

E21.003　下颌骨囊性纤维性骨炎

E21.004　下肢骨囊性纤维性骨炎

E21.005　原发性甲状旁腺功能亢进

E21.006　全身囊性纤维性骨炎

E21.007　股骨囊性纤维性骨炎

E21.101　继发性甲状旁腺功能亢进

E21.301　甲状旁腺功能亢进

E21.302　甲状旁腺激素升高

E21.303+M14.1*

　　　　　甲状旁腺功能亢进症性晶体性关节病

E21.304+G73.5*

　　　　　甲状旁腺亢进合并肌病

E21.401　甲状旁腺出血

E21.402　甲状旁腺囊肿

E21.403　甲状旁腺炎

E22.001　垂体性巨人症

E22.002　生长激素生成过多

E22.003　肢端肥大症

E22.004　肢端肥大症和垂体性巨人症

E22.005　垂体生长激素瘤

E22.101　高催乳素血症

E22.201　抗利尿激素分泌失调综合征

E22.801　中枢性性早熟

E22.901　垂体功能亢进

E23.002　嗅觉缺失 - 性腺功能减退症 [卡尔曼综合征]

E23.004　产后垂体功能不全综合征 [希恩综合征]

E23.005　产后垂体前叶功能减退危象

E23.006　垂体功能低下

E23.007　腺垂体功能减退症

E23.008　垂体前叶功能减退

E23.009　垂体前叶功能减退危象

E23.010　垂体性侏儒症

E23.011　孤立性促性腺激素缺乏

E23.012　全垂体功能减退症

E23.013　生长激素缺乏症

E23.014　停经泌乳综合征

E23.101　药物性垂体功能减退症

E23.201　脑外伤后尿崩症

E23.202　尿崩症

E23.203　中枢性尿崩症

E23.301　垂体功能不良

E23.302　下丘脑综合征

E23.601　鞍区病变

E23.603　垂体出血

E23.604　垂体钙化

E23.605	垂体管囊肿
E23.606	垂体囊肿
E23.607	垂体脓肿
E23.608	垂体炎
E23.609	垂体性肥胖
E23.610	垂体增大
E23.611	下丘脑性肥胖
E23.613	垂体卒中
E23.614	蝶鞍扩大
E23.615	反馈性垂体瘤综合征
E23.616	肥胖 - 生殖无能综合征
E23.617	间脑综合征
E23.618	空泡蝶鞍综合征
E23.619	拉克氏囊肿
E23.620	垂体柄阻断综合征
E23.701	垂体瘢痕形成
E23.702	垂体肿物
E24.001	垂体促肾上腺皮质激素分泌过多
E24.003	垂体性嗜碱细胞增生
E24.101	纳尔逊综合征
E24.201	正确用药所致药物性皮质醇增多症
E24.202	类库欣综合征
E24.203	药物性库欣综合征
E24.302	异位促肾上腺皮质激素综合征
E24.401	醇诱发的假库欣综合征
E24.801	原发性色素结节性肾上腺皮质病
E24.901	皮质醇增多症 [库欣综合征]
E25.001	11- 羟化酶缺陷
E25.002	17- 羟化酶缺陷
E25.003	21- 羟化酶缺陷
E25.006	先天性肾上腺皮质增生症
E25.007	早熟性巨睾症
E25.008	盐丢失性先天性肾上腺增生
E25.801	假性性早熟
E25.802	女性肾上腺性假两性畸形
E25.901	肾上腺性征综合征
E25.902	男性肾上腺增生性性早熟
E26.001	利德尔综合征 [Liddle 综合征]
E26.002	原发性醛固酮增多症 [低肾素性醛固酮增多症]
E26.003	康恩综合征 [Conn 综合征]
E26.101	继发性醛固酮增多症
E26.801	巴特综合征 [Bartter 综合征]
E26.802	高肾素性醛固酮增多症
E26.803	Gitelman 综合征
E26.901	醛固酮增多症
E27.001	肾上腺皮质功能亢进
E27.002	促肾上腺皮质激素生成过多
E27.101	艾迪生病 [Addison 病]
E27.102	原发性肾上腺皮质功能减退症
E27.103	自身免疫性肾上腺炎
E27.201	艾迪生病危象
E27.202	肾上腺皮质危象
E27.203	肾上腺危象
E27.301	药源性肾上腺皮质功能减退症
E27.402	肾上腺出血
E27.403	肾上腺坏死
E27.405	肾上腺皮质萎缩
E27.406	肾上腺皮质功能不全
E27.501	肾上腺髓质增生
E27.502	肾上腺髓质功能亢进
E27.503	儿茶酚胺分泌过多
E27.801	肾上腺囊肿
E27.802	肾上腺脓肿
E27.803	肾上腺皮质增生
E27.804	肾上腺炎
E27.805	肾上腺增生
E27.808	皮质醇结合球蛋白异常
E27.809	肾上腺囊肿伴囊内出血
E27.810	肾上腺结节性增生
E27.811	肾上腺假性囊肿
E27.812	肾上腺血肿
E27.901	肾上腺肿物
E29.001	睾丸激素分泌过多
E29.002	男性性腺功能亢进
E29.101	5α 还原酶缺乏（伴男性假两性同体）
E29.102	男性性腺功能低下
E29.104	睾丸雄激素生物合成障碍
E29.105	睾丸功能减退症
E29.901	睾丸功能障碍

E30.001	第二性征发育不全		E89.102	手术后胰腺外分泌功能不全
E30.002	青春期延迟		E89.103	操作后血内胰岛素不足
E30.003	性发育迟缓		E89.803	肝移植术后高脂血症
E30.004	幼稚型子宫		E89.201	甲状旁腺缺失性手足搐搦
E30.101	性早熟		E89.202	操作后甲状旁腺功能减退症
E30.102	真性性早熟		E89.203	手术后甲状旁腺功能减退症
E30.103	早发性月经		E89.301	手术后垂体功能减退症
E30.801	乳房早发育		E89.302	医源性垂体功能减退症
E31.001	施密特综合征		E89.303	放射后垂体功能减退症
E31.002	自身免疫性多腺体衰竭		E89.304	操作后垂体功能减退症
E31.101	多腺体功能亢进		E89.305	手术后尿崩症
E31.901	多发性内分泌腺病		E89.601	手术后肾上腺皮质功能减退
E31.902	多腺体功能障碍		E89.602	操作后肾上腺皮质功能减退
E34.001	类癌瘤综合征		E89.801	血液透析后失衡综合征
E34.101	肠激素分泌过多		N18.815	慢性肾衰竭（肾功能不全）合并
E34.201	异位激素分泌			继发性甲状旁腺功能亢进
E34.301	家族性身材矮小症		N25.801	继发性肾源性甲状旁腺功能亢进
E34.302	侏儒症		N62xx03	甲亢性男性乳腺发育
E34.303	体质性身材矮小症		Q85.906	甲状腺错构瘤
E34.304	原基性侏儒		Q89.121	肾上腺发育不良
E34.305	拉伦身材矮小症[1]		Q89.191	肾上腺异位
E34.306	社会心理性矮小症		Q89.211	垂体异位
E34.307	身材矮小症		Q89.212	先天性垂体发育异常
E34.401	体质性巨人症		Q89.213	垂体发育不良
E34.501	睾丸女性化		Q89.221	先天性甲状舌管瘘
E34.502	男性假两性畸形伴睾丸女性化		Q89.222	甲状腺异位
E34.503	赖芬斯坦综合征		Q89.223	副甲状腺
E34.504	雄激素抵抗综合征		Q89.224	甲状腺下降不全
E34.505	男性假两性同体伴雄激素抵抗		Q89.251	甲状旁腺异位
E34.802	早老症		Q89.261	胸腺发育不全
E34.806	妖精貌综合征		Q89.262	胸腺异位
E34.902	内分泌失调		R73.001	糖耐量异常
E34.903	激素失调		R73.002	隐性糖尿病
E80.004	血卟啉病		R73.901	血糖升高
E89.001	放射治疗后甲状腺功能减退		R82.401	酮尿
E89.002	手术后甲状腺功能减退		R82.402	丙酮尿
E89.003	操作后甲状腺功能减退		R94.601	甲状腺功能异常
E89.101	手术后低胰岛素血症		R94.802	基础代谢率异常

---

[1] 拉伦身材矮小症即拉伦侏儒症。

S11.101　甲状腺开放性损伤

S15.803　创伤性甲状腺血管损伤

S37.811　肾上腺损伤

KU19　营养相关性疾病

主要诊断包括：

E40xx01　恶性营养不良［夸希奥科病］

E41xx02　营养性消瘦

E41xx03　重度营养不良伴消瘦

E42xx01　消瘦性恶性营养不良病

E43xx01　严重营养不良

E43xx02　营养性水肿

E43xx03　重度蛋白质 - 能量营养不良

E44.001　中度营养不良

E44.002　中度蛋白质 - 能量营养不良

E44.101　轻度蛋白质 - 能量营养不良

E44.102　轻度营养不良

E45xx01　营养不良性发育迟缓

E45xx02　继发于蛋白质 - 能量营养不良的发育迟缓

E45xx03　营养不良性身材矮小

E46xx01　蛋白质缺乏

E46xx02　低蛋白性营养不良

E46xx03　营养不良

E46xx05　蛋白质 - 能量失衡

E50.101+H13.8*

　　　　　少年儿童的比托斑点 [1]

E50.901　维生素 A 缺乏

E51.101　脚气病

E51.106　干性脚气病

E51.901　维生素 B_1 缺乏［硫胺素缺乏］

E52xx03　眼睑蜀黍红斑［睑糙皮病］

E53.001　核黄素缺乏

E53.101　维生素 B_6 缺乏

E53.102　吡哆醇缺乏

E53.801　维生素 B_{12} 缺乏

E53.802　叶酸缺乏

E53.810　叶酸盐缺乏

E53.811　生物素缺乏

E53.812　氰钴胺素缺乏

E53.813　泛酸缺乏

E53.901　复合维生素 B 缺乏

E53.903　维生素 B 缺乏

E55.001　活动性佝偻病

E55.005　维生素 D 缺乏性手足搐搦症

E55.901　维生素 D 缺乏

E56.001　维生素 E 缺乏

E56.002　维生素 E 缺乏症

E56.101　维生素 K 缺乏

E56.801　维生素 P 缺乏

E56.901　维生素缺乏

E58xx01　饮食性钙缺乏

E59xx02　硒缺乏

E60xx01　锌缺乏

E60xx02　锌缺乏症

E61.001　铜缺乏

E61.002　铜缺乏症

E61.101　铁缺乏

E61.201　镁缺乏

E61.301　锰缺乏

E61.401　铬缺乏

E61.501　钼缺乏

E61.601　钒缺乏

E61.701　多个营养元素缺乏

E61.901　营养元素缺乏

E61.902　微量元素缺乏症

E63.001　脂肪酸缺乏

E63.101　摄入食物结构失衡

E63.904　营养缺乏

E64.001　蛋白质 - 能量营养不良后遗症

E64.101　维生素 A 缺乏后遗症

E64.201　维生素 C 缺乏后遗症

E64.901　营养缺乏后遗症

E65xx02　局部性肥胖症

E65xx03　脂肪增多症

E65xx07　小腿局限性肥胖

---

[1]　"比托斑点"疑为"比奥斑"。

E65xx08　面部脂肪增多症

E65xx09　上肢脂肪增多症

E65xx10　肩部脂肪增多症

E65xx11　腋部脂肪增多症

E65xx12　大腿脂肪增多症

E65xx13　小腿脂肪增多症

E65xx14　臀部脂肪增多症

E65xx15　颈部脂肪增多症

E65xx16　腹部脂肪增多症

E65xx17　腰部脂肪增多症

E65xx18　背部脂肪增多症

E66.001　热能过度性肥胖

E66.101　药物性肥胖

E66.201　肥胖低通气综合征 [Pickwickian 综合征]

E66.801　病态性肥胖

E66.901　单纯性肥胖

E66.902　肥胖

E67.001　维生素 A 过多症

E67.101　高胡萝卜素血症

E67.201　维生素 B_6 综合征

E67.301　维生素 D 过多症

E68xx01　营养过度后遗症

KV11　代谢紊乱，伴重要并发症与合并症

KV13　代谢紊乱，伴并发症与合并症

KV15　代谢紊乱，不伴并发症与合并症

主要诊断包括：

E70.001　经典的苯丙酮尿症

E70.002　苯丙酮酸性精神幼稚病

E70.101　苯丙酮尿症

E70.103　高苯丙氨酸血症

E70.201　高酪氨酸血症

E70.202　褐黄病

E70.203　酪氨酸代谢紊乱症

E70.204　酪氨酸尿症

E70.205　黑尿症

E70.301　白化病

E70.303　切迪阿克 - 施泰因布林克 - 东综合征 [Chediak-Steinbrinck-Higashi 综合征] [1]

E70.304　克罗斯综合征 [Cross 综合征]

E70.305　赫曼斯基 - 普德拉克综合征 [Hermansky-Pudlak 综合征]

E70.801　组氨酸血症

E70.802　色氨酸代谢紊乱

E71.001　枫糖尿症

E71.101　丙酸血症

E71.102　甲基丙二酸血症

E71.103　高缬氨酸血症

E71.104　异缬氨酸血症

E71.105　甲基丙二酸尿症

E71.201　支链氨基酸代谢紊乱

E71.302　脂肪酸代谢紊乱

E71.303　肌肉肉毒碱棕榈酰转移酶缺乏

E71.304　原发性肉碱缺乏症

E71.305　继发性肉碱缺乏症

E72.001　范科尼综合征 [Fanconi 综合征]

E72.002　甘氨酸尿症

E72.003　胱氨酸尿症

E72.004　哈特纳普病

E72.005　眼 - 脑 - 肾综合征 [Lowe 综合征]

E72.006　氨基酸转移紊乱

E72.101　载硫氨基酸代谢紊乱

E72.102　高同型半胱氨酸血症

E72.103　胱硫醚尿症

E72.104　高胱氨酸尿症

E72.105　蛋氨酸血症

E72.106　亚硫酸盐氧化酶缺乏症

E72.107　同型半胱氨酸尿症

E72.201　高氨血症

E72.202　一过性高氨血症

E72.203　尿素循环代谢紊乱

E72.204　精氨酸血症

---

[1] "切迪阿克 - 施泰布林克 - 东综合征" 疑为 "白细胞异常色素减退综合征"。

E72.205	精氨基琥珀酸尿症		E74.010	赫尔病[4]
E72.206	瓜氨酸血症		E74.011	麦卡德尔病[5]
E72.208	尿素循环障碍		E74.012	蓬佩病[6]
E72.301	羟赖氨酸血症		E74.013	冯·吉尔克病[7]
E72.302	高赖氨酸血症		E74.014	糖原贮积病
E72.303	戊二酸血症		E74.015+G73.6*	
E72.304	戊二酸尿症			糖原贮积性肌病
E72.305	赖氨酸和羟赖氨酸代谢紊乱		E74.016+I43.1*	
E72.401	鸟氨酸血症Ⅰ型			Danon 病
E72.402	鸟氨酸血症Ⅱ型		E74.201	半乳糖血症
E72.403	鸟氨酸代谢紊乱		E74.202	半乳糖激酶缺乏
E72.501	高羟氨酸血症		E74.203	半乳糖代谢紊乱
E72.502	高脯氨酸血症Ⅰ型		E74.204	半乳糖代谢症
E72.503	高脯氨酸血症Ⅱ型		E74.304	葡萄糖 - 半乳糖不耐受
E72.504	非酮病性高甘氨酸血症		E74.401	丙酮酸盐代谢和糖原异生紊乱
E72.505	肌氨酸血症		E74.402	磷酸烯醇丙酮酸羧化激酶缺乏症
E72.506	甘油酸代谢紊乱		E74.404	丙酮酸羧化激酶缺乏症
E72.801	脲环代谢紊乱		E74.405	丙酮酸脱羧酶缺乏
E72.802	直链氨基酸代谢障碍		E74.801	肾性糖尿
E72.804	β 氨基酸代谢紊乱		E74.802	原发性戊糖尿症
E72.805	γ 氨基酸代谢紊乱		E74.803	草酸盐沉积症
E72.901	高氨基酸尿症		E74.804	草酸尿
E72.902	氨基酸尿		E74.806	高乳酸血症
E72.903	低氨基酸血症		E74.807	葡萄糖转运体 1 缺陷
E72.904	低氨基酸尿症		E74.901	碳水化合物代谢紊乱
E72.905	氨基酸代谢紊乱		E74.902	多羧酶缺乏
E72.906	氨基酸代谢病		E75.207	法伯综合征
E72.907	异戊酸血症		E75.208	硫酸酯酶缺乏症
E74.001	肝糖原贮积症		E75.210	海蓝组织细胞增生症
E74.006	肝磷酸化酶缺乏		E75.211	戈谢病Ⅱ型
E74.007	安德森病[1]		E75.212	尼曼 - 皮克病 A 型
E74.008	科里病[2]		E75.213	弥漫性体部血管角化瘤
E74.009	福布斯病[3]		E75.301	神经鞘脂类代谢障碍

---

[1] 安德森病即糖原贮积症Ⅳ型 [Andersen 病]。

[2] 科里病即 Coli 病。

[3] 福布斯病即糖原贮积症Ⅲ型 [Forbes 病]。

[4] 赫尔病即糖原贮积症Ⅵ型 [Hers 病]。

[5] 麦卡德尔病即糖原贮积症 V 型 [McArdle 病]。

[6] 蓬佩病即糖原贮积症Ⅱ型 [Pompe 病]。

[7] 冯·吉尔克病即糖原贮积症Ⅰa 型 [von Gierke 病]。

E75.501	幼年性黄色瘤	E78.002	家族性高胆固醇血症
E75.502	黄瘤	E78.003	A 族高脂血症
E75.503	原发性家族性黄瘤病	E78.004	高 β 脂蛋白血症
E75.504	奥尔曼病[1]	E78.005	弗雷德里克森高脂蛋白血症 Ⅱa 型
E75.601	脂贮积病	E78.006	低密度脂蛋白型高脂蛋白血症
E76.001	黏多糖贮积症 Ⅰ 型 [Hurler 综合征]	E78.007	胆固醇综合征
E76.101	黏多糖贮积症 Ⅱ 型	E78.008	纯高胆固醇血症
E76.201	黏多糖贮积症 Ⅲ 型	E78.101	高甘油酯血症
E76.202	B 型圣菲利浦综合征 [Sanfilippo 综合征]	E78.102	极低密度脂蛋白型高脂蛋白血症
E76.203	C 型圣菲利浦综合征 [Sanfilippo 综合征]	E78.103	高前 β 脂蛋白血症
		E78.104	内源性高甘油酯血症
E76.204	D 型圣菲利浦综合征 [Sanfilippo 综合征]	E78.105	B 族高脂血症
		E78.106	高甘油三酯血症
E76.205	黏多糖贮积症 Ⅳ 型	E78.107	弗雷德里克森高脂蛋白血症 Ⅳ 型
E76.206	黏多糖贮积症 Ⅵ 型	E78.108	纯高甘油酯血症
E76.207	黏多糖贮积症 Ⅶ 型	E78.201	睑黄瘤
E76.208	类似莫固综合征[2]	E78.202	播散性黄色瘤
E76.209	典型莫固综合征[2]	E78.203	复合性高脂血症
E76.210	轻度马罗托 - 拉米综合征[3]	E78.204	结节性黄瘤
E76.211	重度马罗托 - 拉米综合征[3]	E78.206	C 族高脂血症
E76.212	β 葡萄糖醛酸酶缺乏	E78.207	发疹性黄瘤
E76.301	黏多糖贮积症	E78.208	高胆固醇血症伴内源性高甘油酯血症
E76.901	氨基葡聚糖代谢紊乱	E78.209	高 β 脂蛋白血症伴前 β 脂蛋白血症
E77.001	溶酶体酶转译后变体缺陷	E78.210	上浮 β 脂蛋白血症
E77.002	黏脂贮积症 Ⅱ 型 [Ⅰ 细胞病]	E78.211	弗雷德里克森高脂蛋白血症 Ⅱb 型
E77.003	黏脂贮积症 Ⅲ 型 [假胡勒多种营养不良]	E78.212	弗雷德里克森高脂蛋白血症 Ⅲ 型
		E78.301	混合型高甘油酯血症
E77.101	糖蛋白降解缺陷	E78.302	弗雷德里克森高脂蛋白血症 Ⅰ 型
E77.102	天冬氨酰葡萄糖胺尿症	E78.303	弗雷德里克森高脂蛋白血症 Ⅴ 型
E77.103	岩藻糖苷贮积症	E78.304	D 族高脂血症
E77.104	甘露糖苷过多症	E78.305	高乳糜微粒血症
E77.105	黏脂贮积症 Ⅰ 型 [唾液酸贮积症]	E78.401	家族性混合性高脂血症
E77.801	低蛋白血症	E78.501	高脂血症
E77.901	糖蛋白代谢紊乱	E78.601	棘红细胞增多症
E78.001	高胆固醇血症	E78.602	脂蛋白缺乏

---

[1] 奥尔曼病即酸性脂酶缺乏症 [Wolman 病]。

[2] "莫固综合征"疑为"莫基奥综合征",又称为"黏多糖贮积症 Ⅳ 型"。

[3] "马罗托 - 拉米综合征"疑为"黏多糖贮积症 Ⅵ 型 [Maroteaux-Lamy 综合征]"。

E78.603	卵磷脂胆固醇酰基转移酶缺乏
E78.604	无 β 脂蛋白血症
E78.606	高密度脂蛋白缺乏
E78.607	低 α 脂蛋白血症
E78.608	丹吉尔病
E78.609	低 β 脂蛋白血症
E78.610	家族性低 β 脂蛋白血症
E78.611	低胆固醇血症
E78.801	脂肪肉芽肿病
E78.802	脂性乌尔巴赫蛋白沉积症
E78.902	脂蛋白代谢紊乱
E79.001	高尿酸血症
E79.101	莱施 - 尼汉综合征 [1] [Lesch-Nyhan 综合征]
E79.801	遗传性黄嘌呤尿
E79.901	嘌呤和嘧啶代谢紊乱
E80.002	遗传性红细胞生成性卟啉病
E80.003	红细胞生成性原卟啉病
E80.101	迟发性皮肤卟啉病
E80.201	卟啉病 [紫质病]
E80.202	遗传性粪卟啉病
E80.204	急性间歇性卟啉病
E80.205	急性间歇性肝卟啉病
E80.301	过氧化氢酶缺乏
E83.001	肝豆状核变性 [Wilson 病]
E83.002	门克斯病 [Menkes 病]
E83.003	铜代谢紊乱
E83.005	毛发扭结型门克斯病
E83.006	坚硬发型门克斯病
E83.201	锌代谢紊乱
E83.202	高锌血症
E83.301+M90.8*	低磷抗维生素 D 性软骨病
E83.302	低磷血症
E83.303	高磷酸盐尿症
E83.304	高磷酸盐血症
E83.306	磷代谢紊乱

E83.307+M90.8*	抗维生素 D 性佝偻病
E83.308+M90.8*	维生素 D 依赖性佝偻病
E83.309	高磷血症
E83.310	家族性低磷酸盐血症
E83.311	低磷酸酶症
E83.313	酸性磷酸酯酶缺乏
E83.314	低磷酸酯酶症
E83.401	低镁血症
E83.402	镁代谢紊乱
E83.403	高镁血症
E83.501	低血钙性惊厥
E83.502	低钙血症
E83.503	钙代谢紊乱
E83.504	高钙尿症
E83.505	高钙血症
E83.507	特发性高钙尿症
E83.508	家族性低尿钙性高钙血症
E83.509	钙质沉着症
E83.901	矿物质代谢紊乱
E85.302	继发性淀粉样变性
E85.417+L99.0*	苔藓淀粉样变性
E86xx01	低血容量
E86xx02	脱水
E87.001	高钠血症
E87.101	低钠血症
E87.102	脑耗盐综合征
E87.201	代谢性酸中毒
E87.202	高血氯性酸中毒
E87.203	呼吸性酸中毒
E87.204	混合性酸中毒
E87.205	乳酸性酸中毒
E87.206	酸中毒
E87.301	代谢性碱中毒
E87.302	低钾性碱中毒

---

[1] "莱施 - 尼汉综合征" 即 "莱施 - 奈恩综合征"。

E87.303	呼吸性碱中毒		E88.809	琥珀酸 - 辅酶 Q 还原酶缺乏
E87.304	碱中毒		E88.810	肿瘤溶解综合征
E87.401	混合性酸碱平衡失调		E88.812	线粒体病
E87.501	高钾血症		E88.813	希特林蛋白缺乏症
E87.502	假性低醛固酮血症		E88.905	代谢紊乱
E87.601	低钾血症		E88.907	代谢障碍
E87.602	低钾性抽搐		E88.908	代谢综合征
E87.603	钾缺乏		E88.910	先天性遗传代谢病 [先天性代谢缺陷]
E87.604	低钾性肌病			
E87.701	水中毒		E89.803	肝移植术后高脂血症
E87.801	低氯血症		N18.819	慢性肾衰竭（肾功能不全）合并营养不良
E87.802	电解质紊乱			
E87.803	高氯血症		Q87.194	面部红斑侏儒综合征 [Bloom 综合征]
E87.804	低钾钠氯综合征			
E88.001	高蛋白血症		Q93.301	沃尔夫 - 希绍恩综合征 [Wolff-Hirschorn 综合征]
E88.002	α_1- 抗胰蛋白酶缺乏症			
E88.003	双白蛋白血症		R74.809	高脂肪酶血症

KZ11 内分泌代谢其他疾患，伴重要并发症与合并症

KZ13 内分泌代谢其他疾患，伴并发症与合并症

KZ15 内分泌代谢其他疾患，不伴并发症与合并症

E88.101	部分性脂肪营养不良
E88.102	进行性脂肪营养不良
E88.103	全身性脂肪营养不良
E88.104	脂肪营养不良
E88.105	胰岛素性脂肪营养不良
E88.106	蛋白酶抑制剂相关性脂肪营养不良 KV1
E88.201	痛性肥胖病 [Dercum 病]
E88.203	脂肪过多症
E88.204	良性对称型脂肪过多症
E88.801	髌骨后脂肪垫综合征 [Hoffa 综合征]
E88.802	饥饿性酮症
E88.803	酮症
E88.804	三甲胺尿症
E88.805	洛奴瓦 - 邦索德腺脂瘤病
E88.806	线粒体 DNA 缺失
E88.807	还原型烟酰胺腺嘌呤二核苷酸 - 辅酶 Q 还原酶缺乏
E88.808	还原辅酶 Q- 细胞色素水解酶还原酶缺乏

主要诊断包括：

A18.701+E35.1*	肾上腺结核
A18.805+E35.8*	垂体结核
B26.811	流行性腮腺炎并发甲状腺炎
B67.301+E35.0*	甲状腺细粒棘球蚴病
D47.708	嗜酸性肉芽肿
E71.301	肾上腺脑白质营养不良 [Addison-Schilder 综合征]
R63.202	营养过度

MDCL 泌尿系统疾病及功能障碍

LA19　肾、输尿管及膀胱恶性肿瘤的大手术

主要诊断包括：

C61xx01　前列腺恶性肿瘤

C64xx01　肾恶性肿瘤

C64xx03　双侧肾恶性肿瘤

C64xx04　肾多处恶性肿瘤

C65xx01　肾盂恶性肿瘤

C65xx02　肾盂输尿管连接部恶性肿瘤

C65xx03　肾盏恶性肿瘤

C66xx01　输尿管恶性肿瘤

C66xx02　双侧输尿管恶性肿瘤

C66xx03　输尿管多处恶性肿瘤

C67.001　膀胱三角区恶性肿瘤

C67.101　膀胱顶恶性肿瘤

C67.201　膀胱侧壁恶性肿瘤

C67.301　膀胱前壁恶性肿瘤

C67.401　膀胱后壁恶性肿瘤

C67.501　膀胱颈恶性肿瘤

C67.502　尿道内口恶性肿瘤

C67.601　输尿管口恶性肿瘤

C67.701　脐尿管恶性肿瘤

C67.901　膀胱恶性肿瘤

C67.902　膀胱多处恶性肿瘤

C68.001　尿道恶性肿瘤

C68.101　尿道旁腺恶性肿瘤

C68.801　肾及输尿管恶性肿瘤

C68.802　肾盂及膀胱恶性肿瘤

C68.803　膀胱和尿道及前列腺恶性肿瘤

C68.804　膀胱及输尿管恶性肿瘤

C68.901　泌尿器官恶性肿瘤

C79.001　肾继发恶性肿瘤

C79.002　肾盂继发恶性肿瘤

C79.101　膀胱继发恶性肿瘤

C79.102　泌尿系统继发恶性肿瘤

C79.103　尿道继发恶性肿瘤

C79.104　输尿管继发恶性肿瘤

C79.8227　前列腺继发恶性肿瘤

D41.001　肾交界性肿瘤

D41.101　肾盂交界性肿瘤

D41.201　输尿管交界性肿瘤

D41.301　尿道交界性肿瘤

D41.401　膀胱交界性肿瘤

D41.901　泌尿生殖系统交界性肿瘤

手术操作包括：

39.22011　锁骨下动脉 - 肱动脉自体血管搭桥术

39.24001　腹主动脉 - 肾动脉搭桥术

39.26004　肾动脉 - 股动脉人工血管搭桥术

39.26005　肾动脉 - 脾动脉吻合术

39.55001　迷走肾血管再植术

40.53001　髂淋巴结清扫术

40.54001　腹股沟淋巴结清扫术

40.59001　腹腔淋巴结清扫术

40.59002　盆腔淋巴结清扫术

40.59006　肠系膜淋巴结清扫术

40.59009　腹腔镜下盆腔淋巴结清扫术

55.01002　腹腔镜下肾探查术

55.01004　肾切开探查术

55.39001　副肾切除术

55.39002　腹腔镜下肾病损切除术

55.39003　肾病损切除术

55.39005	经皮肾镜肾盂病损电切术	57.59001	膀胱病损激光切除术
55.39006	经尿道输尿管镜肾病损激光切除术	57.59003	膀胱颈切除术
55.39007	经皮肾病损冷冻治疗术	57.6001	膀胱部分切除术
55.4001	腹腔镜下肾部分切除术	57.6002	膀胱三角区切除术
55.4002	肾部分切除术	57.6003	膀胱袖状切除术
55.4003	肾楔形切除术	57.6004	腹腔镜下膀胱部分切除术
55.4004	肾盂部分切除术	57.71001	膀胱广泛性切除术
55.4005	肾盂切除术	57.71002	膀胱尿道全切除术
55.4006	肾盏切除术	57.71003	腹腔镜下膀胱广泛性切除术
55.51003	腹腔镜下单侧肾切除术	57.79001	膀胱全切除术
55.51004	腹腔镜下肾 - 输尿管切除术	57.79002	腹腔镜下膀胱全切除术
55.51006	单侧肾切除术	57.87001	回肠膀胱术
55.51007	肾 - 输尿管切除术	57.87002	乙状结肠膀胱术
55.52001	残余肾切除术	57.87003	直肠膀胱术
55.52002	孤立肾切除术	57.87005	腹腔镜下回肠代膀胱术
55.53001	移植肾切除术	57.87006	腹腔镜下可控性肠代膀胱术
55.54001	双侧肾切除术	57.87007	腹腔镜下胃代膀胱术
55.54002	腹腔镜下双侧肾切除术	57.87008	腹腔镜下直肠代膀胱术
55.86001	肾盂 - 输尿管 - 膀胱吻合术	57.87009	胃代膀胱术
55.86002	肾盂 - 输尿管吻合术	57.89003	腹腔镜下膀胱颈悬吊术
55.86003	肾盏 - 输尿管吻合术	57.91001	经尿道膀胱颈电切术
55.86005	腹腔镜下肾盂 - 输尿管吻合术	59.00001	腹膜后清扫术
56.2007	输尿管切开探查术	59.09004	肾周区域探查术
56.34001	直视下输尿管活检术	59.19002	耻骨后探查术
56.41002	输尿管部分切除术	59.21001	膀胱周围活检术
56.41008	膀胱镜下输尿管病损切除术	92.23004	钴 -60 远距离放射治疗
56.42001	输尿管全部切除术		
56.52001	输尿管 - 回肠皮肤造口修正术		

LB13 除恶性肿瘤大手术外的肾、输尿管、膀胱手术，伴并发症与合并症

LB15 除恶性肿瘤大手术外的肾、输尿管、膀胱手术，不伴并发症与合并症

56.61001	输尿管 - 皮肤造口术		
56.61003	输尿管造口术		

手术操作包括：

56.71001	输尿管 - 回肠吻合术	07.21001	腹腔镜下肾上腺病损切除术
56.71002	输尿管 - 乙状结肠吻合术	39.1005	脾静脉 - 肾静脉分流术
56.71003	输尿管 - 直肠吻合术	39.1006	肾静脉 - 下腔静脉吻合术
56.72001	输尿管 - 肠管吻合口修正术	39.22011	锁骨下动脉 - 肱动脉自体血管搭桥术
56.73001	肾 - 膀胱吻合术		
56.74001	腹腔镜下输尿管 - 膀胱吻合术	39.24001	腹主动脉 - 肾动脉搭桥术
56.74002	输尿管 - 膀胱吻合术		
56.75001	输尿管 - 输尿管吻合术		
56.89001	肠管代输尿管术		
57.49001	经尿道膀胱病损电切术		

39.26004	肾动脉 - 股动脉人工血管搭桥术
39.26005	肾动脉 - 脾动脉吻合术
39.55001	迷走肾血管再植术
55.01003	肾实质切开取石术
55.01004	肾切开探查术
55.01007	移植肾探查术
55.01011	腹腔镜下肾实质切开取石术
55.03001	经皮肾镜取石术
55.03002	经皮肾镜取石术，Ⅱ期（再次住院）
55.03003	经皮肾镜取石术，Ⅰ期
55.03004	经皮肾盂造口取石术
55.03006	经皮肾镜异物取出术
55.04001	经皮肾镜超声碎石取石术
55.04003	经皮肾镜激光碎石取石术
55.04004	经皮肾镜气压弹道碎石取石术
55.04005	经皮肾镜超声碎石取石术，Ⅱ期（再次住院）
55.04006	经皮肾镜激光碎石取石术，Ⅱ期（再次住院）
55.04007	经皮肾镜气压弹道碎石取石术，Ⅱ期（再次住院）
55.04008	经皮肾镜超声碎石取石术，Ⅱ期（同次住院）
55.04009	经皮肾镜激光碎石取石术，Ⅱ期（同次住院）
55.11001	肾盂切开探查术
55.11004	肾盂造口取石术
55.11005	肾盂切开取石术
55.11006	腹腔镜下肾盂切开取石术
55.39001	副肾切除术
55.39002	腹腔镜下肾病损切除术
55.39003	肾病损切除术
55.39005	经皮肾镜肾盂病损电切术
55.39007	经皮肾病损冷冻治疗术
55.4001	腹腔镜下肾部分切除术
55.4002	肾部分切除术
55.4003	肾楔形切除术
55.4004	肾盂部分切除术
55.4005	肾盂切除术
55.4006	肾盏切除术
55.51003	腹腔镜下单侧肾切除术
55.51004	腹腔镜下肾 - 输尿管切除术
55.51006	单侧肾切除术
55.51007	肾 - 输尿管切除术
55.52001	残余肾切除术
55.52002	孤立肾切除术
55.53001	移植肾切除术
55.54001	双侧肾切除术
55.54002	腹腔镜下双侧肾切除术
55.81001	肾破裂修补术
55.86001	肾盂 - 输尿管 - 膀胱吻合术
55.86002	肾盂 - 输尿管吻合术
55.86003	肾盏 - 输尿管吻合术
55.86004	移植肾 - 输尿管 - 膀胱吻合术
55.86005	腹腔镜下肾盂 - 输尿管吻合术
55.86006	腹腔镜下肾盏 - 输尿管吻合术
55.87001	腹腔镜下肾盂成形术
55.87002	腹腔镜下肾盂 - 输尿管成形术
55.87003	肾盂成形术
55.87004	肾盂 - 输尿管成形术
55.89001	肾修补术
55.89002	供体肾修整术
55.89003	腹腔镜下融合肾离断术
55.89004	融合肾离断术
55.91002	肾包膜剥除术
55.91004	肾盂囊肿切除术
55.91005	肾盂旁囊肿切除术
55.92008	经皮肾镜取石术，Ⅱ期（同次住院）
55.97001	机械肾置入术
55.97002	机械肾更换术
55.98001	机械肾去除术
55.99003	肾折叠术
55.99004	腹腔镜下肾折叠术
56.1001	输尿管口切开术
56.2001	腹腔镜下输尿管切开取石
56.2002	经皮肾镜输尿管内切开术
56.2003	输尿管切开导管引流术
56.2004	输尿管切开取石术
56.2006	输尿管切开异物取出术
56.33003	经皮肾镜输尿管活检术

56.41001 输尿管病损切除术

56.41002 输尿管部分切除术

56.41003 输尿管镜下输尿管病损切除术

56.41005 输尿管缩短伴再植术

56.41008 膀胱镜下输尿管病损切除术

56.41011 腹腔镜下输尿管残端切除术

56.42001 输尿管全部切除术

56.52001 输尿管 - 回肠皮肤造口修正术

56.61004 腹腔镜下输尿管 - 皮肤造口术

56.71001 输尿管 - 回肠吻合术

56.71002 输尿管 - 乙状结肠吻合术

56.71003 输尿管 - 直肠吻合术

56.71004 腹腔镜下输尿管 - 乙状结肠吻合术

56.72001 输尿管 - 肠管吻合口修正术

56.73001 肾 - 膀胱吻合术

56.75001 输尿管 - 输尿管吻合术

56.81001 输尿管管腔内粘连松解术

56.82001 输尿管裂伤缝合术

56.82002 腹腔镜下输尿管损伤修复术

56.82003 输尿管损伤修复术

56.83001 输尿管造口闭合术

56.84001 输尿管瘘修补术

56.84002 输尿管 - 阴道瘘修补术

56.89001 肠管代输尿管术

56.89006 腹腔镜下肠管代输尿管术

56.89007 腹腔镜下膀胱瓣代输尿管术

56.89008 膀胱瓣代输尿管术

56.92001 电子输尿管刺激器置入术

56.93001 电子输尿管刺激器置换术

56.94001 电子输尿管刺激器去除术

57.59001 膀胱病损激光切除术

57.59003 膀胱颈切除术

57.59004 膀胱憩室切除术

57.6001 膀胱部分切除术

57.6002 膀胱三角区切除术

57.6003 膀胱袖状切除术

57.6004 腹腔镜下膀胱部分切除术

57.71001 膀胱广泛性切除术

57.71002 膀胱尿道全切除术

57.71003 腹腔镜下膀胱广泛性切除术

57.79001 膀胱全切除术

57.79002 腹腔镜下膀胱全切除术

57.83001 膀胱 - 乙状结肠瘘修补术

57.83002 膀胱 - 回肠瘘修补术

57.83003 直肠 - 膀胱 - 阴道瘘切除术

57.84002 膀胱 - 阴道瘘修补术

57.84003 膀胱 - 子宫瘘修补术

57.85001 膀胱颈成形术

57.86001 膀胱外翻修补术

57.87001 回肠膀胱术

57.87002 乙状结肠膀胱术

57.87003 直肠膀胱术

57.87004 肠膀胱扩大术

57.87005 腹腔镜下回肠代膀胱术

57.87006 腹腔镜下可控性肠代膀胱术

57.87007 腹腔镜下胃代膀胱术

57.87008 腹腔镜下直肠代膀胱术

57.87009 胃代膀胱术

57.88001 膀胱 - 结肠吻合术

57.89002 膀胱悬吊术

57.91001 经尿道膀胱颈电切术

57.91002 经尿道膀胱颈切断术

59.00001 腹膜后清扫术

59.02002 输尿管松解术

59.02003 输尿管周围粘连松解术

59.02005 腹腔镜下肾周围淋巴管剥脱术

59.02007 肾周围淋巴管剥脱术

59.03001 腹腔镜下输尿管狭窄松解术

LC11　肾、输尿管小型手术，伴重要并发症与合并症

LC15　肾、输尿管小型手术，不伴重要并发症与合并症

手术操作包括：

55.01001 腹腔镜下肾囊肿去顶术

55.01002 腹腔镜下肾探查术

55.01009 肾囊肿去顶术

55.02001 肾造口术

55.03005 经皮肾造口术

55.12001 肾盂内 T 管引流术

55.12002　肾盂造口术

55.23001　超声引导下肾穿刺活检

55.23002　经皮肾穿刺活检

55.24001　直视下肾活检术

55.33001　超声引导下肾病损射频消融术

55.39006　经尿道输尿管镜肾病损激光切除术

55.7001　腹腔镜下肾固定术

55.7002　肾固定术

55.82001　肾盂造口闭合术

55.82002　肾造口闭合术

55.85001　马蹄形肾联合部切开术

55.91003　肾囊肿切除术

55.92002　经皮肾脓肿抽吸术

55.92004　经皮肾囊肿抽吸术

55.92006　经皮移植肾囊肿抽吸术

55.99002　肾蒂淋巴管离断术

56.2007　输尿管切开探查术

56.33003　经皮肾镜输尿管活检术

56.34001　直视下输尿管活检术

56.41009　腹腔镜下输尿管囊肿造口术

56.61001　输尿管 - 皮肤造口术

56.61003　输尿管造口术

56.74001　腹腔镜下输尿管 - 膀胱吻合术

56.74002　输尿管 - 膀胱吻合术

56.85001　输尿管固定术

56.86001　输尿管结扎去除术

56.89002　输尿管成形术

56.89003　输尿管移植术

56.89005　腹腔镜下输尿管成形术

56.91001　输尿管口扩张术

56.91002　膀胱镜下输尿管口扩张术

56.95001　输尿管结扎术

59.02004　肾周围粘连松解术

59.02006　腹腔镜下肾周围粘连松解术

59.09003　肾周脓肿切开引流术

59.09004　肾周区域探查术

59.09005　肾周血肿清除术

59.19002　耻骨后探查术

59.21002　肾周活检术

59.79001　尿失禁修补术

59.8001　膀胱镜下输尿管扩张术

59.8002　输尿管膀胱口扩张术

59.91001　肾周病损切除术

LD13　膀胱小型手术，伴并发症与合并症

LD15　膀胱小型手术，不伴并发症与合并症

手术操作包括：

57.11001　膀胱穿刺术

57.12001　膀胱切开腔内粘连松解术

57.17001　超声引导下耻骨上膀胱造口导尿管插入术

57.17002　经皮耻骨上膀胱造口导尿管插入术

57.18001　耻骨上膀胱造口导尿管插入术

57.19001　膀胱切开取石术

57.19002　膀胱切开血块清除术

57.19003　膀胱切开异物取出术

57.19004　膀胱切开探查术

57.21001　膀胱造口术

57.34002　直视下膀胱活检术

57.49002　膀胱镜下膀胱病损切除术

57.59002　膀胱病损切除术

57.81001　膀胱裂伤缝合术

57.82001　膀胱造口闭合术

57.84001　膀胱瘘闭合术

57.85002　膀胱颈重建术

57.89001　膀胱修补术

57.89003　腹腔镜下膀胱颈悬吊术

57.89004　膀胱颈悬吊术

57.93001　膀胱术后出血止血术

57.96001　电子膀胱刺激器置入术

57.99001　膀胱封闭术

59.11001　膀胱周围粘连松解术

59.19001　膀胱周围组织探查术

59.21001　膀胱周围活检术

59.3001　尿道 - 膀胱连接处折叠术

59.4001　奥克斯福德尿失禁手术 [Oxford 手术]

59.4002　耻骨上悬吊尿道膀胱固定术

59.4003　戈 - 弗 - 斯手术 [Goeble-Frangenheim-
　　　　　Stoeckel 手术]

59.4006　斯塔米膀胱悬吊术

59.71001　膀胱尿道提肌悬吊固定术

70.77001　耻骨梳韧带悬吊术

70.77003　阴道悬吊术

70.77004　腹腔镜下阴道悬吊术

70.94001　膀胱 / 直肠 / 阴道同种异体补片
　　　　　置入

70.94002　膀胱 / 直肠 / 阴道自体补片置入

70.94003　膀胱 / 直肠 / 阴道异种补片置入

70.95001　膀胱 / 直肠 / 阴道人工补片置入

LE13　经尿道膀胱、输尿管手术，伴并发症与合并症

LE15　经尿道膀胱、输尿管手术，不伴并发症与合并症

手术操作包括：

56.0002　经尿道输尿管镜异物取出术

56.0003　经尿道输尿管镜取石术（肾盂输尿管）

56.0004　经尿道输尿管镜激光碎石术（肾盂输尿管）

56.0007　经尿道输尿管镜气压弹道碎石术（肾盂输尿管）

56.0008　经尿道输尿管镜超声碎石术（肾盂输尿管）

56.0009　经尿道输尿管镜激光碎石取石术（肾盂输尿管）

56.0010　经尿道输尿管镜气压弹道碎石取石术（肾盂输尿管）

56.0011　经尿道输尿管镜超声碎石取石术（肾盂输尿管）

56.2008　经尿道输尿管镜下输尿管切开术

56.41012　经尿道输尿管病损激光切除术

57.0002　经尿道膀胱镜膀胱碎石钳碎石术

57.0003　经尿道膀胱镜膀胱异物取出术

57.0005　经尿道膀胱镜膀胱取石术

57.0006　经尿道膀胱镜膀胱血块清除术

57.0007　经尿道膀胱镜膀胱激光碎石术

57.0008　经尿道膀胱镜膀胱超声碎石取石术

57.0009　经尿道膀胱镜膀胱气压弹道碎石取石术

57.0010　经尿道膀胱镜膀胱超声碎石术

57.0011　经尿道膀胱镜膀胱气压弹道碎石术

57.0012　经尿道膀胱镜膀胱激光碎石取石术

57.0013　经尿道膀胱镜膀胱碎石钳碎石取石术

57.33001　经尿道膀胱活检

57.41002　经尿道膀胱腔内粘连松解术

57.49001　经尿道膀胱病损电切术

57.92003　经尿道膀胱颈扩张术

LF10　尿道手术，年龄 < 17 岁

LF13　尿道手术，伴并发症与合并症

LF15　尿道手术，不伴并发症与合并症

手术操作包括：

58.0001　尿道 - 会阴造口术

58.0002　尿道切开取石术

58.0003　尿道切开探查术

58.0008　尿道切开异物取出术

58.1002　尿道外口切开术

58.31001　尿道镜下尿道病损电切术

58.31002　尿道镜下尿道狭窄电切术

58.39002　尿道瓣膜切除术

58.39003　尿道病损切除术

58.39004　尿道部分切除术

58.39005　尿道口病损切除术

58.39006　尿道切除术

58.39008　尿道狭窄切除术

58.41001　尿道裂伤缝合术

58.42001　尿道造口闭合术

58.43001　尿道瘘修补术

58.43002　尿道 - 阴道瘘修补术

58.43003　尿道 - 直肠瘘修补术

58.43005　腹腔镜下尿道瘘修补术

58.44001　尿道吻合术

58.44002　尿道再吻合术

58.45001 尿道上裂修补术

58.45002 尿道下裂修补术

58.46001 尿道建造术

58.47001 尿道口成形术

58.47002 尿道口紧缩术

58.49001 尿道成形术

58.49002 尿道会师术

58.49003 尿道修补术

58.49004 尿道折叠术

58.49005 会阴阴囊皮瓣尿道成形术

58.5001 尿道内口切开术

58.5002 经尿道尿道切开术

58.5004 尿道狭窄松解术

58.6001 尿道 - 膀胱连接处扩张术

58.6002 尿道扩张术

58.6003 经内镜尿道结石取出术

58.91001 尿道旁脓肿切开引流术

58.92001 尿道旁病损切除术

58.92002 尿道旁腺病损切除术

58.93001 尿道金属支架置入术

58.93002 前列腺 - 尿道记忆金属支架置入术

58.93003 人工尿道括约肌置入术

58.99001 可膨胀的尿道括约肌去除术

59.4004 经阴道闭孔无张力尿道中段悬吊术［TVT-O 手术］

59.4005 经阴道尿道中段湿必克悬吊术［SPARC 手术］

59.5001 耻骨后尿道悬吊术

59.5002 经阴道无张力尿道悬吊术［TVT 手术］

59.6001 尿道旁悬吊术

64.2001 包皮瘢痕切除术

64.2002 包皮病损切除术

64.91001 包皮切开术

LG19　建立、设置、移除肾辅助装置

主要诊断包括：

N18.901 慢性尿毒症

N18.902 慢性肾衰竭

N18.903 慢性肾衰竭尿毒症期

N18.905 慢性肾功能不全

N18.907 慢性肾功能衰竭氮质血症期

N18.912 肾功能不全氮质血症期

N18.913 慢性肾功能不全尿毒症期

N18.917 慢性肾病，4 期

N18.918 慢性肾病，5 期

N19xx01 尿毒症

N19xx02 肾功能不全

N19xx03 肾衰竭

I12.001 高血压性肾衰竭

E10.2214+N08.3*
　　　1 型糖尿病肾病Ⅳ期

E10.2215+N08.3*
　　　1 型糖尿病肾病Ⅴ期

E10.231+N29.8*
　　　1 型糖尿病性终末期肾病

E11.2214+N08.3*
　　　2 型糖尿病肾病Ⅳ期

E11.2215+N08.3*
　　　2 型糖尿病肾病Ⅴ期

E11.231+N29.8*
　　　2 型糖尿病性终末期肾病

E14.2214+N08.3*
　　　糖尿病肾病Ⅳ期

E14.2215+N08.3*
　　　糖尿病肾病Ⅴ期

E14.231+N29.8*
　　　糖尿病性终末期肾病

Z46.801 为肾透析的半永久静脉拔管

Z46.802 为肾透析的临时静脉拔管

Z49.001 透析的准备性医疗

Z49.002 为肾透析的静脉插管

Z49.003 为肾透析的动静脉搭桥

Z49.004 为肾透析的动静脉造瘘

Z49.005 为肾透析的动静脉分流

Z49.101 血液透析治疗

Z49.201 腹膜透析治疗

手术操作包括：

38.95001 为肾透析的静脉插管术

38.95002	为肾透析的半永久静脉插管术
38.95003	为肾透析的临时静脉插管术
39.27001	为肾透析的动静脉造瘘术
39.27002	为肾透析的动静脉人工血管搭桥术
39.27003	为肾透析的人工血管造瘘术
39.27004	为肾透析的移植血管造瘘术
39.29001	大隐静脉 - 肱动脉搭桥术
39.42001	为肾透析的动静脉瘘修补术
39.42002	为肾透析的人工血管动静脉瘘修补术
39.42003	为肾透析的移植血管动静脉瘘修补术
39.42004	为肾透析的自体血管动静脉瘘修补术
39.43001	去除用于肾透析的动静脉搭桥术
39.53001	动静脉瘘夹闭术
39.53002	动静脉瘘结扎术
39.53003	动静脉瘘切断术
39.53005	颈动静脉瘘栓塞术
39.53007	上肢动静脉瘘栓塞术
39.53009	下肢动静脉瘘栓塞术
39.53010	下肢动静脉瘘电凝术
39.53011	动静脉瘘切除术
39.53012	动静脉内瘘修补术
39.53013	颈动静脉瘘修补术
39.53014	躯干动静脉瘘栓塞术
39.53015	人工动静脉瘘切除术
39.53016	人工动静脉瘘修补术
39.53017	上肢动静脉瘘结扎术
39.53018	下肢动静脉瘘结扎术
39.93003	血管至血管套管置入术
39.94001	血管至血管套管置换术
54.93002	腹膜透析置管术
54.93003	腹膜透析导丝法置管术
54.93004	腹膜透析腹腔法置管术
54.93005	腹膜透析腹腔镜法置管术
54.93006	腹膜透析手工法置管术
54.93007	腹膜透析置管导丝法复位术
54.93008	腹膜透析置管腹腔法复位术
54.93009	腹膜透析置管腹腔镜法复位术

54.93010	腹膜透析置管手工法复位术
97.86003	腹膜透析管去除
97.86007	腹膜透析导丝法拔管
97.86008	腹膜透析腹腔法拔管
97.86009	腹膜透析手工法拔管
97.89004	为肾透析的半永久静脉导管拔管
97.89005	为肾透析的临时静脉导管拔管

LJ11 泌尿系统其他手术，伴重要并发症与合并症

LJ13 泌尿系统其他手术，伴并发症与合并症

LJ15 泌尿系统其他手术，不伴并发症与合并症

手术操作包括：

00.25002	肾血管血管内超声（IVUS）
03.93001	脊髓电刺激器置入术
03.94001	骶神经电刺激器取出术
04.92002	骶神经电刺激器置入术
04.92003	周围神经电刺激器置入术
04.92004	周围神经电刺激器置换术
06.81001	甲状旁腺全部切除术
06.89002	甲状旁腺部分切除术
06.89005	移植自体甲状旁腺切除术
06.89006	异位甲状旁腺切除术
07.21001	腹腔镜下肾上腺病损切除术
07.21005	肾上腺病损切除术
38.07004	肾静脉血栓切除术
38.07005	下腔静脉血栓切除术
38.16004	肾动脉内膜切除伴静脉补片修补术
38.21001	血管活检
38.37001	腹部静脉部分切除伴吻合术
38.46001	髂动脉部分切除伴人工血管置换术
38.67001	下腔静脉病损切除术
38.67003	门静脉部分切除术
38.67004	肝静脉病损切除术
38.7001	腔静脉结扎术
38.7002	腔静脉折叠术
38.7003	上腔静脉滤器置入术

38.7004	下腔静脉滤器置入术		40.9012	髂淋巴干横断结扎术
38.7007	下肢静脉滤器置入术		40.9013	淋巴管瘘结扎术
38.86012	髂动脉结扎术		40.9014	淋巴管瘘切除术
38.87001	腹部静脉结扎术		40.9015	淋巴管瘘粘连术
39.26006	升主动脉 - 腹主动脉人工血管搭桥术		40.9016	淋巴管瘤注射术
39.26007	髂动脉 - 髂动脉人工血管搭桥术		52.84001	胰岛细胞自体移植术
39.31007	桡动脉修补术		52.85001	胰岛细胞（同种）异体移植术
39.49004	动静脉造瘘术后人工血管血栓切除术		54.11001	腹腔镜中转剖腹探查术
39.50006	髂动脉球囊扩张成形术		54.12002	近期剖宫术后腹腔止血术
39.50007	肾动脉球囊扩张成形术		54.12007	再剖腹探查术
39.71001	腹主动脉支架置入术		54.19001	腹部血肿去除术
39.71002	腹主动脉覆膜支架腔内隔绝术		54.19003	腹膜后血肿清除术
39.79020	肾动脉栓塞术		54.19004	腹膜血肿清除术
39.90005	肾动脉支架置入术		54.19005	腹腔镜下腹腔积血清除术
39.98001	伤口止血术		54.19009	腹腔内出血止血术
39.98002	手术后伤口止血术		54.19011	腹腔血肿清除术
40.11002	淋巴结活检		54.19013	膈下脓肿切开引流术
40.11003	腹腔镜下淋巴结活检术		54.4009	骶前病损切除术
40.24002	腹股沟淋巴结切除术		54.4012	骶尾部病损切除术
40.29002	单纯淋巴结切除术		54.4035	盆腔病损切除术
40.29007	腹腔淋巴结切除术		54.4036	盆腔腹膜切除术
40.29016	肠系膜淋巴结切除术		54.4039	盆腔病损冷冻治疗术
40.29017	腹膜后淋巴管瘤（囊肿）切除术		54.4042	髂窝病损切除术
40.29018	肠系膜淋巴管瘤（囊肿）切除术		54.4050	腹腔镜下直肠全系膜切除术 [TME]
40.3001	淋巴结扩大性区域性切除术		54.51001	腹腔镜下肠粘连松解术
40.3002	淋巴结区域性切除术		54.51004	腹腔镜下腹膜粘连松解术
40.52001	主动脉旁淋巴结清扫术		54.51005	腹腔镜下腹腔粘连松解术
40.9001	淋巴管 - 静脉吻合术		54.51006	腹腔镜下盆腔腹膜粘连松解术
40.9003	周围淋巴管 - 小静脉吻合术		54.51009	腹腔镜下盆腔粘连松解术
40.9004	淋巴干 - 小静脉吻合术		54.59004	腹膜粘连松解术
40.9006	髂淋巴干 - 小静脉吻合术		54.59005	腹腔粘连松解术
40.9008	淋巴水肿矫正 Homans-Macey 手术 [Homans 手术]		54.59007	盆腔腹膜粘连松解术
40.9009	淋巴水肿矫正 Charles 手术 [Charles 手术]		54.59009	盆腔粘连松解术
			54.61001	腹壁切口裂开缝合术
40.9010	淋巴水肿矫正 Thompson 手术 [Thompson 手术]		54.91009	超声引导下盆腔穿刺术
			54.95001	拉德手术 [Ladd 手术]
			54.95002	腹膜切开术
			54.95004	脑室 - 腹腔分流修正术
40.9011	腹膜后淋巴管横断结扎术		54.99009	腹腔镜下腹腔病损切除术

54.99017　盆腔补片术

55.93001　肾造瘘管置换术

55.94001　肾盂造瘘管置换术

55.95001　肾局部灌注

55.96001　肾囊肿硬化剂注射

56.51002　输尿管 - 回肠皮肤造口术

57.51001　脐尿管病损切除术

57.51003　腹腔镜下脐尿管病损切除术

59.8010　肾导管引流术

59.93001　输尿管造口导管置换

59.94001　膀胱造口导管置换

59.99001　输尿管支架置换术

59.99002　输尿管支架取出术

60.21001　经尿道前列腺激光切除术［TULIP 手术］

60.29001　经尿道前列腺汽化电切术［TEVAP 手术］

60.29002　经尿道前列腺切除术［TURP 手术］

60.29003　经尿道前列腺绿激光汽化术（PVP）

60.61001　前列腺病损切除术

60.94001　前列腺术后止血术

60.97001　经尿道前列腺射频消融术

64.0001　包皮环切术

70.54001　阴道前壁修补术伴生物补片植入

70.54002　阴道前壁修补术伴人工补片置入

86.04011　皮肤和皮下组织切开引流术

86.05004　皮肤和皮下组织切开异物取出术

86.06004　药物治疗泵置入

86.06005　静脉输注泵置入

86.22011　皮肤和皮下坏死组织切除清创术

86.28012　皮肤和皮下组织非切除性清创

86.3047　皮肤病损切除术

86.3072　皮下组织病损切除术

86.4004　皮肤病损根治性切除术

92.27002　放射性粒子置入放射治疗

92.27008　血管内近距离放射治疗

92.28001　碘 -131 注射放射治疗

92.30001　立体定向放射外科治疗［SRS/ 单次立体定向放射治疗］

92.31001　单源光子放射外科治疗

92.31002　X 刀放射外科治疗

92.32001　伽马刀放射外科治疗

92.32002　立体定向 γ 射线放射外科治疗

92.32003　多源光子放射外科治疗

92.32004　钴 -60 放射外科治疗

92.33001　粒子束放射外科治疗

97.61001　肾盂造口导管去除

97.62001　输尿管导管去除

97.62002　输尿管造口导管去除

97.63001　膀胱造口导管去除

97.65001　尿道支架去除

97.69001　膀胱支架去除

97.69005　前列腺支架去除

98.18001　造口腔内异物去除

98.19001　尿道内异物去除

98.24001　阴茎异物去除

LK19　膀胱 / 输尿管镜相关操作

手术操作包括：

55.23003　经尿道输尿管镜肾活检

56.31001　输尿管镜检查

56.32001　经皮穿刺输尿管活检

56.33001　经尿道输尿管镜输尿管活检

57.31001　经人工道口膀胱镜检查

57.32001　膀胱镜检查

58.22001　尿道镜检查

59.8004　经尿道膀胱镜输尿管导管插入术

59.8005　经尿道膀胱镜输尿管镜输尿管扩张术

59.8006　经尿道膀胱镜输尿管扩张术

59.8008　经尿道膀胱镜输尿管支架置入术

LK29　泌尿系结石体外冲击波碎石

手术操作包括：

59.95001　泌尿系超声碎石术

59.95002　肾超声碎石术

98.51001　膀胱结石体外冲击波碎石

98.51002　肾结石体外冲击波碎石

98.51004　输尿管结石体外冲击波碎石

LM19　住院肾透析

主要诊断包括：

N18.901　慢性尿毒症

N18.902　慢性肾衰竭

N18.903　慢性肾衰竭尿毒症期

N18.905　慢性肾功能不全

N18.907　慢性肾功能衰竭氮质血症期

N18.912　肾功能不全氮质血症期

N18.913　慢性肾功能不全尿毒症期

N18.917　慢性肾病，4 期

N18.918　慢性肾病，5 期

N19xx01　尿毒症

N19xx02　肾功能不全

N19xx03　肾衰竭

I12.001　高血压性肾衰竭

E10.2214+N08.3*

　　　　1 型糖尿病肾病Ⅳ期

E10.2215+N08.3*

　　　　1 型糖尿病肾病Ⅴ期

E10.231+N29.8*

　　　　1 型糖尿病性终末期肾病

E11.2214+N08.3*

　　　　2 型糖尿病肾病Ⅳ期

E11.2215+N08.3*

　　　　2 型糖尿病肾病Ⅴ期

E11.231+N29.8*

　　　　2 型糖尿病性终末期肾病

E14.2214+N08.3*

　　　　糖尿病肾病Ⅳ期

E14.2215+N08.3*

　　　　糖尿病肾病Ⅴ期

E14.231+N29.8*

　　　　糖尿病性终末期肾病

Z49.001　透析的准备性医疗

Z49.101　血液透析治疗

Z49.201　腹膜透析治疗

Z99.202　肾透析状态

手术操作包括：

39.95003　血液透析

39.95004　血浆置换

39.95005　单膜血浆置换

39.95006　双膜血浆置换

39.95007　连续性肾替代治疗　[CRRT]

39.96002　血浆灌流

39.96003　血液灌流

54.98001　腹膜透析

54.98005　全自动腹膜透析仪腹膜透析

54.98006　人工操作法腹膜透析

54.98007　人工腹膜透析

54.98008　自动化腹膜透析

LR11　肾衰竭，伴重要并发症与合并症
LR13　肾衰竭，伴并发症与合并症
LR15　肾衰竭，不伴并发症与合并症

主要诊断包括：

A27.905　钩端螺旋体病肾衰竭型

E10.2215+N08.3*

　　　　1 型糖尿病肾病Ⅴ期

E10.231+N29.8*

　　　　1 型糖尿病性终末期肾病

E11.2215+N08.3*

　　　　2 型糖尿病肾病Ⅴ期

E11.231+N29.8*

　　　　2 型糖尿病性终末期肾病

E14.2215+N08.3*

　　　　糖尿病肾病Ⅴ期

E14.231+N29.8*

　　　　糖尿病性终末期肾病

I12.001　高血压性肾衰竭

N17.001　急性肾小管坏死

N17.002　急性肾衰竭伴肾小管坏死

N17.101　肾皮质坏死

N17.102　急性肾衰竭伴肾皮质坏死

N17.201　急性肾衰竭伴肾髓质坏死

N17.202　急性髓质乳头状坏死

N17.901　急性肾衰竭

N17.902　急性肾功能不全尿毒症期

N17.903　急性肾功能不全

N17.904　急性肾功能不全氮质血症期

N18.001　梗阻性肾衰竭

N18.802+G63.8*
　　　　　尿毒症性神经病

N18.809　尿毒症性肺病

N18.814　慢性肾衰竭（肾功能不全）合并
　　　　　感染

N18.815　慢性肾衰竭（肾功能不全）合并
　　　　　继发性甲状旁腺功能亢进

N18.816　慢性肾衰竭（肾功能不全）合并
　　　　　脑病

N18.817　慢性肾衰竭（肾功能不全）合并
　　　　　贫血

N18.818　慢性肾衰竭（肾功能不全）合并
　　　　　肾性骨病

N18.819　慢性肾衰竭（肾功能不全）合并
　　　　　营养不良

N18.820　慢性肾衰竭（肾功能不全）合并
　　　　　心力衰竭

N18.821　慢性肾衰竭（肾功能不全）合并
　　　　　心包炎

N18.901　慢性尿毒症

N18.902　慢性肾衰竭

N18.903　慢性肾衰竭尿毒症期

N18.905　慢性肾功能不全

N18.907　慢性肾功能衰竭氮质血症期

N18.911　慢性肾损害

N18.912　肾功能不全氮质血症期

N18.913　慢性肾功能不全尿毒症期

N18.916　慢性肾病，3 期

N18.917　慢性肾病，4 期

N18.918　慢性肾病，5 期

N19xx01　尿毒症

N19xx02　肾功能不全

N19xx03　肾衰竭

N19xx04　无功能肾

N99.001　操作后肾功能衰竭

R39.201　肾前性尿毒症

T79.501　挤压综合征

T79.502　挤压后肾衰竭

T79.503　创伤性无尿症

T81.814　透析器首次使用综合征

T82.402　肾透析的移植血管血栓形成

T82.403　肾透析的人造血管血栓形成

T82.404　肾透析的血管通路血栓形成

T82.707　肾透析的动静脉瘘感染

T82.708　肾透析的静脉导管感染

T82.709　肾透析的血管通路感染

T82.710　肾透析的人造血管感染

T82.711　肾透析的移植血管感染

T82.803　人工动静脉瘘闭塞

T85.786　腹膜透析导管隧道感染

T85.787　腹膜透析导管外口感染

T86.103　肾移植后肾衰竭

LS11　肾炎及肾病，伴重要并发症与合并症

LS13　肾炎及肾病，伴并发症与合并症

LS15　肾炎及肾病，不伴并发症与合并症

主要诊断包括：

A98.501+N08.0*
　　　　　流行性出血热［肾综合征出血热］

B18.102　乙型肝炎相关性肾炎

B52.001+N08.0*
　　　　　三日疟伴肾病

B52.002+N08.0*
　　　　　三日疟性肾小球肾炎

C90.003+N16.1*
　　　　　多发性骨髓瘤肾病

C90.007+N08.1*
　　　　　多发性骨髓瘤引起的肾小球疾患

C90.013+N16.1*
　　　　　多发性骨髓瘤肾病伴缓解

C95.917+N16.1*
　　　　　白血病致肾小管间质疾患伴缓解

D68.602　抗磷脂综合征

D69.006+N08.2*
　　　　　过敏性紫癜性肾炎

E85.003　遗传性淀粉样变性肾病

E85.410+N08.4*
　　　肾淀粉样变性
I12.906　小动脉性肾病
I12.907　小动脉性肾硬化
K76.702　肝肾综合征
L40.802+N05.9*
　　　银屑病性肾炎
M10.391　痛风肾病
M10.393　由于肾功能损害引起的痛风
M31.004+N08.5*
　　　抗肾小球基底膜病
M31.102　血栓性微血管病
M32.105+N08.5*
　　　狼疮性肾炎
M32.112+N08.5*
　　　狼疮性肾损害
M32.113+N16.4*
　　　狼疮性肾小管间质病
M35.005+N16.4*
　　　干燥综合征伴肾小管间质疾患
N00.101　局灶坏死性肾小球肾炎
N00.501　急性系膜增生性肾小球肾炎
N00.801　急性肾炎伴坏死性肾小球肾炎损害
N00.802　急性增生性肾小球肾炎
N00.804　急性肾小球肾炎伴增生性肾小球肾炎
N00.901　急性肾小球肾炎
N00.902　急性肾炎
N00.903　急性肾炎综合征
N00.904　链球菌感染后急性肾小球肾炎
N00.906　急性肾小球病
N00.907　慢性肾小球肾炎急性发作
N00.908　急性肾病
N00.909　慢性肾小球肾炎伴急进性肾小球肾炎
N01.102　急进性肾炎综合征，局灶性和节段性肾小球损害
N01.201　急进性肾炎综合征，弥漫性膜性肾小球肾炎

N01.301　急进性肾炎综合征，弥漫性膜性增生性肾小球肾炎
N01.401　急进性肾炎，毛细血管内增生性肾炎
N01.501　急进性肾炎综合征，弥漫性系膜毛细血管性肾小球肾炎
N01.601　急进性肾炎综合征，密集沉积物病
N01.701　急进性新月体性肾小球肾炎
N01.901　急进性肾炎
N01.902　急进性肾小球病
N01.903　急进性肾小球肾炎
N02.701　新月体性 IgA 肾病
N02.801　IgA 肾病
N02.802　系膜增殖性 IgA 肾病
N02.803　良性家族性儿童期血尿
N02.903　薄基底膜肾病
N03.201　慢性膜性肾小球肾炎
N03.202　膜性肾病
N03.301　慢性弥漫性系膜增生性肾小球肾炎
N03.302　慢性系膜增生性肾小球肾炎
N03.501　慢性膜性增生性肾小球肾炎
N03.502　慢性膜性增生性肾炎
N03.503　慢性系膜毛细血管性肾小球肾炎
N03.801　慢性弥漫增生性肾小球肾炎
N03.802　慢性增生性肾小球肾炎
N03.803　慢性肾小球肾炎伴硬化性肾炎
N03.804　慢性肾小球肾炎伴膜性增生性肾小球肾炎
N03.901　慢性肾小球肾炎
N03.902　慢性肾小球肾炎伴小管间质病变
N03.903　慢性肾炎
N03.904　隐匿型肾小球肾炎
N03.905　肾小球内皮细胞病
N03.906　慢性肾病
N03.907　慢性肾小球病
N04.001　肾病综合征伴微小病变型肾小球肾炎
N04.002　肾病综合征伴极微病理改变的肾损害
N04.003　肾病伴微小病变型肾小球肾炎

N04.101	肾病综合征伴局灶硬化性肾小球肾炎		N05.908	肾炎综合征
N04.201	肾病综合征伴膜性肾小球肾炎		N05.909	肾小球病
N04.202	肾病型慢性膜性肾小球肾炎		N07.901	遗传性肾炎
N04.301	肾病综合征伴膜增生性肾小球肾炎		N10xx02	急性肾盂炎
N04.303	肾病综合征伴膜性增生性 IgA 肾病		N10xx05	急性间质性肾炎
N04.401	肾病综合征伴毛细血管增生性肾炎		N11.802	免疫相关的慢性间质性肾炎
N04.801	肾病综合征伴增生性肾小球肾炎		N11.803	代谢异常相关的慢性间质性肾炎
N04.802	病毒性肾炎		N11.902	慢性间质性肾炎
N04.902	肾病型肾炎		N12xx01	间质性肾炎
N04.903	肾病综合征		N12xx02	肾小管病变
N04.904	脂性肾病		N12xx04	肾盂炎
N04.905	先天性肾病综合征		N12xx06	肾小管间质病
N05.001	肾小球微小病变		N12xx07	肾小管间质性肾炎
N05.003	肥胖相关性肾小球肥大症		N12xx08	特发性间质性肾炎
N05.004	微小病变型肾小球肾炎		N13.801	梗阻性肾病
N05.005	肥胖相关性肾病		N14.001	镇痛药性肾病
N05.101	局灶性节段性增生性肾小球肾炎		N14.101	马兜铃酸肾病
N05.102	局灶性肾炎		N14.102	造影剂肾病
N05.104	局灶硬化性肾炎		N14.201	药物性肾炎
N05.107	肾炎综合征，局灶性和节段性肾小球损害		N14.202	其他化学物质引起的中毒性肾病
N05.201	肾炎综合征，弥漫性膜性肾小球肾炎		N14.203	有机溶剂引起的中毒性肾病
			N14.301	金属诱发的肾病
N05.202	膜性肾小球肾炎		N14.302	汞中毒性肾病
N05.301	系膜增生性肾小球肾炎		N15.001	巴尔干肾病
N05.501	膜性增生性肾小球肾炎		N18.904	硬化性肾炎
N05.502	膜性增生性肾炎		N18.906	弥漫性硬化性肾小球肾炎
N05.701	新月体性肾炎		N18.914	慢性肾病，1 期
N05.801	IgM 肾病		N18.915	慢性肾病，2 期
N05.802	增生性肾小球肾炎		N25.101	肾性尿崩症
N05.803	重链肾病		N25.802	肾小管酸中毒
N05.804	轻重链肾病		N25.803	肾小管酸中毒 I 型
N05.805	轻链肾病		N25.804	肾小管酸中毒 II 型
N05.901	肾小球肾病		N25.805	肾小管酸中毒 IV 型
N05.902	肾小球肾炎		N25.806	莱特伍德-奥尔布赖特综合征 [Lightwood-Albright 综合征]
N05.903	肾炎			
N05.904	血管炎性肾小球肾炎		N26xx01	肾萎缩（终末期）
N05.906	小血管炎肾损害		N26xx02	肾小球硬化
N05.907	链球菌感染后肾小球肾炎		N26xx03	肾硬化
			N28.008	肾动脉狭窄
			N28.802	失钾性肾病

N28.804　失盐性肾炎
N28.901　肾病
N28.904　非传染性肝炎相关性肾病
N28.905　尿酸性肾病
N28.907　缺血性肾病
N28.911　脂蛋白肾病
N28.912　银屑病肾损害
N28.913　继发性肾损害
N28.914　白塞病肾损害
N28.915　白血病肾损害
N28.916　多发性肌炎肾损害
N28.918　混合型结缔组织病肾损害
N28.919　显微镜下多血管炎肾损害
N28.920　皮肌炎肾损害
N28.921　实体肿瘤肾损害
N28.922　血栓性微血管病肾损害
N28.923　硬皮病肾损害
N28.924　原发性干燥综合征肾损害
N28.925　高钙性肾病
N28.926　IgG 相关性肾病
N39.801　反流性肾炎
Q87.8903 Denys-Drash 综合征

LS21　高血压 / 糖尿病性肾病，伴重要并发症与合并症
LS25　高血压 / 糖尿病性肾病，不伴重要并发症与合并症

主要诊断包括：
E10.211+N08.3*
　　　　1 型糖尿病性前期肾病
E10.212+N08.3*
　　　　1 型糖尿病性前期肾小球肾病
E10.213+N08.3*
　　　　1 型糖尿病性前期基膜肥厚性肾小球肾病
E10.214+N08.3*
　　　　1 型糖尿病性前期肾小球系膜增生性肾病
E10.215+N08.3*
　　　　1 型糖尿病性前期可逆的肾病

E10.216+N08.3*
　　　　1 型糖尿病性前期微白蛋白尿
E10.217+N08.3*
　　　　1 型糖尿病性前期持续性微白蛋白尿
E10.221+N08.3*
　　　　1 型糖尿病肾病
E10.2211+N08.3*
　　　　1 型糖尿病肾病 I 期
E10.2212+N08.3*
　　　　1 型糖尿病肾病 II 期
E10.2213+N08.3*
　　　　1 型糖尿病肾病 III 期
E10.2214+N08.3*
　　　　1 型糖尿病肾病 IV 期
E10.2215+N08.3*
　　　　1 型糖尿病肾病 V 期
E10.223+N08.3*
　　　　1 型糖尿病性肾小球硬化症
E10.224+N08.3*
　　　　1 型糖尿病性弥漫性肾小球硬化症
E10.225+N08.3*
　　　　1 型糖尿病性结节性肾小球硬化症
E10.226+N08.3*
　　　　1 型糖尿病性难愈性肾小球硬化症
E10.227+N08.3*
　　　　1 型糖尿病性大量白蛋白尿
E10.228+N08.3*
　　　　1 型糖尿病性递进性肾病
E10.229+N08.3*
　　　　1 型糖尿病性毛细管间性肾小球硬化症
E10.230+N08.3*
　　　　1 型糖尿病性持续蛋白尿
E10.231+N29.8*
　　　　1 型糖尿病性终末期肾病
E10.291+N08.3*
　　　　1 型糖尿病性急性肾功能衰竭
E10.292+N08.3*
　　　　1 型糖尿病性髓质乳头坏死

E11.211+N08.3*
　　2 型糖尿病性前期肾病

E11.212+N08.3*
　　2 型糖尿病性前期肾小球肾病

E11.213+N08.3*
　　2 型糖尿病性前期基膜肥厚性肾小球肾病

E11.214+N08.3*
　　2 型糖尿病性前期肾小球系膜增生性肾病

E11.215+N08.3*
　　2 型糖尿病性前期可逆的肾病

E11.216+N08.3*
　　2 型糖尿病性前期微白蛋白尿

E11.217+N08.3*
　　2 型糖尿病性前期持续性微白蛋白尿

E11.221+N08.3*
　　2 型糖尿病肾病

E11.2211+N08.3*
　　2 型糖尿病肾病 I 期

E11.2212+N08.3*
　　2 型糖尿病肾病 II 期

E11.2213+N08.3*
　　2 型糖尿病肾病 III 期

E11.2214+N08.3*
　　2 型糖尿病肾病 IV 期

E11.2215+N08.3*
　　2 型糖尿病肾病 V 期

E11.223+N08.3*
　　2 型糖尿病性肾小球硬化症

E11.224+N08.3*
　　2 型糖尿病性弥漫性肾小球硬化症

E11.225+N08.3*
　　2 型糖尿病性结节性肾小球硬化症

E11.226+N08.3*
　　2 型糖尿病性难愈性肾小球硬化症

E11.227+N08.3*
　　2 型糖尿病性大量白蛋白尿

E11.228+N08.3*
　　2 型糖尿病性递进性肾病

E11.229+N08.3*
　　2 型糖尿病性毛细管间性肾小球硬化症

E11.230+N08.3*
　　2 型糖尿病性持续蛋白尿

E11.231+N29.8*
　　2 型糖尿病性终末期肾病

E11.291+N08.3*
　　2 型糖尿病性急性肾功能衰竭

E11.292+N08.3*
　　2 型糖尿病性髓质乳头坏死

E13.2521+N08.3*
　　青少年发病的成人型糖尿病肾病

E14.211+N08.3*
　　糖尿病性前期肾病

E14.212+N08.3*
　　糖尿病性前期肾小球肾病

E14.213+N08.3*
　　糖尿病性前期基膜肥厚性肾小球肾病

E14.214+N08.3*
　　糖尿病性前期肾小球系膜增生性肾病

E14.215+N08.3*
　　糖尿病性前期可逆的肾病

E14.216+N08.3*
　　糖尿病性前期微白蛋白尿

E14.217+N08.3*
　　糖尿病性前期持续性微白蛋白尿

E14.221+N08.3*
　　糖尿病肾病

E14.2211+N08.3*
　　糖尿病肾病 I 期

E14.2212+N08.3*
　　糖尿病肾病 II 期

E14.2213+N08.3*
　　糖尿病肾病 III 期

E14.2214+N08.3*
　　糖尿病肾病Ⅳ期
E14.2215+N08.3*
　　糖尿病肾病Ⅴ期
E14.223+N08.3*
　　糖尿病性肾小球硬化症
E14.224+N08.3*
　　糖尿病性弥漫性肾小球硬化症
E14.225+N08.3*
　　糖尿病性结节性肾小球硬化症
E14.226+N08.3*
　　糖尿病性难愈性肾小球硬化症
E14.227+N08.3*
　　糖尿病性大量白蛋白尿
E14.228+N08.3*
　　糖尿病性递进性肾病
E14.229+N08.3*
　　糖尿病性毛细管间性肾小球硬化症
E14.230+N08.3*
　　糖尿病性持续蛋白尿
E14.231+N29.8*
　　糖尿病性终末期肾病
E14.291+N08.3*
　　糖尿病性急性肾功能衰竭
E14.292+N08.3*
　　糖尿病性髓质乳头坏死
I12.901　动脉硬化性肾病
I12.902　动脉硬化性肾炎
I12.903　高血压肾病
I12.904　肾动脉硬化
I12.905　肾萎缩伴高血压
N28.917　高血压肾损害

LT11　泌尿系统肿瘤，伴重要并发症与合并症

LT15　泌尿系统肿瘤，不伴重要并发症与合并症

主要诊断包括：

C64xx01　肾恶性肿瘤
C64xx03　双侧肾恶性肿瘤

C64xx04　肾多处恶性肿瘤
C65xx01　肾盂恶性肿瘤
C65xx02　肾盂输尿管连接部恶性肿瘤
C65xx03　肾盏恶性肿瘤
C66xx01　输尿管恶性肿瘤
C66xx02　双侧输尿管恶性肿瘤
C66xx03　输尿管多处恶性肿瘤
C67.001　膀胱三角区恶性肿瘤
C67.101　膀胱顶恶性肿瘤
C67.201　膀胱侧壁恶性肿瘤
C67.301　膀胱前壁恶性肿瘤
C67.401　膀胱后壁恶性肿瘤
C67.501　膀胱颈恶性肿瘤
C67.502　尿道内口恶性肿瘤
C67.601　输尿管口恶性肿瘤
C67.701　脐尿管恶性肿瘤
C67.901　膀胱恶性肿瘤
C67.902　膀胱多处恶性肿瘤
C68.001　尿道恶性肿瘤
C68.101　尿道旁腺恶性肿瘤
C68.801　肾及输尿管恶性肿瘤
C68.802　肾盂及膀胱恶性肿瘤
C68.804　膀胱及输尿管恶性肿瘤
C68.901　泌尿器官恶性肿瘤
C79.001　肾继发恶性肿瘤
C79.002　肾盂继发恶性肿瘤
C79.101　膀胱继发恶性肿瘤
C79.102　泌尿系统继发恶性肿瘤
C79.103　尿道继发恶性肿瘤
C79.104　输尿管继发恶性肿瘤
D09.001　膀胱原位癌
D09.101　尿道原位癌
D09.102　输尿管原位癌
D09.103　肾盂原位癌
D30.001　肾良性肿瘤
D30.101　肾盂良性肿瘤
D30.201　输尿管良性肿瘤
D30.202　输尿管口良性肿瘤
D30.301　膀胱良性肿瘤
D30.302　输尿管膀胱口良性肿瘤

D30.303　尿道膀胱口良性肿瘤

D30.401　尿道良性肿瘤

D30.402　尿道内口良性肿瘤

D30.701　尿道旁腺良性肿瘤

D30.901　泌尿系统良性肿瘤

D41.001　肾交界性肿瘤

D41.101　肾盂交界性肿瘤

D41.201　输尿管交界性肿瘤

D41.301　尿道交界性肿瘤

D41.401　膀胱交界性肿瘤

D41.404　膀胱息肉

D41.901　泌尿生殖系统交界性肿瘤

N28.927　肾肿物

Q85.910　肾错构瘤

Q85.913　肾错构瘤破裂出血

Q85.929　先天性中胚叶肾瘤

R93.404　膀胱占位性病变

LU11　泌尿系统感染，伴重要并发症与合并症

LU13　泌尿系统感染，伴并发症与合并症

LU15　泌尿系统感染，不伴并发症与合并症

主要诊断包括：

A02.204+N16.0*

　　沙门菌性肾小管间质病

A06.801　阿米巴膀胱炎

A18.102+N33.0*

　　膀胱结核

A18.103　泌尿系结核

A18.112+N29.1*

　　肾结核

A18.113+N29.1*

　　结核性肾脓肿

A18.117+N29.1*

　　输尿管结核

A18.122+N37.8*

　　结核性尿道瘘

A18.125+N29.1*

　　结核性肾盂炎

A18.128+N33.0*

　　结核性膀胱炎

A18.131　男性盆腔结核

A18.420　腰部结核性脓肿

A36.805+N33.8*

　　白喉性膀胱炎

A52.712+N08.0*

　　梅毒性肾炎

A54.002　淋球菌性尿道炎

A54.003　淋球菌性膀胱炎

A54.102　淋球菌性尿道脓肿

A56.003　衣原体性尿道炎

A56.004　衣原体性膀胱炎

A59.001+N37.0*

　　滴虫性尿道炎

A59.004　泌尿生殖系统滴虫病

B26.808+N08.0*

　　流行性腮腺炎性肾炎

B37.401+N37.0*

　　泌尿系念珠菌病

B37.402+N37.0*

　　念珠菌性尿道口炎

B45.802　前列腺隐球菌病

B49xx04　真菌性泌尿系感染

B83.808　肾膨结线虫病

B90.101　陈旧性肾结核

N10xx01　急性肾盂肾炎

N10xx03　急性传染性间质性肾炎

N11.001　反流性肾盂肾炎

N11.101　慢性梗阻性肾盂肾炎

N11.801　非梗阻性慢性肾盂肾炎

N11.901　慢性肾盂肾炎

N11.904　黄色肉芽肿性肾盂肾炎

N12xx03　肾盂肾炎

N12xx05　肾小管间质性肾炎葡萄膜炎综合征 [TINU 综合征]

N13.505　原发性腹膜后纤维化

N13.506　腹膜后纤维化

N13.507　腹膜后纤维化伴输尿管狭窄

N13.601　肾盂脓肿

N13.602　肾盂积脓

N13.603　阻塞性尿路病伴感染 [1]

N13.604　腹膜后纤维化伴感染

N13.605　肾积脓

N13.902　阻塞性尿路病伴感染 [1]

N15.101　肾脓肿

N15.102　肾周脓肿

N15.103　肾和肾周脓肿

N15.901　肾感染

N15.902　肾周围感染

N15.903　肾皮质化脓性感染

N15.904　感染性肾炎

N28.805　急性输尿管炎

N28.807　慢性输尿管炎

N28.816　输尿管炎

N30.001　急性膀胱炎

N30.101　慢性间质性膀胱炎

N30.102　膀胱黏膜炎

N30.201　慢性膀胱炎

N30.301　尿道膀胱三角炎

N30.801　腺性膀胱炎

N30.802　增殖性膀胱炎

N30.803　滤泡性膀胱炎

N30.804　膀胱炎性病变

N30.805　膀胱脓肿

N30.806　息肉样膀胱炎

N30.807　化学性膀胱炎

N30.808　黄色肉芽肿性膀胱炎

N30.809　嗜酸细胞性膀胱炎

N30.810　出血性膀胱炎

N30.901　膀胱炎

N30.903　膀胱周围炎

N34.001　考珀腺脓肿 [2]

N34.002　利特雷腺脓肿

N34.003　尿道周围脓肿

N34.004　尿道脓肿

N34.005　尿道腺脓肿

N34.101　非淋球菌性尿道炎

N34.102　非性病性尿道炎

N34.201　尿道口炎

N34.202　尿道炎

N34.203　尿道溃疡

N34.204　尿道口溃疡

N34.205　绝经后尿道炎

N34.301　女性尿道综合征

N39.001　泌尿系感染

N39.002　无症状菌尿

N39.003　复杂性尿路感染

N41.002　急性细菌性前列腺炎

T83.503　导管相关性尿路感染

LV11　泌尿系统症状及体征，伴重要并发症与合并症

LV13　泌尿系统症状及体征，伴并发症与合并症

LV15　泌尿系统症状及体征，不伴并发症与合并症

主要诊断包括：

N23xx01　肾绞痛

N39.301　张力性尿失禁

N39.302　女性压力性尿失禁

N39.401　溢出性尿失禁

N39.402　反流性尿失禁

N39.403　紧迫性尿失禁

N39.404　创伤性尿失禁

Q62.002　先天性肾积水

R30.001　排尿困难

R30.002　痛性尿淋漓

R30.101　尿急

R30.901　尿痛

R31xx01　血尿

---

[1] N13.603 与 N13.902 诊断名词重复。

[2] 考珀腺即尿道球腺，以下同此。

R32xx01 尿失禁

R32xx02 遗尿

R33xx01 尿潴留

R34xx01 无尿

R34xx02 少尿

R35xx01 尿频

R35xx02 多尿

R39.001 尿外渗

R39.101 排尿踌躇

R39.203 肾外性尿毒症

R80xx01 蛋白尿

R80xx03 白蛋白尿

R80xx04 孤立性蛋白尿

R82.001 乳糜尿

R82.301 血红蛋白尿

R82.503 尿中生物制剂水平升高

R82.504 尿中 17- 甾酮类水平升高

R82.505 尿中儿茶酚胺水平升高

R82.506 尿中吲哚乙酸水平升高

R82.507 尿中甾类水平升高

R82.601 尿中重金属水平异常

R82.901 钙尿

R82.902 黑尿

R82.903 结晶尿

R93.401 膀胱充盈缺损

R93.402 肾充盈缺损

R93.403 输尿管充盈缺损

R94.401 肾功能异常

R94.803 膀胱功能试验异常

T81.811 手术后尿失禁

LW19 尿路结石、阻塞及尿道狭窄

主要诊断包括：

N13.001 肾积水伴输尿管肾盂连接部梗阻

N13.101 肾积水伴输尿管狭窄

N13.201 肾积水伴肾和输尿管结石梗阻

N13.202 肾积水伴肾结石

N13.203 肾积水伴输尿管结石

N13.301 肾积水

N13.501 肾盂输尿管连接部狭窄

N13.502 输尿管梗阻

N13.503 输尿管狭窄

N13.509 肾盂输尿管连接部梗阻

N13.510 输尿管痉挛

N13.901 尿路梗阻

N20.001 肾盂结石

N20.002 肾盏憩室结石

N20.003 肾鹿角形结石

N20.005 肾结石

N20.101 输尿管结石

N20.102 输尿管下段结石

N20.201 肾输尿管结石

N20.901 结石性肾盂肾炎

N20.902 泌尿系结石

N21.001 膀胱结石

N21.002 膀胱憩室结石

N21.101 尿道结石

N21.901 下尿路结石

N35.001 分娩后尿道狭窄

N35.002 创伤后尿道狭窄

N35.101 感染后尿道狭窄

N35.901 尿道狭窄

N35.902 针孔状尿道口

N35.903 尿道口狭窄

N99.101 操作后尿道狭窄

N99.103 手术后瘢痕性尿道闭锁

N99.104 手术后尿道综合征

N99.105 手术后尿道口畸形

Q55.408 前列腺膀胱内异位

Q62.121 先天性双侧肾盂输尿管连接部狭窄

Q62.143 先天性双侧输尿管膀胱开口处狭窄

Q62.181 先天性单侧输尿管狭窄

Q62.182 先天性单侧输尿管闭锁

Q62.191 先天性双侧输尿管狭窄

Q62.192 先天性双侧输尿管闭锁

Q62.392 先天性梗阻性肾病

Q62.393 先天性尿道梗阻

Q62.394 肾盂输尿管连接部瓣膜

Q62.395 输尿管瓣膜

Q62.802 先天性输尿管膀胱口囊肿

Q62.803　先天性输尿管膀胱口憩室

Q64.201　尿道瓣膜

Q64.211　后尿道瓣膜

Q64.221　前尿道瓣膜

Q64.331　先天性尿道口狭窄

Q64.501　尿道缺如

Q64.711　先天性尿道憩室

Q64.712　先天性前尿道憩室

Q64.794　先天性尿道黏膜脱垂

LX11　泌尿系统损伤，伴重要并发症与合并症

LX13　泌尿系统损伤，伴并发症与合并症

LX15　泌尿系统损伤，不伴并发症与合并症

主要诊断包括：

E10.4380+G99.0*

　　　　1 型糖尿病性膀胱张力减弱

E11.4380+G99.0*

　　　　2 型糖尿病性膀胱张力减弱

E14.4380+G99.0*

　　　　糖尿病性膀胱张力减弱

N28.828　非创伤性肾破裂

N28.830　自发性肾破裂

S35.401　肾动脉损伤

S35.402　肾静脉损伤

S35.705　肾血管损伤

S37.001　肾损伤

S37.011　肾挫伤

S37.012　肾囊挫伤

S37.013　肾盂挫伤

S37.014　肾血肿

S37.015　肾囊血肿

S37.016　肾盂血肿

S37.017　肾周血肿

S37.021　肾裂伤

S37.022　肾囊破裂

S37.023　肾盂裂伤

S37.031　肾粉碎伤

S37.101　输尿管断裂

S37.102　输尿管损伤

S37.201　膀胱损伤

S37.211　膀胱挫伤

S37.221　膀胱破裂

S37.222　腹膜外膀胱破裂

S37.223　腹膜内膀胱破裂

S37.224　混合型膀胱破裂

S37.281　膀胱裂伤

S37.301　尿道挫伤

S37.302　尿道损伤

S37.303　尿道断裂

S37.304　尿道完全断裂

S37.305　尿道部分断裂

S37.311　尿道膜部损伤

S37.321　尿道海绵体部损伤

S37.331　尿道前列腺部损伤

S37.381　尿道球部断裂

S37.382　尿道球部挫裂伤

S37.383　后尿道损伤

T83.801　插管引起的尿道损伤

LZ11　泌尿系统其他疾患，伴重要并发症与合并症

LZ15　泌尿系统其他疾患，不伴重要并发症与合并症

主要诊断包括：

A18.116+N29.1*

　　　　结核性输尿管狭窄

B87.801　泌尿生殖道蝇蛆病

C95.907+N16.1*

　　　　白血病致肾小管间质疾患

D17.716　肾脂肪瘤

D18.0806　尿道口血管瘤

D18.0811　肾血管瘤

D18.0819　膀胱血管瘤

D36.725　尿道旁良性肿瘤

D68.602　抗磷脂综合征

E11.4381+N33.8*
　　2 型糖尿病神经源性膀胱炎

E14.4381+N33.8*
　　糖尿病神经源性膀胱炎

E83.108+N16.3*
　　含铁血黄素沉积相关肾损害

E85.401　膀胱淀粉样变性

F45.351　躯体化的自主神经功能障碍，泌
　　尿生殖系统

I70.102　肾动脉硬化症

I70.103　肾动脉粥样硬化

I72.201　肾动脉瘤

I72.202　肾动脉假性动脉瘤

I72.203　肾动脉夹层

I77.009　肾动静脉瘘

I82.301　肾静脉栓塞

I82.302　肾静脉血栓形成

I86.201　膀胱静脉曲张

K76.702　肝肾综合征

M10.392　痛风性肾结石

M31.102　血栓性微血管病

M31.304+N08.5*
　　韦格纳肉芽肿肾损害

M34.804+N08.5*
　　系统性硬化症肾危象

M34.807+N08.5*
　　系统性硬化症肾损害

N02.901　复发性血尿

N02.902　持续性血尿

N13.303　特发性肾积水

N13.305　肾盂囊肿

N13.401　输尿管扩张

N13.701　膀胱输尿管反流

N15.801　肾肉芽肿

N17.203　肾乳头坏死

N18.813+H32.8*
　　肾性视网膜病

N25.001　肾性佝偻病

N25.002　肾性侏儒症

N25.004　肾性骨营养不良

N25.007　磷丧失性肾小管疾患

N25.008　肾性矮小身材

N27.001　单侧小肾

N27.101　双侧小肾

N28.001　肾动脉栓塞

N28.002　肾动脉血栓形成

N28.003　肾动脉阻塞

N28.004　肾动脉闭塞

N28.005　肾梗死

N28.006　肾缺血

N28.007　肾动脉胆固醇结晶栓塞

N28.008　肾动脉狭窄

N28.101　后天性肾囊肿

N28.801　被动性肾充血

N28.803　低比重尿

N28.806　输尿管腹壁瘘

N28.809　肾出血

N28.810　输尿管瘘

N28.811　肾钙化

N28.812　输尿管囊肿

N28.813　输尿管疝

N28.814　输尿管憩室

N28.815　输尿管息肉

N28.817　游走肾

N28.819　肾盂扩张

N28.820　肾盂憩室

N28.821　肾盏憩室

N28.822　肾被膜积液

N28.824　肾盏息肉

N28.825　囊性肾盂输尿管炎

N28.826　肾下垂

N28.827　输尿管缺血性坏死

N28.829　肾周积液

N28.910　肾炎性假瘤

N30.401　放射性膀胱炎

N31.001　无抑制性神经源性膀胱

N31.101　反射性神经源性膀胱

N31.201　弛缓性神经源性膀胱

N31.202　弛缓性运动神经源性膀胱 [运动
　　麻痹性神经源性膀胱]

N31.203	弛缓性感觉神经源性膀胱 [感觉麻痹性神经源性膀胱]		N32.820	膀胱颈硬化
N31.204	膀胱松弛		N32.901	膀胱肿物
N31.205	低顺应性膀胱		N32.902	膀胱颈肿物
N31.206	自主性神经源性膀胱		N34.206	尿路软斑症
N31.207	非反射性神源病性膀胱		N36.001	尿道会阴瘘
N31.801	逼尿肌无力		N36.002	尿道直肠瘘
N31.901	神经源性膀胱		N36.003	尿道瘘
N31.902	神经源性膀胱过度活动症		N36.007	假尿道通道
N32.001	膀胱颈梗阻		N36.101	尿道憩室
N32.003	后天性膀胱颈狭窄		N36.201	尿道肉阜
N32.004	膀胱瘢痕狭窄		N36.202	尿道息肉
N32.101	膀胱直肠瘘		N36.301	尿道脱垂
N32.102	膀胱乙状结肠瘘		N36.302	男性尿道膨出
N32.103	膀胱小肠瘘		N36.802	尿道旁囊肿
N32.104	膀胱结肠瘘		N36.803	尿道口囊肿
N32.201	膀胱瘘		N36.804	尿道出血
N32.202	腹壁膀胱瘘		N36.805	精阜肥大
N32.301	膀胱憩室		N36.901	尿道肿物
N32.302	膀胱憩室炎		N39.101	持续性蛋白尿
N32.401	非外伤性膀胱破裂		N39.201	体位性蛋白尿
N32.801	膀胱瘢痕		N39.811	腰痛血尿综合征
N32.802	膀胱出血		N41.301	前列腺膀胱炎
N32.803	膀胱假憩室		N43.202	阴囊水囊肿
N32.804	膀胱扩张		N97.403	男方弱精子症
N32.805	膀胱挛缩		N99.501	尿道外口机能不良
N32.806	男性膀胱疝		N99.802	手术后尿潴留
N32.807	膀胱钙化		N99.806	手术后尿道瘘
N32.808	膀胱颈部充血		N99.808	输尿管膀胱吻合口狭窄
N32.809	膀胱痉挛		N99.809	输尿管造口狭窄
N32.810	膀胱纤维化		Q27.101	先天性肾动脉狭窄
N32.811	膀胱硬化		Q27.201	先天性肾动静脉瘘
N32.812	膀胱无菌性坏死		Q27.202	先天性肾动脉畸形
N32.813	膀胱白斑		Q27.203	多肾动脉
N32.814	膀胱黏膜脱垂		Q27.810	肾血管畸形
N32.815	膀胱小梁形成		Q28.804	髓内血管畸形
N32.816	膀胱黏膜不典型增生		Q50.503	女性中肾管囊肿
N32.817	膀胱过度活动症		Q55.408	前列腺膀胱内异位
N32.818	膀胱囊肿		Q60.001	先天性单肾
N32.819	后天性膀胱外翻		Q60.201	先天性肾缺如
			Q60.301	单侧肾不发育

Q60.401	双侧肾不发育		Q63.101	融合肾
Q60.501	肾发育不全		Q63.111	马蹄肾
Q60.601	波特综合征［Potter 综合征］		Q63.191	分叶肾
Q61.001	先天性肾囊肿		Q63.201	肾异位
Q61.101	常染色体隐性遗传性多囊肾病		Q63.202	先天性游走肾
Q61.201	常染色体显性遗传性多囊肾病		Q63.291	先天性肾旋转不良
Q61.301	先天性多囊肾		Q63.301	巨肾
Q61.401	先天性囊性肾发育不良		Q63.302	巨肾盏症
Q61.402	肾小球巨大稀少症		Q63.811	先天性肾盏憩室
Q61.501	先天性海绵肾		Q63.891	先天性肾结石
Q61.502	髓质囊性肾病		Q63.892	双肾盂
Q61.901	先天性肾囊性病		Q63.901	先天性肾畸形
Q61.902	脑膨出多指多囊肾综合征［Meckel-Gruber 综合征］		Q63.902	肾盂畸形
			Q64.001	尿道上裂
Q62.001	先天性肾盂积水		Q64.191	异位膀胱
Q62.111	先天性单侧肾盂输尿管连接部狭窄		Q64.194	先天性膀胱外翻
Q62.131	先天性单侧输尿管膀胱开口处狭窄		Q64.201	尿道瓣膜
Q62.141	先天性输尿管狭窄		Q64.211	后尿道瓣膜
Q62.142	先天性输尿管闭锁		Q64.221	前尿道瓣膜
Q62.201	先天性巨输尿管		Q64.312	先天性膀胱尿道口狭窄
Q62.202	先天性输尿管扩张		Q64.321	先天性尿道狭窄
Q62.311	异位输尿管疝		Q64.322	先天性尿道闭锁
Q62.321	正常位输尿管膨出		Q64.331	先天性尿道口狭窄
Q62.331	先天性输尿管息肉		Q64.411	先天性脐尿管囊肿
Q62.341	先天性输尿管积水		Q64.421	先天性脐尿管未闭
Q62.391	先天性输尿管疝		Q64.431	先天性脐尿管憩室
Q62.401	先天性输尿管不发育		Q64.491	先天性脐尿管瘘
Q62.402	先天性无输尿管		Q64.492	先天性脐尿管脱垂
Q62.511	双输尿管		Q64.501	尿道缺如
Q62.601	输尿管异位		Q64.502	膀胱缺如
Q62.602	输尿管口异位		Q64.601	先天性膀胱憩室
Q62.621	下腔静脉后输尿管		Q64.711	先天性尿道憩室
Q62.701	先天性膀胱输尿管反流		Q64.712	先天性前尿道憩室
Q62.711	先天性单侧膀胱输尿管反流		Q64.721	先天性膀胱脱垂
Q62.721	先天性双侧膀胱输尿管反流		Q64.731	双尿道
Q62.801	先天性输尿管畸形		Q64.732	双尿道口
Q62.802	先天性输尿管膀胱口囊肿		Q64.733	先天性副尿道憩室
Q62.803	先天性输尿管膀胱口憩室		Q64.741	尿道口异位
Q63.011	重复肾		Q64.751	先天性直肠尿道瘘
Q63.091	附加肾		Q64.761	先天性巨尿道

Q64.771　巨膀胱 - 巨输尿管综合征

Q64.781　先天性尿道空洞性脊髓突出 [1]

Q64.791　先天性脐膀胱瘘

Q64.792　先天性膀胱疝

Q64.793　双膀胱

Q64.794　先天性尿道黏膜脱垂

Q64.801　先天性尿道旁裂

Q64.901　先天性尿道畸形

R35xx03　夜尿

R36xx03　尿道溢液

R80xx02　本周蛋白尿

R82.201　胆汁尿

R93.405　输尿管占位性病变

R93.406　肾占位性病变

S36.831　创伤性腹膜后血肿

T19.001　尿道内异物

T19.101　膀胱内异物

T19.801　输尿管内异物

T83.001　泌尿系导管引起的机械性并发症

T83.101　泌尿系支架引起的机械性并发症

T83.102　泌尿系电子刺激装置引起的机械性并发症

T83.103　泌尿系括约肌植入物引起的机械性并发症

T83.104　尿道悬吊术后引起的机械性并发症

T83.201　泌尿器官移植物引起的机械性并发症

T83.501　泌尿系假体装置植入物和移植物引起的感染

T83.502　输尿管支架感染

T85.711　腹腔插管感染

T86.101　肾移植失败

T86.102　肾移植排斥

Z09.901　治疗后的随诊检查

Z43.501　膀胱造口维护

Z43.601　肾造口维护

Z43.602　输尿管造口维护

Z43.603　尿道造口维护

Z45.807　腹膜透析管取出

Z46.601　取出输尿管 D-J 管

Z46.602　取出输尿管支架管

Z46.603　置换输尿管支架

Z46.801　为肾透析的半永久静脉拔管

Z46.802　为肾透析的临时静脉拔管

Z49.001　透析的准备性医疗

Z49.002　为肾透析的静脉插管

Z49.003　为肾透析的动静脉搭桥

Z49.004　为肾透析的动静脉造瘘

Z49.005　为肾透析的动静脉分流

Z49.101　血液透析治疗

Z49.201　腹膜透析治疗

Z51.801　冲击治疗

Z52.401　供肾者

Z90.501　手术后肾缺失

Z90.602　后天性膀胱缺失

Z90.603　后天性输尿管缺失

Z94.001　自体肾移植状态

Z94.002　异体肾移植状态

Z98.8907　输尿管支架置入术后

---

[1] 此条疑为"先天性尿道球腺囊性扩张"。

MDCM 男性生殖系统疾病及功能障碍

MA19　男性生殖器官恶性肿瘤手术

主要诊断包括：

C60.001	包皮恶性肿瘤
C60.101	阴茎头恶性肿瘤
C60.201	阴茎体恶性肿瘤
C60.202	海绵体恶性肿瘤
C60.901	阴茎恶性肿瘤
C61xx01	前列腺恶性肿瘤
C62.001	异位睾丸恶性肿瘤
C62.002	隐睾恶性肿瘤
C62.903	睾丸恶性肿瘤
C63.001	附睾恶性肿瘤
C63.101	精索恶性肿瘤
C63.201	阴囊恶性肿瘤
C63.701	精囊恶性肿瘤
C63.702	鞘膜恶性肿瘤
C68.001	尿道恶性肿瘤
C68.803	膀胱和尿道及前列腺恶性肿瘤
C76.302	会阴恶性肿瘤
C79.8225	睾丸继发恶性肿瘤
C79.8226	精囊继发恶性肿瘤
C79.8227	前列腺继发恶性肿瘤
C79.8228	生殖器官继发恶性肿瘤
C79.8229	阴茎继发恶性肿瘤
C79.8231	精索继发恶性肿瘤
C79.8233	附睾继发恶性肿瘤
C79.8234	阴囊继发恶性肿瘤
D40.001	前列腺交界性肿瘤
D40.102	睾丸交界性肿瘤
D40.701	附睾交界性肿瘤
D40.702	精囊交界性肿瘤
D40.901	男性生殖器官交界性肿瘤

手术操作包括：

40.52001	主动脉旁淋巴结清扫术
40.53001	髂淋巴结清扫术
40.54001	腹股沟淋巴结清扫术
40.59001	腹腔淋巴结清扫术
40.59002	盆腔淋巴结清扫术
40.59009	腹腔镜下盆腔淋巴结清扫术
57.6001	膀胱部分切除术
57.6002	膀胱三角区切除术
57.6003	膀胱袖状切除术
57.6004	腹腔镜下膀胱部分切除术
57.71001	膀胱广泛性切除术
57.71002	膀胱尿道全切除术
57.71003	腹腔镜下膀胱广泛性切除术
57.79001	膀胱全切除术
57.79002	腹腔镜下膀胱全切除术
59.00001	腹膜后清扫术
59.21001	膀胱周围活检术
59.91001	肾周病损切除术
60.0001	经尿道前列腺切开术［TUI-P］
60.0002	前列腺被膜切开术［TUR-IP］
60.12001	直视下前列腺活检术
60.21001	经尿道前列腺激光切除术［TULIP 手术］
60.29001	经尿道前列腺汽化电切术［TEVAP 手术］
60.29002	经尿道前列腺切除术［TURP 手术］
60.29003	经尿道前列腺绿激光汽化术（PVP）
60.3001	耻骨上经膀胱前列腺切除术
60.4001	耻骨后前列腺切除术

60.4002	耻骨后膀胱前前列腺切除术
60.5001	腹腔镜下前列腺根治性切除术
60.5002	前列腺根治性切除术
60.61001	前列腺病损切除术
60.61002	前列腺部分切除术
60.61003	腹腔镜下前列腺病损切除术
60.62001	经会阴前列腺冷冻治疗术
60.62002	经会阴前列腺切除术
60.69001	前列腺切除术
60.69002	腹腔镜下前列腺切除术
60.97001	经尿道前列腺射频消融术
62.0001	睾丸切开探查术
62.12001	直视下睾丸活检术
62.3002	单侧睾丸 - 附睾切除术
62.3004	单侧睾丸切除术
62.41001	双侧睾丸 - 附睾切除术
62.41002	双侧睾丸根治性切除术
62.41004	双侧睾丸切除术
64.3001	阴茎全部切除术
92.24001	光子束远距离放射治疗[光子束外照射放射治疗]
92.25001	电子束远距离放射治疗[电子束外照射放射治疗]

MB10　睾丸非恶性病损手术，年龄 < 17 岁

MB19　睾丸非恶性病损手术

手术操作包括：

61.0001	睾丸鞘膜切开引流术
61.2002	睾丸鞘膜积液切除术
61.2003	鞘膜部分切除术
61.2004	鞘膜切除术
61.49001	鞘膜翻转术
61.49002	鞘膜高位结扎术
61.49003	阴囊修补术
61.91001	睾丸鞘膜积液抽吸术
61.92001	鞘膜囊肿切除术
61.92002	鞘状突高位结扎术
61.99002	腹腔镜下鞘状突高位结扎术
62.0001	睾丸切开探查术

62.0002	腹腔镜下隐睾探查术
62.12001	直视下睾丸活检术
62.2001	睾丸病损切除术
62.2002	睾丸附件切除术
62.3001	单侧睾丸部分切除术
62.3002	单侧睾丸 - 附睾切除术
62.3004	单侧睾丸切除术
62.3005	单侧隐睾切除术
62.3006	腹腔镜下单侧隐睾切除术
62.41001	双侧睾丸 - 附睾切除术
62.41003	双侧隐睾切除术
62.41004	双侧睾丸切除术
62.41005	腹腔镜下双侧隐睾切除术
62.5001	睾丸复位术
62.5002	睾丸固定术
62.61001	睾丸裂伤缝合术
62.69001	睾丸修补术
62.7001	睾丸假体置入术
62.99001	显微镜下睾丸切开取精术
63.4001	附睾切除术
63.51001	精索 - 附睾裂伤缝合术
63.52001	附睾裂伤缝合术
63.83001	附睾 - 输精管吻合术
63.92001	附睾切开探查术

MC13　前列腺手术，伴并发症与合并症

MC15　前列腺手术，不伴并发症与合并症

手术操作包括：

60.0001	经尿道前列腺切开术[TUI-P]
60.0002	前列腺被膜切开术[TUR-IP]
60.0005	前列腺结石切除术
60.12001	直视下前列腺活检术
60.21001	经尿道前列腺激光切除术[TULIP 手术]
60.29001	经尿道前列腺汽化电切术[TEVAP 手术]
60.29002	经尿道前列腺切除术[TURP 手术]
60.29003	经尿道前列腺绿激光汽化术（PVP）
60.3001	耻骨上经膀胱前列腺切除术

60.4001	耻骨后前列腺切除术
60.4002	耻骨后膀胱前前列腺切除术
60.5001	腹腔镜下前列腺根治性切除术
60.5002	前列腺根治性切除术
60.61001	前列腺病损切除术
60.61002	前列腺部分切除术
60.61003	腹腔镜下前列腺病损切除术
60.62001	经会阴前列腺冷冻治疗术
60.62002	经会阴前列腺切除术
60.69001	前列腺切除术
60.69002	腹腔镜下前列腺切除术
60.93001	前列腺修补术
60.94001	前列腺术后止血术
60.95001	经尿道前列腺气囊扩张术
60.97001	经尿道前列腺射频消融术

MD19　阴茎手术

手术操作包括：

38.57001	阴茎背静脉结扎术
58.43001	尿道瘘修补术
58.43003	尿道 - 直肠瘘修补术
58.43005	腹腔镜下尿道瘘修补术
58.45001	尿道上裂修补术
58.45002	尿道下裂修补术
58.46001	尿道建造术
58.49001	尿道成形术
58.49002	尿道会师术
58.49003	尿道修补术
58.49004	尿道折叠术
58.5001	尿道内口切开术
58.5002	经尿道尿道切开术
64.11001	阴茎活检
64.2001	包皮瘢痕切除术
64.2002	包皮病损切除术
64.2003	阴茎瘢痕切除术
64.2004	阴茎病损切除术
64.2005	阴茎部分切除术
64.2006	阴茎皮肤和皮下坏死组织切除清创术
64.2007	阴茎皮肤和皮下组织非切除性清创

64.3001	阴茎全部切除术
64.41001	阴茎裂伤缝合术
64.42001	痛性阴茎勃起松解术
64.43001	阴茎建造术
64.44001	阴茎重建术
64.45001	阴茎截断再接术
64.45002	阴茎海绵体断裂修补术
64.49001	阴茎矫直术
64.49002	阴茎延长术
64.49003	阴茎增粗术
64.91001	包皮切开术
64.91002	阴茎瘢痕松解术
64.92001	阴茎切开术
64.93001	阴茎粘连松解术
64.94001	阴茎外部假体安装术
64.95001	非可膨胀性阴茎假体置入术
64.96001	阴茎内部假体去除术
64.97001	可膨胀性阴茎假体置入术
64.98001	阴茎海绵体分流术
86.4004	皮肤病损根治性切除术

MJ11　其他男性生殖系统手术，伴重要并发症与合并症

MJ15　其他男性生殖系统手术，不伴重要并发症与合并症

手术操作包括：

03.93001	脊髓电刺激器置入术
03.94001	骶神经电刺激器取出术
04.92002	骶神经电刺激器置入术
04.92003	周围神经电刺激器置入术
04.92004	周围神经电刺激器置换术
04.93001	周围神经电刺激器去除术
38.7001	腔静脉结扎术
38.7002	腔静脉折叠术
38.7003	上腔静脉滤器置入术
38.7004	下腔静脉滤器置入术
38.7007	下肢静脉滤器置入术
38.86012	髂动脉结扎术
39.98001	伤口止血术
39.98002	手术后伤口止血术

40.11002	淋巴结活检		54.19005	腹腔镜下腹腔积血清除术
40.11003	腹腔镜下淋巴结活检术		54.19006	腹腔镜下男性盆腔脓肿切开引流术
40.24002	腹股沟淋巴结切除术		54.19009	腹腔内出血止血术
40.29002	单纯淋巴结切除术		54.19011	腹腔血肿清除术
40.29007	腹腔淋巴结切除术		54.19013	膈下脓肿切开引流术
40.29016	肠系膜淋巴结切除术		54.19023	男性盆腔血肿清除术
40.29017	腹膜后淋巴管瘤（囊肿）切除术		54.4009	骶前病损切除术
40.29018	肠系膜淋巴管瘤（囊肿）切除术		54.4012	骶尾部病损切除术
40.3001	淋巴结扩大性区域性切除术		54.4035	盆腔病损切除术
40.3002	淋巴结区域性切除术		54.4036	盆腔腹膜切除术
40.59006	肠系膜淋巴结清扫术		54.4039	盆腔病损冷冻治疗术
40.9001	淋巴管 - 静脉吻合术		54.4042	髂窝病损切除术
40.9003	周围淋巴管 - 小静脉吻合术		54.4050	腹腔镜下直肠全系膜切除术[TME]
40.9004	淋巴干 - 小静脉吻合术		54.51006	腹腔镜下盆腔腹膜粘连松解术
40.9006	髂淋巴干 - 小静脉吻合术		54.51009	腹腔镜下盆腔粘连松解术
40.9008	淋巴水肿矫正 Homans-Macey 手术［Homans 手术］		54.59004	腹膜粘连松解术
40.9009	淋巴水肿矫正 Charles 手术［Charles 手术］		54.59005	腹腔粘连松解术
			54.59007	盆腔腹膜粘连松解术
40.9010	淋巴水肿矫正 Thompson 手术［Thompson 手术］		54.59009	盆腔粘连松解术
			54.61001	腹壁切口裂开缝合术
40.9011	腹膜后淋巴管横断结扎术		54.91002	经腹盆腔穿刺引流术
40.9012	髂淋巴干横断结扎术		54.91003	经皮腹膜后穿刺引流术
40.9013	淋巴管瘘结扎术		54.91005	经皮腹腔穿刺引流术
40.9014	淋巴管瘘切除术		54.91009	超声引导下盆腔穿刺术
40.9015	淋巴管瘘粘连术		54.99017	盆腔补片术
40.9016	淋巴管瘤注射术		56.41001	输尿管病损切除术
53.00004	单侧腹股沟疝修补术		56.41002	输尿管部分切除术
53.00011	腹腔镜下单侧腹股沟疝修补术		56.41003	输尿管镜下输尿管病损切除术
53.02001	单侧腹股沟斜疝修补术		56.41005	输尿管缩短伴再植术
53.02005	单侧腹股沟斜疝疝囊高位结扎术		56.41008	膀胱镜下输尿管病损切除术
53.02011	腹腔镜下单侧腹股沟斜疝疝囊高位结扎术		56.41009	腹腔镜下输尿管囊肿造口术
			56.51002	输尿管 - 回肠皮肤造口术
53.03003	单侧腹股沟直疝无张力修补术		56.52001	输尿管 - 回肠皮肤造口修正术
53.12001	腹腔镜下双侧腹股沟斜疝修补术		56.61001	输尿管 - 皮肤造口术
54.11001	腹腔镜中转剖腹探查术		56.61003	输尿管造口术
54.12007	再剖腹探查术		56.71001	输尿管 - 回肠吻合术
54.19001	腹部血肿去除术		56.71002	输尿管 - 乙状结肠吻合术
54.19003	腹膜后血肿清除术		56.71003	输尿管 - 直肠吻合术
54.19004	腹膜血肿清除术		56.72001	输尿管 - 肠管吻合口修正术

56.73001	肾 - 膀胱吻合术
56.74001	腹腔镜下输尿管 - 膀胱吻合术
56.74002	输尿管 - 膀胱吻合术
56.75001	输尿管 - 输尿管吻合术
56.83001	输尿管造口闭合术
56.84001	输尿管瘘修补术
56.84002	输尿管 - 阴道瘘修补术
57.17001	超声引导下耻骨上膀胱造口导尿管插入术
57.17002	经皮耻骨上膀胱造口导尿管插入术
57.18001	耻骨上膀胱造口导尿管插入术
57.19004	膀胱切开探查术
57.21001	膀胱造口术
57.33001	经尿道膀胱活检
57.34002	直视下膀胱活检术
57.49001	经尿道膀胱病损电切术
57.49002	膀胱镜下膀胱病损切除术
57.51001	脐尿管病损切除术
57.51003	腹腔镜下脐尿管病损切除术
57.59001	膀胱病损激光切除术
57.59002	膀胱病损切除术
57.59003	膀胱颈切除术
57.59004	膀胱憩室切除术
57.6001	膀胱部分切除术
57.6002	膀胱三角区切除术
57.6003	膀胱袖状切除术
57.6004	腹腔镜下膀胱部分切除术
57.82001	膀胱造口闭合术
57.83001	膀胱 - 乙状结肠瘘修补术
57.83002	膀胱 - 回肠瘘修补术
57.84001	膀胱瘘闭合术
57.88001	膀胱 - 结肠吻合术
57.89001	膀胱修补术
57.89002	膀胱悬吊术
58.47001	尿道口成形术
58.47002	尿道口紧缩术
58.49005	会阴阴囊皮瓣尿道成形术
58.5004	尿道狭窄松解术
58.93001	尿道金属支架置入术
58.93002	前列腺 - 尿道记忆金属支架置入术
58.93003	人工尿道括约肌置入术
58.99001	可膨胀的尿道括约肌去除术
59.02002	输尿管松解术
59.02003	输尿管周围粘连松解术
59.03001	腹腔镜下输尿管狭窄松解术
59.09003	肾周脓肿切开引流术
59.09004	肾周区域探查术
59.11001	膀胱周围粘连松解术
59.19001	膀胱周围组织探查术
59.19002	耻骨后探查术
59.21001	膀胱周围活检术
59.21002	肾周活检术
59.91001	肾周病损切除术
60.15001	前列腺周围活检
60.19001	经尿道精囊镜探查术
60.71001	经皮精囊抽吸
60.72001	精囊切开术
60.72002	经尿道精囊镜精囊碎石取石术
60.73001	副中肾管［半勒管］囊肿切除术
60.73002	精囊切除术
60.79001	精囊囊肿切除术
60.81001	前列腺周围脓肿引流术
60.82001	前列腺周围组织病损切除术
60.96001	前列腺微波治疗
61.0002	阴囊切开引流术
61.0003	阴囊切开探查术
61.0004	阴囊异物取出术
61.11001	阴囊活检
61.3001	阴囊病损切除术
61.3002	阴囊部分切除术
61.3004	阴囊象皮病复位术
61.3005	阴囊皮肤和皮下坏死组织切除清创术
61.3006	阴囊皮肤和皮下组织非切除性清创
61.41001	阴囊裂伤缝合术
61.42001	阴囊输精管瘘切除术
63.1001	腹腔镜下精索静脉高位结扎术
63.1002	精索静脉高位结扎术
63.1003	精索鞘膜高位结扎术
63.1004	精索鞘膜积液切除术

63.2001 附睾囊肿切除术
63.2002 精液囊肿切除术
63.3001 附睾病损切除术
63.3002 精索病损切除术
63.53001 精索移植术
63.6001 输精管探查术
63.6002 输精管造口术
63.70001 男性绝育术
63.71001 输精管结扎术
63.71002 输精管切断术
63.72001 精索结扎术
63.73001 输精管部分切除术
63.73002 输精管切除术
63.73003 输精管病损切除术
63.81001 输精管和附睾裂伤缝合术
63.82001 输精管吻合术
63.84001 输精管结扎去除术
63.85001 输精管瓣膜去除术
63.91001 精液囊肿抽吸术
63.93001 精索切开术
63.99001 经尿道精囊镜输精管梗阻疏通术
63.99002 经尿道射精管切开术
64.0001 包皮环切术
64.5001 变性手术
71.3003 会阴病损切除术
71.71002 会阴裂伤缝合术
71.79005 外阴成形术
86.04011 皮肤和皮下组织切开引流术
86.05004 皮肤和皮下组织切开异物取出术
86.06004 药物治疗泵置入
86.06005 静脉输注泵置入
86.22011 皮肤和皮下坏死组织切除清创术
86.28012 皮肤和皮下组织非切除性清创
86.3047 皮肤病损切除术
86.3072 皮下组织病损切除术
97.65001 尿道支架去除
97.69005 前列腺支架去除
98.19001 尿道内异物去除
98.24001 阴茎异物去除
98.24002 阴囊异物去除

MK19 男性生殖系统操作

手术操作包括：

60.0003 前列腺脓肿引流术
60.11001 前列腺针刺活检
60.11002 超声引导下前列腺穿刺
60.13001 精囊针吸活检
60.14001 直视下精囊活检术
62.91001 睾丸抽吸术
62.92001 治疗性物质注入睾丸
63.01001 精索活检
64.11001 阴茎活检

MR11 男性生殖系统恶性肿瘤，伴重要并发症与合并症

MR15 男性生殖系统恶性肿瘤，不伴重要并发症与合并症

主要诊断包括：

C60.001 包皮恶性肿瘤
C60.101 阴茎头恶性肿瘤
C60.201 阴茎体恶性肿瘤
C60.202 海绵体恶性肿瘤
C60.901 阴茎恶性肿瘤
C61xx01 前列腺恶性肿瘤
C62.001 异位睾丸恶性肿瘤
C62.002 隐睾恶性肿瘤
C62.903 睾丸恶性肿瘤
C63.001 附睾恶性肿瘤
C63.101 精索恶性肿瘤
C63.201 阴囊恶性肿瘤
C63.701 精囊恶性肿瘤
C63.702 鞘膜恶性肿瘤
C63.901 男性生殖器官恶性肿瘤
C68.803 膀胱和尿道及前列腺恶性肿瘤
C76.302 会阴恶性肿瘤
C79.8225 睾丸继发恶性肿瘤
C79.8226 精囊继发恶性肿瘤
C79.8227 前列腺继发恶性肿瘤
C79.8228 生殖器官继发恶性肿瘤
C79.8229 阴茎继发恶性肿瘤

C79.8231　精索继发恶性肿瘤

C79.8233　附睾继发恶性肿瘤

C79.8234　阴囊继发恶性肿瘤

D07.401　阴茎原位癌

D07.403　凯拉增生性红斑

D07.501　前列腺原位癌

D07.601　男性生殖器官原位癌

D40.102　睾丸交界性肿瘤

D40.701　附睾交界性肿瘤

D40.702　精囊交界性肿瘤

D40.901　男性生殖器官交界性肿瘤

Z85.407　睾丸恶性肿瘤史

Z85.408　附睾恶性肿瘤史

MS13　男性生殖系统炎症，伴并发症与合并症

MS15　男性生殖系统炎症，不伴并发症与合并症

主要诊断包括：

A06.803　阿米巴精囊炎

A06.804+N51.2*

　　　　阿米巴龟头炎

A18.101　生殖系结核

A18.105+N51.1*

　　　　附睾结核

A18.106+N51.1*

　　　　睾丸结核

A18.109+N51.8*

　　　　阴茎结核

A18.111+N51.0*

　　　　前列腺结核

A18.114+N51.8*

　　　　输精管结核

A18.118+N51.8*

　　　　精囊结核

A18.120+N51.8*

　　　　阴囊结核

A18.121+N37.8*

　　　　结核性会阴瘘

A18.123+N51.8*

　　　　结核性阴囊瘘

A18.127+N51.0*

　　　　结核性前列腺炎

A51.001　生殖器梅毒

A51.002　梅毒性下疳

A54.203+N51.0*

　　　　淋球菌性前列腺炎

A54.205+N51.1*

　　　　淋球菌性睾丸炎

A54.206+N51.1*

　　　　淋球菌性附睾炎

A56.101+N51.1*

　　　　衣原体性附睾炎

A56.102+N51.1*

　　　　衣原体性睾丸炎

A57xx03　阴茎软下疳

A58xx01　腹股沟肉芽肿

A59.003+N51.0*

　　　　滴虫性前列腺炎

A60.001+N51.8*

　　　　阴茎单纯疱疹

A60.002　生殖器疱疹

A60.003+N77.1*

　　　　外阴疱疹

A60.004+N51.8*

　　　　阴囊单纯疱疹

A60.901　肛门生殖器疱疹

B26.001+N51.1*

　　　　流行性腮腺炎性睾丸炎

B37.403+N51.2*

　　　　念珠菌性龟头炎

N41.001　急性前列腺炎

N41.101　慢性前列腺炎

N41.202　前列腺脓肿

N41.901　前列腺炎

N41.902　化脓性前列腺炎

N43.101　感染性鞘膜积液

N45.001　附睾脓肿

N45.003　附睾和睾丸脓肿

N45.901　附睾炎

N45.902　睾丸炎

N45.903　急性附睾炎

N45.904　附睾 - 睾丸炎

N45.906　附睾炎性包块

N47xx03　包皮粘连

N47xx04　包皮嵌顿

N48.101　包皮龟头炎

N48.102　龟头炎

N48.103　包皮溃疡

N48.104　糜烂性包皮龟头炎

N48.105　铜绿假单胞菌龟头炎

N48.201　阴茎海绵体炎

N48.202　阴茎炎

N48.203　阴茎肉芽肿性炎

N48.204　阴茎皮肤化脓性感染

N48.205　阴茎皮肤脓肿

N48.206　阴茎硬化性淋巴管炎

N48.601　阴茎海绵体硬结症

N48.602　佩仑涅病 [Peyronie 病][1]

N48.603　阴茎塑性硬化

N49.001　精囊炎

N49.002　精囊周围炎

N49.101　输精管炎

N49.102　鞘膜炎

N49.103　精索炎

N49.201　阴囊脓肿

N49.202　阴囊疖肿

N49.203　阴囊坏疽

N49.204　阴囊炎

N49.205　阴囊蜂窝织炎

N50.829　阴囊溃疡

T83.601　阴茎假体植入感染

MZ19　男性生殖系统其他疾患

主要诊断包括：

D17.601　精索脂肪瘤

D17.602　阴茎脂肪瘤

D17.603　阴囊脂肪瘤

D18.0815　龟头血管瘤

D18.0818　男性生殖器血管瘤

D29.001　龟头良性肿瘤

D29.002　阴茎良性肿瘤

D29.101　前列腺良性肿瘤

D29.201　睾丸良性肿瘤

D29.301　附睾良性肿瘤

D29.401　阴囊良性肿瘤

D29.701　精囊良性肿瘤

D29.702　精索良性肿瘤

D29.703　鞘膜良性肿瘤

D29.704　输精管良性肿瘤

D40.001　前列腺交界性肿瘤

D40.703　阴茎纤维瘤病

E10.4360+G99.0*

　　1 型糖尿病性性无能

E11.4360+G99.0*

　　2 型糖尿病性性无能

E14.4360+G99.0*

　　糖尿病性性无能

E89.502　手术后睾丸功能减退

I86.101　阴囊静脉曲张

I86.102　精索静脉曲张

I86.202　盆腔静脉曲张

I89.810　非丝虫性睾丸鞘膜乳糜囊肿

L29.101　阴囊瘙痒症

L29.301　生殖器瘙痒症

N40xx01　前列腺增生

N40xx02　前列腺结节

N42.001　前列腺结石

N42.101　前列腺出血

N42.201　前列腺萎缩

N42.801　前列腺囊肿

N42.802　前列腺瘢痕

N42.803　前列腺上皮内瘤变

N42.901　前列腺肿物

N43.002　包绕性鞘膜积液

---

[1] 佩仑涅病即阴茎纤维性海绵体炎。

N43.201	创伤性鞘膜积液		N48.807	阴茎淋巴管瘘
N43.301	鞘膜积液		N48.809	阴茎水肿
N43.302	精索水囊肿		N48.810	后天性阴茎畸形
N43.303	睾丸水囊肿		N48.812	阴茎囊肿
N43.401	精液囊肿		N48.813	阴茎瘢痕
N44xx01	睾丸扭转		N48.814	非感染性阴茎海绵体坏疽
N44xx02	附睾扭转		N48.815	阴茎血栓形成
N44xx03	精索扭转		N48.901	阴茎肿物
N45.908	附睾精子肉芽肿		N50.001	睾丸萎缩
N45.910	附睾肉芽肿		N50.101	精索血肿
N45.912	睾丸肉芽肿		N50.102	血精
N46xx02	男性不育症		N50.104	睾丸血肿
N46xx03	无精子症		N50.801	精索狭窄
N46xx04	少精子症		N50.802	鞘膜狭窄
N46xx05	非梗阻性无精子症		N50.803	输精管狭窄
N46xx06	隐匿性无精子症		N50.804	附睾囊肿
N46xx07	畸形精子症		N50.805	精囊囊肿
N46xx08	少精液症		N50.806	精索囊肿
N47xx01	包茎		N50.808	睾丸囊肿
N47xx02	包皮过长		N50.809	膀胱输精管阴囊瘘
N48.001	阴茎白斑		N50.810	睾丸坏死
N48.002	干燥闭塞性龟头炎		N50.811	阴囊肿大
N48.003	阴茎干皱症		N50.812	药物性外生殖器发育异常
N48.301	阴茎异常勃起		N50.813	输精管囊肿
N48.302	阴茎痛性勃起		N50.814	睾丸间质细胞增生
N48.401	血管性勃起功能障碍		N50.815	睾丸结节
N48.402	外伤后勃起功能障碍		N50.816	非丝虫性睾丸鞘膜乳糜囊肿
N48.403	器质性勃起功能障碍		N50.817	附睾精索精子淤积症
N48.404	静脉性勃起功能障碍		N50.818	输精管梗阻
N48.405	神经性勃起功能障碍		N50.819	射精管囊肿
N48.406	糖尿病性勃起功能障碍		N50.820	鞘膜囊肿
N48.407	1 型糖尿病性勃起功能障碍		N50.821	鞘膜结石
N48.408	2 型糖尿病性勃起功能障碍		N50.822	尿道阴囊瘘
N48.501	阴茎溃疡		N50.823	阴囊水肿
N48.801	包皮囊肿		N50.824	睾丸自发破裂
N48.802	包皮瘢痕		N50.825	男性生殖器皮脂腺囊肿
N48.803	包皮血肿		N50.826	附睾肿大
N48.804	阴茎瘘		N50.827	精囊结石
N48.805	包皮脓肿		N50.828	射精管狭窄
N48.806	阴茎海绵体静脉瘘		N50.830	射精管结石

N50.831	梗阻性无精子症		Q55.403	先天性输精管发育不良
N50.901	睾丸肿物		Q55.404	先天性附睾分离
N50.902	阴囊肿物		Q55.405	男性莫尔加尼囊肿
N50.903	附睾肿物		Q55.406	先天性附睾缺如
N50.905	冠状沟肿物		Q55.407	先天性睾丸附睾分离
N50.906	神经源性射精功能障碍		Q55.501	先天性阴茎缺如
N50.907	神经源性生育功能障碍		Q55.601	阴茎屈曲畸形
N50.908	逆向射精症		Q55.602	先天性阴茎发育不全
N97.401	男方无精性不孕		Q55.603	小阴茎
N97.402	男方少精性不孕		Q55.604	隐匿性阴茎
N97.403	男方弱精子症		Q55.606	先天性阴茎阴囊转位
Q27.805	睾丸血管畸形		Q55.607	重复阴茎
Q53.001	睾丸异位		Q55.608	双阴茎头畸形
Q53.002	单侧睾丸异位		Q55.609	阴茎系带短缩
Q53.003	双侧睾丸异位		Q55.610	先天性包皮囊肿
Q53.101	单侧睾丸下降不全		Q55.611	蹼状阴茎 [阴茎阴囊融合]
Q53.102	单侧隐睾		Q55.901	先天性男性生殖器畸形
Q53.201	双侧睾丸下降不全		Q55.902	先天性男性生殖器官发育不全
Q53.202	双侧隐睾		Q56.001	两性畸形
Q53.901	睾丸未降		Q56.101	男性假两性畸形
Q53.902	睾丸下降不全		Q56.301	假两性畸形
Q53.903	隐睾		Q56.401	性别不清
Q54.001	尿道下裂，冠状沟型		Q85.932	精囊错构瘤
Q54.101	尿道下裂，阴茎型		Q87.8907	豹皮综合征 [Leopard 综合征]
Q54.201	尿道下裂，阴囊型		Q96.901	特纳综合征 [Turner 综合征]
Q54.301	尿道下裂，会阴型		Q96.902	混合性性腺发育不全
Q54.401	先天性痛性阴茎勃起		Q98.401	克兰费尔特综合征 [Klinefelter 综合征]
Q54.901	尿道下裂		Q99.001	46，XX 男性综合征 [性逆转综合征]
Q55.001	睾丸缺如			
Q55.011	单侧睾丸缺如		Q99.101	纯性腺发育不全
Q55.021	双侧睾丸缺如		Q99.102	46，XX 真两性畸形
Q55.101	睾丸融合		Q99.103	46，XY 真两性畸形
Q55.102	先天性睾丸发育不良		R86.901	前列腺分泌物标本异常
Q55.211	回缩睾丸		R86.902	精子标本异常
Q55.291	多睾畸形		R86.903	精液标本异常
Q55.292	先天性迁移性睾丸		S30.201	阴囊挫伤
Q55.294	男性中肾管囊肿		S30.202	阴囊血肿
Q55.295	幼稚型睾丸		S30.203	阴茎挫伤
Q55.301	先天性输精管闭锁		S30.204	睾丸挫伤
Q55.402	先天性输精管缺如			

S30.205	会阴挫伤	S39.907	阴囊损伤
S30.209	外生殖器挫伤	S39.909	附睾损伤
S31.201	阴茎开放性损伤	S39.910	睾丸损伤
S31.301	阴囊开放性损伤	T19.801	输尿管内异物
S31.302	睾丸开放性损伤	T19.802	阴茎内异物
S37.701	盆腔多处器官损伤	T19.803	泌尿生殖道多处异物
S37.821	前列腺损伤	T19.901	泌尿生殖道内异物
S37.831	精囊损伤	Z00.301	青春期发育状态
S37.841	输精管损伤	Z30.202	结扎输精管绝育
S37.901	盆腔器官损伤	Z30.204	绝育
S38.001	外生殖器挤压伤	Z31.002	绝育术后复通
S38.203	阴茎离断	Z31.004	输精管结扎术后复通
S38.204	阴囊离断	Z90.701	后天性生殖器官缺失
S38.205	睾丸离断	Z90.702	后天性阴囊缺失
S38.206	外阴切断	Z90.703	后天性龟头缺失
S39.905	肛门损伤	Z90.704	后天性睾丸缺失
S39.906	阴茎损伤	Z90.705	后天性阴茎缺失

MDCN 女性生殖系统疾病及功能障碍

NA19 女性生殖器官恶性肿瘤含有广泛性切除术、廓清手术、清扫术等手术

主要诊断包括：

C45.704	卵巢间皮瘤	C57.401	子宫附件恶性肿瘤
C46.701	外阴卡波西肉瘤	C57.701	女性沃尔夫体恶性肿瘤
C48.106	直肠子宫陷凹恶性肿瘤	C57.702	女性沃尔夫管恶性肿瘤
C51.001	大阴唇恶性肿瘤	C57.801	输卵管及卵巢恶性肿瘤
C51.002	前庭大腺恶性肿瘤	C57.802	子宫及卵巢恶性肿瘤
C51.101	小阴唇恶性肿瘤	C57.803	阴道及外阴恶性肿瘤
C51.201	阴蒂恶性肿瘤	C57.804	宫颈及阴道恶性肿瘤
C51.901	外阴恶性肿瘤	C57.805	子宫及输卵管恶性肿瘤
C52xx01	阴道恶性肿瘤	C57.901	女性生殖器官恶性肿瘤
C53.001	宫颈内膜恶性肿瘤	C58xx01	胎盘恶性肿瘤
C53.801	宫颈残端恶性肿瘤	C58xx02	绒毛膜癌
C53.902	宫颈恶性肿瘤	C76.307	直肠阴道隔恶性肿瘤
C54.002	子宫下段恶性肿瘤	C76.308	直肠膀胱隔恶性肿瘤
C54.101	子宫内膜恶性肿瘤	C77.503	子宫旁淋巴结继发恶性肿瘤
C54.201	子宫肌层恶性肿瘤	C79.602	卵巢继发恶性肿瘤
C54.901	子宫体恶性肿瘤	C79.8201	外阴继发恶性肿瘤
C55xx01	子宫恶性肿瘤	C79.8202	输卵管继发恶性肿瘤
C56xx02	卵巢恶性肿瘤	C79.8205	子宫角继发恶性肿瘤
C56xx03	双侧卵巢恶性肿瘤	C79.8206	子宫体继发恶性肿瘤
C57.001	输卵管恶性肿瘤	C79.8207	阴道继发恶性肿瘤
C57.002	双侧输卵管恶性肿瘤	C79.8209	宫颈继发恶性肿瘤
C57.101	卵巢冠恶性肿瘤	C79.8210	子宫继发恶性肿瘤
C57.102	阔韧带恶性肿瘤	C79.8211	子宫旁继发恶性肿瘤
C57.201	圆韧带恶性肿瘤	C79.8213	子宫下段继发恶性肿瘤
C57.301	子宫骶骨韧带恶性肿瘤	C79.8214	子宫韧带继发恶性肿瘤
C57.302	子宫旁组织恶性肿瘤	C79.8215	子宫圆韧带继发恶性肿瘤
C57.303	子宫韧带恶性肿瘤	C79.8216	子宫阔韧带继发恶性肿瘤
		C79.8218	子宫卵巢韧带继发恶性肿瘤
		C79.8219	子宫骶骨韧带继发恶性肿瘤
		C79.8220	子宫内膜继发恶性肿瘤
		C79.8222	子宫附件继发恶性肿瘤

C79.8223　子宫肌层继发恶性肿瘤

D39.001　子宫交界性肿瘤

D39.002　子宫内膜交界性肿瘤

D39.101　卵巢多房囊肿

D39.103　卵巢交界性肿瘤

D39.201　侵蚀性葡萄胎

D39.202　胎盘交界性肿瘤

D39.701　输卵管交界性肿瘤

D39.702　阴道交界性肿瘤

D39.901　女性生殖器官交界性肿瘤

手术操作包括：

40.52001　主动脉旁淋巴结清扫术

40.53001　髂淋巴结清扫术

40.54001　腹股沟淋巴结清扫术

40.59001　腹腔淋巴结清扫术

40.59002　盆腔淋巴结清扫术

40.59008　腹膜后淋巴结清扫术

40.59009　腹腔镜下盆腔淋巴结清扫术

57.71001　膀胱广泛性切除术

57.71002　膀胱尿道全切除术

57.71003　腹腔镜下膀胱广泛性切除术

57.79001　膀胱全切除术

57.79002　腹腔镜下膀胱全切除术

67.4002　宫颈广泛性切除术

68.41002　腹腔镜下子宫扩大切除术

68.49001　子宫扩大切除术

68.49006　子宫次广泛切除术

68.51001　腹腔镜辅助经阴道子宫扩大切除术

68.61001　腹腔镜下子宫广泛性切除术

68.61002　腹腔镜下子宫改良广泛性切除术

68.69001　子宫广泛性切除术

68.69002　子宫改良广泛性切除术

68.71001　腹腔镜辅助经阴道子宫广泛性切除术

68.79003　经阴道子宫广泛性切除术

68.8001　女性盆腔廓清术

71.5001　外阴广泛性切除术

71.5003　外阴根治性局部扩大切除术

71.5004　外阴根治性局部切除术

NA29　女性生殖器官恶性肿瘤除广泛性切除术、廓清手术和清扫术以外的手术

主要诊断包括：

C45.704　卵巢间皮瘤

C46.701　外阴卡波西肉瘤

C48.106　直肠子宫陷凹恶性肿瘤

C51.001　大阴唇恶性肿瘤

C51.002　前庭大腺恶性肿瘤

C51.101　小阴唇恶性肿瘤

C51.201　阴蒂恶性肿瘤

C51.901　外阴恶性肿瘤

C52xx01　阴道恶性肿瘤

C53.001　宫颈内膜恶性肿瘤

C53.801　宫颈残端恶性肿瘤

C53.902　宫颈恶性肿瘤

C54.002　子宫下段恶性肿瘤

C54.101　子宫内膜恶性肿瘤

C54.201　子宫肌层恶性肿瘤

C54.901　子宫体恶性肿瘤

C55xx01　子宫恶性肿瘤

C56xx02　卵巢恶性肿瘤

C56xx03　双侧卵巢恶性肿瘤

C57.001　输卵管恶性肿瘤

C57.002　双侧输卵管恶性肿瘤

C57.101　卵巢冠恶性肿瘤

C57.102　阔韧带恶性肿瘤

C57.201　圆韧带恶性肿瘤

C57.301　子宫骶骨韧带恶性肿瘤

C57.302　子宫旁组织恶性肿瘤

C57.303　子宫韧带恶性肿瘤

C57.401　子宫附件恶性肿瘤

C57.701　女性沃尔夫体恶性肿瘤

C57.702　女性沃尔夫管恶性肿瘤

C57.801　输卵管及卵巢恶性肿瘤

C57.802　子宫及卵巢恶性肿瘤

C57.803　阴道及外阴恶性肿瘤

C57.804　宫颈及阴道恶性肿瘤

C57.805　子宫及输卵管恶性肿瘤

C57.901	女性生殖器官恶性肿瘤
C58xx01	胎盘恶性肿瘤
C58xx02	绒毛膜癌
C76.307	直肠阴道隔恶性肿瘤
C76.308	直肠膀胱隔恶性肿瘤
C77.503	子宫旁淋巴结继发恶性肿瘤
C79.602	卵巢继发恶性肿瘤
C79.8201	外阴继发恶性肿瘤
C79.8202	输卵管继发恶性肿瘤
C79.8205	子宫角继发恶性肿瘤
C79.8206	子宫体继发恶性肿瘤
C79.8207	阴道继发恶性肿瘤
C79.8209	宫颈继发恶性肿瘤
C79.8210	子宫继发恶性肿瘤
C79.8211	子宫旁继发恶性肿瘤
C79.8213	子宫下段继发恶性肿瘤
C79.8214	子宫韧带继发恶性肿瘤
C79.8215	子宫圆韧带继发恶性肿瘤
C79.8216	子宫阔韧带继发恶性肿瘤
C79.8218	子宫卵巢韧带继发恶性肿瘤
C79.8219	子宫骶骨韧带继发恶性肿瘤
C79.8220	子宫内膜继发恶性肿瘤
C79.8222	子宫附件继发恶性肿瘤
C79.8223	子宫肌层继发恶性肿瘤
D39.001	子宫交界性肿瘤
D39.002	子宫内膜交界性肿瘤
D39.101	卵巢多房囊肿
D39.103	卵巢交界性肿瘤
D39.201	侵蚀性葡萄胎
D39.202	胎盘交界性肿瘤
D39.701	输卵管交界性肿瘤
D39.702	阴道交界性肿瘤
D39.901	女性生殖器官交界性肿瘤

手术操作包括：

38.87002	卵巢动静脉高位结扎术
38.87008	子宫动静脉高位结扎术
38.87009	腹腔镜下卵巢动静脉高位结扎术
54.0016	腹股沟探查术
65.01002	腹腔镜下卵巢切开探查术
65.09003	卵巢切开探查术
65.11001	经皮抽吸卵巢活检
65.13001	腹腔镜下卵巢活检术
65.22002	卵巢楔形切除术
65.24001	腹腔镜下卵巢楔形切除术
65.25002	腹腔镜下卵巢病损切除术
65.29002	卵巢病损切除术
65.31001	腹腔镜下单侧卵巢切除术
65.39001	单侧卵巢切除术
65.41001	腹腔镜下单侧输卵管 - 卵巢切除术
65.49001	单侧输卵管 - 卵巢切除术
65.49002	经阴道单侧输卵管 - 卵巢切除术
65.51002	双侧卵巢切除术
65.52001	残留卵巢切除术
65.53001	腹腔镜下双侧卵巢切除术
65.54001	腹腔镜下残留卵巢切除术
65.61001	经阴道双侧输卵管 - 卵巢切除术
65.61002	双侧输卵管 - 卵巢切除术
65.62001	残留输卵管 - 卵巢切除术
65.63001	腹腔镜下双侧输卵管 - 卵巢切除术
65.64001	腹腔镜下残留输卵管 - 卵巢切除术
65.81001	腹腔镜下输卵管 - 卵巢粘连松解术
66.11001	输卵管活检术
66.4001	单侧输卵管切除术
66.4002	腹腔镜下单侧输卵管切除术
66.51001	腹腔镜下双侧输卵管切除术
66.51002	双侧输卵管切除术
66.52001	残留输卵管切除术
66.61004	腹腔镜下输卵管病损切除术
66.61009	输卵管病损切除术
67.2001	宫腔镜下宫颈锥形切除术
67.2002	宫颈锥形切除术
67.32011	宫颈锥形电切术
67.33001	宫颈冷冻锥形切除术
68.0004	子宫切开探查术
68.23003	子宫内膜去除术
68.23004	子宫内膜射频消融术
68.23005	宫腔镜下子宫内膜热球去除术
68.25001	子宫动脉栓塞术
68.25002	腹腔镜下子宫动脉栓塞术

68.29011　腹腔镜下子宫病损激光切除术
68.29018　宫腔镜下子宫内膜病损切除术
68.41001　腹腔镜下全子宫切除术
68.41003　腹腔镜下筋膜外子宫切除术
68.49002　筋膜外全子宫切除术
68.49003　全子宫切除术
68.51003　腹腔镜辅助经阴道全子宫切除术 [LAVH 手术]
69.19018　子宫韧带病损切除术
70.33001　腹腔镜下阴道病损切除术
70.33004　阴道病损切除术
70.4001　腹腔镜辅助人工阴道切除术
70.4003　阴道切除术
71.61001　单侧外阴切除术
71.61002　外阴部分切除术

NB19　女性生殖系统重建手术

手术操作包括：

48.73002　会阴 - 直肠瘘修补术
48.73004　直肠瘘修补术
57.84002　膀胱 - 阴道瘘修补术
57.84003　膀胱 - 子宫瘘修补术
57.84004　腹腔镜下膀胱 - 阴道瘘修补术
57.84005　经阴道膀胱 - 阴道瘘修补术
57.85001　膀胱颈成形术
58.47001　尿道口成形术
59.4001　奥克斯福德尿失禁手术 [Oxford 手术]
59.4002　耻骨上悬吊尿道膀胱固定术
59.4003　戈 - 弗 - 斯手术 [Goeble-Frangen-heim-Stoeckel 手术]
59.4004　经阴道闭孔无张力尿道中段悬吊术 [TVT-O 手术]
59.4005　经阴道尿道中段湿必克悬吊术 [SPARC 手术]
59.4006　斯塔米膀胱悬吊术
59.5001　耻骨后尿道悬吊术
59.5002　经阴道无张力尿道悬吊术 [TVT 手术]
59.6001　尿道旁悬吊术

59.71001　膀胱尿道提肌悬吊固定术
59.79001　尿失禁修补术
64.5001　变性手术
67.62001　宫颈瘘管修补术
67.69001　宫颈陈旧性产科裂伤修补术
67.69002　宫颈成形术
68.51001　腹腔镜辅助经阴道子宫扩大切除术
68.51002　腹腔镜辅助经阴道筋膜内子宫切除术
68.51003　腹腔镜辅助经阴道全子宫切除术 [LAVH 手术]
68.51004　腹腔镜辅助经阴道始基子宫切除术
68.51005　腹腔镜辅助经阴道子宫次全切除术
68.59001　经阴道子宫切除术
68.59002　经阴道子宫次全切除术
69.22001　腹腔镜下子宫悬吊术
69.22002　曼彻斯特手术 [Manchester 手术]
69.22003　宫颈悬吊术
69.22006　子宫韧带悬吊术
69.22007　腹腔镜下子宫 - 骶韧带高位悬吊术
69.22008　腹腔镜下子宫 - 骶棘韧带固定术
69.22009　腹腔镜下子宫 - 骶前固定术
69.22011　经阴道子宫 - 骶前固定术
69.22012　经阴道子宫 - 骶韧带高位悬吊术
69.22013　子宫 - 骶棘韧带固定术
69.22014　子宫 - 骶前固定术
69.22015　子宫 - 骶韧带高位悬吊术
69.22016　腹腔镜下阴道 - 骶韧带高位悬吊术
69.22017　腹腔镜下阴道 - 骶棘韧带固定术
69.22018　腹腔镜下阴道 - 骶前固定术
69.22019　经阴道阴道 - 骶棘韧带固定术
69.22021　经阴道阴道 - 骶韧带高位悬吊术
69.22022　阴道 - 骶棘韧带固定术
69.22023　阴道 - 骶前固定术
69.22024　阴道 - 骶韧带高位悬吊术
69.22032　腹腔镜下骶韧带缩短术
69.23001　经阴道子宫内翻修补术
69.29012　子宫韧带修补术
69.49002　腹腔镜下子宫修补术

70.14003 阴道闭锁切开术

70.14004 阴道侧壁切开术

70.14010 阴道狭窄切开术

70.33008 阴道部分切除术

70.4001 腹腔镜辅助人工阴道切除术

70.4002 阴道闭合术

70.4004 阴道部分闭合术

70.50001 阴道前后壁修补术

70.50002 腹腔镜下阴道前后壁修补术

70.51002 腹腔镜下阴道前壁修补术

70.51004 阴道前壁修补术

70.52001 阴道后壁修补术

70.52002 直肠膨出修补术

70.52003 腹腔镜下阴道后壁修补术

70.53001 阴道前后壁修补术伴生物补片植入

70.53002 阴道前后壁修补术伴人工补片置入

70.54001 阴道前壁修补术伴生物补片植入

70.54002 阴道前壁修补术伴人工补片置入

70.55001 阴道后壁修补术伴生物补片植入

70.55002 阴道后壁修补术伴人工补片置入

70.61001 腹腔镜下腹膜代阴道术

70.61002 腹腔镜下回肠代阴道术

70.61004 腹腔镜下乙状结肠代阴道术

70.61005 腹腔镜下阴道建造术

70.61006 阴道建造术

70.62001 人工阴道成形术

70.62002 阴道成形术

70.62003 阴道延长术

70.62004 阴道紧缩术

70.62005 阴道扩张术

70.62006 阴道重建术

70.72001 结肠 - 阴道瘘修补术

70.73001 直肠 - 阴道瘘修补术

70.74001 小肠 - 阴道瘘修补术

70.77001 耻骨梳韧带悬吊术

70.77003 阴道悬吊术

70.77004 腹腔镜下阴道悬吊术

70.79001 腹腔镜下阴道会阴成形术

70.79003 阴道残端缝合术

70.79005 阴道断蒂缝合术

70.79008 阴道会阴成形术

70.79010 阴道黏膜瓣移植术

70.8001 直肠子宫陷凹封闭术

70.91001 阴道黏膜剥脱术

70.94001 膀胱 / 直肠 / 阴道同种异体补片植入

70.94002 膀胱 / 直肠 / 阴道自体补片植入

70.94003 膀胱 / 直肠 / 阴道异种补片植入

70.95001 膀胱 / 直肠 / 阴道人工补片置入

71.62001 双侧外阴切除术

71.71002 会阴裂伤缝合术

71.79001 会阴陈旧性产科裂伤修补术

71.79002 会阴成形术

71.79004 外阴陈旧性产科裂伤修补术

71.79005 外阴成形术

71.79006 全盆底重建术

71.79008 小阴唇成形术

71.79009 阴唇成形术

71.79010 后盆底重建术

71.79011 前盆底重建术

75.69001 会阴产科裂伤缝合术

NC13 原位癌和非恶性病损（除异位妊娠）子宫（除外内膜）手术，伴并发症与合并症

NC15 原位癌和非恶性病损（除异位妊娠）子宫（除外内膜）手术，不伴并发症与合并症

手术操作包括：

39.79019 髂动脉栓塞术

67.39014 腹腔镜下宫颈病损切除术

67.4001 残余宫颈切除术

68.0004 子宫切开探查术

68.0005 子宫切开异物取出术

68.22001 腹腔镜下子宫隔膜切除术

68.24001 子宫动脉弹簧圈栓塞术

68.25001 子宫动脉栓塞术

68.25002 腹腔镜下子宫动脉栓塞术

68.29001 残角子宫切除术

68.29002　腹腔镜辅助经阴道子宫病损切除术

68.29003　腹腔镜下残角子宫切除术

68.29005　腹腔镜下子宫病损切除术

68.29010　腹腔镜下子宫楔形切除术

68.29024　经阴道子宫病损切除术

68.29029　子宫病损切除术

68.29035　子宫角部分切除术

68.29036　子宫角切除术

68.29037　子宫角楔形切除术

68.29046　子宫楔形切除术

68.31001　腹腔镜下宫颈上子宫切除术［LSH 手术］

68.31002　筋膜内子宫切除术［CISH 手术］

68.31003　腹腔镜下子宫次全切除术

68.31004　腹腔镜辅助宫颈上子宫切除术［LASH 手术］

68.39001　双子宫单个切除术

68.39002　子宫次全切除术

68.39003　宫颈上子宫切除术

68.41001　腹腔镜下全子宫切除术

68.41002　腹腔镜下子宫扩大切除术

68.41003　腹腔镜下筋膜外子宫切除术

68.49001　子宫扩大切除术

68.49002　筋膜外全子宫切除术

68.49003　全子宫切除术

68.49004　始基子宫切除术

68.49006　子宫次广泛切除术

69.19005　腹腔镜下子宫韧带病损切除术

69.3001　宫颈周围子宫去神经术

69.49001　腹腔镜下子宫陈旧性产科裂伤修补术

69.49003　宫腔镜下子宫陈旧性裂伤修补术

69.49004　子宫陈旧性裂伤修补术

69.49005　子宫修补术

69.49006　宫腔镜下子宫修补术

69.94001　内翻子宫手法复位术

70.32001　腹腔镜下直肠子宫陷凹病损切除术

70.32002　直肠子宫陷凹病损切除术

99.85004　高强度聚焦超声治疗［HIFU］

ND13　原位癌和非恶性病损（除异位妊娠）附件及子宫内膜手术，伴并发症与合并症

ND15　原位癌和非恶性病损（除异位妊娠）附件及子宫内膜手术，不伴并发症与合并症

手术操作包括：

54.21001　腹腔镜检查

54.21005　经阴道腹腔镜检查

54.22003　腹腔镜下腹壁活检术

54.23001　肠系膜活检术

54.23003　腹膜后活检术

54.23004　腹膜活检术

54.23005　网膜活检术

54.23006　腹腔镜下腹膜活检术

54.23007　腹腔镜下网膜活检术

54.3003　腹壁病损切除术

65.01002　腹腔镜下卵巢切开探查术

65.01003　腹腔镜下卵巢脓肿切开引流术

65.01004　腹腔镜下卵巢造口术

65.09003　卵巢切开探查术

65.09004　卵巢切开血肿清除术

65.09005　卵巢脓肿切开引流术

65.12001　直视下卵巢活检术

65.13001　腹腔镜下卵巢活检术

65.21001　卵巢囊肿造袋术

65.22002　卵巢楔形切除术

65.23001　腹腔镜下卵巢囊肿造袋术

65.24001　腹腔镜下卵巢楔形切除术

65.25002　腹腔镜下卵巢病损切除术

65.25003　腹腔镜下卵巢病损烧灼术

65.25004　腹腔镜下卵巢部分切除术

65.25005　腹腔镜下卵巢囊肿穿刺术

65.25011　腹腔镜下卵巢电凝术

65.25016　腹腔镜下卵巢黄体切除术

65.29001　卵巢病损烧灼术

65.29002　卵巢病损切除术

65.29003　卵巢部分切除术

65.29004　经阴道卵巢病损切除术

65.29006 卵巢黄体切除术	65.94001 卵巢去神经术
65.29007 卵巢黄体血肿清除术	65.95001 卵巢扭转松解术
65.29011 卵巢囊肿穿刺术	65.99001 腹腔镜下卵巢打孔术
65.29022 经阴道卵巢囊肿穿刺术	65.99003 卵巢打孔术
65.31001 腹腔镜下单侧卵巢切除术	66.01002 腹腔镜下输卵管切开术
65.39001 单侧卵巢切除术	66.01003 腹腔镜下输卵管切开引流术
65.41001 腹腔镜下单侧输卵管 - 卵巢切除术	66.01005 输卵管切开引流术
65.49001 单侧输卵管 - 卵巢切除术	66.01008 输卵管切开探查术
65.49002 经阴道单侧输卵管 - 卵巢切除术	66.02003 腹腔镜下输卵管造口术
65.51001 女性去势术	66.02005 输卵管造口术
65.51002 双侧卵巢切除术	66.21002 腹腔镜下双侧输卵管结扎术
65.52001 残留卵巢切除术	66.22001 腹腔镜下双侧输卵管结扎和切断术
65.53001 腹腔镜下双侧卵巢切除术	66.29001 腹腔镜下双侧输卵管电凝术
65.54001 腹腔镜下残留卵巢切除术	66.29002 腹腔镜下双侧输卵管激光绝育术
65.61001 经阴道双侧输卵管 - 卵巢切除术	66.32001 双侧输卵管结扎和切断术
65.61002 双侧输卵管 - 卵巢切除术	66.39001 输卵管绝育术
65.62001 残留输卵管 - 卵巢切除术	66.39002 双侧输卵管抽芯包埋术
65.63001 腹腔镜下双侧输卵管 - 卵巢切除术	66.39004 双侧输卵管结扎术
65.64001 腹腔镜下残留输卵管 - 卵巢切除术	66.39005 双侧输卵管套环绝育术
65.71001 卵巢单纯缝合术	66.39006 双侧输卵管粘堵术
65.73001 输卵管 - 卵巢成形术	66.4001 单侧输卵管切除术
65.74001 腹腔镜下卵巢单纯缝合术	66.4002 腹腔镜下单侧输卵管切除术
65.75001 腹腔镜下卵巢再植入	66.51001 腹腔镜下双侧输卵管切除术
65.76001 腹腔镜下输卵管 - 卵巢成形术	66.51002 双侧输卵管切除术
65.79001 腹腔镜下卵巢修补术	66.52001 残留输卵管切除术
65.79002 腹腔镜下卵巢悬吊术	66.61002 腹腔镜下泡状附件电灼术
65.79003 卵巢成形术	66.61003 腹腔镜下泡状附件切除术
65.79005 卵巢固定术	66.61004 腹腔镜下输卵管病损切除术
65.79007 卵巢悬吊术	66.61006 腹腔镜下输卵管伞端电凝术
65.79008 腹腔镜下卵巢黄体破裂修补术	66.61007 腹腔镜下输卵管系膜病损切除术
65.79009 腹腔镜下卵巢黄体破裂止血术	66.61008 泡状附件切除术
65.81001 腹腔镜下输卵管 - 卵巢粘连松解术	66.61009 输卵管病损切除术
65.81002 腹腔镜下输卵管粘连松解术	66.61011 输卵管病损烧灼术
65.89001 输卵管 - 卵巢粘连松解术	66.61012 输卵管系膜病损切除术
65.89002 卵巢粘连松解术	66.61014 输卵管血肿清除术
65.89003 输卵管粘连松解术	66.63001 腹腔镜下双侧输卵管部分切除术
65.91001 腹腔镜下卵巢抽吸术	66.63002 双侧输卵管部分切除术
65.91002 卵巢抽吸术	66.69001 腹腔镜下输卵管部分切除术
65.92001 卵巢移植术	66.69002 输卵管部分切除术
65.93001 卵巢囊肿手法破裂术	66.71001 输卵管单纯缝合术

66.72001 输卵管 - 卵巢吻合术

66.73001 腹腔镜下输卵管 - 输卵管吻合术

66.73002 输卵管 - 输卵管吻合术

66.74001 输卵管 - 子宫吻合术

66.79001 腹腔镜下输卵管成形术

66.79002 输卵管切断再通术

66.79003 输卵管成形术

66.79004 输卵管结扎再通术

66.79006 输卵管移植术

66.79008 腹腔镜下输卵管导丝复通术

66.8002 腹腔镜下输卵管通液术

66.91001 输卵管抽吸术

66.91002 输卵管穿刺术

66.92002 单侧输卵管结扎术

66.92003 腹腔镜下单侧输卵管破坏术

66.92004 腹腔镜下单侧输卵管结扎术

66.93001 输卵管假体置入术

66.93002 输卵管假体置换术

66.94001 输卵管假体去除术

66.95001 腹腔镜下输卵管甲氨蝶呤注射术 [MTX 注射术]

66.95002 腹腔镜下输卵管注药术

66.95003 输卵管注药术

66.95004 输卵管甲氨蝶呤注射术 [MTX 注射术]

66.96001 输卵管扩张术

67.51002 腹腔镜下宫颈环扎术

68.13001 直视下子宫活检术

68.14001 直视下子宫韧带活检术

68.15001 腹腔镜下子宫韧带活检术

68.16001 腹腔镜下子宫活检术

68.21001 宫腔镜下子宫内膜粘连松解术

68.21002 子宫内膜粘连松解术

68.22003 宫腔镜下子宫隔膜切除术

68.22004 子宫隔膜切除术

68.23002 宫腔镜下子宫内膜去除术

68.23003 子宫内膜去除术

68.23004 子宫内膜射频消融术

68.23005 宫腔镜下子宫内膜热球去除术

68.29004 腹腔镜下子宫病损电凝术

68.29008 腹腔镜下子宫病损射频消融术

68.29011 腹腔镜下子宫病损激光切除术

68.29013 腹腔镜下子宫断蒂止血术

68.29014 宫腔镜下子宫病损切除术

68.29015 宫腔镜下子宫病损电切术

68.29017 宫腔镜下子宫病损射频消融术

68.29018 宫腔镜下子宫内膜病损切除术

68.29019 宫腔镜下子宫内膜成形术

68.29028 子宫病损烧灼术

68.29029 子宫病损切除术

68.29031 子宫病损电凝术

68.29034 子宫病损射频消融术

68.29038 子宫内膜病损烧灼术

68.29039 子宫内膜病损切除术

68.29048 宫腔镜下子宫电凝止血术

69.19001 腹腔镜下骶韧带部分切除术

69.19002 腹腔镜下骶韧带切断术

69.19004 腹腔镜下子宫韧带病损激光烧灼术

69.19005 腹腔镜下子宫韧带病损切除术

69.19008 阔韧带病损切除术

69.19013 圆韧带病损切除术

69.19016 子宫骶韧带烧灼术

69.19018 子宫韧带病损切除术

69.19022 腹腔镜下阔韧带病损切除术

NE19　外阴、阴道、宫颈手术

手术操作包括：

48.35011 经阴道直肠病损切除术

54.4039 盆腔病损冷冻治疗术

54.91002 经腹盆腔穿刺引流术

54.91003 经皮腹膜后穿刺引流术

54.91005 经皮腹腔穿刺引流术

54.91009 超声引导下盆腔穿刺术

65.11001 经皮抽吸卵巢活检

65.99005 卵巢卵泡穿刺术

66.8001 输卵管注气术

66.8003 宫腔镜下输卵管通液术

66.8005 输卵管通液术

66.8007 超声引导下输卵管通液术

67.0001 宫颈管扩张术

67.0002	宫颈粘连松解术		70.14008	阴道切开异物取出术
67.11001	宫颈内活检		70.14009	阴道切开引流术
67.12001	宫颈活检		70.14011	阴道血肿切开引流术
67.2001	宫腔镜下宫颈锥形切除术		70.14012	阴道纵隔切除术
67.2002	宫颈锥形切除术		70.14013	宫腔镜下阴道纵隔切开术
67.31001	宫颈囊肿造袋术		70.23001	直肠子宫陷凹活检
67.32003	宫腔镜下宫颈病损电切术		70.24001	阴道活检
67.32007	宫颈病损烧灼术		70.29001	阴道探查
67.32009	宫颈电凝止血术		70.31001	处女膜切除术
67.32010	宫颈环形电切术［LEEP 手术］		70.33001	腹腔镜下阴道病损切除术
67.32011	宫颈锥形电切术		70.33003	阴道病损电切术
67.33001	宫颈冷冻锥形切除术		70.33004	阴道病损切除术
67.39004	宫腔镜下宫颈病损切除术		70.4003	阴道切除术
67.39008	宫颈病损切除术		70.71001	阴道裂伤缝合术
67.39009	宫颈部分切除术		70.76001	处女膜缝合术
67.39011	宫颈内膜旋切术		70.79002	后穹窿修补术
67.4003	宫颈切除伴阴道缝合术		70.79004	阴道陈旧性产科裂伤修补术
67.4004	宫腔镜下宫颈切除术		70.79006	阴道断蒂止血术
67.4005	宫颈切除术		70.79009	阴道穹窿修补术
67.51001	经腹宫颈环扎术		71.01001	外阴粘连松解术
67.59001	经阴道宫颈环扎术		71.01002	小阴唇粘连松解术
67.61001	宫颈裂伤缝合术		71.01003	阴唇粘连松解术
68.12001	宫腔镜检查		71.09001	会阴切开引流术
68.16001	腹腔镜下子宫活检术		71.09002	会阴切开术
68.16002	宫腔镜下子宫活检术		71.09003	会阴切开异物取出术
69.09002	宫腔镜下诊断性刮宫术		71.09004	外阴血肿清除术
69.09003	诊断性刮宫术		71.09006	外阴脓肿穿刺术
69.41001	子宫裂伤缝合术		71.09007	外阴切开引流术
69.7001	宫内避孕器置入术		71.11001	外阴活检
69.95001	宫颈闭锁切开术		71.21001	前庭大腺囊肿抽吸术
69.96001	宫颈环扎物去除术		71.22001	前庭大腺囊肿切开术
70.0001	后穹窿穿刺术		71.22002	前庭大腺脓肿切开引流术
70.0002	后穹窿穿刺引流术		71.23001	前庭大腺造袋术
70.11001	处女膜切开术		71.24001	前庭大腺病损切除术
70.12001	后穹窿切开引流术		71.24003	前庭大腺切除术
70.13001	阴道粘连松解术		71.29001	前庭大腺瘘管切除术
70.14001	腹腔镜下阴道隔切断术		71.29002	前庭大腺造口术
70.14002	腹腔镜下阴道纵隔切开术		71.3001	大阴唇病损切除术
70.14005	阴道隔切断术		71.3003	会阴病损切除术
70.14007	阴道切开术		71.3007	女性会阴部瘢痕切除术

71.3011　外阴病损烧灼术

71.3012　外阴病损切除术

71.3013　外阴窦道切除术

71.3021　女性会阴皮肤和皮下坏死组织切除清创术

71.3022　女性会阴皮肤和皮下组织非切除性清创

71.3023　女性外阴皮肤和皮下坏死组织切除清创术

71.3024　女性外阴皮肤和皮下组织非切除性清创

71.4001　阴蒂成形术

71.71001　外阴裂伤缝合术

96.18001　宫颈托放置

97.65001　尿道支架去除

97.71006　宫腔镜下子宫内避孕装置去除

97.75001　阴道填塞物去除

97.79001　阴道缝线去除

97.79002　宫颈缝线去除

97.79003　外阴缝线去除

98.16001　子宫内异物去除

98.16002　宫腔镜下子宫内异物去除

98.17001　阴道内异物去除

NF19　辅助生殖技术

主要诊断包括：

N97.903　继发不孕

N97.904　原发不孕

Z31.101　人工授精

Z31.201　取卵

Z31.202　试管授精

Z31.203　解冻胚胎移植

Z31.301　输卵管内配子移植

Z31.302　受精卵移植

Z52.801　供卵者

手术操作包括：

65.99006　腹腔镜下卵巢穿刺取卵术

65.99008　超声引导下卵巢穿刺取卵术

69.92003　人工授精

69.92004　胚胎移植术

NJ19　女性生殖系统其他手术

手术操作包括：

04.92002　骶神经电刺激器置入术

38.7001　腔静脉结扎术

38.7002　腔静脉折叠术

38.7003　上腔静脉滤器置入术

38.7004　下腔静脉滤器置入术

38.7007　下肢静脉滤器置入术

38.86012　髂动脉结扎术

38.86019　子宫动脉结扎术

38.87002　卵巢动静脉高位结扎术

38.87008　子宫动静脉高位结扎术

38.87009　腹腔镜下卵巢动静脉高位结扎术

40.11003　腹腔镜下淋巴结活检术

40.24002　腹股沟淋巴结切除术

40.29007　腹腔淋巴结切除术

40.29016　肠系膜淋巴结切除术

40.29017　腹膜后淋巴管瘤（囊肿）切除术

40.29018　肠系膜淋巴管瘤（囊肿）切除术

40.3001　淋巴结扩大性区域性切除术

40.3002　淋巴结区域性切除术

40.59006　肠系膜淋巴结清扫术

40.9001　淋巴管 - 静脉吻合术

40.9003　周围淋巴管 - 小静脉吻合术

40.9004　淋巴干 - 小静脉吻合术

40.9006　髂淋巴干 - 小静脉吻合术

40.9008　淋巴水肿矫正 Homans-Macey 手术［Homans 手术］

40.9009　淋巴水肿矫正 Charles 手术［Charles 手术］

40.9010　淋巴水肿矫正 Thompson 手术［Thompson 手术］

40.9011　腹膜后淋巴管横断结扎术

40.9012　髂淋巴干横断结扎术

40.9013　淋巴管瘘结扎术

40.9014　淋巴管瘘切除术

40.9015　淋巴管瘘粘连术

40.9016　淋巴管瘤注射术

47.11001	腹腔镜下附带阑尾切除术	54.4033	腹腔镜下网膜病损切除术
47.19001	附带阑尾切除术	54.4034	腹腔镜下网膜部分切除术
48.81001	直肠阴道隔切开术	54.4035	盆腔病损切除术
48.82001	腹腔镜下直肠阴道隔切除术	54.4036	盆腔腹膜切除术
48.82002	直肠阴道隔切除术	54.4042	髂窝病损切除术
54.11001	腹腔镜中转剖腹探查术	54.4043	网膜病损切除术
54.12002	近期剖宫术后腹腔止血术	54.4044	网膜部分切除术
54.12007	再剖腹探查术	54.4045	网膜切除术
54.19001	腹部血肿去除术	54.4047	腰骶病损切除术
54.19003	腹膜后血肿清除术	54.4048	腹腔病损氩氦刀靶向冷冻治疗术
54.19004	腹膜血肿清除术	54.4050	腹腔镜下直肠全系膜切除术 [TME]
54.19005	腹腔镜下腹腔积血清除术	54.51001	腹腔镜下肠粘连松解术
54.19009	腹腔内出血止血术	54.51004	腹腔镜下腹膜粘连松解术
54.19011	腹腔血肿清除术	54.51005	腹腔镜下腹腔粘连松解术
54.19013	膈下脓肿切开引流术	54.51006	腹腔镜下盆腔腹膜粘连松解术
54.21001	腹腔镜检查	54.51009	腹腔镜下盆腔粘连松解术
54.22003	腹腔镜下腹壁活检术	54.59002	肠粘连松解术
54.23001	肠系膜活检术	54.59004	腹膜粘连松解术
54.23003	腹膜后活检术	54.59005	腹腔粘连松解术
54.23004	腹膜活检术	54.59007	盆腔腹膜粘连松解术
54.23005	网膜活检术	54.59009	盆腔粘连松解术
54.23006	腹腔镜下腹膜活检术	54.61001	腹壁切口裂开缝合术
54.3004	腹壁窦道扩创术	54.99017	盆腔补片术
54.3010	腹壁伤口扩创术	56.74002	输尿管 - 膀胱吻合术
54.3011	腹壁伤口清创术	57.6001	膀胱部分切除术
54.3026	盆腔壁病损切除术	57.6002	膀胱三角区切除术
54.3027	脐病损切除术	57.6003	膀胱袖状切除术
54.3029	脐切除术	57.6004	腹腔镜下膀胱部分切除术
54.4001	肠系膜病损切除术	58.0008	尿道切开异物取出术
54.4005	大网膜病损切除术	58.5001	尿道内口切开术
54.4006	大网膜部分切除术	58.5002	经尿道尿道切开术
54.4007	大网膜切除术	58.5004	尿道狭窄松解术
54.4009	骶前病损切除术	61.99002	腹腔镜下鞘状突高位结扎术
54.4012	骶尾部病损切除术	62.41004	双侧睾丸切除术
54.4014	腹膜病损切除术	65.99007	性腺切除术
54.4015	腹膜后病损切除术	69.6001	月经抽吸术
54.4021	腹膜外病损切除术	70.32001	腹腔镜下直肠子宫陷凹病损切除术
54.4026	腹腔镜下肠系膜病损切除术	71.61002	外阴部分切除术
54.4028	腹腔镜下腹膜病损切除术	71.79012	阴唇黏膜游离移植术
54.4029	腹腔镜下腹膜后病损切除术	77.69004	骶骨病损切除术

86.4004　皮肤病损根治性切除术

NR11　女性生殖系统恶性肿瘤，伴重要并发症与合并症

NR15　女性生殖系统恶性肿瘤，不伴重要并发症与合并症

主要诊断包括：

C45.704	卵巢间皮瘤
C46.701	外阴卡波西肉瘤
C48.106	直肠子宫陷凹恶性肿瘤
C51.001	大阴唇恶性肿瘤
C51.002	前庭大腺恶性肿瘤
C51.101	小阴唇恶性肿瘤
C51.201	阴蒂恶性肿瘤
C51.901	外阴恶性肿瘤
C52xx01	阴道恶性肿瘤
C53.001	宫颈内膜恶性肿瘤
C53.801	宫颈残端恶性肿瘤
C53.902	宫颈恶性肿瘤
C54.002	子宫下段恶性肿瘤
C54.101	子宫内膜恶性肿瘤
C54.201	子宫肌层恶性肿瘤
C54.901	子宫体恶性肿瘤
C55xx01	子宫恶性肿瘤
C56xx02	卵巢恶性肿瘤
C56xx03	双侧卵巢恶性肿瘤
C57.001	输卵管恶性肿瘤
C57.002	双侧输卵管恶性肿瘤
C57.101	卵巢冠恶性肿瘤
C57.102	阔韧带恶性肿瘤
C57.201	圆韧带恶性肿瘤
C57.301	子宫骶骨韧带恶性肿瘤
C57.302	子宫旁组织恶性肿瘤
C57.303	子宫韧带恶性肿瘤
C57.401	子宫附件恶性肿瘤
C57.701	女性沃尔夫体恶性肿瘤
C57.702	女性沃尔夫管恶性肿瘤
C57.801	输卵管及卵巢恶性肿瘤
C57.802	子宫及卵巢恶性肿瘤
C57.803	阴道及外阴恶性肿瘤
C57.804	宫颈及阴道恶性肿瘤
C57.805	子宫及输卵管恶性肿瘤
C57.901	女性生殖器官恶性肿瘤
C58xx01	胎盘恶性肿瘤
C58xx02	绒毛膜癌
C58xx03	绒毛膜上皮癌
C76.302	会阴恶性肿瘤
C76.307	直肠阴道隔恶性肿瘤
C76.308	直肠膀胱隔恶性肿瘤
C77.503	子宫旁淋巴结继发恶性肿瘤
C79.602	卵巢继发恶性肿瘤
C79.8201	外阴继发恶性肿瘤
C79.8202	输卵管继发恶性肿瘤
C79.8205	子宫角继发恶性肿瘤
C79.8206	子宫体继发恶性肿瘤
C79.8207	阴道继发恶性肿瘤
C79.8209	宫颈继发恶性肿瘤
C79.8210	子宫继发恶性肿瘤
C79.8211	子宫旁继发恶性肿瘤
C79.8213	子宫下段继发恶性肿瘤
C79.8214	子宫韧带继发恶性肿瘤
C79.8215	子宫圆韧带继发恶性肿瘤
C79.8216	子宫阔韧带继发恶性肿瘤
C79.8218	子宫卵巢韧带继发恶性肿瘤
C79.8219	子宫骶骨韧带继发恶性肿瘤
C79.8220	子宫内膜继发恶性肿瘤
C79.8222	子宫附件继发恶性肿瘤
C79.8223	子宫肌层继发恶性肿瘤
D06.001	宫颈内膜原位癌
D06.901	宫颈原位癌
D07.001	子宫内膜原位癌
D07.101	外阴原位癌
D07.201	阴道原位癌
D07.301	女性生殖器官原位癌
D07.303	卵巢原位癌
D39.001	子宫交界性肿瘤
D39.002	子宫内膜交界性肿瘤
D39.103	卵巢交界性肿瘤
D39.201	侵蚀性葡萄胎
D39.202	胎盘交界性肿瘤

D39.203　破坏性绒毛膜腺瘤
D39.701　输卵管交界性肿瘤
D39.702　阴道交界性肿瘤
D39.901　女性生殖器官交界性肿瘤
D48.709　盆腔交界性肿瘤
Z85.406　宫颈恶性肿瘤史
Z85.409　恶性畸胎瘤史

NS19　女性生殖系统感染

主要诊断包括：

A18.101　生殖系结核
A18.104+N74.1*
　　　　子宫内膜结核
A18.107+N74.1*
　　　　女性盆腔结核
A18.108+N74.0*
　　　　宫颈结核
A18.110+N74.1*
　　　　卵巢结核
A18.115+N74.1*
　　　　输卵管结核
A18.119+N77.1*
　　　　外阴结核
A18.121+N37.8*
　　　　结核性会阴瘘
A18.126+N74.1*
　　　　结核性输卵管炎
A18.129+N74.1*
　　　　结核性子宫内膜炎
A18.130+N77.0*
　　　　结核性外阴溃疡
A18.132　结核性盆腔炎
A18.316　结核性腹腔积液
A51.001　生殖器梅毒
A51.002　梅毒性下疳
A51.409+N74.2*
　　　　女性二期梅毒性盆腔炎
A54.001　淋球菌性阴道炎
A54.004　淋球菌性宫颈炎
A54.101　淋球菌性前庭大腺脓肿

A54.202+N74.3*
　　　　女性淋球菌性盆腔炎
A54.204+N74.3*
　　　　淋球菌性输卵管炎
A56.001　衣原体性阴道炎
A56.002　衣原体性宫颈炎
A56.103+N74.4*
　　　　衣原体性输卵管炎
A56.104+N74.4*
　　　　衣原体性子宫内膜炎
A56.105+N74.4*
　　　　女性衣原体性盆腔炎
A57xx02　外阴软下疳
A58xx01　腹股沟肉芽肿
A59.002+N77.1*
　　　　滴虫性阴道炎
A59.005　阴道毛滴虫病
A60.002　生殖器疱疹
A60.003+N77.1*
　　　　外阴疱疹
A60.901　肛门生殖器疱疹
B26.809+N74.8*
　　　　流行性腮腺炎并发卵巢炎
B37.301+N77.1*
　　　　念珠菌性阴道炎
B37.302+N77.1*
　　　　真菌性外阴炎
B37.303+N77.1*
　　　　念珠菌性外阴炎
N70.001　急性输卵管炎
N70.002　急性输卵管卵巢炎
N70.003　急性卵巢炎
N70.004　出血性输卵管炎
N70.102　慢性输卵管炎
N70.103　输卵管积水
N70.104　慢性输卵管卵巢炎
N70.105　输卵管包裹性积液
N70.106　慢性卵巢炎
N70.901　卵巢脓肿
N70.902　卵巢炎

N70.903 输卵管积脓

N70.904 输卵管卵巢脓肿

N70.905 输卵管炎

N70.906 输卵管周围炎

N70.907 输卵管脓肿

N70.908 输卵管卵巢炎

N70.909 附件炎性包块

N70.910 卵巢炎性囊肿

N70.911 卵巢坏死

N71.001 急性子宫内膜炎

N71.101 慢性子宫内膜炎

N71.102 慢性子宫炎

N71.901 子宫肌炎

N71.902 子宫积脓

N71.903 子宫内膜炎

N71.904 子宫脓肿

N72xx01 宫颈内膜炎

N72xx02 宫颈炎

N72xx03 慢性宫颈炎

N73.001 急性女性盆腔炎

N73.002 急性子宫阔韧带脓肿

N73.003 急性子宫旁脓肿

N73.004 急性女性盆腔蜂窝织炎

N73.101 慢性子宫阔韧带脓肿

N73.102 慢性盆腔蜂窝织炎

N73.202 子宫周炎

N73.203 子宫韧带炎

N73.301 女性急性盆腔腹膜炎

N73.401 女性慢性盆腔腹膜炎

N73.801 盆腔炎性肿物

N73.802 盆腔感染综合征

N73.901 女性盆腔炎

N73.902 女性盆腔脓肿

N73.904 女性盆腔感染

N75.101 前庭大腺脓肿 [巴氏腺脓肿]

N75.801 前庭大腺炎

N76.001 阴道炎

N76.002 阴道脓肿

N76.003 细菌性阴道炎

N76.004 急性外阴阴道炎

N76.005 急性阴道炎

N76.006 阴道壁脓肿

N76.101 慢性外阴阴道炎

N76.102 亚急性外阴阴道炎

N76.201 急性外阴炎

N76.202 外阴蜂窝织炎

N76.203 外阴炎

N76.301 亚急性外阴炎

N76.302 慢性外阴炎

N76.401 外阴脓肿

N76.402 外阴疖

N76.501 阴道溃疡

N76.801 阴道壁炎性肉芽肿

NZ13 女性生殖系统其他疾患，伴并发症与合并症

NZ15 女性生殖系统其他疾患，不伴并发症与合并症

主要诊断包括：

A18.124+N74.1*

　　结核性直肠阴道瘘

B37.304+N77.1*

　　真菌性阴道炎

D06.902 宫颈上皮内瘤变Ⅲ级 [CIN Ⅲ级]

D07.102 外阴上皮内瘤变Ⅲ级 [VIN Ⅲ级]

D07.202 阴道上皮内瘤变Ⅲ级 [VAIN Ⅲ级]

D17.303 阴道脂肪瘤

D17.724 子宫体脂肪瘤

D18.0817 女性生殖器血管瘤

D18.0824 小阴唇血管瘤

D25.001 子宫黏膜下平滑肌瘤

D25.002 宫颈黏膜下平滑肌瘤

D25.101 子宫肌壁间平滑肌瘤

D25.102 宫颈壁内平滑肌瘤

D25.201 子宫浆膜下平滑肌瘤

D25.901 子宫多发性平滑肌瘤

D25.902 子宫平滑肌瘤

D25.903 宫颈平滑肌瘤

D26.001 宫颈良性肿瘤

D26.101 子宫体良性肿瘤

D26.102	子宫腺肌瘤	I77.008	子宫旁动静脉瘘
D26.701	胎盘良性肿瘤	I86.202	盆腔静脉曲张
D26.901	子宫良性肿瘤	I86.301	外阴静脉曲张
D27xx01	卵巢良性肿瘤	L29.201	外阴瘙痒症
D28.001	外阴良性肿瘤	L29.301	生殖器瘙痒症
D28.002	阴唇良性肿瘤	M96.901	手术操作后肌肉骨骼疾患
D28.101	阴道良性肿瘤	N70.101	卵巢积水
D28.201	阔韧带良性肿瘤	N70.107	双侧输卵管积水
D28.202	卵巢冠良性肿瘤	N70.108	右侧输卵管积水
D28.203	输卵管良性肿瘤	N70.109	左侧输卵管积水
D28.204	子宫韧带良性肿瘤	N72xx05	宫颈潴留囊肿
D28.205	圆韧带良性肿瘤	N73.601	卵巢输卵管粘连
D28.901	女性生殖器官良性肿瘤	N73.602	卵巢粘连
D39.101	卵巢多房囊肿	N73.603	女性盆腔粘连
D48.709	盆腔交界性肿瘤	N73.604	输卵管粘连
E10.4360+G99.0*		N73.605	子宫粘连
	1 型糖尿病性性无能	N73.606	子宫粘连闭锁综合征
E14.4360+G99.0*		N73.903	盆腔囊肿
	糖尿病性性无能	N75.001	前庭大腺囊肿［巴氏腺囊肿］
E25.006	先天性肾上腺皮质增生症	N76.601	外阴溃疡
E28.001	雌激素分泌过多症	N76.602	急性女阴溃疡
E28.101	卵巢雄激素分泌过多	N80.001	子宫内膜异位
E28.201	多囊卵巢综合征［Stein-Leventhal	N80.002	宫颈子宫内膜异位
	综合征］	N80.003	子宫腺肌病
E28.203	卵巢硬化性囊性综合征	N80.101	卵巢巧克力样囊肿
E28.301	早发绝经	N80.102	卵巢子宫内膜异位症
E28.302	卵巢功能减退	N80.103	卵巢子宫内膜异位囊肿
E28.303	卵巢衰竭	N80.201	输卵管子宫内膜异位症
E28.304	卵巢早衰	N80.301	腹膜子宫内膜异位症
E28.305	女性性腺功能低下	N80.302	盆腔腹膜子宫内膜异位症
E28.306	原发性卵巢功能衰竭	N80.303	盆腔子宫内膜异位症
E28.307	雌激素减少	N80.401	阴道子宫内膜异位症
E28.308	抗卵巢综合征	N80.402	直肠子宫陷凹子宫内膜异位症
E28.802	卵巢功能亢进	N80.403	直肠阴道隔子宫内膜异位症
E28.901	卵巢功能障碍	N80.801	膀胱子宫内膜异位症
E89.401	放射后卵巢功能衰竭	N80.802	输尿管子宫内膜异位症
E89.402	手术后卵巢功能衰竭	N80.803	外阴子宫内膜异位症
E89.403	医源性卵巢功能衰竭	N80.804	子宫韧带子宫内膜异位症
E89.404	操作后卵巢功能衰竭	N80.805	骶前子宫内膜异位症
F52.501	非器质性阴道痉挛	N80.806	肺子宫内膜异位症

N80.807	鼻腔子宫内膜异位症	N83.101	卵巢黄体囊肿
N80.808	肝子宫内膜异位症	N83.102	卵巢黄体破裂
N80.809	腹膜后子宫内膜异位症	N83.103	卵巢黄体血肿
N80.810	腹壁子宫内膜异位症	N83.104	出血性黄体囊肿
N81.001	女性尿道膨出	N83.105	卵巢黄体囊肿破裂
N81.101	阴道前壁脱垂	N83.106	卵巢黄素囊肿
N81.102	阴道脱垂	N83.201	卵巢潴留囊肿
N81.103	膀胱膨出	N83.203	卵巢包涵囊肿
N81.104	膀胱膨出伴尿道膨出	N83.204	卵巢单纯性囊肿
N81.201	子宫阴道不完全性脱垂	N83.205	卵巢囊肿
N81.202	宫颈脱垂	N83.206	卵巢白体囊肿
N81.203	子宫脱垂 I 度	N83.208	卵巢黏液性囊肿
N81.204	子宫脱垂 II 度	N83.209	卵巢浆液性囊肿
N81.301	子宫阴道完全脱垂	N83.301	卵巢萎缩
N81.302	子宫脱垂 III 度	N83.401	输卵管脱垂
N81.401	子宫阴道脱垂	N83.501	卵巢扭转
N81.501	阴道小肠膨出	N83.502	输卵管扭转
N81.502	小肠阴道疝	N83.503	卵巢囊肿蒂扭转
N81.503	阴道后疝	N83.504	卵巢子宫内膜异位囊肿伴扭转
N81.601	阴道后壁脱垂	N83.505	副输卵管扭转
N81.801	陈旧性会阴裂伤	N83.506	卵巢囊状附件扭转
N81.802	阴道前后壁脱垂	N83.601	输卵管出血
N81.803	阴道松弛	N83.701	阔韧带血肿
N81.804	会阴缺陷	N83.801	阔韧带撕裂综合征 [Allen-Masters 综合征]
N81.805	盆底肌肉陈旧性裂伤		
N82.001	膀胱阴道瘘	N83.804	卵巢破裂
N82.101	尿道阴道瘘	N83.805	输卵管囊肿
N82.102	输尿管阴道瘘	N83.806	输卵管卵巢囊肿
N82.103	宫颈膀胱瘘	N83.808	阔韧带囊肿
N82.104	子宫输尿管瘘	N83.809	子宫韧带囊肿
N82.105	子宫膀胱瘘	N83.810	输卵管系膜囊肿
N82.501	子宫腹壁瘘	N83.812	泡状附件
N82.503	阴道会阴瘘	N83.813	输卵管上皮增生
N82.801	宫颈阴道瘘	N83.814	圆韧带囊肿
N82.901	阴道瘘	N83.815	阔韧带息肉
N82.902	子宫瘘	N83.816	输卵管憩室
N82.903	宫颈窦道	N83.817	卵巢冠囊肿
N83.001	卵巢滤泡囊肿	N83.901	卵巢肿物
N83.002	格拉夫卵泡囊肿	N83.902	子宫附件肿物
N83.003	出血性卵巢滤泡囊肿	N83.903	附件肿物

N84.001	子宫内膜息肉		N86xx06	宫颈外翻
N84.002	子宫息肉		N87.001	轻度宫颈发育不良
N84.101	宫颈息肉		N87.002	宫颈上皮瘤样病变［CIN］Ⅰ级
N84.102	宫颈黏液性息肉		N87.101	中度宫颈发育不良
N84.201	阴道息肉		N87.102	宫颈上皮瘤样病变［CIN］Ⅱ级
N84.301	外阴息肉		N87.201	重度宫颈发育不良
N84.302	阴唇息肉		N87.901	宫颈发育不良
N84.801	处女膜息肉		N87.902	宫颈上皮瘤样病变
N84.802	输卵管息肉		N88.001	宫颈白斑
N85.001	子宫内膜增生		N88.101	宫颈粘连
N85.002	子宫内膜囊性增生		N88.102	宫颈陈旧性裂伤
N85.003	子宫内膜息肉样增生		N88.201	宫颈狭窄
N85.004	子宫内膜腺性囊性增生		N88.301	宫颈机能不全
N85.005	子宫内膜单纯性增生		N88.302	宫颈口松弛
N85.006	子宫内膜复杂性增生		N88.403	宫颈延长
N85.101	子宫内膜不典型增生		N88.802	宫颈腺囊肿
N85.201	子宫肥大		N88.803	宫颈纳包氏囊肿 [1]
N85.301	慢性子宫复旧不全		N88.805	宫颈肥大
N85.401	子宫前倾		N88.806	宫颈赘生物
N85.402	子宫后屈		N88.808	宫颈水肿
N85.403	子宫后倾		N88.810	宫颈钙化
N85.501	子宫内翻		N89.001	轻度阴道发育不良
N85.601	阿谢曼综合征		N89.101	中度阴道发育不良
N85.602	子宫内粘连		N89.301	阴道发育不良
N85.701	子宫积血		N89.401	阴道白斑
N85.702	输卵管血肿伴有子宫积血		N89.501	后天性阴道闭锁
N85.801	子宫内膜萎缩		N89.502	阴道粘连
N85.802	子宫内膜发育不全		N89.503	阴道狭窄
N85.803	后天性子宫萎缩		N89.601	强直性处女膜
N85.804	子宫纤维化		N89.602	阴道入口过紧
N85.805	瘢痕子宫		N89.603	处女膜环过紧
N85.806	宫颈闭锁		N89.801	陈旧性阴道裂伤
N85.808	子宫囊肿		N89.802	阴道壁囊肿
N85.809	子宫腔积液		N89.803	阴道血肿
N86xx01	宫颈营养不良性溃疡		N89.804	阴道囊肿
N86xx02	宫颈压疮性溃疡		N89.805	阴道残端囊肿
N86xx04	宫颈糜烂		N89.806	阴道壁硬结
N86xx05	宫颈溃疡		N89.808	陈旧性处女膜破裂

---

[1] 宫颈纳包氏囊肿即子宫颈腺囊肿，又称纳博特囊肿。

N89.809	阴道排液		N92.001	月经过多
N89.810	阴道子宫托溃疡		N92.101	子宫不规则出血
N89.901	阴道肿物		N92.201	青春期月经过多
N90.001	外阴上皮内肿瘤［VIN］Ⅰ级		N92.301	排卵期出血
N90.002	轻度外阴发育不良		N92.401	更年期月经过多
N90.101	外阴上皮内肿瘤［VIN］Ⅱ级		N92.402	绝经前期月经过多
N90.102	中度外阴发育不良		N92.403	绝经期子宫不规则出血
N90.301	外阴发育不良		N92.404	更年前期月经过多
N90.302	外阴鳞状上皮增生		N92.602	经期延长
N90.303	外阴上皮内瘤样变		N92.603	月经紊乱
N90.401	外阴白斑		N93.001	性交后出血
N90.402	外阴角化症		N93.801	功能性子宫出血
N90.403	外阴营养发育不良		N93.901	阴道出血
N90.405	外阴干皱症		N93.902	异常子宫出血
N90.501	外阴萎缩		N94.102	性交疼痛
N90.502	外阴狭窄		N94.201	阴道痉挛
N90.601	阴唇肥大		N94.301	经前期紧张综合征
N90.602	外阴肥大		N94.401	原发性痛经
N90.701	外阴囊肿		N94.501	继发性痛经
N90.702	阴蒂囊肿		N94.601	痛经
N90.801	外阴瘢痕		N94.802	女性盆腔血肿
N90.802	阴蒂血肿		N94.803	盆腔静脉充盈综合征
N90.803	会阴瘢痕		N94.804	女性盆腔积液
N90.804	外阴皮赘		N94.805	盆腔包裹性积液
N90.805	外阴水肿		N94.807	女性骶前囊肿
N90.806	外阴象皮病		N94.808	交通性腹膜鞘突管积液（交通性努克管积液）
N90.807	外阴血肿			
N90.808	阴蒂肥大		N94.809	女性生殖器皮脂腺囊肿
N90.809	外阴粘连		N94.901	女性盆腔假囊肿
N90.810	外阴不典型增生		N95.001	绝经后出血
N90.811	会阴囊肿		N95.101	更年期综合征
N90.812	会阴切口疝		N95.102	绝经期
N90.901	外阴肿物		N95.201	老年性阴道炎
N91.001	原发性闭经		N95.202	绝经期后萎缩性阴道炎
N91.101	继发性闭经		N95.301	人工绝经后综合征
N91.201	闭经		N95.901	绝经后卵巢可扪及综合征
N91.202	下丘脑性闭经		N96xx01	习惯性流产
N91.301	原发性月经稀少		N96xx02	早期习惯性流产
N91.401	继发性月经稀少		N96xx03	晚期习惯性流产
N91.501	月经稀少		N97.001	无排卵性不孕

N97.101	输卵管阻塞性不孕		Q50.401	先天性输卵管胚胎性囊肿
N97.102	输卵管闭锁性不孕		Q50.402	米勒管囊肿
N97.103	输卵管狭窄性不孕		Q50.501	加特纳管囊肿
N97.104	双侧输卵管不全梗阻		Q50.502	先天性卵巢冠囊肿
N97.105	双侧输卵管梗阻		Q50.504	女性莫尔加尼囊肿
N97.106	右侧输卵管不全梗阻		Q50.611	先天性输卵管缺如
N97.107	右侧输卵管梗阻		Q50.691	先天性输卵管闭锁
N97.108	左侧输卵管不全梗阻		Q50.692	输卵管发育畸形
N97.109	左侧输卵管梗阻		Q50.693	输卵管异位
N97.201	子宫粘连性不孕		Q51.001	先天性子宫缺如
N97.202	卵子不植入		Q51.101	双子宫双宫颈双阴道
N97.801	阴道畸形性不孕		Q51.201	双子宫
N97.804	女性生殖器官血囊肿性不孕		Q51.301	双角子宫
N97.903	继发不孕		Q51.401	单角子宫
N97.904	原发不孕		Q51.501	先天性宫颈缺如
N98.101	卵巢过度刺激综合征		Q51.601	先天性宫颈胚胎性囊肿
N98.201	植入受精卵并发症		Q51.801	先天性残角子宫
N98.301	胚胎转移并发症		Q51.802	先天性弓形子宫
N98.803	与人工授精有关特指并发症		Q51.803	始基子宫
N98.901	与人工授精有关并发症		Q51.804	先天性宫颈闭锁
N99.201	手术后阴道狭窄		Q51.805	先天性宫颈隔
N99.202	手术后阴道粘连		Q51.806	先天性宫颈狭窄
N99.301	子宫切除术后阴道穹隆脱垂		Q51.807	先天性子宫内膜缺如
N99.801	阴道残端出血		Q51.808	子宫发育不全
N99.803	绝育后腹痛		Q51.809	宫颈发育不良
N99.804	残余卵巢综合征		Q51.810	子宫纵隔
N99.805	阴道成形术后阴道短小		Q51.811	子宫横隔
N99.807	手术后会阴瘘		Q51.812	子宫斜隔
N99.810	子宫切口憩室		Q51.813	双宫颈
N99.811	膀胱造瘘口狭窄		Q51.814	子宫不全纵隔
O00.105	陈旧性异位妊娠		Q51.901	子宫畸形
O02.801	绒毛膜血管瘤		Q51.902	宫颈畸形
Q27.309	子宫动静脉畸形		Q52.001	先天性阴道缺如
Q50.001	先天性卵巢缺如		Q52.101	双阴道
Q50.011	先天性单侧卵巢缺如		Q52.102	阴道斜隔
Q50.021	先天性双侧卵巢缺如		Q52.103	阴道纵隔
Q50.101	先天性发育性卵巢囊肿		Q52.104	阴道横隔
Q50.201	先天性卵巢扭转		Q52.201	先天性直肠阴道瘘
Q50.311	先天性卵巢条索状		Q52.301	处女膜闭锁
Q50.391	先天性副卵巢		Q52.401	先天性阴道闭锁

Q52.402	先天性阴道狭窄	S30.208	小阴唇挫伤
Q52.406	阴道米勒管囊肿	S30.210	创伤性外阴血肿
Q52.407	阴道加特纳囊肿	S31.401	阴道开放性损伤
Q52.501	先天性小阴唇粘连	S31.402	阴蒂开放性损伤
Q52.601	先天性阴蒂肥大	S31.403	外阴开放性损伤
Q52.701	先天性外阴畸形	S31.404	处女膜撕裂伤
Q52.702	会阴发育异常	S35.505	子宫动脉损伤
Q52.703	先天性阴唇肥厚	S35.506	子宫静脉损伤
Q52.704	先天性外阴缺如	S35.801	卵巢动脉损伤
Q52.803	女性生殖道畸形综合征 [Rokitansky-Kustner-Hauser 综合征]	S35.802	卵巢静脉损伤
		S37.401	卵巢损伤
Q56.001	两性畸形	S37.501	输卵管损伤
Q56.101	男性假两性畸形	S37.601	创伤性子宫穿孔
Q56.201	女性假两性畸形	S37.602	创伤性子宫破裂
Q56.301	假两性畸形	S37.603	子宫损伤
Q56.401	性别不清	S37.881	阴道损伤
Q85.945	盆腔错构瘤	S38.201	大阴唇切断
Q85.947	会阴错构瘤	S38.202	小阴唇切断
Q87.8907	豹皮综合征 [Leopard 综合征]	S39.905	肛门损伤
Q96.901	特纳综合征 [Turner 综合征]	T19.201	外阴和阴道内异物
Q96.902	混合性性腺发育不全	T19.202	外阴异物
Q97.001	47，XXX 综合征	T19.203	阴道内异物
Q97.301	XY 单纯性腺发育不全综合征	T19.301	子宫内异物
Q98.501	47，XYY 综合征	T83.301	避孕环残留
Q99.001	46,XX 男性综合征 [性逆转综合征]	T83.302	避孕环嵌顿
Q99.101	单纯性腺发育不全	T83.303	避孕环移位 [1]
Q99.102	46，XX 真两性畸形	T83.401	阴道植入物脱出
Q99.103	46，XY 真两性畸形	Y76.203	避孕环移位 [1]
R10.201	盆腔痛	Z00.301	青春期发育状态
R19.005	盆腔内弥漫性肿胀	Z01.401	妇科检查
R58xx01	腹腔内出血	Z01.803	宫腔镜检查
R87.901	宫颈标本异常	Z30.002	有关避孕的初次指导
R87.902	阴道标本异常	Z30.003	有关避孕的咨询
R93.806	宫腔占位	Z30.101	放置子宫内避孕装置
R93.807	卵巢占位性病变	Z30.203	结扎输卵管绝育
S30.205	会阴挫伤	Z30.204	绝育
S30.206	外阴挫伤	Z30.301	月经引出
S30.207	大阴唇挫伤	Z30.302	防止妊娠

[1] T83.303 与 Y76.203 诊断名词重复。

Z30.303	月经调节	Z31.201	取卵
Z30.401	维持避孕的常规检查	Z31.202	试管授精
Z30.402	避孕药的监督	Z31.203	解冻胚胎移植
Z30.403	避孕药的再次指导	Z31.301	输卵管内配子移植
Z30.404	避孕装置的再次指导	Z31.302	受精卵移植
Z30.502	取出子宫内避孕装置	Z35.211	具有不良孕产史的妊娠监督
Z30.503	重新放置子宫内避孕装置	Z40.001	为预防恶性肿瘤的手术医疗
Z30.504	子宫内避孕装置的监督	Z41.802	处女膜修复
Z30.802	放置子宫内避孕装置失败	Z52.801	供卵者
Z30.803	放置输卵管内避孕装置	Z92.001	避孕史
Z30.804	放置输卵管内避孕装置失败	Z97.501	具有子宫内避孕装置
Z30.805	放置避孕装置后避孕失败	Z98.8315	输卵管假体置入术后
Z30.901	避孕问题	Z98.8316	左侧输卵管绝育术后
Z31.001	输卵管绝育术后复通	Z98.8317	右侧输卵管绝育术后
Z31.002	绝育术后复通	Z98.8318	双侧输卵管绝育术后
Z31.101	人工授精	Z98.8319	多胎妊娠减胎术后

MDCO 妊娠、分娩及产褥期相关疾病

OB19　剖宫产，伴子宫及（或）附件手术

手术操作包括：

74.0001　古典式剖宫产术
74.1001　低位子宫下段剖宫产术
74.1002　子宫下段横切口剖宫产术
74.1003　子宫下段直切口剖宫产术
74.2002　腹膜外剖宫产术
和
65.29002　卵巢病损切除术
65.49001　单侧输卵管-卵巢切除术
66.32001　双侧输卵管结扎和切断术
66.39001　输卵管绝育术
66.39002　双侧输卵管抽芯包埋术
66.39004　双侧输卵管结扎术
66.39005　双侧输卵管套环绝育术
66.39006　双侧输卵管粘堵术
66.51001　腹腔镜下双侧输卵管切除术
66.51002　双侧输卵管切除术
66.52001　残留输卵管切除术
66.63001　腹腔镜下双侧输卵管部分切除术
66.63002　双侧输卵管部分切除术
66.69001　腹腔镜下输卵管部分切除术
66.69002　输卵管部分切除术
68.24001　子宫动脉弹簧圈栓塞术
68.25001　子宫动脉栓塞术
68.25002　腹腔镜下子宫动脉栓塞术
68.29001　残角子宫切除术
68.29029　子宫病损切除术
68.39002　子宫次全切除术
68.39003　宫颈上子宫切除术
68.49003　全子宫切除术
69.49005　子宫修补术

OB21　剖宫产，伴重要并发症与合并症

OB23　剖宫产，伴并发症与合并症

OB25　剖宫产，不伴并发症与合并症

主要诊断包括：

A34xx01　产科破伤风
O00.805　剖宫产瘢痕妊娠
O10.001　妊娠合并原发性高血压
O10.101　妊娠合并高血压心脏病
O10.201　妊娠合并高血压肾病
O10.301　妊娠合并高血压心脏病和肾病
O10.401　妊娠合并继发性高血压
O10.901　妊娠合并高血压
O10.902　妊娠合并慢性高血压
O11xx01　慢性高血压并发子痫前期
O12.001　妊娠水肿
O12.101　妊娠合并蛋白尿
O12.201　妊娠水肿伴蛋白尿
O13xx01　妊娠期高血压
O13xx03　轻度子痫前期
O14.102　重度子痫前期
O14.103　HELLP 综合征
O15.001　妊娠期子痫
O15.101　分娩期子痫
O15.102　产时子痫
O15.901　子痫
O16xx01　妊娠期短暂性高血压
O22.001　妊娠期下肢静脉曲张
O22.101　妊娠期外阴静脉曲张

O22.102	妊娠期会阴静脉曲张		O26.201	习惯性流产者的妊娠
O22.103	妊娠期阴道静脉曲张		O26.301	具有子宫内避孕装置的妊娠
O22.201	妊娠期血栓性浅静脉炎		O26.401	妊娠疱疹
O22.202	妊娠期下肢血栓性静脉炎		O26.402	妊娠合并生殖器疱疹
O22.301	妊娠期深静脉血栓形成		O26.501	孕产妇低血压综合征
O22.401	妊娠期痔		O26.601	妊娠合并肝疾病
O22.402	妊娠期痔出血		O26.602	妊娠合并肝硬化
O22.501	妊娠期大脑静脉血栓形成		O26.604	妊娠期肝内胆汁淤积症
O22.801	妊娠期宫颈静脉曲张		O26.605	妊娠期急性脂肪肝
O22.901	妊娠期静脉炎		O26.608	妊娠合并脂肪肝
O22.902	妊娠期静脉病		O26.609	妊娠合并肝损害
O22.903	妊娠期静脉血栓形成		O26.610	妊娠合并肝脓肿
O23.001	妊娠期肾感染		O26.701	妊娠合并耻骨联合分离
O23.002	妊娠期肾盂肾炎		O26.811	妊娠合并肾病
O23.101	妊娠期膀胱感染		O26.812	妊娠合并肾炎
O23.201	妊娠期尿道感染		O26.813	妊娠合并慢性肾功能不全
O23.401	妊娠期泌尿系感染		O26.814	妊娠合并肾积水
O23.501	妊娠期宫腔感染		O26.815	妊娠合并急性肾功能不全
O23.502	妊娠期输卵管炎		O28.301	脐血流比值高
O23.503	妊娠期前庭大腺囊肿		O30.001	双胎妊娠
O23.504	妊娠期宫颈炎		O30.101	三胎妊娠
O23.505	妊娠期生殖道感染		O30.201	四胎妊娠
O23.506	妊娠期阴道炎		O30.801	五胎妊娠
O23.507	妊娠期细菌性阴道炎		O30.802	六胎妊娠
O23.508	妊娠期盆腔炎		O30.901	多胎妊娠
O23.509	妊娠期前庭大腺脓肿		O31.201	双胎妊娠一胎胎死宫内
O23.510	妊娠期输卵管卵巢炎		O32.001	不稳定产式
O23.511	妊娠期外阴炎		O32.102	臀位
O24.011	妊娠合并 1 型糖尿病（非胰岛素治疗）		O32.103	初产臀位
O24.021	妊娠合并 1 型糖尿病（胰岛素治疗）		O32.104	膝先露
O24.111	妊娠合并 2 型糖尿病（非胰岛素治疗）		O32.105	足先露
			O32.201	斜位产式
O24.121	妊娠合并 2 型糖尿病（胰岛素治疗）		O32.202	肩先露（横位）
O24.201	妊娠合并营养不良性糖尿病		O32.301	额先露
O24.301	妊娠合并糖尿病		O32.302	面先露
O24.401	妊娠期糖尿病		O32.401	初产头浮（足月头高）
O25xx01	妊娠期营养不良		O32.601	复合先露
O26.001	妊娠期体重增加过度		O33.002	骨盆倾斜引起胎盆不称
			O33.003	类人猿骨盆引起胎盆不称
O26.101	妊娠期体重增加过低		O33.101	骨盆狭窄引起胎盆不称

O33.105	均小骨盆引起胎盆不称		O34.410	妊娠合并宫颈术后宫颈异常
O33.201	骨盆入口狭窄引起胎盆不称		O34.411	妊娠合并宫颈环扎后
O33.301	漏斗骨盆［骨盆出口狭窄］引起胎盆不称		O34.501	妊娠合并子宫扭转
O33.302	骨盆中腔狭窄引起胎盆不称		O34.502	妊娠合并子宫钳闭
O33.501	巨大儿引起胎盆不称		O34.503	妊娠合并子宫脱垂
O33.601	胎儿脑积水引起胎盆不称		O34.504	妊娠合并子宫后倾
O33.701	联体双胎引起胎盆不称		O34.505	妊娠合并子宫腺肌病
O33.702	胎儿腹水引起胎盆不称		O34.506	妊娠合并子宫内膜异位症
O33.703	胎儿水肿引起胎盆不称		O34.601	妊娠合并阴道纵隔
O33.704	胎儿脊髓脊膜膨出引起胎盆不称		O34.602	妊娠合并阴道狭窄
O33.705	胎儿骶部畸胎瘤引起胎盆不称		O34.603	妊娠合并阴道横隔
O33.706	胎儿肿瘤引起胎盆不称		O34.604	妊娠合并阴道肿瘤
O33.901	胎盆不称		O34.605	妊娠合并阴道囊肿
O33.902	头盆不称		O34.606	妊娠合并阴道斜隔
O34.001	妊娠合并双子宫		O34.701	妊娠合并外阴硬萎
O34.002	妊娠合并双角子宫		O34.702	妊娠合并外阴水肿
O34.003	妊娠合并残角子宫		O34.703	妊娠合并外阴畸形
O34.004	妊娠合并子宫隔		O34.704	妊娠合并会阴瘢痕
O34.005	妊娠合并子宫畸形		O34.705	妊娠合并外阴瘢痕
O34.006	妊娠合并双子宫双宫颈双阴道		O34.801	妊娠合并膀胱膨出
O34.007	妊娠合并双子宫双宫颈		O34.802	妊娠合并悬垂腹
O34.008	妊娠合并双子宫双阴道		O34.803	妊娠合并卵巢囊肿
O34.009	妊娠合并子宫不全隔		O34.804	妊娠合并输卵管扭转
O34.101	妊娠合并子宫肌瘤		O34.805	妊娠合并输卵管系膜囊肿
O34.102	妊娠合并子宫肿瘤		O34.806	妊娠合并卵巢肿瘤
O34.103	妊娠合并子宫内膜息肉		O34.807	妊娠合并卵巢畸胎瘤
O34.201	妊娠合并子宫瘢痕		O34.808	妊娠合并直肠膨出
O34.202	有剖宫产史的妊娠		O34.809	妊娠合并卵巢子宫内膜异位囊肿
O34.301	妊娠合并宫颈松弛		O34.810	妊娠合并泡状附件
O34.302	妊娠合并宫颈机能不全		O34.811	妊娠合并附件肿物
O34.401	妊娠合并宫颈息肉		O34.812	妊娠合并盆腔子宫内膜异位
O34.402	妊娠合并宫颈肿瘤		O34.813	妊娠合并输卵管肿瘤
O34.403	妊娠合并宫颈瘢痕		O34.814	妊娠合并卵巢囊肿蒂扭转
O34.404	妊娠合并宫颈狭窄		O34.815	妊娠合并卵巢肿瘤蒂扭转
O34.405	妊娠合并宫颈幼稚		O34.816	妊娠合并盆腔粘连
O34.406	妊娠合并宫颈原位癌		O34.817	妊娠合并输卵管积水
O34.407	妊娠合并宫颈不典型增生		O34.818	妊娠合并卵巢黄体囊肿破裂
O34.408	妊娠合并宫颈糜烂		O34.819	妊娠合并附件扭转
O34.409	妊娠合并宫颈水肿		O35.301	妊娠合并巨细胞病毒感染
			O35.302	妊娠合并风疹

O35.803 胎儿畸形

O35.805 脐血流异常

O35.806 胎儿单脐动脉

O35.811 胎儿上腭裂

O35.812 胎儿唇裂

O35.813 胎儿唇腭裂

O35.814 胎儿耳畸形

O35.815 胎儿肛门闭锁

O35.816 胎儿尿道下裂

O35.817 胎儿膀胱外翻

O35.818 胎儿马蹄内翻足

O35.819 胎儿多指

O35.820 胎儿多趾

O35.821 胎儿膈疝

O35.822 胎儿腹裂

O35.823 胎儿联体双胎

O35.824 胎儿先天性心脏病

O35.825 胎儿缺指

O35.826 胎儿缺趾

O35.827 胎儿脐膨出

O35.828 胎儿胸腔积液

O36.201 胎儿水肿

O36.301 慢性胎儿宫内窘迫

O36.302 慢性胎儿宫内窘迫（羊水型）

O36.303 慢性胎儿宫内窘迫（胎心型）

O36.304 慢性胎儿宫内窘迫（混合型）

O36.305 胎心监护异常

O36.306 胎动减少

O36.401 胎死宫内

O36.501 妊娠合并低体重儿

O36.503 胎儿生长受限

O36.601 妊娠合并巨大儿

O40xx01 妊娠合并羊水过多

O41.001 妊娠合并羊水过少

O41.002 无羊水

O41.101 妊娠合并绒毛膜羊膜炎

O41.102 妊娠合并胎膜炎

O41.103 妊娠合并胎盘炎

O41.104 妊娠合并羊膜腔感染

O41.802 妊娠合并羊膜囊肿

O41.803 妊娠合并羊膜粘连

O42.001 足月胎膜早破（在 24 小时之内产程开始）

O42.002 早产胎膜早破（在 24 小时之内产程开始）

O42.111 足月胎膜早破（在 1 ~ 7 天内产程开始）

O42.112 早产胎膜早破（在 1 ~ 7 天内产程开始）

O42.121 早产胎膜早破（在 7 天以后产程开始）

O42.901 胎膜早破

O43.001 胎儿母体的输血

O43.002 母体胎儿的输血

O43.003 双胎输血综合征

O43.004 双胎反向动脉灌注综合征

O43.101 妊娠合并帆状胎盘

O43.102 妊娠合并多叶胎盘

O43.103 妊娠合并副胎盘

O43.104 妊娠合并轮状胎盘

O43.105 妊娠合并膜状胎盘

O43.106 妊娠合并球拍状胎盘

O43.107 妊娠合并三叶胎盘

O43.108 妊娠合并双叶胎盘

O43.109 妊娠合并异常胎盘

O43.110 妊娠合并有缘胎盘

O43.111 胎盘血管瘤

O43.801 胎盘变性

O43.802 胎盘梗死

O43.803 胎盘纤维化

O43.804 胎盘囊肿

O43.805 胎盘老化

O43.807 胎盘血窦

O43.808 胎盘机能障碍

O43.810 胎盘血肿

O44.001 边缘性前置胎盘

O44.002 低置胎盘

O44.003 前置胎盘

O44.004 中央性前置胎盘

O44.005 部分性前置胎盘

O44.101	前置胎盘伴出血		O63.004	活跃期延长
O44.102	边缘性前置胎盘伴出血		O63.101	第二产程延长
O44.103	中央性前置胎盘伴出血		O63.102	第二产程停滞
O44.104	部分性前置胎盘伴出血		O63.901	第三产程延长
O45.001	胎盘早期剥离伴纤维蛋白原缺乏血症		O63.902	滞产
O45.002	胎盘早期剥离伴弥散性血管内凝血		O64.001	持续性枕横位引起的梗阻性分娩
O45.003	胎盘早期剥离伴纤维蛋白溶解亢进		O64.002	持续性枕后位引起的梗阻性分娩
O45.004	胎盘早期剥离伴低纤维蛋白原血症		O64.004	持续性枕骶位引起的梗阻性分娩
O45.801	子宫胎盘卒中		O64.101	臀先露引起的梗阻性分娩
O45.901	胎盘早期剥离		O64.102	足先露引起的梗阻性分娩
O45.902	胎盘早期剥离伴出血		O64.201	面先露引起的梗阻性分娩
O45.903	重度胎盘早剥		O64.202	颏先露引起的梗阻性分娩
O46.001	产前出血伴纤维蛋白原缺乏血症		O64.301	额先露引起的梗阻性分娩
O46.002	产前出血伴弥散性血管内凝血		O64.401	肩先露引起的梗阻性分娩
O46.003	产前出血伴纤维蛋白溶解亢进		O64.502	复合先露引起的梗阻性分娩
O46.004	产前出血伴低纤维蛋白原血症		O64.801	高直后位引起的梗阻性分娩
O46.801	胎盘边缘血窦破裂		O64.802	高直前位引起的梗阻性分娩
O46.901	产前出血		O64.803	前不均倾引起的梗阻性分娩
O47.001	先兆早产		O64.804	后不均倾引起的梗阻性分娩
O47.902	先兆临产		O65.001	变形骨盆引起的梗阻性分娩
O48xx01	过期妊娠		O65.101	均小骨盆引起的梗阻性分娩
O60.101	早产伴分娩		O65.201	骨盆入口狭窄引起的梗阻性分娩
O60.102	早产伴自然临产经剖宫产		O65.301	骨盆出口和中腔狭窄引起的梗阻性分娩
O60.301	早产经剖宫产			
O60.302	早产经引产		O65.401	头盆不称引起的梗阻性分娩
O61.001	后叶催产素引产失败		O65.402	相对头盆不称引起的梗阻性分娩
O61.002	前列腺素引产失败		O65.501	宫颈水肿引起的梗阻性分娩
O61.101	器械引产失败		O65.802	类人猿骨盆引起的梗阻性分娩
O61.901	引产失败		O65.803	扁平骨盆引起的梗阻性分娩
O62.001	产程期原发性子宫收缩乏力		O65.804	骨性骨盆引起的梗阻性分娩
O62.102	产程期继发性子宫收缩乏力		O65.901	骨盆异常引起的梗阻性分娩
O62.301	急产		O65.902	骨盆畸形引起的梗阻性分娩
O62.402	宫颈难产		O66.001	肩难产引起的梗阻性分娩
O62.404	产程期强直性子宫收缩		O66.101	双胎交锁引起的梗阻性分娩
O62.406	子宫痉挛性狭窄环		O66.201	巨大儿引起的梗阻性分娩
O62.901	产力异常		O66.301	联体双胎引起的梗阻性分娩
O63.001	第一产程延长		O66.302	胎儿水肿引起的梗阻性分娩
O63.002	活跃期停滞		O66.303	胎儿骶部畸胎瘤引起的梗阻性分娩
O63.003	潜伏期延长		O66.304	胎儿脊髓脊膜膨出引起的梗阻性分娩

O66.305	胎儿肿瘤引起的梗阻性分娩		O70.102	分娩时会阴裂伤累及盆底
O66.306	胎儿腹水引起的梗阻性分娩		O70.103	分娩时会阴裂伤累及会阴肌肉
O66.307	胎儿脑积水引起的梗阻性分娩		O70.104	分娩时会阴裂伤累及阴道肌肉
O66.401	试产失败		O70.105	会阴 - 阴道复杂裂伤
O66.501	真空吸引器应用失败		O70.201	分娩时会阴裂伤累及阴道直肠隔
O66.502	产钳应用失败		O70.202	分娩伴会阴裂伤Ⅲ度
O66.901	梗阻性分娩		O70.203	分娩时会阴裂伤累及肛门括约肌
O67.002	分娩期弥散性血管内凝血		O70.301	分娩时会阴裂伤累及肛门黏膜
O67.901	分娩期内出血		O70.302	分娩时会阴裂伤累及直肠黏膜
O67.902	产时出血		O70.303	分娩伴会阴裂伤Ⅳ度
O68.004	急性胎儿宫内窘迫（胎心型）		O70.901	分娩伴会阴裂伤
O68.102	急性胎儿宫内窘迫（羊水型）		O71.001	产前子宫破裂
O68.202	急性胎儿宫内窘迫（混合型）		O71.101	分娩期子宫破裂
O68.301	分娩伴胎儿酸碱平衡紊乱		O71.102	分娩期不完全性子宫破裂
O68.902	急性胎儿宫内窘迫		O71.301	分娩伴宫颈裂伤
O69.001	分娩伴脐带脱垂		O71.401	分娩伴阴道裂伤
O69.002	分娩伴脐带先露		O71.501	分娩伴泌尿系损伤
O69.003	分娩伴脐带膨出		O71.502	分娩伴膀胱损伤
O69.101	分娩伴脐带绕颈		O71.503	分娩伴尿道损伤
O69.201	分娩伴脐带过长		O71.601	分娩伴耻骨联合分离
O69.202	分娩伴脐带缠绕		O71.602	分娩伴耻骨联合软骨撕脱
O69.203	分娩伴脐带假结		O71.603	分娩伴尾骨损伤
O69.208	分娩伴脐带打结		O71.701	分娩伴会阴血肿
O69.210	分娩伴脐带真结		O71.702	分娩伴外阴血肿
O69.301	分娩伴脐带过短		O71.703	分娩伴阴道血肿
O69.401	分娩伴前置血管破裂		O71.801	分娩伴腹直肌分离
O69.501	分娩伴脐带血肿		O71.802	分娩伴子宫壁血肿
O69.503	分娩伴脐带血栓形成		O71.901	产科创伤
O69.504	分娩伴脐带静脉曲张		O72.001	胎盘粘连伴出血
O69.801	分娩伴脐带帆状附着		O72.002	胎盘植入伴出血
O69.802	分娩伴脐带扭转		O72.004	胎盘滞留伴出血
O69.901	分娩伴脐带并发症		O72.101	产后即时出血
O70.001	分娩伴会阴裂伤Ⅰ度		O72.102	无张力性产后出血（特指子宫收缩乏力引起的产后出血）
O70.002	分娩时会阴裂伤累及阴唇系带			
O70.003	分娩时会阴裂伤累及皮肤		O72.103	产后大出血
O70.004	分娩时轻度会阴裂伤		O72.201	晚期产后出血
O70.005	分娩时会阴裂伤累及阴道		O72.202	胎膜部分残留伴产后出血
O70.006	分娩时会阴裂伤累及外阴		O72.203	胎盘部分残留伴产后出血
O70.007	分娩时会阴黏擦		O72.301	产后弥散性血管内凝血
O70.101	分娩伴会阴裂伤Ⅱ度		O73.001	胎盘粘连不伴出血

O73.002　胎盘滞留不伴出血

O73.004　胎盘植入不伴出血

O73.101　胎膜部分残留不伴出血

O73.102　胎盘部分残留不伴出血

O75.101　产科休克

O75.201　分娩期发热

O75.301　分娩期败血症

O75.302　分娩期宫腔感染

O75.401　产科手术或操作后心脏停搏

O75.402　产科手术或操作后心力衰竭

O75.701　剖宫产后阴道分娩

O75.801　分娩期尿潴留

O75.802　分娩期血尿

O75.804　分娩期宫颈水肿

O75.901　产程和分娩的并发症

O80.001　头位顺产

O80.101　臀位顺产

O80.901　正常分娩

O81.001　低位产钳术的单胎分娩

O81.101　中位产钳术的单胎分娩

O81.201　中位产钳术伴旋转的单胎分娩

O81.301　产钳助产的单胎分娩

O81.401　借助真空吸引器的单胎分娩

O81.501　同时借助产钳和真空吸引器的单胎分娩

O82.001　经选择性剖宫产术的单胎分娩

O82.101　急症剖宫产术的单胎分娩

O82.201　经剖宫产子宫切除术的单胎分娩

O82.801　经其他剖宫产术的单胎分娩

O82.901　无指征剖宫产的单胎分娩

O83.001　胎臀牵引术的单胎分娩

O83.101　臀位助产的单胎分娩

O83.201　转胎位术伴牵引术的单胎分娩

O83.301　腹腔妊娠能活胎儿的单胎分娩

O83.401　毁胎手术的单胎分娩

O83.801　助产的单胎分娩

O83.901　未特指助产的单胎分娩

O84.001　多胎顺产

O84.101　多胎助产分娩

O84.201　多胎剖宫产分娩

O84.801　其他多胎分娩

O84.901　多胎分娩

O85xx05　产褥病率

O86.004　会阴裂伤伤口感染

O86.401　产褥期感染

O88.001　产科空气栓塞

O88.101　产科羊水栓塞

O88.201　产科肺栓塞

O88.301　产科脓血性栓塞

O88.302　产科脓毒性栓塞

O88.801　产科脂肪栓塞

O90.804　产褥期尿潴留

O91.101　妊娠期化脓性乳腺炎

O91.102　妊娠期乳腺脓肿

O91.201　妊娠期实质性乳腺炎

O91.202　妊娠期乳腺炎

O91.203　妊娠期间质性乳腺炎

O91.204　妊娠期乳房淋巴管炎

O98.0011　妊娠合并结核病

O98.301　妊娠合并性传播的感染

O98.3011　妊娠合并尖锐湿疣

O98.3012　妊娠合并滴虫性阴道炎

O98.3013　妊娠合并生殖道沙眼衣原体感染

O98.3014　妊娠合并支原体感染

O98.401　妊娠合并乙型病毒性肝炎

O98.4011　妊娠合并病毒性肝炎

O98.402　妊娠合并丙型病毒性肝炎

O98.4021　分娩合并病毒性肝炎

O98.403　妊娠合并甲型病毒性肝炎

O98.404　妊娠合并戊型病毒性肝炎

O98.405　妊娠合并丁型病毒性肝炎

O98.501　妊娠合并人乳头瘤病毒（HPV）感染

O98.5011　妊娠合并病毒性疾病

O98.5021　分娩合并病毒性疾病

O98.6011　妊娠合并原虫性疾病

O98.6021　分娩合并原虫性疾病

O98.801　妊娠合并败血症

O98.8011　妊娠合并传染病

O98.8012　妊娠合并寄生虫病

O98.8013　妊娠合并真菌性外阴炎

O98.802	妊娠合并真菌性阴道炎		O99.209	妊娠合并低钾血症
O98.8021	分娩合并传染病		O99.210	妊娠合并 Graves 病
O98.8022	分娩合并寄生虫病		O99.211	妊娠合并高催乳素血症
O98.807	妊娠合并菌痢		O99.212	妊娠合并高脂血症
O98.808	妊娠合并菌血症		O99.215	妊娠合并肥胖
O98.809	妊娠合并沙眼衣原体感染		O99.216	妊娠合并饥饿性酮症
O99.0011	妊娠合并贫血		O99.217	妊娠合并低钠血症
O99.0012	妊娠合并再生障碍性贫血		O99.218	妊娠合并单纯性肥胖
O99.0013	妊娠合并全血细胞减少		O99.3011	妊娠合并精神障碍
O99.0014	妊娠合并缺铁性贫血		O99.3012	妊娠合并神经系统疾病
O99.0015	妊娠合并巨幼细胞贫血		O99.302	妊娠合并重症肌无力
O99.0016	妊娠合并中度贫血		O99.3021	分娩合并精神和行为障碍
O99.0017	妊娠合并重度贫血		O99.3022	分娩合并神经系统疾病
O99.0018	妊娠合并轻度贫血		O99.303	妊娠合并癫痫
O99.0021	分娩合并贫血		O99.304	妊娠合并截瘫
O99.0032	产褥期轻度贫血		O99.307	妊娠合并精神病
O99.0033	产褥期中度贫血		O99.308	妊娠合并脑性瘫痪
O99.0041	妊娠期贫血		O99.310	妊娠合并面神经炎
O99.0042	妊娠期轻度贫血		O99.311	妊娠合并智力低下
O99.0043	妊娠期重度贫血		O99.312	妊娠合并多发性硬化
O99.1012	妊娠合并血液和造血器官疾病		O99.316	妊娠合并颅内动脉瘤
O99.1013	妊娠合并涉及免疫机制疾患		O99.4011	妊娠合并循环系统疾病
O99.102	妊娠合并血小板减少		O99.402	妊娠合并心血管病
O99.1022	分娩合并血液和造血器官疾病		O99.4021	分娩合并循环系统疾病
O99.1023	分娩合并涉及免疫机制疾患		O99.403	妊娠合并心脏病
O99.103	妊娠合并特发性血小板减少性紫癜		O99.404	妊娠合并肺动脉高压
O99.104	妊娠合并家族性红细胞增多症		O99.405	妊娠合并冠状动脉供血不足
O99.105	妊娠合并白细胞减少		O99.406	妊娠合并心肌病
O99.106	妊娠合并血友病基因携带者		O99.407	妊娠合并心律失常
O99.107	妊娠合并血友病		O99.408	妊娠合并心力衰竭
O99.201	妊娠合并甲状腺功能障碍		O99.409	妊娠合并风湿性心脏病
O99.2011	妊娠合并内分泌、营养和代谢疾病		O99.410	妊娠合并大动脉炎
O99.202	妊娠合并多囊卵巢		O99.411	妊娠合并窦性心动过速
O99.2021	分娩合并内分泌、营养和代谢疾病		O99.412	妊娠合并二尖瓣关闭不全
O99.203	妊娠合并垂体性侏儒症		O99.413	妊娠合并脑血管病
O99.204	妊娠合并肝豆状核变性		O99.414	妊娠合并室性期前收缩
O99.205	妊娠合并低蛋白血症		O99.415	妊娠合并高血压心脏病
O99.206	妊娠合并甲状腺功能亢进		O99.416	妊娠合并室上性心动过速
O99.207	妊娠合并糖尿病性酮症		O99.417	妊娠合并预激综合征
O99.208	妊娠合并甲状腺功能减退		O99.418	妊娠合并心脏扩大

O99.419	妊娠合并心包积液	O99.7011	妊娠合并皮肤和皮下组织的疾病
O99.420	妊娠合并右束支传导阻滞	O99.702	妊娠合并结节性红斑
O99.421	妊娠合并心肌炎	O99.7021	分娩合并皮肤和皮下组织的疾病
O99.422	妊娠合并交界性心动过速	O99.703	妊娠合并痒疹
O99.423	妊娠合并左心衰竭	O99.704	妊娠合并过敏性皮炎
O99.424	妊娠合并左束支传导阻滞	O99.705	妊娠合并湿疹
O99.425	妊娠合并风湿性关节炎	O99.706	妊娠合并颈部脓肿
O99.427	妊娠合并心房颤动（心房纤颤）	O99.707	妊娠合并荨麻疹
O99.429	妊娠合并心功能不全	O99.708	妊娠合并瘙痒性毛囊炎
O99.430	妊娠合并心室肥厚	O99.709	妊娠合并瘙痒性荨麻疹性丘疹
O99.431	妊娠合并感染性心包炎	O99.710	妊娠合并线状 IgM 皮病
O99.433	妊娠合并急性心肌梗死	O99.711	妊娠合并丘疹性皮炎
O99.5011	妊娠合并呼吸系统疾病	O99.712	妊娠合并瘙痒性荨麻疹性斑块
O99.502	妊娠合并支气管哮喘	O99.8011	妊娠合并恶性肿瘤
O99.5021	分娩合并呼吸系统疾病	O99.8012	妊娠合并原位肿瘤
O99.503	妊娠合并胸腔积液	O99.8013	妊娠合并良性肿瘤
O99.504	妊娠合并呼吸衰竭	O99.8014	妊娠合并交界性肿瘤
O99.505	妊娠合并支气管扩张症	O99.8015	妊娠合并白血病
O99.506	妊娠合并肺部感染	O99.8016	妊娠合并垂体瘤
O99.507	妊娠合并上呼吸道感染	O99.8017	妊娠合并骨髓异常增生综合征
O99.508	产后并发急性肺水肿	O99.8018	妊娠合并脑肿瘤
O99.509	妊娠合并支气管炎	O99.8019	妊娠合并血管瘤
O99.510	妊娠合并肺毛霉菌病	O99.8111	妊娠合并眼和眼副器疾病
O99.601	妊娠合并急性阑尾炎	O99.8112	妊娠合并耳和乳突疾病
O99.6011	妊娠合并消化系统疾病	O99.8113	妊娠合并高度近视
O99.602	妊娠合并阑尾炎	O99.8114	妊娠合并视网膜病
O99.6021	分娩合并消化系统疾病	O99.8115	妊娠合并黄斑区囊肿
O99.603	妊娠合并腹股沟疝	O99.8116	妊娠合并视野缺损
O99.604	妊娠合并胃炎	O99.8211	妊娠合并肌肉骨骼系统和结缔组织疾病
O99.605	妊娠合并胆囊结石	O99.8212	妊娠合并系统性红斑狼疮
O99.606	妊娠合并急性胃肠炎	O99.8213	妊娠合并硬皮病
O99.607	妊娠合并肠炎	O99.8214	妊娠合并干燥综合征
O99.608	妊娠合并肛瘘	O99.8215	妊娠合并腰椎间盘突出
O99.609	妊娠合并腹膜囊肿	O99.8216	妊娠合并强直性脊柱炎
O99.610	妊娠合并腹泻	O99.8311	妊娠合并泌尿生殖系统疾病
O99.611	妊娠合并急性胰腺炎	O99.8312	妊娠合并外阴白斑
O99.612	妊娠合并胃痉挛	O99.8313	妊娠合并肾结石
O99.613	妊娠合并肠梗阻	O99.8314	妊娠合并尿道结石
O99.614	妊娠合并牙髓炎	O99.8315	妊娠合并肾小管酸中毒
O99.701	妊娠合并银屑病		

O99.8316　妊娠合并输尿管结石

O99.8317　妊娠合并外阴营养不良

O99.8411　妊娠合并先天性畸形、变形和染色体异常

O99.8412　妊娠合并先天性心脏病

O99.8413　妊娠合并先天性脑血管畸形

O99.8414　妊娠合并先天性房间隔缺损

O99.8415　妊娠合并肾畸形

O99.8416　妊娠合并先天性脊柱畸形

O99.8417　妊娠合并先天性肾缺失

Z35.501　高龄初孕妇的妊娠监督

Z35.901　高危妊娠监督

Z37.001　单胎活产

Z37.102　单胎死产

Z37.201　单卵双胎活产

Z37.202　双卵双胎活产

Z37.203　双胎活产

Z37.301　双胎，一胎活产，一胎死产

Z37.401　双胎死产

Z37.501　多胎活产

Z37.601　多胎产，某些为活产

Z37.701　多胎死产

Z37.901　多胎产

Z37.902　单胎产

Z37.903　珍贵儿

Z37.904　试管婴儿

手术操作包括：

74.0001　古典式剖宫产术

74.1001　低位子宫下段剖宫产术

74.1002　子宫下段横切口剖宫产术

74.1003　子宫下段直切口剖宫产术

74.2002　腹膜外剖宫产术

OC11　经阴道分娩伴手术，伴重要并发症与合并症

OC13　经阴道分娩伴手术，伴并发症与合并症

OC15　经阴道分娩伴手术，不伴并发症与合并症

主要诊断包括：

A34xx01　产科破伤风

O00.805　剖宫产瘢痕妊娠

O10.001　妊娠合并原发性高血压

O10.101　妊娠合并高血压心脏病

O10.201　妊娠合并高血压肾病

O10.301　妊娠合并高血压心脏病和肾病

O10.401　妊娠合并继发性高血压

O10.901　妊娠合并高血压

O10.902　妊娠合并慢性高血压

O11xx01　慢性高血压并发子痫前期

O12.001　妊娠水肿

O12.101　妊娠合并蛋白尿

O12.201　妊娠水肿伴蛋白尿

O13xx01　妊娠期高血压

O13xx03　轻度子痫前期

O14.102　重度子痫前期

O14.103　HELLP综合征

O15.001　妊娠期子痫

O15.101　分娩期子痫

O15.102　产时子痫

O15.901　子痫

O16xx01　妊娠期短暂性高血压

O22.001　妊娠期下肢静脉曲张

O22.101　妊娠期外阴静脉曲张

O22.102　妊娠期会阴静脉曲张

O22.103　妊娠期阴道静脉曲张

O22.201　妊娠期血栓性浅静脉炎

O22.202　妊娠期下肢血栓性静脉炎

O22.301　妊娠期深静脉血栓形成

O22.401　妊娠期痔

O22.402　妊娠期痔出血

O22.501　妊娠期大脑静脉血栓形成

O22.801　妊娠期宫颈静脉曲张

O22.901　妊娠期静脉炎

O22.902　妊娠期静脉病

O22.903　妊娠期静脉血栓形成

O23.001　妊娠期肾感染

O23.002　妊娠期肾盂肾炎

O23.101　妊娠期膀胱感染

O23.201	妊娠期尿道感染
O23.401	妊娠期泌尿系感染
O23.501	妊娠期宫腔感染
O23.502	妊娠期输卵管炎
O23.503	妊娠期前庭大腺囊肿
O23.504	妊娠期宫颈炎
O23.505	妊娠期生殖道感染
O23.506	妊娠期阴道炎
O23.507	妊娠期细菌性阴道炎
O23.508	妊娠期盆腔炎
O23.509	妊娠期前庭大腺脓肿
O23.510	妊娠期输卵管卵巢炎
O23.511	妊娠期外阴炎
O24.011	妊娠合并1型糖尿病（非胰岛素治疗）
O24.021	妊娠合并1型糖尿病（胰岛素治疗）
O24.111	妊娠合并2型糖尿病（非胰岛素治疗）
O24.121	妊娠合并2型糖尿病（胰岛素治疗）
O24.201	妊娠合并营养不良性糖尿病
O24.301	妊娠合并糖尿病
O24.401	妊娠期糖尿病
O25xx01	妊娠期营养不良
O26.001	妊娠期体重增加过度
O26.101	妊娠期体重增加过低
O26.201	习惯性流产者的妊娠
O26.301	具有子宫内避孕装置的妊娠
O26.401	妊娠疱疹
O26.402	妊娠合并生殖器疱疹
O26.501	孕产妇低血压综合征
O26.601	妊娠合并肝疾病
O26.602	妊娠合并肝硬化
O26.604	妊娠期肝内胆汁淤积症
O26.605	妊娠期急性脂肪肝
O26.608	妊娠合并脂肪肝
O26.609	妊娠合并肝损害
O26.610	妊娠合并肝脓肿
O26.701	妊娠合并耻骨联合分离
O26.811	妊娠合并肾病
O26.812	妊娠合并肾炎

O26.813	妊娠合并慢性肾功能不全
O26.814	妊娠合并肾积水
O26.815	妊娠合并急性肾功能不全
O28.301	脐血流比值高
O30.001	双胎妊娠
O30.101	三胎妊娠
O30.201	四胎妊娠
O30.801	五胎妊娠
O30.802	六胎妊娠
O30.901	多胎妊娠
O31.201	双胎妊娠一胎胎死宫内
O32.001	不稳定产式
O32.102	臀位
O32.103	初产臀位
O32.104	膝先露
O32.105	足先露
O32.201	斜位产式
O32.202	肩先露（横位）
O32.301	额先露
O32.302	面先露
O32.401	初产头浮（足月头高）
O32.601	复合先露
O33.002	骨盆倾斜引起胎盆不称
O33.003	类人猿骨盆引起胎盆不称
O33.101	骨盆狭窄引起胎盆不称
O33.105	均小骨盆引起胎盆不称
O33.201	骨盆入口狭窄引起胎盆不称
O33.301	漏斗骨盆［骨盆出口狭窄］引起胎盆不称
O33.302	骨盆中腔狭窄引起胎盆不称
O33.501	巨大儿引起胎盆不称
O33.601	胎儿脑积水引起胎盆不称
O33.701	联体双胎引起胎盆不称
O33.702	胎儿腹水引起胎盆不称
O33.703	胎儿水肿引起胎盆不称
O33.704	胎儿脊髓脊膜膨出引起胎盆不称
O33.705	胎儿骶部畸胎瘤引起胎盆不称
O33.706	胎儿肿瘤引起胎盆不称
O33.901	胎盆不称
O33.902	头盆不称

O34.001	妊娠合并双子宫		O34.704	妊娠合并会阴瘢痕
O34.002	妊娠合并双角子宫		O34.705	妊娠合并外阴瘢痕
O34.004	妊娠合并子宫隔		O34.801	妊娠合并膀胱膨出
O34.005	妊娠合并子宫畸形		O34.802	妊娠合并悬垂腹
O34.006	妊娠合并双子宫双宫颈双阴道		O34.803	妊娠合并卵巢囊肿
O34.007	妊娠合并双子宫双宫颈		O34.804	妊娠合并输卵管扭转
O34.008	妊娠合并双子宫双阴道		O34.805	妊娠合并输卵管系膜囊肿
O34.009	妊娠合并子宫不全隔		O34.806	妊娠合并卵巢肿瘤
O34.101	妊娠合并子宫肌瘤		O34.807	妊娠合并卵巢畸胎瘤
O34.102	妊娠合并子宫肿瘤		O34.808	妊娠合并直肠膨出
O34.103	妊娠合并子宫内膜息肉		O34.809	妊娠合并卵巢子宫内膜异位囊肿
O34.201	妊娠合并子宫瘢痕		O34.810	妊娠合并泡状附件
O34.202	有剖宫产史的妊娠		O34.811	妊娠合并附件肿物
O34.301	妊娠合并宫颈松弛		O34.812	妊娠合并盆腔子宫内膜异位
O34.302	妊娠合并宫颈机能不全		O34.813	妊娠合并输卵管肿瘤
O34.401	妊娠合并宫颈息肉		O34.814	妊娠合并卵巢囊肿蒂扭转
O34.402	妊娠合并宫颈肿瘤		O34.815	妊娠合并卵巢肿瘤蒂扭转
O34.403	妊娠合并宫颈瘢痕		O34.816	妊娠合并盆腔粘连
O34.407	妊娠合并宫颈不典型增生		O34.817	妊娠合并输卵管积水
O34.408	妊娠合并宫颈糜烂		O34.818	妊娠合并卵巢黄体囊肿破裂
O34.409	妊娠合并宫颈水肿		O34.819	妊娠合并附件扭转
O34.410	妊娠合并宫颈术后宫颈异常		O35.001	胎儿脊柱裂
O34.411	妊娠合并宫颈环扎后		O35.002	胎儿脑积水
O34.501	妊娠合并子宫扭转		O35.003	胎儿无脑畸形
O34.502	妊娠合并子宫钳闭		O35.004	胎儿脑发育异常
O34.503	妊娠合并子宫脱垂		O35.101	胎儿染色体异常
O34.504	妊娠合并子宫后倾		O35.102	胎儿先天愚型 [1]
O34.505	妊娠合并子宫腺肌病		O35.103	唐氏高危
O34.506	妊娠合并子宫内膜异位症		O35.201	胎儿血友病
O34.601	妊娠合并阴道纵隔		O35.301	妊娠合并巨细胞病毒感染
O34.602	妊娠合并阴道狭窄		O35.302	妊娠合并风疹
O34.603	妊娠合并阴道横隔		O35.801	胎儿腹水
O34.604	妊娠合并阴道肿瘤		O35.803	胎儿畸形
O34.605	妊娠合并阴道囊肿		O35.805	脐血流异常
O34.606	妊娠合并阴道斜隔		O35.806	胎儿单脐动脉
O34.701	妊娠合并外阴硬萎		O35.807	胎儿食管闭锁
O34.702	妊娠合并外阴水肿		O35.808	胎儿肢体畸形
O34.703	妊娠合并外阴畸形		O35.809	胎儿肾盂积水

---

[1] 先天愚型即唐氏综合征，以下同此。

O35.811　胎儿上腭裂

O35.812　胎儿唇裂

O35.813　胎儿唇腭裂

O35.814　胎儿耳畸形

O35.815　胎儿肛门闭锁

O35.816　胎儿尿道下裂

O35.817　胎儿膀胱外翻

O35.818　胎儿马蹄内翻足

O35.819　胎儿多指

O35.820　胎儿多趾

O35.821　胎儿膈疝

O35.822　胎儿腹裂

O35.823　胎儿联体双胎

O35.824　胎儿先天性心脏病

O35.825　胎儿缺指

O35.826　胎儿缺趾

O35.827　胎儿脐膨出

O35.828　胎儿胸腔积液

O35.901　胎儿异常和损害的孕产妇医疗

O36.201　胎儿水肿

O36.301　慢性胎儿宫内窘迫

O36.302　慢性胎儿宫内窘迫（羊水型）

O36.303　慢性胎儿宫内窘迫（胎心型）

O36.304　慢性胎儿宫内窘迫（混合型）

O36.305　胎心监护异常

O36.306　胎动减少

O36.401　胎死宫内

O36.501　妊娠合并低体重儿

O36.503　胎儿生长受限

O36.601　妊娠合并巨大儿

O40xx01　妊娠合并羊水过多

O41.001　妊娠合并羊水过少

O41.002　无羊水

O41.101　妊娠合并绒毛膜羊膜炎

O41.102　妊娠合并胎膜炎

O41.103　妊娠合并胎盘炎

O41.104　妊娠合并羊膜腔感染

O41.802　妊娠合并羊膜囊肿

O41.803　妊娠合并羊膜粘连

O42.001　足月胎膜早破（在 24 小时之内产程开始）

O42.002　早产胎膜早破（在 24 小时之内产程开始）

O42.111　足月胎膜早破（在 1 ~ 7 天内产程开始）

O42.112　早产胎膜早破（在 1 ~ 7 天内产程开始）

O42.121　早产胎膜早破（在 7 天以后产程开始）

O42.901　胎膜早破

O43.001　胎儿母体的输血

O43.002　母体胎儿的输血

O43.003　双胎输血综合征

O43.004　双胎反向动脉灌注综合征

O43.101　妊娠合并帆状胎盘

O43.102　妊娠合并多叶胎盘

O43.103　妊娠合并副胎盘

O43.104　妊娠合并轮状胎盘

O43.105　妊娠合并膜状胎盘

O43.106　妊娠合并球拍状胎盘

O43.107　妊娠合并三叶胎盘

O43.108　妊娠合并双叶胎盘

O43.109　妊娠合并异常胎盘

O43.110　妊娠合并有缘胎盘

O43.111　胎盘血管瘤

O43.801　胎盘变性

O43.802　胎盘梗死

O43.803　胎盘纤维化

O43.804　胎盘囊肿

O43.805　胎盘老化

O43.807　胎盘血窦

O43.808　胎盘机能障碍

O43.810　胎盘血肿

O44.001　边缘性前置胎盘

O44.002　低置胎盘

O44.003　前置胎盘

O44.004　中央性前置胎盘

O44.005　部分性前置胎盘

O44.101　前置胎盘伴出血

O44.102	边缘性前置胎盘伴出血		O63.101	第二产程延长
O44.103	中央性前置胎盘伴出血		O63.102	第二产程停滞
O44.104	部分性前置胎盘伴出血		O63.901	第三产程延长
O45.001	胎盘早期剥离伴纤维蛋白原缺乏血症		O63.902	滞产
O45.002	胎盘早期剥离伴弥散性血管内凝血		O64.001	持续性枕横位引起的梗阻性分娩
O45.003	胎盘早期剥离伴纤维蛋白溶解亢进		O64.002	持续性枕后位引起的梗阻性分娩
O45.004	胎盘早期剥离伴低纤维蛋白原血症		O64.004	持续性枕骶位引起的梗阻性分娩
O45.801	子宫胎盘卒中		O64.101	臀先露引起的梗阻性分娩
O45.901	胎盘早期剥离		O64.102	足先露引起的梗阻性分娩
O45.902	胎盘早期剥离伴出血		O64.201	面先露引起的梗阻性分娩
O45.903	重度胎盘早剥		O64.202	颏先露引起的梗阻性分娩
O46.001	产前出血伴纤维蛋白原缺乏血症		O64.301	额先露引起的梗阻性分娩
O46.002	产前出血伴弥散性血管内凝血		O64.401	肩先露引起的梗阻性分娩
O46.003	产前出血伴纤维蛋白溶解亢进		O64.502	复合先露引起的梗阻性分娩
O46.004	产前出血伴低纤维蛋白原血症		O64.801	高直后位引起的梗阻性分娩
O46.801	胎盘边缘血窦破裂		O64.802	高直前位引起的梗阻性分娩
O46.901	产前出血		O64.803	前不均倾引起的梗阻性分娩
O47.001	先兆早产		O64.804	后不均倾引起的梗阻性分娩
O47.902	先兆临产		O65.001	变形骨盆引起的梗阻性分娩
O48xx01	过期妊娠		O65.101	均小骨盆引起的梗阻性分娩
O60.101	早产伴分娩		O65.201	骨盆入口狭窄引起的梗阻性分娩
O60.102	早产伴自然临产经剖宫产		O65.301	骨盆出口和中腔狭窄引起的梗阻性分娩
O60.301	早产经剖宫产			
O60.302	早产经引产		O65.401	头盆不称引起的梗阻性分娩
O61.001	后叶催产素引产失败		O65.402	相对头盆不称引起的梗阻性分娩
O61.002	前列腺素引产失败		O65.501	宫颈水肿引起的梗阻性分娩
O61.101	器械引产失败		O65.802	类人猿骨盆引起的梗阻性分娩
O61.901	引产失败		O65.803	扁平骨盆引起的梗阻性分娩
O62.001	产程期原发性子宫收缩乏力		O65.804	骨性骨盆引起的梗阻性分娩
O62.102	产程期继发性子宫收缩乏力		O65.901	骨盆异常引起的梗阻性分娩
O62.301	急产		O65.902	骨盆畸形引起的梗阻性分娩
O62.402	宫颈难产		O66.001	肩难产引起的梗阻性分娩
O62.404	产程期强直性子宫收缩		O66.101	双胎交锁引起的梗阻性分娩
O62.406	子宫痉挛性狭窄环		O66.201	巨大儿引起的梗阻性分娩
O62.901	产力异常		O66.301	联体双胎引起的梗阻性分娩
O63.001	第一产程延长		O66.302	胎儿水肿引起的梗阻性分娩
O63.002	活跃期停滞		O66.303	胎儿骶部畸胎瘤引起的梗阻性分娩
O63.003	潜伏期延长		O66.304	胎儿脊髓脊膜膨出引起的梗阻性分娩
O63.004	活跃期延长		O66.305	胎儿肿瘤引起的梗阻性分娩

O66.306	胎儿腹水引起的梗阻性分娩
O66.307	胎儿脑积水引起的梗阻性分娩
O66.401	试产失败
O66.501	真空吸引器应用失败
O66.502	产钳应用失败
O66.901	梗阻性分娩
O67.002	分娩期弥散性血管内凝血
O67.901	分娩期内出血
O67.902	产时出血
O68.004	急性胎儿宫内窘迫（胎心型）
O68.102	急性胎儿宫内窘迫（羊水型）
O68.202	急性胎儿宫内窘迫（混合型）
O68.301	分娩伴胎儿酸碱平衡紊乱
O68.902	急性胎儿宫内窘迫
O69.001	分娩伴脐带脱垂
O69.002	分娩伴脐带先露
O69.003	分娩伴脐带膨出
O69.101	分娩伴脐带绕颈
O69.201	分娩伴脐带过长
O69.202	分娩伴脐带缠绕
O69.203	分娩伴脐带假结
O69.208	分娩伴脐带打结
O69.210	分娩伴脐带真结
O69.301	分娩伴脐带过短
O69.401	分娩伴前置血管破裂
O69.501	分娩伴脐带血肿
O69.503	分娩伴脐带血栓形成
O69.504	分娩伴脐带静脉曲张
O69.801	分娩伴脐带帆状附着
O69.802	分娩伴脐带扭转
O69.901	分娩伴脐带并发症
O70.001	分娩伴会阴裂伤Ⅰ度
O70.002	分娩时会阴裂伤累及阴唇系带
O70.003	分娩时会阴裂伤累及皮肤
O70.004	分娩时轻度会阴裂伤
O70.005	分娩时会阴裂伤累及阴道
O70.006	分娩时会阴裂伤累及外阴
O70.007	分娩时会阴黏擦
O70.101	分娩伴会阴裂伤Ⅱ度
O70.102	分娩时会阴裂伤累及盆底
O70.103	分娩时会阴裂伤累及会阴肌肉
O70.104	分娩时会阴裂伤累及阴道肌肉
O70.105	会阴 - 阴道复杂裂伤
O70.201	分娩时会阴裂伤累及阴道直肠隔
O70.202	分娩伴会阴裂伤Ⅲ度
O70.203	分娩时会阴裂伤累及肛门括约肌
O70.301	分娩时会阴裂伤累及肛门黏膜
O70.302	分娩时会阴裂伤累及直肠黏膜
O70.303	分娩伴会阴裂伤Ⅳ度
O70.901	分娩伴会阴裂伤
O71.001	产前子宫破裂
O71.101	分娩期子宫破裂
O71.102	分娩期不完全性子宫破裂
O71.301	分娩伴宫颈裂伤
O71.401	分娩伴阴道裂伤
O71.501	分娩伴泌尿系损伤
O71.502	分娩伴膀胱损伤
O71.503	分娩伴尿道损伤
O71.601	分娩伴耻骨联合分离
O71.602	分娩伴耻骨联合软骨撕脱
O71.603	分娩伴尾骨损伤
O71.701	分娩伴会阴血肿
O71.702	分娩伴外阴血肿
O71.703	分娩伴阴道血肿
O71.801	分娩伴腹直肌分离
O71.802	分娩伴子宫壁血肿
O71.901	产科创伤
O72.001	胎盘粘连伴出血
O72.002	胎盘植入伴出血
O72.004	胎盘滞留伴出血
O72.101	产后即时出血
O72.102	无张力性产后出血（特指子宫收缩乏力引起的产后出血）
O72.103	产后大出血
O72.201	晚期产后出血
O72.202	胎膜部分残留伴产后出血
O72.203	胎盘部分残留伴产后出血
O72.301	产后弥散性血管内凝血
O73.001	胎盘粘连不伴出血
O73.002	胎盘滞留不伴出血

O73.004	胎盘植入不伴出血	O84.901	多胎分娩
O73.101	胎膜部分残留不伴出血	O85xx05	产褥病率
O73.102	胎盘部分残留不伴出血	O86.004	会阴裂伤伤口感染
O75.101	产科休克	O86.401	产褥期感染
O75.201	分娩期发热	O88.001	产科空气栓塞
O75.301	分娩期败血症	O88.101	产科羊水栓塞
O75.302	分娩期宫腔感染	O88.201	产科肺栓塞
O75.401	产科手术或操作后心脏停搏	O88.301	产科脓血性栓塞
O75.402	产科手术或操作后心力衰竭	O88.302	产科脓毒性栓塞
O75.701	剖宫产后阴道分娩	O88.801	产科脂肪栓塞
O75.801	分娩期尿潴留	O90.804	产褥期尿潴留
O75.802	分娩期血尿	O91.101	妊娠期化脓性乳腺炎
O75.804	分娩期宫颈水肿	O91.102	妊娠期乳腺脓肿
O75.901	产程和分娩的并发症	O91.201	妊娠期实质性乳腺炎
O80.001	头位顺产	O91.202	妊娠期乳腺炎
O80.101	臀位顺产	O91.203	妊娠期间质性乳腺炎
O80.901	正常分娩	O91.204	妊娠期乳房淋巴管炎
O81.001	低位产钳术的单胎分娩	O98.0011	妊娠合并结核病
O81.101	中位产钳术的单胎分娩	O98.301	妊娠合并性传播的感染
O81.201	中位产钳术伴旋转的单胎分娩	O98.3011	妊娠合并尖锐湿疣
O81.301	产钳助产的单胎分娩	O98.3012	妊娠合并滴虫性阴道炎
O81.401	借助真空吸引器的单胎分娩	O98.3013	妊娠合并生殖道沙眼衣原体感染
O81.501	同时借助产钳和真空吸引器的单胎分娩	O98.3014	妊娠合并支原体感染
O82.001	经选择性剖宫产术的单胎分娩	O98.401	妊娠合并乙型病毒性肝炎
O82.101	急症剖宫产术的单胎分娩	O98.4011	妊娠合并病毒性肝炎
O82.201	经剖宫产子宫切除术的单胎分娩	O98.402	妊娠合并丙型病毒性肝炎
O82.801	经其他剖宫产术的单胎分娩	O98.4021	分娩合并病毒性肝炎
O82.901	无指征剖宫产的单胎分娩	O98.403	妊娠合并甲型病毒性肝炎
O83.001	胎臀牵引术的单胎分娩	O98.404	妊娠合并戊型病毒性肝炎
O83.101	臀位助产的单胎分娩	O98.405	妊娠合并丁型病毒性肝炎
O83.201	转胎位术伴牵引术的单胎分娩	O98.501	妊娠合并人乳头瘤病毒（HPV）感染
O83.301	腹腔妊娠能活胎儿的单胎分娩	O98.5011	妊娠合并病毒性疾病
O83.401	毁胎手术的单胎分娩	O98.5021	分娩合并病毒性疾病
O83.801	助产的单胎分娩	O98.6011	妊娠合并原虫性疾病
O83.901	未特指助产的单胎分娩	O98.6021	分娩合并原虫性疾病
O84.001	多胎顺产	O98.801	妊娠合并败血症
O84.101	多胎助产分娩	O98.8011	妊娠合并传染病
O84.201	多胎剖宫产分娩	O98.8012	妊娠合并寄生虫病
O84.801	其他多胎分娩	O98.8013	妊娠合并真菌性外阴炎
		O98.802	妊娠合并真菌性阴道炎

O98.8021　分娩合并传染病

O98.8022　分娩合并寄生虫病

O98.807　妊娠合并菌痢

O98.808　妊娠合并菌血症

O98.809　妊娠合并沙眼衣原体感染

O99.0011　妊娠合并贫血

O99.0012　妊娠合并再生障碍性贫血

O99.0013　妊娠合并全血细胞减少

O99.0014　妊娠合并缺铁性贫血

O99.0015　妊娠合并巨幼细胞贫血

O99.0016　妊娠合并中度贫血

O99.0017　妊娠合并重度贫血

O99.0018　妊娠合并轻度贫血

O99.0021　分娩合并贫血

O99.0032　产褥期轻度贫血

O99.0033　产褥期中度贫血

O99.0041　妊娠期贫血

O99.0042　妊娠期轻度贫血

O99.0043　妊娠期重度贫血

O99.1012　妊娠合并血液和造血器官疾病

O99.1013　妊娠合并涉及免疫机制疾患

O99.102　妊娠合并血小板减少

O99.1022　分娩合并血液和造血器官疾病

O99.1023　分娩合并涉及免疫机制疾患

O99.103　妊娠合并特发性血小板减少性紫癜

O99.104　妊娠合并家族性红细胞增多症

O99.105　妊娠合并白细胞减少

O99.106　妊娠合并血友病基因携带者

O99.107　妊娠合并血友病

O99.201　妊娠合并甲状腺功能障碍

O99.2011　妊娠合并内分泌、营养和代谢疾病

O99.202　妊娠合并多囊卵巢

O99.2021　分娩合并内分泌、营养和代谢疾病

O99.203　妊娠合并垂体性侏儒症

O99.204　妊娠合并肝豆状核变性

O99.205　妊娠合并低蛋白血症

O99.206　妊娠合并甲状腺功能亢进

O99.207　妊娠合并糖尿病性酮症

O99.208　妊娠合并甲状腺功能减退

O99.209　妊娠合并低钾血症

O99.210　妊娠合并 Graves 病

O99.211　妊娠合并高催乳素血症

O99.212　妊娠合并高脂血症

O99.215　妊娠合并肥胖

O99.216　妊娠合并饥饿性酮症

O99.217　妊娠合并低钠血症

O99.218　妊娠合并单纯性肥胖

O99.3011　妊娠合并精神障碍

O99.3012　妊娠合并神经系统疾病

O99.302　妊娠合并重症肌无力

O99.3021　分娩合并精神和行为障碍

O99.3022　分娩合并神经系统疾病

O99.303　妊娠合并癫痫

O99.304　妊娠合并截瘫

O99.307　妊娠合并精神病

O99.308　妊娠合并脑性瘫痪

O99.310　妊娠合并面神经炎

O99.311　妊娠合并智力低下

O99.312　妊娠合并多发性硬化

O99.316　妊娠合并颅内动脉瘤

O99.4011　妊娠合并循环系统疾病

O99.402　妊娠合并心血管病

O99.4021　分娩合并循环系统疾病

O99.403　妊娠合并心脏病

O99.404　妊娠合并肺动脉高压

O99.405　妊娠合并冠状动脉供血不足

O99.406　妊娠合并心肌病

O99.407　妊娠合并心律失常

O99.408　妊娠合并心力衰竭

O99.409　妊娠合并风湿性心脏病

O99.410　妊娠合并大动脉炎

O99.411　妊娠合并窦性心动过速

O99.412　妊娠合并二尖瓣关闭不全

O99.413　妊娠合并脑血管病

O99.414　妊娠合并室性期前收缩

O99.416　妊娠合并室上性心动过速

O99.417　妊娠合并预激综合征

O99.418　妊娠合并心脏扩大

O99.419　妊娠合并心包积液

O99.420　妊娠合并右束支传导阻滞

O99.421　妊娠合并心肌炎

O99.422　妊娠合并交界性心动过速

O99.423　妊娠合并左心衰竭

O99.424　妊娠合并左束支传导阻滞

O99.425　妊娠合并风湿性关节炎

O99.427　妊娠合并心房颤动（心房纤颤）

O99.429　妊娠合并心功能不全

O99.430　妊娠合并心室肥厚

O99.431　妊娠合并感染性心包炎

O99.433　妊娠合并急性心肌梗死

O99.5011　妊娠合并呼吸系统疾病

O99.502　妊娠合并支气管哮喘

O99.5021　分娩合并呼吸系统疾病

O99.503　妊娠合并胸腔积液

O99.504　妊娠合并呼吸衰竭

O99.505　妊娠合并支气管扩张症

O99.506　妊娠合并肺部感染

O99.507　妊娠合并上呼吸道感染

O99.508　产后并发急性肺水肿

O99.509　妊娠合并支气管炎

O99.510　妊娠合并肺毛霉菌病

O99.601　妊娠合并急性阑尾炎

O99.6011　妊娠合并消化系统疾病

O99.602　妊娠合并阑尾炎

O99.6021　分娩合并消化系统疾病

O99.603　妊娠合并腹股沟疝

O99.604　妊娠合并胃炎

O99.605　妊娠合并胆囊结石

O99.606　妊娠合并急性胃肠炎

O99.607　妊娠合并肠炎

O99.608　妊娠合并肛瘘

O99.609　妊娠合并腹膜囊肿

O99.610　妊娠合并腹泻

O99.611　妊娠合并急性胰腺炎

O99.612　妊娠合并胃痉挛

O99.613　妊娠合并肠梗阻

O99.614　妊娠合并牙髓炎

O99.701　妊娠合并银屑病

O99.7011　妊娠合并皮肤和皮下组织的疾病

O99.702　妊娠合并结节性红斑

O99.7021　分娩合并皮肤和皮下组织的疾病

O99.703　妊娠合并痒疹

O99.704　妊娠合并过敏性皮炎

O99.705　妊娠合并湿疹

O99.706　妊娠合并颈部脓肿

O99.707　妊娠合并荨麻疹

O99.708　妊娠合并瘙痒性毛囊炎

O99.709　妊娠合并瘙痒性荨麻疹性丘疹

O99.710　妊娠合并线状 IgM 皮病

O99.711　妊娠合并丘疹性皮炎

O99.712　妊娠合并瘙痒性荨麻疹性斑块

O99.8011　妊娠合并恶性肿瘤

O99.8012　妊娠合并原位肿瘤

O99.8013　妊娠合并良性肿瘤

O99.8014　妊娠合并交界性肿瘤

O99.8015　妊娠合并白血病

O99.8016　妊娠合并垂体瘤

O99.8017　妊娠合并骨髓异常增生综合征

O99.8018　妊娠合并脑肿瘤

O99.8019　妊娠合并血管瘤

O99.8111　妊娠合并眼和眼副器疾病

O99.8112　妊娠合并耳和乳突疾病

O99.8113　妊娠合并高度近视

O99.8114　妊娠合并视网膜病

O99.8115　妊娠合并黄斑区囊肿

O99.8116　妊娠合并视野缺损

O99.8211　妊娠合并肌肉骨骼系统和结缔组织疾病

O99.8212　妊娠合并系统性红斑狼疮

O99.8213　妊娠合并硬皮病

O99.8214　妊娠合并干燥综合征

O99.8215　妊娠合并腰椎间盘突出

O99.8216　妊娠合并强直性脊柱炎

O99.8311　妊娠合并泌尿生殖系统疾病

O99.8312　妊娠合并外阴白斑

O99.8313　妊娠合并肾结石

O99.8314　妊娠合并尿道结石

O99.8315　妊娠合并肾小管酸中毒

O99.8316　妊娠合并输尿管结石

O99.8317　妊娠合并外阴营养不良

O99.8411　妊娠合并先天性畸形、变形和染色体异常

O99.8412　妊娠合并先天性心脏病

O99.8413　妊娠合并先天性脑血管畸形

O99.8414　妊娠合并先天性房间隔缺损

O99.8415　妊娠合并肾畸形

O99.8416　妊娠合并先天性脊柱畸形

O99.8417　妊娠合并先天性肾缺失

Z35.501　高龄初孕妇的妊娠监督

Z35.901　高危妊娠监督

Z37.001　单胎活产

Z37.102　单胎死产

Z37.201　单卵双胎活产

Z37.202　双卵双胎活产

Z37.203　双胎活产

Z37.301　双胎，一胎活产，一胎死产

Z37.401　双胎死产

Z37.501　多胎活产

Z37.601　多胎产，某些为活产

Z37.701　多胎死产

Z37.901　多胎产

Z37.902　单胎产

Z37.903　珍贵儿

Z37.904　试管婴儿

手术操作包括：

67.61001　宫颈裂伤缝合术

69.41001　子宫裂伤缝合术

70.14011　阴道血肿切开引流术

70.71001　阴道裂伤缝合术

71.09001　会阴切开引流术

71.09002　会阴切开术

71.09004　外阴血肿清除术

71.71001　外阴裂伤缝合术

71.71002　会阴裂伤缝合术

71.79001　会阴陈旧性产科裂伤修补术

71.79004　外阴陈旧性产科裂伤修补术

72.0001　低位产钳术

72.1002　低位产钳伴会阴切开术

72.21001　中位产钳伴会阴切开术

72.29001　中位产钳术

72.31001　高位产钳伴会阴切开术

72.39001　高位产钳术

72.4001　产钳旋转胎头

72.51001　后出头产钳伴部分臀位牵引术

72.52001　部分臀位牵引术

72.54001　全部臀位牵引术

72.6001　后出头产钳术

72.71001　胎头吸引伴会阴切开术

72.79001　胎头吸引术

73.1001　剥膜引产

73.21001　内倒转助产

73.3001　试用产钳

73.51001　手法旋转胎头

73.59001　臀助产术

73.6001　会阴侧切缝合术

73.6002　会阴中切缝合术

73.91001　外倒转术

73.92001　脐带脱垂复位

73.93001　宫颈切开助产

73.94001　耻骨切开助产

75.4001　手取胎膜

75.4002　手取胎盘

75.51001　宫颈近期产科裂伤修补术

75.52001　子宫体近期产科裂伤修补术

75.62001　直肠肛门括约肌产科裂伤修补术

75.69001　会阴产科裂伤缝合术

75.69002　外阴产科裂伤缝合术

75.69003　阴道产科裂伤缝合术

75.91001　产科会阴血肿去除术

75.92001　产科外阴血肿去除术

75.92002　产科阴道血肿去除术

75.93001　产科内翻子宫手术矫正术

75.99001　产后宫颈探查术

OD19　产后/流产后伴除绝育、宫颈扩张和刮宫以外的子宫及附件手术

手术操作包括：

38.7004　下腔静脉滤器置入术

39.79019　髂动脉栓塞术

39.79026　髂内动脉栓塞术
54.11001　腹腔镜中转剖腹探查术
68.25001　子宫动脉栓塞术
68.29014　宫腔镜下子宫病损切除术
68.29015　宫腔镜下子宫病损电切术
68.39002　子宫次全切除术
68.39003　子宫颈上子宫切除术
68.41001　腹腔镜下全子宫切除术
68.49003　全子宫切除术
68.51003　腹腔镜辅助经阴道全子宫切除术
　　　　　［LAVH 手术］
69.49001　腹腔镜下子宫陈旧性产科裂伤修
　　　　　补术
69.49002　腹腔镜下子宫修补术
69.49003　宫腔镜下子宫陈旧性裂伤修补术
69.49005　子宫修补术
70.14003　阴道闭锁切开术
70.14004　阴道侧壁切开术
70.14005　阴道隔切断术
70.14012　阴道纵隔切除术
70.32002　直肠子宫陷凹病损切除术
70.79001　腹腔镜下阴道会阴成形术
70.79003　阴道残端缝合术
70.79008　阴道会阴成形术
71.79002　会阴成形术
71.79005　外阴成形术
71.79008　小阴唇成形术
71.79009　阴唇成形术
74.91001　腹腔镜下子宫切开的治疗性流产
74.91002　子宫切开终止妊娠

OD29　产后 / 流产后伴除绝育、宫颈扩张和刮宫以外的外阴、阴道及宫颈手术

手术操作包括：

66.8003　宫腔镜下输卵管通液术
67.11001　宫颈内活检
67.12001　宫颈活检
67.32003　宫腔镜下宫颈病损电切术

67.32010　宫颈环形电切术［LEEP 手术］
67.39004　宫腔镜下宫颈病损切除术
67.39008　宫颈病损切除术
70.12001　后穹窿切开引流术
70.13001　阴道粘连松解术
70.14001　腹腔镜下阴道隔切断术
70.14002　腹腔镜下阴道纵隔切开术
70.14007　阴道切开术
70.14008　阴道切开异物取出术
70.14009　阴道切开引流术
70.14013　宫腔镜下阴道纵隔切开术
70.23001　直肠子宫陷凹活检
70.29001　阴道探查
70.31001　处女膜切除术
71.01001　外阴粘连松解术
71.01002　小阴唇粘连松解术
71.01003　阴唇粘连松解术
71.09007　外阴切开引流术
71.11001　外阴活检
71.22001　前庭大腺囊肿切开术
71.22002　前庭大腺脓肿切开引流术
71.24001　前庭大腺病损切除术
71.24003　前庭大腺切除术
71.29002　前庭大腺造口术
71.3001　大阴唇病损切除术
71.3007　女性会阴部瘢痕切除术
71.3011　外阴病损烧灼术
71.3012　外阴病损切除术
86.22011　皮肤和皮下坏死组织切除清创术

OD31　流产伴宫颈扩张及刮宫、清宫或子宫切开术，伴重要并发症与合并症

OD33　流产伴宫颈扩张及刮宫、清宫或子宫切开术，伴并发症与合并症

OD35　流产伴宫颈扩张及刮宫、清宫或子宫切开术，不伴并发症与合并症

主要诊断包括：

O00.805	剖宫产瘢痕妊娠	
O01.001	完全性葡萄胎	
O01.101	部分性葡萄胎	
O01.901	滋养细胞病	
O01.902	葡萄胎	
O02.001	胎停育	
O02.101	稽留流产	
O02.102	石胎（胎儿石化）	
O03.001	不完全自然流产并发盆腔感染	
O03.002	不完全自然流产并发生殖道感染	
O03.101	不完全自然流产并发出血	
O03.201	不完全自然流产并发栓塞	
O03.331	不完全自然流产并发休克	
O03.341	不完全自然流产并发肾衰竭	
O03.361	不完全自然流产并发盆腔器官损伤	
O03.401	不完全自然流产	
O03.402	早期难免流产	
O03.403	晚期难免流产	
O03.404	难免流产	
O03.501	自然流产并发生殖道感染	
O03.502	自然流产并发生盆腔感染	
O03.601	自然流产并发出血	
O03.701	自然流产并发栓塞	
O03.831	自然流产并发休克	
O03.841	自然流产并发肾衰竭	
O03.861	自然流产并发盆腔器官损伤	
O03.902	自然流产	
O03.911	早期完全自然流产	
O03.912	早期自然流产	
O03.921	晚期完全自然流产	
O03.922	晚期自然流产	
O04.001	不完全医疗性流产并发子宫内感染	
O04.002	不完全医疗性流产并发盆腔感染	
O04.003	不完全医疗性流产并发生殖道感染	
O04.101	不完全医疗性流产并发弥散性血管内凝血	
O04.102	不完全医疗性流产并发出血	
O04.201	不完全医疗性流产并发栓塞	
O04.341	不完全医疗性流产并发宫颈裂伤	

O04.401	不完全医疗性流产	
O04.501	医疗性流产并发生殖道感染	
O04.502	医疗性流产并发盆腔感染	
O04.601	医疗性流产并发出血	
O04.701	医疗性流产并发栓塞	
O04.841	医疗性流产并发肾衰竭	
O04.861	医疗性流产并发宫颈裂伤	
O04.901	医疗性流产	
O04.902	早期医疗性流产	
O04.903	晚期医疗性流产	
O04.904	早期人工流产（计划生育）	
O04.905	中期妊娠引产（计划生育）	
O04.906	晚期人工流产（计划生育）	
O04.907	引产（计划生育）	
O07.001	医疗性流产失败并发盆腔感染	
O07.101	医疗性流产失败并发出血	
O07.201	医疗性流产失败并发栓塞	
O07.301	医疗性流产失败并发代谢紊乱	
O07.302	医疗性流产失败并发休克	
O07.401	药物流产失败	
O07.402	医疗性流产失败	
O07.403	人工流产失败	
O07.901	企图流产失败	
O08.001	流产后子宫内膜炎	
O08.003	流产后盆腔炎	
O08.005	流产后输卵管卵巢炎	
O08.006	流产后脓毒症	
O08.007	流产后感染性休克	
O08.008	流产后败血症	
O08.009	流产后盆腔感染	
O08.101	流产后弥散性血管内凝血	
O08.102	流产后出血	
O08.201	流产后羊水栓塞	
O08.202	流产后脓毒性栓塞	
O08.204	流产后空气栓塞	
O08.205	流产后肺栓塞	
O08.206	流产后脓毒败血症性栓塞	
O08.302	流产后休克	
O08.303	流产后循环性虚脱	
O08.401	流产后肾衰竭	

O08.403　流产后肾小管坏死

O08.601　流产后肠穿孔

O08.602　流产后子宫穿孔

O08.603　流产后子宫韧带血肿

O08.604　流产后宫颈裂伤

O08.802　流产后宫颈粘连

O08.804　流产后腹痛

O08.805　流产后阔韧带血肿

O08.809　葡萄胎后宫内残留

O20.001　先兆流产

O20.002　早期先兆流产

O20.003　晚期先兆流产

O20.901　早期妊娠出血

O35.001　胎儿脊柱裂

O35.002　胎儿脑积水

O35.003　胎儿无脑畸形

O35.004　胎儿脑发育异常

O35.101　胎儿染色体异常

O35.102　胎儿先天愚型

O35.103　唐氏高危

O35.201　胎儿血友病

O35.801　胎儿腹水

O35.803　胎儿畸形

O35.807　胎儿食管闭锁

O35.808　胎儿肢体畸形

O35.809　胎儿肾盂积水

O35.901　胎儿异常和损害的孕产妇医疗

O36.401　胎死宫内

O72.001　胎盘粘连伴出血

O72.002　胎盘植入伴出血

O72.003　胎盘嵌顿伴出血

O72.201　晚期产后出血

O72.202　胎膜部分残留伴产后出血

O72.203　胎盘部分残留伴产后出血

O73.101　胎膜部分残留不伴出血

O73.001　胎盘粘连不伴出血

O73.002　胎盘滞留不伴出血

O73.003　胎盘嵌顿不伴出血

O73.004　胎盘植入不伴出血

O73.102　胎盘部分残留不伴出血

O90.801　产褥期子宫复旧不全

手术操作包括：

67.0001　宫颈管扩张术

68.12001　宫腔镜检查

68.23002　宫腔镜下子宫内膜去除术

68.29014　宫腔镜下子宫病损切除术

68.29018　宫腔镜下子宫内膜病损切除术

69.01001　终止妊娠刮宫术

69.01002　人工流产钳刮术

69.02002　分娩后刮宫术

69.02003　流产后刮宫术

69.09003　诊断性刮宫

69.51005　电吸人流术

69.51006　超声引导下电吸人流

69.51007　宫腔镜下电吸人流

69.52004　流产后电吸刮宫术

69.59001　电吸刮宫术

73.1002　宫颈扩张引产

73.1003　终止妊娠水囊引产

73.8003　钳夹术

74.3009　宫腔镜下子宫肌壁妊娠物去除术

74.91002　子宫切开终止妊娠

75.0002　利凡诺羊膜腔注射流产 [1]

98.16002　宫腔镜下子宫内异物去除

OE11　异位妊娠手术，伴重要并发症与合并症

OE15　异位妊娠手术，不伴重要并发症与合并症

主要诊断包括：

O00.001　腹腔妊娠

O00.101　输卵管妊娠

O00.102　输卵管妊娠流产

O00.103　输卵管妊娠破裂

O00.104　输卵管峡部妊娠破裂

---

[1] 利凡诺药物通用名为依沙吖啶。

O00.106　输卵管间质部妊娠
O00.107　输卵管峡部妊娠流产
O00.108　输卵管壶腹部妊娠
O00.109　输卵管壶腹部妊娠破裂
O00.110　输卵管壶腹部妊娠流产
O00.111　输卵管伞部妊娠流产
O00.112　输卵管伞部妊娠
O00.113　输卵管伞部妊娠破裂
O00.114　输卵管间质部妊娠流产
O00.115　输卵管间质部妊娠破裂
O00.116　输卵管峡部妊娠
O00.117　输卵管妊娠合并宫内孕
O00.201　卵巢妊娠
O00.202　卵巢妊娠破裂
O00.801　子宫角妊娠
O00.802　宫颈妊娠
O00.803　阔韧带妊娠
O00.804　子宫肌壁间妊娠
O00.805　剖宫产瘢痕妊娠
O00.806　子宫下段妊娠
O00.807　残角子宫妊娠
O00.901　异位妊娠
O00.902　异位妊娠合并宫内孕
O08.010　异位妊娠后盆腔感染
O08.103　异位妊娠后出血
O08.105　异位妊娠后腹腔内出血
O08.301　异位妊娠后休克
O08.605　异位妊娠后子宫破裂
O08.801　异位妊娠后宫颈粘连
O36.701　腹腔妊娠活胎
Z87.504　异位妊娠个人史

手术操作包括：

54.11001　腹腔镜中转剖腹探查术
54.12007　再剖腹探查术
54.21001　腹腔镜检查
54.21005　经阴道腹腔镜检查
54.51009　腹腔镜下盆腔粘连松解术
65.01001　腹腔镜下卵巢切开胚胎清除术
65.01002　腹腔镜下卵巢切开探查术

65.01004　腹腔镜下卵巢造口术
65.09001　卵巢切开胚胎清除术
65.09003　卵巢切开探查术
65.09004　卵巢切开血肿清除术
65.21001　卵巢囊肿造袋术
65.22002　卵巢楔形切除术
65.24001　腹腔镜下卵巢楔形切除术
65.25002　腹腔镜下卵巢病损切除术
65.25004　腹腔镜下卵巢部分切除术
65.25016　腹腔镜下卵巢黄体切除术
65.29002　卵巢病损切除术
65.29003　卵巢部分切除术
65.29004　经阴道卵巢病损切除术
65.31001　腹腔镜下单侧卵巢切除术
65.39001　单侧卵巢切除术
65.41001　腹腔镜下单侧输卵管 - 卵巢切除术
65.49001　单侧输卵管 - 卵巢切除术
65.49002　经阴道单侧输卵管 - 卵巢切除术
65.52001　残留卵巢切除术
65.54001　腹腔镜下残留卵巢切除术
65.62001　残留输卵管 - 卵巢切除术
65.64001　腹腔镜下残留输卵管 - 卵巢切除术
65.71001　卵巢单纯缝合术
65.76001　腹腔镜下输卵管 - 卵巢成形术
65.79001　腹腔镜下卵巢修补术
65.79003　卵巢成形术
66.01001　腹腔镜下输卵管妊娠物切开去除术
66.01002　腹腔镜下输卵管切开术
66.01006　输卵管切开妊娠物去除术
66.02002　腹腔镜下输卵管妊娠物去除伴输卵管造口术
66.02003　腹腔镜下输卵管造口术
66.02005　输卵管造口术
66.02006　输卵管妊娠物去除伴输卵管造口术
66.29003　宫腔镜下输卵管栓塞术
66.32001　双侧输卵管结扎和切断术
66.39001　输卵管绝育术
66.39002　双侧输卵管抽芯包埋术
66.39004　双侧输卵管结扎术

66.39005　双侧输卵管套环绝育术

66.39006　双侧输卵管粘堵术

66.4001　单侧输卵管切除术

66.4002　腹腔镜下单侧输卵管切除术

66.51001　腹腔镜下双侧输卵管切除术

66.51002　双侧输卵管切除术

66.52001　残留输卵管切除术

66.61004　腹腔镜下输卵管病损切除术

66.61006　腹腔镜下输卵管伞端电凝术

66.61009　输卵管病损切除术

66.61011　输卵管病损烧灼术

66.61014　输卵管血肿清除术

66.62001　输卵管切除伴输卵管妊娠物去除术

66.62002　腹腔镜下输卵管切除伴输卵管妊娠物去除术

66.63001　腹腔镜下双侧输卵管部分切除术

66.63002　双侧输卵管部分切除术

66.69001　腹腔镜下输卵管部分切除术

66.69002　输卵管部分切除术

66.71001　输卵管单纯缝合术

66.72001　输卵管 - 卵巢吻合术

66.73001　腹腔镜下输卵管 - 输卵管吻合术

66.73002　输卵管 - 输卵管吻合术

66.74001　输卵管 - 子宫吻合术

66.79001　腹腔镜下输卵管成形术

66.79003　输卵管成形术

66.8002　腹腔镜下输卵管通液术

66.92002　单侧输卵管结扎术

66.92003　腹腔镜下单侧输卵管破坏术

66.92004　腹腔镜下单侧输卵管结扎术

66.95001　腹腔镜下输卵管甲氨蝶呤注射术[MTX 注射术]

68.12001　宫腔镜检查

68.21001　宫腔镜下子宫内膜粘连松解术

68.25001　子宫动脉栓塞术

68.25002　腹腔镜下子宫动脉栓塞术

68.29001　残角子宫切除术

68.29005　腹腔镜下子宫病损切除术

68.29014　宫腔镜下子宫病损切除术

68.29015　宫腔镜下子宫病损电切术

68.29018　宫腔镜下子宫内膜病损切除术

68.29029　子宫病损切除术

68.29035　子宫角部分切除术

68.29036　子宫角切除术

68.29037　子宫角楔形切除术

68.41001　腹腔镜下全子宫切除术

68.49003　全子宫切除术

69.49002　腹腔镜下子宫修补术

69.49005　子宫修补术

74.3001　腹腔镜下腹腔异位妊娠物去除术

74.3003　腹腔异位妊娠物去除术

74.3004　子宫角妊娠物去除术

74.3005　宫颈妊娠物去除术

74.3006　子宫韧带妊娠物去除术

74.3007　腹腔镜下子宫肌壁妊娠物去除术

74.3008　子宫瘢痕妊娠物去除术

74.3009　宫腔镜下子宫肌壁妊娠物去除术

74.3010　经阴道宫颈妊娠物穿刺术

74.3011　经阴道输卵管间质部妊娠物穿刺术

OJ13　与妊娠、分娩有关的其他手术操作，伴并发症与合并症

OJ15　与妊娠、分娩有关的其他手术操作，不伴并发症与合并症

手术操作包括：

38.7001　腔静脉结扎术

38.7002　腔静脉折叠术

38.7003　上腔静脉滤器置入术

38.7004　下腔静脉滤器置入术

38.7007　下肢静脉滤器置入术

38.86019　子宫动脉结扎术

38.87002　卵巢动静脉高位结扎术

38.87008　子宫动静脉高位结扎术

38.87009　腹腔镜下卵巢动静脉高位结扎术

39.98001　伤口止血术

39.98002　手术后伤口止血术

54.3011　腹壁伤口清创术

54.61001　腹壁切口裂开缝合术

65.31001　腹腔镜下单侧卵巢切除术

65.39001　单侧卵巢切除术

65.41001	腹腔镜下单侧输卵管 - 卵巢切除术
65.49001	单侧输卵管 - 卵巢切除术
65.51002	双侧卵巢切除术
65.52001	残留卵巢切除术
65.61002	双侧输卵管 - 卵巢切除术
65.62001	残留输卵管 - 卵巢切除术
67.0002	宫颈粘连松解术
67.39004	宫腔镜下宫颈病损切除术
67.39008	宫颈病损切除术
67.39014	腹腔镜下宫颈病损切除术
67.51001	经腹宫颈环扎术
67.51002	腹腔镜下宫颈环扎术
67.59001	经阴道宫颈环扎术
68.41001	腹腔镜下全子宫切除术
69.02002	分娩后刮宫术
69.91001	宫腔引流术
69.96001	宫颈环扎物去除术
70.33004	阴道病损切除术
71.22001	前庭大腺囊肿切开术
73.8001	多胎妊娠减胎术
73.8002	毁胎术
73.91001	外倒转术
75.0001	羊膜腔内注射流产
75.0004	前列腺素注射流产
75.1001	诊断性羊膜腔穿刺
75.1002	绒毛膜穿刺
75.2001	胎儿宫内输血
75.31001	胎儿镜检查
75.31002	羊膜镜检查
75.32001	胎儿心电图检查
75.33001	胎儿血样检查
75.33002	胎儿活检
75.36001	胎儿缺陷矫正术
75.36002	胎儿镜下胎盘交通血管激光凝固术
75.37001	羊膜腔内灌注
75.51001	宫颈近期产科裂伤修补术
75.7001	产后宫腔手法探查
75.99002	超声引导下羊水减量
85.0002	乳房切开引流术

85.11001	乳房穿刺活检
86.06004	药物治疗泵置入
86.06005	静脉输注泵置入
96.18001	宫颈托放置
97.71005	宫内避孕装置去除
97.71006	宫腔镜下子宫内避孕装置去除
97.72001	子宫内填塞物去除
97.79001	阴道缝线去除
97.79002	宫颈缝线去除
98.16001	子宫内异物去除
98.17001	阴道内异物去除

OR11 阴道分娩，伴重要并发症与合并症

OR15 阴道分娩，不伴重要并发症与合并症

主要诊断或其他诊断包括：

O80.001	头位顺产
O80.101	臀位顺产
O80.901	正常分娩
O84.001	多胎顺产
Z37.001	单胎活产
Z37.102	单胎死产
Z37.201	单卵双胎活产
Z37.202	双卵双胎活产
Z37.203	双胎活产
Z37.301	双胎，一胎活产，一胎死产
Z37.401	双胎死产
Z37.501	多胎活产
Z37.601	多胎产，某些为活产
Z37.701	多胎死产
Z37.901	多胎产
Z37.902	单胎产
Z38.001	在医院内出生的单胎活产婴儿
Z38.101	在医院外出生的单胎活产婴儿
Z38.201	未知出生地点的单胎活产婴儿
Z38.301	在医院内出生的双胎活产婴儿
Z38.401	在医院外出生的双胎活产婴儿
Z38.501	未知出生地点的双胎活产婴儿

Z38.601	在医院内出生的多胎活产婴儿
Z38.701	在医院外出生的多胎活产婴儿
Z38.801	未知出生地点的多胎活产婴儿

OS19 产后无手术室操作

主要诊断包括：

F53.001	与产褥期有关的轻度精神和行为障碍
F53.002	产后抑郁
F53.101	与产褥期有关的重度精神和行为障碍
F53.901	产褥期精神障碍
O15.202	产褥期子痫
O72.201	晚期产后出血
O85xx01	产褥期脓毒症
O85xx02	产褥期败血症
O85xx03	产褥期腹膜炎
O85xx04	产褥期子宫内膜炎
O85xx05	产褥病率
O86.001	会阴侧切伤口感染
O86.002	剖宫产后子宫切口感染
O86.003	剖宫产后腹壁切口感染
O86.004	会阴裂伤伤口感染
O86.101	产褥期输卵管卵巢炎
O86.102	产褥期宫颈炎
O86.103	产褥期阴道炎
O86.201	产褥期膀胱炎
O86.202	产褥期泌尿系感染
O86.301	产褥期泌尿生殖道感染
O86.401	产褥期感染
O86.402	产褥期感染性发热
O86.403	产褥期发热
O86.801	剖宫产后腹内感染
O87.001	产褥期血栓性浅静脉炎
O87.002	产褥期血栓性静脉炎
O87.101	产褥期深静脉血栓形成
O87.201	产褥期痔
O87.301	产褥期大脑静脉血栓形成
O87.302	产褥期大脑静脉窦血栓形成
O87.801	产褥期下肢静脉曲张
O87.802	产褥期外阴静脉曲张
O87.901	产褥期静脉炎
O87.902	产褥期静脉病
O87.903	产褥期血栓形成
O89.001	产褥期麻醉引起的吸入性肺炎
O89.002	产褥期麻醉引起的胃内容物或分泌物吸入
O89.003	产褥期麻醉引起的门德尔松综合征
O89.004	产褥期麻醉引起的肺压力性萎陷
O89.101	产褥期麻醉引起的心脏停搏
O89.102	产褥期麻醉引起的心力衰竭
O89.901	产褥期麻醉并发症
O90.001	剖宫产后腹壁切口愈合不良
O90.002	剖宫产后子宫切口愈合不良
O90.101	会阴侧切伤口愈合不良
O90.102	会阴裂伤伤口愈合不良
O90.201	产褥期伤口血肿
O90.301	产褥期心肌病
O90.401	产褥期急性肾衰竭
O90.402	产褥期肝肾综合征
O90.501	产褥期甲状腺炎
O90.801	产褥期子宫复旧不全
O90.804	产褥期尿潴留
O90.806	产褥期胎盘息肉
O91.001	妊娠期乳头感染
O91.002	产褥期乳头感染
O91.012	产褥期乳头感染哺乳困难
O91.104	产褥期乳腺脓肿
O91.113	产褥期化脓性乳腺炎哺乳困难
O91.114	产褥期乳腺脓肿哺乳困难
O91.215	产褥期实质性乳腺炎哺乳困难
O91.216	产褥期乳腺炎哺乳困难
O91.217	产褥期间质性乳腺炎哺乳困难
O91.218	产褥期乳房淋巴管炎哺乳困难
O92.111	产褥期乳头皲裂哺乳困难
O92.301	无乳
O92.401	乳汁过少
O92.501	治疗性无乳
O92.502	继发性无乳
O92.601	产褥期乳溢

O92.701　产褥期乳腺囊肿

O92.702　产褥期乳汁淤积

O92.711　产褥期乳腺囊肿哺乳困难

O99.0032　产褥期轻度贫血

O99.0033　产褥期中度贫血

O99.0034　产褥期重度贫血

O99.616　产褥期肠梗阻

O99.617　产褥期不完全性肠梗阻

Z39.001　产后医疗照顾

Z39.011　在医院的产后医疗照顾

Z39.021　在医院外分娩有计划的产后医疗照顾

Z39.031　在医院外分娩无计划的产后医疗照顾

OS23　流产无手术室操作，伴并发症与合并症

OS25　流产无手术室操作，不伴并发症与合并症

主要诊断包括：

O01.001　完全性葡萄胎

O01.101　部分性葡萄胎

O01.901　滋养细胞病

O01.902　葡萄胎

O02.001　胎停育

O02.101　稽留流产

O02.102　石胎（胎儿石化）

O03.001　不完全自然流产并发盆腔感染

O03.002　不完全自然流产并发生殖道感染

O03.101　不完全自然流产并发出血

O03.201　不完全自然流产并发栓塞

O03.331　不完全自然流产并发休克

O03.341　不完全自然流产并发肾衰竭

O03.361　不完全自然流产并发盆腔器官损伤

O03.401　不完全自然流产

O03.402　早期难免流产

O03.403　晚期难免流产

O03.404　难免性流产

O03.501　自然流产并发生殖道感染

O03.502　自然流产并发生盆腔感染

O03.601　自然流产并发出血

O03.701　自然流产并发栓塞

O03.831　自然流产并发休克

O03.841　自然流产并发肾衰竭

O03.861　自然流产并发盆腔器官损伤

O03.902　自然流产

O03.911　早期完全自然流产

O03.912　早期自然流产

O03.921　晚期完全自然流产

O03.922　晚期自然流产

O04.001　不完全医疗性流产并发子宫内感染

O04.002　不完全医疗性流产并发盆腔感染

O04.003　不完全医疗性流产并发生殖道感染

O04.101　不完全医疗性流产并发弥散性血管内凝血

O04.102　不完全医疗性流产并发出血

O04.201　不完全医疗性流产并发栓塞

O04.341　不完全医疗性流产并发宫颈裂伤

O04.381　不完全医疗性流产并发心率缓慢

O04.401　不完全医疗性流产

O04.501　医疗性流产并发生殖道感染

O04.502　医疗性流产并发盆腔感染

O04.601　医疗性流产并发出血

O04.701　医疗性流产并发栓塞

O04.841　医疗性流产并发肾衰竭

O04.861　医疗性流产并发宫颈裂伤

O04.901　医疗性流产

O04.902　早期医疗性流产

O04.903　晚期医疗性流产

O04.904　早期人工流产（计划生育）

O04.905　中期妊娠引产（计划生育）

O04.906　晚期人工流产（计划生育）

O04.907　引产（计划生育）

O07.001　医疗性流产失败并发盆腔感染

O07.101　医疗性流产失败并发出血

O07.201　医疗性流产失败并发栓塞

O07.301　医疗性流产失败并发代谢紊乱

O07.302　医疗性流产失败并发休克

O07.401　药物流产失败

O07.402　医疗性流产失败

O07.403　人工流产失败

O07.901　企图流产失败

O08.001　流产后子宫内膜炎

O08.002　流产后卵巢炎

O08.003　流产后盆腔炎

O08.004　流产后输卵管炎

O08.005　流产后输卵管卵巢炎

O08.006　流产后脓毒症

O08.007　流产后感染性休克

O08.008　流产后败血症

O08.009　流产后盆腔感染

O08.101　流产后弥散性血管内凝血

O08.102　流产后出血

O08.201　流产后羊水栓塞

O08.202　流产后脓毒性栓塞

O08.204　流产后空气栓塞

O08.205　流产后肺栓塞

O08.206　流产后脓毒败血症性栓塞

O08.302　流产后休克

O08.303　流产后循环性虚脱

O08.401　流产后肾衰竭

O08.403　流产后肾小管坏死

O08.601　流产后肠穿孔

O08.602　流产后子宫穿孔

O08.603　流产后子宫韧带血肿

O08.604　流产后宫颈裂伤

O08.804　流产后腹痛

O08.805　流产后阔韧带血肿

O20.001　先兆流产

O20.002　早期先兆流产

O20.003　晚期先兆流产

O20.901　早期妊娠出血

OT13　异位妊娠，伴并发症与合并症

OT15　异位妊娠，不伴并发症与合并症

主要诊断包括：

O00.001　腹腔妊娠

O00.101　输卵管妊娠

O00.102　输卵管妊娠流产

O00.103　输卵管妊娠破裂

O00.104　输卵管峡部妊娠破裂

O00.106　输卵管间质部妊娠

O00.107　输卵管峡部妊娠流产

O00.108　输卵管壶腹部妊娠

O00.109　输卵管壶腹部妊娠破裂

O00.110　输卵管壶腹部妊娠流产

O00.111　输卵管伞部妊娠流产

O00.112　输卵管伞部妊娠

O00.113　输卵管伞部妊娠破裂

O00.114　输卵管间质部妊娠流产

O00.115　输卵管间质部妊娠破裂

O00.116　输卵管峡部妊娠

O00.117　输卵管妊娠合并宫内孕

O00.201　卵巢妊娠

O00.202　卵巢妊娠破裂

O00.801　子宫角妊娠

O00.802　宫颈妊娠

O00.803　阔韧带妊娠

O00.804　子宫肌壁间妊娠

O00.805　剖宫产瘢痕妊娠

O00.806　子宫下段妊娠

O00.807　残角子宫妊娠

O00.901　异位妊娠

O00.902　异位妊娠合并宫内孕

O08.010　异位妊娠后盆腔感染

O08.103　异位妊娠后出血

O08.105　异位妊娠后腹腔内出血

O08.301　异位妊娠后休克

O08.605　异位妊娠后子宫破裂

O08.801　异位妊娠后宫颈粘连

O08.806　腹腔妊娠后胎盘残留

O36.701　腹腔妊娠活胎

Z64.001　与不想要的妊娠有关的问题

Z87.504　异位妊娠个人史

**OU11　早产及假临产，伴重要并发症
　　　　与合并症**

OU13　早产及假临产，伴并发症与合并症

OU15　早产及假临产，不伴并发症与合并症

主要诊断包括：

O42.002　早产胎膜早破（在 24 小时之内产程开始）

O42.112　早产胎膜早破（在 1 ~ 7 天内产程开始）

O42.121　早产胎膜早破（在 7 天以后产程开始）

O47.001　先兆早产

O47.901　假临产

O47.902　先兆临产

OZ11　其他与妊娠相关的诊断，伴重要并发症与合并症

OZ13　其他与妊娠相关的诊断，伴并发症与合并症

OZ15　其他与妊娠相关的诊断，不伴并发症与合并症

主要诊断包括：

A34xx01　产科破伤风

B54xx07　孕妇疟疾

N76.006　阴道壁脓肿

N83.902　子宫附件肿物

N83.903　附件肿物

O02.801　绒毛膜血管瘤

O02.901　受孕的异常产物

O08.802　流产后宫颈粘连

O08.809　葡萄胎后宫内残留

O10.001　妊娠合并原发性高血压

O10.101　妊娠合并高血压心脏病

O10.201　妊娠合并高血压肾病

O10.301　妊娠合并高血压心脏病和肾病

O10.401　妊娠合并继发性高血压

O10.901　妊娠合并高血压

O10.902　妊娠合并慢性高血压

O11xx01　慢性高血压并发子痫前期

O12.001　妊娠水肿

O12.101　妊娠合并蛋白尿

O12.201　妊娠水肿伴蛋白尿

O13xx01　妊娠期高血压

O13xx03　轻度子痫前期

O14.101　镜像综合征

O14.102　重度子痫前期

O14.103　HELLP 综合征

O15.001　妊娠期子痫

O15.101　分娩期子痫

O15.102　产时子痫

O15.901　子痫

O16xx01　妊娠期短暂性高血压

O20.001　先兆流产

O20.002　早期先兆流产

O20.003　晚期先兆流产

O20.901　早期妊娠出血

O21.001　轻度妊娠剧吐

O21.101　妊娠剧吐伴代谢障碍

O21.102　妊娠剧吐伴酸中毒

O21.103　妊娠剧吐伴脱水

O21.104　妊娠剧吐伴碳水化合物缺失

O21.105　妊娠剧吐伴电解质失衡

O21.106　妊娠剧吐伴酮症

O21.201　妊娠晚期剧吐

O21.903　妊娠剧吐

O22.001　妊娠期下肢静脉曲张

O22.101　妊娠期外阴静脉曲张

O22.102　妊娠期会阴静脉曲张

O22.103　妊娠期阴道静脉曲张

O22.201　妊娠期血栓性浅静脉炎

O22.202　妊娠期下肢血栓性静脉炎

O22.301　妊娠期深静脉血栓形成

O22.401　妊娠期痔

O22.402　妊娠期痔出血

O22.501　妊娠期大脑静脉血栓形成

O22.801　妊娠期宫颈静脉曲张

O22.901　妊娠期静脉炎

O22.902　妊娠期静脉病

O22.903　妊娠期静脉血栓形成

O23.001	妊娠期肾感染
O23.002	妊娠期肾盂肾炎
O23.101	妊娠期膀胱感染
O23.201	妊娠期尿道感染
O23.401	妊娠期泌尿系感染
O23.501	妊娠期宫腔感染
O23.502	妊娠期输卵管炎
O23.503	妊娠期前庭大腺囊肿
O23.504	妊娠期宫颈炎
O23.505	妊娠期生殖道感染
O23.506	妊娠期阴道炎
O23.507	妊娠期细菌性阴道炎
O23.508	妊娠期盆腔炎
O23.509	妊娠期前庭大腺脓肿
O23.510	妊娠期输卵管卵巢炎
O23.511	妊娠期外阴炎
O24.011	妊娠合并 1 型糖尿病（非胰岛素治疗）
O24.021	妊娠合并 1 型糖尿病（胰岛素治疗）
O24.111	妊娠合并 2 型糖尿病（非胰岛素治疗）
O24.121	妊娠合并 2 型糖尿病（胰岛素治疗）
O24.201	妊娠合并营养不良性糖尿病
O24.301	妊娠合并糖尿病
O24.401	妊娠期糖尿病
O25xx01	妊娠期营养不良
O26.001	妊娠期体重增加过度
O26.101	妊娠期体重增加过低
O26.201	习惯性流产者的妊娠
O26.301	具有子宫内避孕装置的妊娠
O26.401	妊娠疱疹
O26.402	妊娠合并生殖器疱疹
O26.501	孕产妇低血压综合征
O26.601	妊娠合并肝疾病
O26.602	妊娠合并肝硬化
O26.604	妊娠期肝内胆汁淤积症
O26.605	妊娠期急性脂肪肝
O26.608	妊娠合并脂肪肝
O26.609	妊娠合并肝损害
O26.610	妊娠合并肝脓肿

O26.701	妊娠合并耻骨联合分离
O26.811	妊娠合并肾病
O26.812	妊娠合并肾炎
O26.813	妊娠合并慢性肾功能不全
O26.814	妊娠合并肾积水
O26.815	妊娠合并急性肾功能不全
O26.821	妊娠合并腕管综合征
O28.301	脐血流比值高
O28.901	产前筛查异常
O29.001	妊娠期麻醉引起的吸入性肺炎
O29.002	妊娠期麻醉引起的胃内容物吸入
O29.003	妊娠期麻醉引起的门德尔松综合征
O29.004	妊娠期麻醉引起的肺压迫性萎陷
O29.005	妊娠期麻醉引起的分泌物吸入
O29.101	妊娠期麻醉引起的心脏停搏
O29.102	妊娠期麻醉引起的心力衰竭
O29.901	妊娠期麻醉并发症
O30.001	双胎妊娠
O30.101	三胎妊娠
O30.201	四胎妊娠
O30.801	五胎妊娠
O30.802	六胎妊娠
O30.901	多胎妊娠
O31.001	压扁胎
O31.002	纸样胎
O31.201	双胎妊娠一胎胎死宫内
O32.001	不稳定产式
O32.102	臀位
O32.103	初产臀位
O32.104	膝先露
O32.105	足先露
O32.201	斜位产式
O32.202	肩先露（横位）
O32.301	额先露
O32.302	面先露
O32.401	初产头浮（足月头高）
O32.601	复合先露
O33.002	骨盆倾斜引起胎盆不称
O33.003	类人猿骨盆引起胎盆不称
O33.101	骨盆狭窄引起胎盆不称

O33.105	均小骨盆引起胎盆不称		O34.410	妊娠合并宫颈术后宫颈异常
O33.201	骨盆入口狭窄引起胎盆不称		O34.411	妊娠合并宫颈环扎后
O33.301	漏斗骨盆〔骨盆出口狭窄〕引起胎盆不称		O34.501	妊娠合并子宫扭转
			O34.502	妊娠合并子宫钳闭
O33.302	骨盆中腔狭窄引起胎盆不称		O34.503	妊娠合并子宫脱垂
O33.501	巨大儿引起胎盆不称		O34.504	妊娠合并子宫后倾
O33.601	胎儿脑积水引起胎盆不称		O34.505	妊娠合并子宫腺肌病
O33.701	联体双胎引起胎盆不称		O34.506	妊娠合并子宫内膜异位症
O33.702	胎儿腹水引起胎盆不称		O34.601	妊娠合并阴道纵隔
O33.703	胎儿水肿引起胎盆不称		O34.602	妊娠合并阴道狭窄
O33.704	胎儿脊髓脊膜膨出引起胎盆不称		O34.603	妊娠合并阴道横隔
O33.705	胎儿骶部畸胎瘤引起胎盆不称		O34.604	妊娠合并阴道肿瘤
O33.706	胎儿肿瘤引起胎盆不称		O34.605	妊娠合并阴道囊肿
O33.901	胎盆不称		O34.606	妊娠合并阴道斜隔
O33.902	头盆不称		O34.701	妊娠合并外阴硬萎
O34.001	妊娠合并双子宫		O34.702	妊娠合并外阴水肿
O34.002	妊娠合并双角子宫		O34.703	妊娠合并外阴畸形
O34.003	妊娠合并残角子宫		O34.704	妊娠合并会阴瘢痕
O34.004	妊娠合并子宫隔		O34.705	妊娠合并外阴瘢痕
O34.005	妊娠合并子宫畸形		O34.801	妊娠合并膀胱膨出
O34.006	妊娠合并双子宫双宫颈双阴道		O34.802	妊娠合并悬垂腹
O34.007	妊娠合并双子宫双宫颈		O34.803	妊娠合并卵巢囊肿
O34.008	妊娠合并双子宫双阴道		O34.804	妊娠合并输卵管扭转
O34.009	妊娠合并子宫不全隔		O34.805	妊娠合并输卵管系膜囊肿
O34.101	妊娠合并子宫肌瘤		O34.806	妊娠合并卵巢肿瘤
O34.102	妊娠合并子宫肿瘤		O34.807	妊娠合并卵巢畸胎瘤
O34.103	妊娠合并子宫内膜息肉		O34.808	妊娠合并直肠膨出
O34.201	妊娠合并子宫瘢痕		O34.809	妊娠合并卵巢子宫内膜异位囊肿
O34.202	有剖宫产史的妊娠		O34.810	妊娠合并泡状附件
O34.301	妊娠合并宫颈松弛		O34.811	妊娠合并附件肿物
O34.302	妊娠合并宫颈机能不全		O34.812	妊娠合并盆腔子宫内膜异位
O34.401	妊娠合并宫颈息肉		O34.813	妊娠合并输卵管肿瘤
O34.402	妊娠合并宫颈肿瘤		O34.814	妊娠合并卵巢囊肿蒂扭转
O34.403	妊娠合并宫颈瘢痕		O34.815	妊娠合并卵巢肿瘤蒂扭转
O34.404	妊娠合并宫颈狭窄		O34.816	妊娠合并盆腔粘连
O34.405	妊娠合并宫颈幼稚		O34.817	妊娠合并输卵管积水
O34.406	妊娠合并宫颈原位癌		O34.818	妊娠合并卵巢黄体囊肿破裂
O34.407	妊娠合并宫颈不典型增生		O34.819	妊娠合并附件扭转
O34.408	妊娠合并宫颈糜烂		O35.001	胎儿脊柱裂
O34.409	妊娠合并宫颈水肿		O35.002	胎儿脑积水

O35.003　胎儿无脑畸形

O35.004　胎儿脑发育异常

O35.101　胎儿染色体异常

O35.102　胎儿先天愚型

O35.103　唐氏高危

O35.201　胎儿血友病

O35.301　妊娠合并巨细胞病毒感染

O35.302　妊娠合并风疹

O35.601　放射后的孕产妇医疗

O35.701　羊膜穿刺后的孕产妇医疗

O35.702　活组织检查后的孕产妇医疗

O35.704　具有子宫内避孕器的孕产妇医疗

O35.706　手术对胎儿有损害的孕产妇医疗

O35.801　胎儿腹水

O35.802　妊娠合并李斯特菌病

O35.803　胎儿畸形

O35.804　妊娠合并弓形体病

O35.805　脐血流异常

O35.806　胎儿单脐动脉

O35.807　胎儿食管闭锁

O35.808　胎儿肢体畸形

O35.809　胎儿肾盂积水

O35.811　胎儿上腭裂

O35.812　胎儿唇裂

O35.813　胎儿唇腭裂

O35.814　胎儿耳畸形

O35.815　胎儿肛门闭锁

O35.816　胎儿尿道下裂

O35.817　胎儿膀胱外翻

O35.818　胎儿马蹄内翻足

O35.819　胎儿多指

O35.820　胎儿多趾

O35.821　胎儿膈疝

O35.822　胎儿腹裂

O35.823　胎儿联体双胎

O35.824　胎儿先天性心脏病

O35.825　胎儿缺指

O35.826　胎儿缺趾

O35.827　胎儿脐膨出

O35.828　胎儿胸腔积液

O35.901　胎儿异常和损害的孕产妇医疗

O36.001　Rh 血型不合

O36.002　Rh 阴性抗 D 抗体异常

O36.101　同种免疫伴胎儿水肿

O36.102　ABO 血型不合的孕产妇医疗

O36.201　胎儿水肿

O36.202　同种免疫无关的胎儿水肿

O36.301　慢性胎儿宫内窘迫

O36.302　慢性胎儿宫内窘迫（羊水型）

O36.303　慢性胎儿宫内窘迫（胎心型）

O36.304　慢性胎儿宫内窘迫（混合型）

O36.305　胎心监护异常

O36.306　胎动减少

O36.401　胎死宫内

O36.501　妊娠合并低体重儿

O36.503　胎儿生长受限

O36.601　妊娠合并巨大儿

O40xx01　妊娠合并羊水过多

O41.001　妊娠合并羊水过少

O41.002　无羊水

O41.101　妊娠合并绒毛膜羊膜炎

O41.102　妊娠合并胎膜炎

O41.103　妊娠合并胎盘炎

O41.104　妊娠合并羊膜腔感染

O41.802　妊娠合并羊膜囊肿

O41.803　妊娠合并羊膜粘连

O42.111　足月胎膜早破（在 1～7 天内产程开始）

O42.121　早产胎膜早破（在 7 天以后产程开始）

O42.901　胎膜早破

O43.001　胎儿母体的输血

O43.002　母体胎儿的输血

O43.003　双胎输血综合征

O43.004　双胎反向动脉灌注综合征

O43.101　妊娠合并帆状胎盘

O43.102　妊娠合并多叶胎盘

O43.103　妊娠合并副胎盘

O43.104　妊娠合并轮状胎盘

O43.105　妊娠合并膜状胎盘

O43.106	妊娠合并球拍状胎盘		O60.301	早产经剖宫产
O43.107	妊娠合并三叶胎盘		O66.502	产钳应用失败
O43.108	妊娠合并双叶胎盘		O67.902	产时出血
O43.109	妊娠合并异常胎盘		O69.210	分娩伴脐带真结
O43.110	妊娠合并有缘胎盘		O69.401	分娩伴前置血管破裂
O43.111	胎盘血管瘤		O71.001	产前子宫破裂
O43.801	胎盘变性		O71.101	分娩期子宫破裂
O43.802	胎盘梗死		O71.102	分娩期不完全性子宫破裂
O43.803	胎盘纤维化		O71.301	分娩伴宫颈裂伤
O43.804	胎盘囊肿		O71.401	分娩伴阴道裂伤
O43.805	胎盘老化		O71.501	分娩伴泌尿系损伤
O43.807	胎盘血窦		O71.502	分娩伴膀胱损伤
O43.808	胎盘机能障碍		O71.503	分娩伴尿道损伤
O43.810	胎盘血肿		O71.601	分娩伴耻骨联合分离
O44.001	边缘性前置胎盘		O71.602	分娩伴耻骨联合软骨撕脱
O44.002	低置胎盘		O71.603	分娩伴尾骨损伤
O44.003	前置胎盘		O71.701	分娩伴会阴血肿
O44.004	中央性前置胎盘		O71.702	分娩伴外阴血肿
O44.005	部分性前置胎盘		O71.703	分娩伴阴道血肿
O44.101	前置胎盘伴出血		O71.801	分娩伴腹直肌分离
O44.102	边缘性前置胎盘伴出血		O71.802	分娩伴子宫壁血肿
O44.103	中央性前置胎盘伴出血		O71.901	产科创伤
O44.104	部分性前置胎盘伴出血		O72.001	胎盘粘连伴出血
O45.001	胎盘早期剥离伴纤维蛋白原缺乏血症		O72.002	胎盘植入伴出血
			O72.003	胎盘嵌顿伴出血
O45.002	胎盘早期剥离伴弥散性血管内凝血		O72.004	胎盘滞留伴出血
O45.003	胎盘早期剥离伴纤维蛋白溶解亢进		O72.101	产后即时出血
O45.004	胎盘早期剥离伴低纤维蛋白原血症		O72.102	无张力性产后出血（特指子宫收缩乏力引起的产后出血）
O45.801	子宫胎盘卒中			
O45.901	胎盘早期剥离		O72.103	产后大出血
O45.902	胎盘早期剥离伴出血		O72.202	胎膜部分残留伴产后出血
O45.903	重度胎盘早剥		O72.203	胎盘部分残留伴产后出血
O46.001	产前出血伴纤维蛋白原缺乏血症		O72.301	产后弥散性血管内凝血
O46.002	产前出血伴弥散性血管内凝血		O72.302	产后纤维蛋白原缺乏血症
O46.003	产前出血伴纤维蛋白溶解亢进		O72.303	产后纤维蛋白溶解
O46.004	产前出血伴低纤维蛋白原血症		O73.001	胎盘粘连不伴出血
O46.801	胎盘边缘血窦破裂		O73.002	胎盘滞留不伴出血
O46.901	产前出血		O73.003	胎盘嵌顿不伴出血
O48xx01	过期妊娠		O73.004	胎盘植入不伴出血
O60.102	早产伴自然临产经剖宫产		O73.101	胎膜部分残留不伴出血

O73.102	胎盘部分残留不伴出血
O74.001	分娩期麻醉引起的吸入性肺炎
O74.002	分娩期麻醉引起的门德尔松综合征
O74.201	分娩期麻醉引起的心脏停搏
O74.202	分娩期麻醉引起的心力衰竭
O74.901	分娩期麻醉并发症
O78.201	分娩伴子宫内翻
O81.001	低位产钳术的单胎分娩
O81.101	中位产钳术的单胎分娩
O81.201	中位产钳术伴旋转的单胎分娩
O81.301	产钳助产的单胎分娩
O81.401	借助真空吸引器的单胎分娩
O81.501	同时借助产钳和真空吸引器的单胎分娩
O82.001	经选择性剖宫产术的单胎分娩
O82.101	急症剖宫产术的单胎分娩
O82.201	经剖宫产子宫切除术的单胎分娩
O82.801	经其他剖宫产术的单胎分娩
O82.901	无指征剖宫产的单胎分娩
O83.001	胎臀牵引术的单胎分娩
O83.101	臀位助产的单胎分娩
O83.201	转胎位术伴牵引术的单胎分娩
O83.301	腹腔妊娠能活胎儿的单胎分娩
O84.101	多胎助产分娩
O84.201	多胎剖宫产分娩
O88.001	产科空气栓塞
O88.101	产科羊水栓塞
O88.201	产科肺栓塞
O88.301	产科脓血性栓塞
O88.302	产科脓毒性栓塞
O88.801	产科脂肪栓塞
O91.101	妊娠期化脓性乳腺炎
O91.102	妊娠期乳腺脓肿
O91.103	产褥期化脓性乳腺炎
O91.201	妊娠期实质性乳腺炎
O91.202	妊娠期乳腺炎
O91.203	妊娠期间质性乳腺炎
O91.204	妊娠期乳房淋巴管炎
O91.205	产褥期实质性乳腺炎
O91.206	产褥期乳腺炎
O91.207	产褥期间质性乳腺炎
O91.208	产褥期乳房淋巴管炎
O92.101	产褥期乳头皲裂
O95xx01	产褥期猝死
O98.0011	妊娠合并结核病
O98.0031	产褥期结核病
O98.1011	妊娠合并梅毒
O98.1031	产褥期梅毒
O98.2011	妊娠合并淋病
O98.2031	产褥期淋病
O98.301	妊娠合并性传播的感染
O98.3011	妊娠合并尖锐湿疣
O98.3012	妊娠合并滴虫性阴道炎
O98.3013	妊娠合并生殖道沙眼衣原体感染
O98.3014	妊娠合并支原体感染
O98.3031	产褥期性传播的感染
O98.401	妊娠合并乙型病毒性肝炎
O98.4011	妊娠合并病毒性肝炎
O98.402	妊娠合并丙型病毒性肝炎
O98.403	妊娠合并甲型病毒性肝炎
O98.4031	产褥期病毒性肝炎
O98.404	妊娠合并戊型病毒性肝炎
O98.405	妊娠合并丁型病毒性肝炎
O98.501	妊娠合并人乳头瘤病毒（HPV）感染
O98.5011	妊娠合并病毒性疾病
O98.5031	产褥期病毒性疾病
O98.6011	妊娠合并原虫性疾病
O98.6031	产褥期原虫性疾病
O98.801	妊娠合并败血症
O98.8011	妊娠合并传染病
O98.8012	妊娠合并寄生虫病
O98.8013	妊娠合并真菌性外阴炎
O98.802	妊娠合并真菌性阴道炎
O98.8031	产褥期传染病
O98.8032	产褥期寄生虫病
O98.807	妊娠合并菌痢
O98.808	妊娠合并菌血症
O98.809	妊娠合并沙眼衣原体感染
O99.0011	妊娠合并贫血
O99.0012	妊娠合并再生障碍性贫血

O99.0013　妊娠合并全血细胞减少

O99.0014　妊娠合并缺铁性贫血

O99.0015　妊娠合并巨幼细胞贫血

O99.0016　妊娠合并中度贫血

O99.0017　妊娠合并重度贫血

O99.0018　妊娠合并轻度贫血

O99.0031　产褥期贫血

O99.0041　妊娠期贫血

O99.0042　妊娠期轻度贫血

O99.0043　妊娠期重度贫血

O99.1012　妊娠合并血液和造血器官疾病

O99.1013　妊娠合并涉及免疫机制疾患

O99.102　妊娠合并血小板减少

O99.103　妊娠合并特发性血小板减少性紫癜

O99.1032　产褥期血液和造血器官疾病

O99.1033　产褥期涉及免疫机制疾患

O99.104　妊娠合并家族性红细胞增多症

O99.105　妊娠合并白细胞减少

O99.106　妊娠合并血友病基因携带者

O99.107　妊娠合并血友病

O99.201　妊娠合并甲状腺功能障碍

O99.2011　妊娠合并内分泌、营养和代谢病

O99.202　妊娠合并多囊卵巢

O99.2021　分娩合并内分泌、营养和代谢病

O99.203　妊娠合并垂体性侏儒症

O99.2031　产褥期内分泌、营养和代谢病

O99.204　妊娠合并肝豆状核变性

O99.205　妊娠合并低蛋白血症

O99.206　妊娠合并甲状腺功能亢进

O99.207　妊娠合并糖尿病性酮症

O99.208　妊娠合并甲状腺功能减退

O99.209　妊娠合并低钾血症

O99.210　妊娠合并 Graves 病

O99.211　妊娠合并高催乳素血症

O99.212　妊娠合并高脂血症

O99.214　产褥期低蛋白血症

O99.215　妊娠合并肥胖

O99.216　妊娠合并饥饿性酮症

O99.217　妊娠合并低钠血症

O99.218　妊娠合并单纯性肥胖

O99.3011　妊娠合并精神障碍

O99.3012　妊娠合并神经系统疾病

O99.302　妊娠合并重症肌无力

O99.303　妊娠合并癫痫

O99.3031　产褥期精神障碍

O99.3032　产褥期神经系统疾病

O99.304　妊娠合并截瘫

O99.307　妊娠合并精神病

O99.308　妊娠合并脑性瘫痪

O99.310　妊娠合并面神经炎

O99.311　妊娠合并智力低下

O99.312　妊娠合并多发性硬化

O99.316　妊娠合并颅内动脉瘤

O99.401　产褥期脑血管病

O99.4011　妊娠合并循环系统疾病

O99.402　妊娠合并心血管病

O99.403　妊娠合并心脏病

O99.4031　产褥期循环系统疾病

O99.404　妊娠合并肺动脉高压

O99.405　妊娠合并冠状动脉供血不足

O99.406　妊娠合并心肌病

O99.407　妊娠合并心律失常

O99.408　妊娠合并心力衰竭

O99.409　妊娠合并风湿性心脏病

O99.410　妊娠合并大动脉炎

O99.411　妊娠合并窦性心动过速

O99.412　妊娠合并二尖瓣关闭不全

O99.413　妊娠合并脑血管病

O99.414　妊娠合并室性期前收缩

O99.415　妊娠合并高血压心脏病

O99.416　妊娠合并室上性心动过速

O99.417　妊娠合并预激综合征

O99.418　妊娠合并心脏扩大

O99.419　妊娠合并心包积液

O99.420　妊娠合并右束支传导阻滞

O99.421　妊娠合并心肌炎

O99.422　妊娠合并交界性心动过速

O99.423　妊娠合并左心衰竭

O99.424　妊娠合并左束支传导阻滞

O99.425　妊娠合并风湿性关节炎

O99.427　妊娠合并心房颤动（心房纤颤）

O99.429　妊娠合并心功能不全

O99.430　妊娠合并心室肥厚

O99.431　妊娠合并感染性心包炎

O99.432　产褥期肺动脉高压

O99.433　妊娠合并急性心肌梗死

O99.434　产褥期心功能不全

O99.5011　妊娠合并呼吸系统疾病

O99.502　妊娠合并支气管哮喘

O99.5021　分娩合并呼吸系统疾病

O99.503　妊娠合并胸腔积液

O99.5031　产褥期呼吸系统疾病

O99.504　妊娠合并呼吸衰竭

O99.505　妊娠合并支气管扩张症

O99.506　妊娠合并肺部感染

O99.507　妊娠合并上呼吸道感染

O99.508　产后并发急性肺水肿

O99.509　妊娠合并支气管炎

O99.510　妊娠合并肺毛霉菌病

O99.601　妊娠合并急性阑尾炎

O99.6011　妊娠合并消化系统疾病

O99.602　妊娠合并阑尾炎

O99.603　妊娠合并腹股沟疝

O99.6031　产褥期消化系统疾病

O99.604　妊娠合并胃炎

O99.605　妊娠合并胆囊结石

O99.606　妊娠合并急性胃肠炎

O99.607　妊娠合并肠炎

O99.608　妊娠合并肛瘘

O99.609　妊娠合并腹膜囊肿

O99.610　妊娠合并腹泻

O99.611　妊娠合并急性胰腺炎

O99.612　妊娠合并胃痉挛

O99.613　妊娠合并肠梗阻

O99.614　妊娠合并牙髓炎

O99.701　妊娠合并银屑病

O99.7011　妊娠合并皮肤和皮下组织的疾病

O99.702　妊娠合并结节性红斑

O99.703　妊娠合并痒疹

O99.7031　产褥期皮肤和皮下组织的疾病

O99.704　妊娠合并过敏性皮炎

O99.705　妊娠合并湿疹

O99.706　妊娠合并颈部脓肿

O99.707　妊娠合并荨麻疹

O99.708　妊娠合并瘙痒性毛囊炎

O99.709　妊娠合并瘙痒性荨麻疹性丘疹

O99.710　妊娠合并线状 IgM 皮病

O99.711　妊娠合并丘疹性皮炎

O99.712　妊娠合并瘙痒性荨麻疹性斑块

O99.8011　妊娠合并恶性肿瘤

O99.8012　妊娠合并原位肿瘤

O99.8013　妊娠合并良性肿瘤

O99.8014　妊娠合并交界性肿瘤

O99.8015　妊娠合并白血病

O99.8016　妊娠合并垂体瘤

O99.8017　妊娠合并骨髓异常增生综合征

O99.8018　妊娠合并脑肿瘤

O99.8019　妊娠合并血管瘤

O99.8031　产褥期恶性肿瘤

O99.8032　产褥期原位肿瘤

O99.8033　产褥期良性肿瘤

O99.8034　产褥期交界性肿瘤

O99.8111　妊娠合并眼和眼副器疾病

O99.8112　妊娠合并耳和乳突疾病

O99.8113　妊娠合并高度近视

O99.8114　妊娠合并视网膜病

O99.8115　妊娠合并黄斑区囊肿

O99.8116　妊娠合并视野缺损

O99.8131　产褥期眼和眼副器疾病

O99.8132　产褥期耳和乳突疾病

O99.8211　妊娠合并肌肉骨骼系统和结缔组织疾病

O99.8212　妊娠合并系统性红斑狼疮

O99.8213　妊娠合并硬皮病

O99.8214　妊娠合并干燥综合征

O99.8215　妊娠合并腰椎间盘突出

O99.8216　妊娠合并强直性脊柱炎

O99.8217　产褥期股内收肌腱炎

O99.8231　产褥期肌肉骨骼系统和结缔组织疾病

O99.8311 妊娠合并泌尿生殖系统疾病

O99.8312 妊娠合并外阴白斑

O99.8313 妊娠合并肾结石

O99.8314 妊娠合并尿道结石

O99.8315 妊娠合并肾小管酸中毒

O99.8316 妊娠合并输尿管结石

O99.8317 妊娠合并外阴营养不良

O99.8331 产褥期泌尿生殖系统疾病

O99.8411 妊娠合并先天性畸形、变形和染色体异常

O99.8412 妊娠合并先天性心脏病

O99.8413 妊娠合并先天性脑血管畸形

O99.8414 妊娠合并先天性房间隔缺损

O99.8415 妊娠合并肾畸形

O99.8416 妊娠合并先天性脊柱畸形

O99.8417 妊娠合并先天性肾缺失

O99.8431 产褥期先天性畸形、变形和染色体异常

O99.8511 妊娠合并糖耐量异常

P02.301 胎儿 - 胎盘输血综合征

P08.002 巨大儿

P12.801 产瘤

P20.901 新生儿宫内缺氧

Q27.001 脐动脉畸形

Q51.101 双子宫双宫颈双阴道

Q51.401 单角子宫

Q51.810 子宫纵隔

Q52.104 阴道横隔

R10.202 会阴痛

Z30.204 绝育

Z31.101 人工授精

Z33xx01 妊娠状态

Z34.001 首次正常妊娠监督

Z34.901 妊娠监督

Z35.001 具有不孕症史的妊娠监督

Z35.101 具有水泡状胎块史的妊娠监督

Z35.102 具有流产史的妊娠监督

Z35.103 具有葡萄胎史的妊娠监督

Z35.201 具有异位妊娠史的妊娠监督

Z35.202 具有子宫肌瘤史的妊娠监督

Z35.203 具有绒毛膜上皮性疾病史的妊娠监督

Z35.204 具有死产史的妊娠监督

Z35.205 具有胎儿畸形史的妊娠监督

Z35.206 具有胎儿疾病史的妊娠监督

Z35.207 具有胎死宫内史的妊娠监督

Z35.208 具有先天愚型儿史的妊娠监督

Z35.209 具有新生儿溶血史的妊娠监督

Z35.210 具有新生儿死亡史的妊娠监督

Z35.211 具有不良孕产史的妊娠监督

Z35.301 具有缺乏产前医疗照顾病史者的妊娠监督

Z35.302 妊娠隐瞒者的妊娠监督

Z35.401 具有多胎产史的妊娠监督

Z35.501 高龄初孕妇的妊娠监督

Z35.601 极年轻初孕妇的妊娠监督

Z35.701 由于社会问题引起的高危妊娠监督

Z35.901 高危妊娠监督

Z36.001 对染色体异常的产前筛查

Z36.002 羊膜穿刺的产前筛查

Z36.302 超声波胎儿畸形筛查

Z36.303 胎儿镜检查

Z36.401 超声波胎儿生长迟缓筛查

Z36.801 对血红蛋白病的筛查

Z36.802 对血友病的筛查

Z36.901 产前筛查

Z37.903 珍贵儿

Z37.904 试管婴儿

Z38.101 在医院外出生的单胎活产婴儿

Z64.101 与多产有关的问题

Z87.505 不良孕产个人史

MDCP 新生儿及其他围产期新生儿疾病

新生儿显著问题

A04.001　新生儿肠致病性大肠杆菌肠炎

A04.102　新生儿肠毒性大肠杆菌肠炎

A04.202　新生儿肠侵袭性大肠杆菌肠炎

A04.302　新生儿肠出血性大肠杆菌肠炎

A04.402　新生儿大肠杆菌肠炎

A04.403　新生儿肠黏附性大肠杆菌肠炎

A33xx01　新生儿破伤风

A35xx01　破伤风

A40.901　链球菌败血症

A41.101　凝固酶阴性葡萄球菌败血症

A41.201　葡萄球菌败血症

A41.301　流感嗜血杆菌败血症

A41.401　产气荚膜杆菌败血症

A41.501　革兰氏阴性菌败血症

A41.511　大肠杆菌败血症

A41.521　假单胞菌属败血症

A41.581　变形杆菌败血症

A41.583　革兰氏阴性杆菌败血症

A41.584　肺炎克雷伯菌败血症

A41.585　枯草杆菌败血症

A41.586　绿脓杆菌败血症

A41.587　黏球杆菌败血症

A41.801　肠球菌败血症

A41.901　败血症

A41.902　脓毒症

A42.701　放线菌败血症

A48.001　气性坏疽

A48.101　嗜肺军团菌肺炎

A48.102　军团菌感染

A81.102　亚急性硬化性全脑炎

B00.001　疱疹性湿疹

B00.002　卡波西水痘样疹

B00.101　单纯疱疹病毒性水疱皮炎

B00.102　面部单纯疱疹

B00.103　唇部单纯疱疹

B00.104　耳部单纯疱疹 HSV-Ⅱ型

B00.105　唇部单纯疱疹 HSV-Ⅱ型

B00.201　口腔疱疹

B00.203　疱疹性咽炎

B00.204　疱疹性齿龈口腔炎

B00.205　疱疹性扁桃体炎

B00.301+G02.0*
　　　　　单纯疱疹病毒性脑膜炎

B00.401+G05.1*
　　　　　单纯疱疹病毒性脑炎

B00.502+H58.8*
　　　　　单纯疱疹病毒性眼病

B00.503+H13.1*
　　　　　疱疹病毒性结膜炎

B00.504+H58.8*
　　　　　单纯疱疹病毒性眼炎

B00.506+H19.1*
　　　　　单纯疱疹病毒性角膜炎

B00.509+H22.0*
　　　　　疱疹病毒性葡萄膜炎

B00.510+H19.1*
　　　　　疱疹病毒性角膜结膜炎

B00.511+H03.1*
　　　　　疱疹病毒性睑皮炎

B01.201+J17.1*
　　　　　水痘性肺炎

B01.801+I41.1*
　　水痘并发心肌炎
B01.802+N08.0*
　　水痘并发肾炎
B01.803+K77.0*
　　水痘并发肝炎
B01.901　水痘
B02.901　带状疱疹
B05.201+J17.1*
　　麻疹并发肺炎
B05.806　麻疹并发心肌炎
B05.807　麻疹并发支气管炎
B05.903　重型麻疹
B08.202　幼儿急疹
B08.401　手足口病
B08.501　疱疹性咽峡炎
B16.201　病毒性肝炎乙型亚急性重型
B16.202　病毒性肝炎乙型急性重型
B16.901　病毒性肝炎乙型急性黄疸型
B16.902　病毒性肝炎乙型急性无黄疸型
B16.903　急性乙型病毒性肝炎
B17.101　急性丙型病毒性肝炎
B17.201　急性戊型病毒性肝炎
B17.901　急性病毒性肝炎
B19.001　病毒性肝炎伴肝昏迷
B19.901　病毒性肝炎
B25.001+J17.1*
　　巨细胞病毒性肺炎
B25.101+K77.0*
　　巨细胞病毒性肝炎
B25.901　巨细胞病毒感染
B26.001+N51.1*
　　流行性腮腺炎性睾丸炎
B26.101+G02.0*
　　流行性腮腺炎性脑膜炎
B26.203+G05.1*
　　流行性腮腺炎性脑炎
B26.301+K87.1*
　　流行性腮腺炎性胰腺炎
B26.810　流行性腮腺炎并发乳腺炎

B26.811　流行性腮腺炎并发甲状腺炎
B27.001　EB 病毒性单核细胞增多症
B27.101　巨细胞病毒性单核细胞增多症
B27.901　传染性单核细胞增多症 [腺性热]
B30.201+H13.1*
　　病毒性咽结膜炎
B30.302+H13.1*
　　急性出血性结膜炎
B30.901+H13.1*
　　病毒性结膜炎
B37.101+J99.8*
　　肺念珠菌病
B37.811　食管念珠菌病
B37.881　播散性念珠菌病
B37.882　肠道念珠菌病
B37.883　呼吸道念珠菌感染
B37.884　念珠菌性唇炎
B37.885　脑念珠菌感染
B38.701　播散性球孢子菌病
B38.901　球孢子菌病
B40.701　播散性芽生菌病
B40.901　芽生菌病
B41.701　播散型副球孢子菌病
B41.801　内脏型副球孢子菌病
B41.802　皮肤型副球孢子菌病
B41.803　淋巴管型副球孢子菌病
B41.901　副球孢子菌病
B44.102+J99.8*
　　肺曲霉菌病
B44.701　播散性曲霉菌病
B44.901　曲霉菌病
B45.701　播散性隐球菌病
B45.901　隐球菌病
B46.401　播散性毛霉菌病
B46.501　毛霉菌病
B46.801　蝇疫霉病
B46.901　接合菌病
B46.902　藻菌病
B47.001　真菌性足菌肿
B48.201　霉样真菌病

B48.401	青霉病		E23.202	尿崩症
B48.801	不育大孢子菌病		E23.203	中枢性尿崩症
B58.901	弓形虫病 ［弓形体病］		E32.101	胸腺脓肿
C79.330	癌性脑膜炎		E44.001	中度营养不良
D56.001	α 型地中海贫血		E44.002	中度蛋白质 - 能量营养不良
D56.101	库利贫血		E44.101	轻度蛋白质 - 能量营养不良
D56.102	β 型地中海贫血		E46xx02	低蛋白性营养不良
D56.103	重型 β 型地中海贫血		E46xx03	营养不良
D56.104	重型地中海贫血		E87.001	高钠血症
D56.105	中间型地中海贫血		E87.101	低钠血症
D56.201	δβ 型地中海贫血		E87.201	代谢性酸中毒
D56.301	地中海贫血特性		E87.202	高血氯性酸中毒
D56.401	遗传性胎儿血红蛋白持续增多症		E87.203	呼吸性酸中毒
D56.901	地中海贫血		E87.204	混合性酸中毒
D56.902	轻型地中海贫血		E87.205	乳酸性酸中毒
D56.903	混合型地中海贫血		E87.206	酸中毒
D59.201	药物性非自身免疫性溶血性贫血		E87.301	代谢性碱中毒
D59.202	药物性酶缺乏性贫血		E87.302	低钾性碱中毒
D59.301	溶血 - 尿毒综合征		E87.303	呼吸性碱中毒
D59.401	非自身免疫性溶血性贫血		E87.304	碱中毒
D59.402	感染性溶血性贫血		E87.401	混合性酸碱平衡失调
D59.403	继发性溶血性贫血		E87.501	高钾血症
D59.404	微血管病性溶血性贫血		E87.601	低钾血症
D59.405	机械性溶血性贫血		E87.801	低氯血症
D59.603	阵发性冷性血红蛋白尿		E87.802	电解质紊乱
D59.901	后天性溶血性贫血		E87.803	高氯血症
D59.902	急性溶血性贫血		G00.001	流感嗜血杆菌性脑膜炎
D59.903	溶血性黄疸		G00.002	嗜血杆菌性脑膜炎
D62xx01	急性失血性贫血		G00.101	肺炎球菌性脑膜炎
D65xx01	弥散性血管内凝血		G00.201	链球菌性脑膜炎
D65xx02	纤维蛋白溶解性紫癜		G00.301	葡萄球菌性脑膜炎
D65xx04	后天性纤维蛋白原缺乏血症		G00.801	变形杆菌性脑膜炎
D65xx05	消耗性凝血障碍		G00.802	大肠埃希菌性脑膜炎
E15xx01	低血糖性昏迷		G00.803	弗里德伦德尔肺炎杆菌性脑膜炎
E20.001	特发性甲状旁腺功能减退		G00.804	克雷伯肺炎杆菌性脑膜炎
E20.003	原发性甲状旁腺功能减退		G00.901	化脓性脑膜炎
E20.801	继发性甲状旁腺功能减退		G00.902	细菌性脑膜炎
E20.802	先天性甲状旁腺功能减退		G00.903	颅底化脓性脑膜炎
E20.901	甲状旁腺功能减退		G03.001	无菌性脑膜炎
E20.902	甲状旁腺性手足搐搦		G03.002	非化脓性脑膜炎

G03.801	反应性脑膜炎		G90.101	家族性自主神经功能失调［家族
G03.802	化学性脑膜炎			性植物神经功能失调 / 赖利 - 戴综
G03.803	肥厚性硬脑膜炎			合征］
G03.904	脑膜炎		G92xx01	中毒性脑病
G04.201	化脓性脑膜脑炎		G92xx02	急性中毒性脑病
G06.001	小脑脓肿		G93.103	缺氧性脑损害
G06.002	额叶脓肿		G96.001	脑脊液鼻漏
G06.003	顶叶脓肿		G96.002	脑脊液耳漏
G06.004	颞叶脓肿		G96.003	脑脊液漏
G06.005	枕叶脓肿		H70.001	耳后脓肿
G06.007	基底节脓肿		H70.002	急性出血性乳突炎
G06.008	丘脑脓肿		H70.003	急性化脓性乳突炎
G06.009	下丘脑脓肿		H70.004	急性坏死性乳突炎
G06.011	半卵圆中心脓肿		H70.005	急性乳突炎
G06.012	胼胝体脓肿		H70.006	颈部贝佐尔德脓肿
G06.013	中脑脓肿		H70.007	乳突脓肿
G06.014	桥脑脓肿		H70.008	乳突骨膜下脓肿
G06.015	延髓脓肿		H70.009	急性乳突积脓
G06.017	颅内硬膜外脓肿		I25.301	房壁瘤
G06.018	颅内硬膜外肉芽肿		I25.302	室壁瘤
G06.019	颅内硬膜下脓肿		I25.303	心脏动脉瘤
G06.020	颅内硬膜下肉芽肿		I25.305	室间隔动脉瘤
G06.021	侧窦周围脓肿		I26.901	肺栓塞
G06.022	耳源性脑脓肿		I26.902	肺动脉血栓形成
G06.023	颅内感染		I26.910	急性肺栓塞
G06.024	颅内脓肿		I31.201	心包积血
G06.025	颅内炎性肉芽肿		I33.004	感染性心内膜炎
G06.026	脑肉芽肿		I33.006	革兰氏阳性杆菌性心内膜炎
G06.027	脑脓肿		I33.007	急性细菌性心内膜炎
G06.102	椎管内脓肿		I33.008	假单胞菌性心内膜炎
G06.103	脊髓脓肿		I33.009	链球菌性心内膜炎
G06.104	脊髓肉芽肿		I33.011	葡萄球菌性心内膜炎
G06.105	硬脊膜外脓肿		I33.013	细菌性心内膜炎
G06.106	硬脊膜外肉芽肿		I33.014	亚急性细菌性心内膜炎
G06.107	硬脊膜下脓肿		I33.015	真菌性心内膜炎
G06.108	硬脊膜下肉芽肿		I33.016	主动脉瓣赘生物
G06.201	硬膜外脓肿		I33.017	亚急性感染性心内膜炎
G06.202	硬膜下脓肿		I33.901	急性心内膜炎
G06.203	硬膜下炎性肉芽肿		I38xx01	心脏瓣膜病
			I38xx04	心脏瓣膜钙化

I38xx06	心内膜炎		I60.802	脑动脉畸形伴蛛网膜下腔出血
I40.001	病毒性心肌炎		I60.901	蛛网膜下腔出血
I40.002	感染性心肌炎		I60.902	大脑动脉瘤破裂
I40.003	细菌性心肌炎		I61.001	豆状核出血
I44.201	三度房室传导阻滞		I61.002	基底节出血
I45.201	双束支传导阻滞		I61.003	内囊出血
I45.301	三分支传导阻滞		I61.004	外囊出血
I45.601	劳恩 - 加农 - 莱文综合征 [1]		I61.005	丘脑出血
I45.602	预激综合征 [沃 - 帕 - 怀综合征]		I61.006	胼胝体出血
I45.603	间歇性预激综合征		I61.007	尾状核头出血
I45.604	A 型预激综合征		I61.010	丘脑下部出血
I45.605	B 型预激综合征		I61.101	顶叶出血
I46.901	心脏停搏		I61.102	多处脑叶出血
I46.902	呼吸心搏骤停		I61.103	额叶出血
I47.001	室性折返性心律失常		I61.104	额颞叶出血
I47.201	尖端扭转型室性心动过速		I61.105	枕叶出血
I47.202	室性心动过速		I61.106	颞叶出血
I47.203	右室室性心动过速		I61.107	额顶叶出血
I47.204	阵发性室性心动过速		I61.108	顶枕叶出血
I47.205	左室室性心动过速		I61.109	额顶枕叶出血
I50.102	急性左心衰竭		I61.301	脑干出血
I50.103	慢性左心功能不全		I61.302	桥脑出血
I50.106	左心衰竭		I61.303	延髓出血
I50.107	左心衰竭合并急性肺水肿		I61.304	中脑出血
I50.902	心功能不全		I61.401	小脑出血
I50.904	急性心力衰竭		I61.501	脑室出血
I50.905	慢性心力衰竭		I61.901	非创伤性脑内血肿
I50.911	心力衰竭		I61.902	脑出血
I60.001	颈内动脉虹吸弯和分叉部蛛网膜下腔出血		I61.903	脑血管破裂
			I61.904	脑出血血肿扩大
I60.101	大脑中动脉蛛网膜下腔出血		I62.001	非创伤性硬膜下出血
I60.202	大脑前动脉 - 前交通动脉动脉瘤破裂伴蛛网膜下腔出血		I62.002	非创伤性硬膜下血肿
			I62.101	急性非创伤性硬膜外出血
I60.301	后交通动脉蛛网膜下腔出血		I62.102	急性非创伤性硬膜外血肿
I60.302	后交通动脉动脉瘤破裂伴蛛网膜下腔出血		I62.901	非创伤性颅内出血
			I63.301	脑动脉血栓形成引起的脑梗死
I60.401	基底动脉蛛网膜下腔出血		I63.302	脑动脉血栓形成引起的偏瘫
I60.501	椎动脉蛛网膜下腔出血		I63.401	脑动脉栓塞引起的脑梗死

---

[1] 劳恩 - 加农 - 莱文综合征即短 PR 综合征，以下同此。

I63.402	脑动脉栓塞引起的偏瘫	I74.502	髂动脉闭塞
I63.501	脑动脉未特指的闭塞或狭窄引起的脑梗死	I74.503	髂总动脉血栓形成
I63.502	丘脑穿支动脉梗死	I74.504	髂总动脉栓塞
I63.601	大脑静脉血栓形成引起的脑梗死，非化脓性	I74.801	腹腔动脉闭塞
		I74.803	肝动脉血栓形成
I63.901	多发性脑梗死	I74.804	脾栓塞
I63.902	脑梗死	I74.806	腋动脉闭塞
I63.903	腔隙性脑梗死	I74.807	腋动脉血栓形成
I63.904	小脑梗死	I74.901	动脉栓塞
I63.905	出血性脑梗死	I74.902	多发性动脉栓塞
I63.906	脑干梗死	I80.101	股静脉血栓形成
I63.907	脑分水岭梗死 [边缘带脑梗死]	I80.102	髂股静脉血栓形成
I63.908	大面积脑梗死	I80.103	髂股静脉炎
I63.909	基底节脑梗死	I80.201	髂静脉血栓形成
I65.803	锁骨下动脉闭塞	I80.203	下肢深静脉炎
I66.301	小脑后下动脉血栓形成	I80.204	下肢深静脉血栓性静脉炎
I66.302+G46.3*		I80.205	下肢深静脉血栓形成
	延髓背外侧综合征 [瓦伦伯格综合征]	I80.206	下肢深静脉栓塞
		I80.301	下肢静脉血栓形成
I66.303	小脑动脉闭塞	I80.302	下肢静脉炎
I66.304	小脑动脉狭窄	I80.303	下肢血栓性静脉炎
I66.306	小脑后下动脉斑块	I80.304	下肢静脉阻塞
I66.801	大脑穿支动脉闭塞	I80.305	下肢静脉闭塞
I66.802	大脑穿支动脉狭窄	I89.101	淋巴管炎
I66.901	大脑动脉闭塞	J10.101	已知病毒的流行性感冒
I66.903	脑栓塞	J10.102	已知病毒的流感性急性上呼吸道感染
I66.904	脑血栓形成		
I74.101	主动脉栓塞	J10.103	已知病毒的流感性咽炎
I74.102	主动脉血栓形成	J10.104	已知病毒的流感性喉炎
I74.104	腹腔动脉血栓形成	J10.105	已知病毒的流感性胸膜炎
I74.201	上肢动脉闭塞	J13xx01	肺炎链球菌肺炎
I74.202	上肢动脉栓塞	J14xx01	流感嗜血杆菌肺炎
I74.203	上肢动脉血栓形成	J15.001	克雷伯杆菌肺炎
I74.301	下肢动脉血栓形成	J15.002	肺炎杆菌肺炎
I74.302	下肢动脉栓塞	J15.101	假单胞菌肺炎
I74.313	股动脉闭塞	J15.201	葡萄球菌肺炎
I74.401	四肢动脉栓塞	J15.301	B 族链球菌肺炎
I74.402	周围动脉栓塞	J15.401	链球菌肺炎
I74.403	蓝趾综合征	J15.501	大肠杆菌肺炎
		J15.601	变形杆菌肺炎

J15.602	革兰氏阴性细菌性肺炎		J86.009	支气管胃结肠瘘
J15.603	黏质沙雷菌肺炎		J86.010	支气管胸膜瘘
J15.606	坂崎肠杆菌肺炎		J86.011	纵隔瘘
J15.701	非典型肺炎		J86.012	肝胆支气管瘘
J15.702	支原体肺炎		J86.013	支气管胆管瘘
J15.801	革兰氏阳性细菌性肺炎		J86.901	包裹性脓胸
J15.802	产气杆菌肺炎		J86.902	脓气胸
J15.901	细菌性肺炎		J86.903	脓胸
J15.902	细菌性支气管肺炎		J90xx01	包裹性胸膜炎
J16.001	衣原体肺炎		J90xx02	渗出性胸膜炎
J18.001	喘息性支气管肺炎		J90xx03	胸膜炎伴积液
J18.003	支气管肺炎 [小叶性肺炎]		J94.201	血胸
J18.101	大叶性肺炎		J94.202	血气胸
J18.901	肺炎		J94.801	包裹性胸腔积液
J18.903	肺泡性肺炎		J94.805	胸膜钙化
J38.001	喉上神经麻痹		J94.806	胸膜纤维样增生
J38.002	喉神经麻痹		J94.807	胸膜粘连
J38.003	声带麻痹		J94.808	胸腔积液
J38.004	喉肌麻痹 [喉麻痹]		J94.809	液气胸
J38.005	声门麻痹		J94.810	血性胸水
J38.011	单侧不完全声带麻痹		J95.501	操作后的声门下狭窄
J38.012	单侧不完全喉麻痹		J95.801	气管插管后喉水肿
J38.021	单侧完全声带麻痹		J98.101	肺不张
J38.022	单侧完全喉麻痹		J98.201	纵隔气肿
J38.501	喉痉挛		J98.501	慢性纵隔炎
J39.001	咽侧壁炎性肿物		J98.502	纵隔疝
J39.002	咽旁脓肿		J98.503	纵隔纤维化
J39.003	咽后脓肿		J98.504	纵隔炎
J45.901	支气管哮喘		J98.505	纵隔肿物
J69.001	吸入性肺炎		J98.506	纵隔囊肿
J69.004	吸入奶引起的肺炎		K22.301	食管穿孔
J85.201	肺脓肿		K22.302	食管破裂出血
J85.301	纵隔脓肿		K22.303	食管自发性破裂
J86.001	肝胸膜瘘		K22.304	食管破裂
J86.003	食管气管瘘		K31.001	急性胃扩张
J86.004	食管胸膜瘘		K40.001	双侧腹股沟疝伴梗阻
J86.005	食管支气管瘘		K40.101	双侧腹股沟疝伴坏疽
J86.006	支气管胃瘘		K40.301	单侧绞窄性腹股沟疝
J86.007	胸壁窦道		K40.302	单侧难复性腹股沟疝
J86.008	支气管瘘		K40.303	单侧嵌顿性腹股沟疝

K40.304	单侧嵌顿性腹股沟疝伴梗阻	K56.102	肠重复
K40.305	单侧嵌顿性腹股沟斜疝	K56.201	肠绞窄
K40.401	单侧腹股沟疝伴坏疽	K56.202	肠扭转
K41.101	双侧股疝伴坏疽	K56.203	肠系膜扭转
K41.301	嵌顿性股疝	K56.204	结肠扭转
K41.302	单侧绞窄性股疝	K56.601	肠绞窄坏死
K41.303	单侧股疝伴梗阻	K56.602	肠狭窄
K41.401	单侧股疝伴坏疽	K56.603	机械性肠梗阻
K42.001	脐疝伴梗阻	K56.604	肠狭窄坏死
K42.002	嵌顿性脐疝	K56.605	痉挛性肠梗阻〔假性肠梗阻〕
K42.101	坏疽性脐疝	K56.606	腹茧症
K43.001	腹嵌顿疝	K56.607	放射性肠病
K43.002	腹疝伴梗阻	K56.701	不完全性肠梗阻
K43.003	切口疝伴梗阻	K56.702	肠梗阻
K43.004	造瘘口旁疝	K56.703	完全性肠梗阻
K43.103	坏疽性腹疝	K61.001	肛门旁皮下脓肿
K44.001	膈疝伴梗阻	K61.002	肛周脓肿
K44.002	绞窄性膈疝伴梗阻	K61.003	肛门脓肿
K44.101	坏疽性膈疝	K61.101	直肠脓肿
K45.001	造口疝绞窄	K61.102	直肠周围脓肿
K46.001	绞窄性小肠疝	K61.201	肛门直肠脓肿
K46.002	腹内疝伴肠梗阻	K61.301	坐骨直肠脓肿
K46.101	腹内疝伴坏疽	K61.302	坐骨直肠窝脓肿
K52.101	中毒性腹泻	K61.401	括约肌内脓肿
K55.001	肠坏疽	K62.501	肛门和直肠出血
K55.002	肠坏死	K63.101	非创伤性肠穿孔
K55.003	肠系膜动脉栓塞	K63.102	肠破裂
K55.004	肠系膜动脉栓塞伴肠坏死	K63.103	结肠穿孔
K55.005	缺血性结肠炎	K63.104	小肠穿孔
K55.006	肠系膜坏疽	K65.001	肠系膜脓肿
K55.007	肠系膜动脉血栓形成	K65.002	腹膜脓肿
K55.008	肠系膜静脉血栓形成伴肠坏死	K65.003	腹腔脓肿
K55.009	肠系膜静脉血栓形成	K65.004	膈下脓肿
K55.011	肠缺血梗死	K65.005	化脓性腹膜炎
K55.012	大网膜坏死	K65.006	急性腹膜炎
K55.013	缺血性肠坏死	K65.007	急性化脓性弥漫性腹膜炎
K55.014	肠系膜上动脉夹层	K65.008	急性弥漫性腹膜炎
K56.001	肠麻痹	K65.009	弥漫性腹膜炎
K56.002	麻痹性肠梗阻	K65.013	细菌性腹膜炎
K56.101	肠套叠	K65.801	肠系膜炎

K65.802	出血性腹膜炎		K76.301	肝梗死
K65.803	局限性腹膜炎		K76.401	紫癜样肝病
K65.804	胆汁性腹膜炎		K76.402	肝血管瘤病
K65.805	多发性浆膜腔积液		K76.701	肝肾功能衰竭
K65.806	多发性浆膜炎		K76.702	肝肾综合征
K65.807	慢性腹膜炎		K76.703	肝性肾病
K65.808	网膜脂肪坏死		K83.001	胆道感染
K65.901	腹膜后感染		K83.002	胆管炎
K65.902	腹膜炎		K83.003	胆管周围炎
K65.903	腹腔感染		K83.004	梗阻性化脓性胆管炎
K65.904	继发性腹膜炎		K83.005	化脓性胆管炎
K65.905	原发性腹膜炎		K83.006	急性胆管炎
K66.101	腹膜后血肿		K83.007	急性化脓性胆管炎
K66.102	腹腔积血		K83.008	急性化脓性梗阻性胆管炎
K71.001	药物性肝炎伴胆汁淤积		K83.009	慢性胆管炎
K71.002	中毒性肝病伴胆汁淤积		K83.010	硬化性胆管炎
K71.101	中毒性肝病伴肝衰竭		K83.011	淤积性胆管炎
K71.102	药物性急性肝衰竭		K85.101	胆源性胰腺炎
K71.103	药物性慢性肝衰竭		K85.301	药物性急性胰腺炎
K71.104	药物性亚急性肝衰竭		K85.801	化脓性胰腺炎
K71.601	药物性肝炎		K85.802	急性出血坏死性胰腺炎
K71.602	中毒性肝炎		K85.804	急性重症胰腺炎
K71.701	药物性肝硬化		K85.805	急性轻症胰腺炎
K71.901	药物性肝损害		K85.901	急性胰腺炎
K71.902	中毒性肝病		K86.201	胰腺囊肿
K72.001	急性重型肝炎		K86.301	胰腺假囊肿
K72.003	亚急性重型肝炎		K91.201	短肠综合征［肠切除后综合征］
K72.004	亚急性肝炎		K91.202	手术后吸收不良综合征
K72.901	肝功能衰竭		K91.301	手术后肠梗阻
K72.902	肝坏死		K91.302	手术后肠道狭窄
K72.903	肝性脑病		K91.8107	胃肠吻合口水肿
K75.001	肝脓肿		K91.8108	胃肠吻合口狭窄
K75.002	胆管炎性肝脓肿		K91.8109	胃肠吻合口功能障碍
K75.003	门静脉炎性肝脓肿		K91.8110	胃肠吻合术后输出袢梗阻
K75.101	门静脉炎		K91.8111	胃肠吻合术后输入袢梗阻
K75.301	肝肉芽肿		K91.8115	手术后胃肠功能紊乱
K75.802	胆汁淤积性肝炎		K91.8116	手术后胃缺血性坏死
K75.807	急性化脓性肝胆管炎		K91.8117	手术后急性胃扩张
K75.901	肝炎		K91.8118	手术后幽门梗阻
K75.902	婴儿肝炎综合征		K91.8207	手术后肠粘连

K91.8303	手术后肝管狭窄	L04.201	急性上肢淋巴结炎
K91.8304	手术后肝外胆管狭窄	L04.203	急性腋下淋巴结炎
K91.8406	胆总管空肠吻合口狭窄	L04.301	急性下肢淋巴结炎
K91.8408	手术后胆管闭锁	L04.303	急性髋淋巴结炎
K91.8409	手术后胆管狭窄	L04.901	化脓性淋巴结炎
K91.8601	手术后造瘘口旁疝	L04.902	坏死性淋巴结炎
K91.8602	手术后造瘘口狭窄	L04.904	急性淋巴结炎
K92.001	呕血	L04.905	淋巴结坏死
K92.101	黑便	L04.906	皮肤病性淋巴结炎
K92.201	便血	L04.907	亚急性坏死性淋巴结炎
K92.203	肠出血	L27.001	荨麻疹型药疹
K92.204	上消化道出血	L27.002	药物性红斑
K92.205	胃肠道出血	L27.003	药物性皮炎 [药疹]
K92.206	胃出血	L27.101	固定性药疹
K92.207	下消化道出血	L50.001	变应性荨麻疹
K92.208	急性上消化道出血	L53.001	中毒性红斑
L00xx03	新生儿天疱疮	L53.101	环形红斑
L01.005	新生儿大疱性脓疱病	L53.201	边缘性红斑
L02.210	胸壁脓肿	L98.301	嗜酸细胞性蜂窝织炎
L02.211	髂窝脓肿	N00.101	局灶坏死性肾小球肾炎
L02.410	腿脓肿	N00.501	急性系膜增生性肾小球肾炎
L02.411	足部疖	N00.801	急性肾炎伴坏死性肾小球肾炎损害
L02.412	足部痈	N00.802	急性增生性肾小球肾炎
L02.413	足脓肿	N00.804	急性肾小球肾炎伴增生性肾小球肾炎
L02.414	肩脓肿	N00.901	急性肾小球肾炎
L02.415	锁骨上窝脓肿	N00.902	急性肾炎
L02.416	锁骨下窝脓肿	N00.903	急性肾炎综合征
L02.417	腋脓肿	N00.904	链球菌感染后急性肾小球肾炎
L02.418	肘部脓肿	N00.906	急性肾小球病
L03.111	腿蜂窝织炎	N00.908	急性肾病
L03.112	足蜂窝织炎	N00.909	慢性肾小球肾炎伴急进性肾小球肾炎
L03.113	踝蜂窝织炎	N01.701	急进性新月体性肾小球肾炎
L03.114	胫蜂窝织炎	N01.901	急进性肾炎
L03.117	髋蜂窝织炎	N01.902	急进性肾小球病
L03.118	腿急性淋巴管炎	N01.903	急进性肾小球肾炎
L03.901	蜂窝织炎	N05.907	链球菌感染后肾小球肾炎
L03.902	急性淋巴管炎	N10xx02	急性肾盂炎
L04.001	急性颌下淋巴结炎	N10xx03	急性传染性间质性肾炎
L04.002	急性颈淋巴结炎		
L04.101	急性躯干淋巴结炎		

N11.901	慢性肾盂肾炎		N32.004	膀胱瘢痕狭窄
N11.902	慢性间质性肾炎		N32.101	膀胱直肠瘘
N11.903	慢性肾盂炎		N32.102	膀胱乙状结肠瘘
N12xx02	肾小管病变		N32.201	膀胱瘘
N12xx04	肾盂炎		N32.202	腹壁膀胱瘘
N12xx05	肾小管间质性肾炎葡萄膜炎综合征［TINU 综合征］		N34.001	考珀腺脓肿
			N34.002	利特雷腺脓肿
N13.101	肾积水伴输尿管狭窄		N34.003	尿道周围脓肿
N13.201	肾积水伴肾和输尿管结石梗阻		N34.004	尿道脓肿
N13.301	肾积水		N34.005	尿道腺脓肿
N13.601	肾盂脓肿		N39.001	泌尿系感染
N13.602	肾盂积脓		N39.002	无症状菌尿
N13.603	阻塞性尿路病伴有感染		N82.201	小肠阴道瘘
N13.901	尿路梗阻		N82.301	直肠膀胱阴道瘘
N15.101	肾脓肿		N82.302	直肠阴道瘘
N15.102	肾周脓肿		N82.303	阴道大肠瘘
N15.103	肾和肾周脓肿		N82.401	子宫直肠瘘
N15.904	感染性肾炎		N82.402	肠子宫瘘
N17.001	急性肾小管坏死		N82.801	宫颈阴道瘘
N17.002	急性肾衰竭伴肾小管坏死		N83.701	阔韧带血肿
N17.101	肾皮质坏死		P04.801	新生儿有机磷中毒（母体影响）
N17.102	急性肾衰竭伴肾皮质坏死		P07.031	超低出生体重儿（750～999g）
N17.201	急性肾衰竭伴肾髓质坏死		P07.121	极低出生体重儿（1250～1499g）
N17.202	急性髓质乳头状坏死		P07.131	低出生体重儿（1500～2499g）
N17.901	急性肾衰竭		P10.001	新生儿硬膜下出血
N30.001	急性膀胱炎		P10.101	新生儿脑出血
N30.801	腺性膀胱炎		P10.201	新生儿脑室内出血
N30.802	增殖性膀胱炎		P10.301	新生儿蛛网膜下腔出血
N30.803	滤泡性膀胱炎		P10.401	新生儿脑幕撕裂
N30.804	膀胱炎性病变		P10.901	新生儿颅内出血
N30.805	膀胱脓肿		P11.001	新生儿脑水肿
N30.806	息肉样膀胱炎		P11.101	新生儿小脑损害
N30.807	化学性膀胱炎		P11.102	新生儿脑脊膜脑损伤
N30.810	出血性膀胱炎		P11.104	早产儿脑白质损伤
N30.901	膀胱炎		P11.501	新生儿脊柱骨折
N31.204	膀胱松弛		P11.502	新生儿脊髓损伤
N31.205	低顺应性膀胱		P11.503	新生儿脊柱损伤
N31.206	自主性神经源性膀胱		P11.504	新生儿脑脊膜脊髓损伤
N31.207	非反射性神经源性膀胱		P11.901	新生儿中枢神经系统损伤
N32.003	后天性膀胱颈狭窄		P12.001	新生儿头颅血肿

P12.101	新生儿热带毛孢子菌病（产伤）
P12.201	新生儿帽状腱膜下血肿
P12.301	新生儿头皮挫伤
P14.201	新生儿膈神经麻痹
P23.001	新生儿病毒性肺炎
P23.101	新生儿衣原体肺炎
P23.201	新生儿葡萄球菌肺炎
P23.301	新生儿 B 族链球菌肺炎
P23.401	新生儿大肠杆菌肺炎
P23.501	新生儿假单胞菌肺炎
P23.601	新生儿支原体肺炎
P23.602	新生儿流感嗜血杆菌肺炎
P23.603	新生儿肺炎杆菌肺炎
P23.901	新生儿肺炎
P23.902	新生儿肺炎（产时感染）
P23.903	新生儿肺炎（宫内感染）
P23.904	新生儿肺炎（生后感染）
P24.001	新生儿胎粪吸入综合征
P24.002	新生儿胎粪吸入
P24.003	新生儿胎粪吸入性肺炎
P24.101	新生儿羊水吸入
P24.901	新生儿吸入性肺炎
P24.902	新生儿吸入综合征
P25.001	新生儿肺气肿
P25.101	新生儿气胸
P25.201	新生儿纵隔气肿
P25.301	新生儿心包积气
P26.901	新生儿肺出血
P26.902	新生儿咯血
P28.001	新生儿原发性肺不张
P28.301	新生儿睡眠呼吸暂停
P28.501	新生儿呼吸衰竭
P29.154	新生儿三房室传导阻滞
P29.301	新生儿持续性肺动脉高压
P29.302	新生儿肺动脉高压
P29.811	新生儿低血压
P35.001	先天性风疹肺炎
P35.002	先天性风疹综合征
P35.101	先天性巨细胞病毒感染
P35.201	先天性疱疹病毒感染

P35.301	先天性病毒性肝炎
P35.801	先天性水痘
P35.901	新生儿病毒血症
P36.001	新生儿 B 族链球菌败血症
P36.201	新生儿金黄色葡萄球菌败血症
P36.302	新生儿表皮葡萄球菌败血症
P36.401	新生儿大肠杆菌败血症
P36.501	新生儿厌氧菌败血症
P36.801	新生儿铜绿假单胞菌败血症
P36.802	新生儿肺炎克雷伯菌败血症
P36.803	新生儿阴沟肠杆菌败血症
P36.804	新生儿不动杆菌败血症
P36.805	新生儿枸橼酸杆菌败血症
P36.901	新生儿败血症
P36.903	新生儿菌血症
P37.001	先天性结核病
P37.101	先天性弓形虫病
P37.201	新生儿李斯特菌败血症
P37.301	先天性恶性疟
P37.801	新生儿真菌性脑膜炎
P37.802	新生儿真菌性败血症
P39.001	新生儿感染性乳腺炎
P39.301	新生儿泌尿系感染
P39.401	新生儿臀炎
P39.402	新生儿皮肤感染
P39.802	新生儿化脓性脑膜炎
P39.806	新生儿猪霍乱沙门菌感染
P39.807	新生儿梭状芽胞杆菌感染
P39.808	新生儿大肠杆菌感染
P39.901	新生儿感染
P52.001	新生儿脑室内出血 I 度（非创伤性）
P52.101	新生儿脑室内出血 II 度（非创伤性）
P52.201	新生儿脑室内出血 III 度（非创伤性）
P52.202	新生儿脑室内出血 IV 度（非创伤性）
P52.301	新生儿脑室内出血（非创伤性）
P52.401	新生儿脑出血（非创伤性）
P52.501	新生儿蛛网膜下腔出血（非创伤性）
P52.601	新生儿小脑出血（非创伤性）
P52.602	新生儿后颅凹出血（非创伤性）
P52.901	新生儿颅内出血（非创伤性）

P53xx01	新生儿出血病	P74.311	新生儿高钾血症
P54.101	新生儿黑粪症	P74.321	新生儿低钾血症
P54.102	新生儿便血	P74.401	新生儿电解质紊乱
P54.201	新生儿直肠出血	P74.804	新生儿呼吸性碱中毒
P54.301	新生儿胃肠道出血	P74.805	新生儿呼吸性酸中毒
P54.302	新生儿胃出血	P76.001	胎粪性便秘［胎粪阻塞综合征］
P54.303	新生儿肠出血	P76.201	浓缩乳汁性肠梗阻
P54.401	新生儿肾上腺出血	P76.901	新生儿肠梗阻
P54.803	新生儿心包积血	P77xx01	新生儿坏死性小肠结肠炎
P55.002	新生儿 Rh 血型不合溶血性贫血	P78.001	胎粪性腹膜炎
P55.901	新生儿溶血	P78.002	新生儿肠穿孔
P55.902	新生儿溶血性贫血	P78.003	新生儿空肠穿孔
P57.901	新生儿胆红素脑病	P78.004	新生儿回肠穿孔
P59.001	早产儿黄疸	P78.005	新生儿结肠穿孔
P59.101	胆汁浓缩综合征	P78.006	新生儿乙状结肠穿孔
P59.201	新生儿肝炎	P78.007	新生儿直肠穿孔
P59.202	新生儿肝炎综合征	P78.101	新生儿腹膜炎
P59.301	新生儿母乳性黄疸	P78.803	先天性肝硬化
P59.801	新生儿病理性黄疸	P78.808	新生儿胆汁淤积症
P59.901	新生儿高胆红素血症	P78.809	新生儿胃穿孔
P59.902	新生儿黄疸	P90xx01	新生儿惊厥
P61.001	新生儿血小板减少	P90xx02	新生儿抽搐
P61.002	新生儿血小板减少性紫癜	P91.001	新生儿大脑缺血
P61.201	早产儿贫血	P91.101	新生儿后天性脑室周围囊肿
P70.201	新生儿糖尿病	P91.102	新生儿后天性脑室囊肿
P70.301	医源性新生儿低血糖症	P91.201	新生儿脑白质软化
P70.401	新生儿低血糖症	P91.501	新生儿昏迷
P70.402	新生儿短暂性低血糖症	P91.811	新生儿脑病
P71.001	新生儿牛乳性低钙血症	P94.001	新生儿一过性重症肌无力
P71.101	新生儿低钙血症	P96.101	新生儿撤药综合征
P71.201	新生儿低镁血症	Q00.001	无脑畸形
P71.301	新生儿手足搐搦	Q00.101	颅脊柱裂
P71.401	新生儿甲状旁腺功能减退	Q00.201	枕骨裂脑露畸形
P72.101	新生儿甲状腺毒症	Q00.211	开放性枕骨裂脑露畸形
P72.102	新生儿甲状腺功能亢进症	Q00.221	闭合性枕骨裂脑露畸形
P74.001	新生儿晚期代谢性酸中毒	Q01.001	额部脑膨出
P74.002	新生儿代谢性酸中毒	Q01.101	鼻根部脑膨出
P74.101	新生儿脱水	Q01.201	枕部脑膨出
P74.211	新生儿高钠血症	Q01.811	顶骨脑膨出
P74.221	新生儿低钠血症	Q01.821	眶部脑膨出

Q01.831	鼻部脑膨出	Q05.906	特发性脊髓疝
Q01.841	鼻咽脑膨出	Q06.001	无脊髓畸形
Q01.901	脑膜脑膨出	Q06.101	脊髓发育不良
Q01.902	先天性脑疝	Q06.201	脊髓纵裂畸形
Q01.903	积水性脑膨出	Q06.401	先天性脊髓积水
Q02xx01	小头畸形	Q06.402	先天性椎管积水
Q03.001	中脑导水管畸形	Q06.801	脊髓栓系综合征
Q03.101	第四脑室侧孔正中孔闭锁综合征 [Dandy-Walker 综合征]	Q06.901	先天性脊髓畸形
		Q07.001	小脑扁桃体下疝畸形 [Arnold-Chiari 综合征]
Q03.901	先天性脑积水	Q07.812	下颌瞬目综合征 [Marcus Gunn 综合征]
Q04.011	胼胝体发育不全		
Q04.201	前脑无裂畸形	Q07.891	先天性臂丛神经移位
Q04.341	先天性无脑回	Q07.892	先天性面瘫
Q04.361	积水性无脑畸形	Q21.001	室间隔缺损
Q04.391	先天性脑发育不全	Q76.006	骶椎椎板裂
Q04.393	先天性脑萎缩	Q79.201	先天性脐疝
Q04.394	先天性脑缺如	Q79.301	先天性腹裂
Q04.601	脑裂畸形	Q89.491	联体双胎
Q04.602	先天性脑囊肿	R00.001	心动过速
Q04.603	脑穿通畸形	R00.003	窦性心动过速
Q04.611	先天性第三脑室囊肿	R02xx10	新生儿皮下坏疽
Q04.622	先天性硬膜下囊肿	R09.201	心脏呼吸衰竭
Q04.623	先天性蛛网膜囊肿	R09.202	呼吸停止
Q04.802	先天性低脊髓畸形	R29.001	手足搐搦
Q04.803	先天性胡桃脑	R40.201	昏迷
Q04.804	脑灰质异位症	R40.204	深昏迷
Q04.807	先天性透明隔异常	R56.001	热性惊厥
Q04.902	先天性脑发育异常	R57.901	休克
Q05.001	颈段脊柱裂伴脑积水	R57.902	周围循环衰竭
Q05.101	胸段脊柱裂伴脑积水	R58xx01	腹腔内出血
Q05.201	腰段脊柱裂伴脑积水	R58xx03	瘀斑
Q05.401	脊髓脊膜膨出伴脑积水	R58xx04	黏膜出血
Q05.501	颈段脊柱裂	R58xx05	肿瘤破裂出血
Q05.601	胸段脊柱裂	R58xx06	出血
Q05.701	腰段脊柱裂	R82.001	乳糜尿
Q05.702	腰骶段脊柱裂	S15.001	颈动脉损伤
Q05.801	骶段脊柱裂	S15.002	创伤性颈动脉瘘
Q05.901	脊柱裂	S15.003	创伤性颈动脉瘤
Q05.902	脊柱裂伴脊膜膨出	S15.011	颈总动脉损伤
Q05.904	脊髓脊膜膨出		

S15.021	颈外动脉损伤		T41.201	全身麻醉药中毒
S15.031	颈内动脉损伤		T43.201	氟西汀中毒
S15.201	颈外静脉损伤		T43.501	安宁中毒 [1]
S15.301	颈内静脉损伤		T43.502	富马酸喹硫平中毒
S25.001	胸主动脉损伤		T43.503	碳酸锂中毒
S25.101	锁骨下动脉损伤		T44.901	α 和 β 肾上腺素能受体药中毒
S25.102	无名动脉损伤		T44.902	麻黄碱中毒
S25.201	腔静脉损伤		T44.903	血管紧张素受体抑制剂中毒
S25.202	上腔静脉损伤		T45.601	影响纤维蛋白分解药中毒
S25.301	无名静脉损伤		T46.901	乌头碱中毒
S25.302	锁骨下静脉损伤		T50.901	药物中毒
S25.401	肺血管损伤		T50.902	酸化剂中毒
S35.001	创伤性腹主动脉瘤		T50.903	碱化剂中毒
S35.002	腹主动脉损伤		T50.904	免疫球蛋白中毒
S35.102	下腔静脉损伤		T50.905	免疫制剂中毒
S35.103	肝静脉损伤		T50.906	调脂药物中毒
S35.502	创伤性髂总动脉血栓形成		T50.907	甲状旁腺激素类中毒
S36.001	脾损伤		T80.301	血型不配合性输血
S36.021	脾被膜撕裂		T80.401	Rh 不配合性反应
S36.031	脾撕裂伴软组织损伤		T80.901	输血反应
S72.001	股骨颈骨折		T81.101	手术后休克
S72.011	股骨关节囊内骨折		T81.502	操作后伤口内残留异物
S72.031	股骨颈头下骨折		T81.506	操作后血管内残留异物
S72.041	股骨颈经颈骨折		T81.802	操作后瘘
S72.051	股骨颈基底骨折		T88.001	免疫接种后感染
S72.101	股骨大粗隆骨折		T88.002	免疫接种后脓毒症
S72.102	股骨小粗隆骨折		T88.003	免疫接种后败血症
S72.103	股骨粗隆间骨折			
S72.111	股骨转子间骨折		**新生儿其他问题**	
S72.301	股骨干骨折			
S72.901	股骨骨折		P01.501	三胎儿
S75.006	创伤性股动脉血栓形成		P01.502	双胎儿
S85.104	创伤性胫后动脉血栓形成		P02.301	胎儿 - 胎盘输血综合征
T38.801	垂体前叶激素类中毒		P03.901	高危儿
T38.901	激素类拮抗剂中毒		P05.001	低体重儿
T40.901	南美仙人掌毒碱中毒		P05.101	小于胎龄儿
T40.902	二甲 -4- 羟色胺中毒		P05.102	小样儿
T40.903	西洛西宾中毒		P05.901	胎儿宫内生长迟缓
			P05.902	胎儿生长不良

---

[1] 安宁药物通用名为甲丙氨酯，以下同此。

P11.101　新生儿小脑损害

P11.102　新生儿脑脊膜脑损伤

P11.103　新生儿脑白质损伤

P11.301　新生儿面神经损伤

P11.302　新生儿面神经麻痹

P12.001　新生儿头颅血肿

P12.301　新生儿头皮挫伤

P12.901　新生儿头皮损伤

P13.001　新生儿颅骨骨折

P13.201　新生儿股骨骨折

P13.401　新生儿锁骨骨折

P14.001　新生儿厄尔布麻痹

P14.101　新生儿克隆普克麻痹

P14.301　新生儿臂丛神经损伤

P15.001　新生儿肝破裂

P15.101　新生儿脾破裂

P15.201　新生儿斜颈（产伤所致）

P15.301　新生儿结膜下出血

P15.401　新生儿面部挤压伤

P15.601　新生儿皮下脂肪坏死（产伤所致）

P15.801　皮肤产伤

P15.802　新生儿咽部损伤

P15.901　产伤

P15.902　新生儿挤压综合征

P22.101　新生儿短暂性呼吸急促

P22.102　新生儿湿肺

P22.103　新生儿肺水肿

P23.001　新生儿病毒性肺炎

P23.101　新生儿衣原体肺炎

P23.201　新生儿葡萄球菌肺炎

P23.301　新生儿 B 族链球菌肺炎

P23.401　新生儿大肠杆菌肺炎

P23.501　新生儿假单胞菌肺炎

P23.601　新生儿支原体肺炎

P23.602　新生儿流感嗜血杆菌肺炎

P23.603　新生儿肺炎杆菌肺炎

P24.101　新生儿羊水吸入

P24.102　新生儿羊水吸入性肺炎

P28.101　新生儿肺不张

P28.201　新生儿青紫

P28.401　新生儿呼吸暂停

P28.411　早产儿呼吸暂停

P28.421　新生儿梗阻性呼吸暂停

P28.811　新生儿鼻塞

P28.891　新生儿周期性呼吸

P28.892　先天性喉喘鸣

P29.001　新生儿心力衰竭

P29.201　新生儿高血压

P29.401　新生儿短暂性心肌缺血

P29.891　新生儿循环衰竭

P37.501　新生儿念珠菌病

P37.511　新生儿鹅口疮

P37.513　新生儿皮肤念珠菌病

P37.521　新生儿念珠菌败血症

P39.101　新生儿结膜炎

P39.102　新生儿衣原体结膜炎

P39.103　新生儿眼炎

P51.901　新生儿脐带出血

P54.001　新生儿呕血

P54.601　新生儿阴道出血

P54.801　新生儿鼻出血

P54.802　新生儿结膜出血

P54.901　新生儿出血

P55.001　新生儿 Rh 血型不合溶血病

P55.101　新生儿 ABO 血型不合溶血病

P55.102　新生儿 ABO 血型不合溶血性黄疸

P55.103　新生儿 ABO 血型不合溶血性贫血

P61.101　新生儿红细胞增多症

P61.301　新生儿失血性贫血

P61.401　新生儿贫血

P61.501　新生儿中性粒细胞减少症

P70.101　糖尿病母亲婴儿

P70.801　新生儿高血糖症

P72.001　新生儿甲状腺肿

P72.201　新生儿甲状腺功能减退症

P74.501　新生儿短暂性高酪氨酸血症

P74.801　新生儿短暂性代谢紊乱

P74.802　新生儿低蛋白血症

P76.101　新生儿短暂性肠梗阻

P76.801　新生儿肠麻痹

P78.201 新生儿咽下综合征

P78.301 新生儿腹泻

P78.302 新生儿肠炎

P78.303 新生儿生理性腹泻

P78.304 新生儿消化不良

P78.305 新生儿结肠炎

P80.001 新生儿寒冷损伤综合征

P80.801 新生儿轻度低体温

P80.901 新生儿低体温

P81.801 新生儿捂热综合征

P81.901 新生儿脱水热

P81.902 新生儿发热

P83.001 新生儿硬肿症

P83.301 新生儿水肿

P83.401 新生儿乳腺炎

P83.502 先天性睾丸鞘膜积液

P91.601 新生儿缺氧缺血性脑病

P91.901 围生期脑损伤

P94.101 先天性肌张力增高

P94.201 先天性肌张力减退

P96.001 先天性肾功能衰竭

P96.002 新生儿尿毒症

P96.301 新生儿颅骨软化

P96.302 新生儿宽颅缝

P96.811 新生儿颤抖

P96.892 新生儿死亡

P96.893 新生儿休克

P96.901 新生儿反应低下

PB19 新生儿（出生年龄＜29天）心血管手术

手术操作包括：

34.02003 胸腔镜中转开胸探查术

34.03002 近期手术后胸腔内止血术

35.01001 主动脉瓣闭式扩张术

35.01002 主动脉瓣探查术

35.02001 二尖瓣闭式扩张术

35.02003 二尖瓣探查术

35.03001 肺动脉瓣闭式扩张术

35.03002 肺动脉瓣探查术

35.04001 三尖瓣探查术

35.04002 三尖瓣闭式扩张术

35.06001 经胸主动脉瓣支架置入术

35.06002 经心尖主动脉瓣生物瓣膜置换术

35.08001 经胸肺动脉瓣支架置入术

35.11001 主动脉瓣成形术

35.12001 直视下二尖瓣修补术

35.12002 直视下二尖瓣切开扩张术

35.13001 直视下肺动脉瓣成形术

35.13002 直视下肺动脉瓣切开扩张术

35.14001 直视下三尖瓣修补术

35.14002 三尖瓣下移矫治术

35.21001 主动脉瓣生物瓣膜置换术

35.21002 Ross 手术

35.21003 主动脉瓣置换伴升主动脉置换术[Wheat 手术]

35.22001 主动脉瓣机械瓣膜置换术

35.23001 二尖瓣生物瓣膜置换术

35.24001 二尖瓣机械瓣膜置换术

35.25001 肺动脉瓣生物瓣膜置换术

35.26001 肺动脉瓣机械瓣膜置换术

35.27001 三尖瓣生物瓣膜置换术

35.28001 三尖瓣机械瓣膜置换术

35.31001 心脏乳头肌修补术

35.32001 腱索切断术

35.32002 腱索修补术

35.33001 二尖瓣瓣环成形术

35.33002 三尖瓣瓣环成形术

35.34001 右心室动脉圆锥切除术

35.34003 右室流出道疏通术

35.34004 左室流出道疏通术

35.35001 主动脉瓣膜下环切除术

35.39001 主动脉窦修补术[Valsalva 手术]

35.39002 主动脉瓣瓣上狭窄矫治术

35.41001 房间隔缺损扩大术

35.42001 布莱洛克 - 汉隆手术[Blalock-Hanlon 手术]

35.42002 房间隔开窗术

35.42005 室间隔开窗术

35.42006 室间隔缺损扩大术

35.51001	直视下房间隔缺损人造补片修补术		35.93002	心室内隧道修补术
35.51002	经胸房间隔缺损闭式伞堵修补术		35.93003	左心室 - 主动脉隧道修补术
35.52001	经皮房间隔缺损封堵术		35.94001	方坦手术［Fontan 手术］
35.52002	经皮卵圆孔未闭封堵术		35.94002	半方坦手术［半 Fontan 手术］
35.53001	室间隔缺损人造补片修补术		35.95001	人造心脏瓣膜重新缝合术
35.53003	经胸室间隔缺损闭式伞堵修补术		35.95002	心脏间隔补片再缝合术
35.54003	心内膜垫缺损假体修补术		35.95003	主动脉瓣瓣周漏修补术
35.55001	经皮室间隔缺损封堵术		35.95004	二尖瓣瓣周漏修补术
35.61002	房间隔缺损组织补片修补术		35.95005	三尖瓣瓣周漏修补术
35.61003	卵圆孔未闭组织补片修补术		35.99001	三尖瓣瓣膜切除术（非瓣膜置换）
35.62001	室间隔缺损组织补片修补术		35.99002	三尖瓣闭合术（单心室）
35.63002	心内膜垫缺损组织补片修补术		36.03002	直视下冠状动脉内膜切除术
35.71001	房间隔缺损修补术		36.03003	直视下冠状动脉内膜切除术伴补
35.71002	卵圆孔未闭修补术			片移植术
35.71003	房间隔部分闭合术		36.03006	冠状动脉开口成形术
35.71004	房间隔开窗闭合术		36.10001	主动脉 - 冠状动脉搭桥术
35.72001	室间隔缺损修补术		36.10002	带蒂左冠状动脉移植术
35.72002	多发室间隔缺损修补术		36.11001	主动脉 - 一支冠状动脉搭桥术
35.73002	心内膜垫缺损修补术		36.12001	主动脉 - 二支冠状动脉搭桥术
35.73003	右房右室异常通道修补术		36.13001	主动脉 - 三支冠状动脉搭桥术
35.73004	单心房矫治术		36.14001	主动脉 - 多支冠状动脉搭桥术
35.81001	法洛四联症根治术		36.15001	单侧乳内动脉 - 冠状动脉搭桥术
35.81006	右室流出道补片修补术		36.16001	双侧乳内动脉 - 冠状动脉搭桥术
35.81007	左室流出道补片修补术		36.17001	胃网膜动脉 - 冠状动脉搭桥术
35.82006	部分肺静脉异位引流矫正术		36.19001	左锁骨下动脉 - 左冠状动脉吻合术
35.82007	完全肺静脉异位引流矫正术		36.2001	动脉植入心脏血管重建术
35.83001	完全动脉干矫正术		36.31001	心肌激光打孔术
35.83002	完全动脉干矫正伴室间隔缺损假		36.39001	心脏网膜固定术
	体置入术		36.39002	心肌细胞移植术
35.83003	主动脉 - 肺动脉间隔缺损修补术		36.91001	冠状血管动脉瘤修补术
35.84001	大血管转位矫正术		36.99001	冠状动脉结扎术
35.84002	Nikaidoh 手术		36.99002	冠状动脉探查术
35.84003	双动脉根部调转术		36.99004	冠状动脉瘘修补术
35.84004	体肺侧支汇聚术		37.10001	心脏切开术
35.91001	马斯塔德手术［Mustard 手术］		37.11001	心肌切开术
35.91002	心房内调转术［Senning 手术］		37.11002	心内膜切开术
35.92001	右心室 - 肺动脉分流术［Rastelli		37.11003	心室切开术
	手术］		37.11004	心房切开血栓清除术
35.92002	REV 手术		37.11005	冠状动脉肌桥切断术
35.93001	左心室尖 - 主动脉分流术		37.12001	心包开窗术

37.12003　心包切开引流术

37.12004　心包粘连松解术

37.12005　心包切开探查术

37.12006　心包异物取出术

37.12008　胸腔镜下心包切开引流术

37.24001　心包活检术

37.24002　胸腔镜下心包活检术

37.25002　心肌活检术

37.31001　心包部分切除术

37.31002　心包病损切除术

37.31004　心包剥脱术

37.32001　心脏动脉瘤切除术

37.32002　心脏动脉瘤修补术

37.33001　经胸心脏射频消融改良迷宫术

37.33002　心房病损切除术

37.33003　心肌部分切除术

37.33004　心室病损切除术

37.33006　心室异常肌束切除术

37.33008　心脏病损切除术

37.33009　三房心矫治术

37.33011　心房部分切除术

37.35001　心室部分切除术

37.35002　改良 Morrow 手术

37.35003　心室减容术［Batista 手术］

37.36001　胸腔镜下左心耳切除术

37.49001　心包修补术

37.49002　心脏破裂修补术

37.49004　心房折叠术

37.49005　心室修补术

37.49006　心耳结扎术

37.49007　室壁瘤折叠术

37.49011　右室双腔心矫治术

37.49012　左心室双出口矫治术

37.49013　双心室矫治术

37.49014　改良心室修补术

37.52001　全人工心脏移植术

37.63001　经胸心脏辅助装置置换术

37.66001　左心室辅助装置置入术［LVAD 置入术］

37.66002　右心室辅助装置置入术［RVAD 置入术］

37.91001　开胸心脏按摩术

38.03001　上肢动脉血栓切除术

38.03002　上肢静脉血栓切除术

38.03003　上肢血管切开探查术

38.04001　腹主动脉血栓切除术

38.05001　肺动脉血栓切除术

38.05002　肺动脉探查术

38.05003　锁骨下动脉血栓切除术

38.05005　上腔静脉血栓切除术

38.06001　肠系膜上动脉血栓切除术

38.06003　髂动脉血栓切除术

38.07002　门静脉血栓切除术

38.07003　门静脉探查术

38.07004　肾静脉血栓切除术

38.07005　下腔静脉血栓切除术

38.08001　股动脉血栓切除术

38.08002　下肢动脉血栓切除术

38.08003　下肢动脉探查术

38.09001　下肢静脉血栓切除术

38.09002　下肢静脉探查术

38.10002　动脉内膜剥脱术

38.14001　主动脉内膜剥脱术

38.15001　肺动脉内膜剥脱术

38.16002　髂动脉内膜剥脱术

38.16004　肾动脉内膜切除伴静脉补片修补术

38.18001　股动脉内膜剥脱术

38.18002　股动脉内膜剥脱伴血栓切除术

38.18003　腘动脉内膜剥脱伴补片修补术

38.18004　腘动脉内膜剥脱术

38.18005　下肢动脉内膜剥脱伴血栓切除术

38.18006　胫腓动脉内膜剥脱伴补片修补术

38.30001　动脉瘤切除伴吻合术

38.30002　血管切除伴吻合术

38.33001　上肢动脉瘤切除伴吻合术

38.34001　主动脉部分切除伴吻合术

38.34002　主动脉瘤切除伴吻合术

38.34003　血管环矫治术

38.35001　肺动脉部分切除伴吻合术

38.37001 腹部静脉部分切除伴吻合术

38.38001 下肢动脉部分切除伴吻合术

38.43001 肱动脉瘤切除伴自体血管移植术

38.44001 腹主动脉部分切除伴人工血管置换术

38.44002 腹主动脉瘤切除伴人工血管置换术

38.45001 上腔静脉部分切除伴人工血管补片修补术

38.45002 锁骨下动脉瘤切除伴人工血管置换术

38.45003 上腔静脉部分切除伴人工血管置换术

38.45004 肺动脉瘤切除伴补片修补术

38.45005 保留主动脉瓣的主动脉根部置换术［David 手术］

38.45006 全主动脉弓人工血管置换并支架象鼻术［Sun 手术］

38.45007 部分主动脉弓人工血管置换术

38.45008 Bentall 手术

38.45009 次全主动脉人工血管置换术

38.45011 支架象鼻术

38.45012 Carbol 手术

38.45013 升主动脉部分切除伴人工血管置换术

38.45014 胸主动脉部分切除伴人工血管置换术

38.45015 肺动脉瘤切除伴人工血管置换术

38.45016 全主动脉人工血管置换术

38.45017 主动脉弓中断矫治术

38.46001 髂动脉部分切除伴人工血管置换术

38.46003 髂动脉瘤切除伴人工血管置换术

38.47001 下腔静脉部分切除伴人工血管置换术

38.48001 腘动脉瘤切除伴人工血管置换术

38.48002 腘动脉部分切除伴人工血管置换术

38.49001 下肢静脉部分切除伴人工血管置换术

38.49002 下肢静脉部分切除伴自体血管移植术

38.57002 经右心房下腔静脉破膜术

38.59001 大隐静脉高位结扎剥脱术

38.59002 大隐静脉剥脱术

38.59003 大隐静脉主干激光闭合术

38.59004 大隐静脉结扎术

38.59005 下肢静脉剥脱术

38.59006 小隐静脉高位结扎剥脱术

38.59007 小隐静脉剥脱术

38.59008 大隐静脉高位结扎电凝术

38.60011 躯干部血管瘤切除术

38.60012 血管病损切除术

38.60013 血管球瘤切除术

38.63001 肱动脉瘤切除术

38.63002 上肢血管病损切除术

38.64001 腹主动脉瘤切除术

38.65001 头臂干动脉瘤切除术［无名动脉瘤切除术］

38.65002 头臂静脉病损切除术［无名静脉病损切除术］

38.65003 肺动脉病损切除术

38.65004 胸腔镜下肺动脉病损切除术

38.66001 脾动脉瘤切除术

38.66002 肝动脉瘤切除术

38.67001 下腔静脉病损切除术

38.67003 门静脉部分切除术

38.67004 肝静脉病损切除术

38.67005 腹腔静脉瘤切除术

38.68001 腘动脉瘤切除术

38.68002 下肢动脉病损切除术

38.69001 下肢静脉病损切除术

38.7001 腔静脉结扎术

38.7002 腔静脉折叠术

38.83001 尺动脉结扎术

38.83002 肱动脉结扎术

38.83004 上肢血管结扎术

38.85001 动脉导管结扎术

38.85006 肺动脉结扎术

38.85008 肋间动脉结扎术

38.85009 锁骨下动脉结扎术

38.85012 动脉导管未闭切断缝合术

38.85013 体肺动脉侧支结扎术

38.85016	奇静脉结扎术
38.86001	肠系膜动脉结扎术
38.86002	大网膜动脉结扎术
38.86003	胆囊动脉结扎术
38.86004	腹壁血管结扎术
38.86005	腹膜血管结扎术
38.86006	肝动脉结扎术
38.86009	脾动脉结扎术
38.86012	髂动脉结扎术
38.86016	胃动脉结扎术
38.87001	腹部静脉结扎术
38.87003	门静脉结扎术
38.87009	腹腔镜下卵巢动静脉高位结扎术
38.88002	髂内动脉结扎术
38.88005	下肢动脉结扎术
38.89002	下肢静脉结扎术
38.94001	静脉缩短术
39.0001	降主动脉 - 肺动脉分流术
39.0002	升主动脉 - 肺动脉分流术
39.0003	锁骨下动脉 - 肺动脉分流术
39.0004	体动脉 - 肺动脉分流术
39.0005	无名动脉 - 肺动脉分流术
39.1001	肠系膜静脉 - 腔静脉分流术
39.1002	肠系膜静脉 - 下腔静脉分流术
39.1003	经颈静脉肝内门静脉 - 体静脉分流术 [TIPS 手术]
39.1004	门静脉 - 腔静脉分流术
39.1005	脾静脉 - 肾静脉分流术
39.1006	肾静脉 - 下腔静脉吻合术
39.1008	脾静脉 - 下腔静脉人工血管分流术
39.1009	肠系膜上静脉 - 下腔静脉 - 颈内静脉搭桥术
39.1010	肠系膜上静脉 - 下腔静脉人工血管搭桥术
39.1011	肠系膜上静脉 - 下腔静脉 - 右心房人工血管搭桥术
39.1012	颈外静脉 - 大隐静脉分流术
39.1013	胃冠状静脉 - 肾静脉吻合术
39.1014	无名静脉 - 上腔静脉人工血管搭桥术
39.1015	无名静脉 - 右心耳人工血管搭桥术
39.1016	下腔静脉 - 右心耳人工血管搭桥术
39.1017	下腔静脉 - 右心房人工血管搭桥术
39.1018	腔静脉 - 右心房人工血管搭桥术
39.21001	肺动脉 - 上腔静脉分流术
39.21002	腔静脉 - 肺动脉分流术
39.21003	单向肺动脉 - 上腔静脉分流术 [单向 Glenn 手术]
39.21004	双向肺动脉 - 上腔静脉分流术 [双向 Glenn 手术]
39.21005	双侧双向肺动脉 - 上腔静脉分流术 [双侧双向 Glenn 手术]
39.21006	侧通道全腔静脉 - 肺动脉吻合术
39.21007	外通道全腔静脉 - 肺动脉吻合术
39.22001	降主动脉 - 锁骨下动脉人工血管搭桥术
39.22003	颈总动脉 - 肱动脉自体血管搭桥术
39.22005	颈总动脉 - 腋动脉自体血管搭桥术
39.22006	颈总动脉 - 腋动脉人工血管搭桥术
39.22008	升主动脉 - 颈总动脉人工血管搭桥术
39.22009	升主动脉 - 锁骨下动脉人工血管搭桥术
39.22011	锁骨下动脉 - 肱动脉自体血管搭桥术
39.22012	主动脉 - 颈动脉人工血管搭桥术
39.22013	主动脉 - 锁骨下动脉 - 颈动脉搭桥术
39.22014	锁骨下动脉 - 肱动脉人工血管搭桥术
39.22015	升主动脉 - 头臂血管人工血管搭桥术
39.22016	升主动脉 - 无名动脉人工血管搭桥术
39.22017	颈内静脉 - 锁骨下静脉自体血管搭桥术
39.22018	颈外动脉 - 颈内动脉自体血管搭桥术
39.22019	颈总动脉 - 肱动脉人工血管搭桥术
39.23003	肺动脉融合术

39.24001 腹主动脉 - 肾动脉搭桥术

39.25001 腹主动脉 - 股动脉 - 髂动脉人工血管搭桥术

39.25002 腹主动脉 - 股动脉人工血管搭桥术

39.25003 腹主动脉 - 髂动脉人工血管搭桥术

39.25004 腹主动脉 - 双侧髂动脉人工血管搭桥术

39.25005 髂动脉 - 股动脉人工血管搭桥术

39.25006 髂动脉 - 腘动脉人工血管搭桥术

39.25007 升主动脉 - 股动脉人工血管搭桥术

39.25008 升主动脉 - 双股动脉人工血管搭桥术

39.25009 髂动脉 - 股动脉 - 腘动脉人工血管搭桥术

39.25011 髂动脉 - 股动脉人工血管 - 腘动脉自体血管搭桥术

39.25012 髂动脉 - 股动脉自体血管搭桥术

39.25013 髂动脉 - 腘动脉自体血管搭桥术

39.26001 腹主动脉 - 肠系膜上动脉人工血管搭桥术

39.26002 髂总动脉 - 肠系膜上动脉搭桥术

39.26003 髂总动脉 - 髂外动脉搭桥术

39.26004 肾动脉 - 股动脉人工血管搭桥术

39.26005 肾动脉 - 脾动脉吻合术

39.26006 升主动脉 - 腹主动脉人工血管搭桥术

39.26007 髂动脉 - 髂动脉人工血管搭桥术

39.26008 腹主动脉 - 腹腔干搭桥术

39.26009 髂总动脉 - 腹腔干人工血管搭桥术

39.27001 为肾透析的动静脉造瘘术

39.27002 为肾透析的动静脉人工血管搭桥术

39.27003 为肾透析的人工血管造瘘术

39.27004 为肾透析的移植血管造瘘术

39.29001 大隐静脉 - 肱动脉搭桥术

39.29002 大隐静脉 - 股动脉搭桥术

39.29003 股动脉 - 腓动脉自体血管搭桥术

39.29004 股动脉 - 腘动脉自体血管搭桥术

39.29005 股动脉 - 腘动脉人工血管搭桥术

39.29006 股动脉 - 腓动脉搭桥术

39.29007 股动脉 - 股动脉搭桥术

39.29008 股动脉 - 腘动脉搭桥术

39.29009 股动脉 - 胫动脉搭桥术

39.29011 颈内静脉 - 股静脉搭桥术

39.29015 髂静脉 - 股静脉自体血管搭桥术

39.29017 腋动脉 - 腋动脉人工血管搭桥术

39.29018 腋动脉 - 肱动脉搭桥术

39.29019 腋动脉 - 股动脉人工血管搭桥术

39.29024 肱动脉分支 - 肱动脉主干人工血管搭桥术

39.29025 肱动脉 - 头静脉人工血管搭桥术

39.29026 腘动脉 - 胫动脉自体血管搭桥术

39.29027 股动脉 - 胫腓动脉干搭桥术

39.29028 股静脉 - 股静脉人工血管搭桥术

39.29029 腘动脉 - 腘动脉搭桥术

39.29031 股动脉 - 股动脉人工血管搭桥术

39.29032 股动脉 - 股动脉自体血管搭桥术

39.29033 股动脉 - 腘动脉 - 腓动脉血管搭桥术

39.29034 股动脉 - 腘动脉 - 腓动脉自体血管搭桥术

39.29035 股动脉 - 腘动脉 - 胫后动脉血管搭桥术

39.29036 股动脉 - 腘动脉 - 胫后动脉自体血管搭桥术

39.29037 股动脉 - 腘动脉 - 胫前动脉血管搭桥术

39.29038 股动脉 - 腘动脉 - 胫前动脉自体血管搭桥术

39.29039 股动脉 - 腘动脉人工血管 - 腓动脉自体血管搭桥术

39.29041 股动脉 - 腘动脉人工血管 - 胫前动脉自体血管搭桥术

39.29042 股动脉 - 胫后动脉自体血管搭桥术

39.29043 股动脉 - 胫前动脉自体血管搭桥术

39.29044 股静脉 - 大隐静脉吻合术

39.29045 股静脉 - 股静脉自体血管搭桥术

39.29046 腘动脉 - 腓动脉自体血管搭桥术

39.29047 腘动脉 - 胫后动脉自体血管搭桥术

39.29048 腘动脉 - 胫前动脉自体血管搭桥术

39.29049 腋动脉 - 双股动脉人工血管搭桥术

39.31002 肱动脉修补术

39.31004 股动脉修补术

39.31006 肋间动脉修补术

39.31011 动脉缝合术

39.32001 肠系膜静脉缝合术

39.32002 股静脉缝合术

39.32004 门静脉缝合术

39.32005 下腔静脉缝合术

39.32006 头静脉缝合术

39.41001 血管术后出血止血术

39.42001 为肾透析的动静脉瘘修补术

39.42002 为肾透析的人工血管动静脉瘘修补术

39.42003 为肾透析的移植血管动静脉瘘修补术

39.49001 人工血管取出术

39.49002 体 - 肺分流再校正术

39.49004 动静脉造瘘术后人工血管血栓切除术

39.49005 下肢人工血管血栓切除术

39.49006 上肢人工血管血栓切除术

39.49007 体 - 肺分流去除术

39.51003 动脉瘤夹闭术

39.52001 动脉瘤包裹术

39.52002 动脉瘤破裂修补术

39.52003 动脉瘤孤立术

39.52005 肺动脉瘤包裹术

39.52006 主动脉瘤包裹术（非体外）

39.53001 动静脉瘘夹闭术

39.53002 动静脉瘘结扎术

39.53003 动静脉瘘切断术

39.53011 动静脉瘘切除术

39.53012 动静脉内瘘修补术

39.53015 人工动静脉瘘切除术

39.53016 人工动静脉瘘修补术

39.53017 上肢动静脉瘘结扎术

39.53018 下肢动静脉瘘结扎术

39.54001 胸主动脉夹层动脉瘤开窗术

39.56001 动脉组织补片修补术

39.56002 静脉组织补片修补术

39.57001 动脉合成补片修补术

39.57002 静脉合成补片修补术

39.57003 主动脉补片修补术

39.59001 动脉修补术

39.59002 肺动脉修补术

39.59003 肝静脉成形术

39.59004 股动脉成形术

39.59005 腘静脉修补术

39.59007 静脉修补术

39.59008 髂动脉成形术

39.59009 上腔静脉成形术

39.59011 无名动脉成形术

39.59012 主动脉 - 肺动脉开窗术

39.59014 静脉瓣膜包裹术

39.59015 肺静脉成形术

39.59016 升主动脉成形术

39.59017 肺动脉环缩术

39.59018 主动脉成形术

39.59019 股静脉环缩术

39.59021 股静脉瓣膜环缩术

39.59022 腘动脉修补术

39.59023 体静脉狭窄矫治术

39.59024 血管修补术

39.59025 烟囱技术肠系膜上动脉重建术

39.59026 烟囱技术髂内动脉重建术

39.59027 烟囱技术肾动脉重建术

39.59028 烟囱技术颈总动脉重建术

39.59029 烟囱技术锁骨下动脉重建术

39.59031 胸腔镜下肺动脉修补术

39.91001 血管松解术

39.91002 下腔静脉粘连松解术

40.61001 胸导管套管插入术

40.62001 胸导管造瘘术

40.63001 胸导管瘘闭合术

40.63003 胸腔镜下胸导管瘘闭合术

40.64001 胸导管结扎术

40.69001 胸导管 - 颈内静脉吻合术

40.69002 胸导管 - 颈外静脉吻合术

40.69003 胸导管狭窄扩张术

40.69004 胸导管成形术

40.9001　淋巴管 - 静脉吻合术

40.9004　淋巴干 - 小静脉吻合术

PC19　新生儿（出生年龄 < 29 天）腹部手术

手术操作包括：

40.11003　腹腔镜下淋巴结活检术

40.24002　腹股沟淋巴结切除术

40.29002　单纯淋巴结切除术

40.29007　腹腔淋巴结切除术

40.29014　锁骨上淋巴结切除术

40.29016　肠系膜淋巴结切除术

40.29017　腹膜后淋巴管瘤（囊肿）切除术

40.29018　肠系膜淋巴管瘤（囊肿）切除术

40.3001　淋巴结扩大性区域性切除术

40.3003　腔镜下区域性腋窝淋巴结区域切除术

40.51002　腔镜下腋窝淋巴结清扫术

40.52001　主动脉旁淋巴结清扫术

40.53001　髂淋巴结清扫术

40.54001　腹股沟淋巴结清扫术

40.54002　腹腔镜下腹股沟淋巴结清扫术

40.54003　腹股沟浅淋巴结清扫术

40.59001　腹腔淋巴结清扫术

40.59002　盆腔淋巴结清扫术

40.59006　肠系膜淋巴结清扫术

40.59008　腹膜后淋巴结清扫术

40.59009　腹腔镜下盆腔淋巴结清扫术

40.9003　周围淋巴管 - 小静脉吻合术

40.9008　淋巴水肿矫正 Homans-Macey 手术 [Homans 手术]

40.9009　淋巴水肿矫正 Charles 手术 [Charles 手术]

40.9012　髂淋巴干横断结扎术

40.9013　淋巴管瘘结扎术

40.9015　淋巴管瘘粘连术

40.9016　淋巴管瘤注射术

41.5002　脾切除术

42.09003　食管切开探查术

42.09004　食管切开异物取出术

42.19002　胸部食管造口术

42.25001　直视下食管活检术

42.31001　食管憩室切除术

42.32002　食管病损切除术

42.32003　食管病损氩气刀治疗术

42.41005　食管部分切除术

42.41008　食管内翻拔脱术

42.42001　全食管切除术

42.51001　胸内食管 - 食管吻合术

42.52003　胸内食管 - 胃弓上吻合术

42.52004　胸内食管 - 胃弓下吻合术

42.52005　胸内食管 - 胃颈部吻合术

42.52006　胸内食管 - 胃吻合术

42.53001　胸内空肠代食管术

42.55001　胸内结肠代食管术

42.58001　人工食管建造术

42.59001　食管 - 空肠弓上吻合术

42.61001　胸骨前食管 - 食管吻合术

42.62001　胸骨前食管 - 胃吻合术

42.63001　胸骨前食管吻合伴小肠间置术

42.64001　胸骨前食管 - 空肠吻合术

42.64002　胸骨前食管 - 小肠吻合术

42.64003　胸骨前食管 - 回肠吻合术

42.65001　胸骨前食管吻合伴结肠间置术

42.65002　胸骨前食管 - 结肠吻合术

42.7001　食管贲门肌层切开术

42.7002　改良食管肌层切开术

42.7003　食管肌层切开术 [Heller 手术]

42.82001　食管裂伤缝合术

42.83001　食管造口闭合术

42.84001　食管瘘修补术

42.85001　食管狭窄修补术

42.91002　食管曲张静脉套扎术

43.0003　胃切开探查术

43.0004　胃切开异物取出术

43.19003　永久性胃造口术

43.19005　暂时性胃造口术

43.3001　腹腔镜下幽门环肌层切开术

43.3003　幽门环肌层切开术

43.3004　幽门肌层切开术

43.41003 腹腔镜下胃病损切除术

43.42001 贲门病损切除术

43.42004 胃病损切除术

43.5003 贲门部分切除伴食管 - 胃吻合术

43.5004 胃部分切除伴食管 - 胃吻合术

43.5007 胃近端切除术

43.6001 胃大部切除伴胃 - 十二指肠吻合术［Billroth Ⅰ式手术］

43.6005 胃幽门切除术

43.6006 胃远端切除术

43.6007 腹腔镜下胃大部切除伴胃 - 十二指肠吻合术［Billroth Ⅰ式手术］

43.7001 胃大部切除伴胃 - 空肠吻合术［Billroth Ⅱ式手术］

43.7005 腹腔镜下胃大部切除伴胃 - 空肠吻合术［Billroth Ⅱ式手术］

43.81001 胃部分切除伴空肠转位术

43.89001 腹腔镜下胃部分切除术

43.89002 胃部分切除术

43.89003 胃袖状切除术

43.91001 全胃切除伴空肠间置术

43.99002 残胃切除术

43.99003 腹腔镜下胃切除术

43.99004 根治性胃切除术

43.99005 全胃切除伴食管 - 空肠吻合术

43.99006 全胃切除伴食管 - 十二指肠吻合术

43.99009 腹腔镜下全胃切除伴食管 - 空肠吻合术

44.01001 迷走神经干切断术

44.02002 壁细胞迷走神经切断术

44.03001 选择性迷走神经切断术

44.15001 直视下胃活检术

44.21001 幽门切开扩张术

44.29001 幽门成形术

44.38001 腹腔镜下胃 - 空肠吻合术

44.38003 腹腔镜下胃 - 十二指肠吻合术

44.39003 胃 - 十二指肠吻合术

44.39004 胃转流术［胃 - 肠搭桥吻合术］

44.41001 腹腔镜下胃溃疡修补术

44.41008 胃溃疡穿孔修补术

44.42001 腹腔镜下十二指肠溃疡穿孔修补术

44.42003 十二指肠溃疡穿孔修补术

44.49002 胃切开止血术

44.5002 胃 - 空肠吻合口闭合术

44.5004 胃 - 十二指肠吻合口闭合术

44.5005 胃 - 十二指肠吻合口修补术

44.61003 胃破裂修补术

44.62001 胃造口闭合术

44.63001 胃 - 结肠瘘闭合术

44.64001 胃固定术

44.65001 食管 - 贲门成形术

44.65002 食管 - 胃成形术［Belsey 手术］

44.66001 胃底折叠术［Nissen 手术］

44.66002 胃 - 贲门成形术

44.66003 胃底折叠术

44.67001 腹腔镜下胃底折叠术

44.68001 腹腔镜下胃修补术

44.68002 腹腔镜下胃束带术

44.91001 贲门周围血管离断术

44.91002 门奇静脉断流术［食管 - 胃底静脉结扎术］

44.91005 腹腔镜下胃曲张静脉离断术

44.92001 胃扭转复位术

44.95001 腹腔镜下胃束带绑扎术

44.96001 腹腔镜下可调节胃束带置换术

44.96002 腹腔镜下可调节胃束带修正术

44.97001 腹腔镜下可调节胃束带去除术

44.98001 腹腔镜下可调节胃束带放松术

44.98002 腹腔镜下可调节胃束带紧缩术

44.99002 腹腔镜下胃减容术

45.01005 十二指肠切开探查术

45.02002 小肠切开减压术

45.02004 小肠切开异物取出术

45.03001 大肠切开异物取出术

45.03002 大肠切开探查术

45.15001 直视下小肠活检术

45.26001 直视下大肠活检术

45.31002 十二指肠病损切除术

45.32001 十二指肠病损破坏术

45.33002 腹腔镜下小肠病损切除术

45.33006 空肠病损切除术

45.33008 小肠病损切除术

45.41001 大肠病损切除术

45.41003 横结肠病损切除术

45.41005 降结肠病损切除术

45.41006 结肠病损切除术

45.41011 盲肠病损切除术

45.41013 升结肠病损切除术

45.41014 乙状结肠病损切除术

45.43002 腹腔镜下结肠病损切除术

45.43003 腹腔镜下乙状结肠病损切除术

45.43007 腹腔镜下结肠止血术

45.49001 大肠病损破坏术

45.49003 结肠病损高频电凝术

45.49005 结肠病损激光烧灼术

45.51001 小肠部分切除用于间置术

45.52001 大肠部分切除用于间置术

45.61001 小肠多节段部分切除术

45.62001 回肠部分切除术

45.62002 回肠切除术

45.62003 空肠部分切除术

45.62004 空肠切除术

45.62005 十二指肠部分切除术

45.62006 十二指肠切除术

45.62007 小肠部分切除术

45.63001 小肠全部切除术

45.71001 大肠多节段切除术

45.72002 回盲部切除术

45.72004 盲肠部分切除术

45.72005 盲肠切除术

45.73003 回肠 - 结肠切除术

45.73005 右半结肠根治性切除术

45.73006 右半结肠姑息性切除术

45.73007 右半结肠切除术

45.73008 升结肠部分切除术

45.74002 横结肠部分切除术

45.74003 横结肠切除术

45.75007 左半结肠切除术

45.75008 降结肠部分切除术

45.76007 乙状结肠部分切除术

45.76008 乙状结肠切除术

45.79014 结肠部分切除术

45.79022 小肠 - 结肠切除术

45.81001 腹腔镜下全结肠切除术

45.82001 全结肠切除术

45.91001 回肠 - 空肠吻合术

45.91003 十二指肠 - 空肠吻合术

45.91006 小肠 - 小肠端侧吻合术

45.91008 空肠 - 空肠端侧吻合术

45.92001 小肠 - 直肠吻合术

45.93003 回肠 - 降结肠吻合术

45.93006 回肠 - 升结肠吻合术

45.93007 回肠 - 乙状结肠吻合术

45.93008 回肠 - 直肠吻合术

45.93009 空肠 - 横结肠吻合术

45.93012 小肠 - 升结肠吻合术

45.93013 小肠 - 大肠吻合术

45.93014 小肠 - 结肠吻合术

45.93015 回肠贮袋肛管吻合术

45.94002 横结肠 - 降结肠吻合术

45.94003 横结肠 - 乙状结肠吻合术

45.94004 降结肠 - 乙状结肠吻合术

45.94005 降结肠 - 直肠吻合术

45.94009 盲肠 - 乙状结肠吻合术

45.94011 升结肠 - 降结肠吻合术

45.94012 升结肠 - 乙状结肠吻合术

45.94015 乙状结肠 - 直肠吻合术

45.94016 横结肠 - 直肠吻合术

45.95001 回肠 - 肛门吻合术

45.95002 降结肠 - 肛门吻合术

45.95004 乙状结肠 - 肛门吻合术

46.01001 回肠外置术

46.01002 十二指肠外置术

46.01003 小肠外置术

46.03001 肠外置术 [Mikulicz 手术]

46.03002 大肠外置术

46.03003 盲肠外置术

46.04001 大肠外置段的切除术

46.04002 肠外置段的切除术

46.04003 二期肠外置术 [Mikulicz 手术]

46.10007	腹腔镜下结肠造口术
46.11001	结肠暂时性造口术
46.13001	结肠永久性造口术
46.13002	腹腔镜下乙状结肠永久性造口术
46.14001	结肠造口延迟切开术
46.21001	回肠暂时性造口术
46.23001	回肠永久性造口术
46.24001	回肠造口延迟切开术
46.39002	空肠造口术
46.39003	十二指肠造口术
46.39004	喂养性空肠造口术
46.39005	小肠造口术
46.39006	腹腔镜下十二指肠造口术
46.39007	腹腔镜下小肠造口术
46.41001	小肠造口修正术
46.42001	结肠造口旁疝修补术
46.43003	横结肠造口修正术
46.43004	横结肠造口重建术
46.43005	结肠造口扩大术
46.51001	回肠造口闭合术
46.51002	回肠造口还纳术
46.51003	空肠造口闭合术
46.51004	空肠造口还纳术
46.51005	小肠造口闭合术
46.51006	小肠造口还纳术
46.52002	横结肠造口闭合术
46.52004	结肠造口闭合术
46.52006	结肠造口还纳术
46.52008	盲肠造口闭合术
46.52009	乙状结肠造口闭合术
46.52011	横结肠造口还纳术
46.62001	小肠折叠术 ［Noble 手术］
46.62003	小肠排列术
46.62004	小肠外排列术
46.63001	乙状结肠 - 腹壁固定术 [Moschowitz 手术]
46.64001	结肠固定术
46.64002	盲肠固定术
46.71002	十二指肠破裂修补术
46.72001	十二指肠瘘闭合术

46.73001	回肠破裂修补术
46.73003	空肠破裂修补术
46.73005	小肠破裂修补术
46.74001	空肠瘘修补术
46.74004	小肠瘘修补术
46.75002	横结肠破裂修补术
46.75003	降结肠破裂修补术
46.75004	结肠破裂修补术
46.75005	盲肠破裂修补术
46.75006	升结肠破裂修补术
46.75007	乙状结肠破裂修补术
46.76001	大肠瘘修补术
46.76002	结肠瘘修补术
46.76003	盲肠瘘修补术
46.76004	乙状结肠瘘修补术
46.79009	腹腔镜下十二指肠成形术
46.79016	十二指肠成形术
46.81001	小肠扭转复位术
46.81002	小肠套叠复位术
46.82001	大肠扭转复位术
46.82002	大肠套叠复位术
46.91001	乙状结肠肌切开术
46.92001	结肠肌切开术
46.92002	结肠隔膜切开术
46.93001	小肠吻合修正术
46.94001	大肠吻合修正术
47.01001	腹腔镜下阑尾切除术
47.09001	阑尾病损切除术
47.09002	阑尾残端切除术
47.09005	阑尾切除术
47.11001	腹腔镜下附带阑尾切除术
47.2001	阑尾脓肿引流术
47.91001	阑尾造口术
47.92001	阑尾瘘闭合术
47.99001	阑尾内翻包埋术
48.0001	肛门闭锁减压术
48.0002	直肠切开引流术
48.0003	直肠切开探查术
48.0004	直肠直线切开术 ［Panas 手术］
48.1001	直肠造口术

48.25001　直视下直肠活检术

48.32003　直肠病损电凝术

48.32004　直肠病损电切术

48.35001　腹腔镜下直肠病损切除术

48.35003　直肠病损切除术

48.35004　直肠后壁病损切除术

48.35011　经阴道直肠病损切除术

48.36002　直肠息肉切除术

48.41001　腹腔镜下直肠黏膜下切除术

48.41002　索夫直肠黏膜下切除术［Soave 手术］

48.41004　直肠内拖出切除术

48.41005　直肠黏膜下环切术

48.41006　经肛门直肠黏膜环切术

48.49001　会阴直肠拖出术［Altemeier 手术］

48.49002　直肠切除术［Swenson 手术］

48.49003　直肠经腹会阴拖出切除术

48.51001　腹腔镜下经腹会阴直肠切除术［Miles 手术］

48.51002　腹腔镜下经肛提肌外腹会阴直肠联合切除术［LELAPE 手术］

48.52001　经腹会阴直肠切除术［Miles 手术］

48.52002　经肛提肌外腹会阴直肠联合切除术

48.59001　直肠全部切除术

48.61001　腹腔镜下经腹直肠乙状结肠切除术

48.61002　经骶直肠 - 乙状结肠切除术

48.62001　直肠前切除伴结肠造口术［Hartmann 手术］

48.63001　腹腔镜下直肠前切除术

48.63002　直肠前切除术

48.64001　经骶尾直肠切除术

48.65001　经腹会阴拖出术

48.69001　腹腔镜下直肠部分切除术

48.69002　腹腔镜下直肠根治术

48.69003　腹腔镜下直肠 - 乙状结肠部分切除术

48.69004　经肛门直肠病损根治术

48.69006　直肠部分切除术

48.69007　直肠根治术

48.69008　直肠切除术

48.69009　直肠 - 乙状结肠部分切除术

48.71003　直肠破裂修补术

48.72001　直肠造口闭合术

48.73001　会阴 - 直肠瘘闭合术

48.73002　会阴 - 直肠瘘修补术

48.73004　直肠瘘修补术

48.74001　直肠 - 直肠吻合术

48.75001　直肠脱垂里普斯坦修补术

48.76001　直肠固定术

48.76002　直肠骶骨上悬吊术

48.76003　直肠脱垂德洛姆修补术

48.76004　直肠脱垂悬吊术

48.76005　直肠脱垂注射术

48.76008　直肠黏膜悬吊术

48.79003　直肠修补术

48.81001　直肠阴道隔切开术

48.82001　腹腔镜下直肠阴道隔切除术

48.82002　直肠阴道隔切除术

48.91001　直肠狭窄切开术

48.92001　肛门直肠肌部分切除术

48.93001　直肠周围瘘管修补术

49.01004　肛周脓肿切开引流术

49.01006　肛周脓肿穿刺抽吸术

49.02001　肛周组织下部切开术

49.03001　肛周皮赘切除术

49.04001　肛周脓肿切开术

49.04006　肛门周围组织切除术

49.04008　肛周脓肿根治术

49.11004　肛瘘切开术

49.12002　肛瘘切除术

49.39001　肛窦切除术

49.39002　肛管病损切除术

49.39006　肛裂切除术

49.39007　肛裂切开挂线术

49.39008　肛门病损激光切除术

49.39009　肛门病损切除术

49.39014　肛乳头切除术

49.39015　肛门皮肤和皮下坏死组织切除清创术

49.46003　痔切除术

49.46004	痔切除伴肛门成形术
49.47003	血栓痔剥离术
49.49001	肛垫悬吊术
49.49002	经肛门吻合器痔切除术
49.49003	吻合器痔上黏膜环切术
49.52002	肛门后侧括约肌切开术
49.59001	耻骨直肠肌部分切断术
49.59002	肛门括约肌切断术
49.59003	肛门括约肌切开术
49.59006	肛管内括约肌切开术
49.6001	肛门括约肌切除术
49.6002	肛门切除术
49.71002	肛门裂伤缝合术
49.72001	肛门环扎术
49.73001	肛瘘闭合术
49.73003	肛瘘结扎术
49.74001	股薄肌移植肛门失禁矫正术
49.75001	人工肛门括约肌置入术
49.75002	人工肛门括约肌修正术
49.76001	人工肛门括约肌去除术
49.79001	腹腔镜下肛门成形术
49.79003	肛门括约肌成形术
49.79005	肛门括约肌修补术
49.93001	肛管探查术
49.93002	肛门后切术
49.93003	肛门扩张术
49.93004	肛门切开探查术
49.93007	肛门切开异物取出术
49.94001	肛门脱垂复位术
49.95002	手术后肛门出血缝扎止血术
49.99001	肛管皮肤移植术
49.99007	脱细胞异体真皮置入术
50.0004	腹腔镜下肝囊肿开窗引流术
50.0008	肝被膜下血肿清除术
50.0014	肝脓肿切开引流术
50.0016	肝探查术
50.12001	直视下肝活检术
50.14001	腹腔镜下肝活检术
50.22002	腹腔镜下肝部分切除术
50.22003	肝Ⅱ段切除术

50.22004	肝Ⅲ段切除术
50.22005	肝Ⅳ段切除术
50.22006	肝Ⅴ段切除术
50.22007	肝Ⅵ段切除术
50.22008	肝Ⅶ段切除术
50.22009	肝Ⅷ段切除术
50.22011	肝部分切除术
50.23001	肝病损射频消融术
50.25001	腹腔镜下肝病损射频消融术
50.29002	腹腔镜下肝病损切除术
50.29005	肝病损冷冻治疗术
50.29008	肝病损破坏术
50.29009	肝病损切除术
50.29019	肝病损离体切除术
50.3001	肝叶切除术
50.3002	右半肝切除术
50.3003	左半肝切除术
50.3004	肝叶部分切除术
50.4001	全肝切除术
50.61003	肝破裂修补术
50.69002	肝修补术
50.91001	腹腔镜下肝囊肿抽吸术
50.99003	肝破裂出血止血术
51.03002	胆囊造口术
51.03003	腹腔镜下胆囊造口术
51.04003	胆囊切开引流术
51.04004	胆囊引流术
51.04005	腹腔镜下胆囊取石术
51.04006	浅式胆囊取石术
51.04008	胆道镜下碎石取石术
51.11002	腹腔镜下胆道造影术
51.11003	腹腔镜下胆总管探查术
51.13001	直视下胆囊活检术
51.13002	直视下胆管活检术
51.21001	残余胆囊切除术
51.22004	胆囊扩大切除术
51.22005	胆囊切除术
51.23001	腹腔镜下胆囊切除术
51.24002	腹腔镜下胆囊部分切除术
51.31001	胆囊 - 肝管吻合术

51.32002 胆囊 - 空肠吻合术	51.69007 肝胆管病损切除术
51.32003 胆囊 - 十二指肠吻合术	51.69008 肝胆管切除术
51.34001 胆囊 - 胃吻合术	51.69011 肝管切除术
51.36001 胆总管 - 空肠吻合术	51.69012 肝总管切除术
51.36002 胆总管 - 十二指肠吻合术	51.71002 胆管瘘口修补术
51.37001 腹腔镜下肝门 - 空肠吻合术	51.72001 胆总管修补术
51.37002 腹腔镜下肝门 - 肠吻合术	51.72003 胆总管瘘修补术
51.37003 肝胆管 - 空肠吻合术	51.72004 胆总管 - 肠吻合口拆除术
51.37004 肝管 - 空肠吻合术	51.72005 胆总管球囊扩张术
51.37005 肝管 - 十二指肠吻合术	51.79001 带蒂肠片肝管成形术
51.37006 肝管 - 胃吻合术	51.79002 胆管成形术
51.37007 肝门 - 空肠吻合术	51.79003 胆管 - 空肠吻合口闭合术
51.37009 肝总管 - 空肠吻合术	51.79007 肝管成形术
51.39001 胆管 - 肝管 - 空肠吻合术	51.79009 肝总管修补术
51.39002 胆管 - 空肠吻合术	51.81001 奥迪括约肌扩张术
51.39003 胆管 - 十二指肠吻合术	51.82001 奥迪括约肌切开术
51.39004 胆管 - 胃吻合术	51.82002 经十二指肠壶腹括约肌切开术
51.39005 胆管吻合术	51.82003 胰管括约肌切开取石术
51.39007 胆总管 - 胃吻合术	51.83002 十二指肠括约肌成形术
51.41001 胆总管切开取石术	51.83003 胆总管 - 十二指肠后壁吻合术
51.42001 胆总管切开异物取出术	51.88003 腹腔镜下胆总管取石术
51.43004 胆管支架置入术	51.88006 腹腔镜下胆道取石术
51.43008 肝管支架置入术	51.91001 胆囊破裂修补术
51.49001 胆 - 肠吻合口切开取石术	51.93001 胆囊 - 空肠瘘切除术
51.49002 胆管切开取石术	51.93002 胆囊瘘修补术
51.49004 肝管切开取石术	51.93003 胆囊 - 胃瘘修补术
51.51005 胆总管切开引流术	51.94001 胆道吻合修正术
51.51006 胆总管探查术	51.99001 胆道内假体置换术
54.51009_ 腹腔镜下盆腔粘连松解术	52.01001 胰切开引流术
51.59002 胆道切开探查术	52.09001 胰腺切开取石术
51.59004 胆管探查术	52.12001 直视下胰腺活检术
51.59005 胆管引流术	52.13001 腹腔镜下胰腺探查
51.59007 肝管切开引流术	52.21001 腹腔镜下胰腺病损切除术
51.59008 肝内胆管引流术	52.22002 胰腺病损切除术
51.61001 残余胆囊管切除术	52.3001 胰腺囊肿造袋术
51.62002 法特壶腹切除术	52.4004 胰腺囊肿引流术
51.63001 胆总管病损切除术	52.4005 胰腺囊肿 - 胃吻合术
51.63003 胆总管切除术	52.51002 胰头伴部分胰体切除术
51.64001 腹腔镜下胆管病损切除术	52.51003 胰头伴十二指肠切除术
51.69003 胆管病损切除术	52.51004 胰头部分切除术

52.51005　胰头切除术

52.52001　腹腔镜下胰体尾部切除术

52.52004　胰尾伴部分胰体切除术

52.52005　胰尾部分切除术

52.53001　胰腺次全切除术

52.59001　胰腺部分切除术

52.59002　腹腔镜下胰腺部分切除术

52.6001　胰腺 - 十二指肠切除术

52.6002　胰腺全部切除术

52.6003　异位胰腺切除术

52.7002　根治性胰十二指肠切除术［Whipple 手术］

52.7003　胰腺根治性切除术

52.81001　胰腺组织再植入术

52.92001　胰管支架置入术

52.95001　胰瘘管切除术

52.95002　胰尾修补术

52.95005　胰腺破裂修补术

52.95006　胰腺修补术

52.96001　胰管 - 空肠吻合术

52.96003　胰腺 - 空肠吻合术

52.96004　胰腺 - 胃吻合术

53.00004　单侧腹股沟疝修补术

53.00011　腹腔镜下单侧腹股沟疝修补术

53.01001　单侧腹股沟直疝修补术

53.02001　单侧腹股沟斜疝修补术

53.02005　单侧腹股沟斜疝疝囊高位结扎术

53.02011　腹腔镜下单侧腹股沟斜疝疝囊高位结扎术

53.03003　单侧腹股沟直疝无张力修补术

53.04003　单侧腹股沟斜疝无张力修补术

53.05002　单侧腹股沟疝无张力修补术

53.10001　双侧腹股沟疝修补术

53.11002　双侧腹股沟直疝修补术

53.12001　腹腔镜下双侧腹股沟斜疝修补术

53.12003　双侧腹股沟斜疝修补术

53.12004　双侧腹股沟斜疝疝囊高位结扎术

53.13001　双侧腹股沟直疝 - 斜疝修补术

53.14001　双侧腹股沟直疝无张力修补术

53.15002　双侧腹股沟斜疝无张力修补术

53.16001　双侧腹股沟疝无张力修补术，一侧直疝一侧斜疝

53.17001　双侧腹股沟疝无张力修补术

53.21001　单侧股疝无张力修补术

53.29002　单侧股疝修补术

53.31001　双侧股疝无张力修补术

53.39001　双侧股疝修补术

53.41004　脐疝无张力修补术

53.42001　腹腔镜下脐疝无张力修补术

53.43001　腹腔镜下脐疝修补术

53.49004　脐疝修补术

53.51001　腹壁切口疝修补术

53.59001　腹白线疝修补术

53.59002　腹壁疝修补术

53.59003　腹腔镜下腹壁疝修补术

53.61002　腹壁切口疝无张力修补术

53.69001　单侧腹疝无张力修补术

53.69002　腹白线疝无张力修补术

53.80001　经胸膈疝修补术

53.80002　经胸食管裂孔疝修补术

53.81001　膈肌折叠术

53.9001　闭孔疝修补术

53.9003　腹膜后疝修补术

53.9009　网膜疝修补术

53.9012　腰疝修补术

53.9015　造口旁疝修补术

53.9016　会阴疝无张力修补术

54.0001　骶部脓肿切开引流术

54.0002　腹壁窦道切开引流术

54.0004　腹壁脓肿切开引流术

54.0006　腹膜外脓肿切开引流术

54.0008　腹壁切开引流术

54.0010　腹壁血肿清除术

54.0011　腹壁异物取出术

54.0013　腹股沟脓肿切开引流术

54.0016　腹股沟探查术

54.0018　腹膜后脓肿切开引流术

54.0021　腹膜外血肿清除术

54.0022　脐脓肿切开引流术

54.0023　髂窝积液清除术

54.0024	髂窝脓肿切开引流术		54.4028	腹腔镜下腹膜病损切除术
54.0025	髂窝血肿切开引流术		54.4029	腹腔镜下腹膜后病损切除术
54.12002	近期剖宫术后腹腔止血术		54.4033	腹腔镜下网膜病损切除术
54.12007	再剖腹探查术		54.4034	腹腔镜下网膜部分切除术
54.19003	腹膜后血肿清除术		54.4035	盆腔病损切除术
54.19004	腹膜血肿清除术		54.4036	盆腔腹膜切除术
54.19005	腹腔镜下腹腔积血清除术		54.4039	盆腔病损冷冻治疗术
54.19006	腹腔镜下男性盆腔脓肿切开引流术		54.4042	髂窝病损切除术
54.19009	腹腔内出血止血术		54.4043	网膜病损切除术
54.19011	腹腔血肿清除术		54.4044	网膜部分切除术
54.19013	膈下脓肿切开引流术		54.4045	网膜切除术
54.19023	男性盆腔血肿清除术		54.4048	腹腔病损氩氦刀靶向冷冻治疗术
54.19024	网膜切开术		54.4050	腹腔镜下直肠全系膜切除术 [TME]
54.21001	腹腔镜检查		54.51001	腹腔镜下肠粘连松解术
54.22002	脐活检术		54.51004	腹腔镜下腹膜粘连松解术
54.22003	腹腔镜下腹壁活检术		54.51005	腹腔镜下腹腔粘连松解术
54.23001	肠系膜活检术		54.51006	腹腔镜下盆腔腹膜粘连松解术
54.23003	腹膜后活检术		54.59002	肠粘连松解术
54.23004	腹膜活检术		54.59004	腹膜粘连松解术
54.23005	网膜活检术		54.59005	腹腔粘连松解术
54.23006	腹腔镜下腹膜活检术		54.59007	盆腔腹膜粘连松解术
54.23007	腹腔镜下网膜活检术		54.59009	盆腔粘连松解术
54.3003	腹壁病损切除术		54.61001	腹壁切口裂开缝合术
54.3004	腹壁窦道扩创术		54.63001	腹壁裂伤缝合术
54.3010	腹壁伤口扩创术		54.64002	网膜裂伤缝合术
54.3011	腹壁伤口清创术		54.71001	腹裂修补术
54.3018	腹股沟病损切除术		54.72001	腹壁补片修补术
54.3024	腹腔镜下腹壁病损切除术		54.73001	腹膜组织修补术
54.3026	盆腔壁病损切除术		54.74001	大网膜包肝术
54.3027	脐病损切除术		54.74002	大网膜包肾术
54.3029	脐切除术		54.74003	大网膜还纳术
54.4001	肠系膜病损切除术		54.74004	大网膜内移植术
54.4005	大网膜病损切除术		54.74005	大网膜修补术
54.4006	大网膜部分切除术		54.74006	生物大网膜移植术
54.4007	大网膜切除术		54.74008	网膜扭转复位术
54.4009	骶前病损切除术		54.75001	肠系膜固定术
54.4014	腹膜病损切除术		54.75002	肠系膜修补术
54.4015	腹膜后病损切除术		54.92003	腹腔异物去除术
54.4021	腹膜外病损切除术		54.93001	腹壁造口术
54.4026	腹腔镜下肠系膜病损切除术		54.93002	腹膜透析置管术

54.93003 腹膜透析导丝法置管术
54.93004 腹膜透析腹腔法置管术
54.93005 腹膜透析腹腔镜法置管术
54.93006 腹膜透析手工法置管术
54.93009 腹膜透析置管腹腔镜法复位术
54.94001 腹腔 - 颈静脉分流术
54.94002 腹腔 - 静脉转流泵管置入术
54.94003 腹腔 - 静脉分流术
54.95001 拉德手术［Ladd 手术］
54.95002 腹膜切开术
54.95004 脑室 - 腹腔分流修正术
54.99009 腹腔镜下腹腔病损切除术
54.99011 腹腔镜下盆腔内膜病损电凝术
54.99017 盆腔补片术
56.71001 输尿管 - 回肠吻合术
56.71002 输尿管 - 乙状结肠吻合术
56.71003 输尿管 - 直肠吻合术
56.72001 输尿管 - 肠管吻合口修正术
57.83001 膀胱 - 乙状结肠瘘修补术
57.83002 膀胱 - 回肠瘘修补术
57.83003 直肠 - 膀胱 - 阴道瘘切除术
57.88001 膀胱 - 结肠吻合术
61.92001 鞘膜囊肿切除术
70.52002 直肠膨出修补术
70.52003 腹腔镜下阴道后壁修补术
70.72001 结肠 - 阴道瘘修补术
70.74001 小肠 - 阴道瘘修补术
83.09003 筋膜间隙切开减压术
83.39004 筋膜病损切除术
86.04011 皮肤和皮下组织切开引流术
86.22011 皮肤和皮下坏死组织切除清创术
86.65001 异种皮肤移植术
86.71003 带蒂皮瓣延迟术
86.72001 带蒂皮瓣迁徙术
86.74027 迁徙皮瓣移植术

PJ11 新生儿（出生年龄 < 29 天）的其他手术操作，伴显著问题

PJ13 新生儿（出生年龄 < 29 天）的其他手术操作，伴其他问题

PJ15 新生儿（出生年龄 < 29 天）的其他手术操作，不伴问题

PK19 新生儿伴体外膜氧合器使用

手术操作包括：

39.65002 体外膜肺氧合［ECMO］

PR17 新生儿死亡或转入另一医院

PR29 新生儿呼吸窘迫综合征

主要诊断包括：

P22.002 新生儿呼吸窘迫综合征

PS19 极低出生体重儿（出生体重 < 1500 g）

主要诊断包括：

P07.001 超低出生体重儿
P07.011 超低出生体重儿（499 g 以下）
P07.021 超低出生体重儿（500 ~ 749 g）
P07.031 超低出生体重儿（750 ~ 999 g）
P07.101 极低出生体重儿
P07.111 极低出生体重儿（1000 ~ 1249 g）
P07.121 极低出生体重儿（1250 ~ 1499 g）
P07.201 超未成熟儿

PT11 早产儿（出生体重 1500 ~ 2499 g）伴显著问题

PT13 早产儿（出生体重 1500 ~ 2499 g）伴其他问题

PT15 早产儿（出生体重 1500 ~ 2499 g）不伴问题

主要诊断包括：

P05.001 低体重儿
P05.101 小于胎龄儿
P05.102 小样儿
P05.103 足月小样儿
P07.131 低出生体重儿（1500 ~ 2499 g）
P07.211 未成熟儿（孕期小于 24 整周）

P07.221　未成熟儿（孕期等于或大于 24 整
　　　　　周，但小于 28 整周）

P07.301　早产儿

P07.311　早产儿（孕期等于或大于 28 整
　　　　　周，但小于 32 整周）

P07.321　早产儿（孕期等于或大于 32 整
　　　　　周，但小于 37 整周）

PT21　早产儿（出生体重 > 2499 g）
　　　伴显著问题

PT23　早产儿（出生体重 > 2499 g）
　　　伴其他问题

PT25　早产儿（出生体重 > 2499 g）
　　　不伴问题

主要诊断包括：

P05.101　小于胎龄儿

P05.102　小样儿

P07.301　早产儿

P07.311　早产儿（孕期等于或大于 28 整
　　　　　周，但小于 32 整周）

P07.321　早产儿（孕期等于或大于 32 整
　　　　　周，但小于 37 整周）

PU11　足月产（出生体重 > 2499 g）
　　　伴显著问题

PU13　足月产（出生体重 > 2499 g）
　　　伴其他问题

PU15　足月产（出生体重 > 2499 g）
　　　不伴问题

主要诊断包括：

A04.001　新生儿肠致病性大肠杆菌肠炎

A04.102　新生儿肠毒性大肠杆菌肠炎

A04.202　新生儿肠侵袭性大肠杆菌肠炎

A04.302　新生儿肠出血性大肠杆菌肠炎

A04.402　新生儿大肠杆菌肠炎

A04.403　新生儿肠黏附性大肠杆菌肠炎

A09.907　婴儿肠炎

A09.908　小儿肠炎

A33xx01　新生儿破伤风

B08.401　手足口病

B33.203+I41.1*
　　　　　新生儿心肌炎

B54xx06　婴幼儿疟疾

E55.006　新生儿佝偻病

E84.102+P75*
　　　　　胎粪性肠梗阻

G40.315　良性家族性新生儿惊厥

G40.316　良性新生儿惊厥

G40.317　新生儿癫痫

G40.318　新生儿癫痫综合征

K52.903　婴儿腹泻

K52.904　幼儿腹泻

K75.902　婴儿肝炎综合征

L00xx03　新生儿天疱疮

L01.006　新生儿脓疱疮［新生儿脓疱病］

P00.101　母体患肾病的新生儿

P00.201　母体甲型 H1N1 病毒感染的新生儿

P00.401　新生儿营养不良

P00.801　新生儿狼疮综合征

P01.501　三胎儿

P01.502　双胎儿

P02.301　胎儿 - 胎盘输血综合征

P02.302　新生儿双胎输血综合征

P02.303　胎 - 母输血综合征

P02.501　新生儿脐带绕颈

P02.601　新生儿脐带过短

P03.201　产钳致新生儿损伤

P03.501　急产婴儿

P03.901　高危儿

P04.801　新生儿有机磷中毒（母体影响）

P05.102　小样儿

P05.103　足月小样儿

P08.001　特大婴儿

P08.002　巨大儿

P08.101　大于胎龄儿

P08.201　过熟儿

P08.202　过期产儿

P10.001　新生儿硬膜下出血

P10.101　新生儿脑出血

P10.201	新生儿脑室内出血	P15.601	新生儿皮下脂肪坏死（产伤所致）
P10.301	新生儿蛛网膜下腔出血	P15.801	皮肤产伤
P10.401	新生儿脑幕撕裂	P15.802	新生儿咽部损伤
P10.901	新生儿颅内出血	P15.804	新生儿软组织挤压伤
P11.001	新生儿脑水肿	P15.901	产伤
P11.101	新生儿小脑损害	P15.902	新生儿挤压综合征
P11.102	新生儿脑脊膜脑损伤	P20.901	新生儿宫内缺氧
P11.103	新生儿脑白质损伤	P21.001	新生儿重度窒息
P11.301	新生儿面神经损伤	P21.101	新生儿轻度窒息
P11.302	新生儿面神经麻痹	P21.901	新生儿窒息
P11.501	新生儿脊柱骨折	P21.902	新生儿低氧血症
P11.502	新生儿脊髓损伤	P22.001	新生儿肺透明膜病
P11.503	新生儿脊柱损伤	P22.002	新生儿呼吸窘迫综合征
P11.504	新生儿脑脊膜脊髓损伤	P22.101	新生儿短暂性呼吸急促
P11.901	新生儿中枢神经系统损伤	P22.102	新生儿湿肺
P12.001	新生儿头颅血肿	P22.103	新生儿肺水肿
P12.101	新生儿热带毛孢子菌病（产伤）	P23.001	新生儿病毒性肺炎
P12.201	新生儿帽状腱膜下血肿	P23.101	新生儿衣原体肺炎
P12.301	新生儿头皮挫伤	P23.201	新生儿葡萄球菌肺炎
P12.401	新生儿头皮监测性损伤	P23.301	新生儿 B 族链球菌肺炎
P12.801	产瘤	P23.401	新生儿大肠杆菌肺炎
P12.901	新生儿头皮损伤	P23.501	新生儿假单胞菌肺炎
P13.001	新生儿颅骨骨折	P23.601	新生儿支原体肺炎
P13.201	新生儿股骨骨折	P23.602	新生儿流感嗜血杆菌肺炎
P13.301	新生儿肱骨骨折	P23.603	新生儿肺炎杆菌肺炎
P13.302	新生儿桡骨头脱位	P23.901	新生儿肺炎
P13.401	新生儿锁骨骨折	P23.902	新生儿肺炎（产时感染）
P14.001	新生儿厄尔布麻痹	P23.903	新生儿肺炎（宫内感染）
P14.101	新生儿克隆普克麻痹	P23.904	新生儿肺炎（生后感染）
P14.201	新生儿膈神经麻痹	P24.001	新生儿胎粪吸入综合征
P14.301	新生儿臂丛神经损伤	P24.002	新生儿胎粪吸入
P14.801	新生儿喉返神经麻痹	P24.003	新生儿胎粪吸入性肺炎
P14.802	新生儿桡神经麻痹	P24.101	新生儿羊水吸入
P15.001	新生儿肝破裂	P24.102	新生儿羊水吸入性肺炎
P15.101	新生儿脾破裂	P24.103	新生儿羊水吸入综合征
P15.201	新生儿斜颈（产伤所致）	P24.901	新生儿吸入性肺炎
P15.301	新生儿结膜下出血	P24.902	新生儿吸入综合征
P15.302	新生儿眼外伤	P25.001	新生儿肺气肿
P15.401	新生儿面部挤压伤	P25.101	新生儿气胸
P15.402	新生儿面部损伤	P25.201	新生儿纵隔气肿

P25.301	新生儿心包积气	P29.201	新生儿高血压
P26.901	新生儿肺出血	P29.301	新生儿持续性肺动脉高压
P26.902	新生儿咯血	P29.302	新生儿肺动脉高压
P27.001	肺发育未成熟	P29.401	新生儿短暂性心肌缺血
P27.101	新生儿慢性肺疾病	P29.402	新生儿心肌损害
P27.102	新生儿支气管肺发育不良	P29.811	新生儿低血压
P27.801	先天性肺纤维化	P29.821	新生儿心脏生理性杂音
P27.802	新生儿通气机肺	P29.891	新生儿循环衰竭
P28.001	新生儿原发性肺不张	P29.892	新生儿心包积液
P28.101	新生儿肺不张	P35.001	先天性风疹肺炎
P28.201	新生儿青紫	P35.002	先天性风疹综合征
P28.301	新生儿睡眠呼吸暂停	P35.101	先天性巨细胞病毒感染
P28.401	新生儿呼吸暂停	P35.201	先天性疱疹病毒感染
P28.411	早产儿呼吸暂停	P35.301	先天性病毒性肝炎
P28.421	新生儿梗阻性呼吸暂停	P35.801	先天性水痘
P28.501	新生儿呼吸衰竭	P35.901	新生儿病毒血症
P28.811	新生儿鼻塞	P36.001	新生儿 B 族链球菌败血症
P28.821	新生儿插管后声门下狭窄	P36.101	新生儿链球菌败血症
P28.822	新生儿后天性声门下狭窄	P36.201	新生儿金黄色葡萄球菌败血症
P28.891	新生儿周期性呼吸	P36.301	新生儿葡萄球菌败血症
P28.892	先天性喉喘鸣	P36.302	新生儿表皮葡萄球菌败血症
P28.893	新生儿上呼吸道感染	P36.401	新生儿大肠杆菌败血症
P29.001	新生儿心力衰竭	P36.501	新生儿厌氧菌败血症
P29.101	新生儿心律失常	P36.801	新生儿铜绿假单胞菌败血症
P29.111	新生儿窦性心动过速	P36.802	新生儿肺炎克雷伯菌败血症
P29.112	新生儿窦性心动过缓	P36.803	新生儿阴沟肠杆菌败血症
P29.113	新生儿心律不齐	P36.804	新生儿不动杆菌败血症
P29.114	新生儿窦性停搏	P36.805	新生儿枸橼酸杆菌败血症
P29.115	新生儿窦房阻滞	P36.901	新生儿败血症
P29.116	新生儿窦房结功能不良	P36.902	新生儿细菌性败血症
P29.121	新生儿房性期前收缩	P36.903	新生儿菌血症
P29.122	新生儿交界性期前收缩	P37.001	先天性结核病
P29.123	新生儿室性期前收缩	P37.101	先天性弓形虫病
P29.131	新生儿室上性心动过速	P37.201	新生儿李斯特菌败血症
P29.141	新生儿室性心动过速	P37.301	先天性恶性疟
P29.151	新生儿房室传导阻滞	P37.401	先天性疟疾
P29.152	新生儿一度房室传导阻滞	P37.501	新生儿念珠菌病
P29.153	新生儿二度房室传导阻滞	P37.511	新生儿鹅口疮
P29.154	新生儿三度房室传导阻滞	P37.513	新生儿皮肤念珠菌病
P29.161	新生儿奔马律	P37.521	新生儿念珠菌败血症

P37.801	新生儿真菌性脑膜炎		P54.302	新生儿胃出血
P37.802	新生儿真菌性败血症		P54.303	新生儿肠出血
P38xx01	新生儿脐炎		P54.401	新生儿肾上腺出血
P38xx02	新生儿脐周脓肿		P54.501	新生儿皮肤出血
P38xx03	新生儿脐周蜂窝织炎		P54.502	新生儿皮肤瘀斑
P39.001	新生儿感染性乳腺炎		P54.503	新生儿皮肤瘀点
P39.101	新生儿结膜炎		P54.601	新生儿阴道出血
P39.102	新生儿衣原体结膜炎		P54.602	假月经
P39.103	新生儿眼炎		P54.801	新生儿鼻出血
P39.104	新生儿泪囊炎		P54.802	新生儿结膜出血
P39.202	新生儿宫内感染		P54.803	新生儿心包积血
P39.301	新生儿泌尿系感染		P54.901	新生儿出血
P39.401	新生儿臀炎		P55.001	新生儿 Rh 血型不合溶血病
P39.402	新生儿皮肤感染		P55.002	新生儿 Rh 血型不合溶血性贫血
P39.403	新生儿脓皮病		P55.101	新生儿 ABO 血型不合溶血病
P39.802	新生儿化脓性脑膜炎		P55.102	新生儿 ABO 血型不合溶血性黄疸
P39.804	新生儿沙门菌感染		P55.103	新生儿 ABO 血型不合溶血性贫血
P39.805	新生儿鼠伤寒沙门菌感染		P55.901	新生儿溶血
P39.806	新生儿猪霍乱沙门菌感染		P55.902	新生儿溶血性贫血
P39.807	新生儿梭状芽胞杆菌感染		P57.901	新生儿胆红素脑病
P39.808	新生儿大肠杆菌感染		P59.001	早产儿黄疸
P39.901	新生儿感染		P59.101	胆汁浓缩综合征
P51.901	新生儿脐带出血		P59.201	新生儿肝炎
P52.001	新生儿脑室内出血Ⅰ度（非创伤性）		P59.202	新生儿肝炎综合征
P52.101	新生儿脑室内出血Ⅱ度（非创伤性）		P59.301	新生儿母乳性黄疸
P52.201	新生儿脑室内出血Ⅲ度（非创伤性）		P59.801	新生儿病理性黄疸
P52.202	新生儿脑室内出血Ⅳ度（非创伤性）		P59.901	新生儿高胆红素血症
P52.301	新生儿脑室内出血（非创伤性）		P59.902	新生儿黄疸
P52.401	新生儿脑出血（非创伤性）		P59.903	新生儿生理性黄疸
P52.501	新生儿蛛网膜下腔出血（非创伤性）		P60xx01	新生儿弥散性血管内凝血
P52.601	新生儿小脑出血（非创伤性）		P61.001	新生儿血小板减少
P52.602	新生儿后颅凹出血（非创伤性）		P61.002	新生儿血小板减少性紫癜
P52.901	新生儿颅内出血（非创伤性）		P61.101	新生儿红细胞增多症
P53xx01	新生儿出血病		P61.301	新生儿失血性贫血
P53xx02	新生儿维生素 K 缺乏性出血病		P61.401	新生儿贫血
P54.001	新生儿呕血		P61.501	新生儿中性粒细胞减少症
P54.101	新生儿黑粪症		P61.801	新生儿嗜酸性粒细胞增多症
P54.102	新生儿便血		P70.101	糖尿病母亲婴儿
P54.201	新生儿直肠出血		P70.201	新生儿糖尿病
P54.301	新生儿胃肠道出血		P70.301	医源性新生儿低血糖症

P70.401	新生儿低血糖症	P78.201	新生儿咽下综合征
P70.402	新生儿短暂性低血糖症	P78.301	新生儿腹泻
P70.801	新生儿高血糖症	P78.302	新生儿肠炎
P71.001	新生儿牛乳性低钙血症	P78.303	新生儿生理性腹泻
P71.101	新生儿低钙血症	P78.304	新生儿消化不良
P71.201	新生儿低镁血症	P78.305	新生儿结肠炎
P71.301	新生儿手足搐搦	P78.306	新生儿非感染性腹泻
P71.401	新生儿甲状旁腺功能减退	P78.801	新生儿消化性溃疡
P72.001	新生儿甲状腺肿	P78.802	新生儿腹胀
P72.101	新生儿甲状腺毒症	P78.803	先天性肝硬化
P72.102	新生儿甲状腺功能亢进症	P78.804	新生儿贲门失弛缓
P72.201	新生儿甲状腺功能减退症	P78.805	新生儿幽门痉挛
P74.001	新生儿晚期代谢性酸中毒	P78.806	新生儿便秘
P74.002	新生儿代谢性酸中毒	P78.807	新生儿阑尾炎
P74.101	新生儿脱水	P78.808	新生儿胆汁淤积症
P74.211	新生儿高钠血症	P78.809	新生儿胃穿孔
P74.221	新生儿低钠血症	P78.810	新生儿气胀
P74.311	新生儿高钾血症	P78.811	新生儿贲门松弛
P74.321	新生儿低钾血症	P78.812	新生儿吞咽动作不协调
P74.401	新生儿电解质紊乱	P80.001	新生儿寒冷损伤综合征
P74.501	新生儿短暂性高酪氨酸血症	P80.801	新生儿轻度低体温
P74.801	新生儿短暂性代谢紊乱	P80.901	新生儿低体温
P74.802	新生儿低蛋白血症	P81.801	新生儿捂热综合征
P74.803	新生儿乳糖代谢紊乱	P81.901	新生儿脱水热
P74.804	新生儿呼吸性碱中毒	P81.902	新生儿发热
P74.805	新生儿呼吸性酸中毒	P83.001	新生儿硬肿症
P76.001	胎粪性便秘 [胎粪阻塞综合征]	P83.101	新生儿毒性红斑
P76.101	新生儿短暂性肠梗阻	P83.301	新生儿水肿
P76.201	浓缩乳汁性肠梗阻	P83.303	新生儿头皮水肿
P76.801	新生儿肠麻痹	P83.401	新生儿乳腺炎
P76.901	新生儿肠梗阻	P83.501	先天性鞘膜积液
P77xx01	新生儿坏死性小肠结肠炎	P83.502	先天性睾丸鞘膜积液
P78.001	胎粪性腹膜炎	P83.503	先天性精索鞘膜积液
P78.002	新生儿肠穿孔	P83.601	新生儿脐息肉
P78.003	新生儿空肠穿孔	P83.801	新生儿荨麻疹
P78.004	新生儿回肠穿孔	P83.802	新生儿皮下脂肪坏死
P78.005	新生儿结肠穿孔	P83.803	新生儿红斑
P78.006	新生儿乙状结肠穿孔	P83.804	新生儿硬皮病
P78.007	新生儿直肠穿孔	P83.805	青铜症 [婴儿青铜综合征]
P78.101	新生儿腹膜炎	P83.806	蓝莓松饼状婴儿

P83.807　新生儿皮肤附属器息肉

P90xx01　新生儿惊厥

P90xx02　新生儿抽搐

P91.001　新生儿大脑缺血

P91.002　新生儿脑梗死

P91.101　新生儿后天性脑室周围囊肿

P91.102　新生儿后天性脑室囊肿

P91.201　新生儿脑白质软化

P91.501　新生儿昏迷

P91.601　新生儿缺氧缺血性脑病

P91.811　新生儿脑病

P91.901　围生期脑损伤

P92.001　新生儿呕吐

P92.101　新生儿胃食管反流

P92.201　新生儿进食缓慢

P92.301　新生儿喂养不足

P92.401　新生儿喂养过量

P92.501　新生儿母乳喂养困难

P92.801　新生儿喂养不当

P92.803　新生儿喂养不耐受

P94.001　新生儿一过性重症肌无力

P94.101　先天性肌张力增高

P94.201　先天性肌张力减退

P94.202　先天性肌弛缓综合征［松软儿］

P95xx01　石胎

P96.001　先天性肾功能衰竭

P96.002　新生儿尿毒症

P96.101　新生儿撤药综合征

P96.102　新生儿药物戒断综合征

P96.301　新生儿颅骨软化

P96.302　新生儿宽颅缝

P96.811　新生儿颤抖

P96.892　新生儿死亡

P96.893　新生儿休克

P96.901　新生儿反应低下

Q27.001　脐动脉畸形

Q33.801　肺奇静脉裂

Q64.493　脐尿管畸形

Q79.501　腹壁羊膜带综合征

R02xx10　新生儿皮下坏疽

R68.101　新生儿呻吟

R68.103　新生儿哭闹

Z03.8x711　可疑新生儿感染情况的观察

Z03.8x731　可疑新生儿呼吸情况的观察

Z38.001　在医院内出生的单胎活产婴儿

Z38.101　在医院外出生的单胎活产婴儿

Z38.201　未知出生地点的单胎活产婴儿

Z38.301　在医院内出生的双胎活产婴儿

Z38.401　在医院外出生的双胎活产婴儿

Z38.501　未知出生地点的双胎活产婴儿

Z38.601　在医院内出生的多胎活产婴儿

Z38.701　在医院外出生的多胎活产婴儿

Z38.801　未知出生地点的多胎活产婴儿

PV19　源于新生儿诊断的婴儿疾患（29 天 ≤ 出生年龄 < 1 周岁）

A04.001　新生儿肠致病性大肠杆菌肠炎

A04.102　新生儿肠毒性大肠杆菌肠炎

A04.202　新生儿肠侵袭性大肠杆菌肠炎

A04.302　新生儿肠出血性大肠杆菌肠炎

A04.402　新生儿大肠杆菌肠炎

A04.403　新生儿肠黏附性大肠杆菌肠炎

A09.907　婴儿肠炎

A09.908　小儿肠炎

A33xx01　新生儿破伤风

B08.401　手足口病

B33.203+I41.1*

　　　　　新生儿心肌炎

B54xx06　婴幼儿疟疾

E55.006　新生儿佝偻病

E84.102+P75*

　　　　　胎粪性肠梗阻

G40.315　良性家族性新生儿惊厥

G40.316　良性新生儿惊厥

G40.317　新生儿癫痫

G40.318　新生儿癫痫综合征

K52.903　婴儿腹泻

K52.904　幼儿腹泻

K75.902　婴儿肝炎综合征

L00xx03　新生儿天疱疮

L01.006	新生儿脓胞疮［新生儿脓疱病］	P11.901	新生儿中枢神经系统损伤
P00.101	母体患肾病的新生儿	P12.001	新生儿头颅血肿
P00.201	母体甲型 H1N1 病毒感染的新生儿	P12.101	新生儿热带毛孢子菌病（产伤）
P00.401	新生儿营养不良	P12.201	新生儿帽状腱膜下血肿
P00.801	新生儿狼疮综合征	P12.301	新生儿头皮挫伤
P01.501	三胎儿	P12.401	新生儿头皮监测性损伤
P01.502	双胎儿	P12.801	产瘤
P02.301	胎儿 - 胎盘输血综合征	P12.901	新生儿头皮损伤
P02.302	新生儿双胎输血综合征	P13.001	新生儿颅骨骨折
P02.303	胎 - 母输血综合征	P13.201	新生儿股骨骨折
P02.501	新生儿脐带绕颈	P13.301	新生儿肱骨骨折
P02.601	新生儿脐带过短	P13.302	新生儿桡骨头脱位
P03.201	产钳致新生儿损伤	P13.401	新生儿锁骨骨折
P03.501	急产婴儿	P14.001	新生儿厄尔布麻痹
P03.901	高危儿	P14.101	新生儿克隆普克麻痹
P04.801	新生儿有机磷中毒（母体影响）	P14.201	新生儿膈神经麻痹
P05.102	小样儿	P14.301	新生儿臂丛神经损伤
P05.103	足月小样儿	P14.801	新生儿喉返神经麻痹
P08.001	特大婴儿	P14.802	新生儿桡神经麻痹
P08.002	巨大儿	P15.001	新生儿肝破裂
P08.101	大于胎龄儿	P15.101	新生儿脾破裂
P08.201	过熟儿	P15.201	新生儿斜颈（产伤所致）
P08.202	过期产儿	P15.301	新生儿结膜下出血
P10.001	新生儿硬膜下出血	P15.302	新生儿眼外伤
P10.101	新生儿脑出血	P15.401	新生儿面部挤压伤
P10.201	新生儿脑室内出血	P15.402	新生儿面部损伤
P10.301	新生儿蛛网膜下腔出血	P15.601	新生儿皮下脂肪坏死（产伤所致）
P10.401	新生儿脑幕撕裂	P15.801	皮肤产伤
P10.901	新生儿颅内出血	P15.802	新生儿咽部损伤
P11.001	新生儿脑水肿	P15.804	新生儿软组织挤压伤
P11.101	新生儿小脑损害	P15.901	产伤
P11.102	新生儿脑脊膜脑损伤	P15.902	新生儿挤压综合征
P11.103	新生儿脑白质损伤	P20.901	新生儿宫内缺氧
P11.104	早产儿脑白质损伤	P21.001	新生儿重度窒息
P11.301	新生儿面神经损伤	P21.101	新生儿轻度窒息
P11.302	新生儿面神经麻痹	P21.901	新生儿窒息
P11.501	新生儿脊柱骨折	P21.902	新生儿低氧血症
P11.502	新生儿脊髓损伤	P22.001	新生儿肺透明膜病
P11.503	新生儿脊柱损伤	P22.002	新生儿呼吸窘迫综合征
P11.504	新生儿脑脊膜脊髓损伤	P22.101	新生儿短暂性呼吸急促

P22.102	新生儿湿肺		P28.421	新生儿梗阻性呼吸暂停
P22.103	新生儿肺水肿		P28.501	新生儿呼吸衰竭
P23.001	新生儿病毒性肺炎		P28.811	新生儿鼻塞
P23.101	新生儿衣原体肺炎		P28.821	新生儿插管后声门下狭窄
P23.201	新生儿葡萄球菌肺炎		P28.822	新生儿后天性声门下狭窄
P23.301	新生儿 B 族链球菌肺炎		P28.891	新生儿周期性呼吸
P23.401	新生儿大肠杆菌肺炎		P28.892	先天性喉喘鸣
P23.501	新生儿假单胞菌肺炎		P28.893	新生儿上呼吸道感染
P23.601	新生儿支原体肺炎		P29.001	新生儿心力衰竭
P23.602	新生儿流感嗜血杆菌肺炎		P29.101	新生儿心律失常
P23.603	新生儿肺炎杆菌肺炎		P29.111	新生儿窦性心动过速
P23.901	新生儿肺炎		P29.112	新生儿窦性心动过缓
P23.902	新生儿肺炎（产时感染）		P29.113	新生儿心律不齐
P23.903	新生儿肺炎（宫内感染）		P29.114	新生儿窦性停搏
P23.904	新生儿肺炎（生后感染）		P29.115	新生儿窦房阻滞
P24.001	新生儿胎粪吸入综合征		P29.116	新生儿窦房结功能不良
P24.002	新生儿胎粪吸入		P29.121	新生儿房性期前收缩
P24.003	新生儿胎粪吸入性肺炎		P29.122	新生儿交界性期前收缩
P24.101	新生儿羊水吸入		P29.123	新生儿室性期前收缩
P24.102	新生儿羊水吸入性肺炎		P29.131	新生儿室上性心动过速
P24.103	新生儿羊水吸入综合征		P29.141	新生儿室性心动过速
P24.901	新生儿吸入性肺炎		P29.151	新生儿房室传导阻滞
P24.902	新生儿吸入综合征		P29.152	新生儿一度房室传导阻滞
P25.001	新生儿肺气肿		P29.153	新生儿二度房室传导阻滞
P25.101	新生儿气胸		P29.154	新生儿三度房室传导阻滞
P25.201	新生儿纵隔气肿		P29.161	新生儿奔马律
P25.301	新生儿心包积气		P29.201	新生儿高血压
P26.901	新生儿肺出血		P29.301	新生儿持续性肺动脉高压
P26.902	新生儿咯血		P29.302	新生儿肺动脉高压
P27.001	肺发育未成熟		P29.401	新生儿短暂性心肌缺血
P27.101	新生儿慢性肺疾病		P29.402	新生儿心肌损害
P27.102	新生儿支气管肺发育不良		P29.811	新生儿低血压
P27.801	先天性肺纤维化		P29.821	新生儿心脏生理性杂音
P27.802	新生儿通气机肺		P29.891	新生儿循环衰竭
P28.001	新生儿原发性肺不张		P29.892	新生儿心包积液
P28.101	新生儿肺不张		P35.001	先天性风疹肺炎
P28.201	新生儿青紫		P35.002	先天性风疹综合征
P28.301	新生儿睡眠呼吸暂停		P35.101	先天性巨细胞病毒感染
P28.401	新生儿呼吸暂停		P35.201	先天性疱疹病毒感染
P28.411	早产儿呼吸暂停		P35.301	先天性病毒性肝炎

P35.801	先天性水痘	P39.403	新生儿脓皮病
P35.901	新生儿病毒血症	P39.802	新生儿化脓性脑膜炎
P36.001	新生儿 B 族链球菌败血症	P39.804	新生儿沙门菌感染
P36.101	新生儿链球菌败血症	P39.805	新生儿鼠伤寒沙门菌感染
P36.201	新生儿金黄色葡萄球菌败血症	P39.806	新生儿猪霍乱沙门菌感染
P36.301	新生儿葡萄球菌败血症	P39.807	新生儿梭状芽胞杆菌感染
P36.302	新生儿表皮葡萄球菌败血症	P39.808	新生儿大肠杆菌感染
P36.401	新生儿大肠杆菌败血症	P39.901	新生儿感染
P36.501	新生儿厌氧菌败血症	P51.901	新生儿脐带出血
P36.801	新生儿铜绿假单胞菌败血症	P52.001	新生儿脑室内出血 I 度（非创伤性）
P36.802	新生儿肺炎克雷伯菌败血症	P52.101	新生儿脑室内出血 II 度（非创伤性）
P36.803	新生儿阴沟肠杆菌败血症	P52.201	新生儿脑室内出血 III 度（非创伤性）
P36.804	新生儿不动杆菌败血症	P52.202	新生儿脑室内出血 IV 度（非创伤性）
P36.805	新生儿枸橼酸杆菌败血症	P52.301	新生儿脑室内出血（非创伤性）
P36.901	新生儿败血症	P52.401	新生儿脑出血（非创伤性）
P36.902	新生儿细菌性败血症	P52.501	新生儿蛛网膜下腔出血（非创伤性）
P36.903	新生儿菌血症	P52.601	新生儿小脑出血（非创伤性）
P37.001	先天性结核病	P52.602	新生儿后颅凹出血（非创伤性）
P37.101	先天性弓形虫病	P52.901	新生儿颅内出血（非创伤性）
P37.201	新生儿李斯特菌败血症	P53xx01	新生儿出血病
P37.301	先天性恶性疟	P53xx02	新生儿维生素 K 缺乏性出血症
P37.401	先天性疟疾	P54.001	新生儿呕血
P37.501	新生儿念珠菌病	P54.101	新生儿黑粪症
P37.511	新生儿鹅口疮	P54.102	新生儿便血
P37.513	新生儿皮肤念珠菌病	P54.201	新生儿直肠出血
P37.521	新生儿念珠菌败血症	P54.301	新生儿胃肠道出血
P37.801	新生儿真菌性脑膜炎	P54.302	新生儿胃出血
P37.802	新生儿真菌性败血症	P54.303	新生儿肠出血
P38xx01	新生儿脐炎	P54.401	新生儿肾上腺出血
P38xx02	新生儿脐周脓肿	P54.501	新生儿皮肤出血
P38xx03	新生儿脐周蜂窝织炎	P54.502	新生儿皮肤瘀斑
P39.001	新生儿感染性乳腺炎	P54.503	新生儿皮肤瘀点
P39.101	新生儿结膜炎	P54.601	新生儿阴道出血
P39.102	新生儿衣原体结膜炎	P54.602	假月经
P39.103	新生儿眼炎	P54.801	新生儿鼻出血
P39.104	新生儿泪囊炎	P54.802	新生儿结膜出血
P39.202	新生儿宫内感染	P54.803	新生儿心包积血
P39.301	新生儿泌尿系感染	P54.901	新生儿出血
P39.401	新生儿臀炎	P55.001	新生儿 Rh 血型不合溶血病
P39.402	新生儿皮肤感染	P55.002	新生儿 Rh 血型不合溶血性贫血

P55.101	新生儿 ABO 血型不合溶血病	P74.101	新生儿脱水
P55.102	新生儿 ABO 血型不合溶血性黄疸	P74.211	新生儿高钠血症
P55.103	新生儿 ABO 血型不合溶血性贫血	P74.221	新生儿低钠血症
P55.901	新生儿溶血	P74.311	新生儿高钾血症
P55.902	新生儿溶血性贫血	P74.321	新生儿低钾血症
P57.901	新生儿胆红素脑病	P74.401	新生儿电解质紊乱
P59.001	早产儿黄疸	P74.501	新生儿短暂性高酪氨酸血症
P59.101	胆汁浓缩综合征	P74.801	新生儿短暂性代谢紊乱
P59.201	新生儿肝炎	P74.802	新生儿低蛋白血症
P59.202	新生儿肝炎综合征	P74.803	新生儿乳糖代谢紊乱
P59.301	新生儿母乳性黄疸	P74.804	新生儿呼吸性碱中毒
P59.801	新生儿病理性黄疸	P74.805	新生儿呼吸性酸中毒
P59.901	新生儿高胆红素血症	P76.001	胎粪性便秘 [胎粪阻塞综合征]
P59.902	新生儿黄疸	P76.101	新生儿短暂性肠梗阻
P59.903	新生儿生理性黄疸	P76.201	浓缩乳汁性肠梗阻
P60xx01	新生儿弥散性血管内凝血	P76.801	新生儿肠麻痹
P61.001	新生儿血小板减少	P76.901	新生儿肠梗阻
P61.002	新生儿血小板减少性紫癜	P77xx01	新生儿坏死性小肠结肠炎
P61.101	新生儿红细胞增多症	P78.001	胎粪性腹膜炎
P61.301	新生儿失血性贫血	P78.002	新生儿肠穿孔
P61.401	新生儿贫血	P78.003	新生儿空肠穿孔
P61.501	新生儿中性粒细胞减少症	P78.004	新生儿回肠穿孔
P61.801	新生儿嗜酸性粒细胞增多症	P78.005	新生儿结肠穿孔
P70.101	糖尿病母亲婴儿	P78.006	新生儿乙状结肠穿孔
P70.201	新生儿糖尿病	P78.007	新生儿直肠穿孔
P70.301	医源性新生儿低血糖症	P78.101	新生儿腹膜炎
P70.401	新生儿低血糖症	P78.201	新生儿咽下综合征
P70.402	新生儿短暂性低血糖症	P78.301	新生儿腹泻
P70.801	新生儿高血糖症	P78.302	新生儿肠炎
P71.001	新生儿牛乳性低钙血症	P78.303	新生儿生理性腹泻
P71.101	新生儿低钙血症	P78.304	新生儿消化不良
P71.201	新生儿低镁血症	P78.305	新生儿结肠炎
P71.301	新生儿手足搐搦	P78.306	新生儿非感染性腹泻
P71.401	新生儿甲状旁腺功能减退	P78.801	新生儿消化性溃疡
P72.001	新生儿甲状腺肿	P78.802	新生儿腹胀
P72.101	新生儿甲状腺毒症	P78.803	先天性肝硬化
P72.102	新生儿甲状腺功能亢进症	P78.804	新生儿贲门失弛缓
P72.201	新生儿甲状腺功能减退症	P78.805	新生儿幽门痉挛
P74.001	新生儿晚期代谢性酸中毒	P78.806	新生儿便秘
P74.002	新生儿代谢性酸中毒	P78.807	新生儿阑尾炎

P78.808	新生儿胆汁淤积症	P92.201	新生儿进食缓慢
P78.809	新生儿胃穿孔	P92.301	新生儿喂养不足
P78.810	新生儿气胀	P92.401	新生儿喂养过量
P78.811	新生儿贲门松弛	P92.501	新生儿母乳喂养困难
P78.812	新生儿吞咽动作不协调	P92.801	新生儿喂养不当
P80.001	新生儿寒冷损伤综合征	P92.803	新生儿喂养不耐受
P80.801	新生儿轻度低体温	P94.001	新生儿一过性重症肌无力
P80.901	新生儿低体温	P94.101	先天性肌张力增高
P81.801	新生儿捂热综合征	P94.201	先天性肌张力减退
P81.901	新生儿脱水热	P94.202	先天性肌弛缓综合征［松软儿］
P81.902	新生儿发热	P95xx01	石胎
P83.001	新生儿硬肿症	P96.001	先天性肾功能衰竭
P83.101	新生儿毒性红斑	P96.002	新生儿尿毒症
P83.301	新生儿水肿	P96.101	新生儿撤药综合征
P83.303	新生儿头皮水肿	P96.102	新生儿药物戒断综合征
P83.401	新生儿乳腺炎	P96.301	新生儿颅骨软化
P83.501	先天性鞘膜积液	P96.302	新生儿宽颅缝
P83.502	先天性睾丸鞘膜积液	P96.811	新生儿颤抖
P83.503	先天性精索鞘膜积液	P96.892	新生儿死亡
P83.601	新生儿脐息肉	P96.893	新生儿休克
P83.801	新生儿荨麻疹	P96.901	新生儿反应低下
P83.802	新生儿皮下脂肪坏死	Q27.001	脐动脉畸形
P83.803	新生儿红斑	Q33.801	肺奇静脉裂
P83.804	新生儿硬皮病	Q64.493	脐尿管畸形
P83.805	青铜症［婴儿青铜综合征］	Q79.501	腹壁羊膜带综合征
P83.806	蓝莓松饼状婴儿	R02xx10	新生儿皮下坏疽
P83.807	新生儿皮肤附属器息肉	R68.101	新生儿呻吟
P90xx01	新生儿惊厥	R68.103	新生儿哭闹
P90xx02	新生儿抽搐	Z03.8x711	可疑新生儿感染情况的观察
P91.001	新生儿大脑缺血	Z03.8x731	可疑新生儿呼吸情况的观察
P91.002	新生儿脑梗死	Z38.001	在医院内出生的单胎活产婴儿
P91.101	新生儿后天性脑室周围囊肿	Z38.101	在医院外出生的单胎活产婴儿
P91.102	新生儿后天性脑室囊肿	Z38.201	未知出生地点的单胎活产婴儿
P91.201	新生儿脑白质软化	Z38.301	在医院内出生的双胎活产婴儿
P91.501	新生儿昏迷	Z38.401	在医院外出生的双胎活产婴儿
P91.601	新生儿缺氧缺血性脑病	Z38.501	未知出生地点的双胎活产婴儿
P91.811	新生儿脑病	Z38.601	在医院内出生的多胎活产婴儿
P91.901	围生期脑损伤	Z38.701	在医院外出生的多胎活产婴儿
P92.001	新生儿呕吐	Z38.801	未知出生地点的多胎活产婴儿
P92.101	新生儿胃食管反流		

MDCQ 血液、造血器官及免疫系统疾病和功能障碍

QB10　脾切除术，年龄 < 17 岁

QB19　脾切除术

手术操作包括：

39.1005	脾静脉 - 肾静脉分流术
39.1008	脾静脉 - 下腔静脉人工血管分流术
39.79018	脾动脉栓塞术
41.2001	脾切开探查术
41.32001	经皮脾活检
41.33001	直视下脾活检术
41.41002	脾囊肿造袋术
41.42002	脾病损切除术
41.43001	脾部分切除术
41.5001	腹腔镜下脾切除术
41.5002	脾切除术
41.93001	副脾切除术
41.94001	脾移植术
41.95001	脾修补术
41.99001	腹腔镜下脾囊肿开窗术

QC11　胸腺手术，伴重要并发症与合并症

QC15　胸腺手术，不伴重要并发症与合并症

手术操作包括：

07.16001	胸腺活检
07.81005	胸腺病变切除术
07.81006	胸腺部分切除术
07.81009	CT 引导下胸腺病损射频消融术
07.82002	胸腺扩大切除术
07.82003	胸腺切除术
07.83001	胸腔镜下胸腺部分切除术
07.83002	胸腔镜下胸腺病损切除术
07.84001	胸腔镜下胸腺切除术
07.84002	胸腔镜下胸腺扩大切除术
07.91001	胸腺区探查术
07.92001	胸腺切开探查术
07.93001	胸腺修补术
07.94001	胸腺移植术
07.99001	胸腺固定术
34.3001	胸腔镜下纵隔病损切除术
34.3005	纵隔病损切除术

QD11　非特指部位、组织、器官的良性肿瘤手术，伴重要并发症与合并症

QD13　非特指部位、组织、器官的良性肿瘤手术，伴并发症与合并症

QD15　非特指部位、组织、器官的良性肿瘤手术，不伴并发症与合并症

手术操作包括：

16.92001	眶内病损切除术
16.98001	眼眶病损切除术
18.21004	耳前病损切除术
18.29009	外耳道病损切除术
18.29012	外耳病损烧灼术
18.29013	外耳病损冷冻治疗术
18.29014	外耳病损刮除术
18.29015	外耳病损电凝术
18.39001	外耳切断术
20.51002	耳后病损切除术

21.31002	鼻内镜下鼻内病损切除术
21.32001	鼻皮肤病损切除术
21.4001	鼻部分切除术
26.29002	下颌下腺病损切除术
26.29009	腮腺病损切除术
26.29013	舌下腺病损切除术
26.31001	下颌下腺部分切除术
26.31004	腮腺部分切除术
26.31007	舌下腺部分切除术
26.31008	腮腺深叶切除术
26.31009	腮腺浅叶切除术
26.32001	腮腺切除术
26.32003	舌下腺切除术
26.32004	下颌下腺切除术
27.42001	唇病损广泛切除术
27.43001	唇病损激光烧灼术
27.43002	唇病损切除术
27.49001	鼻唇病损切除术
27.49002	颌下区病损切除术
27.49005	颊内部病损切除术
27.49007	口底病损切除术
27.99002	颊部病损切除术
27.99003	颏下病损切除术
27.99005	面部病损切除术
28.92001	扁桃体病损切除术
28.92002	扁桃体病损射频消融术
29.39001	鼻咽病损切除术
29.39007	支撑喉镜下鼻咽病损切除术
29.39018	咽旁病损切除术
32.30001	胸腔镜下肺叶部分切除术
32.39002	肺叶部分切除术
34.4001	胸壁病损切除术
34.4007	胸腔镜下胸壁病损切除术
34.59002	胸膜部分切除术
45.42003	纤维结肠镜下结肠息肉切除术
54.3003	腹壁病损切除术
54.3018	腹股沟病损切除术
54.3024	腹腔镜下腹壁病损切除术
54.3026	盆腔壁病损切除术
54.3027	脐病损切除术
54.3029	脐切除术
54.4009	骶前病损切除术
54.4012	骶尾部病损切除术
54.4014	腹膜病损切除术
54.4015	腹膜后病损切除术
54.4021	腹膜外病损切除术
54.4026	腹腔镜下肠系膜病损切除术
54.4028	腹腔镜下腹膜病损切除术
54.4029	腹腔镜下腹膜后病损切除术
54.4033	腹腔镜下网膜病损切除术
54.4034	腹腔镜下网膜部分切除术
54.4035	盆腔病损切除术
54.99009	腹腔镜下腹腔病损切除术
54.99011	腹腔镜下盆腔内膜病损电凝术
64.2002	包皮病损切除术
64.2004	阴茎病损切除术
64.2005	阴茎部分切除术
64.3001	阴茎全部切除术
66.51001	腹腔镜下双侧输卵管切除术
67.39004	宫腔镜下宫颈病损切除术
67.39008	宫颈病损切除术
67.39014	腹腔镜下宫颈病损切除术
68.29002	腹腔镜辅助经阴道子宫病损切除术
68.29003	腹腔镜下残角子宫切除术
68.29005	腹腔镜下子宫病损切除术
68.29014	宫腔镜下子宫病损切除术
68.29024	经阴道子宫病损切除术
68.29029	子宫病损切除术
70.32001	腹腔镜下直肠子宫陷凹病损切除术
70.32002	直肠子宫陷凹病损切除术
71.24001	前庭大腺病损切除术
71.3001	大阴唇病损切除术
71.3003	会阴病损切除术
71.3011	外阴病损烧灼术
71.3012	外阴病损切除术
76.2014	面骨病损局部切除术
77.61001	肩胛骨病损切除术
77.61004	肋骨病损切除术
77.61006	锁骨病损切除术
77.61008	胸廓骨病损切除术

77.63003	桡骨病损切除术	82.22001	手部肌肉病损切除术
77.64002	腕骨病损切除术	82.29001	手部软组织病损切除术
77.64003	掌骨病损切除术	83.31001	跟腱病损切除术
77.65001	股骨病损切除术	83.31002	肌腱病损切除术
77.66001	髌骨病损切除术	83.31004	腱鞘病损切除术
77.67001	腓骨病损切除术	83.32001	背部肌肉病损切除术
77.67004	胫骨病损切除术	83.32002	肌肉病损切除术
77.69001	耻骨病损切除术	83.32007	躯干肌肉病损切除术
77.69004	骶骨病损切除术	83.32009	上肢肌肉病损切除术
77.69007	跟骨病损切除术	83.32012	下肢肌肉病损切除术
77.69009	骨盆病损切除术	83.39001	腘窝病损切除术
77.69013	踝骨病损切除术	83.39004	筋膜病损切除术
77.69025	髂骨病损切除术	83.39016	滑囊病损切除术
77.69032	胸椎病损切除术	83.39017	软组织病损切除术
77.69039	腰椎病损切除术	83.42001	肌腱切除术
77.69041	趾骨病损切除术	83.42002	腱膜切除术
77.69044	椎骨病损切除术	83.42003	腱鞘切除术
77.69047	足骨病损切除术	85.21003	乳房病损切除术
77.69055	颈椎病损切除术	85.21019	乳房腺体区段切除术
77.69056	骶椎病损切除术	86.3047	皮肤病损切除术
80.81001	肩关节病损切除术	86.3072	皮下组织病损切除术
80.81002	肩关节镜下病损切除术	86.83031	脂肪垫切除术
80.82001	肘关节镜下病损切除术	86.83032	脂肪切除术
80.82002	肘关节病损切除术		
80.83001	腕关节病损切除术		
80.83002	腕关节镜下病损切除术		
80.84002	指关节病损切除术		
80.84003	指关节镜下病损切除术		
80.85001	髋关节病损切除术		
80.85004	髋关节镜下病损切除术		
80.86003	膝关节病损切除术		
80.86005	膝关节镜下病损切除术		
80.87002	踝关节病损切除术		
80.87006	踝关节镜下病损切除术		
80.88001	趾关节病损切除术		
80.88003	踇囊病损切除术		
80.89001	骶髂关节病损切除术		
80.89004	项韧带病损切除术		
80.89005	胸锁关节病损切除术		
82.21001	手部腱鞘病损切除术		

QJ11 血液、造血器官及免疫系统其他手术，伴重要并发症与合并症

QJ13 血液、造血器官及免疫系统其他手术，伴并发症与合并症

QJ15 血液、造血器官及免疫系统其他手术，不伴并发症与合并症

手术操作包括：

34.02001	开胸探查术
34.02003	胸腔镜中转开胸探查术
34.04003	胸腔闭式引流术
34.20001	胸腔镜下胸膜活检术
34.21002	胸腔镜检查
34.22001	纵隔镜检查
34.23001	胸壁活检
34.24001	胸膜活检

34.25002	纵隔闭合性活检
34.26001	纵隔活检术
38.7001	腔静脉结扎术
38.7002	腔静脉折叠术
38.7003	上腔静脉滤器置入术
38.7004	下腔静脉滤器置入术
38.7007	下肢静脉滤器置入术
38.86009	脾动脉结扎术
40.0001	淋巴管探查术
40.11002	淋巴结活检
40.11003	腹腔镜下淋巴结活检术
40.11004	纵隔镜下淋巴结活检术
40.21002	颈深部淋巴结切除术
40.22001	内乳淋巴结清扫术
40.23001	腋淋巴结切除术
40.24002	腹股沟淋巴结切除术
40.29002	单纯淋巴结切除术
40.29004	肺门淋巴结切除术
40.29007	腹腔淋巴结切除术
40.29008	颌下淋巴结切除术
40.29014	锁骨上淋巴结切除术
40.29015	纵隔淋巴结切除术
40.29016	肠系膜淋巴结切除术
40.29017	腹膜后淋巴管瘤（囊肿）切除术
40.29018	肠系膜淋巴管瘤（囊肿）切除术
40.29019	肢体淋巴管瘤（囊肿）切除术
40.3001	淋巴结扩大性区域性切除术
40.3002	淋巴结区域性切除术
40.3003	腔镜下区域性腋窝淋巴结区域切除术
40.3004	皮下淋巴抽吸术
40.40003	舌骨上颈淋巴结清扫术
40.41001	单侧颈淋巴结清扫术
40.42001	双侧颈淋巴结清扫术
40.51001	腋下淋巴结清扫术
40.51002	腔镜下腋窝淋巴结清扫术
40.52001	主动脉旁淋巴结清扫术
40.53001	髂淋巴结清扫术
40.54001	腹股沟淋巴结清扫术
40.59001	腹腔淋巴结清扫术
40.59002	盆腔淋巴结清扫术
40.59003	颌下淋巴结清扫术
40.59004	纵隔淋巴结清扫术
40.59006	肠系膜淋巴结清扫术
40.59007	肺门淋巴结清扫术
40.59008	腹膜后淋巴结清扫术
40.59009	腹腔镜下盆腔淋巴结清扫术
40.61001	胸导管套管插入术
40.62001	胸导管造瘘术
40.63001	胸导管瘘闭合术
40.63002	胸腔镜下淋巴瘘修补术
40.64001	胸导管结扎术
40.69001	胸导管 - 颈内静脉吻合术
40.69002	胸导管 - 颈外静脉吻合术
40.69003	胸导管狭窄扩张术
40.69004	胸导管成形术
40.9001	淋巴管 - 静脉吻合术
40.9003	周围淋巴管 - 小静脉吻合术
40.9004	淋巴干 - 小静脉吻合术
40.9005	腰淋巴干 - 小静脉吻合术
40.9006	髂淋巴干 - 小静脉吻合术
40.9007	肠淋巴干 - 小静脉吻合术
40.9008	淋巴水肿矫正 Homans-Macey 手术 [Homans 手术]
40.9009	淋巴水肿矫正 Charles 手术 [Charles 手术]
40.9010	淋巴水肿矫正 Thompson 手术 [Thompson 手术]
40.9011	腹膜后淋巴管横断结扎术
40.9012	髂淋巴干横断结扎术
40.9013	淋巴管瘘结扎术
40.9014	淋巴管瘘切除术
40.9015	淋巴管瘘粘连术
40.9016	淋巴管瘤注射术
41.1001	脾穿刺
41.31001	骨髓穿刺活检
41.42003	经皮脾病损射频消融术
41.91001	供者骨髓采集术
51.23001	腹腔镜下胆囊切除术
54.23001	肠系膜活检术

54.23003　腹膜后活检术
54.23004　腹膜活检术
54.23005　网膜活检术
54.23006　腹腔镜下腹膜活检术
54.23007　腹腔镜下网膜活检术
54.24001　腹内病损穿刺活检
54.24002　腹腔病损穿刺活检
54.24003　髂部病损穿刺活检
54.24006　盆腔病损穿刺活检
77.49001　骨盆活检术
77.49002　指骨活检术
77.49003　椎骨活检术
83.21001　软组织活检
86.04011　皮肤和皮下组织切开引流术
86.05004　皮肤和皮下组织切开异物取出术
86.06004　药物治疗泵置入
86.06005　静脉输注泵置入
86.22011　皮肤和皮下坏死组织切除清创术
86.28012　皮肤和皮下组织非切除性清创
86.4004　皮肤病损根治性切除术
99.28005　静脉注射免疫制剂治疗

QR11　网状内皮及免疫性疾患，伴重
　　　要并发症与合并症
QR13　网状内皮及免疫性疾患，伴并
　　　发症与合并症
QR15　网状内皮及免疫性疾患，不伴
　　　并发症与合并症

主要诊断包括：
A18.201　腹股沟淋巴结结核
A18.203　结核性淋巴管炎
A18.206　淋巴结结核
A18.208　锁骨上淋巴结结核
A18.209　腋下淋巴结结核
A18.210　周围淋巴结结核
A18.820+D77*
　　　　　脾结核

A28.101　猫抓病
A51.410　二期梅毒性淋巴结炎
B55.201　淋巴结型黑热病
C26.101　脾恶性肿瘤
C37xx01　胸腺恶性肿瘤
C77.105　锁骨下淋巴结继发恶性肿瘤
C78.803　脾继发恶性肿瘤
C79.8829　胸腺继发恶性肿瘤
C88.901　原发性免疫疾病相关性淋巴增殖
　　　　　性疾病
D13.902　脾良性肿瘤
D15.002　胸腺良性肿瘤
D18.044　脾血管瘤
D18.102　腹膜后淋巴管瘤
D18.103　海绵状淋巴管瘤
D18.105　面部淋巴管瘤
D18.106　淋巴管瘤
D18.107　颅内淋巴管瘤
D18.109　躯干淋巴管瘤
D18.112　肢体淋巴管瘤
D18.114　血管淋巴管瘤
D18.117　阴囊淋巴管瘤
D18.118　会阴淋巴管瘤
D18.119　腹股沟淋巴管瘤
D18.122　盆腔淋巴管瘤
D18.123　脾淋巴管瘤
D18.124　下肢淋巴管瘤
D36.001　淋巴结良性肿瘤
D37.705　脾交界性肿瘤
D38.401　胸腺交界性肿瘤
D47.201　单克隆丙种球蛋白血症 [1]
D47.701　淋巴样肉芽肿病
D47.703　血管免疫母细胞性淋巴结病
D47.705　B 淋巴细胞克隆性疾病
D47.708　嗜酸性肉芽肿
D47.709　汉 - 许 - 克病
D47.901　淋巴细胞增殖性疾病
D47.902　移植后淋巴增殖性疾病

---

[1] 丙种球蛋白即丙球蛋白，以下同此。

D50.102	凯利 - 佩特森综合征［Kelly-Paterson综合征］	D76.302	网状组织细胞瘤
D70xx06	科斯特曼病	D76.303	窦组织细胞增多伴巨大淋巴结病［Rosai-Dorfman 病］
D71xx01	多形核中性粒细胞的功能紊乱	D80.001	遗传性低丙球蛋白血症
D71xx02	细胞膜受体复合体缺陷	D80.002	常染色体隐性无丙球蛋白血症（瑞士型）
D71xx03	儿童期慢性肉芽肿病	D80.003	X 连锁无丙球蛋白血症
D71xx04	先天性吞噬细胞功能不良	D80.101	低丙球蛋白血症
D71xx05	进行性脓毒性肉芽肿病	D80.102	非家族性低丙球蛋白血症
D73.001	脾萎缩	D80.103	无丙球蛋白血症伴载有免疫球蛋白的 B 型淋巴细胞
D73.002	脾功能减退症	D80.104	普通易变型无丙球蛋白血症
D73.003	后天性脾缺失	D80.201	IgA 缺乏
D73.004	手术后脾缺失	D80.202	IgA 的选择性缺陷
D73.101	脾功能亢进	D80.301	IgG 亚类的选择性缺乏
D73.201	慢性充血性脾大	D80.401	IgM 的选择性缺乏
D73.301	脾脓肿	D80.501	IgM 增多的免疫缺陷
D73.401	脾囊肿	D80.701	婴儿暂时低丙种球蛋白血症
D73.402	脾假性囊肿	D80.801	κ 轻链缺乏
D73.501	非创伤性脾破裂	D80.901	免疫球蛋白缺乏
D73.502	脾出血	D80.902	体液免疫缺陷
D73.503	脾梗死	D80.903	抗体缺陷为主的免疫缺陷
D73.504	脾扭转	D81.001	重症联合免疫缺陷伴网状组织发育不全
D73.801	脾浆细胞性肉芽肿	D81.002	网状组织发育不全
D73.802	脾血肿机化	D81.101	重症联合免疫缺陷伴低数量的 T 和 B 细胞
D73.803	脾周围炎	D81.201	重症联合免疫缺陷伴低或正常数量的 B 细胞
D73.806	脾纤维化		
D73.807	脾感染		
D73.808	游动脾	D81.401	奈泽洛夫综合征［Nezelof 综合征］
D73.809	脾炎性假瘤	D81.601	主要组织相容性复合体一级缺乏 [1]
D73.901	脾肿物	D81.602	淋巴细胞缺少综合征
D76.001	肠嗜酸细胞肉芽肿	D81.701	主要组织相容性复合体二级缺乏 [2]
D76.002	肺嗜酸细胞肉芽肿	D81.801	生物素依赖羧化激酶缺乏
D76.003	骨嗜酸细胞肉芽肿	D81.901	重症联合免疫缺陷病
D76.004	胫骨嗜酸细胞肉芽肿	D81.902	联合免疫缺陷病
D76.005	颅骨嗜酸细胞肉芽肿		
D76.006	颈椎嗜酸细胞肉芽肿		
D76.007	胃嗜酸细胞肉芽肿		
D76.301	黄色肉芽肿		

---

[1] 此条中"一级缺乏"疑应为"Ⅰ类分子缺乏"。
[2] 此条中"二级缺乏"疑应为"Ⅱ类分子缺乏"。

D82.001	威斯科特 - 奥尔德里奇综合征 [Wiskott-Aldrich 综合征]		D89.201	高丙种球蛋白血症
			D89.802	γ- 球蛋白增高
D82.101	迪格奥尔格综合征 [DiGeorge 综合征]		D89.901	克罗 - 深濑综合征
			E32.001	先天性胸腺肥大
D82.201	免疫缺陷伴短肢身材		E32.002	胸腺增生
D82.301	X 连锁淋巴组织增殖性疾病		E32.003	胸腺肥大
D82.302	EB 病毒阳性 T 细胞淋巴增殖性疾病		E32.004	持续性胸腺增生
			E32.101	胸腺脓肿
D82.401	高 lgE 综合征		E32.801	胸腺淋巴体质
D82.801	Omenn 综合征		E32.802	胸腺囊肿
D83.001	普通变异型免疫缺陷伴显著的 B 细胞数量和功能异常		E32.803	胸腺萎缩
			E32.804	胸腺咽管瘘
D83.101	普通变异型免疫缺陷伴显著的免疫调节 T 细胞疾患		E32.805	胸腺咽管囊肿
			E32.901	胸腺病
D83.201	普通变异型免疫缺陷伴对 B 或 T 细胞的自身抗体		E85.404	脾淀粉样变性
			I00xx02	风湿热
D83.901	普通变异型免疫缺陷病		I72.8091	脾动脉瘤
D84.001	淋巴细胞功能相关抗原 -1 缺陷		I74.804	脾栓塞
D84.101	补体成分缺乏		I82.802	脾静脉栓塞
D84.102	遗传性血管神经性水肿		I88.103	慢性腹沟沟淋巴结炎
D84.103	补体 1 酯酶抑制剂缺乏		I88.105	慢性淋巴结炎
D84.105	补体缺陷综合征		I88.901	反应性淋巴结炎
D84.801	细胞免疫缺陷		I88.903	腹股沟淋巴结炎
D84.901	免疫缺陷		I88.905	颈淋巴结炎
D84.902	原发性免疫缺陷		I88.906	淋巴结炎
D84.903	重症免疫缺陷		I89.803	淋巴管瘘
D86.102	淋巴结结节病		I89.804	淋巴回流障碍
D86.807	BLAU 综合征		I89.805	淋巴结钙化
D89.001	多克隆高丙种球蛋白血症		I89.811	脂肪黑变性网状细胞增多
D89.002	高球蛋白血症紫癜		L03.1005	臂急性淋巴管炎
D89.003	良性高丙球蛋白血症紫癜		L03.118	腿急性淋巴管炎
D89.004	多克隆丙球蛋白病		L03.902	急性淋巴管炎
D89.101	冷球蛋白血症性血管炎		L04.002	急性颈淋巴结炎
D89.102	继发性冷球蛋白血症		L04.101	急性躯干淋巴结炎
D89.103	冷球蛋白血症紫癜		L04.201	急性上肢淋巴结炎
D89.104	原发性冷球蛋白血症		L04.203	急性腋下淋巴结炎
D89.105	混合性冷球蛋白血症		L04.301	急性下肢淋巴结炎
D89.106	特发性冷球蛋白血症		L04.303	急性髋淋巴结炎
D89.107	自发性冷球蛋白血症		L04.901	化脓性淋巴结炎
D89.108	冷球蛋白血症		L04.902	坏死性淋巴结炎

L04.904　急性淋巴结炎

L04.905　淋巴结坏死

L04.906　皮肤病性淋巴结炎

L04.907　亚急性坏死性淋巴结炎

M08.891　幼年型特发性关节炎

M32.901　系统性红斑狼疮

M35.901　结缔组织病

Q27.817　脾血管畸形

Q85.918　脾错构瘤

Q87.8904　无脾综合征

Q89.011　先天性无脾

Q89.091　先天性多囊脾

Q89.092　先天性副脾

Q89.093　先天性脾异常

Q89.094　先天性脾大

R16.101　脾大

R59.001　颈淋巴结肿大

R59.002　纵隔淋巴结肿大

R59.003　腹腔淋巴结肿大

R59.005　腹膜后淋巴结肿大

R59.006　腋下淋巴结肿大

R59.008　腹股沟淋巴结肿大

R59.009　局部淋巴结肿大

R59.010　面部淋巴结肿大

R59.011　锁骨上淋巴结肿大

R59.013　肝脾淋巴结肿大

R59.014　盆腔淋巴结肿大

R59.101　全身性淋巴结肿大

R59.102　淋巴结病

R59.901　淋巴结肿大

R59.902　淋巴组织增生

R59.903　淋巴结反应性增生

R59.904　鼻咽淋巴组织增生

R59.905　舌淋巴组织增生

R76.001　抗体滴度升高

R76.801　高免疫球蛋白血症

R76.802　免疫球蛋白增高

R76.901　血清免疫学异常

R93.302　脾占位性病变

R94.801　脾功能异常

S35.207　脾动脉损伤

S35.302　脾静脉损伤

S36.001　脾损伤

S36.011　脾血肿

S36.021　脾被膜撕裂

S36.031　脾撕裂伴软组织损伤

S36.041　脾破裂

S36.081　脾穿透伤

T86.001　骨髓移植排斥

T86.003　急性移植物抗宿主病

T86.004　慢性移植物抗宿主病

T86.005　骨髓移植后移植物抗宿主病

QS11　血象异常，伴重要并发症与合并症

QS13　血象异常，伴并发症与合并症

QS15　血象异常，不伴并发症与合并症

主要诊断包括：

C94.003　急性红细胞增多症

D45xx01　真性红细胞增多症

D46.001　难治性贫血不伴有铁粒幼细胞

D46.002　骨髓再生不良性贫血

D46.003　再生不良性贫血

D46.101　伴环形铁粒幼红细胞的难治性贫血[1]

D46.102　伴环形铁粒幼红细胞的难治性贫血合并血小板显著增多

D46.112　伴环形铁粒幼红细胞的难治性贫血合并血小板显著增多伴缓解

D46.201　难治性贫血伴原始细胞增多

D46.301　难治性贫血伴有转化中的原始细胞过多

D46.401　难治性贫血

D46.701　难治性血细胞减少伴单一系列病态造血

D46.702　难治性中性粒细胞减少症

---

[1] 铁粒幼红细胞即铁粒幼细胞，以下同此。

D46.703　难治性血小板减少症

D46.704　难治性血细胞减少伴多系病态造血

D46.705　骨髓异常增生综合征伴 5q 缺失

D46.706　不能分型的骨髓异常增生综合征

D46.707　儿童骨髓异常增生综合征

D46.708　儿童难治性血细胞减少

D46.901　骨髓增生异常综合征

D46.902　骨髓增生异常性贫血

D46.903　白血病前期综合征

D46.904　骨髓发育不良综合征

D47.101　骨髓纤维化（伴骨髓样化生）

D47.103　慢性骨髓增殖性疾病

D47.104　慢性骨髓增殖性肿瘤

D47.105　骨髓硬化（伴髓样化生）

D47.106　原发性骨髓纤维化

D47.107　慢性骨髓增殖性疾病（不能分型）

D47.108　骨髓增生异常性 / 骨髓增殖性肿瘤（不能分型）

D47.109　唐氏综合征相关的骨髓增殖性疾病

D47.117　慢性骨髓增殖性疾病伴缓解（不能分型）

D47.118　骨髓增生异常性 / 骨髓增殖性肿瘤伴缓解（不能分型）

D47.302　原发性血小板增多症

D47.702　原发性淀粉样变性

D47.704　朗格汉斯细胞组织细胞增生症

D47.706　原发性系统性淀粉样变性

D48.909+D63.0*

　　　　　肿瘤引起的贫血

D50.001　慢性失血性贫血

D50.101　普卢默 - 文森综合征 [Plummer-Vinson 综合征]

D50.801　低色素性小细胞性贫血

D50.901　低色素性贫血

D50.902　缺铁性贫血

D51.001　恶性贫血

D51.002　内因子缺乏引起的维生素 B_{12} 缺乏性贫血

D51.101　巨幼细胞遗传性贫血

D51.102　伊梅斯隆德综合征 [Imerslund 综合征] [1]

D51.201　转钴胺素 II 缺乏性贫血

D51.301　绝对素食者的贫血

D51.901　维生素 B_{12} 缺乏性贫血

D52.001　营养性大细胞性贫血

D52.002　营养性巨幼红细胞性贫血

D52.003　饮食性叶酸缺乏性贫血

D52.101　药物性叶酸缺乏性贫血

D52.901　叶酸缺乏性贫血

D53.001　蛋白质缺乏性贫血

D53.002　氨基酸缺乏性贫血

D53.003　乳清酸尿性贫血

D53.101　巨幼红细胞性贫血

D53.201　维生素 C 缺乏性贫血

D53.801　铜缺乏性贫血

D53.802　钼缺乏性贫血

D53.803　锌缺乏性贫血

D53.901　营养性贫血

D53.902　营养性慢性贫血

D53.903　单纯性慢性贫血

D55.001　蚕豆病

D55.002　葡萄糖 -6- 磷酸脱氢酶缺乏性贫血

D55.101　谷胱甘肽代谢紊乱性贫血

D55.102　遗传性溶血性非球形红细胞性贫血 I 型

D55.103　己糖磷酸盐酶缺乏性贫血

D55.201　丙酮酸激酶缺乏性贫血

D55.202　磷酸丙糖异构酶缺乏性贫血

D55.203　己糖激酶缺乏性贫血

D55.204　遗传性溶血性非球形红细胞性贫血 II 型

D55.205　糖酵解酶代谢紊乱性贫血

D55.301　核苷酸代谢紊乱性贫血

D55.901　酶代谢紊乱性贫血

D56.001　α 型地中海贫血

D56.101　库利贫血

---

[1] 伊梅斯隆德综合征即维生素 B_{12} 选择性吸收障碍综合征。

D56.102	β 型地中海贫血	D58.902	遗传性溶血性贫血
D56.103	重型 β 型地中海贫血	D59.001	药物性自身免疫性溶血性贫血
D56.104	重型地中海贫血	D59.101	冷凝集素病
D56.105	中间型地中海贫血	D59.102	慢性冷性血细胞凝集素
D56.201	δβ 型地中海贫血	D59.103	自身免疫性溶血性贫血（冷型）
D56.301	地中海贫血特性	D59.104	自身免疫性溶血性贫血（温型）
D56.401	遗传性胎儿血红蛋白持续增多症	D59.105	冷凝集素性血红蛋白尿
D56.901	地中海贫血	D59.106	自身免疫性溶血性贫血
D56.902	轻型地中海贫血	D59.201	药物性非自身免疫性溶血性贫血
D56.903	混合型地中海贫血	D59.202	药物性酶缺乏性贫血
D57.001	镰状细胞贫血伴危象	D59.301	溶血 - 尿毒综合征
D57.002	血红蛋白 -SS 病伴危象	D59.401	非自身免疫性溶血性贫血
D57.101	镰状细胞贫血	D59.402	感染性溶血性贫血
D57.102	镰状细胞贫血不伴危象	D59.403	继发性溶血性贫血
D57.103	镰状细胞疾病	D59.404	微血管病性溶血性贫血
D57.201	双杂合镰状细胞 β 型地中海贫血	D59.405	机械性溶血性贫血
D57.202	双杂合镰状细胞血红蛋白 -SE 病	D59.501	阵发性睡眠性血红蛋白尿
D57.203	双杂合镰状细胞血红蛋白 -SD 病	D59.601	运动性血红蛋白尿［行军性血红蛋白尿］
D57.204	双杂合镰状细胞血红蛋白 -SC 病		
D57.301	杂合血红蛋白 S	D59.602	劳力性血红蛋白尿
D57.302	镰状细胞特性	D59.603	阵发性冷性血红蛋白尿
D58.001	先天性球形红细胞血性黄疸	D59.604	外因性溶血性血红蛋白尿
D58.002	遗传性球形红细胞增多症	D59.901	后天性溶血性贫血
D58.003	家族性无胆色素尿性黄疸	D59.902	急性溶血性贫血
D58.004	明科夫斯基 - 消法尔综合征 [Min-kowski-Chauffard 综合征]	D59.903	溶血性黄疸
		D59.904	慢性特发性溶血性贫血
D58.101	遗传性椭圆形红细胞增多症	D60.001	慢性后天性纯红细胞再生障碍性贫血
D58.102	先天性椭圆形红细胞增多症		
D58.103	先天性卵形红细胞增多症	D60.101	短暂后天性纯红细胞再生障碍性贫血
D58.104	遗传性卵形红细胞增多症		
D58.201	血红蛋白病 -E	D60.901	纯红细胞再生障碍性贫血
D58.202	异常的血红蛋白	D61.001	范科尼贫血
D58.203	血红蛋白增高	D61.002	家族性再生不良性贫血
D58.204	血红蛋白病	D61.003	先天性纯红细胞再生障碍性贫血
D58.205	先天性海因茨小体性贫血	D61.004	先天性再生障碍性贫血
D58.206	不稳定血红蛋白溶血病	D61.005	布拉克凡 - 戴蒙德综合征 [Blackfan-Diamong 综合征]
D58.207	血红蛋白病 -C		
D58.208	血红蛋白病 -D	D61.006	全血细胞减少症伴畸形
D58.801	口形红细胞增多	D61.101	药物性再生障碍性贫血
D58.901	溶血性贫血	D61.201	中毒性贫血

D61.202	外因性再生障碍性贫血	D70xx10	先天性中性粒细胞减少症
D61.301	特发性再生障碍性贫血	D70xx11	重型先天性中性粒细胞减少症
D61.801	继发性再生障碍性贫血	D72.001	白细胞遗传异常
D61.802	肝炎相关重型再生障碍性贫血	D72.101	反应性嗜酸粒细胞增多
D61.901	骨髓抑制	D72.102	遗传性嗜酸粒细胞增多
D61.902	全血细胞减少	D72.103	嗜酸粒细胞增多综合征
D61.903	再生障碍性贫血	D72.801	白细胞增多
D61.904	髓性再生不良性贫血	D72.802	单核细胞增多
D61.905	全骨髓病	D72.803	症状性单核细胞增多
D62xx01	急性失血性贫血	D72.804	浆细胞增多
D64.001	遗传性铁粒幼细胞贫血	D72.805	淋巴细胞减少
D64.101	疾病致继发性铁粒幼细胞贫血	D72.806	症状性淋巴细胞增多
D64.201	药物性继发性铁粒幼细胞贫血	D72.807	类白血病样反应
D64.202	中毒性继发性铁粒幼细胞贫血	D72.901	白细胞减少
D64.301	铁粒幼红细胞贫血	D74.001	先天性高铁血红蛋白血症
D64.302	吡哆醇有效性铁粒幼红细胞贫血	D74.002	先天性 NADH 高铁血红蛋白还原酶缺乏
D64.401	先天性造血不良性贫血		
D64.402	先天性红细胞生成不良性贫血	D74.003	血红蛋白 -M 病
D64.801	婴儿假性白血病性贫血 [雅克什病]	D74.004	遗传性高铁血红蛋白血症
		D74.801	后天性高铁血红蛋白血症伴硫化血红蛋白血症
D64.802	多红细胞的高黏稠综合征		
D64.901	贫血	D74.802	中毒性高铁血红蛋白血症
D64.902	轻度贫血	D74.803	硫化血红蛋白血症
D64.903	中度贫血	D74.901	高铁血红蛋白血症
D64.904	重度贫血	D75.001	家族性红细胞增多症
D64.905	肾性贫血	D75.002	良性红细胞增多症
D64.906	婴儿贫血	D75.101	一过性红细胞增多症
D64.907	感染性贫血	D75.102	继发性红细胞增多症
D64.908	继发性贫血	D75.103	后天性红细胞增多症
D64.909	混合性贫血	D75.104	红细胞生成素性红细胞增多症
D69.406	先天性巨核细胞增生不良	D75.105	血浆容积下降性红细胞增多症
D69.503	症状性血小板减少性紫癜	D75.106	高海拔性红细胞增多症
D70xx01	周期性中性粒细胞减少症	D75.107	应激性红细胞增多症
D70xx02	急性粒细胞缺乏症	D75.108	情绪性红细胞增多症
D70xx03	药物性中性粒细胞减少症	D75.109	低血氧性红细胞增多症
D70xx04	脾性中性粒细胞减少症	D75.110	肾源性红细胞增多症
D70xx05	婴儿遗传性粒细胞缺乏	D75.111	相对性红细胞增多症
D70xx07	粒细胞缺乏	D75.201	血小板增多
D70xx08	粒细胞缺乏性咽峡炎	D75.203	特发性血小板增多
D70xx09	中性粒细胞减少症	D75.801	嗜碱粒细胞增多

D75.802	骨髓坏死		D67xx03	克里斯马斯病
D75.803	感染后骨髓抑制		D68.001	血管性血友病
D75.804	化疗后骨髓抑制		D68.002	凝血因子Ⅷ缺乏伴血管缺陷
D75.805	药物性骨髓抑制		D68.101	血浆凝血激酶前质缺乏
D75.806	急性造血功能停滞		D68.102	遗传性凝血因子Ⅺ缺乏
D75.807	继发性血小板增多症		D68.103	C 型血友病
D76.101	噬血细胞综合征		D68.201	凝血酶原缺乏
D76.102	家族性噬红细胞性网状细胞增多		D68.202	凝血因子 V 缺乏
D76.103	除朗格汉斯细胞外的单核吞噬细胞的组织细胞增多症		D68.203	凝血因子Ⅶ缺乏
			D68.204	凝血因子 X 缺乏
D76.104	家族性噬血细胞淋巴组织细胞增生症		D68.205	先天性纤维蛋白原缺乏血症
			D68.206	AC 球蛋白缺乏
D76.105	噬血细胞淋巴组织细胞增生症		D68.207	低前转变素血症
D76.201	感染性噬红细胞综合征		D68.208	奥夫伦病 [Owren 病]
E83.101	血色病		D68.209	前加速因子缺乏
E83.107	铁代谢紊乱		D68.210	先天性异常纤维蛋白原血症
N18.817	慢性肾衰竭（肾功能不全）合并贫血		D68.301	凝因子Ⅷ抗体形成
			D68.302	高肝素血症
P61.201	早产儿贫血		D68.303	血循环中抗凝物质存在
R71xx01	红细胞异常		D68.401	后天性凝血因子缺乏
R71xx04	红细胞形态学异常		D68.402	获得性维生素 K 依赖因子缺乏症
R71xx05	红细胞体积异常		D68.403	免疫性凝血酶原减少
R72xx01	白细胞异常		D68.501	抗活化蛋白 C 症
R72xx02	白细胞分类计数异常		D68.502	易栓症
Z51.403	自体血准备		D68.601	抗心磷脂抗体综合征
			D68.602	抗磷脂综合征

QT19　凝血功能障碍

主要诊断包括：

D65xx01	弥散性血管内凝血		D68.901	出血倾向
D65xx02	纤维蛋白溶解性紫癜		D68.902	凝血时间延长
D65xx03	坏疽性紫癜		D68.903	凝血功能异常
D65xx04	后天性纤维蛋白原缺乏血症		D68.904	凝血缺陷
D65xx05	消耗性凝血障碍		D68.905	高纤维蛋白原血症
D65xx06	后天性纤维蛋白溶解性出血		D68.906	低纤维蛋白原血症
D65xx07	暴发性紫癜		D68.907	凝血功能障碍
D66xx01	遗传性凝血因子Ⅷ缺乏		D69.001	过敏性紫癜
D66xx02	血友病		D69.002	过敏性紫癜（腹型）
D66xx03	A 型血友病		D69.003	过敏性紫癜（关节型）
D67xx01	B 型血友病		D69.004	过敏性紫癜（皮肤型）
D67xx02	遗传性凝血因子Ⅸ缺乏		D69.005	过敏性紫癜（混合型）
			D69.007	恶性紫癜
			D69.008	感染性紫癜

D69.009　亨诺克紫癜

D69.010　神经性紫癜

D69.011　细菌性紫癜

D69.012　血管性紫癜

D69.013　中毒性紫癜

D69.014　变应性血管炎

D69.101　血小板病

D69.102　出血性血小板功能不全

D69.103　贝尔纳德 - 苏利耶综合征 [Bernard-Soulier 综合征] [1]

D69.104　格兰茨曼病

D69.105　灰色血小板综合征

D69.106　血小板功能异常

D69.107　血小板功能障碍

D69.201　紫癜

D69.202　单纯性紫癜

D69.203　精神性紫癜

D69.204　老年性紫癜

D69.205　湿疹样紫癜

D69.206　糖皮质激素紫癜

D69.207　血小板增多性紫癜

D69.208　淤积性紫癜

D69.301　埃文斯综合征

D69.302　特发性血小板减少性紫癜

D69.401　巨核细胞再生不良

D69.402　免疫性血小板减少

D69.403　无巨核细胞性血小板减少

D69.404　先天性血小板减少

D69.405　血小板减少性紫癜

D69.501　继发性血小板减少

D69.502　药物性血小板减少

D69.601　获得性巨细胞性血小板减少

D69.602　血小板减少

D69.801　卡萨巴赫 - 梅里特综合征

D69.802　血管性假血友病

D69.803　毛细血管脆弱

E54xx01　坏血病

E54xx02　维生素 C 缺乏 [抗坏血酸缺乏]

M31.101　血栓性血小板减少性紫癜

R23.302　皮下出血

R23.303　出血斑点

QU19　非特指部位、组织、器官的良性肿瘤

主要诊断包括：

D19.901　良性间皮瘤

D36.709　腋窝良性肿瘤

D36.711　肩胛区良性肿瘤

D36.712　锁骨下良性肿瘤

D36.714　腹部良性肿瘤

D36.716　骨盆良性肿瘤

D36.717　腹股沟良性肿瘤

D36.718　直肠膀胱隔良性肿瘤

D36.719　直肠阴道隔良性肿瘤

D36.720　臀部良性肿瘤

D36.721　会阴良性肿瘤

D36.723　骶尾良性肿瘤

D36.724　骶前良性肿瘤

D36.726　盆腔良性肿瘤

D36.727　上肢良性肿瘤

D36.731　下肢良性肿瘤

D36.732　腘窝良性肿瘤

D36.737　背部良性肿瘤

D47.202　意义未明的单克隆丙种球蛋白病

D47.707　Castleman 病

Z51.208　化学治疗

---

[1] 贝尔纳德 - 苏利耶综合征即巨血小板综合征。

MDCR 骨髓增生性疾病和功能障碍、低分化肿瘤

RA11 淋巴瘤、白血病等伴重大手术，伴重要并发症与合并症

RA13 淋巴瘤、白血病等伴重大手术，伴并发症与合并症

RA15 淋巴瘤、白血病等伴重大手术，不伴并发症与合并症

主要诊断包括：

C45.901	间皮瘤
C46.101	软组织卡波西肉瘤
C46.301	淋巴结卡波西肉瘤
C46.901	卡波西肉瘤
C46.902	非洲型卡波西肉瘤
C46.903	经典（欧洲）型卡波西肉瘤
C46.904	同种异质移植型卡波西肉瘤
C46.905	假性卡波西肉瘤
C48.001	腹膜后恶性肿瘤
C48.002	肾上腺周围组织恶性肿瘤
C49.902	淋巴管恶性肿瘤
C76.301	骶前恶性肿瘤
C76.303	骶尾恶性肿瘤
C76.304	盆腔恶性肿瘤
C76.305	腹股沟恶性肿瘤
C76.306	臀部恶性肿瘤
C76.307	直肠阴道隔恶性肿瘤
C76.308	直肠膀胱隔恶性肿瘤
C76.309	骨盆恶性肿瘤
C76.701	躯干恶性肿瘤
C77.205	脾门淋巴结继发恶性肿瘤
C77.208	腹膜后淋巴结继发恶性肿瘤
C77.301	腋窝淋巴结继发恶性肿瘤

C77.302	腋下淋巴结继发恶性肿瘤
C77.303	肱骨内上髁淋巴结继发恶性肿瘤
C77.304	胸壁淋巴结继发恶性肿瘤
C77.305	上肢淋巴结继发恶性肿瘤
C77.401	腹股沟淋巴结继发恶性肿瘤
C77.402	下肢淋巴结继发恶性肿瘤
C77.501	盆腔淋巴结继发恶性肿瘤
C77.502	髂淋巴结继发恶性肿瘤
C77.504	骶淋巴结继发恶性肿瘤
C77.802	多部位淋巴结继发恶性肿瘤
C77.901	淋巴结继发恶性肿瘤
C78.608	腹膜后继发恶性肿瘤
C79.8224	盆腔继发恶性肿瘤
C79.8232	会阴继发恶性肿瘤
C79.8801	颈部继发恶性肿瘤
C79.8802	口腔继发恶性肿瘤
C79.8804	躯干继发恶性肿瘤
C79.8805	腮腺继发恶性肿瘤
C79.8806	头部继发恶性肿瘤
C79.8807	心包继发恶性肿瘤
C79.8808	心脏继发恶性肿瘤
C79.8809	胸壁继发恶性肿瘤
C79.8810	胸腔继发恶性肿瘤
C79.8811	腋下继发恶性肿瘤
C79.8812	颌部继发恶性肿瘤
C79.8813	锁骨上继发恶性肿瘤
C79.8814	腹腔继发恶性肿瘤
C79.8816	臀部继发恶性肿瘤
C79.8817	下肢继发恶性肿瘤
C79.8818	骶尾区继发恶性肿瘤
C79.8834	腹股沟继发恶性肿瘤

C79.8837 鞘膜继发恶性肿瘤

C79.8838 胸导管继发恶性肿瘤

C80xx01 多部位继发恶性肿瘤

C80xx02 广泛转移性肿瘤

C80xx04 恶性肿瘤复发

C80xx05 原发部位不明恶性肿瘤

C80xx06 恶性恶病质

C81.001 淋巴细胞为主型霍奇金淋巴瘤

C81.003 结节性淋巴细胞为主型霍奇金淋巴瘤

C81.004 富含淋巴细胞的经典霍奇金淋巴瘤

C81.102 结节硬化型经典霍奇金淋巴瘤

C81.202 混合细胞型经典霍奇金淋巴瘤

C81.302 淋巴细胞削减型经典霍奇金淋巴瘤

C81.903 霍奇金淋巴瘤

C81.904 经典型霍奇金淋巴瘤

C81.905 皮肤霍奇金淋巴瘤

C82.001 滤泡性非霍奇金淋巴瘤 1 级

C82.101 滤泡性非霍奇金淋巴瘤 2 级

C82.201 滤泡性非霍奇金淋巴瘤 3 级

C82.702 原发性皮肤滤泡中心性淋巴瘤

C82.703 黏膜相关淋巴组织结外边缘区 B 细胞淋巴瘤

C82.704 结内边缘区淋巴瘤

C82.902 滤泡淋巴瘤

C83.302 网状细胞肉瘤

C83.303 结节性网状细胞肉瘤

C83.304 多形细胞性网状细胞肉瘤

C83.305 弥漫大 B 细胞淋巴瘤

C83.306 原发中枢神经系统弥漫大 B 细胞淋巴瘤

C83.307 原发皮肤弥漫大 B 细胞淋巴瘤（腿型）

C83.308 老年人 EB 病毒阳性弥漫大 B 细胞淋巴瘤

C83.309 与慢性炎症相关弥漫大 B 细胞淋巴瘤

C83.402 免疫母细胞肉瘤

C83.701 伯基特淋巴瘤

C83.801 淋巴浆细胞淋巴瘤

C83.802 套细胞淋巴瘤

C83.803 浆母细胞淋巴瘤

C83.804 脾缘区淋巴瘤

C83.805 脾缘区 B 细胞淋巴瘤

C83.806 脾红髓弥漫小 B 细胞淋巴瘤

C84.002 原发性皮肤 T 细胞淋巴瘤 [覃样肉芽肿]

C84.003 嗜毛囊性覃样肉芽肿

C84.101 塞扎里病

C84.102 塞扎里综合征

C84.302 伦纳特淋巴瘤

C84.401 外周 T 细胞淋巴瘤（非特指型）

C84.402 血管免疫母细胞 T 细胞淋巴瘤

C84.501 皮肤淋巴瘤

C84.502 T 细胞淋巴瘤

C84.503 皮下脂膜炎样 T 细胞淋巴瘤

C84.504 儿童系统性 EB 病毒阳性 T 细胞增殖性疾病

C84.506 肠病相关 T 细胞淋巴瘤

C84.507 肝脾 T 细胞淋巴瘤

C84.508 原发皮肤 CD30 阳性 T 细胞淋巴增殖性疾病

C84.509 原发皮肤 γδ T 细胞淋巴瘤

C84.510 原发皮肤侵袭性嗜表皮 CD8 阳性细胞毒性 T 细胞淋巴瘤

C84.512 原发皮肤外周 T 细胞淋巴瘤（罕见类型）

C84.514 皮肤 γδ T 细胞淋巴瘤

C84.515 水疱痘疮样淋巴瘤

C84.516 原发皮肤 CD4 阳性小 / 中多形性 T 细胞淋巴瘤

C84.517 原发皮肤外周 T 细胞淋巴瘤（非特殊类型）

C84.518 原发皮肤侵袭性嗜表皮 CD8 阳性 T 细胞淋巴瘤

C85.101 非霍奇金淋巴瘤（B 细胞型）

C85.103 B 细胞淋巴瘤

C85.110 富 T 细胞 / 富组织细胞大 B 细胞淋巴瘤

C85.115 原发纵隔大 B 细胞淋巴瘤

C85.116	血管内大 B 细胞淋巴瘤		C85.920	脾淋巴瘤
C85.117	ALK 阳性大 B 细胞淋巴瘤		C85.922	舌淋巴瘤
C85.119	介于弥漫大 B 细胞淋巴瘤和伯基特淋巴瘤之间 B 细胞淋巴瘤（不能分类）		C85.923	胃淋巴瘤
			C85.924	小肠淋巴瘤
			C85.925	眼淋巴瘤
C85.120	介于弥漫大 B 细胞淋巴瘤和经典霍奇金淋巴瘤之间 B 细胞淋巴瘤（不能分类）		C85.926	硬膜外淋巴瘤
			C85.927	肢体淋巴瘤
			C85.928	直肠淋巴瘤
C85.121	原发皮肤 B 细胞淋巴瘤		C85.929	骨淋巴瘤
C85.122	原发皮肤边缘区 B 细胞淋巴瘤		C85.930	腹股沟淋巴瘤
C85.123	原发皮肤弥漫性大 B 细胞淋巴瘤（其他型）		C85.931	乳腺淋巴瘤
			C85.934	周围神经血管内淋巴瘤
C85.124	原发胸腺大 B 细胞淋巴瘤		C85.936	甲状腺淋巴瘤
C85.701	恶性网状细胞增多症		C85.937	脊髓淋巴瘤
C85.703	小神经胶质细胞瘤		C85.938	淋巴瘤结内侵及
C85.704	慢性 NK 细胞淋巴增殖性疾病		C85.939	淋巴瘤结外侵及
C85.705	结外 NK/T 细胞淋巴瘤（鼻型）		C88.001	巨球蛋白血症
C85.710	原发性皮肤 CD30 阳性间变性大细胞淋巴瘤		C88.002	高黏滞综合征
			C88.011	巨球蛋白血症伴缓解
C85.714	ALK 阳性间变性大细胞淋巴瘤		C88.012	高黏滞综合征伴缓解
C85.715	ALK 阴性间变性大细胞淋巴瘤		C88.101	α 重链病
C85.716	皮下 NK 细胞淋巴瘤		C88.111	α 重链病伴缓解
C85.901	鼻窦淋巴瘤		C88.201	γ 重链病
C85.902	鼻腔淋巴瘤		C88.202	富兰克林病
C85.903	扁桃体淋巴瘤		C88.211	γ 重链病伴缓解
C85.904	肠淋巴瘤		C88.212	富兰克林病伴缓解
C85.905	肠系膜淋巴瘤		C88.301	免疫增生性小肠病
C85.906	淋巴瘤		C88.302	地中海淋巴瘤
C85.907	非霍奇金淋巴瘤		C88.702	重链病
C85.908	肺淋巴瘤		C88.703	μ 重链病
C85.909	腹膜后淋巴瘤		C88.712	重链病伴缓解
C85.910	腹腔淋巴瘤		C88.713	μ 重链病伴缓解
C85.911	肝淋巴瘤		C88.901	原发性免疫疾病相关性淋巴增殖性疾病
C85.912	睾丸淋巴瘤			
C85.913	纵隔淋巴瘤		C91.001	急性淋巴细胞白血病
C85.914	回盲部淋巴瘤		C91.0011	T 淋巴母细胞白血病 / 淋巴瘤
C85.915	结肠淋巴瘤		C91.002	急性淋巴细胞白血病 L1 型
C85.916	卵巢淋巴瘤		C91.003	急性淋巴细胞白血病 L2 型
C85.917	盲肠淋巴瘤		C91.004	急性淋巴细胞白血病 L3 型
C85.919	脑淋巴瘤		C91.005	慢性粒细胞白血病（急淋变）

C91.006　前 B 细胞急性淋巴细胞白血病

C91.007　前 T 细胞急性淋巴细胞白血病

C91.009　B 淋巴母细胞性白血病 / 淋巴瘤

C91.011　急性淋巴细胞白血病伴缓解

C91.012　急性淋巴细胞白血病 L1 型伴缓解

C91.013　急性淋巴细胞白血病 L2 型伴缓解

C91.014　急性淋巴细胞白血病 L3 型伴缓解

C91.015　慢性粒细胞白血病伴缓解（急淋变）

C91.017　前 T 细胞急性淋巴细胞白血病伴缓解

C91.101　慢性淋巴细胞白血病

C91.103　慢性淋巴细胞白血病［小淋巴细胞淋巴瘤］

C91.111　慢性淋巴细胞白血病伴缓解

C91.301　幼淋巴细胞白血病

C91.311　幼淋巴细胞白血病伴缓解

C91.403　毛细胞白血病

C91.404　毛细胞白血病（变异型）

C91.413　毛细胞白血病伴缓解

C91.501　成人 T 细胞白血病

C91.502　T 细胞大颗粒淋巴细胞性白血病

C91.503　成人 T 细胞白血病 / 淋巴瘤

C91.511　成人 T 细胞白血病伴缓解

C91.704　侵袭性 NK 细胞白血病

C91.901　Richter 综合征

C92.001　急性粒细胞白血病未分化型(M1 型)

C92.002　急性粒细胞白血病部分分化型（M2 型）

C92.003　急性粒细胞白血病

C92.004　急性髓系白血病

C92.006　急性嗜碱粒细胞白血病

C92.011　急性粒细胞白血病未分化型（M1 型）伴缓解

C92.012　急性粒细胞白血病部分分化型（M2 型）伴缓解

C92.013　急性粒细胞白血病伴缓解

C92.014　急性髓系白血病伴缓解

C92.101　慢性粒细胞白血病

C92.102　慢性粒细胞白血病（急性变）

C92.104　慢性髓单核细胞白血病

C92.106　慢性髓系白血病

C92.111　慢性粒细胞白血病伴缓解

C92.112　慢性粒细胞白血病伴缓解（急性变）

C92.114　慢性髓单核细胞白血病伴缓解

C92.116　慢性髓系白血病伴缓解

C92.201　慢性粒细胞白血病（加速期）

C92.211　慢性粒细胞白血病伴缓解（加速期）

C92.301　绿色瘤

C92.303　粒细胞肉瘤

C92.311　绿色瘤伴缓解

C92.313　粒细胞肉瘤伴缓解

C92.401　急性早幼粒细胞白血病（M3 型）

C92.411　急性早幼粒细胞白血病（M3 型）伴缓解

C92.501　急性粒 - 单核细胞白血病（M4 型）

C92.511　急性粒 - 单核细胞白血病（M4 型）伴缓解

C92.702　嗜碱细胞性白血病

C92.703　嗜酸细胞性白血病

C92.704　慢性嗜酸粒细胞白血病［高嗜酸粒细胞增多症］

C92.706　唐氏综合征相关的髓系白血病

C92.712　嗜碱细胞性白血病伴缓解

C92.713　嗜酸细胞性白血病伴缓解

C92.714　慢性嗜酸性粒细胞白血病伴缓解［高嗜酸性粒细胞增多症伴缓解］

C92.901　低增生性粒细胞白血病

C92.911　低增生性粒细胞白血病伴缓解

C93.001　急性单核细胞白血病（M5 型）

C93.006　急性单核细胞白血病

C93.011　急性单核细胞白血病（M5 型）伴缓解

C93.016　急性单核细胞白血病伴缓解

C93.101　慢性单核细胞白血病

C93.111　慢性单核细胞白血病伴缓解

C94.001　急性红白血病（M6 型）

C94.003　急性红细胞增多症

C94.007　迪古列尔莫病

C94.011　急性红白血病伴缓解（M6 型）

C94.013　急性红细胞增多症伴缓解

C94.017　迪古列尔莫病伴缓解

C94.103　海尔迈尔 - 舍纳病

C94.113　海尔迈尔 - 舍纳病伴缓解

C94.201　急性巨核细胞白血病（M7 型）

C94.202　急性原巨核细胞白血病

C94.211　急性巨核细胞白血病伴缓解（M7 型）

C94.212　急性原巨核细胞白血病伴缓解

C94.301　肥大细胞白血病

C94.311　肥大细胞白血病伴缓解

C94.501　急性骨髓纤维化

C94.701　慢性中性粒细胞白血病

C94.702　慢性粒 - 单核细胞白血病

C94.703　幼年型粒 - 单核细胞白血病

C94.711　慢性中性粒细胞白血病伴缓解

C94.712　慢性粒 - 单核细胞白血病伴缓解

C94.713　幼年型粒 - 单核细胞白血病伴缓解

C95.0001　急性白血病

C95.0002　急性白血病髓外复发

C95.0003　急性非淋巴细胞白血病

C95.0004　白血病（未分化型）

C95.0015　急性白血病（谱系未定）

C95.0016　B 淋巴细胞和髓系混合表型急性白血病

C95.0017　T 淋巴细胞和髓系混合表型急性白血病

C95.0018　NK 细胞淋巴母细胞白血病 / 淋巴瘤

C95.0101　急性白血病伴缓解

C95.0102　急性白血病髓外复发伴缓解

C95.0115　急性白血病伴缓解（谱系未定）

C95.0116　B 淋巴细胞和髓系混合表型急性白血病伴缓解

C95.0117　T 淋巴细胞和髓系混合表型急性白血病伴缓解

C95.0118　NK 细胞淋巴母细胞白血病 / 淋巴瘤伴缓解

C95.101　慢性白血病

C95.111　慢性白血病伴缓解

C95.701　高白细胞白血病

C95.702　先天性白血病

C95.703　皮肤白血病

C95.711　高白细胞白血病伴缓解

C95.901　白血病

C95.902　混合细胞性白血病

C95.903+M36.1*　白血病性关节病

C95.905　难治性白血病

C95.907+N16.1*　白血病致肾小管间质疾患

C95.912　混合细胞性白血病伴缓解

C95.913+M36.1*　白血病性关节病伴缓解

C95.915　难治性白血病伴缓解

C95.917+N16.1*　白血病致肾小管间质疾患伴缓解

C96.001　莱特雷尔 - 西韦病[1]

C96.004　急性婴儿网状内皮细胞增多症

C96.005　纤维母细胞性网状细胞肿瘤

C96.202　恶性肥大细胞增多症

C96.203　肥大细胞肉瘤

C96.204　恶性皮肤型肥大细胞增多症

C96.205　全身性肥大细胞病

C96.206　皮肤外肥大细胞病

C96.213　肥大细胞肉瘤伴缓解

C96.301　真性组织细胞淋巴瘤

C96.701　交错树突细胞肉瘤

C96.702　滤泡树突状细胞肉瘤

C96.703　朗格汉斯细胞肉瘤

C96.704　树突细胞肉瘤

C96.705　母细胞性浆细胞样树突细胞瘤

C96.706　指突状树突细胞肉瘤

C96.707　未定型树突细胞瘤

手术操作包括：

01.25002　颅骨部分切除术

01.25003　颅骨清创术

---

[1] 莱特雷尔 - 西韦病即莱特勒 - 西韦病，以下同此。

01.25004	颅骨死骨切除术	02.32001	脑室 - 颈外静脉分流术
01.25007	茎突截除术	02.32002	脑室 - 腔静脉分流术
01.41001	丘脑化学破坏术	02.32003	脑室 - 心房分流术
01.41002	丘脑切开术	02.33001	脑室 - 胸腔分流术
01.41003	丘脑射频治疗术	02.34001	脑室 - 胆囊分流术
01.42001	苍白球切开术	02.34002	脑室 - 腹腔分流术
01.42002	苍白球射频毁损术	02.35001	脑室 - 输尿管分流术
01.51001	开颅蛛网膜剥离术	02.39004	脑室 - 骨髓分流术
01.51002	脑膜病损切除术	02.42002	脑室分流管置换术
01.51004	蛛网膜病损切除术	02.42003	脑室 - 腹腔分流管脑室端调整术
01.52001	大脑半球切除术	02.42004	脑室分流管修正术
01.53001	额叶切除术	02.43001	脑室分流管去除术
01.53003	颞叶切除术	02.91001	大脑皮层粘连松解术
01.59001	鞍区病损切除术	02.93002	颅内神经电刺激器置入术
01.59002	侧脑室病损切除术	03.02001	椎板切除术部位再切开
01.59003	大脑病损切除术	03.09003	颈椎后路单开门椎管减压术
01.59004	大脑清创术	03.09004	颈椎后路双开门椎管减压术
01.59005	第三脑室病损切除术	03.09005	颈椎前路椎管减压术
01.59006	第四脑室病损切除术	03.09006	腰椎椎板切除减压术
01.59007	顶叶病损切除术	03.09007	胸椎椎板切除减压术
01.59008	额叶病损切除术	03.09009	椎管成形术
01.59009	海绵窦病损切除术	03.09014	椎管钻孔减压术
01.59012	经顶脑病损切除术	03.09015	椎管探查术
01.59013	经额脑病损切除术	03.09016	椎间孔切开术
01.59014	经颞脑病损切除术	03.1001	椎管内神经根切断术
01.59016	经翼点脑病损切除术	03.1003	马尾神经切断术
01.59017	经枕脑病损切除术	03.21001	经皮脊髓切断术
01.59019	颅底病损切除术	03.21002	立体定向脊髓切断术
01.59022	多个脑室病损切除术	03.29001	脊髓前外侧束切断术
01.59025	胼胝体病损切除术	03.29002	脊髓神经束切断术
01.59028	小脑半球病损切除术	03.53001	脊椎骨折复位术
01.59029	小脑蚓部病损切除术	03.53002	脊椎骨折修补术
01.59032	颈静脉孔病损切除术	03.71001	脊髓蛛网膜下腔 - 腹腔分流术
01.59033	立体定向脑病损切除术	03.72001	脊髓蛛网膜下腔 - 输尿管分流术
01.59034	斜坡病损切除术	03.79001	脊髓 - 硬膜外分流术
01.59035	枕叶病损切除术	03.79002	脊髓 - 蛛网膜下腔分流术
01.6001	颅骨病损切除术	03.93001	脊髓电刺激器置入术
01.6002	颅骨肉芽肿切除术	03.97001	脊髓膜分流修正术
02.31001	脑室 - 鼻咽分流术	03.99003	脊髓造瘘术
02.31002	脑室 - 乳突分流术	07.81005	胸腺病变切除术

07.81006	胸腺部分切除术	34.3001	胸腔镜下纵隔病损切除术
07.81009	CT 引导下胸腺病损射频消融术	34.3005	纵隔病损切除术
07.82002	胸腺扩大切除术	34.4001	胸壁病损切除术
07.82003	胸腺切除术	34.4007	胸腔镜下胸壁病损切除术
07.83001	胸腔镜下胸腺部分切除术	34.4008	胸腔病损切除术
07.83002	胸腔镜下胸腺病损切除术	34.51001	胸膜剥脱术
07.84001	胸腔镜下胸腺切除术	34.6001	胸膜划痕术
07.84002	胸腔镜下胸腺扩大切除术	34.6002	胸膜硬化术
07.91001	胸腺区探查术	37.12001	心包开窗术
07.92001	胸腺切开探查术	37.12003	心包切开引流术
07.93001	胸腺修补术	37.12004	心包粘连松解术
07.94001	胸腺移植术	37.12005	心包切开探查术
07.99001	胸腺固定术	37.12008	胸腔镜下心包切开引流术
25.3001	舌全部切除术	37.31001	心包部分切除术
25.4001	舌扩大性切除术	37.31002	心包病损切除术
27.72001	腭垂部分切除术	37.31004	心包剥脱术
27.72002	腭垂切除术	38.08003	下肢动脉探查术
32.20001	胸腔镜下肺楔形切除术	39.98001	伤口止血术
32.23001	直视下肺病损射频消融术	39.98002	手术后伤口止血术
32.28004	胸腔镜下肺病损切除术	40.3001	淋巴结扩大性区域性切除术
32.28006	胸腔镜下肺病损氩氦刀冷冻术	40.3002	淋巴结区域性切除术
32.28008	胸腔镜下肺部分切除术	40.3003	腔镜下区域性腋窝淋巴结区域切除术
32.29004	肺病损切除术		
32.29005	肺病损氩氦刀冷冻术	40.3004	皮下淋巴抽吸术
32.29009	肺楔形切除术	40.40003	舌骨上颈淋巴结清扫术
32.30001	胸腔镜下肺叶部分切除术	40.41001	单侧颈淋巴结清扫术
32.39001	肺段切除术	40.42001	双侧颈淋巴结清扫术
32.39002	肺叶部分切除术	40.51001	腋下淋巴结清扫术
32.41001	胸腔镜下肺叶切除术	40.51002	腔镜下腋窝淋巴结清扫术
32.49001	肺叶切除术	40.52001	主动脉旁淋巴结清扫术
32.49002	肺叶伴肺段切除术	40.53001	髂淋巴结清扫术
32.50001	胸腔镜下全肺切除术	40.54001	腹股沟淋巴结清扫术
32.50002	胸腔镜下全肺切除术伴纵隔淋巴结清扫术	40.59001	腹腔淋巴结清扫术
		40.59002	盆腔淋巴结清扫术
32.59001	全肺切除术	40.59003	颌下淋巴结清扫术
32.59002	全肺切除术伴纵隔淋巴结清扫术	40.59004	纵隔淋巴结清扫术
32.6002	肺叶切除术伴淋巴结清扫术	40.59006	肠系膜淋巴结清扫术
32.6003	胸腔结构的根治性清扫术	40.59007	肺门淋巴结清扫术
32.6004	支气管根治性清扫术	40.59008	腹膜后淋巴结清扫术
34.02003	胸腔镜中转开胸探查术	40.59009	腹腔镜下盆腔淋巴结清扫术

40.9001	淋巴管 - 静脉吻合术	42.53001	胸内空肠代食管术
40.9003	周围淋巴管 - 小静脉吻合术	42.55001	胸内结肠代食管术
40.9004	淋巴干 - 小静脉吻合术	42.58001	人工食管建造术
40.9005	腰淋巴干 - 小静脉吻合术	42.59001	食管 - 空肠弓上吻合术
40.9006	髂淋巴干 - 小静脉吻合术	42.61001	胸骨前食管 - 食管吻合术
40.9007	肠淋巴干 - 小静脉吻合术	42.62001	胸骨前食管 - 胃吻合术
40.9008	淋巴水肿矫正 Homans-Macey 手术 [Homans 手术]	42.63001	胸骨前食管吻合伴小肠间置术
40.9009	淋巴水肿矫正 Charles 手术 [Charles 手术]	42.64001	胸骨前食管 - 空肠吻合术
		42.64002	胸骨前食管 - 小肠吻合术
		42.64003	胸骨前食管 - 回肠吻合术
40.9010	淋巴水肿矫正 Thompson 手术 [Thompson 手术]	42.65001	胸骨前食管吻合伴结肠间置术
		42.65002	胸骨前食管 - 结肠吻合术
40.9011	腹膜后淋巴管横断结扎术	42.7001	食管贲门肌层切开术
40.9012	髂淋巴干横断结扎术	42.7002	改良食管肌层切开术
40.9013	淋巴管瘘结扎术	42.7003	食管肌层切开术 [Heller 手术]
40.9014	淋巴管瘘切除术	42.81001	食管永久性管置入术
40.9015	淋巴管瘘粘连术	42.81002	内镜下食管支架置入术
40.9016	淋巴管瘤注射术	42.82001	食管裂伤缝合术
41.2001	脾切开探查术	42.83001	食管造口闭合术
41.42002	脾病损切除术	42.84001	食管瘘修补术
41.43001	脾部分切除术	42.85001	食管狭窄修补术
41.5001	腹腔镜下脾切除术	43.0003	胃切开探查术
41.5002	脾切除术	43.0004	胃切开异物取出术
41.93001	副脾切除术	43.5003	贲门部分切除伴食管 - 胃吻合术
41.94001	脾移植术	43.5004	胃部分切除伴食管 - 胃吻合术
41.95001	脾修补术	43.5007	胃近端切除术
42.11001	颈部食管造口术	43.6001	胃大部切除伴胃 - 十二指肠吻合术 [Billroth I 式手术]
42.12001	食管憩室外置术		
42.19002	胸部食管造口术	43.6005	胃幽门切除术
42.32002	食管病损切除术	43.6006	胃远端切除术
42.32003	食管病损氩气刀治疗术	43.7001	胃大部切除伴胃 - 空肠吻合术 [Billroth II 式手术]
42.33006	胃镜下食管病损电灼术		
42.33007	胃镜下食管病损切除术	43.7005	腹腔镜下胃大部切除伴胃 - 空肠吻合术 [Billroth II 式手术]
42.41005	食管部分切除术		
42.42001	全食管切除术	43.81001	胃部分切除伴空肠转位术
42.51001	胸内食管 - 食管吻合术	43.89001	腹腔镜下胃部分切除术
42.52003	胸内食管 - 胃弓上吻合术	43.89002	胃部分切除术
42.52004	胸内食管 - 胃弓下吻合术	43.89003	胃袖状切除术
42.52005	胸内食管 - 胃颈部吻合术	43.91001	全胃切除伴空肠间置术
42.52006	胸内食管 - 胃吻合术	43.99002	残胃切除术

43.99003 腹腔镜下胃切除术	45.73005 右半结肠根治性切除术
43.99004 根治性胃切除术	45.73006 右半结肠姑息性切除术
43.99005 全胃切除伴食管 - 空肠吻合术	45.73007 右半结肠切除术
43.99006 全胃切除伴食管 - 十二指肠吻合术	45.73008 升结肠部分切除术
44.32001 内镜下经皮胃 - 空肠造瘘术	45.74002 横结肠部分切除术
44.38001 腹腔镜下胃 - 空肠吻合术	45.74003 横结肠切除术
44.38003 腹腔镜下胃 - 十二指肠吻合术	45.75007 左半结肠切除术
44.39003 胃 - 十二指肠吻合术	45.75008 降结肠部分切除术
44.39004 胃转流术［胃 - 肠搭桥吻合术］	45.76007 乙状结肠部分切除术
45.02002 小肠切开减压术	45.76008 乙状结肠切除术
45.03002 大肠切开探查术	45.79014 结肠部分切除术
45.31002 十二指肠病损切除术	45.79022 小肠 - 结肠切除术
45.32001 十二指肠病损破坏术	45.82001 全结肠切除术
45.33002 腹腔镜下小肠病损切除术	45.91001 回肠 - 空肠吻合术
45.33006 空肠病损切除术	45.91003 十二指肠 - 空肠吻合术
45.33008 小肠病损切除术	45.91006 小肠 - 小肠端侧吻合术
45.41001 大肠病损切除术	45.92001 小肠 - 直肠吻合术
45.41003 横结肠病损切除术	45.93002 回肠 - 横结肠吻合术
45.41005 降结肠病损切除术	45.93003 回肠 - 降结肠吻合术
45.41006 结肠病损切除术	45.93005 回肠 - 盲肠吻合术
45.41011 盲肠病损切除术	45.93006 回肠 - 升结肠吻合术
45.41013 升结肠病损切除术	45.93007 回肠 - 乙状结肠吻合术
45.41014 乙状结肠病损切除术	45.93008 回肠 - 直肠吻合术
45.43002 腹腔镜下结肠病损切除术	45.93009 空肠 - 横结肠吻合术
45.43003 腹腔镜下乙状结肠病损切除术	45.93010 空肠 - 乙状结肠吻合术
45.43007 腹腔镜下结肠止血术	45.93012 小肠 - 升结肠吻合术
45.49001 大肠病损破坏术	45.93013 小肠 - 大肠吻合术
45.49003 结肠病损高频电凝术	45.93014 小肠 - 结肠吻合术
45.49005 结肠病损激光烧灼术	45.94002 横结肠 - 降结肠吻合术
45.61001 小肠多节段部分切除术	45.94003 横结肠 - 乙状结肠吻合术
45.62001 回肠部分切除术	45.94004 降结肠 - 乙状结肠吻合术
45.62002 回肠切除术	45.94005 降结肠 - 直肠吻合术
45.62003 空肠部分切除术	45.94009 盲肠 - 乙状结肠吻合术
45.62004 空肠切除术	45.94011 升结肠 - 降结肠吻合术
45.62005 十二指肠部分切除术	45.94012 升结肠 - 乙状结肠吻合术
45.62006 十二指肠切除术	45.94015 乙状结肠 - 直肠吻合术
45.62007 小肠部分切除术	45.94016 横结肠 - 直肠吻合术
45.63001 小肠全部切除术	45.95001 回肠 - 肛门吻合术
45.71001 大肠多节段切除术	45.95002 降结肠 - 肛门吻合术
45.73003 回肠 - 结肠切除术	45.95004 乙状结肠 - 肛门吻合术

46.01001　回肠外置术

46.01002　十二指肠外置术

46.01003　小肠外置术

46.03001　肠外置术［Mikulicz 手术］

46.03002　大肠外置术

46.03003　盲肠外置术

46.04001　大肠外置段的切除术

46.04002　肠外置段的切除术

46.04003　二期肠外置术［Mikulicz 手术］

46.81001　小肠扭转复位术

46.81002　小肠套叠复位术

46.82001　大肠扭转复位术

46.82002　大肠套叠复位术

48.41001　腹腔镜下直肠黏膜下切除术

48.41002　索夫直肠黏膜下切除术［Soave 手术］

48.41004　直肠内拖出切除术

48.41005　直肠黏膜下环切术

48.41006　经肛门直肠黏膜环切术

48.49001　会阴直肠拖出术［Altemeier 手术］

48.49002　直肠切除术［Swenson 手术］

48.49003　直肠经腹会阴拖出切除术

48.51001　腹腔镜下经腹会阴直肠切除术［Miles 手术］

48.52001　经腹会阴直肠切除术［Miles 手术］

48.59001　直肠全部切除术

48.61001　腹腔镜下经腹直肠 - 乙状结肠切除术

48.61002　经骶直肠 - 乙状结肠切除术

48.62001　直肠前切除伴结肠造口术［Hartmann 手术］

48.63001　腹腔镜下直肠前切除术

48.63002　直肠前切除术

48.64001　经骶尾直肠切除术

48.65001　经腹会阴拖出术

48.69001　腹腔镜下直肠部分切除术

48.69002　腹腔镜下直肠根治术

48.69003　腹腔镜下直肠 - 乙状结肠部分切除术

48.69004　经肛门直肠病损根治术

48.69006　直肠部分切除术

48.69007　直肠根治术

48.69008　直肠切除术

48.69009　直肠 - 乙状结肠部分切除术

48.69010　直肠 - 乙状结肠切除术

48.74002　经肛门吻合器直肠切除术

50.22002　腹腔镜下肝部分切除术

50.22003　肝Ⅱ段切除术

50.22004　肝Ⅲ段切除术

50.22005　肝Ⅳ段切除术

50.22006　肝Ⅴ段切除术

50.22007　肝Ⅵ段切除术

50.22008　肝Ⅶ段切除术

50.22009　肝Ⅷ段切除术

50.22011　肝部分切除术

50.22013　肝楔形切除术

50.25001　腹腔镜下肝病损射频消融术

50.29002　腹腔镜下肝病损切除术

50.29005　肝病损冷冻治疗术

50.29008　肝病损破坏术

50.29009　肝病损切除术

50.3001　肝叶切除术

50.3002　右半肝切除术

50.3003　左半肝切除术

50.3004　肝叶部分切除术

50.4001　全肝切除术

51.21001　残余胆囊切除术

51.21002　胆囊部分切除术

51.22004　胆囊扩大切除术

51.22005　胆囊切除术

51.23001　腹腔镜下胆囊切除术

51.24002　腹腔镜下胆囊部分切除术

51.31001　胆囊 - 肝管吻合术

51.32002　胆囊 - 空肠吻合术

51.32003　胆囊 - 十二指肠吻合术

51.34001　胆囊 - 胃吻合术

51.36001　胆总管 - 空肠吻合术

51.36002　胆总管 - 十二指肠吻合术

51.37001　腹腔镜下肝门 - 空肠吻合术

51.37002　腹腔镜下肝门 - 肠吻合术

51.37003	肝胆管 - 空肠吻合术		52.51005	胰头切除术
51.37004	肝管 - 空肠吻合术		52.52001	腹腔镜下胰体尾部切除术
51.37005	肝管 - 十二指肠吻合术		52.52004	胰尾伴部分胰体切除术
51.37006	肝管 - 胃吻合术		52.52005	胰尾部分切除术
51.37007	肝门 - 空肠吻合术		52.52006	胰尾切除术
51.37009	肝总管 - 空肠吻合术		52.53001	胰腺次全切除术
51.39001	胆管 - 肝管 - 空肠吻合术		52.59001	胰腺部分切除术
51.39002	胆管 - 空肠吻合术		52.59002	腹腔镜下胰腺部分切除术
51.39003	胆管 - 十二指肠吻合术		52.6001	胰腺 - 十二指肠切除术
51.39004	胆管 - 胃吻合术		52.6002	胰腺全部切除术
51.39005	胆管吻合术		52.7002	根治性胰十二指肠切除术 [Whipple 手术]
51.39006	胆总管 - 胃 - 空肠吻合术		52.7003	胰腺根治性切除术
51.39007	胆总管 - 胃吻合术		54.11001	腹腔镜中转剖腹探查术
51.42001	胆总管切开异物取出术		54.12002	近期剖宫术后腹腔止血术
51.43004	胆管支架置入术		54.12007	再剖腹探查术
51.43008	肝管支架置入术		54.19001	腹部血肿去除术
51.51005	胆总管切开引流术		54.19003	腹膜后血肿清除术
51.51006	胆总管探查术		54.19004	腹膜血肿清除术
51.59001	超声引导下胆管穿刺引流术		54.19005	腹腔镜下腹腔积血清除术
51.59002	胆道切开探查术		54.19009	腹腔内出血止血术
51.59004	胆管探查术		54.19011	腹腔血肿清除术
51.59005	胆管引流术		54.19013	膈下脓肿切开引流术
51.59006	腹腔镜下胆道探查术		54.3003	腹壁病损切除术
51.59007	肝管切开引流术		54.3004	腹壁窦道扩创术
51.59008	肝内胆管引流术		54.3010	腹壁伤口扩创术
51.59009	内镜下胆道异物去除术		54.3011	腹壁伤口清创术
51.93001	胆囊 - 空肠瘘切除术		54.3018	腹股沟病损切除术
51.93002	胆囊瘘修补术		54.3024	腹腔镜下腹壁病损切除术
51.93003	胆囊 - 胃瘘修补术		54.3026	盆腔壁病损切除术
51.94001	胆道吻合修正术		54.3027	脐病损切除术
51.95001	胆管假体装置去除术		54.3029	脐切除术
51.98010	经皮胆管支架置入术		54.4001	肠系膜病损切除术
51.99001	胆道内假体置换术		54.4005	大网膜病损切除术
52.12001	直视下胰腺活检术		54.4006	大网膜部分切除术
52.13001	腹腔镜下胰腺探查		54.4007	大网膜切除术
52.21001	腹腔镜下胰腺病损切除术		54.4009	骶前病损切除术
52.51001	胰近端切除伴十二指肠切除术		54.4012	骶尾部病损切除术
52.51002	胰头伴部分胰体切除术		54.4014	腹膜病损切除术
52.51003	胰头伴十二指肠切除术		54.4015	腹膜后病损切除术
52.51004	胰头部分切除术			

54.4021	腹膜外病损切除术	55.39003	肾病损切除术
54.4026	腹腔镜下肠系膜病损切除术	55.39005	经皮肾镜肾盂病损电切术
54.4028	腹腔镜下腹膜病损切除术	55.39006	经尿道输尿管镜肾病损激光切除术
54.4029	腹腔镜下腹膜后病损切除术	55.39007	经皮肾镜病损冷冻治疗术
54.4033	腹腔镜下网膜病损切除术	55.4001	腹腔镜下肾部分切除术
54.4034	腹腔镜下网膜部分切除术	55.4002	肾部分切除术
54.4035	盆腔病损切除术	55.4003	肾楔形切除术
54.4036	盆腔腹膜切除术	55.4004	肾盂部分切除术
54.4039	盆腔病损冷冻治疗术	55.4005	肾盂切除术
54.4042	髂窝病损切除术	55.4006	肾盏切除术
54.4043	网膜病损切除术	55.51003	腹腔镜下单侧肾切除术
54.4044	网膜部分切除术	55.51004	腹腔镜下肾 - 输尿管切除术
54.4045	网膜切除术	55.51006	单侧肾切除术
54.4047	腰骶病损切除术	55.51007	肾 - 输尿管切除术
54.4048	腹腔病损氩氦刀靶向冷冻治疗术	55.52001	残余肾切除术
54.4050	腹腔镜下直肠全系膜切除术 [TME]	55.52002	孤立肾切除术
54.64001	腹膜缝合术	55.53001	移植肾切除术
54.64002	网膜裂伤缝合术	55.54001	双侧肾切除术
54.72001	腹壁补片修补术	55.54002	腹腔镜下双侧肾切除术
54.73001	腹膜组织修补术	56.51002	输尿管 - 回肠皮肤造口术
54.74001	大网膜包肝术	56.52001	输尿管 - 回肠皮肤造口修正术
54.74002	大网膜包肾术	56.61001	输尿管 - 皮肤造口术
54.74003	大网膜还纳术	56.61003	输尿管造口术
54.74004	大网膜内移植术	56.71001	输尿管 - 回肠吻合术
54.74005	大网膜修补术	56.71002	输尿管 - 乙状结肠吻合术
54.74006	生物大网膜移植术	56.71003	输尿管 - 直肠吻合术
54.74008	网膜扭转复位术	56.72001	输尿管 - 肠管吻合口修正术
54.75001	肠系膜固定术	56.73001	肾 - 膀胱吻合术
54.75002	肠系膜修补术	56.74001	腹腔镜下输尿管 - 膀胱吻合术
54.94001	腹腔 - 颈静脉分流术	56.74002	输尿管 - 膀胱吻合术
54.94002	腹腔 - 静脉转流泵管置入术	56.75001	输尿管 - 输尿管吻合术
54.94003	腹腔 - 静脉分流术	56.83001	输尿管造口闭合术
54.95001	拉德手术 [Ladd 手术]	56.84001	输尿管瘘修补术
54.95002	腹膜切开术	56.84002	输尿管 - 阴道瘘修补术
54.95004	脑室 - 腹腔分流修正术	57.59002	膀胱病损切除术
54.99009	腹腔镜下腹腔病损切除术	57.59003	膀胱颈切除术
54.99011	腹腔镜下盆腔内膜病损电凝术	57.59004	膀胱憩室切除术
55.24001	直视下肾活检术	57.6001	膀胱部分切除术
55.39001	副肾切除术	57.6002	膀胱三角区切除术
55.39002	腹腔镜下肾病损切除术	57.6003	膀胱袖状切除术

57.6004	腹腔镜下膀胱部分切除术	62.3001	单侧睾丸部分切除术
57.71001	膀胱广泛性切除术	62.3002	单侧睾丸 - 附睾切除术
57.71002	膀胱尿道全切除术	62.3004	单侧睾丸切除术
57.71003	腹腔镜下膀胱广泛性切除术	62.41001	双侧睾丸 - 附睾切除术
57.79001	膀胱全切除术	62.41002	双侧睾丸根治性切除术
57.79002	腹腔镜下膀胱全切除术	65.25002	腹腔镜下卵巢病损切除术
57.83001	膀胱 - 乙状结肠瘘修补术	65.25004	腹腔镜下卵巢部分切除术
57.83002	膀胱 - 回肠瘘修补术	65.29002	卵巢病损切除术
57.83003	直肠 - 膀胱 - 阴道瘘切除术	65.29003	卵巢部分切除术
57.84001	膀胱瘘闭合术	65.29004	经阴道卵巢病损切除术
57.84002	膀胱 - 阴道瘘修补术	65.31001	腹腔镜下单侧卵巢切除术
57.84003	膀胱 - 子宫瘘修补术	65.39001	单侧卵巢切除术
57.88001	膀胱 - 结肠吻合术	65.41001	腹腔镜下单侧输卵管 - 卵巢切除术
58.43001	尿道瘘修补术	65.49001	单侧输卵管 - 卵巢切除术
58.43002	尿道 - 阴道瘘修补术	65.49002	经阴道单侧输卵管 - 卵巢切除术
58.43003	尿道 - 直肠瘘修补术	65.51001	女性去势术
58.43005	腹腔镜下尿道瘘修补术	65.51002	双侧卵巢切除术
59.00001	腹膜后清扫术	65.52001	残留卵巢切除术
59.02002	输尿管松解术	65.53001	腹腔镜下双侧卵巢切除术
59.02003	输尿管周围粘连松解术	65.54001	腹腔镜下残留卵巢切除术
59.03001	腹腔镜下输尿管狭窄松解术	65.61001	经阴道双侧输卵管 - 卵巢切除术
59.09004	肾周区域探查术	65.61002	双侧输卵管 - 卵巢切除术
59.19001	膀胱周围组织探查术	65.62001	残留输卵管 - 卵巢切除术
59.19002	耻骨后探查术	65.63001	腹腔镜下双侧输卵管 - 卵巢切除术
59.91001	肾周病损切除术	65.64001	腹腔镜下残留输卵管 - 卵巢切除术
60.12001	直视下前列腺活检术	67.2001	宫腔镜下宫颈锥形切除术
60.14001	直视下精囊活检术	67.2002	宫颈锥形切除术
60.3001	耻骨上经膀胱前列腺切除术	67.39009	宫颈部分切除术
60.4001	耻骨后前列腺切除术	67.39014	腹腔镜下宫颈病损切除术
60.4002	耻骨后膀胱前前列腺切除术	67.4001	残余宫颈切除术
60.5001	腹腔镜下前列腺根治性切除术	67.4002	宫颈广泛性切除术
60.5002	前列腺根治性切除术	67.4004	宫腔镜下宫颈切除术
60.61001	前列腺病损切除术	67.4005	宫颈切除术
60.61002	前列腺部分切除术	68.29002	腹腔镜辅助经阴道子宫病损切除术
60.61003	腹腔镜下前列腺病损切除术	68.29003	腹腔镜下残角子宫切除术
60.62001	经会阴前列腺冷冻治疗术	68.29005	腹腔镜下子宫病损切除术
60.62002	经会阴前列腺切除术	68.29014	宫腔镜下子宫病损切除术
60.69001	前列腺切除术	68.29029	子宫病损切除术
60.69002	腹腔镜下前列腺切除术	68.29035	子宫角部分切除术
62.0001	睾丸切开探查术	68.29036	子宫角切除术

68.29046　子宫楔形切除术

68.31001　腹腔镜下宫颈上子宫切除术［LSH手术］

68.31002　筋膜内子宫切除术［CISH手术］

68.31003　腹腔镜下子宫次全切除术

68.31004　腹腔镜辅助宫颈上子宫切除术［LASH手术］

68.39002　子宫次全切除术

68.39003　宫颈上子宫切除术

68.41001　腹腔镜下全子宫切除术

68.41002　腹腔镜下子宫扩大切除术

68.41003　腹腔镜下筋膜外子宫切除术

68.49001　子宫扩大切除术

68.49002　筋膜外全子宫切除术

68.49003　全子宫切除术

68.49004　始基子宫切除术

68.49006　子宫次广泛切除术

68.51001　腹腔镜辅助经阴道子宫扩大切除术

68.51002　腹腔镜辅助经阴道筋膜内子宫切除术

68.51003　腹腔镜辅助经阴道全子宫切除术［LAVH手术］

68.51004　腹腔镜辅助经阴道始基子宫切除术

68.51005　腹腔镜辅助经阴道子宫次全切除术

68.59001　经阴道子宫切除术

68.59002　经阴道子宫次全切除术

68.61001　腹腔镜下子宫广泛性切除术

68.61002　腹腔镜下子宫改良广泛性切除术

68.69001　子宫广泛性切除术

68.69002　子宫改良广泛切除术

68.71001　腹腔镜辅助经阴道子宫广泛性切除术

68.79003　经阴道子宫广泛性切除术

68.8001　女性盆腔廓清术

70.72001　结肠 - 阴道瘘修补术

70.73001　直肠 - 阴道瘘修补术

70.74001　小肠 - 阴道瘘修补术

71.5001　外阴广泛性切除术

71.61001　单侧外阴切除术

71.62001　双侧外阴切除术

71.79006　全盆底重建术

RA21　淋巴瘤、白血病等伴其他手术，伴重要并发症与合并症

RA23　淋巴瘤、白血病等伴其他手术，伴并发症与合并症

RA25　淋巴瘤、白血病等伴其他手术，不伴并发症与合并症

主要诊断包括：

C45.901　间皮瘤

C46.101　软组织卡波西肉瘤

C46.301　淋巴结卡波西肉瘤

C46.901　卡波西肉瘤

C46.902　非洲型卡波西肉瘤

C46.903　经典（欧洲）型卡波西肉瘤

C46.904　同种异质移植型卡波西肉瘤

C46.905　假性卡波西肉瘤

C48.001　腹膜后恶性肿瘤

C48.002　肾上腺周围组织恶性肿瘤

C49.902　淋巴管恶性肿瘤

C76.301　骶前恶性肿瘤

C76.303　骶尾恶性肿瘤

C76.304　盆腔恶性肿瘤

C76.305　腹股沟恶性肿瘤

C76.306　臀部恶性肿瘤

C76.307　直肠阴道隔恶性肿瘤

C76.308　直肠膀胱隔恶性肿瘤

C76.309　骨盆恶性肿瘤

C76.701　躯干恶性肿瘤

C77.205　脾门淋巴结继发恶性肿瘤

C77.208　腹膜后淋巴结继发恶性肿瘤

C77.301　腋窝淋巴结继发恶性肿瘤

C77.302　腋下淋巴结继发恶性肿瘤

C77.303　肱骨内上髁淋巴结继发恶性肿瘤

C77.304　胸壁淋巴结继发恶性肿瘤

C77.305　上肢淋巴结继发恶性肿瘤

C77.401　腹股沟淋巴结继发恶性肿瘤

C77.402　下肢淋巴结继发恶性肿瘤

C77.501　盆腔淋巴结继发恶性肿瘤

C77.502	髂淋巴结继发恶性肿瘤	C81.905	皮肤霍奇金淋巴瘤
C77.504	骶淋巴结继发恶性肿瘤	C82.001	滤泡性非霍奇金淋巴瘤 1 级
C77.802	多部位淋巴结继发恶性肿瘤	C82.101	滤泡性非霍奇金淋巴瘤 2 级
C77.901	淋巴结继发恶性肿瘤	C82.201	滤泡性非霍奇金淋巴瘤 3 级
C78.608	腹膜后继发恶性肿瘤	C82.702	原发性皮肤滤泡中心性淋巴瘤
C79.8224	盆腔继发恶性肿瘤	C82.703	黏膜相关淋巴组织结外边缘区 B 细胞淋巴瘤
C79.8232	会阴继发恶性肿瘤	C82.704	结内边缘区淋巴瘤
C79.8801	颈部继发恶性肿瘤	C82.902	滤泡淋巴瘤
C79.8802	口腔继发恶性肿瘤	C83.302	网状细胞肉瘤
C79.8804	躯干继发恶性肿瘤	C83.303	结节性网状细胞肉瘤
C79.8805	腮腺继发恶性肿瘤	C83.304	多形细胞性网状细胞肉瘤
C79.8806	头部继发恶性肿瘤	C83.305	弥漫大 B 细胞淋巴瘤
C79.8807	心包继发恶性肿瘤	C83.306	原发中枢神经系统弥漫大 B 细胞淋巴瘤
C79.8808	心脏继发恶性肿瘤	C83.307	原发皮肤弥漫大 B 细胞淋巴瘤（腿型）
C79.8809	胸壁继发恶性肿瘤		
C79.8810	胸腔继发恶性肿瘤	C83.308	老年人 EB 病毒阳性弥漫大 B 细胞淋巴瘤
C79.8811	腋下继发恶性肿瘤		
C79.8812	颌部继发恶性肿瘤	C83.309	与慢性炎症相关弥漫大 B 细胞淋巴瘤
C79.8813	锁骨上继发恶性肿瘤		
C79.8814	腹腔继发恶性肿瘤	C83.402	免疫母细胞肉瘤
C79.8816	臀部继发恶性肿瘤	C83.701	伯基特淋巴瘤
C79.8817	下肢继发恶性肿瘤	C83.801	淋巴浆细胞淋巴瘤
C79.8818	骶尾区继发恶性肿瘤	C83.802	套细胞淋巴瘤
C79.8834	腹股沟继发恶性肿瘤	C83.803	浆母细胞淋巴瘤
C79.8837	鞘膜继发恶性肿瘤	C83.804	脾缘区淋巴瘤
C79.8838	胸导管继发恶性肿瘤	C83.805	脾缘区 B 细胞淋巴瘤
C80xx01	多部位继发恶性肿瘤	C83.806	脾红髓弥漫小 B 细胞淋巴瘤
C80xx02	广泛转移性肿瘤	C84.002	原发性皮肤 T 细胞淋巴瘤 [蕈样肉芽肿]
C80xx04	恶性肿瘤复发		
C80xx05	原发部位不明恶性肿瘤	C84.003	嗜毛囊性蕈样肉芽肿
C80xx06	恶性恶病质	C84.101	塞扎里病
C81.001	淋巴细胞为主型霍奇金淋巴瘤	C84.102	塞扎里综合征
C81.003	结节性淋巴细胞为主型霍奇金淋巴瘤	C84.302	伦纳特淋巴瘤
		C84.401	外周 T 细胞淋巴瘤（非特指型）
C81.004	富含淋巴细胞的经典霍奇金淋巴瘤	C84.402	血管免疫母细胞 T 细胞淋巴瘤
C81.102	结节硬化型经典霍奇金淋巴瘤	C84.501	皮肤淋巴瘤
C81.202	混合细胞型经典霍奇金淋巴瘤	C84.502	T 细胞淋巴瘤
C81.302	淋巴细胞削减型经典霍奇金淋巴瘤	C84.503	皮下脂膜炎样 T 细胞淋巴瘤
C81.903	霍奇金淋巴瘤		
C81.904	经典型霍奇金淋巴瘤		

C84.504	儿童系统性 EB 病毒阳性 T 细胞增殖性疾病		C85.705	结外 NK/T 细胞淋巴瘤（鼻型）
C84.506	肠病相关 T 细胞淋巴瘤		C85.710	原发皮肤 CD30 阳性间变性大细胞淋巴瘤
C84.507	肝脾 T 细胞淋巴瘤		C85.714	ALK 阳性间变性大细胞淋巴瘤
C84.508	原发皮肤 CD30 阳性 T 细胞淋巴增殖性疾病		C85.715	ALK 阴性间变性大细胞淋巴瘤
C84.509	原发皮肤 γδ T 细胞淋巴瘤		C85.716	皮下 NK 细胞淋巴瘤
C84.510	原发皮肤侵袭性嗜表皮 CD8 阳性细胞毒性 T 细胞淋巴瘤		C85.901	鼻窦淋巴瘤
			C85.902	鼻腔淋巴瘤
C84.512	原发皮肤外周 T 细胞淋巴瘤（罕见类型）		C85.903	扁桃体淋巴瘤
			C85.904	肠淋巴瘤
C84.514	皮肤 γδ T 细胞淋巴瘤		C85.905	肠系膜淋巴瘤
C84.515	水疱痘疮样淋巴瘤		C85.906	淋巴瘤
C84.516	原发皮肤 CD4 阳性小 / 中多形性 T 细胞淋巴瘤		C85.907	非霍奇金淋巴瘤
			C85.908	肺淋巴瘤
C84.517	原发皮肤外周 T 细胞淋巴瘤（非特殊类型）		C85.909	腹膜后淋巴瘤
			C85.910	腹腔淋巴瘤
C84.518	原发皮肤侵袭性嗜表皮 CD8+T 细胞淋巴瘤		C85.911	肝淋巴瘤
			C85.912	睾丸淋巴瘤
C85.101	非霍奇金淋巴瘤（B 细胞型）		C85.913	纵隔淋巴瘤
C85.103	B 细胞淋巴瘤		C85.914	回盲部淋巴瘤
C85.110	富 T 细胞 / 富组织细胞大 B 细胞淋巴瘤		C85.915	结肠淋巴瘤
			C85.916	卵巢淋巴瘤
C85.115	原发纵隔大 B 细胞淋巴瘤		C85.917	盲肠淋巴瘤
C85.116	血管内大 B 细胞淋巴瘤		C85.919	脑淋巴瘤
C85.117	ALK 阳性大 B 细胞淋巴瘤		C85.920	脾淋巴瘤
C85.119	介于弥漫大 B 细胞淋巴瘤和伯基特淋巴瘤之间 B 细胞淋巴瘤（不能分类）		C85.922	舌淋巴瘤
			C85.923	胃淋巴瘤
			C85.924	小肠淋巴瘤
			C85.925	眼淋巴瘤
C85.120	介于弥漫大 B 细胞淋巴瘤和经典霍奇金淋巴瘤之间 B 细胞淋巴瘤（不能分类）		C85.926	硬膜外淋巴瘤
			C85.927	肢体淋巴瘤
			C85.928	直肠淋巴瘤
C85.121	原发皮肤 B 细胞淋巴瘤		C85.929	骨淋巴瘤
C85.122	原发皮肤边缘区 B 细胞淋巴瘤		C85.930	腹股沟淋巴瘤
C85.123	原发皮肤弥漫性大 B 细胞淋巴瘤（其他型）		C85.931	乳腺淋巴瘤
			C85.934	周围神经血管内淋巴瘤
C85.124	原发胸腺大 B 细胞淋巴瘤		C85.936	甲状腺淋巴瘤
C85.701	恶性网状细胞增多症		C85.937	脊髓淋巴瘤
C85.703	小神经胶质细胞瘤		C85.938	淋巴瘤结内侵及
C85.704	慢性 NK 细胞淋巴增殖性疾病		C85.939	淋巴瘤结外侵及

C88.001	巨球蛋白血症	C91.403	毛细胞白血病
C88.002	高黏滞综合征	C91.404	毛细胞白血病（变异型）
C88.011	巨球蛋白血症伴缓解	C91.413	毛细胞白血病伴缓解
C88.012	高黏滞综合征伴缓解	C91.501	成人 T 细胞白血病
C88.101	α 重链病	C91.502	T 细胞大颗粒淋巴细胞白血病
C88.111	α 重链病伴缓解	C91.503	成人 T 细胞白血病 / 淋巴瘤
C88.201	γ 重链病	C91.511	成人 T 细胞白血病伴缓解
C88.202	富兰克林病	C91.704	侵袭性 NK 细胞白血病
C88.211	γ 重链病伴缓解	C91.901	Richter 综合征
C88.212	富兰克林病伴缓解	C92.001	急性粒细胞白血病未分化型（M1 型）
C88.301	免疫增生性小肠病	C92.002	急性粒细胞白血病部分分化型（M2 型）
C88.302	地中海淋巴瘤		
C88.702	重链病	C92.003	急性粒细胞白血病
C88.703	μ 重链病	C92.004	急性髓系白血病
C88.712	重链病伴缓解	C92.006	急性嗜碱粒细胞白血病
C88.713	μ 重链病伴缓解	C92.011	急性粒细胞白血病未分化型（M1 型）伴缓解
C88.901	原发性免疫疾病相关性淋巴增殖性疾病		
		C92.012	急性粒细胞白血病部分分化型（M2 型）伴缓解
C91.001	急性淋巴细胞白血病		
C91.0011	T 淋巴母细胞白血病 / 淋巴瘤	C92.013	急性粒细胞白血病伴缓解
C91.002	急性淋巴细胞白血病 L1 型	C92.014	急性髓系白血病伴缓解
C91.003	急性淋巴细胞白血病 L2 型	C92.101	慢性粒细胞白血病
C91.004	急性淋巴细胞白血病 L3 型	C92.102	慢性粒细胞白血病（急性变）
C91.005	慢性粒细胞白血病（急淋变）	C92.104	慢性髓单核细胞白血病
C91.006	前 B 细胞急性淋巴细胞白血病	C92.106	慢性髓系白血病
C91.007	前 T 细胞急性淋巴细胞白血病	C92.111	慢性粒细胞白血病伴缓解
C91.009	B 淋巴母细胞白血病 / 淋巴瘤	C92.112	慢性粒细胞白血病伴缓解（急性变）
C91.011	急性淋巴细胞白血病伴缓解	C92.114	慢性髓单核细胞白血病伴缓解
C91.012	急性淋巴细胞白血病 L1 型伴缓解	C92.116	慢性髓系白血病伴缓解
C91.013	急性淋巴细胞白血病 L2 型伴缓解	C92.201	慢性粒细胞白血病（加速期）
C91.014	急性淋巴细胞白血病 L3 型伴缓解	C92.211	慢性粒细胞白血病伴缓解（加速期）
C91.015	慢性粒细胞白血病伴缓解（急淋变）	C92.301	绿色瘤
C91.017	前 T 细胞急性淋巴细胞白血病伴缓解	C92.303	粒细胞肉瘤
		C92.311	绿色瘤伴缓解
C91.101	慢性淋巴细胞白血病	C92.313	粒细胞肉瘤伴缓解
C91.103	慢性淋巴细胞白血病 [小淋巴细胞淋巴瘤]	C92.401	急性早幼粒细胞白血病（M3 型）
		C92.411	急性早幼粒细胞白血病（M3 型）伴缓解
C91.111	慢性淋巴细胞白血病伴缓解		
C91.301	幼淋巴细胞白血病	C92.501	急性粒 - 单核细胞白血病（M4 型）
C91.311	幼淋巴细胞白血病伴缓解		

C92.511　急性粒 - 单核细胞白血病（M4型）伴缓解

C92.702　嗜碱细胞白血病

C92.703　嗜酸细胞白血病

C92.704　慢性嗜酸粒细胞白血病 [高嗜酸粒细胞增多症]

C92.706　唐氏综合征相关的髓系白血病

C92.712　嗜碱细胞白血病伴缓解

C92.713　嗜酸细胞白血病伴缓解

C92.714　慢性嗜酸粒细胞白血病伴缓解 [高嗜酸性粒细胞增多症伴缓解]

C92.901　低增生性粒细胞白血病

C92.911　低增生性粒细胞白血病伴缓解

C93.001　急性单核细胞白血病（M5 型）

C93.006　急性单核细胞白血病

C93.011　急性单核细胞白血病（M5 型）伴缓解

C93.016　急性单核细胞白血病伴缓解

C93.101　慢性单核细胞白血病

C93.111　慢性单核细胞白血病伴缓解

C94.001　急性红白血病（M6 型）

C94.003　急性红细胞增多症

C94.007　迪古列尔莫病

C94.011　急性红白血病伴缓解（M6 型）

C94.013　急性红细胞增多症伴缓解

C94.017　迪古列尔莫病伴缓解

C94.103　海尔迈尔 - 舍纳病

C94.113　海尔迈尔 - 舍纳病伴缓解

C94.201　急性巨核细胞白血病（M7 型）

C94.202　急性原巨核细胞白血病

C94.211　急性巨核细胞白血病伴缓解（M7型）

C94.212　急性原巨核细胞白血病伴缓解

C94.301　肥大细胞白血病

C94.311　肥大细胞白血病伴缓解

C94.501　急性骨髓纤维化

C94.701　慢性中性粒细胞白血病

C94.702　慢性粒 - 单核细胞白血病

C94.703　幼年型粒 - 单核细胞白血病

C94.711　慢性中性粒细胞白血病伴缓解

C94.712　慢性粒 - 单核细胞白血病伴缓解

C94.713　幼年型粒 - 单核细胞白血病伴缓解

C95.0001　急性白血病

C95.0002　急性白血病髓外复发

C95.0003　急性非淋巴细胞白血病

C95.0004　白血病（未分化型）

C95.0015　急性白血病（谱系未定）

C95.0016　B 淋巴细胞和髓系混合表型急性白血病

C95.0017　T 淋巴细胞和髓系混合表型急性白血病

C95.0018　NK 细胞淋巴母细胞白血病 / 淋巴瘤

C95.0101　急性白血病伴缓解

C95.0102　急性白血病髓外复发伴缓解

C95.0115　急性白血病伴缓解（谱系未定）

C95.0116　B 淋巴细胞和髓系混合表型急性白血病伴缓解

C95.0117　T 淋巴细胞和髓系混合表型急性白血病伴缓解

C95.0118　NK 细胞淋巴母细胞白血病 / 淋巴瘤伴缓解

C95.101　慢性白血病

C95.111　慢性白血病伴缓解

C95.701　高白细胞白血病

C95.702　先天性白血病

C95.703　皮肤白血病

C95.711　高白细胞白血病伴缓解

C95.901　白血病

C95.902　混合细胞性白血病

C95.903+M36.1*
　　　　　白血病性关节病

C95.905　难治性白血病

C95.907+N16.1*
　　　　　白血病致肾小管间质疾患

C95.912　混合细胞性白血病伴缓解

C95.913+M36.1*
　　　　　白血病性关节病伴缓解

C95.915　难治性白血病伴缓解

C95.917+N16.1*
　　　　　白血病致肾小管间质疾患伴缓解

C96.001　莱特雷尔 - 西韦病

C96.004　急性婴儿网状内皮细胞增多症

C96.005　纤维母细胞性网状细胞肿瘤

C96.202　恶性肥大细胞增多症

C96.203　肥大细胞肉瘤

C96.204　恶性皮肤型肥大细胞增多症

C96.205　全身性肥大细胞病

C96.206　皮肤外肥大细胞病

C96.213　肥大细胞肉瘤伴缓解

C96.301　真性组织细胞淋巴瘤

C96.701　交错树突细胞肉瘤

C96.702　滤泡树突状细胞肉瘤

C96.703　朗格汉斯细胞肉瘤

C96.704　树突细胞肉瘤

C96.705　母细胞性浆细胞样树突细胞瘤

C96.706　指突状树突细胞肉瘤

C96.707　未定型树突细胞瘤

手术操作包括：

01.12001　直视下脑膜活检术

01.14001　直视下脑活检术

03.32001　脊髓活检

03.32002　硬脊膜活检

03.4002　脊髓病损栓塞术

03.4004　硬脊膜切除术

07.16001　胸腺活检

21.22001　鼻活检

25.02001　直视下舌活检术

25.1001　支撑喉镜下舌病损激光烧灼术

25.1002　舌病损切除术

25.2001　舌部分切除术

26.12001　直视下腮腺活检术

26.12002　直视下唾液腺活检术

29.12001　声门上病损活检

29.12002　咽部活检

29.12003　鼻咽活检

32.24001　经皮肺病损射频消融术

33.24001　支气管镜下支气管活检

33.25001　直视下支气管活检术

33.26001　肺穿刺活检

33.26002　经皮针吸肺活检

33.28001　开胸肺活检术

34.23001　胸壁活检

34.24001　胸膜活检

34.25002　纵隔闭合性活检

34.26001　纵隔活检术

34.27001　膈肌活检术

34.91003　胸腔穿刺术

34.91004　超声引导下胸腔穿刺术

37.24001　心包活检术

37.25001　经皮心肌活检

37.91001　开胸心脏按摩术

38.21001　血管活检

40.11002　淋巴结活检

40.11003　腹腔镜下淋巴结活检术

40.29014　锁骨上淋巴结切除术

40.29015　纵隔淋巴结切除术

41.1001　脾穿刺

41.31001　骨髓穿刺活检

41.32001　经皮脾活检

41.33001　直视下脾活检术

41.42003　经皮脾病损射频消融术

42.25001　直视下食管活检术

43.11001　经皮内镜胃造瘘术

43.19003　永久性胃造口术

43.19005　暂时性胃造口术

44.15001　直视下胃活检术

45.11001　术中小肠内镜检查

46.10007　腹腔镜下结肠造口术

46.11001　结肠暂时性造口术

46.13001　结肠永久性造口术

46.13002　腹腔镜下乙状结肠永久性造口术

46.14001　结肠造口延迟切开术

46.21001　回肠暂时性造口术

46.23001　回肠永久性造口术

46.39002　空肠造口术

46.39003　十二指肠造口术

46.39004　喂养性空肠造口术

46.39005　小肠造口术

46.41001　小肠造口修正术

50.11001	超声引导下肝穿刺活检	54.4015	腹膜后病损切除术
50.11005	经皮肝穿刺活检	54.63001	腹壁裂伤缝合术
50.12001	直视下肝活检术	54.91002	经腹盆腔穿刺引流术
50.23001	肝病损射频消融术	54.91003	经皮腹膜后穿刺引流术
50.24001	超声引导下肝病损射频消融术	54.91005	经皮腹腔穿刺引流术
50.24002	CT 引导下肝病损射频消融术	54.91009	超声引导下盆腔穿刺术
51.12001	术中胆囊活检	54.93001	腹壁造口术
51.13001	直视下胆囊活检术	55.23001	超声引导下肾穿刺活检
51.13002	直视下胆管活检术	55.23002	经皮肾穿刺活检
52.11001	胰腺穿刺活检	55.33001	超声引导下肾病损射频消融术
52.92001	胰管支架置入术	57.17001	超声引导下耻骨上膀胱造口导尿管插入术
54.0001	骶部脓肿切开引流术		
54.0002	腹壁窦道切开引流术	57.17002	经皮耻骨上膀胱造口导尿管插入术
54.0004	腹壁脓肿切开引流术	57.18001	耻骨上膀胱造口导尿管插入术
54.0006	腹膜外脓肿切开引流术	57.19004	膀胱切开探查术
54.0008	腹壁切开引流术	57.21001	膀胱造口术
54.0010	腹壁血肿清除术	57.34002	直视下膀胱活检术
54.0011	腹壁异物取出术	57.59001	膀胱病损激光切除术
54.0013	腹股沟脓肿切开引流术	57.82001	膀胱造口闭合术
54.0016	腹股沟探查术	59.21001	膀胱周围活检术
54.0018	腹膜后脓肿切开引流术	59.21002	肾周活检术
54.0021	腹膜外血肿清除术	60.11001	前列腺针刺活检
54.0022	脐脓肿切开引流术	60.11002	超声引导下前列腺穿刺
54.0023	髂窝积液清除术	60.13001	精囊针吸活检
54.0024	髂窝脓肿切开引流术	60.15001	前列腺周围活检
54.0025	髂窝血肿切开引流术	60.21001	经尿道前列腺激光切除术 ［TULIP 手术］
54.22001	腹壁活检术		
54.22002	脐活检术	60.29001	经尿道前列腺汽化电切术 ［TEVAP 手术］
54.22003	腹腔镜下腹壁活检术		
54.23001	肠系膜活检术	60.29002	经尿道前列腺切除术 [TURP 手术]
54.23003	腹膜后活检术	60.29003	经尿道前列腺绿激光汽化术（PVP）
54.23004	腹膜活检术	62.11001	经皮睾丸活检
54.23005	网膜活检术	62.12001	直视下睾丸活检术
54.23006	腹腔镜下腹膜活检术	62.2001	睾丸病损切除术
54.23007	腹腔镜下网膜活检术	62.2002	睾丸附件切除术
54.24001	腹内病损穿刺活检	63.01001	精索活检
54.24002	腹腔病损穿刺活检	63.3001	附睾病损切除术
54.24003	髂部病损穿刺活检	63.3002	精索病损切除术
54.24006	盆腔病损穿刺活检	63.4001	附睾切除术
54.25001	腹腔冲洗检查	64.11001	阴茎活检

64.2002	包皮病损切除术	C90.002	浆细胞骨髓瘤〔浆细胞瘤〕
64.2004	阴茎病损切除术	C90.003+N16.1*	
64.2005	阴茎部分切除术		多发性骨髓瘤肾病
64.3001	阴茎全部切除术	C90.004	卡勒病
65.11001	经皮抽吸卵巢活检	C90.005	浆细胞病
65.12001	直视下卵巢活检术	C90.007+N08.1*	
65.13001	腹腔镜下卵巢活检术		多发性骨髓瘤引起的肾小球疾患
67.11001	宫颈内活检	C90.008+M90.6*	
67.12001	宫颈活检		多发性骨髓瘤引起的变形性骨炎
67.39004	宫腔镜下宫颈病损切除术	C90.009	多发性骨髓瘤髓外浸润
67.39008	宫颈病损切除术	C90.011	多发性骨髓瘤伴缓解
68.13001	直视下子宫活检术	C90.012	浆细胞骨髓瘤伴缓解
68.14001	直视下子宫韧带活检术	C90.013+N16.1*	
68.15001	腹腔镜下子宫韧带活检术		多发性骨髓瘤肾病伴缓解
68.16001	腹腔镜下子宫活检术	C90.014	卡勒病伴缓解
68.16002	宫腔镜下子宫活检术	C90.021	多发性骨髓瘤（IgG λ 型）
68.29018	宫腔镜下子宫内膜病损切除术	C90.022	多发性骨髓瘤（IgG κ 型）
68.29024	经阴道子宫病损切除术	C90.023	多发性骨髓瘤（轻链 λ 型）
68.29039	子宫内膜病损切除术	C90.024	多发性骨髓瘤（轻链 κ 型）
70.23001	直肠子宫陷凹活检	C90.025	多发性骨髓瘤（无分泌型）
70.24001	阴道活检	C90.026	多发性骨髓瘤（IgD λ 型）
71.11001	外阴活检	C90.027	多发性骨髓瘤（IgA λ 型）
71.24003	前庭大腺切除术	C90.028	多发性骨髓瘤（IgA κ 型）
77.41001	肋骨活检术	C90.029	多发性骨髓瘤（IgD κ 型）
77.41002	锁骨活检术	C90.030	多发性骨髓瘤（DS 分期 I 期）
77.42001	肱骨活检术	C90.031	多发性骨髓瘤（DS 分期 II 期 B 组）
77.43001	桡骨活检术	C90.032	多发性骨髓瘤（DS 分期 II 期）
77.45002	股骨活检术	C90.033	多发性骨髓瘤（DS 分期 III 期 B 组）
77.47001	胫骨活检术	C90.034	多发性骨髓瘤（DS 分期 III 期）
77.47002	腓骨活检术	C90.035	多发性骨髓瘤（DS 分期 I 期 B 组）
77.49001	骨盆活检术	C90.036	多发性骨髓瘤（ISS 分期 III 期）
77.49002	指骨活检术	C90.037	多发性骨髓瘤（ISS 分期 III 期 B 组）
77.49003	椎骨活检术	C90.038	多发性骨髓瘤（ISS 分期 II 期）
83.21001	软组织活检	C90.039	多发性骨髓瘤（ISS 分期 II 期 B 组）
86.11001	皮肤和皮下组织活检	C90.040	多发性骨髓瘤（ISS 分期 I 期）
		C90.041	多发性骨髓瘤（ISS 分期 I 期 B 组）

RA39　骨髓增生性疾病或低分化肿瘤等，伴重大手术

主要诊断包括：

		C90.101	浆细胞白血病
		C90.102	继发性浆细胞白血病
		C90.111	浆细胞白血病伴缓解
C90.001	多发性骨髓瘤	C90.201	浆细胞瘤

C90.203　髓外的浆细胞瘤

C90.204　孤立性骨髓瘤

C90.205　骨孤立性浆细胞瘤

C90.206　浆细胞肉瘤

C90.207　骨浆细胞瘤

C90.208　软组织浆细胞瘤

C90.209　原发皮肤浆细胞瘤

C90.211　浆细胞瘤伴缓解

C90.213　髓外的浆细胞瘤伴缓解

C90.214　孤立性骨髓瘤伴缓解

C90.215　骨孤立性浆细胞瘤伴缓解

C90.216　浆细胞肉瘤伴缓解

C97xx01　多部位原发恶性肿瘤

手术操作包括：

01.25002　颅骨部分切除术

01.25003　颅骨清创术

01.25004　颅骨死骨切除术

01.25007　茎突截除术

01.41001　丘脑化学破坏术

01.41002　丘脑切开术

01.41003　丘脑射频治疗术

01.42001　苍白球切开术

01.42002　苍白球射频毁损术

01.51001　开颅蛛网膜剥离术

01.51002　脑膜病损切除术

01.51004　蛛网膜病损切除术

01.52001　大脑半球切除术

01.53001　额叶切除术

01.53003　颞叶切除术

01.59001　鞍区病损切除术

01.59002　侧脑室病损切除术

01.59003　大脑病损切除术

01.59004　大脑清创术

01.59005　第三脑室病损切除术

01.59006　第四脑室病损切除术

01.59007　顶叶病损切除术

01.59008　额叶病损切除术

01.59009　海绵窦病损切除术

01.59012　经顶脑病损切除术

01.59013　经额脑病损切除术

01.59014　经颞脑病损切除术

01.59016　经翼点脑病损切除术

01.59017　经枕脑病损切除术

01.59019　颅底病损切除术

01.59022　多个脑室病损切除术

01.59025　胼胝体病损切除术

01.59028　小脑半球病损切除术

01.59029　小脑蚓部病损切除术

01.59032　颈静脉孔病损切除术

01.59033　立体定向脑病损切除术

01.59034　斜坡病损切除术

01.59035　枕叶病损切除术

01.6001　颅骨病损切除术

01.6002　颅骨肉芽肿切除术

02.31001　脑室 - 鼻咽分流术

02.31002　脑室 - 乳突分流术

02.32001　脑室 - 颈外静脉分流术

02.32002　脑室 - 腔静脉分流术

02.32003　脑室 - 心房分流术

02.33001　脑室 - 胸腔分流术

02.34001　脑室 - 胆囊分流术

02.34002　脑室 - 腹腔分流术

02.35001　脑室 - 输尿管分流术

02.39004　脑室 - 骨髓分流术

02.42002　脑室分流管置换术

02.42003　脑室 - 腹腔分流管脑室端调整术

02.42004　脑室分流管修正术

02.43001　脑室分流管去除术

02.91001　大脑皮层粘连松解术

02.93002　颅内神经电刺激器置入术

03.02001　椎板切除术部位再切开

03.09003　颈椎后路单开门椎管减压术

03.09004　颈椎后路双开门椎管减压术

03.09005　颈椎前路椎管减压术

03.09006　腰椎椎板切除减压术

03.09007　胸椎椎板切除减压术

03.09009　椎管成形术

03.09014　椎管钻孔减压术

03.09015　椎管探查术

03.09016　椎间孔切开术

03.1001　椎管内神经根切断术

03.1003　马尾神经切断术

03.21001　经皮脊髓切断术

03.21002　立体定向脊髓切断术

03.29001　脊髓前外侧束切断术

03.29002　脊髓神经束切断术

03.53001　脊椎骨折复位术

03.53002　脊椎骨折修补术

03.71001　脊髓蛛网膜下腔 - 腹腔分流术

03.72001　脊髓蛛网膜下腔 - 输尿管分流术

03.79001　脊髓 - 硬膜外分流术

03.79002　脊髓 - 蛛网膜下腔分流术

03.93001　脊髓电刺激器置入术

03.97001　脊髓膜分流修正术

03.99003　脊髓造瘘术

07.81005　胸腺病变切除术

07.81006　胸腺部分切除术

07.81009　CT 引导下胸腺病损射频消融术

07.82002　胸腺扩大切除术

07.82003　胸腺切除术

07.83001　胸腔镜下胸腺部分切除术

07.83002　胸腔镜下胸腺病损切除术

07.84001　胸腔镜下胸腺切除术

07.84002　胸腔镜下胸腺扩大切除术

07.91001　胸腺区探查术

07.92001　胸腺切开探查术

07.93001　胸腺修补术

07.94001　胸腺移植术

07.99001　胸腺固定术

25.3001　舌全部切除术

25.4001　舌扩大性切除术

27.72001　腭垂部分切除术

27.72002　腭垂切除术

32.20001　胸腔镜下肺楔形切除术

32.23001　直视下肺病损射频消融术

32.28004　胸腔镜下肺病损切除术

32.28006　胸腔镜下肺病损氩氦刀冷冻术

32.28008　胸腔镜下肺部分切除术

32.29004　肺病损切除术

32.29005　肺病损氩氦刀冷冻术

32.29009　肺楔形切除术

32.30001　胸腔镜下肺叶部分切除术

32.39001　肺段切除术

32.39002　肺叶部分切除术

32.41001　胸腔镜下肺叶切除术

32.49001　肺叶切除术

32.49002　肺叶伴肺段切除术

32.50001　胸腔镜下全肺切除术

32.50002　胸腔镜下全肺切除术伴纵隔淋巴结清扫术

32.59001　全肺切除术

32.59002　全肺切除术伴纵隔淋巴结清扫术

32.6002　肺叶切除术伴淋巴结清扫术

32.6003　胸腔结构的根治性清扫术

32.6004　支气管根治性清扫术

34.02003　胸腔镜中转开胸探查术

34.3001　胸腔镜下纵隔病损切除术

34.3005　纵隔病损切除术

34.4001　胸壁病损切除术

34.4007　胸腔镜下胸壁病损切除术

34.4008　胸腔病损切除术

34.51001　胸膜剥脱术

34.6001　胸膜划痕术

34.6002　胸膜硬化术

37.12001　心包开窗术

37.12003　心包切开引流术

37.12004　心包粘连松解术

37.12005　心包切开探查术

37.12008　胸腔镜下心包切开引流术

37.31001　心包部分切除术

37.31002　心包病损切除术

37.31004　心包剥脱术

38.08003　下肢动脉探查术

40.3001　淋巴结扩大性区域性切除术

40.3002　淋巴结区域性切除术

40.3003　腔镜下区域性腋窝淋巴结区域切除术

40.3004　皮下淋巴抽吸术

40.40003　舌骨上颈淋巴结清扫术

40.41001 单侧颈淋巴结清扫术

40.42001 双侧颈淋巴结清扫术

40.51001 腋下淋巴结清扫术

40.51002 腔镜下腋窝淋巴结清扫术

40.52001 主动脉旁淋巴结清扫术

40.53001 髂淋巴结清扫术

40.54001 腹股沟淋巴结清扫术

40.59001 腹腔淋巴结清扫术

40.59002 盆腔淋巴结清扫术

40.59003 颌下淋巴结清扫术

40.59004 纵隔淋巴结清扫术

40.59006 肠系膜淋巴结清扫术

40.59007 肺门淋巴结清扫术

40.59008 腹膜后淋巴结清扫术

40.59009 腹腔镜下盆腔淋巴结清扫术

40.9001 淋巴管 - 静脉吻合术

40.9003 周围淋巴管 - 小静脉吻合术

40.9004 淋巴干 - 小静脉吻合术

40.9005 腰淋巴干 - 小静脉吻合术

40.9006 髂淋巴干 - 小静脉吻合术

40.9007 肠淋巴干 - 小静脉吻合术

40.9008 淋巴水肿矫正 Homans-Macey 手术〔Homans 手术〕

40.9009 淋巴水肿矫正 Charles 手术〔Charles 手术〕

40.9010 淋巴水肿矫正 Thompson 手术〔Thompson 手术〕

40.9011 腹膜后淋巴管横断结扎术

40.9012 髂淋巴干横断结扎术

40.9013 淋巴管瘘结扎术

40.9014 淋巴管瘘切除术

40.9015 淋巴管瘘粘连术

40.9016 淋巴管瘤注射术

41.2001 脾切开探查术

41.42002 脾病损切除术

41.43001 脾部分切除术

41.5001 腹腔镜下脾切除术

41.5002 脾切除术

41.93001 副脾切除术

41.94001 脾移植术

41.95001 脾修补术

42.11001 颈部食管造口术

42.12001 食管憩室外置术

42.19002 胸部食管造口术

42.32002 食管病损切除术

42.32003 食管病损氩气刀治疗术

42.33006 胃镜下食管病损电灼术

42.33007 胃镜下食管病损切除术

42.41005 食管部分切除术

42.42001 全食管切除术

42.51001 胸内食管 - 食管吻合术

42.52003 胸内食管 - 胃弓上吻合术

42.52004 胸内食管 - 胃弓下吻合术

42.52005 胸内食管 - 胃颈部吻合术

42.52006 胸内食管 - 胃吻合术

42.53001 胸内空肠代食管术

42.55001 胸内结肠代食管术

42.58001 人工食管建造术

42.59001 食管 - 空肠弓上吻合术

42.61001 胸骨前食管 - 食管吻合术

42.62001 胸骨前食管 - 胃吻合术

42.63001 胸骨前食管吻合伴小肠间置术

42.64001 胸骨前食管 - 空肠吻合术

42.64002 胸骨前食管 - 小肠吻合术

42.64003 胸骨前食管 - 回肠吻合术

42.65001 胸骨前食管吻合伴结肠间置术

42.65002 胸骨前食管 - 结肠吻合术

42.7001 食管贲门肌层切开术

42.7002 改良食管肌层切开术

42.7003 食管肌层切开术〔Heller 手术〕

42.81001 食管永久性管置入术

42.81002 内镜下食管支架置入术

42.82001 食管裂伤缝合术

42.83001 食管造口闭合术

42.84001 食管瘘修补术

42.85001 食管狭窄修补术

43.0003 胃切开探查术

43.0004 胃切开异物取出术

43.5003 贲门部分切除伴食管 - 胃吻合术

43.5004 胃部分切除伴食管 - 胃吻合术

43.5007	胃近端切除术
43.6001	胃大部切除伴胃 - 十二指肠吻合术 [Billroth Ⅰ式手术]
43.6005	胃幽门切除术
43.6006	胃远端切除术
43.7001	胃大部切除伴胃 - 空肠吻合术 [Billroth Ⅱ式手术]
43.7005	腹腔镜下胃大部切除伴胃 - 空肠吻合术 [Billroth Ⅱ式手术]
43.81001	胃部分切除伴空肠转位术
43.89001	腹腔镜下胃部分切除术
43.89002	胃部分切除术
43.89003	胃袖状切除术
43.91001	全胃切除伴空肠间置术
43.99002	残胃切除术
43.99003	腹腔镜下胃切除术
43.99004	根治性胃切除术
43.99005	全胃切除伴食管 - 空肠吻合术
43.99006	全胃切除伴食管 - 十二指肠吻合术
44.32001	内镜下经皮胃 - 空肠造瘘术
44.38001	腹腔镜下胃 - 空肠吻合术
44.38003	腹腔镜下胃 - 十二指肠吻合术
44.39003	胃 - 十二指肠吻合术
44.39004	胃转流术 [胃 - 肠搭桥吻合术]
45.02002	小肠切开减压术
45.03002	大肠切开探查术
45.31002	十二指肠病损切除术
45.32001	十二指肠病损破坏术
45.33002	腹腔镜下小肠病损切除术
45.33006	空肠病损切除术
45.33008	小肠病损切除术
45.41001	大肠病损切除术
45.41003	横结肠病损切除术
45.41005	降结肠病损切除术
45.41006	结肠病损切除术
45.41011	盲肠病损切除术
45.41013	升结肠病损切除术
45.41014	乙状结肠病损切除术
45.43002	腹腔镜下结肠病损切除术
45.43003	腹腔镜下乙状结肠病损切除术
45.43007	腹腔镜下结肠止血术
45.49001	大肠病损破坏术
45.49003	结肠病损高频电凝术
45.49005	结肠病损激光烧灼术
45.61001	小肠多节段部分切除术
45.62001	回肠部分切除术
45.62002	回肠切除术
45.62003	空肠部分切除术
45.62004	空肠切除术
45.62005	十二指肠部分切除术
45.62006	十二指肠切除术
45.62007	小肠部分切除术
45.63001	小肠全部切除术
45.71001	大肠多节段切除术
45.73003	回肠 - 结肠切除术
45.73005	右半结肠根治性切除术
45.73006	右半结肠姑息性切除术
45.73007	右半结肠切除术
45.73008	升结肠部分切除术
45.74002	横结肠部分切除术
45.74003	横结肠切除术
45.75007	左半结肠切除术
45.75008	降结肠部分切除术
45.76007	乙状结肠部分切除术
45.76008	乙状结肠切除术
45.79014	结肠部分切除术
45.79022	小肠 - 结肠切除术
45.82001	全结肠切除术
45.91001	回肠 - 空肠吻合术
45.91003	十二指肠 - 空肠吻合术
45.91006	小肠 - 小肠端侧吻合术
45.92001	小肠 - 直肠吻合术
45.93002	回肠 - 横结肠吻合术
45.93003	回肠 - 降结肠吻合术
45.93005	回肠 - 盲肠吻合术
45.93006	回肠 - 升结肠吻合术
45.93007	回肠 - 乙状结肠吻合术
45.93008	回肠 - 直肠吻合术
45.93009	空肠 - 横结肠吻合术
45.93010	空肠 - 乙状结肠吻合术

45.93012　小肠 - 升结肠吻合术

45.93013　小肠 - 大肠吻合术

45.93014　小肠 - 结肠吻合术

45.94002　横结肠 - 降结肠吻合术

45.94003　横结肠 - 乙状结肠吻合术

45.94004　降结肠 - 乙状结肠吻合术

45.94005　降结肠 - 直肠吻合术

45.94009　盲肠 - 乙状结肠吻合术

45.94011　升结肠 - 降结肠吻合术

45.94012　升结肠 - 乙状结肠吻合术

45.94015　乙状结肠 - 直肠吻合术

45.94016　横结肠 - 直肠吻合术

45.95001　回肠 - 肛门吻合术

45.95002　降结肠 - 肛门吻合术

45.95004　乙状结肠 - 肛门吻合术

46.01001　回肠外置术

46.01002　十二指肠外置术

46.01003　小肠外置术

46.03001　肠外置术 ［Mikulicz 手术］

46.03002　大肠外置术

46.03003　盲肠外置术

46.04001　大肠外置段的切除术

46.04002　肠外置段的切除术

46.04003　二期肠外置术 ［Mikulicz 手术］

46.81001　小肠扭转复位术

46.81002　小肠套叠复位术

46.82001　大肠扭转复位术

46.82002　大肠套叠复位术

48.41001　腹腔镜下直肠黏膜下切除术

48.41002　索夫直肠黏膜下切除术 ［Soave 手术］

48.41004　直肠内拖出切除术

48.41005　直肠黏膜下环切术

48.41006　经肛门直肠黏膜环切术

48.49001　会阴直肠拖出术 ［Altemeier 手术］

48.49002　直肠切除术 ［Swenson 手术］

48.49003　直肠经腹会阴拖出切除术

48.51001　腹腔镜下经腹会阴直肠切除术 ［Miles 手术］

48.52001　经腹会阴直肠切除术 ［Miles 手术］

48.59001　直肠全部切除术

48.61001　腹腔镜下经腹直肠 - 乙状结肠切除术

48.61002　经骶直肠 - 乙状结肠切除术

48.62001　直肠前切除伴结肠造口术 ［Hartmann 手术］

48.63001　腹腔镜下直肠前切除术

48.63002　直肠前切除术

48.64001　经骶尾直肠切除术

48.65001　经腹会阴拖出术

48.69001　腹腔镜下直肠部分切除术

48.69002　腹腔镜下直肠根治术

48.69003　腹腔镜下直肠 - 乙状结肠部分切除术

48.69004　经肛门直肠病损根治术

48.69006　直肠部分切除术

48.69007　直肠根治术

48.69008　直肠切除术

48.69009　直肠 - 乙状结肠部分切除术

48.69010　直肠 - 乙状结肠切除术

48.74002　经肛门吻合器直肠切除术

50.22002　腹腔镜下肝部分切除术

50.22003　肝 Ⅱ 段切除术

50.22004　肝 Ⅲ 段切除术

50.22005　肝 Ⅳ 段切除术

50.22006　肝 Ⅴ 段切除术

50.22007　肝 Ⅵ 段切除术

50.22008　肝 Ⅶ 段切除术

50.22009　肝 Ⅷ 段切除术

50.22011　肝部分切除术

50.22013　肝楔形切除术

50.25001　腹腔镜下肝病损射频消融术

50.29002　腹腔镜下肝病损切除术

50.29005　肝病损冷冻治疗术

50.29008　肝病损破坏术

50.29009　肝病损切除术

50.3001　肝叶切除术

50.3002　右半肝切除术

50.3003　左半肝切除术

50.3004　肝叶部分切除术

50.4001	全肝切除术	51.59009	内镜下胆道异物去除术
51.21001	残余胆囊切除术	51.93001	胆囊 - 空肠瘘切除术
51.21002	胆囊部分切除术	51.93002	胆囊瘘修补术
51.22004	胆囊扩大切除术	51.93003	胆囊 - 胃瘘修补术
51.22005	胆囊切除术	51.94001	胆道吻合修正术
51.23001	腹腔镜下胆囊切除术	51.95001	胆管假体装置去除术
51.24002	腹腔镜下胆囊部分切除术	51.98010	经皮胆管支架置入术
51.31001	胆囊 - 肝管吻合术	51.99001	胆道内假体置换术
51.32002	胆囊 - 空肠吻合术	52.12001	直视下胰腺活检术
51.32003	胆囊 - 十二指肠吻合术	52.13001	腹腔镜下胰腺探查
51.34001	胆囊 - 胃吻合术	52.21001	腹腔镜下胰腺病损切除术
51.36001	胆总管 - 空肠吻合术	52.51001	胰近端切除伴十二指肠切除术
51.36002	胆总管 - 十二指肠吻合术	52.51002	胰头伴部分胰体切除术
51.37001	腹腔镜下肝门 - 空肠吻合术	52.51003	胰头伴十二指肠切除术
51.37002	腹腔镜下肝门 - 肠吻合术	52.51004	胰头部分切除术
51.37003	肝胆管 - 空肠吻合术	52.51005	胰头切除术
51.37004	肝管 - 空肠吻合术	52.52001	腹腔镜下胰体尾部切除术
51.37005	肝管 - 十二指肠吻合术	52.52004	胰尾伴部分胰体切除术
51.37006	肝管 - 胃吻合术	52.52005	胰尾部分切除术
51.37007	肝门 - 空肠吻合术	52.52006	胰尾切除术
51.37009	肝总管 - 空肠吻合术	52.53001	胰腺次全切除术
51.39001	胆管 - 肝管 - 空肠吻合术	52.59001	胰腺部分切除术
51.39002	胆管 - 空肠吻合术	52.59002	腹腔镜下胰腺部分切除术
51.39003	胆管 - 十二指肠吻合术	52.6001	胰腺 - 十二指肠切除术
51.39004	胆管 - 胃吻合术	52.6002	胰腺全部切除术
51.39005	胆管吻合术	52.7002	根治性胰十二指肠切除术 [Whipple 手术]
51.39006	胆总管 - 胃 - 空肠吻合术		
51.39007	胆总管 - 胃吻合术	52.7003	胰腺根治性切除术
51.42001	胆总管切开异物取出术	54.11001	腹腔镜中转剖腹探查术
51.43004	胆管支架置入术	54.12002	近期剖宫术后腹腔止血术
51.43008	肝管支架置入术	54.12007	再剖腹探查术
51.51005	胆总管切开引流术	54.19001	腹部血肿去除术
51.51006	胆总管探查术	54.19003	腹膜后血肿清除术
51.59001	超声引导下胆管穿刺引流术	54.19004	腹膜血肿清除术
51.59002	胆道切开探查术	54.19005	腹腔镜下腹腔积血清除术
51.59004	胆管探查术	54.19009	腹腔内出血止血术
51.59005	胆管引流术	54.19011	腹腔血肿清除术
51.59006	腹腔镜下胆道探查术	54.19013	膈下脓肿切开引流术
51.59007	肝管切开引流术	54.3003	腹壁病损切除术
51.59008	肝内胆管引流术	54.3004	腹壁窦道扩创术

54.3010	腹壁伤口扩创术
54.3011	腹壁伤口清创术
54.3018	腹股沟病损切除术
54.3024	腹腔镜下腹壁病损切除术
54.3026	盆腔壁病损切除术
54.3027	脐病损切除术
54.3029	脐切除术
54.4001	肠系膜病损切除术
54.4005	大网膜病损切除术
54.4006	大网膜部分切除术
54.4007	大网膜切除术
54.4009	骶前病损切除术
54.4012	骶尾部病损切除术
54.4014	腹膜病损切除术
54.4015	腹膜后病损切除术
54.4021	腹膜外病损切除术
54.4026	腹腔镜下肠系膜病损切除术
54.4028	腹腔镜下腹膜病损切除术
54.4029	腹腔镜下腹膜后病损切除术
54.4033	腹腔镜下网膜病损切除术
54.4034	腹腔镜下网膜部分切除术
54.4035	盆腔病损切除术
54.4036	盆腔腹膜切除术
54.4039	盆腔病损冷冻治疗术
54.4042	髂窝病损切除术
54.4043	网膜病损切除术
54.4044	网膜部分切除术
54.4045	网膜切除术
54.4047	腰骶病损切除术
54.4048	腹腔病损氩氦刀靶向冷冻治疗术
54.4050	腹腔镜下直肠全系膜切除术 [TME]
54.64001	腹膜缝合术
54.64002	网膜裂伤缝合术
54.72001	腹壁补片修补术
54.73001	腹膜组织修补术
54.74001	大网膜包肝术
54.74002	大网膜包肾术
54.74003	大网膜还纳术
54.74004	大网膜内移植术
54.74005	大网膜修补术

54.74006	生物大网膜移植术
54.74008	网膜扭转复位术
54.75001	肠系膜固定术
54.75002	肠系膜修补术
54.94001	腹腔 - 颈静脉分流术
54.94002	腹腔 - 静脉转流泵管置入术
54.94003	腹腔 - 静脉分流术
54.95001	拉德手术 [Ladd 手术]
54.95002	腹膜切开术
54.95004	脑室 - 腹腔分流修正术
54.99009	腹腔镜下腹腔病损切除术
54.99011	腹腔镜下盆腔内膜病损电凝术
55.24001	直视下肾活检术
55.39001	副肾切除术
55.39002	腹腔镜下肾病损切除术
55.39003	肾病损切除术
55.39005	经皮肾镜肾盂病损电切术
55.39006	经尿道输尿管镜肾病损激光切除术
55.39007	经皮肾病损冷冻治疗术
55.4001	腹腔镜下肾部分切除术
55.4002	肾部分切除术
55.4003	肾楔形切除术
55.4004	肾盂部分切除术
55.4005	肾盂切除术
55.4006	肾盏切除术
55.51003	腹腔镜下单侧肾切除术
55.51004	腹腔镜下肾 - 输尿管切除术
55.51006	单侧肾切除术
55.51007	肾 - 输尿管切除术
55.52001	残余肾切除术
55.52002	孤立肾切除术
55.53001	移植肾切除术
55.54001	双侧肾切除术
55.54002	腹腔镜下双侧肾切除术
56.51002	输尿管 - 回肠皮肤造口术
56.52001	输尿管 - 回肠皮肤造口修正术
56.61001	输尿管 - 皮肤造口术
56.61003	输尿管造口术
56.71001	输尿管 - 回肠吻合术
56.71002	输尿管 - 乙状结肠吻合术

56.71003	输尿管 - 直肠吻合术	60.12001	直视下前列腺活检术
56.72001	输尿管 - 肠管吻合口修正术	60.14001	直视下精囊活检术
56.73001	肾 - 膀胱吻合术	60.3001	耻骨上经膀胱前列腺切除术
56.74001	腹腔镜下输尿管 - 膀胱吻合术	60.4001	耻骨后前列腺切除术
56.74002	输尿管 - 膀胱吻合术	60.4002	耻骨后膀胱前前列腺切除术
56.75001	输尿管 - 输尿管吻合术	60.5001	腹腔镜下前列腺根治性切除术
56.83001	输尿管造口闭合术	60.5002	前列腺根治性切除术
56.84001	输尿管瘘修补术	60.61001	前列腺病损切除术
56.84002	输尿管 - 阴道瘘修补术	60.61002	前列腺部分切除术
57.59002	膀胱病损切除术	60.61003	腹腔镜下前列腺病损切除术
57.59003	膀胱颈切除术	60.62001	经会阴前列腺冷冻治疗术
57.59004	膀胱憩室切除术	60.62002	经会阴前列腺切除术
57.6001	膀胱部分切除术	60.69001	前列腺切除术
57.6002	膀胱三角区切除术	60.69002	腹腔镜下前列腺切除术
57.6003	膀胱袖状切除术	62.0001	睾丸切开探查术
57.6004	腹腔镜下膀胱部分切除术	62.3001	单侧睾丸部分切除术
57.71001	膀胱广泛性切除术	62.3002	单侧睾丸 - 附睾切除术
57.71002	膀胱尿道全切除术	62.3004	单侧睾丸切除术
57.71003	腹腔镜下膀胱广泛性切除术	62.41001	双侧睾丸 - 附睾切除术
57.79001	膀胱全切除术	62.41002	双侧睾丸根治性切除术
57.79002	腹腔镜下膀胱全切除术	65.25002	腹腔镜下卵巢病损切除术
57.83001	膀胱 - 乙状结肠瘘修补术	65.25004	腹腔镜下卵巢部分切除术
57.83002	膀胱 - 回肠瘘修补术	65.29002	卵巢病损切除术
57.83003	直肠 - 膀胱 - 阴道瘘切除术	65.29003	卵巢部分切除术
57.84001	膀胱瘘闭合术	65.29004	经阴道卵巢病损切除术
57.84002	膀胱 - 阴道瘘修补术	65.31001	腹腔镜下单侧卵巢切除术
57.84003	膀胱 - 子宫瘘修补术	65.39001	单侧卵巢切除术
57.88001	膀胱 - 结肠吻合术	65.41001	腹腔镜下单侧输卵管 - 卵巢切除术
58.43001	尿道瘘修补术	65.49001	单侧输卵管 - 卵巢切除术
58.43002	尿道 - 阴道瘘修补术	65.49002	经阴道单侧输卵管 - 卵巢切除术
58.43003	尿道 - 直肠瘘修补术	65.51001	女性去势术
58.43005	腹腔镜下尿道瘘修补术	65.51002	双侧卵巢切除术
59.00001	腹膜后清扫术	65.52001	残留卵巢切除术
59.02002	输尿管松解术	65.53001	腹腔镜下双侧卵巢切除术
59.02003	输尿管周围粘连松解术	65.54001	腹腔镜下残留卵巢切除术
59.03001	腹腔镜下输尿管狭窄松解术	65.61001	经阴道双侧输卵管 - 卵巢切除术
59.09004	肾周区域探查术	65.61002	双侧输卵管 - 卵巢切除术
59.19001	膀胱周围组织探查术	65.62001	残留输卵管 - 卵巢切除术
59.19002	耻骨后探查术	65.63001	腹腔镜下双侧输卵管 - 卵巢切除术
59.91001	肾周病损切除术	65.64001	腹腔镜下残留输卵管 - 卵巢切除术

67.2001　宫腔镜下宫颈锥形切除术
67.2002　宫颈锥形切除术
67.39009　宫颈部分切除术
67.39014　腹腔镜下宫颈病损切除术
67.4001　残余宫颈切除术
67.4002　宫颈广泛性切除术
67.4004　宫腔镜下宫颈切除术
67.4005　宫颈切除术
68.29002　腹腔镜辅助经阴道子宫病损切除术
68.29003　腹腔镜下残角子宫切除术
68.29005　腹腔镜下子宫病损切除术
68.29014　宫腔镜下子宫病损切除术
68.29029　子宫病损切除术
68.29035　子宫角部分切除术
68.29036　子宫角切除术
68.29046　子宫楔形切除术
68.31001　腹腔镜下宫颈上子宫切除术［LSH 手术］
68.31002　筋膜内子宫切除术［CISH 手术］
68.31003　腹腔镜下子宫次全切除术
68.31004　腹腔镜辅助宫颈上子宫切除术［LASH 手术］
68.39002　子宫次全切除术
68.39003　宫颈上子宫切除术
68.41001　腹腔镜下全子宫切除术
68.41002　腹腔镜下子宫扩大切除术
68.41003　腹腔镜下筋膜外子宫切除术
68.49001　子宫扩大切除术
68.49002　筋膜外全子宫切除术
68.49003　全子宫切除术
68.49004　始基子宫切除术
68.49006　子宫次广泛切除术
68.51001　腹腔镜辅助经阴道子宫扩大切除术
68.51002　腹腔镜辅助经阴道筋膜内子宫切除术
68.51003　腹腔镜辅助经阴道全子宫切除术［LAVH 手术］
68.51004　腹腔镜辅助经阴道始基子宫切除术
68.51005　腹腔镜辅助经阴道子宫次全切除术
68.59001　经阴道子宫切除术

68.59002　经阴道子宫次全切除术
68.61001　腹腔镜下子宫广泛性切除术
68.61002　腹腔镜下子宫改良广泛性切除术
68.69001　子宫广泛性切除术
68.69002　子宫改良广泛性切除术
68.71001　腹腔镜辅助经阴道子宫广泛性切除术
68.79003　经阴道子宫广泛性切除术
68.8001　女性盆腔廓清术
70.72001　结肠 - 阴道瘘修补术
70.73001　直肠 - 阴道瘘修补术
70.74001　小肠 - 阴道瘘修补术
71.5001　外阴广泛性切除术
71.61001　单侧外阴切除术
71.62001　双侧外阴切除术
71.79006　全盆底重建术

RA49　骨髓增生性疾病或低分化肿瘤等，伴其他手术

主要诊断包括：
C90.001　多发性骨髓瘤
C90.002　浆细胞骨髓瘤［浆细胞瘤］
C90.003+N16.1*
　　　　多发性骨髓瘤肾病
C90.004　卡勒病
C90.005　浆细胞病
C90.007+N08.1*
　　　　多发性骨髓瘤引起的肾小球疾患
C90.008+M90.6*
　　　　多发性骨髓瘤引起的变形性骨炎
C90.009　多发性骨髓瘤髓外浸润
C90.011　多发性骨髓瘤伴缓解
C90.012　浆细胞骨髓瘤伴缓解
C90.013+N16.1*
　　　　多发性骨髓瘤肾病伴缓解
C90.014　卡勒病伴缓解
C90.021　多发性骨髓瘤（IgG λ 型）
C90.022　多发性骨髓瘤（IgG κ 型）
C90.023　多发性骨髓瘤（轻链 λ 型）
C90.024　多发性骨髓瘤（轻链 κ 型）

C90.025	多发性骨髓瘤（无分泌型）		03.4002	脊髓病损栓塞术
C90.026	多发性骨髓瘤（IgD λ 型）		03.4004	硬脊膜切除术
C90.027	多发性骨髓瘤（IgA λ 型）		07.16001	胸腺活检
C90.028	多发性骨髓瘤（IgA κ 型）		21.22001	鼻活检
C90.029	多发性骨髓瘤（IgD κ 型）		25.02001	直视下舌活检术
C90.030	多发性骨髓瘤（DS 分期 Ⅰ 期）		25.1001	支撑喉镜下舌病损激光烧灼术
C90.031	多发性骨髓瘤（DS 分期 Ⅱ 期 B 组）		25.1002	舌病损切除术
C90.032	多发性骨髓瘤（DS 分期 Ⅱ 期）		25.2001	舌部分切除术
C90.033	多发性骨髓瘤（DS 分期 Ⅲ 期 B 组）		26.12001	直视下腮腺活检术
C90.034	多发性骨髓瘤（DS 分期 Ⅲ 期）		26.12002	直视下唾液腺活检术
C90.035	多发性骨髓瘤（DS 分期 Ⅰ 期 B 组）		29.12001	声门上病损活检
C90.036	多发性骨髓瘤（ISS 分期 Ⅲ 期）		29.12002	咽部活检
C90.037	多发性骨髓瘤（ISS 分期 Ⅲ 期 B 组）		29.12003	鼻咽活检
C90.038	多发性骨髓瘤（ISS 分期 Ⅱ 期）		32.24001	经皮肺病损射频消融术
C90.039	多发性骨髓瘤（ISS 分期 Ⅱ 期 B 组）		33.24001	支气管镜下支气管活检
C90.040	多发性骨髓瘤（ISS 分期 Ⅰ 期）		33.25001	直视下支气管活检术
C90.041	多发性骨髓瘤（ISS 分期 Ⅰ 期 B 组）		33.26001	肺穿刺活检
C90.101	浆细胞白血病		33.26002	经皮针吸肺活检
C90.102	继发性浆细胞白血病		33.28001	开胸肺活检术
C90.111	浆细胞白血病伴缓解		34.23001	胸壁活检
C90.201	浆细胞瘤		34.24001	胸膜活检
C90.203	髓外的浆细胞瘤		34.25002	纵隔闭合性活检
C90.204	孤立性骨髓瘤		34.26001	纵隔活检术
C90.205	骨孤立性浆细胞瘤		34.27001	膈肌活检术
C90.206	浆细胞肉瘤		34.91003	胸腔穿刺术
C90.207	骨浆细胞瘤		34.91004	超声引导下胸腔穿刺术
C90.208	软组织浆细胞瘤		37.24001	心包活检术
C90.209	原发皮肤浆细胞瘤		37.25001	经皮心肌活检
C90.211	浆细胞瘤伴缓解		37.91001	开胸心脏按摩术
C90.213	髓外的浆细胞瘤伴缓解		38.21001	血管活检
C90.214	孤立性骨髓瘤伴缓解		40.11002	淋巴结活检
C90.215	骨孤立性浆细胞瘤伴缓解		40.11003	腹腔镜下淋巴结活检术
C90.216	浆细胞肉瘤伴缓解		40.29014	锁骨上淋巴结切除术
C97xx01	多部位原发恶性肿瘤		40.29015	纵隔淋巴结切除术

手术操作包括：

			41.1001	脾穿刺
01.12001	直视下脑膜活检术		41.31001	骨髓穿刺活检
01.14001	直视下脑活检术		41.32001	经皮脾活检
03.32001	脊髓活检		41.33001	直视下脾活检术
03.32002	硬脊膜活检		41.42003	经皮脾病损射频消融术
			42.25001	直视下食管活检术

43.11001	经皮内镜胃造瘘术	54.0023	髂窝积液清除术
43.19003	永久性胃造口术	54.0024	髂窝脓肿切开引流术
43.19005	暂时性胃造口术	54.0025	髂窝血肿切开引流术
44.15001	直视下胃活检术	54.22001	腹壁活检术
45.11001	术中小肠内镜检查	54.22002	脐活检术
46.10007	腹腔镜下结肠造口术	54.22003	腹腔镜下腹壁活检术
46.11001	结肠暂时性造口术	54.23001	肠系膜活检术
46.13001	结肠永久性造口术	54.23003	腹膜后活检术
46.13002	腹腔镜下乙状结肠永久性造口术	54.23004	腹膜活检术
46.14001	结肠造口延迟切开术	54.23005	网膜活检术
46.21001	回肠暂时性造口术	54.23006	腹腔镜下腹膜活检术
46.23001	回肠永久性造口术	54.23007	腹腔镜下网膜活检术
46.39002	空肠造口术	54.24001	腹内病损穿刺活检
46.39003	十二指肠造口术	54.24002	腹腔病损穿刺活检
46.39004	喂养性空肠造口术	54.24003	髂部病损穿刺活检
46.39005	小肠造口术	54.24006	盆腔病损穿刺活检
46.41001	小肠造口修正术	54.25001	腹腔冲洗检查
50.11001	超声引导下肝穿刺活检	54.4015	腹膜后病损切除术
50.11005	经皮肝穿刺活检	54.63001	腹壁裂伤缝合术
50.12001	直视下肝活检术	54.91002	经腹盆腔穿刺引流术
50.23001	肝病损射频消融术	54.91003	经皮腹膜后穿刺引流术
50.24001	超声引导下肝病损射频消融术	54.91005	经皮腹腔穿刺引流术
50.24002	CT 引导下肝病损射频消融术	54.91009	超声引导下盆腔穿刺术
51.12001	术中胆囊活检	54.93001	腹壁造口术
51.13001	直视下胆囊活检术	55.23001	超声引导下肾穿刺活检
51.13002	直视下胆管活检术	55.23002	经皮肾穿刺活检
52.11001	胰腺穿刺活检	55.33001	超声引导下肾病损射频消融术
52.92001	胰管支架置入术	57.17001	超声引导下耻骨上膀胱造口导尿管插入术
54.0001	骶部脓肿切开引流术		
54.0002	腹壁窦道切开引流术	57.17002	经皮耻骨上膀胱造口导尿管插入术
54.0004	腹壁脓肿切开引流术	57.18001	耻骨上膀胱造口导尿管插入术
54.0006	腹膜外脓肿切开引流术	57.19004	膀胱切开探查术
54.0008	腹壁切开引流术	57.21001	膀胱造口术
54.0010	腹壁血肿清除术	57.34002	直视下膀胱活检术
54.0011	腹壁异物取出术	57.59001	膀胱病损激光切除术
54.0013	腹股沟脓肿切开引流术	57.82001	膀胱造口闭合术
54.0016	腹股沟探查术	59.21001	膀胱周围活检术
54.0018	腹膜后脓肿切开引流术	59.21002	肾周活检术
54.0021	腹膜外血肿清除术	60.11001	前列腺针刺活检
54.0022	脐脓肿切开引流术	60.11002	超声引导下前列腺穿刺

60.13001	精囊针吸活检
60.15001	前列腺周围活检
60.21001	经尿道前列腺激光切除术［TULIP手术］
60.29001	经尿道前列腺汽化电切术［TEVAP手术］
60.29002	经尿道前列腺切除术［TURP手术］
60.29003	经尿道前列腺绿激光汽化术（PVP）
62.11001	经皮睾丸活检
62.12001	直视下睾丸活检术
62.2001	睾丸病损切除术
62.2002	睾丸附件切除术
63.01001	精索活检
63.3001	附睾病损切除术
63.3002	精索病损切除术
63.4001	附睾切除术
64.11001	阴茎活检
64.2002	包皮病损切除术
64.2004	阴茎病损切除术
64.2005	阴茎部分切除术
64.3001	阴茎全部切除术
65.11001	经皮抽吸卵巢活检
65.12001	直视下卵巢活检术
65.13001	腹腔镜下卵巢活检术
67.11001	宫颈内活检
67.12001	宫颈活检
67.39004	宫腔镜下宫颈病损切除术
67.39008	宫颈病损切除术
68.13001	直视下子宫活检术
68.14001	直视下子宫韧带活检术
68.15001	腹腔镜下子宫韧带活检术
68.16001	腹腔镜下子宫活检术
68.16002	宫腔镜下子宫活检术
68.29018	宫腔镜下子宫内膜病损切除术
68.29024	经阴道子宫病损切除术
68.29039	子宫内膜病损切除术
70.23001	直肠子宫陷凹活检
70.24001	阴道活检
71.11001	外阴活检

71.24003	前庭大腺切除术
77.41001	肋骨活检术
77.41002	锁骨活检术
77.42001	肱骨活检术
77.43001	桡骨活检术
77.45002	股骨活检术
77.47001	胫骨活检术
77.47002	腓骨活检术
77.49001	骨盆活检术
77.49002	指骨活检术
77.49003	椎骨活检术
83.21001	软组织活检
86.11001	皮肤和皮下组织活检

RB19 急性白血病化学治疗及（或）其他治疗

主要诊断包括：

Z51.101	恶性肿瘤术后化疗
Z51.102	恶性肿瘤术前化疗
Z51.103	恶性肿瘤维持性化学治疗
Z51.89202	恶性肿瘤灌注治疗
Z51.895	恶性肿瘤免疫治疗

其他诊断包括：

C91.001	急性淋巴细胞白血病
C91.0011	T淋巴母细胞白血病/淋巴瘤
C91.002	急性淋巴细胞白血病L1型
C91.003	急性淋巴细胞白血病L2型
C91.004	急性淋巴细胞白血病L3型
C91.005	慢性粒细胞白血病（急淋变）
C91.006	前B细胞急性淋巴细胞白血病
C91.007	前T细胞急性淋巴细胞白血病
C91.009	B淋巴母细胞白血病/淋巴瘤
C91.011	急性淋巴细胞白血病伴缓解
C91.012	急性淋巴细胞白血病L1型伴缓解
C91.013	急性淋巴细胞白血病L2型伴缓解
C91.014	急性淋巴细胞白血病L3型伴缓解
C91.015	慢性粒细胞白血病伴缓解（急淋变）
C91.017	前T细胞急性淋巴细胞白血病伴缓解

C92.001　急性粒细胞白血病未分化型（M1 型）

C92.002　急性粒细胞白血病部分分化型（M2 型）

C92.003　急性粒细胞白血病

C92.004　急性髓系白血病

C92.006　急性嗜碱粒细胞白血病

C92.011　急性粒细胞白血病未分化型（M1 型）伴缓解

C92.012　急性粒细胞白血病部分分化型（M2 型）伴缓解

C92.013　急性粒细胞白血病伴缓解

C92.014　急性髓系白血病伴缓解

C92.102　慢性粒细胞白血病（急性变）

C92.112　慢性粒细胞白血病（急性变）伴缓解

C92.401　急性早幼粒细胞白血病（M3 型）

C92.411　急性早幼粒细胞白血病（M3 型）伴缓解

C92.501　急性粒 - 单核细胞白血病（M4 型）

C92.511　急性粒 - 单核细胞白血病（M4 型）伴缓解

C93.001　急性单核细胞白血病（M5 型）

C93.006　急性单核细胞白血病

C93.011　急性单核细胞白血病（M5 型）伴缓解

C93.016　急性单核细胞白血病伴缓解

C94.001　急性红白血病（M6 型）

C94.003　急性红细胞增多症

C94.007　迪古列尔莫病

C94.011　急性红白血病伴缓解（M6 型）

C94.013　急性红细胞增多症伴缓解

C94.017　迪古列尔莫病伴缓解

C94.201　急性巨核细胞白血病（M7 型）

C94.202　急性原巨核细胞白血病

C94.211　急性巨核细胞白血病（M7 型）伴缓解

C94.212　急性原巨核细胞白血病伴缓解

C94.301　肥大细胞白血病

C94.311　肥大细胞白血病伴缓解

C94.501　急性骨髓纤维化

C95.0001　急性白血病

C95.0002　急性白血病髓外复发

C95.0003　急性非淋巴细胞白血病

C95.0004　白血病（未分化型）

C95.0015　急性白血病（谱系未定）

C95.0016　B 淋巴细胞和髓系混合表型急性白血病

C95.0017　T 淋巴细胞和髓系混合表型急性白血病

C95.0018　NK 细胞淋巴母细胞白血病 / 淋巴瘤

C95.0101　急性白血病伴缓解

C95.0102　急性白血病髓外复发伴缓解

C95.0115　急性白血病伴缓解（谱系未定）

C95.0116　B 淋巴细胞和髓系混合表型急性白血病伴缓解

C95.0117　T 淋巴细胞和髓系混合表型急性白血病伴缓解

C95.0118　NK 细胞淋巴母细胞白血病 / 淋巴瘤伴缓解

手术操作包括：

00.15001　输注白细胞介素

00.15002　注射阿地白细胞介素

86.06005　静脉输注泵置入

99.25001　动脉注射化疗药物

99.25002　局部灌注治疗

99.25017　化学物质栓塞

99.25020　静脉注射化疗药物

99.25036　椎管内注射化疗药物

99.25037　超声内镜下化疗药物注射

99.28001　抗肿瘤免疫治疗

99.28003　抗肿瘤基因治疗

99.28004　肌内注射免疫抑制剂治疗

99.28005　静脉注射免疫制剂治疗

RC19　恶性增生性疾病放射治疗

主要诊断包括：

Z51.001　恶性肿瘤术后放疗

Z51.002　恶性肿瘤放疗

Z51.003　放射治疗

Z51.008　恶性肿瘤放射性粒子置入治疗

Z51.011　恶性肿瘤术前放疗

Z51.012　恶性肿瘤术中放疗

手术操作包括：

92.20001　液态放射性核素灌注近距离放射治疗

92.20002　碘 -125 近距离放射治疗

92.21001　表浅放射治疗

92.22001　正电压放射治疗

92.23001　碘 -125 远距离放射治疗

92.23002　铯远距离放射治疗

92.23003　核素远距离放射治疗

92.23004　钴 -60 远距离放射治疗

92.24001　光子束远距离放射治疗［光子束外照射放射治疗］

92.24002　三维适形放射治疗［3D-CRT］

92.24003　调强适形放射治疗［IMRT］

92.24004　体部立体定向放射治疗［SBRT］

92.24005　容积弧形调强放射治疗［VMAT］

92.24006　影像引导调强适形放射治疗［IGRT］

92.24007　螺旋断层放射治疗［TOMO］

92.25001　电子束远距离放射治疗［电子束外照射放射治疗］

92.26001　质子束远距离放射治疗［质子束外照射放射治疗］

92.26002　中子束远距离放射治疗［中子束外照射放射治疗］

92.27002　放射性粒子置入放射治疗

92.27004　腔内近距离放射治疗

92.27008　血管内近距离放射治疗

92.28001　碘 -131 注射放射治疗

92.28002　放射性核素注射放射治疗

92.29001　放射治疗

92.29002　后装组织间放射治疗

92.29003　后装腔内放射治疗

92.30001　立体定向放射外科治疗［SRS/ 单次立体定向放射治疗］

92.31001　单源光子放射外科治疗

92.31002　X 刀放射外科治疗

92.32001　伽马刀放射外科治疗

92.32002　立体定向 γ 射线放射外科治疗

92.32003　多源光子放射外科治疗

92.32004　钴 -60 放射外科治疗

92.33001　粒子束放射外科治疗

RD19　恶性增生性疾病的介入及（或）其他治疗

主要诊断包括：

Z51.892　恶性肿瘤介入治疗

Z51.89201　恶性肿瘤冷冻治疗

Z51.897　恶性肿瘤射频治疗

手术操作包括：

32.01004　支气管镜下支气管病损冷冻术

32.24001　经皮肺病损射频消融术

32.25001　胸腔镜下肺病损射频消融术

32.28006　胸腔镜下肺病损氩氦刀冷冻术

32.29005　肺病损氩氦刀冷冻术

39.71004　腹主动脉栓塞术

39.79011　肺动脉栓塞术

39.79012　支气管动脉栓塞术

39.79016　肝动脉栓塞术

39.79017　结肠动脉栓塞术

39.79018　脾动脉栓塞术

39.79019　髂动脉栓塞术

39.79020　肾动脉栓塞术

39.79021　腰动脉栓塞术

39.79025　股动脉栓塞术

39.79026　髂内动脉栓塞术

41.42003　经皮脾病损射频消融术

44.44004　胃动脉栓塞术

44.44005　胃十二指肠动脉栓塞术

50.23001　肝病损射频消融术

50.24001　超声引导下肝病损射频消融术

50.24002　CT 引导下肝病损射频消融术

50.25001　腹腔镜下肝病损射频消融术

50.29005　肝病损冷冻治疗术

52.22003　胰腺病损射频消融术

54.4039　盆腔病损冷冻治疗术

54.4048　腹腔病损氩氦刀靶向冷冻治疗术

55.33001　超声引导下肾病损射频消融术

55.39007　经皮肾病损冷冻治疗术

60.62001　经会阴前列腺冷冻治疗术

60.97001　经尿道前列腺射频消融术

68.25001　子宫动脉栓塞术

99.25001　动脉注射化疗药物

99.25017　化学物质栓塞

RE19　恶性增生性疾病的化学治疗及（或）其他治疗

主要诊断包括：

Z51.101　恶性肿瘤术后化疗

Z51.102　恶性肿瘤术前化疗

Z51.103　恶性肿瘤维持性化学治疗

Z51.89202恶性肿瘤灌注治疗

Z51.895　恶性肿瘤免疫治疗

Z51.898　恶性肿瘤靶向治疗

Z51.8981　恶性肿瘤术前靶向治疗

Z51.8982　恶性肿瘤术后靶向治疗

手术操作包括：

34.92002　胸腔内注射

54.97001　腹腔局部注射

54.97002　腹腔镜下腹腔局部注射

96.49002　膀胱灌注治疗

99.25002　局部灌注治疗

99.25020　静脉注射化疗药物

99.25036　椎管内注射化疗药物

99.25037　超声内镜下注射化疗药物

99.28001　抗肿瘤免疫治疗

99.28006　分子靶向治疗

RF19　恶性增生性疾病终末期化学治疗及（或）其他治疗

主要诊断包括：

Z51.013　恶性肿瘤终末期放疗

Z51.104　恶性肿瘤终末期化疗

Z51.8953　恶性肿瘤终末期免疫治疗

Z51.8983　恶性肿瘤终末期靶向治疗

主要手术包括：

34.92002　胸腔内注射

54.97001　腹腔局部注射

54.97002　腹腔镜下腹腔局部注射

92.20001　液态放射性核素灌注近距离放射治疗

92.20002　碘 -125 近距离放射治疗

92.21001　表浅放射治疗

92.22001　正电压放射治疗

92.23001　碘 -125 远距离放射治疗

92.23002　铯远距离放射治疗

92.23003　核素远距离放射治疗

92.23004　钴 -60 远距离放射治疗

92.24001　光子束远距离放射治疗 [光子束外照射放射治疗]

92.24002　三维适形放射治疗 [3D-CRT]

92.24003　调强适形放射治疗 [IMRT]

92.24004　体部立体定向放射治疗 [SBRT]

92.24005　容积弧形调强放射治疗 [VMAT]

92.24006　影像引导调强适形放射治疗 [IGRT]

92.24007　螺旋断层放射治疗 [TOMO]

92.25001　电子束远距离放射治疗 [电子束外照射放射治疗]

92.26001　质子束远距离放射治疗 [质子束外照射放射治疗]

92.26002　中子束远距离放射治疗 [中子束外照射放射治疗]

92.27002　放射性粒子置入放射治疗

92.27004　腔内近距离放射治疗

92.27008　血管内近距离放射治疗

92.28001　碘 -131 注射放射治疗

92.28002　放射性核素注射放射治疗

92.29001　放射治疗

92.29002　后装组织间放射治疗

92.29003　后装腔内放射治疗

92.30001　立体定向放射外科治疗 [SRS/ 单次立体定向放射治疗]

92.31001　单源光子放射外科治疗

92.31002　X 刀放射外科治疗

92.32001　伽马刀放射外科治疗

92.32002　立体定向 γ 射线放射外科治疗

92.32003　多源光子放射外科治疗

92.32004　钴 -60 放射外科治疗

92.33001　粒子束放射外科治疗

96.49002　膀胱灌注治疗

99.25002　局部灌注治疗

99.25020　静脉注射化疗药物

99.25036　椎管内注射化疗药物

99.25037　超声内镜下化疗药物注射

99.28001　抗肿瘤免疫治疗

99.28006　分子靶向治疗

RK19　恶性增生性疾病治疗后的内镜操作

手术操作包括：

21.22001　鼻活检

33.20001　胸腔镜下肺活检

33.27004　支气管镜下肺活检

34.20001　胸腔镜下胸膜活检术

34.21002　胸腔镜检查

34.22001　纵隔镜检查

37.24002　胸腔镜下心包活检术

42.24001　食管镜下活检

43.41011　胃镜下贲门病损切除术

43.41013　胃镜下胃病损电切术

43.41014　胃镜下胃病损切除术

43.41015　胃镜下贲门病损电切术

43.41016　胃镜下胃病损硬化术

44.14002　胃镜下活检

45.14003　胃十二指肠镜下小肠刷洗活检

45.16001　胃十二指肠镜下活检

45.25003　结肠镜下活检

45.25004　结肠刷洗

45.30001　内镜下十二指肠病损切除术

45.42002　结肠镜下乙状结肠息肉切除术

45.42003　纤维结肠镜下结肠息肉切除术

45.42007　电子肠镜下结肠息肉切除术

45.43008　结肠镜下结肠病损电凝术

46.86001　内镜下结肠支架置入术

48.24001　直肠乙状结肠镜下直肠活检

48.24002　直肠活检

48.24003　直肠乙状结肠镜下直肠刷洗活检

48.26001　直肠周围组织活检

51.10003　内镜逆行胰胆管造影 [ERCP]

51.11002　腹腔镜下胆道造影术

51.11004　内镜逆行胆管造影 [ERC]

51.11005　术中胆道镜检查

51.14001　内镜下胆管活检

51.14002　内镜下奥迪括约肌活检

51.84001　内镜下奥迪括约肌切开术

51.85002　内镜下十二指肠乳头肌切开取石术

51.85003　内镜下十二指肠乳头肌切开术

51.86002　内镜下鼻胆管引流术

51.86003　内镜下鼻胆引流管插入

51.87001　内镜下胆道内支架成形术

51.87003　内镜下胆管支架置入术

51.98001　超声引导下经皮肝穿刺胆管引流术

51.98003　经 T 管胆道支架置入术

51.98004　经胆道镜胆管扩张术

51.98005　经皮胆道镜下取石术

51.98006　经皮胆道扩张术

51.98008　经皮胆管球囊扩张术

51.98009　经皮胆管引流术

51.98011　经皮胆总管支架去除术

51.98012　经皮肝穿刺胆管引流术

51.98013　经皮肝穿刺肝胆管引流术

51.98014　经皮肝穿刺胆道支架置入术

51.98015　经皮肝穿刺胆总管支架置入术

52.13002　胆道镜逆行胰管造影 [ERP]

52.19001　超声内镜下胰腺检查

52.93001　内镜下胰管支架置入术

52.93002　内镜下胰管置管引流术

56.32001　经皮穿刺输尿管活检

56.33001　经尿道输尿管镜输尿管活检

57.33001　经尿道膀胱活检

58.22001　尿道镜检查

RR11　急性白血病，伴重要并发症与合并症

RR13　急性白血病，伴并发症与合并症

RR15　急性白血病，不伴并发症与合并症

主要诊断包括：

C91.001　急性淋巴细胞白血病

C91.0011　T 淋巴母细胞白血病 / 淋巴瘤

C91.002　急性淋巴细胞白血病 L1 型

C91.003　急性淋巴细胞白血病 L2 型

C91.004　急性淋巴细胞白血病 L3 型

C91.005　慢性粒细胞白血病（急淋变）

C91.006　前 B 细胞急性淋巴细胞白血病

C91.007　前 T 细胞急性淋巴细胞白血病

C91.009　B 淋巴母细胞白血病 / 淋巴瘤

C92.001　急性粒细胞白血病未分化型（M1 型）

C92.002　急性粒细胞白血病部分分化型（M2 型）

C92.003　急性粒细胞白血病

C92.004　急性髓系白血病

C92.006　急性嗜碱粒细胞白血病

C92.102　慢性粒细胞白血病（急性变）

C92.401　急性早幼粒细胞白血病（M3 型）

C92.501　急性粒 - 单核细胞白血病（M4 型）

C93.001　急性单核细胞白血病（M5 型）

C93.006　急性单核细胞白血病

C94.001　急性红白血病（M6 型）

C94.003　急性红细胞增多症

C94.007　迪古列尔莫病

C94.201　急性巨核细胞白血病（M7 型）

C94.202　急性原巨核细胞白血病

C94.301　肥大细胞白血病

C94.501　急性骨髓纤维化

C95.0001　急性白血病

C95.0002　急性白血病髓外复发

C95.0003　急性非淋巴细胞白血病

C95.0004　白血病（未分化型）

C95.0015　急性白血病（谱系未定）

C95.0016　B 淋巴细胞和髓系混合表型急性白血病

C95.0017　T 淋巴细胞和髓系混合表型急性白血病

C95.0018　NK 细胞淋巴母细胞白血病 / 淋巴瘤

RR21　急性白血病缓解期，伴重要并发症与合并症

RR23　急性白血病缓解期，伴并发症与合并症

RR25　急性白血病缓解期，不伴并发症与合并症

主要诊断包括：

C91.011　急性淋巴细胞白血病伴缓解

C91.012　急性淋巴细胞白血病 L1 型伴缓解

C91.013　急性淋巴细胞白血病 L2 型伴缓解

C91.014　急性淋巴细胞白血病 L3 型伴缓解

C91.015　慢性粒细胞白血病伴缓解（急淋变）

C91.017　前 T 细胞急性淋巴细胞白血病伴缓解

C91.311　幼淋巴细胞白血病伴缓解

C91.413　毛细胞白血病伴缓解

C91.511　成人 T 细胞白血病伴缓解

C92.011　急性粒细胞白血病未分化型（M1 型）伴缓解

C92.012　急性粒细胞白血病部分分化型（M2 型）伴缓解

C92.013　急性粒细胞白血病伴缓解

C92.014　急性髓系白血病伴缓解

C92.112　慢性粒细胞白血病（急性变）伴缓解

C92.411　急性早幼粒细胞白血病（M3 型）伴缓解

C92.511　急性粒 - 单核细胞白血病（M4 型）伴缓解

C93.011　急性单核细胞白血病（M5 型）伴缓解

C93.016　急性单核细胞白血病伴缓解

C94.011　急性红白血病（M6 型）伴缓解

C94.013　急性红细胞增多症伴缓解

C94.017　迪古列尔莫病伴缓解

C94.211　急性巨核细胞白血病（M7 型）伴缓解

C94.212　急性原巨核细胞白血病伴缓解

C94.311　肥大细胞白血病伴缓解

C95.0101　急性白血病伴缓解

C95.0102　急性白血病髓外复发伴缓解

C95.0115　急性白血病（谱系未定）伴缓解

C95.0116　B 淋巴细胞和髓系混合表型急性白血病伴缓解

C95.0117　T 淋巴细胞和髓系混合表型急性白血病伴缓解

C95.0118　NK 细胞淋巴母细胞白血病 / 淋巴瘤伴缓解

RS11　淋巴瘤及非急性白血病等，伴重要并发症与合并症

RS15　淋巴瘤及非急性白血病等，不伴重要并发症与合并症

主要诊断包括：

C81.001　淋巴细胞为主型霍奇金淋巴瘤

C81.003　结节性淋巴细胞为主型霍奇金淋巴瘤

C81.004　富含淋巴细胞的经典霍奇金淋巴瘤

C81.102　结节硬化型经典霍奇金淋巴瘤

C81.202　混合细胞型经典霍奇金淋巴瘤

C81.302　淋巴细胞削减型经典霍奇金淋巴瘤

C81.903　霍奇金淋巴瘤

C81.904　经典型霍奇金淋巴瘤

C81.905　皮肤霍奇金淋巴瘤

C82.001　滤泡性非霍奇金淋巴瘤 1 级

C82.101　滤泡性非霍奇金淋巴瘤 2 级

C82.201　滤泡性非霍奇金淋巴瘤 3 级

C82.702　原发性皮肤滤泡中心性淋巴瘤

C82.703　黏膜相关淋巴组织结外边缘区 B 细胞淋巴瘤

C82.704　结内边缘区淋巴瘤

C82.902　滤泡淋巴瘤

C83.302　网状细胞肉瘤

C83.303　结节性网状细胞肉瘤

C83.304　多形细胞性网状细胞肉瘤

C83.305　弥漫大 B 细胞淋巴瘤

C83.306　原发中枢神经系统弥漫大 B 细胞淋巴瘤

C83.307　原发皮肤弥漫大 B 细胞淋巴瘤（腿型）

C83.308　老年人 EB 病毒阳性弥漫大 B 细胞淋巴瘤

C83.309　与慢性炎症相关弥漫大 B 细胞淋巴瘤

C83.402　免疫母细胞肉瘤

C83.701　伯基特淋巴瘤

C83.801　淋巴浆细胞淋巴瘤

C83.802　套细胞淋巴瘤

C83.803　浆母细胞淋巴瘤

C83.804　脾缘区淋巴瘤

C83.805　脾缘区 B 细胞淋巴瘤

C83.806　脾红髓弥漫小 B 细胞淋巴瘤

C84.002　原发性皮肤 T 细胞淋巴瘤［蕈样肉芽肿］

C84.003　嗜毛囊性蕈样肉芽肿

C84.101　塞扎里病

C84.102　塞扎里综合征

C84.302　伦纳特淋巴瘤

C84.401　外周 T 细胞淋巴瘤（非特指型）

C84.402　血管免疫母细胞 T 细胞淋巴瘤

C84.501　皮肤淋巴瘤

C84.502　T 细胞淋巴瘤

C84.503　皮下脂膜炎样 T 细胞淋巴瘤

C84.504　儿童系统性 EB 病毒阳性 T 细胞增殖性疾病

C84.506　肠病相关 T 细胞淋巴瘤

C84.507　肝脾 T 细胞淋巴瘤

C84.508　原发皮肤 CD30 阳性 T 细胞淋巴增殖性疾病

C84.509　原发皮肤 γδ T 细胞淋巴瘤

C84.510　原发皮肤侵袭性嗜表皮 CD8 阳性细胞毒性 T 细胞淋巴瘤

C84.512 原发皮肤外周 T 细胞淋巴瘤（罕见类型）

C84.514 皮肤 γδ T 细胞淋巴瘤

C84.515 水疱痘疮样淋巴瘤

C84.516 原发皮肤 CD4 移植小 / 中多形性 T 细胞淋巴瘤

C84.517 原发皮肤外周 T 细胞淋巴瘤（非特殊类型）

C84.518 原发皮肤侵袭性嗜表皮 CD8 移植 T 细胞淋巴瘤

C85.101 非霍奇金淋巴瘤（B 细胞型）

C85.103 B 细胞淋巴瘤

C85.110 富 T 细胞 / 富组织细胞大 B 细胞淋巴瘤

C85.115 原发纵隔大 B 细胞淋巴瘤

C85.116 血管内大 B 细胞淋巴瘤

C85.117 ALK 阳性大 B 细胞淋巴瘤

C85.119 介于弥漫大 B 细胞淋巴瘤和伯基特淋巴瘤之间 B 细胞淋巴瘤（不能分类）

C85.120 介于弥漫大 B 细胞淋巴瘤和经典霍奇金淋巴瘤之间 B 细胞淋巴瘤（不能分类）

C85.121 原发皮肤 B 细胞淋巴瘤

C85.122 原发皮肤边缘区 B 细胞淋巴瘤

C85.123 原发皮肤弥漫性大 B 细胞淋巴瘤（其他型）

C85.124 原发胸腺大 B 细胞淋巴瘤

C85.701 恶性网状细胞增多症

C85.703 小神经胶质细胞瘤

C85.704 慢性 NK 细胞淋巴增殖性疾病

C85.705 结外 NK/T 细胞淋巴瘤（鼻型）

C85.710 原发性皮肤 CD30 阳性间变性大细胞淋巴瘤

C85.714 ALK 阳性间变性大细胞淋巴瘤

C85.715 ALK 阴性间变性大细胞淋巴瘤

C85.716 皮下 NK 细胞淋巴瘤

C85.901 鼻窦淋巴瘤

C85.902 鼻腔淋巴瘤

C85.903 扁桃体淋巴瘤

C85.904 肠淋巴瘤

C85.905 肠系膜淋巴瘤

C85.906 淋巴瘤

C85.907 非霍奇金淋巴瘤

C85.908 肺淋巴瘤

C85.909 腹膜后淋巴瘤

C85.910 腹腔淋巴瘤

C85.911 肝淋巴瘤

C85.912 睾丸淋巴瘤

C85.913 纵隔淋巴瘤

C85.914 回盲部淋巴瘤

C85.915 结肠淋巴瘤

C85.916 卵巢淋巴瘤

C85.917 盲肠淋巴瘤

C85.919 脑淋巴瘤

C85.920 脾淋巴瘤

C85.922 舌淋巴瘤

C85.923 胃淋巴瘤

C85.924 小肠淋巴瘤

C85.925 眼淋巴瘤

C85.926 硬膜外淋巴瘤

C85.927 肢体淋巴瘤

C85.928 直肠淋巴瘤

C85.929 骨淋巴瘤

C85.930 腹股沟淋巴瘤

C85.931 乳腺淋巴瘤

C85.934 周围神经血管内淋巴瘤

C85.936 甲状腺淋巴瘤

C85.937 脊髓淋巴瘤

C85.938 淋巴瘤结内侵及

C85.939 淋巴瘤结外侵及

C88.001 巨球蛋白血症

C88.002 高黏滞综合征

C88.011 巨球蛋白血症伴缓解

C88.012 高黏滞综合征伴缓解

C88.101 α 重链病

C88.111 α 重链病伴缓解

C88.201 γ 重链病

C88.202 富兰克林病

C88.211 γ 重链病伴缓解

C88.212 富兰克林病伴缓解

C88.301 免疫增生性小肠病

C88.302 地中海淋巴瘤

C88.702 重链病

C88.703 μ 重链病

C88.712 重链病伴缓解

C88.713 μ 重链病伴缓解

C88.901 原发性免疫疾病相关性淋巴增殖性疾病

C90.205 骨孤立性浆细胞瘤

C91.009 B 淋巴母细胞白血病 / 淋巴瘤

C91.0011 T 淋巴母细胞白血病 / 淋巴瘤

C91.101 慢性淋巴细胞白血病

C91.103 慢性淋巴细胞白血病 [小淋巴细胞淋巴瘤]

C91.111 慢性淋巴细胞白血病伴缓解

C91.301 幼淋巴细胞白血病

C91.311 幼淋巴细胞白血病伴缓解

C91.403 毛细胞白血病

C91.404 毛细胞白血病（变异型）

C91.413 毛细胞白血病伴缓解

C91.501 成人 T 细胞白血病

C91.502 T 细胞大颗粒淋巴细胞白血病

C91.503 成人 T 细胞白血病 / 淋巴瘤

C91.511 成人 T 细胞白血病伴缓解

C91.704 侵袭性 NK 细胞白血病

C91.901 Richter 综合征

C92.101 慢性粒细胞白血病

C92.104 慢性髓单核细胞白血病

C92.106 慢性髓系白血病

C92.111 慢性粒细胞白血病伴缓解

C92.114 慢性髓单核细胞白血病伴缓解

C92.116 慢性髓系白血病伴缓解

C92.201 慢性粒细胞白血病（加速期）

C92.211 慢性粒细胞白血病伴缓解（加速期）

C92.301 绿色瘤

C92.303 粒细胞肉瘤

C92.311 绿色瘤伴缓解

C92.313 粒细胞肉瘤伴缓解

C92.702 嗜碱细胞白血病

C92.703 嗜酸细胞白血病

C92.704 慢性嗜酸粒细胞白血病 [高嗜酸粒细胞增多症]

C92.706 唐氏综合征相关的髓系白血病

C92.712 嗜碱细胞白血病伴缓解

C92.713 嗜酸细胞白血病伴缓解

C92.714 慢性嗜酸粒细胞白血病伴缓解 [高嗜酸粒细胞增多症伴缓解]

C92.901 低增生性粒细胞白血病

C92.911 低增生性粒细胞白血病伴缓解

C93.101 慢性单核细胞白血病

C93.111 慢性单核细胞白血病伴缓解

C94.103 海尔迈尔 - 舍纳病

C94.113 海尔迈尔 - 舍纳病伴缓解

C94.701 慢性中性粒细胞白血病

C94.702 慢性粒 - 单核细胞白血病

C94.703 幼年型粒 - 单核细胞白血病

C94.711 慢性中性粒细胞白血病伴缓解

C94.712 慢性粒 - 单核细胞白血病伴缓解

C94.713 幼年型粒 - 单核细胞白血病伴缓解

C95.101 慢性白血病

C95.111 慢性白血病伴缓解

C95.701 高白细胞白血病

C95.702 先天性白血病

C95.703 皮肤白血病

C95.711 高白细胞白血病伴缓解

C95.901 白血病

C95.902 混合细胞性白血病

C95.903+M36.1* 白血病性关节病

C95.905 难治性白血病

C95.907+N16.1* 白血病致肾小管间质疾患

C95.912 混合细胞性白血病伴缓解

C95.913+M36.1* 白血病性关节病伴缓解

C95.915 难治性白血病伴缓解

C95.917+N16.1* 白血病致肾小管间质疾患伴缓解

C96.001 莱特雷尔 - 西韦病

C96.004	急性婴儿网状内皮细胞增多症	C77.205	脾门淋巴结继发恶性肿瘤
C96.005	纤维母细胞性网状细胞肿瘤	C77.208	腹膜后淋巴结继发恶性肿瘤
C96.202	恶性肥大细胞增多症	C77.301	腋窝淋巴结继发恶性肿瘤
C96.203	肥大细胞肉瘤	C77.302	腋下淋巴结继发恶性肿瘤
C96.204	恶性皮肤型肥大细胞增多症	C77.303	肱骨内上髁淋巴结继发恶性肿瘤
C96.205	全身性肥大细胞病	C77.304	胸壁淋巴结继发恶性肿瘤
C96.206	皮肤外肥大细胞病	C77.305	上肢淋巴结继发恶性肿瘤
C96.213	肥大细胞肉瘤伴缓解	C77.401	腹股沟淋巴结继发恶性肿瘤
C96.301	真性组织细胞淋巴瘤	C77.402	下肢淋巴结继发恶性肿瘤
C96.701	交错树突细胞肉瘤	C77.501	盆腔淋巴结继发恶性肿瘤
C96.702	滤泡树突状细胞肉瘤	C77.502	髂淋巴结继发恶性肿瘤
C96.703	朗格汉斯细胞肉瘤	C77.504	骶淋巴结继发恶性肿瘤
C96.704	树突细胞肉瘤	C77.802	多部位淋巴结继发恶性肿瘤
C96.705	母细胞性浆细胞样树突细胞瘤	C77.901	淋巴结继发恶性肿瘤
C96.706	指突状树突细胞肉瘤	C78.608	腹膜后继发恶性肿瘤
C96.707	未定型树突细胞瘤	C79.8224	盆腔继发恶性肿瘤

RT13　其他肿瘤，伴并发症与合并症

RT15　其他肿瘤，不伴并发症与合并症

主要诊断包括：

C45.901	间皮瘤	C79.8232	会阴继发恶性肿瘤
C46.101	软组织卡波西肉瘤	C79.8801	颈部继发恶性肿瘤
C46.301	淋巴结卡波西肉瘤	C79.8802	口腔继发恶性肿瘤
C46.901	卡波西肉瘤	C79.8804	躯干继发恶性肿瘤
C46.902	非洲型卡波西肉瘤	C79.8805	腮腺继发恶性肿瘤
C46.903	经典（欧洲）型卡波西肉瘤	C79.8806	头部继发恶性肿瘤
C46.904	同种异质移植型卡波西肉瘤	C79.8807	心包继发恶性肿瘤
C46.905	假性卡波西肉瘤	C79.8808	心脏继发恶性肿瘤
C48.001	腹膜后恶性肿瘤	C79.8809	胸壁继发恶性肿瘤
C48.002	肾上腺周围组织恶性肿瘤	C79.8810	胸腔继发恶性肿瘤
C49.902	淋巴管恶性肿瘤	C79.8811	腋下继发恶性肿瘤
C76.301	骶前恶性肿瘤	C79.8812	颌部继发恶性肿瘤
C76.303	骶尾恶性肿瘤	C79.8813	锁骨上继发恶性肿瘤
C76.304	盆腔恶性肿瘤	C79.8814	腹腔继发恶性肿瘤
C76.305	腹股沟恶性肿瘤	C79.8816	臀部继发恶性肿瘤
C76.306	臀部恶性肿瘤	C79.8817	下肢继发恶性肿瘤
C76.307	直肠阴道隔恶性肿瘤	C79.8818	骶尾区继发恶性肿瘤
C76.308	直肠膀胱隔恶性肿瘤	C79.8834	腹股沟继发恶性肿瘤
C76.309	骨盆恶性肿瘤	C79.8837	鞘膜继发恶性肿瘤
C76.701	躯干恶性肿瘤	C79.8838	胸导管继发恶性肿瘤
		C80xx01	多部位继发恶性肿瘤
		C80xx02	广泛转移性肿瘤
		C80xx04	恶性肿瘤复发
		C80xx05	原发部位不明恶性肿瘤

C80xx06　恶性恶病质

C90.001　多发性骨髓瘤

C90.002　浆细胞骨髓瘤 [浆细胞瘤]

C90.003+N16.1*
　　　　　多发性骨髓瘤肾病

C90.004　卡勒病

C90.005　浆细胞病

C90.007+N08.1*
　　　　　多发性骨髓瘤引起的肾小球疾患

C90.008+M90.6*
　　　　　多发性骨髓瘤引起的变形性骨炎

C90.009　多发性骨髓瘤髓外浸润

C90.011　多发性骨髓瘤伴缓解

C90.012　浆细胞骨髓瘤伴缓解

C90.013+N16.1*
　　　　　多发性骨髓瘤肾病伴缓解

C90.014　卡勒病伴缓解

C90.021　多发性骨髓瘤（IgG λ 型）

C90.022　多发性骨髓瘤（IgG κ 型）

C90.023　多发性骨髓瘤（轻链 λ 型）

C90.024　多发性骨髓瘤（轻链 κ 型）

C90.025　多发性骨髓瘤（无分泌型）

C90.026　多发性骨髓瘤（IgD λ 型）

C90.027　多发性骨髓瘤（IgA λ 型）

C90.028　多发性骨髓瘤（IgA κ 型）

C90.029　多发性骨髓瘤（IgD κ 型）

C90.030　多发性骨髓瘤（DS 分期 I 期）

C90.031　多发性骨髓瘤（DS 分期 II 期 B 组）

C90.032　多发性骨髓瘤（DS 分期 II 期）

C90.033　多发性骨髓瘤（DS 分期 III 期 B 组）

C90.034　多发性骨髓瘤（DS 分期 III 期）

C90.035　多发性骨髓瘤（DS 分期 I 期 B 组）

C90.036　多发性骨髓瘤（ISS 分期 III 期）

C90.037　多发性骨髓瘤（ISS 分期 III 期 B 组）

C90.038　多发性骨髓瘤（ISS 分期 II 期）

C90.039　多发性骨髓瘤（ISS 分期 II 期 B 组）

C90.040　多发性骨髓瘤（ISS 分期 I 期）

C90.041　多发性骨髓瘤（ISS 分期 I 期 B 组）

C90.101　浆细胞白血病

C90.102　继发性浆细胞白血病

C90.111　浆细胞白血病伴缓解

C90.201　浆细胞瘤

C90.203　髓外的浆细胞瘤

C90.204　孤立性骨髓瘤

C90.206　浆细胞肉瘤

C90.207　骨浆细胞瘤

C90.208　软组织浆细胞瘤

C90.209　原发皮肤浆细胞瘤

C90.211　浆细胞瘤伴缓解

C90.213　髓外的浆细胞瘤伴缓解

C90.214　孤立性骨髓瘤伴缓解

C90.215　骨孤立性浆细胞瘤伴缓解

C90.216　浆细胞肉瘤伴缓解

C97xx01　多部位原发恶性肿瘤

D09.701　骶尾原位癌

D09.901　原位癌

D46.906　治疗相关性 AMLMDS

Q85.811　色素沉着息肉综合征 [Peutz-Jeghers 综合征]

Q85.821　脑面血管瘤病 [Sturge-Weber 综合征]

Q85.831　视网膜血管瘤病 [von Hippel-Lindau 综合征]

Q85.904　腹膜后错构瘤

Q85.915　胸壁错构瘤

Q85.916　外阴错构瘤

RU10　恶性增生性疾病的支持性治疗（30 天≤住院时间≤ 60 天）

RU12　恶性增生性疾病的支持性治疗（7 天≤住院时间 < 30 天）

RU14　恶性增生性疾病的支持性治疗（住院时间 < 7 天）

主要诊断包括：

Z51.101　恶性肿瘤术后化疗

Z51.102　恶性肿瘤术前化疗

Z51.103　恶性肿瘤维持性化学治疗

Z51.502　恶性肿瘤支持治疗

Z51.89202 恶性肿瘤灌注治疗

Z51.898 恶性肿瘤靶向治疗

Z51.8981 恶性肿瘤术前靶向治疗

Z51.8982 恶性肿瘤术后靶向治疗

RU29 恶性增生性疾病的免疫治疗及（或）其他治疗

主要诊断包括：

Z51.89204 恶性肿瘤热疗

Z51.89205 恶性肿瘤激光治疗

Z51.89207 恶性肿瘤光动力治疗

Z51.893 恶性肿瘤中医治疗

Z51.894 恶性肿瘤内分泌治疗

Z51.895 恶性肿瘤免疫治疗

Z51.8951 恶性肿瘤术前免疫治疗

Z51.8952 恶性肿瘤术后免疫治疗

Z51.896 恶性肿瘤生物治疗

RV19 恶性增生性疾病的放射治疗及（或）其他治疗

主要诊断包括：

Z51.001 恶性肿瘤术后放疗

Z51.002 恶性肿瘤放疗

Z51.003 放射治疗

Z51.008 恶性肿瘤放射性粒子置入治疗

Z51.011 恶性肿瘤术前放疗

Z51.012 恶性肿瘤术中放疗

Z51.892 恶性肿瘤介入治疗

Z51.89201 恶性肿瘤冷冻治疗

Z51.897 恶性肿瘤射频治疗

RW19 恶性增生性疾病治疗后的随诊检查

主要诊断包括：

Z03.101 可疑恶性肿瘤的观察

Z08.001 恶性肿瘤手术后的随诊检查

Z08.101 恶性肿瘤放射治疗后的随诊检查

Z08.201 恶性肿瘤化学治疗后的随诊检查

Z08.701 恶性肿瘤联合治疗后的随诊检查

Z08.801 恶性肿瘤中医治疗后的随诊检查

Z08.802 恶性肿瘤免疫治疗后的随诊检查

Z08.803 恶性肿瘤分子靶向治疗后的随诊检查

Z08.804 恶性肿瘤内分泌治疗后的随诊检查

Z08.901 恶性肿瘤治疗后的随诊检查

Z85.001 胆囊恶性肿瘤史

Z85.002 结肠恶性肿瘤史

Z85.003 食管恶性肿瘤史

Z85.004 胃恶性肿瘤史

Z85.005 消化器官恶性肿瘤史

Z85.006 小肠恶性肿瘤史

Z85.007 胰腺恶性肿瘤史

Z85.008 胆道恶性肿瘤史

Z85.009 肝恶性肿瘤史

Z85.010 直肠恶性肿瘤史

Z85.101 肺恶性肿瘤史

Z85.201 呼吸系统恶性肿瘤史

Z85.202 胸腺恶性肿瘤史

Z85.301 乳腺恶性肿瘤史

Z85.401 生殖器官恶性肿瘤史

Z85.402 卵巢恶性肿瘤史

Z85.403 子宫恶性肿瘤史

Z85.404 前列腺恶性肿瘤史

Z85.405 子宫内膜恶性肿瘤史

Z85.406 宫颈恶性肿瘤史

Z85.407 睾丸恶性肿瘤史

Z85.408 附睾恶性肿瘤史

Z85.409 恶性畸胎瘤史

Z85.501 肾恶性肿瘤史

Z85.502 肾盂恶性肿瘤史

Z85.503 输尿管恶性肿瘤史

Z85.504 膀胱恶性肿瘤史

Z85.601 白血病史

Z85.701 多发性骨髓瘤史

Z85.702 淋巴瘤史

Z85.801 脑恶性肿瘤史

Z85.802 口底恶性肿瘤史

Z85.803 口咽恶性肿瘤史

Z85.804 鼻咽恶性肿瘤史

Z85.805 下咽部恶性肿瘤史

Z85.806　脊髓恶性肿瘤史

Z85.807　舌恶性肿瘤史

Z85.808　甲状腺恶性肿瘤史

Z85.809　腹膜恶性肿瘤史

Z85.810　皮肤恶性肿瘤史

Z85.811　恶性黑色素瘤史

Z85.901　恶性肿瘤个人史

RW29　恶性增生性疾病终末期维持治疗

主要诊断包括：

Z51.013　恶性肿瘤终末期放疗

Z51.104　恶性肿瘤终末期化疗

Z51.503　恶性肿瘤终末期维持治疗

Z51.8953　恶性肿瘤终末期免疫治疗

Z51.8983　恶性肿瘤终末期靶向治疗

MDCS 全身性或不明确部位的感染及寄生虫病

SB11 全身性感染及寄生虫病手术，伴重要并发症与合并症

SB15 全身性感染及寄生虫病手术，不伴重要并发症与合并症

SR11 脓毒血症，伴重要并发症与合并症

SR15 脓毒血症，不伴重要并发症与合并症

主要诊断包括：

A02.101	沙门菌败血症
A02.102	鼠伤寒沙门菌败血症
A02.103	猪霍乱沙门菌败血症
A20.701	败血症型鼠疫
A22.701	炭疽败血症
A32.701	单核细胞增多性李斯特菌败血症
A40.001	A 族链球菌败血症
A40.101	B 族链球菌败血症
A40.201	D 族链球菌败血症
A40.301	肺炎球菌败血症
A40.901	链球菌败血症
A41.001	金黄色葡萄球菌败血症
A41.101	凝固酶阴性葡萄球菌败血症
A41.102	表皮葡萄球菌败血症
A41.201	葡萄球菌败血症
A41.301	流感嗜血杆菌败血症
A41.401	产气荚膜杆菌败血症
A41.402	厌氧菌败血症
A41.501	革兰氏阴性菌败血症
A41.511	大肠杆菌败血症

A41.521	假单胞菌属败血症
A41.581	变形杆菌败血症
A41.583	革兰氏阴性杆菌败血症
A41.584	肺炎克雷伯菌败血症
A41.585	枯草杆菌败血症
A41.586	绿脓杆菌败血症
A41.587	黏球杆菌败血症
A41.588	阴沟肠杆菌败血症
A41.589	不动杆菌属败血症
A41.801	肠球菌败血症
A41.803	革兰氏阳性菌败血症
A41.901	败血症
A41.902	脓毒症
A41.903	脓毒性休克
A41.904	内毒素血症
A42.701	放线菌败血症
R57.803	内毒素性休克
R65.901	全身炎症反应综合征
T80.202	输注后败血症
T80.203	治疗性注射后败血症性休克

SS11 手术后或创伤后感染，伴重要并发症与合并症

SS13 手术后或创伤后感染，伴并发症与合并症

SS15 手术后或创伤后感染，不伴并发症与合并症

主要诊断包括：

T79.301	创伤后伤口感染
T81.401	操作后伤口感染
T81.406	操作后败血症

T82.703　心脏导管相关性感染

T98.2x012 开放性损伤伴异物合并感染

T98.2x021 开放性损伤伴感染

ST13　病毒性疾患，伴并发症与合并症

ST15　病毒性疾患，不伴并发症与合并症

主要诊断包括：

A90xx01　登革热

A92.101　奥尼昂 - 尼昂热

A92.301　西尼罗热

A93.101　白蛉热

A95.901　黄热病

A96.001　朱宁出血热

A96.101　玻利维亚出血热

A96.201　拉沙热

A98.001　克里米亚 - 刚果出血热

A98.401　埃博拉出血热

B00.701　疱疹性败血症

B00.803　疱疹性瘭疽

B00.907　接种性单纯疱疹

B01.804　痘感染相关性视神经炎

B01.901　水痘

B01.902　出血性水痘

B02.209+G53.0*

　　　　　三叉神经带状疱疹

B02.701　播散性带状疱疹

B02.702　泛发性带状疱疹

B02.902　不全性带状疱疹

B02.903　顿挫性带状疱疹

B02.904　内脏带状疱疹

B03xx01　天花

B03xx02　变形天花

B03xx03　重型天花

B03xx04　类天花

B04xx01　猴痘

B05.808　麻疹综合征

B05.901　麻疹

B05.902　轻型麻疹

B05.903　重型麻疹

B05.904　异型麻疹

B05.905　出血性麻疹

B06.901　风疹

B07xx06　丝状疣

B07xx07　吹号手疣

B07xx08　镶嵌疣

B07xx09　咽喉疣

B07xx10　掌疣

B07xx11　掌跖疣

B08.001　牛痘

B08.002　副牛痘

B08.102　角化性传染性软疣

B08.202　幼儿急疹

B08.301　传染性红斑

B08.401　手足口病

B08.402　手足口病重症

B08.403　EV71 感染

B08.803　口蹄疫

B08.805　羊痘

B08.806　传染性水疱病

B08.807　柯萨奇湿疹

B09xx02　黏膜病毒性感染

B23.801　空泡样脊髓病

B25.801　巨细胞病毒血症

B25.901　巨细胞病毒感染

B25.902　巨细胞包涵体病

B27.001　EB 病毒性单核细胞增多症

B27.101　巨细胞病毒性单核细胞增多症

B27.901　传染性单核细胞增多症 [腺性热]

B33.101　罗斯河热

B33.301　反转录病毒感染

B33.401+J17.1*

　　　　　汉坦病毒心肺综合征

B33.801　传染性淋巴细胞增多症

B33.802　急性传染性淋巴细胞增多症

B34.001　腺病毒感染

B34.101　埃可病毒感染

B34.103　柯萨奇病毒感染

B34.201　冠状病毒感染

B34.301　细小病毒感染

B34.302　细小病毒 B19 感染

B34.401　乳头状瘤多型空泡病毒感染

B34.402　人乳头瘤病毒感染

B34.802　副流感病毒感染

B34.901　病毒感染

B34.902　病毒血症

J09xx102　人感染 H7N9 禽流感

J10.802　已知病毒的流感性胃肠炎

J11.101　未知病毒的流行性感冒

SU13　细菌性疾患，伴并发症与合并症

SU15　细菌性疾患，不伴并发症与合并症

主要诊断包括：

A02.104　沙门菌脓毒血症

A04.702　抗生素相关性肠炎

A19.905　结核性多浆膜腔积液

A20.902　鼠疫菌病 [耶尔森菌病]

A22.103　职业性炭疽

A23.903　布氏杆菌性葡萄膜炎

A23.905+G05.0*
　　　　　布氏杆菌性脑炎

A30.908　麻风性神经病

A31.806　禽类分枝杆菌感染

A38xx01　猩红热

A38xx02+I41.0*
　　　　　猩红热并发急性心肌炎

A38xx10　猩红热轻型

A38xx11　猩红热中毒型

A38xx12　猩红热脓毒型

A38xx13　猩红热外科型

A38xx14　猩红热产科型

A41.802　JK 组棒状杆菌脓毒症

A48.103　军团菌性脑炎

A49.003　凝血酶阴性葡萄球菌感染

A49.104　草绿色链球菌感染

A49.819　醋酸钙不动杆菌感染

A49.820　人苍白杆菌血症

A49.821　肠球菌感染

A49.822　革兰氏阴性杆菌感染

A49.823　革兰氏阳性杆菌感染

A57xx01　软下疳

L53.801　猩红热样红斑

Z22.902　传染病可疑带菌者

Z86.101　伤寒病史

SV13　发热原因不明，伴并发症与合并症

SV15　发热原因不明，不伴并发症与合并症

主要诊断包括：

R50.201　药物性发热

R50.801　发热伴寒战

R50.802　发热伴强直

R50.803　持续性发热

R50.901　发热

R50.902　高热

SZ11　其他感染性及寄生虫性疾患，伴重要并发症与合并症

SZ13　其他感染性及寄生虫性疾患，伴并发症与合并症

SZ15　其他感染性及寄生虫性疾患，不伴并发症与合并症

主要诊断包括：

A01.001　伤寒

A01.002　伤寒杆菌败血症

A01.004　伤寒复发

A01.006　伤寒迁延型

A01.007　伤寒逍遥型

A01.017　伤寒轻型

A01.018　伤寒普通型

A01.019　伤寒暴发型

A01.020　伤寒再燃

A01.101　副伤寒甲

A01.201　副伤寒乙

A01.301　副伤寒丙

A01.401　副伤寒

A02.901　沙门菌感染

A02.902	鼠伤寒沙门菌感染	A22.901	炭疽
A02.904	亚利桑那菌感染	A23.901	布氏杆菌病〔波状热〕
A02.905	猪霍乱沙门菌感染	A23.904	慢性布氏杆菌病
A05.101	肉毒中毒	A23.906	布氏杆菌多发性神经根神经病
A06.301	阿米巴肉芽肿	A24.001	鼻疽
A06.901	阿米巴病	A24.002	马皮疽侵染
A06.902	阿米巴感染	A24.101	急性类鼻疽
A07.001	小袋纤毛虫病	A24.102	类鼻疽败血症
A07.101	贾第虫病	A24.201	亚急性类鼻疽
A07.201	隐孢子虫病	A24.202	慢性类鼻疽
A07.301	等孢球虫病	A24.401	类鼻疽
A07.802	肉孢子虫病	A25.001	小螺菌鼠咬热
A16.902	结核分枝杆菌感染	A25.101	念珠状链杆菌鼠咬热
A18.204	颈部淋巴结结核	A25.901	鼠咬热
A18.210	周围淋巴结结核	A26.001	皮肤类丹毒
A18.403	腹部结核性窦道	A26.701	类丹毒败血症
A18.701+E35.1*		A26.901	类丹毒
	肾上腺结核	A26.902	丹毒丝菌感染
A18.801	肺外结核	A27.001	黄疸出血型钩端螺旋体病 [1]
A19.201	急性血行播散性结核	A27.801	流感伤寒型钩端螺旋体病
A19.901	粟粒性结核	A27.802	南方钩端螺旋体感染
A19.902	结核性多浆膜炎	A27.901	钩端螺旋体病
A19.903	全身性粟粒性结核	A27.902	感染中毒型钩端螺旋体病
A19.904	全身血行播散性结核	A27.903	黄疸出血型钩端螺旋体病 [1]
A20.001	腺鼠疫	A28.001	巴斯德菌病
A20.101	皮肤鼠疫	A28.201	肠外耶尔森菌病
A20.301	脑膜炎型鼠疫	A28.801	人感染猪链球菌病
A20.801	顿挫型鼠疫	A30.001	未定类（I）麻风
A20.802	无症状型鼠疫	A30.101	结核样型（TT）麻风
A20.803	轻型鼠疫	A30.103	麻风性穿孔性足溃疡
A20.901	鼠疫	A30.201	界线结核样型（BT）麻风 [2]
A21.001	溃疡腺型土拉菌病	A30.301	界线类（BB）麻风
A21.701	全身性土拉菌病	A30.302	混合型麻风
A21.702	土拉菌败血症	A30.401	界线瘤型（BL）麻风 [3]
A21.801	伤寒中毒型土拉菌病	A30.402	近瘤型中间型麻风 [4]
A21.901	兔热病	A30.501	瘤型（LL）麻风

---

[1] A27.001 与 A27.903 诊断名词重复。
[2] 界线结核样型麻风即偏结核样型界线类麻风。
[3] 界线瘤型麻风即偏瘤型界线类麻风。
[4] 近瘤型中间型麻风即偏瘤型中间界线类麻风。

A30.901	麻风		A49.808	绿脓杆菌感染
A30.902	麻木型麻风		A49.809	螺旋杆菌感染
A30.903	斑疹麻木型麻风		A49.811	沙雷菌感染
A30.904	斑疹性麻风		A49.812	幽门螺杆菌感染
A30.905	神经性麻风		A49.813	不动杆菌感染
A31.801	猿猴分枝杆菌感染		A49.814	产碱杆菌感染
A31.802	瘰疬分枝杆菌感染		A49.815	迟钝爱德华杆菌感染
A31.803	偶然分枝杆菌感染		A49.816	阴沟肠杆菌感染
A31.804	龟分枝杆菌感染		A49.817	屎肠球菌感染
A31.805	土地分枝杆菌感染		A49.818	气球菌感染
A31.901	非典型分枝杆菌感染		A49.901	菌血症
A32.001	皮肤李斯特菌病		A49.902	细菌感染
A32.901	李斯特菌病		A50.101	早期隐性先天性梅毒
A35xx01	破伤风		A50.201	早期先天性梅毒
A36.901	白喉		A50.601	晚期隐性先天性梅毒
A36.902	播散性白喉		A50.701	晚期先天性梅毒
A42.901	放线菌病		A50.901	先天性梅毒
A43.801	播散性奴卡菌病 [1]		A51.401	二期梅毒
A43.901	奴卡菌病 [1]		A51.501	早期隐性梅毒
A44.901	巴尔通体病		A51.901	早期梅毒
A48.001	气性坏疽		A52.701	梅毒瘤
A48.301	中毒性休克综合征		A52.801	晚期隐性梅毒
A48.401	巴西紫热		A52.901	晚期梅毒
A48.802	坏死性杆菌病		A53.001	隐性梅毒
A49.001	金黄色葡萄球菌感染		A53.002	梅毒血清反应阳性
A49.002	葡萄球菌感染		A53.901	梅毒
A49.101	肺炎球菌感染		A54.901	淋病
A49.102	链球菌感染		A54.902	慢性淋球菌感染
A49.103	链球菌感染综合征		A55xx01	衣原体淋巴肉芽肿
A49.201	流感杆菌感染 [2]		A59.901	毛滴虫病
A49.301	支原体感染		A59.902	人毛滴虫病
A49.801	变形杆菌感染		A68.001	虱传回归热
A49.802	大肠杆菌感染		A68.101	蜱传回归热
A49.803	弗里德兰德杆菌感染		A68.901	回归热
A49.804	假单胞菌感染		A69.201	莱姆病
A49.805	克雷伯肺炎杆菌感染		A69.901	螺旋体感染
A49.807	雷极普鲁菲登菌感染		A70xx01	鹦鹉热

[1] 奴卡菌病即诺卡菌病。
[2] "流感杆菌"疑应为"流感嗜血杆菌"。

A74.901	衣原体感染		B36.002	糠秕孢子菌性毛囊炎
A74.902	衣原体病		B36.102	黑色小孢子菌病
A75.001	流行性斑疹伤寒		B36.103	黑糠疹
A75.002	轻型斑疹伤寒		B36.104	掌黑癣
A75.003	典型斑疹伤寒		B36.201	白癣
A75.101	复发型斑疹伤寒 [Brill-Zinsser 病]		B36.301	黑色发结节病
A75.201	地方性斑疹伤寒		B36.302	毛结节菌病
A75.301	恙虫病		B37.701	念珠菌败血症
A75.901	斑疹伤寒		B37.811	食管念珠菌病
A77.001	落基山斑点热 [1]		B37.881	播散性念珠菌病
A77.101	南欧斑疹热 [纽扣热]		B37.883	呼吸道念珠菌感染
A77.201	北亚蜱媒斑点热		B37.884	念珠菌性唇炎
A77.301	昆士兰蜱媒斑点热		B37.885	脑念珠菌感染
A77.901	蜱媒斑点热		B37.887	视神经念珠菌感染
A78xx01	Q 热		B37.901	念珠菌病
A79.001	战壕热		B38.701	播散性球孢子菌病
A79.801	附红细胞体病		B38.901	球孢子菌病
A79.802	人粒细胞无形体病		B39.301	播散性荚膜组织胞浆菌病
A79.901	立克次体病		B39.401	美洲组织胞浆菌病
A79.902	立克次体感染		B39.501	非洲组织胞浆菌病
A91xx01	登革出血热		B39.901	组织胞浆菌病
B35.001	癣菌性须疮		B40.701	播散性芽生菌病
B35.002	脓癣		B40.901	芽生菌病
B35.003	头癣		B41.701	播散型副球孢子菌病
B35.004	须癣		B41.801	内脏型副球孢子菌病
B35.101	甲癣		B41.802	皮肤型副球孢子菌病
B35.102	皮肤癣菌性甲床炎		B41.803	淋巴管型副球孢子菌病
B35.201	手癣		B41.901	副球孢子菌病
B35.301	足癣		B42.101	固定型孢子丝菌病
B35.403	体癣 [钱癣]		B42.102	淋巴管型孢子丝菌病
B35.501	叠瓦癣		B42.103	黏膜型孢子丝菌病
B35.602	腹股沟癣		B42.701	播散型孢子丝菌病
B35.603	股癣		B42.901	孢子丝菌病
B35.801	播散性皮肤癣菌病		B43.801	暗色丝孢霉病
B35.802	肉芽肿性皮肤癣菌病		B43.901	着色真菌病
B35.901	黄癣		B44.103	曲霉球
B35.902	皮肤真菌病		B44.701	播散性曲霉菌病
B36.001	花斑癣 [花斑糠疹]		B44.801	上颌窦曲霉菌病

---

[1] 斑点热即斑疹热，以下同此。

B44.802	皮肤曲霉菌病		B54xx04	输血性疟疾
B44.803	眼曲霉菌病		B54xx08	疟疾复发
B44.901	曲霉菌病		B55.001	黑热病
B45.701	播散性隐球菌病		B55.002	内脏利什曼病
B45.901	隐球菌病		B55.003	黑热病后皮肤利什曼病
B46.401	播散性毛霉菌病		B55.101	皮肤利什曼病［皮肤型黑热病］
B46.501	毛霉菌病		B55.201	淋巴结型黑热病
B46.801	蝇疫霉病		B55.202	黏膜利什曼病
B46.802	虫霉病		B55.901	利什曼病
B46.901	接合菌病		B56.001	布氏冈比亚锥虫病［中西非睡眠病］
B46.902	藻菌病		B56.101	布氏罗德西亚锥虫病［东非睡眠病］
B47.101	放线菌性足菌肿		B56.901	非洲锥虫病［非洲睡眠病］
B47.102	放线菌瘤		B57.101	急性恰加斯病
B47.901	足菌肿		B57.201	美洲锥虫病
B48.001	洛博芽生菌病 [1]		B57.203	慢性恰加斯病
B48.101	鼻孢子菌病		B58.901	弓形虫病［弓形体病］
B48.201	霉样真菌病		B60.001	巴贝虫病
B48.301	地丝菌病		B60.002	梨浆虫病
B48.401	青霉病		B60.101	棘阿米巴病
B48.402	马尔尼菲青霉菌感染		B65.001	埃及血吸虫病
B48.801	不育大孢子菌病		B65.101	曼氏血吸虫病
B49xx07	真菌感染		B65.201	日本血吸虫病
B49xx08	真菌性筛窦炎		B65.302	尾蚴性皮炎
B49xx10	真菌性食管炎		B65.801	湄公血吸虫病
B49xx11	呼吸道真菌感染		B65.802	间插血吸虫病
B49xx13	脑真菌感染		B65.803	异位血吸虫病
B49xx14	真菌性角膜炎		B65.903	血吸虫病
B49xx15	垂体真菌感染		B65.906	急性血吸虫病
B49xx19	真菌性败血症		B65.907	慢性血吸虫病
B49xx20	真菌性肺炎		B65.908	晚期血吸虫病
B50.801	黑尿热		B66.001	猫后睾吸虫病
B50.901	恶性疟		B66.102	华支睾吸虫病
B51.901	间日疟		B66.302	肝片吸虫病
B52.901	三日疟		B66.401	皮下组织并殖吸虫病
B53.001	卵形疟		B66.501	姜片虫病
B53.101	猴疟原虫性疟疾		B66.801	棘口吸虫病
B53.801	寄生虫学性疟疾		B66.802	异形吸虫病
B54xx02	疟疾		B66.803	后殖吸虫病

---

[1] "洛博芽生菌病" 疑为 "瘢痕疙瘩性芽生菌病"。

B66.804	隐孔吸虫病	B74.905	淋巴丝虫病
B66.805	沃森吸虫病	B75xx01	旋毛虫病
B66.806	横川吸虫病	B76.102	美洲钩虫病
B66.807	胰阔盘吸虫病	B76.902	钩虫病
B66.901	脑吸虫病	B76.903	皮肤蠕虫蚴移行症
B67.401	细粒棘球蚴病	B77.901	蛔虫病
B67.701	泡型棘球蚴病	B78.001	肠道粪圆线虫病
B67.901	棘球蚴病 [包虫病]	B78.701	播散性粪圆线虫病
B68.001	猪肉绦虫病	B78.901	粪圆线虫病
B68.101	牛肉绦虫病	B79xx01	鞭虫病
B68.901	绦虫病	B80xx01	蛲虫病
B68.902	脑绦虫病	B81.001	异尖线虫病
B69.901	囊虫病 [囊尾蚴病]	B81.201	毛圆线虫病
B69.902	囊虫感染	B81.801	结节线虫病
B70.001	裂头绦虫病	B81.802	三齿线虫病
B70.101	裂头蚴病	B83.001	内脏蠕虫蚴移行症
B71.001	膜壳绦虫病	B83.002	弓蛔虫病
B71.101	复孔绦虫病	B83.101	颚口线虫病 [1]
B73xx01+H45.1*		B83.201	广州管圆线虫病
	盘尾丝虫病	B83.301	比翼线虫病
B74.001	班氏丝虫病	B83.401	内部水蛭病
B74.002	班氏丝虫性象皮肿	B83.801	棘头虫病
B74.003	班氏丝虫性乳糜尿	B83.802	美丽筒线虫病
B74.101	马来丝虫病	B83.803	肝毛细线虫病
B74.102	马来丝虫性象皮肿	B83.804	后圆线虫病
B74.103	马来丝虫性乳糜尿	B83.805	结膜吸吮线虫病
B74.201	帝汶丝虫病	B83.806	管圆线虫病
B74.202	帝汶丝虫性象皮肿	B83.807	腹部管圆线虫病
B74.203	帝汶丝虫性乳糜尿	B83.809	猪巨吻棘头虫病
B74.301	罗阿丝虫病	B83.901	蠕虫病
B74.401	欧氏丝虫病	B85.001	头虱
B74.402	常现丝虫病	B85.101	体虱
B74.403	链尾丝虫病	B85.201	虱病
B74.801	恶丝虫病	B86xx02	疥疮
B74.901	丝虫病	B86xx03	绵羊疥疮
B74.902	丝虫性乳糜尿	B86xx04	牛疥疮
B74.903	丝虫性外阴象皮肿	B86xx05	犬疥疮
B74.904	丝虫性象皮肿	B86xx06	猪疥疮

---

[1] 颚口线虫病即腭口线虫病。

B86xx07　动物疥疮

B87.901　蝇蛆病

B88.002　螨虫病

B88.003　蠕形螨病

B88.004+L99.8*
　　　　　革螨皮炎

B88.006+L99.8*
　　　　　恙螨皮炎

B88.101　潜蚤病［沙蚤侵染］

B88.201　肠蜱螂病

B88.301　外部水蛭病

B88.801　舌形虫病

B88.802　蛇舌状虫病

B88.804　蚰蜒皮炎

B88.901　皮肤病虫侵染

B88.902　螨侵染

B89xx01　寄生虫病

B94.801　破伤风后遗症

B94.802　带状疱疹后遗症

B96.001　类胸膜肺炎菌感染

B99xx01　感染

B99xx02　感染性发热

H21.307　寄生虫性虹膜囊肿

H21.310　寄生虫性睫状体囊肿

H21.313　寄生虫性前房囊肿

H33.105　寄生虫性视网膜囊肿

H44.101　寄生虫性眼内炎

J00xx01　感冒

J00xx02　病毒性感冒

J00xx03　胃肠型感冒

J86.010　支气管胸膜瘘

L94.601　阿洪病

M60.081　腰大肌脓肿

N18.814　慢性肾衰竭（肾功能不全）合并
　　　　　感染

P37.001　先天性结核病

P37.101　先天性弓形虫病

P37.301　先天性恶性疟

R65.101　感染性多脏器功能障碍综合征

R89.901　乳头流出物标本异常

R89.902　滑膜液标本异常

R89.903　伤口分泌物标本异常

T80.204　输注后感染

T81.405　操作后感染性发热

T85.788　植入装置后感染

T88.001　免疫接种后感染

T88.002　免疫接种后脓毒症

T88.003　免疫接种后败血症

U80.101　耐甲氧西林金黄色葡萄球菌（MRSA）
　　　　　感染

U88xx11　产超广谱 β- 内酰胺酶大肠埃希菌
　　　　　（ESBLs）感染

U88xx12　产超广谱 β- 内酰胺酶肺炎克雷伯
　　　　　菌（ESBLs）感染

Z03.001　可疑结核病的观察

MDCT 精神疾病及功能障碍

TB19　主要诊断为精神病患者的手术室手术

TR19　精神分裂症

主要诊断包括：

F20.001　偏执型精神分裂症

F20.101　青春型精神分裂症

F20.201　紧张型精神分裂症

F20.202　紧张性木僵

F20.301　未分化型精神分裂症

F20.401　精神分裂症后抑郁

F20.501　残留型精神分裂症

F20.601　单纯型精神分裂症

F20.901　精神分裂症

F21xx01　分裂型障碍

F23.101　伴有精神分裂症症状的急性精神病性障碍

F23.102　伴有精神分裂症症状的急性精神病性障碍，不伴急性应激反应

F23.111　伴有精神分裂症症状的急性精神病性障碍，伴有急性应激反应

F23.202　急性精神分裂症样精神病性障碍

F23.203　急性精神分裂症样精神病性障碍，不伴急性应激反应

F23.211　急性精神分裂症样精神病性障碍，伴有急性应激反应

F25.001　分裂情感性障碍躁狂发作

F25.101　分裂情感性障碍抑郁发作

F25.201　周期性精神病性障碍

F25.202　分裂情感性障碍混合发作

F25.901　分裂情感性障碍

TR29　偏执及急性精神病

主要诊断包括：

F22.001　偏执性精神障碍

F22.002　妄想性障碍

F22.801　更年期偏执状态

F22.901　持久的妄想性障碍

F23.001　不伴有精神分裂症症状的急性精神病性障碍

F23.002　不伴有精神分裂症症状的急性精神病性障碍，不伴急性应激反应

F23.011　不伴有精神分裂症症状的急性精神病性障碍，伴有急性应激反应

F23.301　偏执性反应

F23.302　心因性偏执性精神障碍

F23.303　以妄想为主的急性精神病性障碍

F23.304　以妄想为主的急性精神病性障碍，不伴急性应激反应

F23.311　以妄想为主的急性精神病性障碍，伴有急性应激反应

F23.901　反应性精神病

F23.902　急性而短暂的精神病性障碍

F24xx01　感应性妄想性障碍

F28xx01　慢性幻觉性精神病

F28xx02　更年期精神病

TS11　重大的情感障碍，伴重要并发症与合并症

TS15　重大的情感障碍，不伴重要并发症与合并症

主要诊断包括：

F29xx01　非器质性精神障碍

F30.001　轻躁狂

F30.101　不伴有精神病性症状的躁狂发作

F30.201　伴有精神病性症状的躁狂发作

F30.202　躁狂性木僵

F30.901　躁狂发作

F30.902　躁狂状态

F31.001　双相情感障碍，目前为轻躁狂发作

F31.101　双相情感障碍，目前为不伴有精神病性症状的躁狂发作

F31.201　双相情感障碍，目前为伴有精神病性症状的躁狂发作

F31.302　双相情感障碍，目前为轻度抑郁发作

F31.303　双相情感障碍，目前为不伴有躯体症状的轻度抑郁发作

F31.304　双相情感障碍，目前为中度抑郁发作

F31.305　双相情感障碍，目前为不伴有躯体症状的中度抑郁发作

F31.311　双相情感障碍，目前为伴有躯体症状的轻度抑郁发作

F31.312　双相情感障碍，目前为伴有躯体症状的中度抑郁发作

F31.401　双相情感障碍，目前为不伴有精神病性症状的重度抑郁发作

F31.501　双相情感障碍，目前为伴有精神病性症状的重度抑郁发作

F31.601　双相情感障碍，目前为混合性发作

F31.701　双相情感障碍，目前为缓解状态

F31.801　复发性躁狂发作

F31.901　双相情感障碍

F32.001　轻度抑郁发作

F32.002　不伴有躯体症状的轻度抑郁发作

F32.011　伴有躯体症状的轻度抑郁发作

F32.101　中度抑郁发作

F32.102　不伴有躯体症状的中度抑郁发作

F32.111　伴有躯体症状的中度抑郁发作

F32.201　不伴有精神病性症状的重度抑郁发作

F32.301　伴有精神病性症状的重度抑郁发作

F32.801　抑郁性木僵

F32.901　抑郁发作

F33.001　复发性抑郁障碍，目前为轻度发作

F33.002　复发性抑郁障碍，目前为伴有躯体症状的轻度发作

F33.011　复发性抑郁障碍，目前为不伴有躯体症状的轻度发作

F33.101　复发性抑郁障碍，目前为中度发作

F33.102　复发性抑郁障碍，目前为伴有躯体症状的中度发作

F33.111　复发性抑郁障碍，目前为不伴有躯体症状的中度发作

F33.201　复发性抑郁障碍，目前为不伴有精神病性症状的重度发作

F33.301　复发性抑郁障碍，目前为伴有精神病性症状的重度发作

F33.401　复发性抑郁障碍，目前为缓解状态

F33.901　复发性抑郁障碍

F34.901　持续性心境［情感］障碍

F38.001　单次发作的心境［情感］障碍

F38.002　混合性情感发作

F38.101　复发心境［情感］障碍

F38.102　复发性短暂性抑郁障碍

F39xx01　心境［情感］障碍

TS29　神经症性障碍及其他情感性障碍

主要诊断包括：

F34.001　环性心境

F34.101　恶劣心境

F41.201　混合性焦虑和抑郁障碍

F43.001　急性应激反应

F43.101　创伤后应激障碍

F45.001　躯体化障碍

F45.101　未分化的躯体症状障碍

F45.201　疑病障碍

F45.301　躯体症状的自主神经功能紊乱

F45.391　躯体化的自主神经功能障碍，多种器官系统

F45.401　持续的躯体形式的疼痛障碍

F45.802　磨牙症

F45.803　心因性吞咽困难

F45.804　心因性肌无力

F45.805　心因性皮肤感觉异常

F45.901　躯体症状障碍

F48.001　疲劳综合征

F48.002　神经衰弱

F48.901　神经症性障碍

Q87.8906　歪嘴哭综合征

Q90.901　21 三体综合征 [Down 综合征]

Q91.301　18 三体综合征 [Edwards 综合征]

Q93.401　猫叫综合征

Q93.501　22 号染色体缺如综合征

Q93.502　快乐木偶综合征 [Angelman 综合征]

Q93.901　常染色体缺失综合征

Q99.201　脆性 X 综合征

TT19　焦虑性障碍

主要诊断包括：

F40.001　广场恐怖症

F40.101　社交恐怖症

F40.201　高空恐怖症

F40.202　动物恐怖症

F40.203　幽闭恐怖症

F40.204　单纯恐怖症

F40.205　特定的（孤立的）恐怖症

F40.901　恐怖性焦虑障碍 [恐怖症]

F40.902　恐怖状态

F41.001　惊恐障碍 [间歇发作性焦虑]

F41.101　广泛性焦虑障碍

F41.102　焦虑状态

F41.301　混合性焦虑障碍

F41.901　焦虑障碍

F42.001　以强迫思维或穷思竭虑为主的强迫性障碍

F42.101　以强迫性动作 [强迫仪式] 为主的强迫性障碍

F42.201　混合性强迫思维和动作

F42.901　强迫性障碍

F44.001　分离性遗忘

F44.101　分离性神游症

F44.201　分离性木僵

F44.301　昼游和附体障碍

F44.401　分离性运动障碍

F44.402　癔症性震颤

F44.501　分离性抽搐

F44.601　分离性感觉麻木和感觉丧失

F44.602　心因性耳聋

F44.701　混合性分离 [转换] 性障碍

F44.802　甘瑟综合征 [Ganser 综合征]

F44.811　双重人格障碍

F44.812　多重人格障碍

F44.821　见于儿童和青少年的短暂分离 [转换] 性障碍

F44.901　分离 [转换] 性障碍

F48.101　人格解体 - 现实解体综合征

F61xx01　混合型和其他人格障碍

F61xx11　烦扰型人格障碍

F68.001　赔偿神经症

F68.002　由于心理原因渲染的躯体症状

F99xx01　精神障碍

R44.001　幻听

R44.301　幻觉

TT29　进食及睡眠障碍

主要诊断包括：

F50.001　神经性厌食

F50.101　非典型性神经性厌食

F50.201　神经性贪食

F50.301　非典型性神经性贪食

F50.401　心因性暴食

F50.501　心因性呕吐

F50.802　异食症

F50.901　进食障碍

F51.001　非器质性失眠症 [原发性失眠]

F51.101　非器质性嗜睡症

F51.201　非器质性睡眠 - 觉醒节律障碍

F51.202　睡眠时相后移综合征

F51.203　睡眠时相前移综合征

F51.301　睡行症

F51.401　睡惊症［夜惊症］

F51.501　梦魇

F51.901　非器质性睡眠障碍

F98.201　婴幼儿期和儿童期喂食障碍

F98.301　婴幼儿期和儿童期异食癖

G47.001　失眠

G47.002　继发性失眠

G47.101　嗜眠症

G47.201　睡眠 - 觉醒节律障碍

G47.202　延迟睡眠阶段综合征

G47.203　日节律性睡眠障碍

G47.204　睡眠节律性运动障碍

G47.801　周期性瞌睡［Kleine-Levin 综合征］

G47.901　睡眠障碍

R53xx11　特发性嗜睡

R53xx12　周期性嗜睡

TT33　人格障碍，伴并发症与合并症
TT35　人格障碍，不伴并发症与合并症

主要诊断包括：

F30.802　兴奋状态

F42.002　强迫状态

F43.201　适应障碍

F43.202　适应障碍，短暂抑郁性反应

F43.211　适应障碍，长期抑郁性反应

F43.221　适应障碍，混合性焦虑和抑郁性反应

F43.231　适应障碍，以其他情绪紊乱为主

F43.241　适应障碍，以品行障碍为主

F43.251　适应障碍，混合性情绪和品行障碍

F43.281　适应障碍，以其他特定症状为主

F43.802　监护室综合征

F43.901　严重应激反应

F52.001　性欲减退或缺失

F52.101　性厌恶及性乐缺乏

F52.102　性厌恶

F52.111　性乐缺乏

F52.201　生殖器反应丧失

F52.202　女性性唤起障碍

F52.203　男性勃起障碍

F52.301　性高潮功能障碍

F52.401　早泄

F52.601　非器质性性交疼痛

F52.701　性欲亢进

F52.901　非器质性障碍或疾病引起的性功能障碍

F54xx01　与归类在他处的障碍或疾病有关的心理和行为因素

F59xx01　心因性生理功能障碍

F60.001　偏执型人格障碍

F60.101　分裂样人格障碍

F60.201　社交紊乱型人格障碍

F60.301　情绪不稳型人格障碍

F60.302　情绪不稳型人格障碍，冲动型

F60.311　情绪不稳型人格障碍，边缘型

F60.401　表演型人格障碍

F60.501　强迫型人格障碍

F60.601　焦虑［回避］型人格障碍

F60.701　依赖型人格障碍

F60.901　人格障碍

F61xx02　混合型人格障碍

F62.001　灾难性经历后的持久性人格改变

F62.101　精神科疾病后的持久性人格改变

F62.901　持久性人格改变

F63.001　病理性赌博

F63.101　病理性纵火［纵火狂］

F63.201　病理性偷窃［偷窃狂］

F63.301　拔毛狂［拔毛癖］

F63.801　病理性网络使用

F63.901　习惯和冲动障碍

F64.001　易性癖，男

F64.002　易性癖，女

F64.101　双重异装癖

F64.201　童年期身份障碍

F64.901　性身份障碍

F65.001　恋物癖

F65.101　异装性恋物癖

F65.201　露阴癖

F65.301　窥淫癖

F65.401　恋童癖

F65.501　施虐癖

F65.502　受虐癖

F65.601　性偏好多相障碍

F65.901　性偏好障碍

F66.001　性成熟障碍

F66.101　自我不和谐的性取向

F66.201　性关系障碍

F66.901　性心理发育障碍

F68.101　有意制造或伪装的躯体或心理症
　　　　状或残疾［做作性障碍］

F69xx01　成人人格和行为障碍

F91.001　局限于家庭的品行障碍

F91.101　未社会化的品行障碍

F91.102　孤独攻击性品行障碍

F91.201　社会化的品行障碍

F91.301　对立违抗性障碍

F91.901　品行障碍

F92.001　抑郁性品行障碍

F92.901　品行和情绪混合性障碍

F94.001　选择性缄默症

R41.802　逻辑障碍

R45.002　神经质

R45.101　不安

R45.102　激越状态

R45.202　不悦感

R45.203　烦恼

R45.301　淡漠

R45.302　沮丧

R45.401　急躁

R45.501　敌视

R45.601　凶暴

R45.701　情绪冲动

R45.702　紧张状态

R45.811　自杀观念

R45.812　自杀倾向

R45.891　癔症样发作

Z03.201　可疑精神和行为障碍的观察

TU19　儿童期精神障碍

主要诊断包括：

F70.001　轻度精神发育迟滞

F70.002　轻度精神发育迟滞，无或轻微的
　　　　行为缺陷

F70.101　轻度精神发育迟滞，显著的行为
　　　　缺陷，需要加以关注或治疗

F71.001　中度精神发育迟滞

F71.002　中度精神发育迟滞，无或轻微的
　　　　行为缺陷

F71.101　中度精神发育迟滞，显著的行为
　　　　缺陷，需要加以关注或治疗

F72.001　重度精神发育迟滞

F72.002　重度精神发育迟滞，无或轻微的
　　　　行为缺陷

F72.101　重度精神发育迟滞，显著的行为
　　　　缺陷，需要加以关注或治疗

F73.001　极重度精神发育迟滞

F73.002　极重度精神发育迟滞，无或轻微
　　　　的行为缺陷

F73.101　极重度精神发育迟滞，显著的行
　　　　为缺陷，需要加以关注或治疗

F80.001　特定性言语构音障碍

F80.101　表达性语言障碍

F80.201　感受性语言障碍

F80.202　韦尼克失语症［Wernicke 失语症］

F80.301　获得性癫痫性失语［Landau-Kleffner
　　　　综合征］

F80.901　言语和语言发育障碍

F81.001　特定性阅读障碍

F81.101　特定性拼写障碍

F81.201　特定性计算技能障碍

F81.301　混合性学习技能障碍

F81.901　学习技能发育障碍

F82xx01　特定性运动功能发育障碍

F83xx01　混合性特定发育障碍

F90.001　注意缺陷多动障碍

F90.101　多动性品行障碍

F90.901	多动性障碍		F06.401	器质性焦虑障碍
F93.001	儿童期离别焦虑障碍		F06.402	过度惊吓反应症
F93.101	儿童期恐怖性焦虑障碍		F06.403	卒中后焦虑
F93.201	儿童期社交性焦虑障碍		F06.501	器质性分离性障碍
F93.301	同胞竞争障碍		F06.601	器质性情绪不稳定［衰弱］障碍
F93.901	儿童期情绪障碍		F06.701	轻度认知障碍
F94.101	儿童期反应性依恋障碍		F06.801	癫痫性精神病
F94.201	儿童期脱抑制性依恋障碍		F06.802	胆道感染所致精神障碍
F94.901	儿童期社会功能障碍		F06.803	胆道术后精神障碍
F98.001	非器质性遗尿症		F06.804	低血糖所致精神障碍
F98.101	非器质性遗粪症		F06.805	肺结核所致精神障碍
F98.401	刻板性运动障碍		F06.806	肺气肿所致精神障碍
F98.901	通常起病于儿童和少年期的行为与情绪障碍		F06.807	肺炎所致精神障碍
			F06.808	肝硬化所致精神障碍
R45.201	忧虑		F06.809	感冒所致精神障碍
R48.002	诵读困难		F06.810	高热所致精神障碍
R48.003	失读		F06.811	高血压所致精神障碍
R48.101	失认		F06.812	过敏性紫癜所致精神障碍
R48.201	失用		F06.813	甲状腺功能亢进所致精神障碍
R48.801	计算不能		F06.814	疟疾所致精神障碍
R48.802	失写		F06.815	肾炎所致精神障碍
R48.804	计算困难		F06.816	细菌性痢疾所致精神障碍
			F06.817	心脏病所致精神障碍

TV19 器质性及症状性精神障碍

主要诊断包括：

F04xx901	器质性遗忘综合征		F06.818	营养不良所致精神障碍
F05.001	非附加于痴呆的谵妄		F06.819	有害气体中毒后精神障碍
F05.101	附加于痴呆的谵妄		F06.820	中暑伴发精神障碍
F05.901	谵妄		F06.821	系统性红斑狼疮所致精神障碍
F05.902	急性脑器质性综合征		F06.822	由于脑损害和功能障碍及躯体疾病引起的精神障碍
F06.001	器质性幻觉症			
F06.101	器质性紧张性障碍		F06.823	甲状腺功能减退所致精神障碍
F06.201	器质性妄想性［精神分裂症样］障碍		F06.824	一氧化碳中毒所致精神障碍
			F06.825	肠伤寒所致精神障碍
F06.301	器质性心境［情感］障碍		F06.826	血管性认知功能障碍
F06.302	器质性躁狂障碍		F06.827	认知障碍
F06.310	器质性双相障碍		F07.001	器质性人格障碍
F06.320	器质性抑郁障碍		F07.101	脑炎后综合征
F06.321	卒中后抑郁		F07.801	一氧化碳中毒所致人格和行为障碍
F06.330	器质性混合型情感障碍		F07.802	脑血管病所致人格和行为障碍
			F07.803	脑外伤所致精神障碍
			F07.901	器质性精神综合征

F07.902	由于脑部疾病、损害和功能障碍引起的器质性人格和行为障碍	R25.102	上肢震颤
F09.003	器质性精神病	R43.804	味觉丧失
F09.004	症状性精神病	R44.201	幻嗅
F88xx01	发育性失认症	R48.805	精神性聋
F89xx01	心理发育障碍	R49.803	声音改变

MDCU 酒精 / 药物使用及其引起的
器质性精神障碍

UR13　酒精中毒及戒除，伴并发症与
　　　合并症

UR15　酒精中毒及戒除，不伴并发症
　　　与合并症

主要诊断包括：

F10.001　急性酒精中毒

F10.101　酒精的有害使用

F10.102　酒精非成瘾性滥用

F10.203　酒精依赖综合征

F10.302　酒精戒断状态

F10.402　伴有谵妄的酒精戒断状态

F10.403　慢性酒精中毒所致震颤谵妄

F10.505　酒精所致的精神病性障碍

F10.602　酒精中毒性科尔萨科夫综合征

F10.703　酒精所致的残留性和迟发性精神
　　　　病性障碍

F10.731　酒精性痴呆

F10.901　酒精所致的精神和行为障碍

US19　阿片依赖及戒除

主要诊断包括：

F11.001　阿片类药物急性中毒

F11.101　阿片类药物有害使用

F11.201　杜冷丁[1]药物依赖

F11.202　吗啡型药物依赖

F11.204　阿片类药物依赖综合征

F11.205　海洛因依赖综合征

F11.301　阿片类药物戒断状态

F11.401　伴有谵妄的阿片类药物戒断状态

F11.501　阿片类药物所致的精神病性障碍

F11.601　阿片类药物所致的遗忘综合征

F11.701　阿片类药物所致的残留性和迟发
　　　　性精神病性障碍

F11.901　阿片类药物所致的精神和行为障碍

F12.701　大麻类物质所致的残留性和迟发
　　　　性精神病性障碍

F12.901　大麻类物质所致的精神和行为障碍

F14.001　可卡因急性中毒

F14.101　可卡因非成瘾性滥用

F14.102　可卡因的有害使用

F14.201　可卡因依赖综合征

F14.301　可卡因戒断状态

F14.401　伴有谵妄的可卡因戒断状态

F14.501　可卡因所致的精神病性障碍

F14.601　可卡因所致的遗忘综合征

F14.701　可卡因所致的残留性和迟发性精
　　　　神病性障碍

F14.901　可卡因所致的精神和行为障碍

T40.001　阿片类中毒

T40.101　海洛因中毒

T40.201　可待因中毒

T40.202　吗啡中毒

T40.401　杜冷丁中毒

T40.501　可卡因中毒

---

[1] 杜冷丁药物通用名为哌替啶，以下同此。

US29 兴奋剂及其他毒品滥用与依赖

主要诊断包括：

F12.002 大麻类物质急性中毒

F12.101 大麻类物质非成瘾性滥用

F12.102 大麻类物质的有害使用

F12.201 大麻类物质依赖综合征

F12.301 大麻类物质戒断状态

F12.401 伴有谵妄的大麻类物质戒断状态

F12.501 大麻类物质所致的精神病性障碍

F12.601 大麻类物质所致的遗忘综合征

F13.101 镇静剂或催眠剂的有害使用

F15.001 咖啡因中毒

F15.002 其他兴奋剂急性中毒

F15.101 其他兴奋剂（包括咖啡因）的有害使用

F15.102 咖啡因的有害使用

F15.103 苯丙胺类兴奋剂的有害使用

F15.104 氯胺酮的有害使用

F15.201 其他兴奋剂（包括咖啡因）依赖综合征

F15.202 咖啡因依赖综合征

F15.203 苯丙胺类兴奋剂依赖综合征

F15.204 氯胺酮依赖综合征

F15.301 其他兴奋剂（包括咖啡因）戒断状态

F15.302 咖啡因戒断状态

F15.303 苯丙胺类兴奋剂戒断状态

F15.304 氯胺酮戒断状态

F15.401 伴有谵妄的其他兴奋剂（包括咖啡因）戒断状态

F15.402 伴有谵妄的咖啡因戒断状态

F15.403 伴有谵妄的苯丙胺类兴奋剂戒断状态

F15.404 伴有谵妄的氯胺酮戒断状态

F15.501 其他兴奋剂（包括咖啡因）所致的精神病性障碍

F15.502 咖啡因所致的精神病性障碍

F15.503 苯丙胺类兴奋剂所致的精神病性障碍

F15.504 氯胺酮所致的精神病性障碍

F15.601 其他兴奋剂（包括咖啡因）所致的遗忘综合征

F15.602 咖啡因所致的遗忘综合征

F15.603 苯丙胺类兴奋剂所致的遗忘综合征

F15.604 氯胺酮所致的遗忘综合征

F15.701 其他兴奋剂（包括咖啡因）所致的残留性和迟发性精神病性障碍

F15.702 咖啡因所致的残留性和迟发性精神病性障碍

F15.703 苯丙胺类兴奋剂所致的残留性和迟发性精神病性障碍

F15.704 氯胺酮所致的残留性和迟发性精神病性障碍

F15.901 其他兴奋剂（包括咖啡因）所致的精神和行为障碍

F15.902 咖啡因所致的精神和行为障碍

F15.903 苯丙胺类兴奋剂所致的精神和行为障碍

F15.904 氯胺酮所致的精神和行为障碍

F19.104 多种药物和其他精神活性物质的有害使用

F55xx001 滥用抗抑郁药

F55xx101 滥用缓泻药

F55xx201 滥用镇痛药

F55xx301 滥用抑酸药

F55xx401 滥用维生素

F55xx501 滥用类固醇或激素

F55xx601 滥用草药或民间验方

F55xx901 滥用不导致依赖的非特异物质

T40.301 美散痛中毒

T40.701 大麻类中毒

MDCV 创伤、中毒及药物毒性反应

VB11　损伤的皮肤移植，伴重要并发症与合并症

VB13　损伤的皮肤移植，伴并发症与合并症

VB15　损伤的皮肤移植，不伴并发症与合并症

手术操作包括：

21.83001　臂部皮瓣鼻再造术

21.83002　额部皮瓣鼻再造术

21.86001　鼻唇沟皮瓣鼻成形术

85.82002　乳房中厚皮片移植术

85.83001　乳房全厚皮片移植术

85.84001　乳房带蒂皮瓣移植术

86.51001　头皮回植术

86.61001　手全厚皮片游离移植术

86.62001　手中厚皮片游离移植术

86.62002　指皮肤游离移植术

86.63001　腹部全厚皮片移植术

86.65001　异种皮肤移植术

86.65002　猪皮肤移植术

86.66001　同种皮肤移植术

86.67002　人工皮片移植术

86.69021　中厚皮片移植术

86.71001　带蒂皮瓣断蒂术

86.71003　带蒂皮瓣延迟术

86.71008　皮管成形术

86.71009　皮瓣预制术

86.72001　带蒂皮瓣迁徙术

86.73003　手带蒂皮瓣移植术

86.74012　滑行皮瓣移植术

86.74026　带蒂皮瓣移植术

86.74027　迁徙皮瓣移植术

86.74028　双带蒂皮瓣移植术

86.74029　旋转皮瓣移植术

86.74031　筋膜皮瓣移植术

86.74032　皮下蒂皮瓣移植术

86.75001　带蒂皮瓣修整术

86.75005　皮瓣修整术

86.75009　皮瓣清创术

86.93002　皮肤扩张器置入术

86.93005　皮肤扩张器调整术

VC11　与损伤有关的清创术，伴重要并发症与合并症

VC13　与损伤有关的清创术，伴并发症与合并症

VC15　与损伤有关的清创术，不伴并发症与合并症

手术操作包括：

21.99002　鼻清创术

79.61001　肱骨开放性骨折清创术

79.62001　尺骨开放性骨折清创术

79.62002　桡骨开放性骨折清创术

79.63002　掌骨开放性骨折清创术

79.63003　腕骨开放性骨折清创术

79.64001　指骨开放性骨折清创术

79.65001　股骨开放性骨折清创术

79.66001　胫骨开放性骨折清创术

79.66002　腓骨开放性骨折清创术

79.67001　跖骨开放性骨折清创术

79.67002　跗骨开放性骨折清创术

79.68002　趾骨开放性骨折清创术

79.69002　髌骨开放性骨折清创术

83.45002　肌肉清创术

86.22011　皮肤和皮下坏死组织切除清创术

86.28012　皮肤和皮下组织非切除性清创

VD19　手的损伤手术

手术操作包括：

04.43001　关节镜下腕管松解术

04.43004　腕管松解术

77.04001　腕骨死骨去除术

77.04002　掌骨死骨去除术

77.09001　指骨死骨去除术

77.24001　腕骨楔形截骨术

77.24002　掌骨截骨术

77.29003　指骨截骨术

77.64002　腕骨病损切除术

77.64003　掌骨病损切除术

77.83005　桡骨茎突切除术

77.83006　桡骨小头切除术

77.84001　腕骨部分切除术

77.84002　掌骨部分切除术

77.89019　指骨部分切除术

77.94002　腕骨切除术

78.04002　腕骨植骨术

78.04003　掌骨植骨术

78.34001　腕骨延长术

78.34002　掌骨延长术

78.39001　指骨延长术

78.44001　腕骨成形术

78.44002　掌骨成形术

78.49005　指骨修补术

78.54003　腕骨螺钉内固定术

78.54004　腕骨空心钉内固定术

78.54005　掌骨钢板内固定术

78.54006　掌骨钢针内固定术

78.54007　掌骨螺钉内固定术

78.54008　掌骨髓内针内固定术

78.54009　腕骨钢板内固定术

78.54011　掌骨钢丝内固定术

78.54012　腕关节镜下舟骨骨折固定术

78.64001　腕骨内固定物取出术

78.64002　掌骨内固定物取出术

78.74001　腕骨折骨术

78.74002　掌骨折骨术

78.79001　指骨折骨术

79.13003　腕骨骨折闭合复位钢针内固定术

79.13004　掌骨骨折闭合复位钢针内固定术

79.13005　腕骨骨折闭合复位螺钉内固定术

79.13006　掌骨骨折闭合复位螺钉内固定术

79.13007　腕骨骨折闭合复位空心钉内固定术

79.13008　掌骨骨折闭合复位髓内针内固定术

79.13009　掌骨骨折闭合复位钢板内固定术

79.14002　指骨骨折闭合复位钢针内固定术

79.14003　指骨骨折闭合复位螺钉内固定术

79.14004　指骨骨折闭合复位髓内针内固定术

79.23001　掌骨骨折切开复位术

79.23003　腕骨骨折切开复位术

79.24001　指骨骨折切开复位术

79.24002　指关节骨折切开复位术（腕掌关节、掌指关节、指间关节）

79.33005　掌骨骨折切开复位钢板内固定术

79.33006　掌骨骨折切开复位螺钉内固定术

79.33007　掌骨骨折切开复位髓内针内固定术

79.33008　掌骨骨折切开复位钢针内固定术

79.33009　腕骨骨折切开复位钢板内固定术

79.33012　腕骨骨折切开复位钢针内固定术

79.33013　腕骨骨折切开复位空心钉内固定术

79.34002　指骨骨折切开复位螺钉内固定术

79.34003　指骨骨折切开复位髓内针内固定术

79.34004　指骨骨折切开复位钢针内固定术

79.34005　指骨骨折切开复位钢板内固定术

79.34006　指关节骨折切开复位内固定术（腕掌关节、掌指关节、指间关节）

79.83001　腕关节脱位切开复位内固定术

79.83002　腕关节脱位切开复位术

79.84002　指关节脱位切开复位术

79.89005　腕掌关节切开复位内固定术

80.03002　腕关节旷置术

80.04002　指关节旷置术

80.13001 腕关节切开术

80.13002 腕关节镜下游离体取出术

80.14001 指关节切开术

80.43001 腕关节松解术

80.43005 腕关节镜下关节松解术

80.44001 指关节囊松解术

80.44002 指关节松解术

80.44004 掌指关节侧副韧带松解术

80.73002 腕关节滑膜切除术

80.73003 腕关节镜下滑膜切除术

80.74002 指关节滑膜切除术

80.74003 指关节镜下滑膜切除术

80.83001 腕关节病损切除术

80.83002 腕关节镜下病损切除术

80.84002 指关节病损切除术

80.84003 指关节镜下病损切除术

81.25001 桡腕关节融合术

81.25002 全腕关节融合术

81.25003 腕骨间融合术

81.25004 腕中关节融合术

81.26001 腕掌关节融合术

81.27001 掌指关节融合术

81.28002 指间关节融合术

81.71001 掌指关节成形术伴植入

81.71002 人工指关节置换术

81.71003 指间关节成形术伴植入

81.71004 异体指关节游离移植术

81.72002 掌指关节成形术

81.72003 指间关节成形术

81.72004 掌板紧缩术

81.72005 掌板修复术

81.72006 指关节软骨重建术

81.73001 人工腕关节置换术

81.74001 腕关节成形术伴植入

81.74002 腕掌关节成形术伴植入

81.75001 腕关节成形术

81.75002 腕掌关节成形术

81.75003 腕关节镜下三角纤维软骨复合体
（TFCC）成形术

81.93003 指间关节侧副韧带重建术

81.93004 腕关节镜下韧带重建术

81.93005 腕关节韧带重建术

81.93006 腕关节韧带紧缩术

81.93007 指关节囊缝合术

81.93008 指间关节侧副韧带缝合术

81.97003 腕关节置换翻修术

82.01001 手部腱鞘切开探查术

82.02001 手部肌肉切开减压术

82.03001 手黏液囊切开术

82.04001 掌间隙切开引流术

82.04002 鱼际间隙切开引流术

82.11001 手部肌腱切断术

82.12001 手部筋膜切断术

82.19002 手部肌肉松解术

82.19004 手部腱鞘松解术

82.21001 手部腱鞘病损切除术

82.22001 手部肌肉病损切除术

82.29001 手部软组织病损切除术

82.32001 手部肌腱切取术

82.33002 手部腱鞘切除术

82.34001 手部肌肉切取术

82.34002 手部筋膜切除用于移植

82.35001 掌腱膜部分切除术

82.35002 掌腱膜切除术

82.35003 掌挛缩松解术

82.36001 手部肌肉切除术

82.41001 手部腱鞘缝合术

82.42001 手屈肌腱延迟性缝合术

82.43001 手部肌腱延迟性缝合术

82.44001 屈腕肌腱缝合术

82.44002 屈指肌腱缝合术

82.45001 拇长伸肌腱缝合术

82.45009 伸指总肌腱缝合术

82.45011 伸指肌腱中央束缝合术

82.45012 伸腕肌腱缝合术

82.45013 伸指肌腱缝合术

82.46001 手部肌肉缝合术

82.46003 手部筋膜缝合术

82.51001 手部肌腱前徙术

82.52001 手部肌腱后徙术

82.53001　手部肌腱再附着术

82.54001　手部肌肉再附着术

82.55001　手部肌腱延长术

82.56001　手部肌腱移植术

82.56002　手部自体肌腱移植术

82.56003　手部异体肌腱移植术

82.56004　手部带腱帽异体肌腱移植术

82.56005　手部带鞘管异体肌腱移植术

82.57001　手部肌腱移位术

82.58001　手部肌肉移植术

82.59001　手部肌肉移位术

82.61002　拇指整复术

82.69002　拇指重建术

82.69003　指残端拇化术

82.71001　拇外展功能重建术

82.71002　指浅屈肌替代法屈肌腱滑车重建术

82.72001　手肌肉移植的整形术

82.72002　手筋膜移植的整形术

82.79001　手肌腱移植的整形术

82.81001　手指移位术

82.85001　手部肌腱固定术

82.85002　屈指浅肌腱近指间关节固定术

82.86001　手部肌腱成形术

82.86006　手指肌腱成形术

82.86009　手部肌腱止点重建术

82.86011　伸指肌腱中央束重建术 [Matev 法]

82.86012　伸指肌腱中央束重建术 [Carroll 法]

82.86013　伸指肌腱中央束重建术 [Fowler 法]

82.89001　手筋膜疝修补术

82.89002　镜影手畸形矫正术

82.91002　手筋膜松解术

82.91003　手肌肉粘连松解术

82.91004　手指肌腱松解术

82.92001　手黏液囊抽吸术

82.93001　手软组织抽吸术

82.95001　手肌腱治疗性物质注射

82.96001　手软组织局部作用治疗性物质注射

83.39017　软组织病损切除术

84.01001　多指截指术

84.01002　手指关节离断术

84.01004　手指离断术

84.01005　掌指关节离断术

84.01006　指关节离断术

84.02001　拇指关节离断术

84.02002　拇指离断术

84.03001　手离断术

84.04001　腕关节离断术

VJ11 其他损伤的手术室操作，伴重要并发症与合并症

VJ13 其他损伤的手术室操作，伴并发症与合并症

VJ15 其他损伤的手术室操作，不伴并发症与合并症

手术操作包括：

00.61008　经皮颈总动脉球囊扩张成形术

00.61009　经皮颅外血管成形术

00.61011　经皮椎动脉球囊扩张成形术

00.62003　经皮颅内血管成形术

00.62005　经皮大脑中动脉球囊扩张成形术

00.85001　全髋关节表面置换术

00.86001　股骨头表面置换术

00.87001　髋臼表面置换术

01.23001　颅骨原切口再切开术

01.24005　开颅探查术

01.24006　颅骨切除减压术

01.24007　颅骨钻孔减压术

01.24009　颅内脓肿引流术

01.24013　硬脑膜外血肿清除术

01.24014　硬脑膜外脓肿清除术

01.24017　颅骨切开异物取出术

01.25002　颅骨部分切除术

01.25003　颅骨清创术

01.25004　颅骨死骨切除术

01.25007　茎突截除术

01.31002　脑膜切开伴蛛网膜下腔血肿引流术

01.31003　脑膜切开伴硬脑膜下脓肿引流术

01.31004　脑膜切开伴硬脑膜下血肿清除术

01.32002　脑叶切开术

01.32003　脑神经束切断术

01.32004　经皮扣带回切断术

01.32005　脑胼胝体切开术

01.39001　脑膜切开引流术

01.39002　脑白质切开术

01.39003　颅内血肿硬通道穿刺引流术

01.39004　脑内异物取出术

01.39007　脑切开术

01.39008　脑室切开引流术

01.39009　脑内血肿清除术

01.39011　经颞叶脑内血肿清除术

01.39012　经外侧裂脑内血肿清除术

01.39013　立体定向颅内血肿穿刺引流术

01.39014　神经内镜下脑内血肿引流术

01.52001　大脑半球切除术

01.53001　额叶切除术

01.53003　颞叶切除术

01.59001　鞍区病损切除术

01.59002　侧脑室病损切除术

01.59003　大脑病损切除术

01.59004　大脑清创术

01.59005　第三脑室病损切除术

01.59006　第四脑室病损切除术

01.59007　顶叶病损切除术

01.59008　额叶病损切除术

01.59009　海绵窦病损切除术

01.59012　经顶脑病损切除术

01.59013　经额脑病损切除术

01.59014　经颞脑病损切除术

01.59016　经翼点脑病损切除术

01.59017　经枕脑病损切除术

01.59019　颅底病损切除术

01.59022　多个脑室病损切除术

01.59025　胼胝体病损切除术

01.59028　小脑半球病损切除术

01.59029　小脑蚓部病损切除术

01.59032　颈静脉孔病损切除术

01.59033　立体定向脑病损切除术

01.59034　斜坡病损切除术

01.59035　枕叶病损切除术

02.01001　颅缝切开术

02.01002　线形颅骨切除术

02.01003　条带状颅骨切除术

02.02001　颅骨骨折复位术

02.02002　颅骨骨折减压术

02.02003　颅骨骨折清创术

02.03001　颅骨骨瓣修补术

02.04001　颅骨骨移植术

02.04003　颅骨骨膜移植术

02.05002　颅骨钛板置入术

02.05004　颅骨硅橡胶板置入术

02.05005　颅骨有机玻璃板置入术

02.06003　颅骨修补术

02.07001　颅骨金属板去除术

02.11001　硬脑膜缝合术

02.12001　脑脊液鼻瘘修补术

02.12005　脑脊液耳瘘修补术

02.12006　脑脊液切口瘘修补术

02.12007　脑膜膨出修补术［还纳术］

02.12009　人工硬脑膜补片修补术

02.13001　脑膜血管结扎术

02.31001　脑室 - 鼻咽分流术

02.31002　脑室 - 乳突分流术

02.32001　脑室 - 颈外静脉分流术

02.32002　脑室 - 腔静脉分流术

02.32003　脑室 - 心房分流术

02.33001　脑室 - 胸腔分流术

02.34001　脑室 - 胆囊分流术

02.34002　脑室 - 腹腔分流术

02.35001　脑室 - 输尿管分流术

02.39004　脑室 - 骨髓分流术

02.42002　脑室分流管置换术

02.42003　脑室 - 腹腔分流管脑室端调整术

02.42004　脑室分流管修正术

02.43001　脑室分流管去除术

02.91001　大脑皮层粘连松解术

02.93002　颅内神经电刺激器置入术

02.94001　颅钳插入术

02.94002　环状钳插入术

02.96001　蝶骨电极插入术

03.01001　椎管内异物去除术

03.02001　椎板切除术部位再切开

03.09003　颈椎后路单开门椎管减压术

03.09004　颈椎后路双开门椎管减压术

03.09005　颈椎前路椎管减压术

03.09006　腰椎椎板切除减压术

03.09007　胸椎椎板切除减压术

03.09009　椎管成形术

03.09014　椎管钻孔减压术

03.09015　椎管探查术

03.09016　椎间孔切开术

03.1001　椎管内神经根切断术

03.1003　马尾神经切断术

03.21001　经皮脊髓切断术

03.21002　立体定向脊髓切断术

03.29001　脊髓前外侧束切断术

03.29002　脊髓神经束切断术

03.53001　脊椎骨折复位术

03.53002　脊椎骨折修补术

03.59003　脊髓纵裂修补术

03.59004　脊柱裂修补术

03.93001　脊髓电刺激器置入术

03.94001　骶神经电刺激器取出术

03.97001　脊髓膜分流修正术

03.99003　脊髓造瘘术

04.02001　经颞下三叉神经根切断术 [Frazier 手术]

04.03002　闭孔神经切断术

04.03003　脊神经根切断术

04.03004　胫神经肌支切断术

04.03005　颅神经切断术

04.03007　指神经切断术

04.03009　颈神经后根切断术

04.03011　运动神经切断术

04.03012　坐骨神经切断术

04.03015　趾神经切断术

04.04001　臂丛神经探查术

04.04002　尺神经探查术

04.04003　股神经探查术

04.04004　喉返神经探查术

04.04005　胫神经探查术

04.04006　颅神经探查术

04.04007　面神经探查术

04.04009　桡神经探查术

04.04011　正中神经探查术

04.04012　指神经探查术

04.04013　足底神经探查术

04.04014　坐骨神经探查术

04.04018　腋神经探查术

04.04019　肌皮神经探查术

04.04021　副神经探查术

04.04022　骶丛神经探查术

04.04023　腰丛神经探查术

04.04024　腓总神经探查术

04.04025　牙槽神经探查术

04.04027　颈丛神经探查术

04.04029　胸背神经探查术

04.05001　半月神经节切除术

04.07002　鼓室神经丛切除术

04.07003　滑车神经撕脱术

04.07007　眶上神经撕脱术

04.07008　眶下神经撕脱术

04.07009　肋间神经切除术

04.07022　视神经病损切除术

04.07023　视神经切除术

04.07026　颅神经切除术

04.07027　周围神经切除术

04.07028　三叉神经撕脱术

04.07029　坐骨神经病损切除术

04.12002　直视下周围神经活检术

04.2008　脊神经破坏术

04.2011　脊神经根射频消融术

04.3001　闭孔神经缝合术

04.3002　尺神经缝合术

04.3004　颅神经缝合术

04.3006　正中神经缝合术

04.3007　指神经缝合术

04.3008　腓神经缝合术

04.3009　肌皮神经缝合术

04.3011　臂丛神经吻合术

04.3012	臂丛神经上、中、下干缝合术	04.5002	腓肠神经移植术
04.3013	桡神经缝合术	04.5005	颅神经移植术
04.3014	胫神经缝合术	04.5007	面神经移植术
04.3015	骶丛神经缝合术	04.5009	耳大神经移植术
04.3016	腰丛神经缝合术	04.5011	桡神经移植术
04.3017	腓肠神经吻合术	04.5012	臂丛神经移植术
04.3018	腋神经吻合术	04.5013	坐骨神经移植术
04.41003	三叉神经减压术	04.5014	腓总神经移植术
04.42001	副神经减压术	04.5015	股神经移植术
04.42004	迷走神经减压术	04.5016	周围神经移植术
04.42005	面神经解剖术	04.6001	肋间神经移位术
04.42006	经后颅窝面神经减压术	04.6002	尺神经移位术
04.42007	枕下神经减压术	04.6005	指神经移位术
04.42008	舌咽神经减压术	04.6006	正中神经移位术
04.42009	视神经管减压术	04.6007	胸背神经移位术
04.44002	跗管松解术	04.6008	副神经移位术
04.49002	臂丛神经松解术	04.6009	膈神经移位术
04.49005	尺神经松解术	04.6010	同侧脊神经根移位术
04.49006	骶神经松解术	04.6011	健侧颈 7 神经移位术
04.49007	腓神经松解术	04.6012	闭孔神经移位术
04.49009	腓总神经松解术	04.6013	尺神经部分神经束移位术
04.49011	喉返神经松解术	04.6014	尺神经前移术
04.49012	胫神经松解术	04.6016	颈丛神经移位术
04.49013	马尾神经松解术	04.6018	桡神经浅支移位术
04.49017	桡神经松解术	04.6019	正中神经部分神经束移位术
04.49018	舌神经根松解术	04.6020	周围神经移位术
04.49019	神经根管松解术	04.71001	舌下神经 - 面神经吻合术
04.49024	正中神经松解术	04.72001	面神经 - 副神经吻合术
04.49025	跖间神经松解术	04.73001	副神经 - 舌下神经吻合术
04.49026	趾间神经松解术	04.75001	颅神经调整术
04.49031	坐骨神经松解术	04.75002	周围神经调整术
04.49032	腰丛神经松解术	04.75003	正中神经调整术
04.49033	腓浅神经松解术	04.76002	尺神经延迟修补术
04.49034	腓深神经松解术	04.76003	桡神经延迟修补术
04.49035	腋神经松解术	04.76004	皮神经延迟修补术
04.49036	股神经松解术	04.91001	神经牵伸术
04.49037	胫后神经松解术	04.92002	骶神经电刺激器置入术
04.49041	指神经松解术	04.92003	周围神经电刺激器置入术
04.49042	周围神经松解术	04.92004	周围神经电刺激器置换术
04.5001	尺神经移植术	04.93001	周围神经电刺激器去除术

06.02001	甲状腺术后探查止血术		08.51001	睑裂增大术
06.09001	甲状腺切开探查术		08.52001	眼睑缝合术
06.09004	颈部探查术		08.52002	睑缘缝合术
06.09005	甲状旁腺探查术		08.52003	眦缝合术
06.92001	甲状腺血管结扎术		08.59001	眦移位矫正术
06.93001	甲状腺缝合术		08.59002	内眦赘皮修补术
07.43001	肾上腺血管结扎术		08.59004	内眦成形术
07.44001	肾上腺修补术		08.59005	外眦成形术
07.81005	胸腺病变切除术		08.61001	黏膜移植眼睑重建术
07.81006	胸腺部分切除术		08.61002	眼睑全厚植皮术
07.81009	CT 引导下胸腺病损射频消融术		08.61003	眼睑中厚植皮术
07.82002	胸腺扩大切除术		08.61004	游离皮瓣移植眼睑重建术
07.82003	胸腺切除术		08.62001	黏膜瓣移植眼睑重建术
07.83001	胸腔镜下胸腺部分切除术		08.81001	眉裂伤缝合术
07.83002	胸腔镜下胸腺病损切除术		08.81002	眼睑裂伤缝合术
07.84001	胸腔镜下胸腺切除术		08.82001	眼睑非全层的眼睑裂伤及修补术
07.84002	胸腔镜下胸腺扩大切除术		08.83001	眼睑非全层裂伤修补术
07.91001	胸腺区探查术		08.84001	眼睑全层及睑缘裂伤修补术
07.92001	胸腺切开探查术		08.85001	眼睑全层裂伤修补术
07.93001	胸腺修补术		09.22001	泪腺部分切除术
07.99001	胸腺固定术		09.23001	泪腺全部切除术
08.20004	眉部病损切除术		09.3001	泪腺修复术
08.20006	眼睑病损切除术		09.44001	鼻泪管插管术
08.21004	睑板腺脓肿切开引流术		09.44002	鼻泪管激光探通插管术
08.22001	睑板腺病损切除术		09.44003	人工泪管置入术
08.22003	眼睑小病损切除术		09.6005	泪囊切除术
08.23001	眼睑病损板层切除术		09.6006	泪小管病损切除术
08.24001	眼睑病损全层切除术		09.71001	泪点外翻矫正术
08.25001	眼睑病损破坏术		09.73001	泪小管成形术
08.31001	上睑下垂额肌瓣悬吊术		09.73002	泪小管吻合术
08.32001	上睑下垂缝线悬吊术		09.73004	泪道重建术
08.32002	上睑下垂异体组织额肌悬吊术		09.81002	泪囊 - 鼻腔吻合术 [DCR 手术]
08.36002	上睑下垂眼轮匝肌悬吊术		09.81003	鼻内镜下鼻 - 泪管吻合术
08.41001	眼睑内翻热灼修补术		09.82001	结膜泪囊 - 鼻腔吻合术 [CDCR 手术]
08.42001	眼睑内翻缝合术			
08.42003	眼睑内翻眼轮匝肌重叠修补术		09.83001	结膜 - 鼻腔吻合插管术
08.43001	眼睑外翻楔形切除修补术		10.0001	结膜切开异物取出术
08.44001	睑内翻矫正伴睑重建术		10.43001	结膜囊成形术
08.49002	眼睑内翻矫正术		10.43002	结膜穹窿成形术
08.49003	眼睑外翻矫正术		10.44001	结膜移植术

10.44002　异体结膜移植术

10.49001　结膜成形术

10.49002　结膜滤过泡漏修补术

10.49003　结膜修补术

10.6001　结膜缝合术

10.6002　结膜撕裂修补术

11.0001　角膜异物磁吸去除术

11.1001　角膜切开术

11.1002　角膜切开异物取出术

11.51001　角膜裂伤缝合术

11.52001　角膜术后伤口裂开修补术

11.53001　结膜瓣角膜修补术

11.59001　角膜修补术

11.59002　角膜间层烧灼术

11.60001　角膜移植术

11.61001　板层角膜成形术伴自体移植物

11.62002　板层角膜移植术

11.63001　穿透性自体角膜移植术

11.63002　自体角膜转位术

11.64001　穿透性角膜移植术

11.64002　羊膜移植的角膜成形术

11.69001　角膜干细胞移植术

11.69004　角膜内皮移植术

11.71001　屈光性角膜成形术

11.76001　表面角膜镜片术

11.91001　角膜染色术［墨针］

11.92001　植入角膜去除术

11.99001　角膜缝线拆除术

12.01001　眼内异物磁吸取出术

12.02002　眼前房切开异物取出术

12.02003　巩膜异物取出术

12.11001　虹膜激光打孔术

12.11002　虹膜激光切开贯通术

12.12001　虹膜切开术

12.12002　瞳孔缘剪开术

12.13001　虹膜脱出切除术

12.14001　虹膜部分切除术

12.14003　虹膜激光切除术

12.14004　虹膜周边激光切除术

12.14005　虹膜周边切除术

12.14007　虹膜切除术

12.14008　瞳孔前膜激光切开术

12.21001　眼前房诊断性抽吸

12.22001　虹膜活检

12.31001　虹膜前房角粘连松解术

12.32001　虹膜前粘连松解术

12.33001　虹膜粘连松解术

12.34001　角膜 - 玻璃体粘连松解术

12.35001　瞳孔残膜切除术

12.35002　瞳孔成形术

12.35003　瞳孔膜穿刺术

12.35004　瞳孔粘连松解术

12.39001　虹膜修补术

12.39004　虹膜还纳术

12.41001　眼前房病损激光切除术

12.42001　虹膜病损切除术

12.43001　睫状体病损破坏术

12.44001　睫状体病损切除术

12.51001　前房角穿刺术

12.52001　前房角切开术

12.53001　眼前房角切开伴眼前房穿刺术

12.54001　外路小梁切开术

12.55001　睫状体分离术

12.59001　房角分离术

12.59002　前房角成形术

12.61001　巩膜环钻术伴虹膜切除术

12.62001　巩膜热灼术伴虹膜切除术

12.63001　虹膜嵌顿术和虹膜牵引术

12.64001　激光小梁成形术［ALP、KLP］

12.64002　氪激光小梁成形术［KLP］

12.64003　滤帘切除术［小梁切除术］

12.64004　外路小梁切除术

12.64005　氩激光小梁成形术［ALP］

12.64006　小梁切除术伴丝裂霉素注入

12.64007　非穿透性小梁切除术

12.64008　小梁切除术伴羊膜移植

12.64009　小梁切除术伴人造移植物

12.65001　巩膜切除术

12.65003　巩膜灼瘘术

12.65004 虹膜周边切除伴巩膜造瘘术［谢
氏手术］

12.66001 巩膜造瘘术后修正术

12.66002 巩膜滤泡修正术

12.81001 巩膜裂伤缝合术

12.82001 巩膜瘘修补术

12.83001 巩膜缝线调整术

12.83002 眼前节手术伤口修补术

12.84001 巩膜病损切除术

12.84002 巩膜咬切术

12.84004 巩膜缝合术

12.84005 巩膜透热术

12.85001 巩膜葡萄肿移植物修补术

12.85002 异体巩膜移植术

12.86001 巩膜葡萄肿修补术

12.87001 巩膜外加压伴填充术

12.87002 巩膜异体羊膜填充术

12.87003 巩膜生物胶置入术

12.87004 后巩膜加固术

12.88001 巩膜外加压术

12.88002 巩膜移植物加固术

12.89001 巩膜板层移植术

12.89002 巩膜放液术

12.89003 巩膜冷冻术

12.89004 巩膜探查术

12.89005 巩膜修补术

12.91002 机化膜切除

12.91004 睫状体放液术

12.91005 前房冲洗术

12.91006 前房抽吸术

12.91007 前房穿刺术

12.92002 前房注气术

12.92003 前房注液术

12.93001 前房上皮衍生物去除术

12.93002 前房上皮衍生物破坏术

12.97001 人工虹膜隔取出术

12.97002 人工虹膜隔置入术

12.98001 睫状体缝合术

12.98002 睫状体复位术

12.99002 放射敷贴器置入术

12.99003 滤过泡修补术

12.99004 滤过泡增生组织切除术

12.99005 前房成形术

13.01001 晶状体异物磁吸术

13.02001 晶状体切开异物取出术

14.01001 眼后节异物磁吸术

14.02001 眼后节异物去除术

14.31001 视网膜裂孔电凝术

14.41002 巩膜环扎术伴植入物

14.49001 巩膜环扎术

14.49002 巩膜环扎术伴玻璃体切除术

14.49004 巩膜环扎术伴空气填充

14.51001 视网膜脱离电凝术

14.52001 视网膜脱离冷冻术

14.53001 视网膜脱离氙弧光凝固术

14.53002 视网膜脱离复位术

14.54001 视网膜脱离激光治疗术

14.59001 玻璃体硅油置入术，用于视网膜
再附着

14.6001 眼后节置入物取出术

14.71001 前入路玻璃体切除术

14.72001 玻璃体穿刺抽液术

14.73001 前入路玻璃体切割术

14.74001 后入路玻璃体切割术

14.75001 玻璃体腔内替代物注射术

14.75002 玻璃体自体血清注入术

14.79001 玻璃体腔硅油取出术

14.79002 玻璃体腔气液交换术

14.79003 玻璃体腔探查术

14.79004 玻璃体腔药物注射术

14.79006 玻璃体注气术

14.79008 玻璃体腔异物取出术

14.79009 玻璃体腔脱位晶状体取出术

14.9001 巩膜外环扎带调整术

14.9004 视网膜下放液术

14.9005 视网膜色素上皮细胞移植术

15.7001 眼外肌裂伤修补术

15.7002 眼外肌粘连松解术

15.9001 眼肌部分切除术

15.9002 眼阔筋膜切除术

15.9007	眼肌探查术	18.71003	耳廓缺损修补术
16.01001	眶外侧壁切开术	18.71005	杯状耳矫正术
16.02001	眶切开术伴有植入眶植入物	18.71006	耳廓植皮术
16.09001	眶切开探查术	18.71007	耳廓支架置入术
16.09004	一个眶壁减压术	18.71008	隐耳矫正术
16.09005	多个眶壁减压术	18.71009	耳廓支架取出术
16.1001	眼内异物取出术	18.72001	断耳再植术
16.31001	眼内容物剜出伴巩膜内填充	18.79002	耳垂畸形矫正术
16.39001	眼球内容物剜出术	18.79004	外耳成形术
16.41002	眼球摘除伴义眼置入术	18.79008	乳突植皮术
16.42001	眼球摘除伴义眼台置入术	18.79009	耳游离皮瓣移植术
16.42002	眼球摘除伴植入物置入术	18.9002	耳前皮肤扩张器置入术
16.42003	隐眼摘除术	18.9004	外耳道支架取出术
16.49001	眼球摘除术	18.9005	外耳道支架置换术
16.51002	眼眶内容物剜出伴邻近结构去除术	21.04001	筛动脉结扎止血术
16.52001	眼眶内容物剜出伴治疗性眶骨去除术	21.05001	上颌动脉结扎止血术
		21.06001	颈外动脉结扎止血术
16.59002	眼眶内容物剜出伴颞肌移植术	21.07001	鼻黏膜切除止血术
16.61001	义眼二期置入术	21.09002	鼻冷冻止血
16.61002	义眼台二期置入术	21.4001	鼻部分切除术
16.62001	义眼台修正术	21.5001	鼻中隔黏膜下切除术
16.63002	眼窝凹陷填充术	21.72001	鼻骨骨折切开复位术
16.65001	眼剜出腔的二期移植物置入术	21.81001	鼻裂伤缝合术
16.71001	巩膜外环扎带取出术	21.83003	鼻重建术
16.71002	眼硅油取出术	21.84002	鼻内镜下鼻中隔成形术
16.71003	义眼台取出术	21.84006	歪鼻鼻成形术
16.72001	眶植入物去除术	21.85002	隆鼻伴耳廓软骨移植术
16.72002	眼硅胶取出术	21.85004	隆鼻伴人工假体置入术
16.81002	眼眶缺损修补术	21.85005	隆鼻伴自体甲状软骨移植术
16.82001	眼球破裂修补术	21.85006	隆鼻伴自体肋软骨移植术
16.89001	眶骨重建术	21.85007	隆鼻伴自体颅骨外板移植术
16.89002	眶内壁重建术	21.85008	隆鼻伴自体髂骨移植术
16.89006	眼窝成形术	21.86002	鼻尖成形术
18.39001	外耳切断术	21.86004	鼻翼成形术
18.4001	外耳裂伤缝合术	21.87003	鼻唇沟成形术
18.6001	外耳道成形术	21.87004	鼻甲成形术
18.6002	外耳道重建术	21.87005	鼻小柱成形术
18.6004	耳甲腔成形术	21.87006	后鼻孔成形术
18.71001	耳廓成形术	21.87007	前鼻孔成形术
18.71002	耳廓重建术	21.87008	鼻内镜下鼻甲成形术

21.88001　鼻中隔穿孔修补术

21.88003　鼻中隔软骨移植术

21.89002　鼻植皮术

21.89003　断鼻再接术

21.89004　再造鼻修整术

24.2001　牙龈成形术

24.5001　牙槽部分切除术

24.5002　牙槽成形术

24.5003　牙槽植骨成形术

25.51001　舌缝合术

25.59008　舌修补术

26.41001　唾液腺缝合术

26.42001　唾液腺瘘修补术

26.42002　腮腺导管瘘修补术

26.49001　下颌下腺移植术后导管重建术

26.49002　下颌下腺自体移植术

26.49004　腮腺管吻合术

26.49005　腮腺管口移植术

26.49006　唾液腺管修补术

26.49007　下颌下腺自体移植腺体减量术

26.49008　下颌下腺导管口转位术

26.49009　唇腺自体移植术

27.0001　颌间隙引流术

27.0002　颌下引流术

27.0006　面部引流术

27.0007　口底引流术

27.49001　鼻唇病损切除术

27.49002　颌下区病损切除术

27.49005　颊内部病损切除术

27.49007　口底病损切除术

27.49009　口腔病损激光烧灼术

27.49011　口腔黏膜病损切除术

27.49012　软腭病损切除术

27.49014　软腭病损射频消融术

27.49018　磨牙后区病损切除术

27.51001　唇裂伤缝合术

27.53001　唇瘘管修补术

27.53002　腭瘘管修补术

27.54001　唇裂再修复术

27.54002　唇裂修复术

27.55002　唇全厚植皮术

27.56002　唇中厚植皮术

27.57002　唇皮瓣移植术

27.57005　交叉唇瓣转移术

27.59001　唇成形术

27.59007　口角缝合术

27.59009　交叉唇瓣断蒂术

27.59011　口形矫正术

27.59014　口轮匝肌功能重建术

27.61001　腭裂伤缝合术

27.99001　半侧颜面萎缩矫正术

27.99002　颊部病损切除术

27.99003　颏下病损切除术

27.99005　面部病损切除术

27.99006　面横裂矫正术

27.99007　面瘫矫正术

27.99008　颊脂垫修复术

27.99009　面斜裂矫正术

29.51001　咽撕裂缝合术

29.53001　咽瘘修补术

29.53002　咽瘘缝合术

29.53003　咽 - 食管瘘切除术

29.59001　咽后壁修补术

30.1001　半喉切除术

30.21001　会厌切除术

30.22001　支撑喉镜下声带切除术

30.22002　声带部分切除术

30.22003　声带切除术

30.29001　垂直喉切除术

30.29002　喉杓状软骨切除术

30.29003　喉部分切除术

30.29007　喉软骨切除术

30.29009　支撑喉镜下喉软骨切除术

31.61002　喉裂伤缝合术

31.62001　喉瘘闭合术

31.62003　喉 - 气管瘘管切除术

31.64001　喉软骨骨折修补术

31.69001　喉成形术

31.69002　喉甲状软骨修补术

31.69003　喉结成形术

31.69004	支撑喉镜下环杓关节复位术		33.43002	肺裂伤修补术
31.69005	支撑喉镜下喉成形术		33.48001	支气管成形术
31.69006	声带成形术		33.49001	肺修补术
31.69007	声带固定术		33.49002	胸腔镜下肺修补术
31.69008	声带转位术		33.92001	支气管结扎术
31.69013	喉支架置入术		33.99001	支气管肺灌洗术
31.71001	气管裂伤缝合术		34.02001	开胸探查术
31.72001	气管切开闭合术		34.02003	胸腔镜中转开胸探查术
31.73001	气管瘘闭合术		34.03001	近期开胸术后再开胸术
31.73002	气管 - 食管瘘闭合术		34.03002	近期手术后胸腔内止血术
31.75001	发音重建术		34.04001	胸壁血肿清除术
31.75002	气管成形伴人工喉重建术		34.04003	胸腔闭式引流术
31.75003	气管重建术		34.09001	开胸引流术
31.79001	气管成形术		34.09002	开胸止血术
31.79004	气管狭窄松解术		34.09006	胸膜切开探查术
31.92001	声带粘连松解术		34.09007	胸腔镜下止血术
31.92002	支撑喉镜下声带粘连松解术		34.09009	胸腔内异物取出术
31.95001	气管 - 食管造口术		34.1001	纵隔切开探查术
31.98001	残余喉切除术		34.1003	纵隔血肿清除术
31.99002	气管人工假体置入术		34.1004	纵隔异物取出术
31.99004	气管悬吊术		34.1005	纵隔切开引流术
32.1003	支气管袖状切除术		34.21002	胸腔镜检查
32.1004	胸腔镜下支气管袖状切除术		34.22001	纵隔镜检查
32.20001	胸腔镜下肺楔形切除术		34.51001	胸膜剥脱术
32.22003	胸腔镜下肺减容术		34.59001	胸膜病变切除术
32.29004	肺病损切除术		34.59002	胸膜部分切除术
32.29009	肺楔形切除术		34.59005	胸腔镜下胸膜病变切除术
32.30001	胸腔镜下肺叶部分切除术		34.6001	胸膜划痕术
32.39001	肺段切除术		34.6002	胸膜硬化术
32.39002	肺叶部分切除术		34.71001	胸壁裂伤缝合术
32.41001	胸腔镜下肺叶切除术		34.71002	胸壁清创缝合术
32.49001	肺叶切除术		34.72001	胸廓造口闭合术
32.49002	肺叶伴肺段切除术		34.73001	食管 - 胸膜瘘闭合术
32.50001	胸腔镜下全肺切除术		34.73002	支气管 - 胸膜瘘闭合术
32.59001	全肺切除术		34.79001	胸壁修补术
33.0001	支气管切开异物取出术		34.79002	关胸术
33.0002	支气管切开术		34.82002	膈肌缝合术
33.1001	肺内异物取出术		34.82003	膈肌裂伤缝合术
33.41001	支气管裂伤缝合术		34.83001	胸 - 肠瘘管切除术
33.42001	食管 - 支气管瘘修补术		34.84003	膈肌修补术

34.85001　膈肌起搏器置入术

34.89002　膈肌脓肿引流术

34.91003　胸腔穿刺术

34.91004　超声引导下胸腔穿刺术

34.93001　胸膜修补术

34.93002　胸腔镜下胸膜修补术

34.99001　胸膜固定术

34.99003　胸腔镜下胸膜固定术

34.99004　胸腔镜下胸腔粘连松解术

34.99006　胸腔粘连松解术

37.11001　心肌切开术

37.11002　心内膜切开术

37.11003　心室切开术

37.11004　心房切开血栓清除术

37.11005　冠状动脉肌桥切断术

37.12001　心包开窗术

37.12003　心包切开引流术

37.12005　心包切开探查术

37.12006　心包异物取出术

37.31001　心包部分切除术

37.31002　心包病损切除术

37.31004　心包剥脱术

37.49001　心包修补术

37.49002　心脏破裂修补术

37.49004　心房折叠术

37.49005　心室修补术

37.49006　心耳结扎术

37.72001　首次经静脉心房和心室电极置入术

37.73001　首次经静脉心房电极置入术

37.74001　心外膜电极置换术

37.75002　导线矫正术

37.76001　经静脉心房和心室电极置换术

37.77002　心脏电极去除术

37.78001　经静脉临时起搏器置入术

37.80001　永久性起搏器置入术

37.80003　三腔永久性起搏器置入术

37.91001　开胸心脏按摩术

38.02001　颈动脉血栓切除术

38.02002　颈动脉探查术

38.05002　肺动脉探查术

38.08003　下肢动脉探查术

38.09001　下肢静脉血栓切除术

38.09002　下肢静脉探查术

38.10002　动脉内膜剥脱术

38.12003　颈动脉内膜剥脱术

38.14001　主动脉内膜剥脱术

38.15001　肺动脉内膜剥脱术

38.16002　髂动脉内膜剥脱术

38.16004　肾动脉内膜切除伴静脉补片修补术

38.18001　股动脉内膜剥脱术

38.18002　股动脉内膜剥脱伴血栓切除术

38.18003　腘动脉内膜剥脱伴补片修补术

38.18004　腘动脉内膜剥脱术

38.18005　下肢动脉内膜剥脱伴血栓切除术

38.18006　胫腓动脉内膜剥脱伴补片修补术

38.30002　血管切除伴吻合术

38.31001　脑血管切除伴吻合术

38.32001　颈动脉部分切除伴吻合术

38.34001　主动脉部分切除伴吻合术

38.35001　肺动脉部分切除伴吻合术

38.37001　腹部静脉部分切除伴吻合术

38.38001　下肢动脉部分切除伴吻合术

38.42001　颈动脉部分切除伴颈总动脉 - 颈内动脉人工血管搭桥术

38.42002　颈总动脉切除伴自体血管移植术

38.43002　桡动脉部分切除伴桡尺动脉自体血管移植术

38.44001　腹主动脉部分切除伴人工血管置换术

38.45001　上腔静脉部分切除伴人工血管补片修补术

38.45003　上腔静脉部分切除伴人工血管置换术

38.45008　Bentall 手术

38.45011　支架象鼻术

38.45012　Carbol 手术

38.45013　升主动脉部分切除伴人工血管置换术

38.45014　胸主动脉部分切除伴人工血管置换术

38.46001　髂动脉部分切除伴人工血管置换术

38.47001　下腔静脉部分切除伴人工血管置换术

38.49001　下肢静脉部分切除伴人工血管置换术

38.63002　上肢血管病损切除术

38.67001　下腔静脉病损切除术

38.67003　门静脉部分切除术

38.67004　肝静脉病损切除术

38.68001　腘动脉瘤切除术

38.68002　下肢动脉病损切除术

38.69001　下肢静脉病损切除术

38.7001　腔静脉结扎术

38.7002　腔静脉折叠术

38.7003　上腔静脉滤器置入术

38.7004　下腔静脉滤器置入术

38.7007　下肢静脉滤器置入术

38.81002　颅内血管畸形夹闭术

38.81004　椎动脉结扎术

38.82002　颈静脉结扎术

38.82003　颈内动脉结扎术

38.82005　颈内静脉结扎术

38.82006　颈前静脉结扎术

38.82007　颈总动脉结扎术

38.82008　颈外动脉结扎术

38.83001　尺动脉结扎术

38.83002　肱动脉结扎术

38.83003　桡动脉结扎术

38.83004　上肢血管结扎术

38.85001　动脉导管结扎术

38.85006　肺动脉结扎术

38.85008　肋间动脉结扎术

38.85009　锁骨下动脉结扎术

38.85012　动脉导管未闭切断缝合术

38.85013　体肺动脉侧支结扎术

38.85016　奇静脉结扎术

38.86001　肠系膜动脉结扎术

38.86002　大网膜动脉结扎术

38.86003　胆囊动脉结扎术

38.86004　腹壁血管结扎术

38.86005　腹膜血管结扎术

38.86006　肝动脉结扎术

38.86009　脾动脉结扎术

38.86012　髂动脉结扎术

38.86016　胃动脉结扎术

38.86019　子宫动脉结扎术

38.87001　腹部静脉结扎术

38.87002　卵巢静脉高位结扎术

38.87003　门静脉结扎术

38.87008　子宫动静脉高位结扎术

38.87009　腹腔镜下卵巢动静脉高位结扎术

38.88002　髂内动脉结扎术

38.88005　下肢动脉结扎术

38.89002　下肢静脉结扎术

39.22001　降主动脉 - 锁骨下动脉人工血管搭桥术

39.22002　颈外动脉 - 颈内动脉人工血管搭桥术

39.22003　颈总动脉 - 肱动脉自体血管搭桥术

39.22004　颈总动脉 - 锁骨下动脉搭桥术

39.22005　颈总动脉 - 腋动脉自体血管搭桥术

39.22006　颈总动脉 - 腋动脉人工血管搭桥术

39.22008　升主动脉 - 颈总动脉人工血管搭桥术

39.22009　升主动脉 - 锁骨下动脉人工血管搭桥术

39.22011　锁骨下动脉 - 肱动脉自体血管搭桥术

39.22012　主动脉 - 颈动脉人工血管搭桥术

39.22013　主动脉 - 锁骨下动脉 - 颈动脉搭桥术

39.22014　锁骨下动脉 - 肱动脉人工血管搭桥术

39.22015　升主动脉 - 头臂血管人工血管搭桥术

39.22018　升主动脉 - 无名动脉人工血管搭桥术

39.24001　腹主动脉 - 肾动脉搭桥术

39.25001　腹主动脉 - 股动脉 - 髂动脉人工血管搭桥术

39.25002	腹主动脉 - 股动脉人工血管搭桥术
39.25003	腹主动脉 - 髂动脉人工血管搭桥术
39.25004	腹主动脉 - 双侧髂动脉人工血管搭桥术
39.25005	髂动脉 - 股动脉人工血管搭桥术
39.25006	髂动脉 - 腘动脉人工血管搭桥术
39.25007	升主动脉 - 股动脉人工血管搭桥术
39.25008	升主动脉 - 双股动脉人工血管搭桥术
39.26001	腹主动脉 - 肠系膜上动脉人工血管搭桥术
39.26002	髂总动脉 - 肠系膜上动脉搭桥术
39.26003	髂总动脉 - 髂外动脉搭桥术
39.26004	肾动脉 - 股动脉人工血管搭桥术
39.26005	肾动脉 - 脾动脉吻合术
39.26006	升主动脉 - 腹主动脉人工血管搭桥术
39.26007	髂动脉 - 髂动脉人工血管搭桥术
39.27001	为肾透析的动静脉造瘘术
39.28001	颞浅动脉 - 大脑中动脉搭桥术
39.28002	颞肌贴敷术
39.29001	大隐静脉 - 肱动脉搭桥术
39.29002	大隐静脉 - 股动脉搭桥术
39.29003	股动脉 - 腓动脉自体血管搭桥术
39.29004	股动脉 - 腘动脉自体血管搭桥术
39.29005	股动脉 - 腘动脉人工血管搭桥术
39.29006	股动脉 - 腓动脉搭桥术
39.29007	股动脉 - 股动脉搭桥术
39.29008	股动脉 - 腘动脉搭桥术
39.29009	股动脉 - 胫动脉搭桥术
39.29011	颈内静脉 - 股静脉搭桥术
39.29012	颈外静脉 - 颈内静脉搭桥术
39.29015	髂静脉 - 股静脉自体血管搭桥术
39.29017	腋动脉 - 腋动脉人工血管搭桥术
39.29018	腋动脉 - 肱动脉搭桥术
39.29019	腋动脉 - 股动脉人工血管搭桥术
39.29024	肱动脉分支 - 肱动脉主干人工血管搭桥术
39.29025	肱动脉 - 头静脉人工血管搭桥术
39.29026	腘动脉 - 胫动脉自体血管搭桥术
39.29027	股动脉 - 胫腓动脉干搭桥术
39.29028	股静脉 - 股静脉人工血管搭桥术
39.29029	腘动脉 - 腘动脉搭桥术
39.31002	肱动脉修补术
39.31004	股动脉修补术
39.31005	颈总动脉修补术
39.31006	肋间动脉修补术
39.31007	桡动脉修补术
39.31009	足背动脉修补术
39.32001	肠系膜静脉缝合术
39.32002	股静脉缝合术
39.32004	门静脉缝合术
39.32005	下腔静脉缝合术
39.32006	头静脉缝合术
39.50001	腹主动脉球囊扩张成形术
39.50002	股动脉球囊扩张成形术
39.50004	腘动脉球囊扩张成形术
39.50006	髂动脉球囊扩张成形术
39.50007	肾动脉球囊扩张成形术
39.50008	锁骨下动脉球囊扩张成形术
39.50009	无名动脉球囊扩张成形术
39.50011	下腔静脉球囊扩张成形术
39.50013	锁骨下静脉球囊扩张成形术
39.50014	主动脉球囊扩张成形术
39.50015	肺动脉球囊扩张成形术
39.50016	腋动脉球囊扩张成形术
39.50017	肱动脉球囊扩张成形术
39.50018	桡动脉球囊扩张成形术
39.50019	头臂静脉球囊扩张成形术
39.50021	上腔静脉球囊扩张成形术
39.50022	腓动脉球囊扩张成形术
39.50023	胫动脉球囊扩张成形术
39.50024	肝动脉球囊扩张成形术
39.56001	动脉组织补片修补术
39.56002	静脉组织补片修补术
39.57001	动脉合成补片修补术
39.57002	静脉合成补片修补术
39.59001	动脉修补术
39.59002	肺动脉修补术
39.59003	肝静脉成形术

39.59004	股动脉成形术	40.63002	胸腔镜下淋巴瘘修补术
39.59005	腘静脉修补术	40.64001	胸导管结扎术
39.59006	颈内动脉成形术	40.69001	胸导管 - 颈内静脉吻合术
39.59007	静脉修补术	40.69002	胸导管 - 颈外静脉吻合术
39.59008	髂动脉成形术	40.69003	胸导管狭窄扩张术
39.59009	上腔静脉成形术	40.69004	胸导管成形术
39.59011	无名动脉成形术	40.9001	淋巴管 - 静脉吻合术
39.59012	主动脉 - 肺动脉开窗术	40.9003	周围淋巴管 - 小静脉吻合术
39.59013	颞浅动脉贴敷术	40.9004	淋巴干 - 小静脉吻合术
39.59015	肺静脉成形术	40.9005	腰淋巴干 - 小静脉吻合术
39.59016	升主动脉成形术	40.9006	髂淋巴干 - 小静脉吻合术
39.59017	肺动脉环缩术	40.9007	肠淋巴干 - 小静脉吻合术
39.59018	主动脉成形术	40.9008	淋巴水肿矫正 Homans-Macey 手术 ［Homans 手术］
39.59019	股静脉环缩术	40.9009	淋巴水肿矫正 Charles 手术 ［Charles 手术］
39.71001	腹主动脉支架置入术	40.9010	淋巴水肿矫正 Thompson 手术 ［Thompson 手术］
39.71002	腹主动脉覆膜支架腔内隔绝术		
39.72001	颈静脉支架置入术	40.9011	腹膜后淋巴管横断结扎术
39.73001	胸主动脉支架置入术	40.9012	髂淋巴干横断结扎术
39.73002	胸主动脉覆膜支架腔内隔绝术	40.9013	淋巴管瘘结扎术
39.73003	主动脉覆膜支架腔内隔绝术	40.9014	淋巴管瘘切除术
39.79005	下腔静脉支架置入术	40.9015	淋巴管瘘粘连术
39.79006	上腔静脉支架置入术	40.9016	淋巴管瘤注射术
39.90002	股动脉支架置入术	41.2001	脾切开探查术
39.90003	腘动脉支架置入术	41.42002	脾病损切除术
39.90004	髂动脉支架置入术	41.42003	经皮脾病损射频消融术
39.90005	肾动脉支架置入术	41.43001	脾部分切除术
39.90006	肠系膜上动脉支架置入术	41.5001	腹腔镜下脾切除术
39.90007	肝动脉支架置入术	41.5002	脾切除术
39.90008	门静脉支架置入术	41.93001	副脾切除术
39.90009	胫动脉支架置入术	41.95001	脾修补术
39.90011	髂静脉支架置入术	42.09003	食管切开探查术
39.90012	锁骨下静脉支架置入术	42.09004	食管切开异物取出术
39.90013	锁骨下动脉支架置入术	42.11001	颈部食管造口术
39.90014	无名动脉支架置入术	42.19002	胸部食管造口术
39.91001	血管松解术	42.41005	食管部分切除术
39.98001	伤口止血术	42.42001	全食管切除术
39.98002	手术后伤口止血术	42.51001	胸内食管 - 食管吻合术
40.61001	胸导管套管插入术	42.52003	胸内食管 - 胃弓上吻合术
40.62001	胸导管造瘘术		
40.63001	胸导管瘘闭合术		

42.52004　胸内食管 - 胃弓下吻合术

42.52005　胸内食管 - 胃颈部吻合术

42.52006　胸内食管 - 胃吻合术

42.53001　胸内空肠代食管术

42.55001　胸内结肠代食管术

42.58001　人工食管建造术

42.59001　食管 - 空肠弓上吻合术

42.61001　胸骨前食管 - 食管吻合术

42.62001　胸骨前食管 - 胃吻合术

42.63001　胸骨前食管吻合伴小肠间置术

42.64001　胸骨前食管 - 空肠吻合术

42.64002　胸骨前食管 - 小肠吻合术

42.64003　胸骨前食管 - 回肠吻合术

42.65001　胸骨前食管吻合伴结肠间置术

42.65002　胸骨前食管 - 结肠吻合术

42.7001　食管贲门肌层切开术

42.7002　改良食管肌层切开术

42.7003　食管肌层切开术 [Heller 手术]

42.81001　食管永久性管置入术

42.81002　内镜下食管支架置入术

42.82001　食管裂伤缝合术

42.83001　食管造口闭合术

42.84001　食管瘘修补术

42.85001　食管狭窄修补术

43.0003　胃切开探查术

43.0004　胃切开异物取出术

43.19003　永久性胃造口术

43.19005　暂时性胃造口术

43.5003　贲门部分切除伴食管 - 胃吻合术

43.5004　胃部分切除伴食管 - 胃吻合术

43.5007　胃近端切除术

43.6001　胃大部切除伴胃 - 十二指肠吻合
　　　　　术 [Billroth Ⅰ式手术]

43.6005　胃幽门切除术

43.6006　胃远端切除术

43.7001　胃大部切除伴胃 - 空肠吻合术
　　　　　[Billroth Ⅱ式手术]

43.7005　腹腔镜下胃大部切除伴胃 - 空肠
　　　　　吻合术 [Billroth Ⅱ式手术]

43.81001　胃部分切除伴空肠转位术

43.89001　腹腔镜下胃部分切除术

43.89002　胃部分切除术

43.89003　胃袖状切除术

43.91001　全胃切除术伴空肠间置术

43.99002　残胃切除术

43.99003　腹腔镜下胃切除术

43.99004　根治性胃切除术

43.99005　全胃切除伴食管 - 空肠吻合术

43.99006　全胃切除伴食管 - 十二指肠吻合术

44.5002　胃 - 空肠吻合口闭合术

44.5004　胃 - 十二指肠吻合口闭合术

44.5005　胃 - 十二指肠吻合口修补术

44.61003　胃破裂修补术

44.62001　胃造口闭合术

44.63001　胃 - 结肠瘘闭合术

44.64001　胃固定术

44.65001　食管 - 贲门成形术

44.65002　食管 - 胃成形术 [Belsey 手术]

44.66001　胃底折叠术 [Nissen 手术]

44.66002　胃 - 贲门成形术

44.66003　胃底折叠术

44.67001　腹腔镜下胃底折叠术

44.68001　腹腔镜下胃修补术

44.68002　腹腔镜下胃束带术

44.92001　胃扭转复位术

45.01005　十二指肠切开探查术

45.02002　小肠切开减压术

45.02004　小肠切开异物取出术

45.03001　大肠切开异物取出术

45.03002　大肠切开探查术

45.11001　术中小肠内镜检查

45.61001　小肠多节段部分切除术

45.62001　回肠部分切除术

45.62002　回肠切除术

45.62003　空肠部分切除术

45.62004　空肠切除术

45.62005　十二指肠部分切除术

45.62006　十二指肠切除术

45.62007　小肠部分切除术

45.63001　小肠全部切除术

45.71001	大肠多节段切除术	
45.72002	回盲部切除术	
45.72004	盲肠部分切除术	
45.72005	盲肠切除术	
45.73003	回肠 - 结肠切除术	
45.73007	右半结肠切除术	
45.73008	升结肠部分切除术	
45.74002	横结肠部分切除术	
45.74003	横结肠切除术	
45.75007	左半结肠切除术	
45.75008	降结肠部分切除术	
45.76007	乙状结肠部分切除术	
45.76008	乙状结肠切除术	
45.79014	结肠部分切除术	
45.79022	小肠 - 结肠切除术	
45.82001	全结肠切除术	
45.91001	回肠 - 空肠吻合术	
45.91003	十二指肠 - 空肠吻合术	
45.91006	小肠 - 小肠端侧吻合术	
45.92001	小肠 - 直肠吻合术	
45.93002	回肠 - 横结肠吻合术	
45.93003	回肠 - 降结肠吻合术	
45.93005	回肠 - 盲肠吻合术	
45.93006	回肠 - 升结肠吻合术	
45.93007	回肠 - 乙状结肠吻合术	
45.93008	回肠 - 直肠吻合术	
45.93009	空肠 - 横结肠吻合术	
45.93012	小肠 - 升结肠吻合术	
45.93013	小肠 - 大肠吻合术	
45.93014	小肠 - 结肠吻合术	
45.94002	横结肠 - 降结肠吻合术	
45.94003	横结肠 - 乙状结肠吻合术	
45.94004	降结肠 - 乙状结肠吻合术	
45.94005	降结肠 - 直肠吻合术	
45.94009	盲肠 - 乙状结肠吻合术	
45.94011	升结肠 - 降结肠吻合术	
45.94012	升结肠 - 乙状结肠吻合术	
45.94015	乙状结肠 - 直肠吻合术	
45.94016	横结肠 - 直肠吻合术	
45.95001	回肠 - 肛门吻合术	
45.95002	降结肠 - 肛门吻合术	
45.95004	乙状结肠 - 肛门吻合术	
46.01001	回肠外置术	
46.01002	十二指肠外置术	
46.01003	小肠外置术	
46.03001	肠外置术［Mikulicz 手术］	
46.03002	大肠外置术	
46.03003	盲肠外置术	
46.04001	大肠外置段的切除术	
46.04002	肠外置段的切除术	
46.04003	二期肠外置术［Mikulicz 手术］	
46.10007	腹腔镜下结肠造口术	
46.11001	结肠暂时性造口术	
46.13001	结肠永久性造口术	
46.13002	腹腔镜下乙状结肠永久性造口术	
46.21001	回肠暂时性造口术	
46.23001	回肠永久性造口术	
46.39002	空肠造口术	
46.39003	十二指肠造口术	
46.39004	喂养性空肠造口术	
46.39005	小肠造口术	
46.41001	小肠造口修正术	
46.42001	结肠造口旁疝修补术	
46.43003	横结肠造口修正术	
46.43004	横结肠造口重建术	
46.43005	结肠造口扩大术	
46.51001	回肠造口闭合术	
46.51002	回肠造口还纳术	
46.51003	空肠造口闭合术	
46.51004	空肠造口还纳术	
46.51005	小肠造口闭合术	
46.51006	小肠造口还纳术	
46.52002	横结肠造口闭合术	
46.52004	结肠造口闭合术	
46.52006	结肠造口还纳术	
46.52008	盲肠造口闭合术	
46.52009	乙状结肠造口闭合术	
46.52011	横结肠造口还纳术	
46.71002	十二指肠破裂修补术	
46.72001	十二指肠瘘闭合术	

46.73001 回肠破裂修补术

46.73003 空肠破裂修补术

46.73005 小肠破裂修补术

46.74001 空肠瘘修补术

46.74004 小肠瘘修补术

46.75002 横结肠破裂修补术

46.75003 降结肠破裂修补术

46.75004 结肠破裂修补术

46.75005 盲肠破裂修补术

46.75006 升结肠破裂修补术

46.75007 乙状结肠破裂修补术

46.76001 大肠瘘修补术

46.76002 结肠瘘修补术

46.76003 盲肠瘘修补术

46.76004 乙状结肠瘘修补术

46.79009 腹腔镜下十二指肠成形术

46.79016 十二指肠成形术

46.81001 小肠扭转复位术

46.81002 小肠套叠复位术

46.82001 大肠扭转复位术

46.82002 大肠套叠复位术

46.93001 小肠吻合修正术

46.94001 大肠吻合修正术

47.11001 腹腔镜下附带阑尾切除术

47.19001 附带阑尾切除术

47.92001 阑尾瘘闭合术

48.0001 肛门闭锁减压术

48.0002 直肠切开引流术

48.0003 直肠切开探查术

48.0004 直肠直线切开术 [Panas 手术]

48.1001 直肠造口术

48.21001 术中直肠 - 乙状结肠镜检查

48.49001 会阴直肠拖出术 [Altemeier 手术]

48.49002 直肠切除术 [Swenson 手术]

48.49003 直肠经腹会阴拖出切除术

48.52001 经腹会阴直肠切除术 [Miles 手术]

48.59001 直肠全部切除术

48.61002 经骶直肠 - 乙状结肠切除术

48.62001 直肠前切除伴结肠造口术 [Hartmann 手术]

48.63002 直肠前切除术

48.64001 经骶尾直肠切除术

48.65001 经腹会阴拖出术

48.69006 直肠部分切除术

48.69008 直肠切除术

48.69009 直肠 - 乙状结肠部分切除术

48.71003 直肠破裂修补术

48.72001 直肠造口闭合术

48.73001 会阴 - 直肠瘘闭合术

48.73002 会阴 - 直肠瘘修补术

48.73004 直肠瘘修补术

48.74001 直肠 - 直肠吻合术

48.76001 直肠固定术

48.76002 直肠骶骨上悬吊术

48.76003 直肠脱垂德洛姆修补术

48.76008 直肠黏膜悬吊术

48.79003 直肠修补术

48.91001 直肠狭窄切开术

49.11004 肛瘘切开术

49.12002 肛瘘切除术

49.59006 肛管内括约肌切开术

49.71002 肛门裂伤缝合术

49.72001 肛门环扎术

49.73001 肛瘘闭合术

49.73002 肛瘘挂线疗法

49.73003 肛瘘结扎术

49.74001 股薄肌移植肛门失禁矫正术

49.75001 人工肛门括约肌置入术

49.75002 人工肛门括约肌修正术

49.76001 人工肛门括约肌去除术

49.79001 腹腔镜下肛门成形术

49.79003 肛门括约肌成形术

49.79005 肛门括约肌修补术

49.99001 肛管皮肤移植术

50.0008 肝被膜下血肿清除术

50.0014 肝脓肿切开引流术

50.0016 肝探查术

50.22002 腹腔镜下肝部分切除术

50.22003 肝Ⅱ段切除术

50.22004 肝Ⅲ段切除术

50.22005	肝Ⅳ段切除术	51.42001	胆总管切开异物取出术
50.22006	肝Ⅴ段切除术	51.43004	胆管支架置入术
50.22007	肝Ⅵ段切除术	51.43008	肝管支架置入术
50.22008	肝Ⅶ段切除术	51.59001	超声引导下胆管穿刺引流术
50.22009	肝Ⅷ段切除术	51.59002	胆道切开探查术
50.22011	肝部分切除术	51.59004	胆管探查术
50.22013	肝楔形切除术	51.59005	胆管引流术
50.3001	肝叶切除术	51.59006	腹腔镜下胆道探查术
50.3002	右半肝切除术	51.59007	肝管切开引流术
50.3003	左半肝切除术	51.59008	肝内胆管引流术
50.3004	肝叶部分切除术	51.59009	内镜下胆道异物去除术
50.4001	全肝切除术	51.61001	残余胆囊管切除术
50.61003	肝破裂修补术	51.71002	胆管瘘口修补术
50.69001	肝固定术	51.72001	胆总管修补术
50.69002	肝修补术	51.72003	胆总管瘘修补术
51.21001	残余胆囊切除术	51.72004	胆总管 - 肠吻合口拆除术
51.21002	胆囊部分切除术	51.72005	胆总管球囊扩张术
51.22004	胆囊扩大切除术	51.79001	带蒂肠片肝管成形术
51.22005	胆囊切除术	51.79002	胆管成形术
51.31001	胆囊 - 肝管吻合术	51.79003	胆管 - 空肠吻合口闭合术
51.32002	胆囊 - 空肠吻合术	51.79007	肝管成形术
51.32003	胆囊 - 十二指肠吻合术	51.79009	肝总管修补术
51.34001	胆囊 - 胃吻合术	51.81001	奥迪括约肌扩张术
51.36001	胆总管 - 空肠吻合术	51.82001	奥迪括约肌切开术
51.36002	胆总管 - 十二指肠吻合术	51.82002	经十二指肠壶腹括约肌切开术
51.37001	腹腔镜下肝门 - 空肠吻合术	51.83002	十二指肠括约肌成形术
51.37002	腹腔镜下肝门 - 肠吻合术	51.83003	胆总管 - 十二指肠后壁吻合术
51.37003	肝胆管 - 空肠吻合术	51.91001	胆囊破裂修补术
51.37004	肝管 - 空肠吻合术	51.92001	胆囊造口闭合术
51.37005	肝管 - 十二指肠吻合术	51.93001	胆囊 - 空肠瘘切除术
51.37006	肝管 - 胃吻合术	51.93002	胆囊瘘修补术
51.37007	肝门 - 空肠吻合术	51.93003	胆囊 - 胃瘘修补术
51.37009	肝总管 - 空肠吻合术	51.94001	胆道吻合修正术
51.39001	胆管 - 肝管 - 空肠吻合术	51.95001	胆管假体装置去除术
51.39002	胆管 - 空肠吻合术	51.99001	胆道内假体置换术
51.39003	胆管 - 十二指肠吻合术	52.12001	直视下胰腺活检术
51.39004	胆管 - 胃吻合术	52.51001	胰近端切除伴十二指肠切除术
51.39005	胆管吻合术	52.51002	胰头伴部分胰体切除术
51.39006	胆总管 - 胃 - 空肠吻合术	52.51003	胰头伴十二指肠切除术
51.39007	胆总管 - 胃吻合术	52.51004	胰头部分切除术

52.51005	胰头切除术	54.12007	再剖腹探查术
52.52001	腹腔镜下胰体尾部切除术	54.19001	腹部血肿去除术
52.52004	胰尾伴部分胰体切除术	54.19003	腹膜后血肿清除术
52.52005	胰尾部分切除术	54.19004	腹膜血肿清除术
52.52006	胰尾切除术	54.19005	腹腔镜下腹腔积血清除术
52.53001	胰腺次全切除术	54.19006	腹腔镜下男性盆腔脓肿切开引流术
52.59001	胰腺部分切除术	54.19009	腹腔内出血止血术
52.59002	腹腔镜下胰腺部分切除术	54.19011	腹腔血肿清除术
52.6001	胰腺 - 十二指肠切除术	54.19013	膈下脓肿切开引流术
52.6002	胰腺全部切除术	54.19023	男性盆腔血肿清除术
52.7002	根治性胰十二指肠切除术 [Whipple 手术]	54.19024	网膜切开术
52.7003	胰腺根治性切除术	54.3010	腹壁伤口扩创术
52.92001	胰管支架置入术	54.3011	腹壁伤口清创术
52.95001	胰瘘管切除术	54.3018	腹股沟病损切除术
52.95002	胰尾修补术	54.3029	脐切除术
52.95005	胰腺破裂修补术	54.51001	腹腔镜下肠粘连松解术
52.95006	胰腺修补术	54.51004	腹腔镜下腹膜粘连松解术
52.96001	胰管 - 空肠吻合术	54.51005	腹腔镜下腹腔粘连松解术
52.96003	胰腺 - 空肠吻合术	54.51006	腹腔镜下盆腔腹膜粘连松解术
52.96004	胰腺 - 胃吻合术	54.51009	腹腔镜下盆腔粘连松解术
53.61002	腹壁切口疝无张力修补术	54.59002	肠粘连松解术
53.80001	经胸膈疝修补术	54.59004	腹膜粘连松解术
54.0001	骶部脓肿切开引流术	54.59005	腹腔粘连松解术
54.0002	腹壁窦道切开引流术	54.59007	盆腔腹膜粘连松解术
54.0004	腹壁脓肿切开引流术	54.59009	盆腔粘连松解术
54.0006	腹膜外脓肿切开引流术	54.61001	腹壁切口裂开缝合术
54.0008	腹壁切开引流术	54.63001	腹壁裂伤缝合术
54.0010	腹壁血肿清除术	54.64001	腹膜缝合术
54.0011	腹壁异物取出术	54.64002	网膜裂伤缝合术
54.0013	腹股沟脓肿切开引流术	54.71001	腹裂修补术
54.0016	腹股沟探查术	54.72001	腹壁补片修补术
54.0018	腹膜后脓肿切开引流术	54.73001	腹膜组织修补术
54.0021	腹膜外血肿清除术	54.74001	大网膜包肝术
54.0022	脐脓肿切开引流术	54.74002	大网膜包肾术
54.0023	髂窝积液清除术	54.74003	大网膜还纳术
54.0024	髂窝脓肿切开引流术	54.74004	大网膜内移植术
54.0025	髂窝血肿切开引流术	54.74005	大网膜修补术
54.11001	腹腔镜中转剖腹探查术	54.74006	生物大网膜移植术
54.12002	近期剖宫术后腹腔止血术	54.74008	网膜扭转复位术
		54.75001	肠系膜固定术

54.75002	肠系膜修补术
54.92003	腹腔异物去除术
54.93001	腹壁造口术
54.93002	腹膜透析置管术
54.95001	拉德手术［Ladd 手术］
54.95002	腹膜切开术
54.95004	脑室 - 腹腔分流修正术
54.99017	盆腔补片术
55.01002	腹腔镜下肾探查术
55.01004	肾切开探查术
55.01007	移植肾探查术
55.02001	肾造口术
55.03005	经皮肾造口术
55.11001	肾盂切开探查术
55.12001	肾盂内 T 管引流术
55.12002	肾盂造口术
55.31001	肾病损造袋术
55.4001	腹腔镜下肾部分切除术
55.4002	肾部分切除术
55.4003	肾楔形切除术
55.4004	肾盂部分切除术
55.4005	肾盂切除术
55.4006	肾盏切除术
55.51003	腹腔镜下单侧肾切除术
55.51004	腹腔镜下肾 - 输尿管切除术
55.51006	单侧肾切除术
55.51007	肾 - 输尿管切除术
55.52001	残余肾切除术
55.52002	孤立肾切除术
55.53001	移植肾切除术
55.54001	双侧肾切除术
55.54002	腹腔镜下双侧肾切除术
55.61002	肾自体移植术
55.7002	肾固定术
55.81001	肾破裂修补术
55.82001	肾盂造口闭合术
55.82002	肾造口闭合术
55.85001	马蹄形肾联合部切开术
55.86001	肾盂 - 输尿管 - 膀胱吻合术
55.86002	肾盂 - 输尿管吻合术

55.86003	肾盏 - 输尿管吻合术
55.86004	移植肾 - 输尿管 - 膀胱吻合术
55.86005	腹腔镜下肾盂 - 输尿管吻合术
55.87001	腹腔镜下肾盂成形术
55.87002	腹腔镜下肾盂 - 输尿管成形术
55.87003	肾盂成形术
55.87004	肾盂 - 输尿管成形术
55.89001	肾修补术
55.89002	供体肾修整术
55.97001	机械肾置入术
55.97002	机械肾更换术
55.98001	机械肾去除术
55.99002	肾蒂淋巴管离断术
55.99003	肾折叠术
56.1001	输尿管口切开术
56.2001	腹腔镜下输尿管切开取石术
56.2002	经皮肾镜输尿管内切开术
56.2003	输尿管切开导管引流术
56.2006	输尿管切开异物取出术
56.2007	输尿管切开探查术
56.41001	输尿管病损切除术
56.41002	输尿管部分切除术
56.41003	输尿管镜下输尿管病损切除术
56.41005	输尿管缩短伴再植术
56.41008	膀胱镜下输尿管病损切除术
56.42001	输尿管全部切除术
56.51002	输尿管 - 回肠皮肤造口术
56.52001	输尿管 - 回肠皮肤造口修正术
56.61001	输尿管 - 皮肤造口术
56.61003	输尿管造口术
56.71001	输尿管 - 回肠吻合术
56.71002	输尿管 - 乙状结肠吻合术
56.71003	输尿管 - 直肠吻合术
56.72001	输尿管 - 肠管吻合口修正术
56.73001	肾 - 膀胱吻合术
56.74001	腹腔镜下输尿管 - 膀胱吻合术
56.74002	输尿管 - 膀胱吻合术
56.75001	输尿管 - 输尿管吻合术
56.81001	输尿管管腔内粘连松解术
56.82001	输尿管裂伤缝合术

56.83001 输尿管造口闭合术	57.89001 膀胱修补术
56.84001 输尿管瘘修补术	57.89002 膀胱悬吊术
56.84002 输尿管 - 阴道瘘修补术	57.93001 膀胱术后出血止血术
56.86001 输尿管结扎去除术	58.0008 尿道切开异物取出术
56.89001 肠管代输尿管术	58.1002 尿道外口切开术
56.89002 输尿管成形术	58.41001 尿道裂伤缝合术
56.89003 输尿管移植术	58.42001 尿道造口闭合术
56.89005 腹腔镜下输尿管成形术	58.43001 尿道瘘修补术
56.95001 输尿管结扎术	58.43002 尿道 - 阴道瘘修补术
57.12001 膀胱切开腔内粘连松解术	58.43003 尿道 - 直肠瘘修补术
57.17001 超声引导下耻骨上膀胱造口导尿	58.43005 腹腔镜下尿道瘘修补术
管插入术	58.44001 尿道吻合术
57.17002 经皮耻骨上膀胱造口导尿管插入术	58.44002 尿道再吻合术
57.18001 耻骨上膀胱造口导尿管插入术	58.46001 尿道建造术
57.19001 膀胱切开取石术	58.49001 尿道成形术
57.19002 膀胱切开血块清除术	58.49002 尿道会师术
57.19003 膀胱切开异物取出术	58.49003 尿道修补术
57.19004 膀胱切开探查术	58.49004 尿道折叠术
57.21001 膀胱造口术	58.5001 尿道内口切开术
57.6001 膀胱部分切除术	58.5002 经尿道尿道切开术
57.6002 膀胱三角区切除术	58.5004 尿道狭窄松解术
57.6003 膀胱袖状切除术	58.93001 尿道金属支架置入术
57.6004 腹腔镜下膀胱部分切除术	58.93002 前列腺 - 尿道记忆金属支架置入术
57.71001 膀胱广泛性切除术	58.93003 人工尿道括约肌置入术
57.71002 膀胱尿道全切除术	59.02002 输尿管松解术
57.71003 腹腔镜下膀胱广泛性切除术	59.03001 腹腔镜下输尿管狭窄松解术
57.79001 膀胱全切除术	59.09004 肾周区域探查术
57.79002 腹腔镜下膀胱全切除术	59.11001 膀胱周围粘连松解术
57.81001 膀胱裂伤缝合术	59.19001 膀胱周围组织探查术
57.82001 膀胱造口闭合术	59.19002 耻骨后探查术
57.83001 膀胱 - 乙状结肠瘘修补术	59.21001 膀胱周围活检术
57.83002 膀胱 - 回肠瘘修补术	59.21002 肾周活检术
57.83003 直肠 - 膀胱 - 阴道瘘切除术	60.93001 前列腺修补术
57.84001 膀胱瘘闭合术	60.94001 前列腺术后止血术
57.84002 膀胱 - 阴道瘘修补术	61.42001 阴囊输精管瘘切除术
57.84003 膀胱 - 子宫瘘修补术	61.49003 阴囊修补术
57.87001 回肠膀胱术	61.99002 腹腔镜下鞘状突高位结扎术
57.87002 乙状结肠膀胱术	62.0001 睾丸切开探查术
57.87003 直肠膀胱术	62.0002 腹腔镜下隐睾探查术
57.87004 肠膀胱扩大术	62.3001 单侧睾丸部分切除术

62.3002	单侧睾丸 - 附睾切除术		65.79005	卵巢固定术
62.3004	单侧睾丸切除术		65.79007	卵巢悬吊术
62.3005	单侧隐睾切除术		65.79008	腹腔镜下卵巢黄体破裂修补术
62.3006	腹腔镜下单侧隐睾切除术		65.79009	腹腔镜下卵巢黄体破裂止血术
62.41001	双侧睾丸 - 附睾切除术		65.81001	腹腔镜下输卵管 - 卵巢粘连松解术
62.41002	双侧睾丸根治性切除术		65.81002	腹腔镜下输卵管粘连松解术
62.41003	双侧隐睾切除术		65.89001	输卵管 - 卵巢粘连松解术
62.41004	双侧睾丸切除术		65.89002	卵巢粘连松解术
62.41005	腹腔镜下双侧隐睾切除术		65.89003	输卵管粘连松解术
62.61001	睾丸裂伤缝合术		66.71001	输卵管单纯缝合术
62.69001	睾丸修补术		66.79001	腹腔镜下输卵管成形术
63.51001	精索 - 附睾裂伤缝合术		66.79002	输卵管切断再通术
63.52001	附睾裂伤缝合术		66.79003	输卵管成形术
63.53001	精索移植术		66.79006	输卵管移植术
63.6001	输精管探查术		67.61001	宫颈裂伤缝合术
63.6002	输精管造口术		67.62001	宫颈瘘管修补术
63.73001	输精管部分切除术		67.69002	宫颈成形术
63.73002	输精管切除术		68.0004	子宫切开探查术
63.73003	输精管病损切除术		68.49003	全子宫切除术
63.81001	输精管和附睾裂伤缝合术		69.23001	经阴道子宫内翻修补术
63.82001	输精管吻合术		69.29012	子宫韧带修补术
63.83001	附睾 - 输精管吻合术		69.41001	子宫裂伤缝合术
64.2005	阴茎部分切除术		69.49005	子宫修补术
64.3001	阴茎全部切除术		70.13001	阴道粘连松解术
64.41001	阴茎裂伤缝合术		70.62003	阴道延长术
64.43001	阴茎建造术		70.62004	阴道紧缩术
64.44001	阴茎重建术		70.62005	阴道扩张术
64.45001	阴茎截断再接术		70.62006	阴道重建术
64.45002	阴茎海绵体断裂修补术		70.71001	阴道裂伤缝合术
64.49001	阴茎矫直术		70.72001	结肠 - 阴道瘘修补术
64.49002	阴茎延长术		70.73001	直肠 - 阴道瘘修补术
64.49003	阴茎增粗术		70.74001	小肠 - 阴道瘘修补术
65.71001	卵巢单纯缝合术		70.79001	腹腔镜下阴道会阴成形术
65.73001	输卵管 - 卵巢成形术		70.79002	后穹窿修补术
65.74001	腹腔镜下卵巢单纯缝合术		70.79003	阴道残端缝合术
65.75001	腹腔镜下卵巢再植入		70.79005	阴道断蒂缝合术
65.76001	腹腔镜下输卵管 - 卵巢成形术		70.79006	阴道断蒂止血术
65.79001	腹腔镜下卵巢修补术		70.79008	阴道会阴成形术
65.79002	腹腔镜下卵巢悬吊术		70.79009	阴道穹窿修补术
65.79003	卵巢成形术		71.01001	外阴粘连松解术

71.01002　小阴唇粘连松解术

71.01003　阴唇粘连松解术

71.09003　会阴切开异物取出术

71.09004　外阴血肿清除术

71.09006　外阴脓肿穿刺术

71.09007　外阴切开引流术

71.11001　外阴活检

71.71001　外阴裂伤缝合术

71.71002　会阴裂伤缝合术

71.79002　会阴成形术

71.79005　外阴成形术

71.79006　全盆底重建术

71.79008　小阴唇成形术

71.79009　阴唇成形术

76.01001　面骨死骨切除术

76.01002　下颌骨死骨切除术

76.01003　上颌骨死骨切除术

76.09001　面骨切开术

76.09003　下颌骨劈开术

76.2014　　面骨病损局部切除术

76.31003　下颌骨部分切除术

76.39003　鼻内镜下上颌骨部分切除术

76.39008　上颌骨部分切除术

76.39013　面骨部分切除术

76.39014　上颌骨部分切除伴人工骨置入术

76.39015　上颌骨部分切除伴植骨术

76.41002　下颌骨全部切除伴骨重建术

76.42002　下颌骨全部切除术

76.43001　下颌骨缺损修复术

76.43003　下颌骨重建术

76.44002　面骨骨全部切除伴重建术

76.45001　眶骨切除术

76.45002　上颌骨全部切除术

76.45003　面骨骨全部切除术

76.46001　额骨重建术

76.46003　眶外壁重建术

76.46004　眉弓重建术

76.46005　颧骨重建术

76.46007　上颌骨重建术

76.5001　　颞下颌关节成形术

76.61002　闭合性下颌支骨成形术

76.62001　开放性下颌支骨成形术

76.63001　下颌骨体骨成形术

76.64002　下颌下缘去骨成形术

76.64004　下颌骨成形术

76.64008　下颌角成形术

76.64016　下颌根尖下截骨成形术

76.65004　上颌骨部分骨成形术

76.65005　上颌 LeFort Ⅰ 型截骨成形术

76.65006　上颌 LeFort Ⅰ 型分块截骨成形术

76.65007　上颌 LeFort Ⅱ 型截骨成形术

76.65008　上颌 LeFort Ⅱ 型分块截骨成形术

76.66001　上颌骨全骨成形术

76.67005　颏缩小成形术

76.68001　颏硅胶置入增大成形术

76.68002　颏成形术

76.68003　颏增大成形术

76.69003　颧弓降低术

76.69004　颌骨修整术

76.69007　颧骨成形术

76.69013　面骨成形术

76.71001　颧骨骨折闭合复位术

76.72001　颧骨骨折切开复位术

76.72002　颧骨骨折切开复位内固定术

76.73001　鼻内镜下上颌骨骨折闭合复位术

76.73002　上颌骨骨折闭合复位术

76.74001　上颌骨骨折切开复位术

76.74002　上颌骨骨折切开复位固定术

76.75002　下颌骨骨折闭合复位术

76.76003　下颌骨骨折切开复位内固定术

76.76004　下颌骨骨折切开复位术

76.77001　牙槽骨折切开复位伴牙齿固定术

76.77002　牙槽骨折切开复位内固定术

76.78001　面骨骨折闭合复位拉力螺钉内固定术

76.78002　眶骨骨折闭合复位术

76.78003　齿槽骨骨折闭合复位内固定术

76.79001　眶壁骨折切开复位术

76.79004　面骨骨折切开复位内固定术

76.79005　眶骨骨折切开复位术

76.79006	面骨骨折切开复位术	77.15005	股骨髁开窗引流术
76.91002	面骨自体骨植入术	77.15006	股骨钻孔减压术
76.91004	上颌骨自体骨植入术	77.16001	髌骨开窗引流术
76.91007	下颌骨自体骨植入术	77.17001	胫骨开窗引流术
76.92001	面骨硅胶假体置入术	77.19001	胫腓骨骺开放术
76.92002	面骨合成物置入术	77.21001	肩胛骨截骨术
76.92003	面骨钛网置入术	77.21002	锁骨截骨术
76.92004	下颌骨钛板置入术	77.21003	肋骨楔形截骨术
76.92005	面部生物材料充填术	77.21004	胸骨楔形截骨术
76.92006	眶骨异质成形物置入术	77.22001	肱骨截骨术
76.92007	面骨钛网修补术	77.23001	尺骨截骨术
76.92008	面骨人工骨置入术	77.23002	桡骨截骨术
76.92009	面骨人工珊瑚置入术	77.25001	股骨截骨术
76.92011	上颌骨钛板置入术	77.27001	腓骨截骨术
76.93001	颞下颌关节脱位闭合复位术	77.27003	胫骨截骨术
76.94001	颞下颌关节脱位切开复位术	77.28001	跗骨截骨术
76.95002	颞下颌关节松解术	77.28002	跖骨截骨术
76.95003	颞下颌关节病损切除术	77.29001	骨盆截骨术
76.97001	面骨内固定物取出术	77.29004	椎骨截骨术
76.97009	下颌骨内固定物取出术	77.29005	趾骨截骨术
77.01001	肩胛骨死骨去除术	77.29006	跟骨截骨术
77.01002	肋骨死骨去除术	77.61001	肩胛骨病损切除术
77.01003	胸骨死骨去除术	77.61004	肋骨病损切除术
77.01004	锁骨死骨去除术	77.61006	锁骨病损切除术
77.02001	肱骨死骨去除术	77.61008	胸廓骨病损切除术
77.03001	尺骨死骨去除术	77.62001	肱骨病损切除术
77.03002	桡骨死骨去除术	77.63001	尺骨病损切除术
77.05001	股骨死骨去除术	77.63003	桡骨病损切除术
77.06001	髌骨死骨去除术	77.65001	股骨病损切除术
77.07001	腓骨死骨去除术	77.66001	髌骨病损切除术
77.07002	胫骨死骨去除术	77.67001	腓骨病损切除术
77.08001	跖骨死骨去除术	77.67004	胫骨病损切除术
77.08002	跗骨死骨去除术	77.68001	跗骨病损切除术
77.09002	趾骨死骨去除术	77.68003	跖骨病损切除术
77.09003	椎骨死骨去除术	77.69001	耻骨病损切除术
77.09004	足骨死骨去除术	77.69004	骶骨病损切除术
77.12001	肱骨开窗引流术	77.69007	跟骨病损切除术
77.15001	股骨颈开窗引流术	77.69009	骨盆病损切除术
77.15002	股骨开窗引流术	77.69013	踝骨病损切除术
77.15003	股骨头开窗引流术	77.69025	髂骨病损切除术

77.69032	胸椎病损切除术	77.89027	跟骨部分切除术
77.69039	腰椎病损切除术	77.91001	肩胛骨切除术
77.69041	趾骨病损切除术	77.91002	胸骨切除术
77.69044	椎骨病损切除术	77.91004	颈肋切除术
77.69047	足骨病损切除术	77.91005	肋骨切除术
77.69055	颈椎病损切除术	77.91006	锁骨切除术
77.69056	骶椎病损切除术	77.92001	全肱骨切除术
77.71001	肋骨取骨术	77.92002	桡骨切除术
77.72001	肱骨取骨术	77.93001	尺骨切除术
77.73001	尺骨取骨术	77.95001	股骨切除术
77.73002	桡骨取骨术	77.96001	髌骨切除术
77.77001	腓骨取骨术	77.97001	腓骨切除术
77.77002	胫骨取骨术	77.97002	胫骨切除术
77.79001	跟骨取骨术	77.98001	跗骨切除术
77.79002	髂骨取骨术	77.98004	跖骨切除术
77.79005	椎骨取骨术	77.99001	骶骨切除术
77.81001	肩胛骨部分切除术	77.99003	骨盆切除术
77.81002	肋骨部分切除术	77.99004	前入路胸椎椎体切除术
77.81004	锁骨部分切除术	77.99008	尾骨切除术
77.81006	胸骨部分切除术	77.99011	指骨切除术
77.82002	肱骨髁部分切除术	77.99012	趾骨切除术
77.82003	肱骨部分切除术	78.00003	同种异体骨植骨术
77.83001	尺骨部分切除术	78.01001	肋骨植骨术
77.83002	尺骨头切除术	78.01002	锁骨人工骨植骨术
77.83004	桡骨部分切除术	78.01003	锁骨植骨术
77.85001	股骨部分切除术	78.01004	胸骨植骨术
77.86001	髌骨部分切除术	78.02001	肱骨植骨术
77.87001	腓骨部分切除术	78.02002	肱骨人工骨植骨术
77.87003	腓骨小头切除术	78.03001	尺骨植骨术
77.87008	胫骨部分切除术	78.03002	桡骨植骨术
77.89002	耻骨部分切除术	78.03004	尺骨人工骨植骨术
77.89003	骶骨部分切除术	78.03005	桡骨人工骨植骨术
77.89004	骨盆部分切除术	78.04001	掌骨人工骨植骨术
77.89005	髋臼周围截骨术	78.05001	股骨植骨术
77.89007	棘突切除术	78.05002	股骨人工骨植骨术
77.89008	脊椎后弓切除术	78.06001	髌骨植骨术
77.89013	椎体部分切除术	78.06003	髌骨人工骨植骨术
77.89017	髂骨部分切除术	78.07001	腓骨植骨术
77.89024	趾骨部分切除术	78.07002	胫骨植骨术
77.89026	足骨部分切除术	78.07004	胫骨人工骨植骨术

78.07005	带血管蒂腓骨移植术		78.29002	趾骨短缩术
78.07006	腓骨人工骨植骨术		78.32001	肱骨延长术
78.09001	跟骨植骨术		78.33001	尺骨延长术
78.09005	指骨植骨术		78.33002	桡骨延长术
78.09006	趾骨植骨术		78.35001	股骨延长术
78.09007	椎骨植骨术		78.37001	腓骨延长术
78.09008	颈椎植骨术		78.37002	胫骨延长术
78.09009	胸椎植骨术		78.38001	跗骨延长术
78.09010	腰椎植骨术		78.38002	跖骨延长术
78.09011	骶椎植骨术		78.41001	肩胛骨成形术
78.09012	髋骨植骨术		78.42001	肱骨成形术
78.09013	骶椎人工骨植骨术		78.43001	桡骨成形术
78.09014	跟骨人工骨植骨术		78.43002	尺骨成形术
78.09015	颈椎人工骨植骨术		78.45001	股骨成形术
78.09016	髋骨人工骨植骨术		78.46002	髌骨成形术
78.09017	髂骨人工骨植骨术		78.46003	膝关节镜下髌骨成形术
78.09018	胸椎人工骨植骨术		78.47001	胫骨成形术
78.09019	腰椎人工骨植骨术		78.48001	跗骨成形术
78.09020	指骨人工骨植骨术		78.48002	跖骨成形术
78.09021	趾骨人工骨植骨术		78.49001	跟骨修补术
78.11001	肩胛骨外固定架固定术		78.49006	趾骨矫正术
78.11002	锁骨外固定架固定术		78.49007	骨盆重建术
78.11003	肋骨外固定架固定术		78.51003	胸骨内固定装置再置入术
78.11004	胸骨外固定架固定术		78.51004	锁骨髓内针内固定术
78.12001	肱骨外固定架固定术		78.51005	胸骨钢板内固定术
78.13001	桡骨外固定架固定术		78.51006	胸骨钢针内固定术
78.13002	尺骨外固定架固定术		78.51007	胸骨螺钉内固定术
78.14001	腕关节外固定架固定术		78.51009	肋骨钢板内固定术
78.14002	掌骨外固定架固定术		78.51011	肋骨螺钉内固定术
78.15001	股骨外固定架固定术		78.51012	肋骨髓内针内固定术
78.16001	髌骨外固定架固定术		78.51013	肩胛骨钢板内固定术
78.17001	腓骨外固定架固定术		78.51014	肩胛骨钢针内固定术
78.17002	胫骨外固定架固定术		78.51015	肩胛骨螺钉内固定术
78.18001	跗骨外固定架固定术		78.51017	锁骨钢板内固定术
78.18002	跖骨外固定架固定术		78.51018	锁骨钢针内固定术
78.19001	骨盆外固定架固定术		78.51019	锁骨螺钉内固定术
78.19002	指骨外固定架固定术		78.52003	肱骨螺钉内固定术
78.19003	趾骨外固定架固定术		78.52004	肱骨髓内针内固定术
78.19004	椎骨外固定架固定术		78.52005	肱骨钢板内固定术
78.29001	指骨短缩术		78.52006	肱骨钢针内固定术

78.53002	尺骨钢针内固定术		78.59031	指骨钢针内固定术
78.53003	尺骨螺钉内固定术		78.59032	指骨螺钉内固定术
78.53004	尺骨髓内针内固定术		78.59033	指骨髓内针内固定术
78.53005	桡骨钢板内固定术		78.59034	趾骨钢针内固定术
78.53006	桡骨钢针内固定术		78.59035	趾骨螺钉内固定术
78.53007	桡骨螺钉内固定术		78.59036	趾骨髓内针内固定术
78.53008	桡骨髓内针内固定术		78.59037	脊柱可调节装置调整术
78.53009	尺骨钢板内固定术		78.61001	肩胛骨内固定物取出术
78.55003	股骨髓内针内固定术		78.61002	锁骨内固定物取出术
78.55005	股骨钢板内固定术		78.61003	胸骨内固定物取出术
78.55006	股骨钢针内固定术		78.61004	肩锁关节内固定物取出术
78.55007	股骨螺钉内固定术		78.61005	锁骨外固定架去除术
78.55008	股骨头重建棒置入术		78.61006	胸骨外固定架去除术
78.56001	髌骨钢板内固定术		78.61007	肩胛骨外固定架去除术
78.56002	髌骨钢针内固定术		78.62001	肱骨内固定物取出术
78.56003	髌骨螺钉内固定术		78.62002	肱骨外固定架去除术
78.57003	腓骨螺钉内固定术		78.63001	尺骨内固定物取出术
78.57004	腓骨髓内针内固定术		78.63002	尺骨外固定架去除术
78.57005	胫骨钢板内固定术		78.63003	桡骨内固定物取出术
78.57006	胫骨钢针内固定术		78.63004	桡骨外固定架去除术
78.57007	胫骨螺钉内固定术		78.64003	腕骨外固定架去除术
78.57008	胫骨髓内针内固定术		78.64004	掌骨外固定架去除术
78.57009	腓骨钢板内固定术		78.65001	股骨内固定物取出术
78.57011	膝关节镜下后交叉韧带止点撕脱骨折固定术		78.65002	股骨外固定架去除术
78.57012	膝关节镜下胫骨髁间棘骨折固定术		78.66001	髌骨内固定物取出术
78.58002	跗骨钢针内固定术		78.66002	膝关节内固定物取出术
78.58003	跗骨螺钉内固定术		78.66003	膝关节镜下内固定物取出术
78.58005	跖骨钢板内固定术		78.66004	髌骨外固定架去除术
78.58006	跖骨钢针内固定术		78.67001	腓骨内固定物取出术
78.58007	跖骨螺钉内固定术		78.67003	胫骨内固定物取出术
78.58008	跖骨髓内针内固定术		78.67004	腓骨外固定架去除术
78.58009	跗骨钢板内固定术		78.67005	胫骨外固定架去除术
78.59019	指骨钢板内固定术		78.68001	跖骨内固定物取出术
78.59022	椎弓根钉内固定术		78.68002	跗骨内固定物取出术
78.59025	椎骨内固定修正术		78.68003	跖骨外固定架去除术
78.59026	脊柱可调节装置置入术（生长棒）		78.68004	跗骨外固定架去除术
78.59027	骨盆钢板内固定术		78.68005	楔骨内固定物取出术
78.59028	骨盆钢针内固定术		78.69002	跟骨内固定物取出术
78.59029	骨盆螺钉内固定术		78.69004	骨盆内固定物取出术
			78.69005	踝关节内固定物取出术

78.69008	髋关节内固定物取出术
78.69011	踝关节外固定架去除术
78.69012	指骨内固定物取出术
78.69013	趾骨内固定物取出术
78.69014	指骨外固定架去除术
78.69015	趾骨外固定架去除术
78.69016	椎骨外固定架去除术
78.69017	骨盆外固定架去除术
78.71001	肩胛骨折骨术
78.71002	锁骨折骨术
78.71003	胸骨折骨术
78.72001	肱骨折骨术
78.73001	尺骨折骨术
78.73002	桡骨折骨术
78.75001	股骨折骨术
78.77001	胫骨折骨术
78.77002	腓骨折骨术
78.78001	跗骨折骨术
78.78002	跖骨折骨术
78.79002	椎骨折骨术
78.99001	骨牵拉延长器置入术
79.01001	肱骨骨折闭合复位术
79.02001	尺骨骨折闭合复位术
79.02004	桡骨骨折闭合复位术
79.03001	掌骨骨折闭合复位术
79.04001	指骨骨折闭合复位术
79.04004	指关节骨折闭合复位术（腕掌关节、掌指关节、指间关节）
79.05002	股骨骨折闭合复位术
79.06001	腓骨骨折闭合复位术
79.06003	胫骨骨折闭合复位术
79.06005	踝关节骨折闭合复位术
79.07002	距骨骨折闭合复位术
79.07003	跗骨骨折闭合复位术
79.07004	跖骨骨折闭合复位术
79.07005	跟骨骨折闭合复位术
79.08003	趾骨骨折闭合复位术
79.09002	髌骨骨折闭合复位术
79.09007	骨盆骨折闭合复位术
79.11002	肱骨骨折闭合复位钢针内固定术

79.11003	肱骨骨折闭合复位螺钉内固定术
79.11004	肱骨骨折闭合复位髓内针内固定术
79.11005	肱骨骨折闭合复位钢板内固定术
79.12003	尺骨骨折闭合复位钢针内固定术
79.12004	桡骨骨折闭合复位钢针内固定术
79.12005	尺骨骨折闭合复位螺钉内固定术
79.12006	桡骨骨折闭合复位螺钉内固定术
79.12007	尺骨骨折闭合复位髓内针内固定术
79.12008	桡骨骨折闭合复位髓内针内固定术
79.12009	尺骨骨折闭合复位钢板内固定术
79.12010	桡骨骨折闭合复位钢板内固定术
79.15006	股骨骨折闭合复位髓内针内固定术
79.15007	股骨骨折闭合复位钢针内固定术
79.15008	股骨骨折闭合复位螺钉内固定术
79.16004	胫骨骨折闭合复位髓内针内固定术
79.16006	胫骨骨折闭合复位螺钉内固定术
79.16007	踝关节骨折闭合复位髓内针内固定术
79.16008	踝关节骨折闭合复位钢针内固定术
79.16009	腓骨骨折闭合复位髓内针内固定术
79.16011	腓骨骨折闭合复位螺钉内固定术
79.16012	胫骨骨折闭合复位钢板内固定术
79.16013	踝关节骨折闭合复位螺钉内固定术
79.16014	腓骨骨折闭合复位钢板内固定术
79.17005	跖骨骨折闭合复位钢针内固定术
79.17006	跖骨骨折闭合复位螺钉内固定术
79.17007	跗骨骨折闭合复位螺钉内固定术
79.17009	跟骨骨折闭合复位钢针内固定术
79.17011	跖骨骨折闭合复位髓内针内固定术
79.17012	跗骨骨折闭合复位钢针内固定术
79.18002	趾骨骨折闭合复位钢针内固定术
79.18003	趾骨骨折闭合复位髓内针内固定术
79.19004	肋骨骨折闭合复位内固定术
79.19005	髌骨骨折闭合复位空心钉内固定术
79.19006	锁骨骨折闭合复位钢板内固定术
79.19007	锁骨骨折闭合复位钢针内固定术
79.19008	锁骨骨折闭合复位螺钉内固定术
79.19009	锁骨骨折闭合复位髓内针内固定术
79.21001	肱骨骨折切开复位术
79.22004	尺骨骨折切开复位术

79.22005 桡骨骨折切开复位术

79.25001 股骨骨折切开复位术

79.26004 腓骨骨折切开复位术

79.26005 胫骨骨折切开复位术

79.27001 踝关节骨折切开复位术

79.27002 跗骨骨折切开复位术

79.27003 跖骨骨折切开复位术

79.27004 跟骨骨折切开复位术

79.28003 趾骨骨折切开复位术

79.29002 锁骨骨折切开复位术

79.29004 髌骨骨折切开复位术

79.31004 肱骨骨折切开复位钢针内固定术

79.31005 肱骨骨折切开复位钢板内固定术

79.31006 肱骨骨折切开复位螺钉内固定术

79.31007 肱骨骨折切开复位髓内针内固定术

79.31008 肱骨骨折切开复位空心钉内固定术

79.31009 肱骨骨折切开复位 TiNi 环抱器内固定术

79.32001 尺骨骨折切开复位钢板内固定术

79.32002 尺骨骨折切开复位髓内针内固定术

79.32009 尺骨骨折切开复位螺钉内固定术

79.32010 尺骨骨折切开复位钢针内固定术

79.32011 桡骨骨折切开复位钢板内固定术

79.32012 桡骨骨折切开复位螺钉内固定术

79.32013 桡骨骨折切开复位髓内针内固定术

79.32014 桡骨骨折切开复位钢针内固定术

79.35016 股骨骨折切开复位钢板内固定术

79.35017 股骨骨折切开复位螺钉内固定术

79.35018 股骨骨折切开复位髓内针内固定术

79.35019 股骨骨折切开复位钢针内固定术

79.36008 腓骨骨折切开复位钢针内固定术

79.36009 踝关节骨折切开复位钢板内固定术

79.36011 踝关节骨折切开复位髓内针内固定术

79.36012 踝关节骨折切开复位钢针内固定术

79.36013 胫骨骨折切开复位钢板内固定术

79.36014 胫骨骨折切开复位螺钉内固定术

79.36015 胫骨骨折切开复位髓内针内固定术

79.36016 胫骨骨折切开复位钢针内固定术

79.36017 腓骨骨折切开复位钢板内固定术

79.36018 腓骨骨折切开复位螺钉内固定术

79.36019 腓骨骨折切开复位髓内针内固定术

79.37011 跗骨骨折切开复位髓内针内固定术

79.37012 跗骨骨折切开复位钢针内固定术

79.37013 跟骨骨折切开复位钢板内固定术

79.37014 跟骨骨折切开复位螺钉内固定术

79.37015 跖骨骨折切开复位螺钉内固定术

79.37016 跖骨骨折切开复位髓内针内固定术

79.37017 跖骨骨折切开复位钢针内固定术

79.37018 跟骨骨折切开复位钢针内固定术

79.37019 跖骨骨折切开复位钢板内固定术

79.38002 趾骨骨折切开复位螺钉内固定术

79.38003 趾骨骨折切开复位髓内针内固定术

79.38004 趾骨骨折切开复位钢针内固定术

79.39001 髌骨骨折切开复位张力带钢丝内固定术

79.39002 髌骨骨折切开复位螺钉内固定术

79.39025 骨盆骨折切开复位螺钉内固定术

79.39026 骨盆骨折切开复位髓内针内固定术

79.39027 骨盆骨折切开复位钢针内固定术

79.39028 肩胛骨骨折切开复位螺钉内固定术

79.39031 距骨骨折切开复位螺钉内固定术

79.39033 距骨骨折切开复位钢针内固定术

79.39034 肋骨骨折切开复位螺钉内固定术

79.39036 肋骨骨折切开复位钢针内固定术

79.39037 髂骨骨折切开复位螺钉内固定术

79.39039 髂骨骨折切开复位钢针内固定术

79.39041 锁骨骨折切开复位髓内针内固定术

79.39042 锁骨骨折切开复位钢针内固定术

79.39043 骨盆骨折切开复位钢板内固定术

79.39044 肩胛骨骨折切开复位钢板内固定术

79.39045 髋骨骨折切开复位钢板内固定术

79.39046 髋骨骨折切开复位螺钉内固定术

79.39048 髋骨骨折切开复位钢针内固定术

79.39049 肋骨骨折切开复位钢板内固定术

79.39051 锁骨骨折切开复位钢板内固定术

79.39052 髌骨骨折切开复位聚髌器内固定术

79.39053 胸骨骨折切开复位钢板内固定术

79.39054 胸骨骨折切开复位螺钉内固定术

79.39055 距骨骨折切开复位钢板内固定术

79.41001	肱骨骨骺分离闭合复位术	80.02001	肘关节假体取出术
79.42001	尺骨骨骺分离闭合复位术	80.02002	肘关节旷置术
79.42002	桡骨骨骺分离闭合复位术	80.03001	腕关节假体取出术
79.45001	股骨骨骺分离闭合复位术	80.04001	指关节假体取出术
79.46001	胫骨骨骺分离闭合复位术	80.05001	髋关节假体取出术
79.71001	肩关节脱位闭合复位术	80.05003	髋关节旷置术
79.72001	肘关节脱位闭合复位术	80.06001	膝关节假体取出术
79.73001	腕关节脱位闭合复位术	80.06002	膝关节旷置术
79.74001	指关节脱位闭合复位术	80.07001	踝关节假体取出术
79.75001	髋关节脱位闭合复位术	80.07002	踝关节旷置术
79.76001	髌骨脱位闭合复位术	80.08001	趾关节假体取出术
79.76002	膝关节脱位闭合复位术	80.08002	趾关节旷置术
79.77001	踝关节脱位闭合复位术	80.09001	人工椎体取出术
79.78001	跖关节脱位闭合复位术	80.11001	肩关节镜下游离体取出术
79.78002	趾关节脱位闭合复位术	80.11002	肩关节切开术
79.79002	环杓关节脱位闭合复位术	80.12001	肘关节镜下游离体取出术
79.79003	颈椎脱位闭合复位术	80.12002	肘关节切开术
79.79005	尺桡关节脱位闭合复位术	80.15001	髋关节镜下游离体取出术
79.79006	腰椎脱位闭合复位术	80.15002	髋关节切开术
79.81002	肩关节脱位切开复位术	80.16001	膝关节镜下游离体取出术
79.81003	肩关节脱位切开复位内固定术	80.16002	膝关节切开术
79.81004	肩锁关节脱位切开复位术	80.16005	膝关节游离体取出术
79.81006	肩锁关节脱位切开复位内固定术	80.17001	踝关节切开术
79.82001	肘关节脱位切开复位内固定术	80.18001	跖趾关节切开术
79.82002	肘关节脱位切开复位术	80.18002	趾关节切开术
79.85001	髋关节脱位切开复位内固定术	80.18003	跖趾关节镜下游离体取出术
79.85002	髋关节脱位切开复位术	80.21001	肩关节镜检查
79.86002	胫骨结节内下移位术［改良 Hauser 手术］	80.22001	肘关节镜检查
		80.23001	腕关节镜检查
79.86003	膝关节脱位切开复位术	80.24001	指关节镜检查
79.87001	踝关节脱位切开复位术	80.25001	髋关节镜检查
79.88001	趾关节脱位切开复位术	80.26001	膝关节镜检查
79.88003	跗跖关节脱位切开复位术	80.27001	踝关节镜检查
79.89001	尺桡关节脱位切开复位术	80.28001	趾关节镜检查
79.89002	颈椎脱位切开复位内固定术	80.41002	肩关节镜下关节松解术
79.89003	颈椎脱位切开复位术	80.42002	肘关节镜下关节松解术
79.89006	腰椎脱位切开复位内固定术	80.49004	骶骨韧带切断术
79.89007	腰椎脱位切开复位术	80.51008	前入路颈椎间盘切除术
80.01001	肩关节假体取出术	80.51011	后入路胸椎间盘切除术
80.01002	肩关节旷置术	80.51013	后入路腰椎间盘切除术

80.51014	腰椎间盘髓核切除术
80.51023	颈椎间盘切除伴椎板切除术
80.51024	颈椎间盘切除伴半椎板切除术
80.51025	颈椎间盘髓核切除术
80.51026	椎间盘镜下后入路颈椎间盘切除术
80.51027	胸椎间盘切除伴椎板切除术
80.51028	胸椎间盘切除伴半椎板切除术
80.51029	胸椎间盘髓核切除术
80.51031	椎间盘镜下前入路胸椎间盘切除术
80.51032	椎间盘镜下前入路颈椎间盘切除术
80.51033	椎间盘镜下后入路腰椎间盘切除术
80.51034	椎间盘镜下前入路腰椎间盘切除术
80.51035	腰椎间盘切除伴椎板切除术
80.51036	腰椎间盘切除伴半椎板切除术
80.51037	经皮腰椎间盘髓核切吸术
80.51038	腰椎间盘髓核切除伴椎板切除术
80.51039	前外侧入路腰椎间盘切除术
80.52008	椎间盘化学溶解术
80.59001	椎间盘射频消融术
80.59003	椎间盘激光汽化术
80.6001	膝半月板部分切除术
80.6002	膝半月板切除术
80.6004	膝关节镜下内侧半月板部分切除术
80.6005	膝关节镜下半月板部分切除术
80.6006	膝关节镜下半月板切除术
80.6007	膝内侧半月板切除术
80.6008	膝外侧半月板切除术
80.6009	膝关节镜下外侧半月板部分切除术
80.6010	膝关节镜下外侧半月板切除术
80.6011	膝关节镜下内侧半月板切除术
80.71001	肩关节镜下滑膜切除术
80.71002	肩关节滑膜切除术
80.72001	肘关节滑膜切除术
80.72002	肘关节镜下滑膜切除术
80.75001	髋关节滑膜切除术
80.75002	髋关节镜下滑膜切除术
80.76002	膝关节滑膜切除术
80.76004	膝关节镜下滑膜切除术
80.77001	踝关节滑膜切除术
80.77002	踝关节镜下滑膜切除术
80.78002	跖关节镜下跖关节滑膜切除术
80.78003	趾关节滑膜切除术
80.78004	趾关节镜下滑膜切除术
80.81001	肩关节病损切除术
80.81002	肩关节镜下病损切除术
80.82001	肘关节镜下病损切除术
80.82002	肘关节病损切除术
80.82003	肘关节镜下微骨折术
80.85001	髋关节病损切除术
80.85004	髋关节镜下病损切除术
80.86003	膝关节病损切除术
80.86005	膝关节镜下病损切除术
80.86009	膝关节镜下微骨折术
80.87002	踝关节病损切除术
80.87006	踝关节镜下病损切除术
80.87007	踝关节镜下微骨折术
80.88001	趾关节病损切除术
80.88004	跖趾关节镜下病损切除术
80.89001	骶髂关节病损切除术
80.89004	项韧带病损切除术
80.89005	胸锁关节病损切除术
80.98001	跖趾关节切除术
80.99001	黄韧带部分切除术
80.99002	假关节切除术
80.99003	颈椎后路小关节切除术
80.99004	肋软骨切除术
80.99005	项韧带切除术
80.99006	颈椎前路小关节切除术
81.01001	前入路寰 - 枢椎融合术
81.01007	后入路寰 - 枢椎融合术
81.01008	前入路枕 - 颈椎融合术
81.01009	后入路枕 - 颈椎融合术
81.01011	经口枕 - 颈椎融合术
81.02001	前入路颈椎融合术
81.02002	前外侧入路颈椎融合术
81.03001	后入路颈椎融合术
81.03002	后外侧入路颈椎融合术
81.04001	前入路胸椎融合术
81.04003	前入路胸腰椎融合术
81.04004	前外侧入路胸椎融合术

81.04005	前外侧入路胸腰椎融合术
81.05002	后入路胸腰椎融合术
81.05004	后入路胸椎融合术
81.05005	后外侧入路胸椎融合术
81.05006	后外侧入路胸腰椎融合术
81.06001	前入路腰椎融合术
81.06004	前入路腰骶椎融合术
81.06005	前外侧入路腰椎融合术
81.06006	前外侧入路腰骶椎融合术
81.07002	腰骶椎外侧横突融合术
81.08013	后入路腰骶椎融合术
81.08015	后入路腰椎融合术
81.08016	后外侧入路腰椎融合术
81.08017	后外侧入路腰骶椎融合术
81.08018	经椎间孔入路腰椎体融合术
81.11001	踝关节融合术
81.11002	胫距骨融合术
81.11003	踝关节镜下踝关节融合术
81.12001	足三关节融合术
81.13002	距骨下融合术
81.13004	踝关节镜下距下关节融合术
81.14001	跗骨间融合术
81.14002	足外侧柱延长术
81.15001	跗跖关节融合术
81.16001	跖趾关节融合术
81.17001	跟骨关节融合术
81.17003	趾关节融合术
81.21001	髋关节固定术
81.22001	膝关节固定术
81.23001	肩关节固定术
81.23002	肩关节喙突截骨移位固定术 [Latajet 手术]
81.23003	肩关节肩盂植骨固定术
81.23004	肩关节镜下盂唇固定术
81.23005	肩关节盂唇固定术
81.24001	肘关节固定术
81.29001	骶髂关节固定术
81.31001	前入路寰 - 枢椎翻修术
81.31002	后入路寰 - 枢椎翻修术
81.31003	前入路枕 - 颈椎翻修术
81.31004	后入路枕 - 颈椎翻修术
81.31005	经口寰 - 枢椎翻修术
81.31006	经口枕 - 颈椎翻修术
81.32001	前入路颈椎翻修术
81.32002	前外侧入路颈椎翻修术
81.33001	后入路颈椎翻修术
81.33002	后外侧入路颈椎翻修术
81.34001	前入路胸椎翻修术
81.34002	前入路胸腰椎翻修术
81.34003	前外侧入路胸椎翻修术
81.34004	前外侧入路胸腰椎翻修术
81.35001	后入路胸椎翻修术
81.35002	后入路胸腰椎翻修术
81.35003	后外侧入路胸椎翻修术
81.35004	后外侧入路胸腰椎翻修术
81.36001	前入路腰椎翻修术
81.36002	前入路腰骶椎翻修术
81.36003	前外侧入路腰椎翻修术
81.36004	前外侧入路腰骶椎翻修术
81.37001	腰椎外侧横突翻修术
81.37002	腰骶椎外侧横突翻修术
81.38001	后入路腰椎翻修术
81.38002	后入路腰骶椎翻修术
81.38003	后外侧入路腰椎翻修术
81.38004	后外侧入路腰骶椎翻修术
81.38005	经椎间孔入路腰椎体翻修术
81.40002	髋关节修补术
81.40004	髋关节镜下髋关节成形术
81.40005	髋关节镜下盂唇修补术
81.40006	髋关节镜下软骨成形术
81.42001	膝关节五联修补术
81.43001	膝关节三联修补术
81.44002	髌骨稳定术
81.45001	膝后十字韧带重建术
81.45004	膝前十字韧带重建术
81.45008	膝关节镜下后十字韧带重建术
81.45009	膝关节镜下前十字韧带重建术
81.46001	侧副韧带修补术
81.47001	膝关节半月板成形术
81.47005	膝关节镜下半月板成形术

81.47012 膝关节镜下异体外侧半月板移植术

81.47013 膝关节镜下半月板缝合术

81.47014 膝关节镜下半月板移植术

81.47015 膝关节镜下软骨成形术

81.47016 膝关节镜下软骨细胞移植术

81.47017 膝关节镜下软骨修复术

81.47018 膝关节镜下异体骨软骨移植术

81.47019 膝关节镜下自体骨软骨移植术

81.49001 踝关节修补术

81.49002 踝关节镜下软骨成形术

81.49003 踝关节镜下软骨修复术

81.49004 踝关节镜下异体骨软骨移植术

81.49005 踝关节镜下自体骨软骨移植术

81.49006 踝关节镜下软骨细胞移植术

81.51003 全髋关节置换术

81.52002 髋臼置换术

81.52003 人工股骨头置换术

81.52004 人工双动股骨头置换术

81.53002 髋关节修正术

81.54002 全膝关节表面置换术

81.54004 膝关节单髁表面置换术

81.54005 膝关节髌股表面置换术

81.54007 膝关节双间室置换术

81.54008 铰链式人工膝关节置换术

81.55001 膝关节修正术

81.56001 全踝关节置换术

81.57001 跖趾关节置换术

81.57002 趾关节置换术

81.65003 经皮穿刺椎体成形术

81.66001 经皮穿刺脊柱后凸成形术

81.66002 腰椎骨折球囊扩张成形术

81.66003 胸椎骨折球囊扩张成形术

81.80001 全肩关节置换术

81.80003 肩关节表面置换术

81.81001 肩关节部分置换术

81.81002 人工肱骨头置换术

81.82001 复发性肩关节脱位修补术

81.83001 肩关节成形术

81.83003 肩关节囊修复重建术

81.83004 肩关节修补术

81.83005 肩关节成形翻修术

81.83006 肩袖修补术

81.83007 肩关节镜下关节囊热紧缩术

81.83008 肩关节镜下肩袖修补术

81.84001 肘关节置换术

81.84002 人工桡骨头置换术

81.85001 肱骨髁间成形术

81.85002 肘关节成形术

81.85004 肘关节镜下软骨成形术

81.85005 肘关节镜下软骨修复术

81.85006 肘关节镜下异体骨软骨移植术

81.85007 肘关节镜下自体骨软骨移植术

81.85008 肘关节镜下软骨细胞移植术

81.93001 上肢关节囊缝合术

81.93002 上肢韧带缝合术

81.93009 肘关节镜下韧带重建术

81.94001 踝关节韧带修补术

81.94002 踝关节囊缝合术

81.94003 足韧带缝合术

81.94004 踝韧带缝合术

81.94005 足关节囊缝合术

81.94006 踝关节镜下韧带修补术

81.94007 踝关节镜下韧带重建术

81.95001 髌韧带缝合术

81.95003 下肢关节囊缝合术

81.95004 下肢韧带缝合术

81.96003 髌韧带重建术

81.96009 关节软骨修复术

81.96015 韧带修补术

81.96017 跖趾关节镜下软骨成形术

81.96018 跖趾关节镜下软骨修复术

81.96019 足趾关节游离移植术

81.96021 膝关节后外侧角重建术

81.96022 膝关节镜下膝关节内侧髌股韧带重建术

81.96023 膝关节内侧髌股韧带重建术

81.96024 膝关节镜下膝后十字韧带再附着术

81.96025 膝后交叉韧带再附着术

81.96026 膝关节镜下髌骨内侧支持带紧缩缝合术

81.96027	髌骨内侧支持带紧缩缝合术
81.96028	膝关节镜下髌韧带移位术
81.96029	髌韧带移位术
81.96031	髌骨外侧支持带松解术
81.97002	肘关节翻修术
82.11002	侧腱束切断术
82.71003	游离腱片法屈肌腱滑车重建术
82.71004	腱环法屈肌腱滑车重建术
83.01001	肌腱探查术
83.01002	腱鞘切开术
83.02002	肌切开术
83.02003	肌肉切开异物取出术
83.02004	肌肉切开引流术
83.02005	前臂切开减压术
83.02006	小腿减张术
83.03001	黏液囊切开术
83.09001	筋膜切开术
83.09003	筋膜间隙切开减压术
83.09008	软组织切开异物取出术
83.09009	软组织探查术
83.11001	跟腱切断术
83.12001	髋部内收肌腱切断术
83.13001	腓肠肌腱膜松解术
83.13003	髂腰肌腱切断术
83.13004	前臂肌腱松解术
83.13006	下肢肌腱松解术
83.14002	髂胫束切断术
83.14004	臀筋膜切断术
83.14006	跖筋膜切断术
83.19001	股内收肌切断术
83.19003	腘绳肌切断术
83.19005	环咽肌切断术
83.19006	肌肉切断术
83.19007	肌肉松解术
83.19008	肩胛提肌切断术
83.19009	单侧内收肌和髂腰肌切断术
83.19012	髂腰肌切断术
83.19013	前斜角肌切断术
83.19017	臀肌切断术
83.19019	胸腔镜下胸锁乳突肌切断术
83.19021	胸锁乳突肌切断术
83.19023	髋关节镜下髂腰肌松解术
83.19024	中、前斜角肌切断术
83.29001	肌腱、血管、神经探查术
83.29002	手肌腱、血管、神经探查术
83.29003	足肌腱、血管、神经探查术
83.31001	跟腱病损切除术
83.31002	肌腱病损切除术
83.31004	腱鞘病损切除术
83.31008	踝关节镜下跟腱病损切除术
83.32001	背部肌肉病损切除术
83.32002	肌肉病损切除术
83.32007	躯干肌肉病损切除术
83.32009	上肢肌肉病损切除术
83.32012	下肢肌肉病损切除术
83.39004	筋膜病损切除术
83.39016	滑囊病损切除术
83.39017	软组织病损切除术
83.41001	肌腱切取术
83.42001	肌腱切除术
83.42002	腱膜切除术
83.42003	腱鞘切除术
83.43001	肌肉切取术
83.43002	筋膜切除术用于移植
83.44001	筋膜切除术
83.44002	阔筋膜部分切除术
83.44003	足筋膜切除术
83.45001	肌肉切除术
83.45003	肩胛舌骨肌部分切除术
83.45004	颈伸肌部分切除术
83.45005	前斜角肌切除术
83.45006	咬肌部分切除术
83.45007	中斜角肌部分切除术
83.5001	黏液囊切除术
83.61002	腱鞘缝合术
83.62001	肌腱延迟缝合术
83.63001	回旋肌环带修补术
83.64003	跟腱缝合术
83.64007	前臂肌腱缝合术
83.64008	上肢肌腱缝合术

83.64009	腕部肌腱缝合术		83.82011	胸大肌移植术
83.64011	下肢肌腱缝合术		83.83001	肌腱滑车重建术
83.64013	趾肌腱缝合术		83.85001	腓骨长短肌腱延长术
83.64015	踇长伸肌腱缝合术		83.85002	跟腱缩短术
83.65001	腹直肌缝合术		83.85003	跟腱延长术
83.65002	肱二头肌缝合术		83.85004	肱二头肌腱延长术
83.65003	肱三头肌缝合术		83.85005	腘肌延长术
83.65005	股二头肌缝合术		83.85006	肌腱紧缩术
83.65006	股四头肌缝合术		83.85007	肌腱延长术
83.65011	胫前肌缝合术		83.85008	伸趾肌腱延长术
83.65012	前臂肌缝合术		83.85009	足屈肌腱延长术
83.65013	三角肌缝合术		83.85010	足伸肌腱延长术
83.65014	肛提肌缝合术		83.86001	股四头肌成形术
83.65015	臀部肌缝合术		83.87001	肌肉成形术
83.65016	下肢肌肉缝合术		83.87003	肩关节肌肉成形术
83.65017	胸锁乳突肌缝合术		83.87005	三角肌重建术
83.71001	肌腱前徙术		83.87007	下肢肌肉成形术
83.72001	肌腱后徙术		83.87009	胸大肌成形术
83.73002	肌腱再接术		83.88001	跟腱修补术
83.74001	肌肉再接术		83.88003	肌腱成形术
83.75001	肌腱转移术		83.88005	肌腱固定术
83.75003	前臂肌腱移位术		83.88012	足部肌腱成形术
83.76002	胫前肌腱移位术		83.88014	肩关节镜下肱二头肌肌腱长头固定术
83.76003	髂胫束移位术			
83.76005	足趾肌腱移位术		83.89001	筋膜成形术
83.77001	下肢肌肉移植术		83.89002	筋膜断蒂术
83.77003	胫后肌移植术		83.91001	关节镜下臀肌挛缩松解术
83.79001	肌肉移位术		83.91004	前臂束带松解术
83.79002	胫后肌前移术		83.91005	上肢肌腱粘连松解术
83.79003	胫前肌外移术		83.91006	臀肌筋膜挛缩松解术
83.79004	斜方肌代三角肌术		83.91007	臀肌粘连松解术
83.81001	肌腱移植术		83.91008	下肢肌腱粘连松解术
83.81002	异体肌腱移植术		83.91009	下肢束带松解术
83.82001	背阔肌移植术		83.92001	骨骼肌电刺激器置入术
83.82002	肌肉移植术		83.92002	骨骼肌电刺激器置换术
83.82003	筋膜移植术		83.93001	骨骼肌电刺激器去除术
83.82005	颞筋膜移植术		83.94001	黏液囊抽吸
83.82007	背阔肌游离移植术		83.96001	黏液囊治疗性物质注射
83.82008	肌肉游离移植术		83.97001	腱治疗性物质注射
83.82009	股薄肌移植术		83.98001	软组织治疗性物质局部注射

83.99002	黏液囊缝合术	84.55001	骨空隙填补物置入术
83.99003	肌腱打孔术	84.55003	丙烯酸水泥骨空隙填充
84.05001	前臂离断术	84.55004	钙质骨空隙填充
84.06001	肘关节离断术	84.55005	聚甲基丙烯酸甲酯骨空隙填充
84.07001	上臂离断术	84.56001	水泥间隔物置入术
84.08001	肩关节离断术	84.57001	水泥间隔物取出术
84.09001	肩胛带离断术	84.61001	颈椎部分间盘假体置入术
84.11001	趾关节离断术	84.62001	颈椎全部间盘假体置入术
84.11002	趾离断术	84.63002	胸椎全部间盘假体置入术
84.12001	足离断术	84.63003	胸椎部分间盘假体置入术
84.13001	踝关节离断术	84.64001	腰椎部分间盘假体置入术
84.14001	经胫骨和腓骨踝部的踝离断术	84.64003	腰椎棘突间腰椎稳定器置入术
84.15002	经胫骨和腓骨的小腿离断术	84.65001	腰椎全部间盘假体置入术
84.16001	膝关节离断术	84.66001	颈人工椎间盘翻修术
84.17001	大腿离断术	84.66002	颈人工椎间盘假体置换术
84.18001	髋关节离断术	84.67001	胸人工椎间盘假体置换术
84.19001	半侧骨盆切除术	84.67002	胸人工椎间盘翻修术
84.21001	拇指再植术	84.68001	腰人工椎间盘翻修术
84.22001	手指再植术	84.68002	腰人工椎间盘假体置换术
84.23003	前臂再植术	84.71001	应用单平面外固定架
84.23004	手再植术	84.72001	应用环形外固定架系统
84.23005	腕再植术	84.73001	应用组合外固定架系统
84.23006	掌再植术	85.12001	乳腺组织切除活检术
84.24001	上臂再植术	85.21003	乳房病损切除术
84.25001	趾再植术	85.21004	乳房病损微创旋切术
84.26001	足再植术	85.21019	乳房腺体区段切除术
84.27001	小腿再植术	85.22001	乳房象限切除术
84.28001	大腿再植术	85.23001	乳腺局部扩大切除术
84.3001	残端修正术	85.23002	乳房次全切除术
84.44001	臂假肢装置置入术	85.24001	副乳切除术
84.48001	小腿假肢装置置入术	85.24002	副乳头切除术
84.51002	碳纤维脊椎融合物置入术	85.25001	乳头切除术
84.51003	陶瓷脊椎融合物置入术	85.34002	单侧皮下乳房切除术
84.51004	金属脊椎融合物置入术	85.35001	双侧皮下乳房切除伴假体置入术
84.51005	塑胶脊椎融合物置入术	85.36001	双侧皮下乳房切除术
84.51006	钛合金脊椎融合物置入术	85.41001	单侧乳房切除术
84.52001	重组骨形态形成蛋白置入术	85.42001	双侧乳房切除术
84.53001	肢体内部延长装置置入伴动力分离术	85.81001	乳房裂伤缝合术
		85.86001	乳头移位术
84.54001	肢体内部延长装置置入术	85.87001	乳头成形术

86.04011　皮肤和皮下组织切开引流术

86.05004　皮肤和皮下组织切开异物取出术

86.06004　药物治疗泵置入

86.06005　静脉输注泵置入

86.23001　甲床去除术

86.23002　甲根部分去除术

86.23003　甲襞去除术

86.23005　拔甲术

86.24001　皮肤病损显微外科手术 [Mohs 手术]

86.3047　　皮肤病损切除术

86.3072　　皮下组织病损切除术

86.4004　　皮肤病损根治性切除术

86.59006　皮肤缝合术

86.81002　面肌悬吊术

86.84035　皮肤蹼状松解术

86.86001　甲成形术

86.89011　残端皮肤修整术

86.89014　颈部皮肤部分切除整形术

92.27002　放射性粒子置入放射治疗

98.01001　口腔内异物去除

98.02001　食管内异物去除

98.03001　内镜下胃内异物去除

98.03002　内镜下十二指肠内异物去除

98.04001　内镜下大肠内异物去除

98.05001　肛管内异物去除

98.05002　直肠内异物去除

98.11001　耳内异物去除

98.12001　鼻腔内异物去除

98.13001　咽内异物去除

98.14001　喉内异物去除

98.15001　（内镜下）（支）气管异物取出

98.15002　支气管内异物去除

98.16001　子宫内异物去除

98.17001　阴道内异物去除

98.18001　造口腔内异物去除

98.19001　尿道内异物去除

98.21001　眼表浅异物去除

98.22001　结膜嵌入异物去除

98.22002　颈部异物去除

98.22003　头皮异物去除

98.24001　阴茎异物去除

98.24002　阴囊异物去除

98.25001　躯干异物去除

98.26001　手异物去除

98.27001　上肢异物去除

98.28001　足异物去除

98.29001　下肢异物去除

VR13　损伤，伴并发症与合并症
VR15　损伤，不伴并发症与合并症

主要诊断包括：

S00.053　头皮血肿机化

S07.001　面部挤压伤

S07.101　颅骨挤压伤

S07.901　头部挤压伤

S08.001　头皮撕脱

S08.901　头部分创伤性切断

S09.001　头部血管损伤

S09.701　头部多处损伤

S11.701　颈部多处开放性损伤

S11.811　颈部开放性损伤伴颈椎骨折

S11.821　颈部开放性损伤伴颈椎脱位

S11.882　锁骨上区开放性损伤

S11.901　颈部开放性损伤

S15.802　创伤性椎动静脉瘘

S15.803　创伤性甲状腺血管损伤

S17.901　颈部挤压伤

S18xx01　砍头

S19.701　颈部多处损伤

S19.901　颈部损伤

S21.001　乳房开放性损伤

S21.101　胸前壁开放性损伤

S21.102　胸骨前区开放性损伤

S21.201　背部开放性损伤

S21.202　胸壁外部开放性损伤

S21.203　胸后壁开放性损伤

S21.701　胸壁多处开放性损伤

S21.811　胸部开放性损伤伴骨折

S21.821　胸部开放性损伤伴脱位

S21.831　胸部开放性损伤伴胸内损伤

S21.901	胸壁开放性损伤		S39.908	会阴损伤
S21.902	胸部开放性损伤		S41.001	肩部开放性损伤
S31.001	会阴开放性损伤		S41.002	肩胛带开放性损伤
S31.002	臀部开放性损伤		S41.101	上臂开放性损伤
S31.003	骶骨区开放性损伤		S41.701	肩和上臂多处开放性损伤
S31.004	骨盆开放性损伤		S41.801	腋窝开放性损伤
S31.005	下背开放性损伤		S41.802	肩胛区开放性损伤
S31.101	腹壁开放性损伤		S41.811	肩部开放性损伤伴骨折
S31.102	腹上部开放性损伤		S41.812	上臂开放性损伤伴骨折
S31.103	胁腹开放性损伤		S41.821	肩部开放性损伤伴脱位
S31.104	腹股沟开放性损伤		S41.822	上臂开放性损伤伴脱位
S31.105	髂区开放性损伤		S47xx01	上臂挤压伤
S31.106	腹股沟区开放性损伤		S47xx02	肩部挤压伤
S31.107	阴部开放性损伤		S48.001	肩关节切断
S31.701	腹部和下背及骨盆多处开放性损伤		S48.101	上臂切断
S31.801	腹部开放性损伤		S49.701	肩和上臂多处损伤
S31.802	肛门括约肌裂伤		S49.901	肩部损伤
S31.811	下背开放性损伤伴骨折		S49.902	上臂损伤
S31.812	骨盆开放性损伤伴骨折		S51.001	肘部开放性损伤
S31.821	下背开放性损伤伴脱位		S51.701	前臂多处开放性损伤
S31.822	骨盆开放性损伤伴脱位		S51.811	前臂开放性损伤伴骨折
S31.831	腹部开放性损伤伴腹内器官损伤		S51.821	前臂开放性损伤伴脱位
S35.001	创伤性腹主动脉瘤		S51.901	前臂开放性损伤
S35.702	髂血管损伤		S57.001	肘部挤压伤
S35.901	腹部血管损伤		S57.901	前臂挤压伤
S35.902	下背血管损伤		S58.001	肘创伤性切断
S35.903	骨盆血管损伤		S58.101	肘和腕关节之间水平创伤性切断
S38.102	腹部挤压伤		S58.901	前臂创伤性切断
S38.103	下背挤压伤		S59.701	前臂多处损伤
S38.104	骨盆挤压伤		S59.901	前臂损伤
S38.301	躯干切断		S61.001	手指开放性损伤
S38.302	腹部切断		S61.002	拇指开放性损伤
S38.303	下背切断		S61.101	手指开放性损伤伴指甲损伤
S38.304	骨盆切断		S61.102	拇指开放性损伤伴指甲损伤
S39.601	腹内器官伴盆腔器官损伤		S61.701	腕和手多处开放性损伤
S39.701	腹部和下背及骨盆部多处损伤		S61.811	腕和手开放性损伤伴骨折
S39.901	腹部损伤		S61.812	手部开放性损伤伴骨折
S39.902	下背损伤		S61.813	腕部开放性损伤伴骨折
S39.903	盆腔损伤		S61.821	腕和手开放性损伤伴脱位
S39.904	腹股沟损伤		S61.822	手部开放性损伤伴脱位

S61.823	腕部开放性损伤伴脱位	S81.701	小腿多处开放性损伤
S61.881	手掌开放性损伤	S81.811	小腿开放性损伤伴骨折
S61.901	腕和手开放性损伤	S81.821	小腿开放性损伤伴脱位
S61.902	腕部开放性损伤	S81.881	腓部开放性损伤
S61.903	手部开放性损伤	S81.882	腘窝开放性损伤
S61.904	手部爆炸伤	S81.883	胫部开放性损伤
S61.905	手部套脱伤	S81.901	小腿开放性损伤
S67.001	拇指挤压伤	S81.902	小腿撕脱伤
S67.002	手指挤压伤	S87.001	膝部挤压伤
S67.003	手指碾挫伤	S87.801	小腿挤压伤
S67.801	腕部挤压伤	S88.001	膝部切断
S67.802	手部挤压伤	S88.101	小腿部切断
S67.803	手部碾挫伤	S89.701	小腿多处损伤
S68.002	拇指不全切断	S89.901	小腿损伤
S68.003	拇指完全离断	S91.001	踝部开放性损伤
S68.102	单指完全离断	S91.101	趾部开放性损伤
S68.202	多指完全离断	S91.201	趾部开放性损伤伴趾甲损伤
S68.401	手腕部创伤性切断	S91.302	足部套脱伤
S68.801	掌部创伤性切断	S91.303	跟部开放性损伤
S69.701	腕和手多处损伤	S91.3x812	踝部开放性损伤伴骨折
S69.901	腕部损伤	S91.3x813	足部开放性损伤伴骨折
S69.902	手部损伤	S91.3x822	踝部开放性损伤伴脱位
S69.903	拇指损伤	S91.701	踝和足多处开放性损伤
S69.904	手指损伤	S91.702	踝部多处开放性损伤
S71.001	髋部开放性损伤	S91.703	足部多处开放性损伤
S71.101	大腿开放性损伤	S97.001	踝部挤压伤
S71.701	髋和大腿多处开放性损伤	S97.101	趾部挤压伤
S71.811	髋部开放性损伤伴骨折	S97.801	足部挤压伤
S71.812	股部开放性损伤伴骨折	S97.802	踝和足挤压伤
S71.821	髋部开放性损伤伴脱位	S98.001	踝部切断
S71.822	股部开放性损伤伴脱位	S98.101	单趾切断
S77.001	髋部挤压伤	S98.201	两趾切断
S77.101	大腿挤压伤	S98.202	多趾切断
S77.201	髋和大腿挤压伤	S99.701	足部多处损伤
S78.001	髋部切断	S99.702	踝部多处损伤
S78.101	大腿部切断	S99.901	足部损伤
S79.701	髋和大腿多处损伤	S99.902	踝部损伤
S79.901	髋部损伤	T01.001	头和颈开放性损伤
S79.902	大腿损伤	T01.101	胸伴腹和下背及骨盆开放性损伤
S81.001	膝部开放性损伤	T01.201	上肢多处开放性损伤

T01.301　下肢多处开放性损伤

T01.601　上肢和下肢多处开放性损伤

T01.901　多处开放性损伤

T01.902　多处动物咬伤

T01.903　多处切割伤

T01.904　多处撕裂伤

T01.905　多处穿刺伤口

T02.001　头和颈骨折

T02.011　头和颈开放性骨折

T02.401　双上肢多发性骨折

T02.411　双上肢多发性开放性骨折

T02.501　双下肢多发性骨折

T02.511　双下肢多发性开放性骨折

T02.601　上肢伴下肢多发性骨折

T02.611　上肢伴下肢多发性开放性骨折

T02.701　胸伴下背和骨盆及四肢骨折

T02.711　胸伴下背和骨盆及四肢开放性骨折

T02.901　多发性骨折

T02.911　多发性开放性骨折

T03.203　上肢多处损伤

T04.001　头和颈挤压伤

T04.101　躯干挤压伤

T04.201　上肢多处挤压伤

T04.301　下肢多处挤压伤

T04.401　上肢和下肢多处挤压伤

T04.701　胸伴腹和下背及骨盆和四肢挤压伤

T04.901　多处挤压伤

T05.001　双手创伤性切断

T05.101　手和对侧臂创伤性切断

T05.201　双臂创伤性切断

T05.301　双足创伤性切断

T05.302　双足部分创伤性切断

T05.401　足和对侧小腿创伤性切断

T05.501　双小腿创伤性切断

T05.601　上肢和下肢创伤性切断

T05.801　胸部创伤性切断

T05.802　腹部创伤性切断

T05.901　多处创伤性切断

T06.301　多处血管损伤

T06.501　胸内器官伴腹内及盆腔器官开放性损伤

T06.502　胸内器官伴腹内及盆腔器官损伤

T07xx01　多处损伤

T09.101　躯干开放性损伤

T09.601　躯干创伤性切断

T11.101　上肢开放性损伤

T11.102　上肢撕脱伤

T11.601　臂创伤性切断

T11.602　上肢创伤性切断

T11.901　上肢损伤

T13.101　下肢开放性损伤

T13.601　下肢创伤性切断

T79.803　创伤性指坏死

T79.805　创伤性凝血病

W19.993　摔伤

W26.991　刀刺伤

W37.991　轮胎爆炸伤

W40.993　爆炸性气体爆炸伤

X99.996　切割或穿刺器加害

VS19　过敏反应

主要诊断包括：

T78.001　食物所致过敏性休克

T78.201　过敏性休克

T78.202　赫克斯海默反应 [1]

T78.301　血管神经性水肿

T78.302　胃肠型荨麻疹

T78.303　耳廓血管神经性反应

T78.304　巨大荨麻疹

T78.401　变态反应

T78.402　过敏反应

T80.301　血型不配合性输血

T80.401　Rh 不配合性反应

T80.501　血清过敏反应

T80.502　血清过敏性休克

T80.601　血清病

---

[1] 赫克斯海默反应即赫氏反应。

T80.602　血清性荨麻疹

T80.603　血清病样反应

T80.604　血清性皮疹

T80.605　血清中毒

T80.606　蛋白质过敏病

T80.901　输血反应

T80.902　输液反应

T88.602　药物引起的过敏性休克

T88.704　药物超敏综合征

VS23　药物及其他物质中毒 / 毒性反应，伴并发症与合并症

VS25　药物及其他物质中毒 / 毒性反应，不伴并发症与合并症

主要诊断包括：

F11.203　镇痛药物成瘾

F13.001　镇静剂或催眠剂急性中毒

F13.201　巴比妥盐药物成瘾

F13.202　安眠药物成瘾

F13.203　镇静剂或催眠剂依赖综合征

F13.301　镇静剂或催眠剂戒断状态

F13.401　伴有谵妄的镇静剂或催眠剂戒断状态

F13.501　镇静剂或催眠剂所致的精神病性障碍

F13.601　镇静剂或催眠剂所致的遗忘综合征

F13.701　镇静剂或催眠剂所致的残留性和迟发性精神障碍

F13.901　镇静剂或催眠剂所致的精神和行为障碍

F15.003　苯丙胺类兴奋剂急性中毒

F15.004　氯胺酮急性中毒

F16.002　致幻剂急性中毒

F16.102　致幻剂非成瘾性滥用

F16.103　致幻剂的有害使用

F16.201　致幻剂依赖综合征

F16.301　致幻剂戒断状态

F16.401　伴有谵妄的致幻剂戒断状态

F16.501　致幻剂所致的精神病性障碍

F16.601　致幻剂所致的遗忘综合征

F16.701　致幻剂所致的残留性和迟发性精神病性障碍

F16.901　致幻剂所致的精神和行为障碍

F17.001　烟草急性中毒

F17.101　烟草的有害使用

F17.201　烟草依赖综合征

F17.301　烟草戒断状态

F17.401　伴有谵妄的烟草戒断状态

F17.501　烟草所致的精神病性障碍

F17.601　烟草所致的遗忘综合征

F17.701　烟草所致的残留性和迟发性精神病性障碍

F17.901　烟草所致的精神和行为障碍

F18.001　挥发性溶剂急性中毒

F18.101　挥发性溶剂的有害使用

F18.201　挥发性溶剂依赖综合征

F18.301　挥发性溶剂戒断状态

F18.401　伴有谵妄的挥发性溶剂戒断状态

F18.501　挥发性溶剂所致的精神病性障碍

F18.601　挥发性溶剂所致的遗忘综合征

F18.701　挥发性溶剂所致的残留性和迟发性精神病性障碍

F18.901　挥发性溶剂所致的精神和行为障碍

F19.002　多种药物和其他精神活性物质急性中毒

F19.201　APC[1] 药物成瘾

F19.203　多种药物和其他精神活性物质依赖综合征

F19.302　多种药物和其他精神活性物质戒断状态

F19.401　伴有谵妄的多种药物和其他精神活性物质戒断状态

F19.508　多种药物和其他精神活性物质所致的精神病性障碍

---

[1]APC 疑为复方阿司匹林，以下同此。

F19.601	多种药物和其他精神活性物质所致的遗忘综合征	T37.801	羟基喹啉衍生物中毒 [5]
F19.701	多种药物和其他精神活性物质所致的残留性和迟发性精神病性障碍	T37.901	全身性抗感染药中毒
		T37.902	全身性抗寄生虫药中毒
F19.901	多种药物和其他精神活性物质所致的精神和行为障碍	T38.001	医源性类固醇性糖尿病
		T38.002	糖皮质激素类及其合成的类似物中毒
F19.902	APC 中毒致精神障碍	T38.101	甲状腺激素及其衍生物中毒
F19.903	阿的平中毒致精神障碍 [1]	T38.201	抗甲状腺药中毒
F19.904	合霉素中毒致精神障碍	T38.301	医源性高胰岛素血症
F19.905	考的松中毒致精神障碍 [2]	T38.302	胰岛素中毒
F19.906	眠尔通中毒致精神障碍 [3]	T38.303	口服抗糖尿病药中毒
F19.907	药物源性精神障碍	T38.401	口服避孕药中毒
T36.001	青霉素类中毒	T38.501	雌激素中毒
T36.101	先锋霉素中毒	T38.502	孕激素中毒
T36.102	头孢菌素中毒	T38.601	三苯氧胺中毒 [6]
T36.103	β 内酰胺类抗生素中毒	T38.701	雄激素类及其促组成代谢的同类药中毒
T36.201	氯霉素族中毒		
T36.301	红霉素中毒	T38.801	垂体前叶激素类中毒
T36.302	大环内酯类中毒	T38.901	激素类拮抗剂中毒
T36.401	四环素类中毒	T39.001	水杨酸盐类中毒
T36.501	庆大霉素中毒	T39.101	4- 氨基苯酚衍生物中毒
T36.502	氨基糖苷类中毒	T39.201	安乃近中毒
T36.503	链霉素中毒	T39.202	吡唑啉酮衍生物中毒
T36.601	利福霉素类中毒	T39.301	非类固醇性消炎药中毒
T36.701	全身性抗真菌性抗生素中毒	T39.302	曲马朵中毒 [7]
T36.901	抗生素中毒	T39.401	抗风湿药中毒
T37.001	磺胺类中毒	T39.801	痛可灵中毒 [8]
T37.101	雷米封中毒 [4]	T40.402	马兜铃（万丈龙）中毒
T37.102	抗分枝杆菌药中毒	T40.801	二乙麦角酰胺中毒
T37.301	抗原生动物药中毒	T40.901	南美仙人掌毒碱中毒
T37.401	驱蠕虫药中毒	T40.902	二甲 -4- 羟色胺中毒
T37.501	抗病毒药中毒	T40.903	西洛西宾中毒

---

[1] 阿的平药物通用名为米帕林。

[2] 考的松药物通用名为可的松。

[3] 眠尔通药物通用名为甲丙氨酯。

[4] 雷米封药物通用名为异烟肼。

[5] 羟基喹啉药物通用名为羟喹啉。

[6] 三苯氧胺药物通用名为他莫昔芬。

[7] 曲马朵药物通用名为曲马多。

[8] 痛可灵药物通用名为卡马西平。

T41.001　吸入性麻醉药中毒

T41.101　静脉内麻醉药中毒

T41.102　硫巴比妥盐类中毒

T41.201　全身麻醉药中毒

T41.301　局部麻醉药中毒

T41.401　麻醉药中毒

T41.501　治疗性氧气中毒

T41.502　治疗性气体中毒

T41.503　治疗性二氧化碳中毒

T42.001　苯妥英钠中毒

T42.002　乙内酰脲衍生物类中毒

T42.101　卡马西平中毒

T42.102　亚氨基二苯乙烯类中毒

T42.201　恶唑烷二铜类中毒 [1]

T42.202　琥珀酰亚胺类中毒

T42.301　速可眠中毒 [2]

T42.302　巴比妥盐类中毒

T42.303　苯巴比妥中毒

T42.401　安定剂中毒

T42.402　硝基安定中毒 [3]

T42.403　利眠宁中毒 [4]

T42.404　舒乐安定中毒 [5]

T42.405　佳静安定中毒 [6]

T42.406　安定中毒 [7]

T42.407　氯氮平中毒

T42.501　混合型抗癫痫药中毒

T42.601　安眠酮中毒 [8]

T42.602　佐匹克隆中毒

T42.603　芬那露中毒 [9]

T42.604　丙戊酸钠中毒

T42.605　丙戊酸中毒

T42.606　苯乙哌啶酮类中毒 [10]

T42.701　催眠药中毒

T42.702　安眠药中毒

T42.703　镇静剂中毒

T42.801　抗震颤麻痹药中毒

T42.802　中枢神经系统肌肉张力抑制剂中毒

T42.803　金刚烷胺中毒

T43.001　多虑平中毒 [11]

T43.002　三环抗抑郁药中毒

T43.003　四环抗抑郁药中毒

T43.101　单胺 - 氧化酶抑制剂抗抑郁药中毒

T43.201　氟西汀中毒

T43.301　奋乃静中毒

T43.302　氯丙嗪中毒

T43.303　酚噻嗪基类安定药中毒

T43.401　氟哌啶醇中毒

T43.402　丁酰苯中毒

T43.403　硫蒽精神安定剂中毒

T43.501　甲丙氨酯（安宁）中毒

T43.502　富马酸喹硫平中毒

T43.503　碳酸锂中毒

T43.504　抗精神病药中毒

T43.505　五氟利多中毒

T43.601　精神兴奋剂中毒伴滥用潜势

T43.901　对精神有影响的药物中毒

T44.001　吡啶斯的明中毒 [12]

---

[1] 恶唑烷二铜类宜作噁唑烷二酮类。

[2] 速可眠药物通用名为司可巴比妥。

[3] 硝基安定药物通用名为硝西泮。

[4] 利眠宁药物通用名为氯氮䓬。

[5] 舒乐安定药物通用名为艾司唑仑。

[6] 佳静安定药物通用名为阿普唑仑。

[7] 安定药物通用名为地西泮。

[8] 安眠酮药物通用名为甲喹酮。

[9] 芬那露药物通用名为氯美扎酮。

[10] 苯乙哌啶酮药物通用名为格鲁米特。

[11] 多虑平药物通用名为多塞平。

[12] 吡啶斯的明药物通用名为溴吡斯的明。

T44.002	抗胆碱酯酶剂中毒	T46.002	地高辛中毒
T44.101	拟副交感神经药中毒	T46.101	异搏定中毒
T44.201	神经节阻滞药中毒	T46.102	钙通道阻滞剂中毒
T44.301	阿托品中毒	T46.201	抗心律失常药中毒
T44.302	莨菪碱类植物中毒	T46.301	硝酸甘油中毒
T44.303	安坦中毒 [1]	T46.302	冠状血管扩张剂中毒
T44.401	α 肾上腺素能受体显效药中毒	T46.303	潘生丁中毒 [4]
T44.402	阿拉明中毒 [2]	T46.401	血管紧张素转换酶抑制剂中毒
T44.501	β 肾上腺素能受体显效药中毒	T46.501	可乐定中毒
T44.601	α 肾上腺素能受体拮抗剂中毒	T46.502	胍乙啶中毒
T44.701	β 肾上腺素能受体拮抗剂中毒	T46.503	萝芙木中毒
T44.801	中枢作用和肾上腺素能神经元阻滞剂中毒	T46.504	利血平中毒
		T46.505	降压药中毒
T44.901	α 和 β 肾上腺素能受体药中毒	T46.601	抗动脉硬化药中毒
T44.902	麻黄碱中毒	T46.701	复方降压片中毒
T44.903	血管紧张素受体抑制剂中毒	T46.702	烟酸中毒
T45.001	抗过敏药中毒	T46.703	周围血管扩张剂中毒
T45.002	止吐药中毒	T46.801	抗静脉曲张药中毒
T45.101	抗肿瘤性抗生素中毒	T46.901	乌头碱中毒
T45.102	阿糖胞苷中毒	T47.001	组织胺 H_2 受体拮抗剂中毒
T45.103	环孢素中毒	T47.101	抗酸药和抗胃分泌药类中毒
T45.104	高氨甲喋呤血症 [3]	T47.201	刺激性轻泻药类中毒
T45.201	维生素类中毒	T47.202	芦荟中毒
T45.301	酶类中毒	T47.301	渗透性轻泻剂中毒
T45.401	铁及其化合物中毒	T47.401	肠弛缓药中毒
T45.501	新抗凝片中毒	T47.501	助消化药中毒
T45.502	抗凝血药中毒	T47.601	止泻药中毒
T45.601	影响纤维蛋白分解药中毒	T47.701	催吐药中毒
T45.701	抗凝拮抗剂中毒	T48.001	催产剂中毒
T45.702	维生素 K 中毒	T48.101	骨骼肌松弛剂中毒
T45.703	凝血药中毒	T48.301	镇咳剂中毒
T45.801	天然血中毒	T48.401	祛痰剂中毒
T45.802	血制品中毒	T48.501	抗感冒药中毒
T45.803	血浆代用品中毒	T48.601	氨茶碱中毒
T46.001	洋地黄中毒	T48.602	曼陀罗中毒

[1] 安坦药物通用名为盐酸苯海索。
[2] 阿拉明药物通用名为重酒石酸间羟胺。
[3] 氨甲喋呤药物通用名为甲氨蝶呤。
[4] 潘生丁药物通用名为双嘧达莫。

T48.603	舒喘宁中毒 [1]		T50.907	甲状旁腺激素类中毒
T49.001	甲酚中毒		T51.001	乙醇中毒
T49.002	来苏中毒		T51.101	甲醇中毒
T49.003	碘酒中毒		T51.201	异丙醇中毒
T49.101	止痒药中毒		T51.301	杂醇油中毒
T49.201	局部收敛药中毒		T51.302	戊基醇中毒
T49.202	局部去污剂中毒		T51.303	丁基醇中毒
T49.301	润滑剂中毒		T51.304	丙基醇中毒
T49.302	缓和剂中毒		T51.801	三氯吡啶醇钠中毒
T49.303	胃黏膜保护剂中毒		T51.901	醇类中毒
T49.401	角质层分离药中毒		T52.001	石油产品中毒
T49.402	角质层增生药中毒		T52.002	石脑油中毒
T49.403	治疗毛发的药物和制剂中毒		T52.003	煤油中毒
T49.501	眼科药物和制剂中毒		T52.004	汽油中毒
T49.601	耳鼻喉科药物和制剂中毒		T52.005	醚中毒
T49.701	口腔科局部药物中毒		T52.006	石油精中毒
T49.801	杀精子药中毒		T52.101	苯中毒
T50.001	盐皮质激素类及其拮抗剂中毒		T52.201	苯类化合物中毒
T50.101	袢利尿剂中毒		T52.202	甲苯中毒
T50.201	乙酰醋胺中毒		T52.203	二甲苯中毒
T50.202	汞利尿药类中毒		T52.301	脂肪族二元醇类中毒
T50.301	氯化钾中毒		T52.401	酮类中毒
T50.302	口服再水化盐类中毒		T52.801	二甲基甲酰胺中毒
T50.401	尿酸代谢药中毒		T52.802	甲醛水溶液中毒
T50.501	食欲抑制剂中毒		T52.803	二氯乙烷中毒
T50.601	解酒药中毒		T52.804	正己烷中毒
T50.602	解毒剂中毒		T52.805	香蕉水中毒
T50.603	螯合剂中毒		T52.901	有机溶剂中毒
T50.701	兴奋药中毒		T53.001	四氯化碳中毒
T50.702	阿片样物质受体拮抗剂中毒		T53.002	四氯代甲烷中毒
T50.703	冰毒中毒		T53.101	氯仿中毒
T50.801	诊断性制剂中毒		T53.102	三氯甲烷中毒
T50.901	药物中毒		T53.201	三氯乙烯中毒
T50.902	酸化剂中毒		T53.202	三氯乙烷中毒
T50.903	碱化剂中毒		T53.301	全氯乙烯中毒
T50.904	免疫球蛋白中毒		T53.302	四氯乙烯中毒
T50.905	免疫制剂中毒		T53.401	二氯甲烷中毒
T50.906	调脂药物中毒		T53.501	含氯氟烃类中毒

---

[1] 舒喘宁药物通用名为硫酸沙丁胺醇。

T53.601	氯乙烯中毒		T57.101	磷中毒
T53.602	三氯丙烷中毒		T57.102	磷化合物中毒
T53.701	氯酚中毒		T57.103	磷化氢中毒
T54.001	酚及其同类物中毒		T57.104	磷化锌中毒
T54.201	硫酸化学伤		T57.105	磷化铝中毒
T54.202	亚硝酸化学伤		T57.201	锰中毒
T54.203	盐酸化学伤		T57.202	锰化合物中毒
T54.204	酸性物质化学伤		T57.301	氰化氢中毒
T54.301	苛性碱化学伤		T57.801	沼气中毒
T54.302	氢氧化钾化学伤		T57.802	钡化合物中毒
T54.303	氢氧化钠化学伤		T57.803	钡中毒
T54.901	腐蚀性物质化学伤		T58xx01	一氧化碳中毒
T54.902	卤水中毒		T59.001	氮气中毒
T55xx01	皂类中毒		T59.002	氧化氮类中毒
T55xx02	清洁剂中毒		T59.101	二氧化硫中毒
T56.001	铅中毒		T59.201	甲醛中毒
T56.002	铅化合物中毒		T59.301	催泪性毒气中毒
T56.003	四乙基铅中毒		T59.401	氯气中毒
T56.101	汞中毒		T59.501	氟气中毒
T56.102	汞化合物中毒		T59.601	硫化氢中毒
T56.201	铬中毒		T59.701	二氧化碳中毒
T56.202	铬化合物中毒		T59.801	氨气中毒
T56.301	镉中毒		T59.802	液化石油气中毒
T56.302	镉化合物中毒		T59.803	总烃油蒸气中毒
T56.401	铜中毒		T59.804	天然气中毒
T56.402	铜化合物中毒		T59.805	溴甲烷中毒
T56.501	锌中毒		T59.806	芥子气中毒
T56.502	锌化合物中毒		T59.807	光气中毒
T56.601	锡中毒		T59.901	刺激性气体中毒
T56.602	锡化合物中毒		T59.902	气雾剂中毒
T56.701	铍中毒		T59.903	挥发剂中毒
T56.702	铍化合物中毒		T59.904	混合性气体中毒
T56.801	钒中毒		T59.905	窒息性气体中毒
T56.802	钒化合物中毒		T60.001	敌敌畏中毒
T56.901	金属中毒		T60.002	有机磷中毒
T56.902	金属烟热		T60.003	辛硫磷中毒
T56.903	金属蒸气中毒		T60.004	氨基甲酸酯杀虫剂中毒
T57.001	砷中毒		T60.101	卤化杀虫剂中毒
T57.002	砷化合物中毒		T60.201	杀蟑螂药中毒
T57.003	砷化氢中毒		T60.301	除莠剂中毒

T60.302	杀真菌药中毒		T63.801	两栖动物毒液中毒
T60.401	杀鼠剂中毒		T64xx01	黄曲霉毒素中毒
T60.402	铊中毒		T65.001	氰化物中毒
T60.901	杀虫剂中毒		T65.101	士的宁及其盐类中毒
T60.902	农药中毒		T65.201	烟草中毒
T60.903	木材防腐剂中毒		T65.202	尼古丁中毒
T61.001	鱼肉中毒		T65.301	苯胺中毒
T61.101	鲭亚目鱼中毒		T65.302	硝基苯中毒
T61.102	组织胺样综合征		T65.303	三硝基甲苯中毒
T61.201	鱼类中毒		T65.401	二硫化碳中毒
T61.202	鱼胆中毒		T65.501	硝基甘油醇中毒
T61.203	贝类中毒		T65.502	三硝酸甘油中毒
T61.901	海产品中毒		T65.601	清漆中毒
T62.001	蘑菇类中毒		T65.602	油漆中毒
T62.002	蕈类中毒		T65.603	染料中毒
T62.101	浆果类中毒		T65.801	加湿器消毒剂中毒
T62.201	龙葵果中毒		T65.802	染发液中毒
T62.202	蓖麻子中毒		T65.803	高锰酸钾中毒
T62.203	植物类中毒		T65.804	偏二甲基肼中毒
T62.801	苦杏仁中毒		T65.805	消毒剂中毒
T62.802	亚硝酸盐中毒		T65.901	防冻液中毒
T62.901	扁豆中毒		T78.101	食物所致过敏反应
T62.902	食物中毒		T88.103	免疫接种后反应
T63.001	蛇毒液中毒		T88.501	麻醉后低体温
T63.101	蜥蜴毒液中毒		T88.701	药物过敏反应
T63.201	蝎子毒液中毒		T88.702	药物不良反应
T63.301	蜘蛛毒液中毒		T88.703	避孕药药物反应
T63.401	蜂螫伤		T88.705	安乃近药物反应
T63.402	有毒昆虫咬伤		T88.706	安痛定药物反应
T63.403	有毒昆虫螫伤		T88.707	氨茶碱药物反应
T63.404	白蛉叮咬		T88.708	氨基吡林药物反应
T63.501	接触鱼后中毒		T88.709	氨基苄青霉素过敏反应 [1]
T63.601	接触海蜇后中毒		T88.710	氨基糖甙类抗菌素药物反应 [2]
T63.602	接触海葵后中毒		T88.711	巴比妥类药物反应
T63.603	接触水生贝壳类动物后中毒		T88.712	苯妥英钠药物反应
T63.604	接触海生动物后中毒		T88.713	布洛芬药物反应
T63.605	接触海星后中毒		T88.714	草酸爱司西酞普兰药物反应

---

[1] 氨基苄青霉素药物通用名为氨苄西林。
[2] 氨基糖甙宜作氨基糖苷。

T88.715　维甲酸综合征［分化综合征］[1]

T97xx01　非药用物质毒性效应的后遗症

X41.9910　苯巴比妥意外中毒

X44.9927　避孕药中毒

X44.9929　抗凝血药意外中毒

X49.9935　龙葵果（野葡萄）中毒

X49.9940　亚硝酸意外中毒

X49.9952　锰意外中毒

X68.992　有机磷自杀

Y45.302　消炎痛药物反应

Y46.401　卡马西平药物反应

Y47.101　苯并二氮䓬基类安定药药物反应[2]

Y57.504　碘油造影剂药物反应

Y57.901　药物反应

VT11　医疗后遗症，伴重要并发症与合并症

VT13　医疗后遗症，伴并发症与合并症

VT15　医疗后遗症，不伴并发症与合并症

主要诊断包括：

T80.903　输注反应

T81.001　操作后出血

T81.002　操作后颅内血肿

T81.004　操作后胸腔出血

T81.005　操作后扁桃体出血

T81.009　操作后切口血肿

T81.010　操作后阴道残端出血

T81.011　操作后膀胱出血

T81.012　操作后肠出血

T81.013　操作后腹腔出血

T81.014　操作后前列腺出血

T81.015　拔牙后出血

T81.018　操作后腹壁出血

T81.019　操作后腹腔血肿

T81.020　操作后肛门出血

T81.021　操作后宫颈出血

T81.022　操作后尿道出血

T81.023　操作后切口出血

T81.024　操作后眼底出血

T81.025　子宫切除术后出血

T81.026　动静脉瘘破裂出血

T81.101　手术后休克

T81.201　操作中意外损伤

T81.202　操作中膀胱损伤

T81.204　操作中输尿管损伤

T81.205　操作中肠损伤

T81.207　操作中胆管损伤

T81.209　操作中肌腱损伤

T81.210　操作中血管损伤

T81.211　操作中神经损伤

T81.212　操作中器官损伤

T81.301　手术后伤口裂开

T81.501　操作后子宫内残留异物

T81.502　操作后伤口内残留异物

T81.506　操作后血管内残留异物

T81.507　操作后残留异物

T81.801　操作后窦道

T81.802　操作后瘘

T81.803　操作后皮下气肿

T81.805　操作后伤口肉芽肿

T81.807　呼吸机相关性肺炎

T81.808　操作后软腭穿孔

T81.809　操作后假性囊肿

T84.204　胸骨的金属丝引起的机械性并发症

T85.501　胆管假体引起的机械性并发症

T85.502　食管抗反流装置引起的机械性并发症

T85.503　胃肠道植入物引起的机械性并发症

T85.601　硬膜外和硬膜下输注导管引起的机械性并发症

T85.602　腹膜内透析导管引起的机械性并发症

---

[1] 维甲酸药物通用名为维 A 酸。

[2] 苯并二氮䓬类宜作苯二氮䓬类。

T85.603	不可吸收性手术材料引起的机械性并发症
T85.604	永久性缝线引起的机械性并发症
T85.606	Medpor 假体外露
T85.607	扩张器外露
T85.608	扩张器渗液
T85.609	扩张器破裂
T85.610	腹腔化疗泵外露
T85.781	人工耳蜗植入感染
T85.782	巩膜硅胶带环扎植入感染
T85.783	扩张器感染
T85.784	胸部硅胶板植入感染
T85.8801	扩张器植入术后皮瓣破裂
T86.8803	角膜移植排斥
T86.8804	角膜移植失败
T86.8805	骨移植失败
T86.8806	骨移植排斥
T86.8807	肠移植失败
T86.8808	肠移植排斥
T86.8809	皮肤移植失败
T86.8810	皮肤移植排斥
T88.101	白喉疫苗接种反应
T88.102	免疫接种后皮疹
T88.301	麻醉引起的恶性高热
T88.401	插管失败
T88.402	插管困难
T98.2x011	开放性损伤伴异物
T98.2x033	开放性损伤愈合不良
Y83.101	人工内部装置植入手术后异常反应
Y83.501	截肢术后异常反应
Y84.701	血液取样后异常反应
Z51.402	随后治疗的准备医疗

VZ11 损伤、中毒及毒性反应相关的其他疾患，伴重要并发症与合并症

VZ13 损伤、中毒及毒性反应相关的其他疾患，伴并发症与合并症

VZ15 损伤、中毒及毒性反应相关的其他疾患，不伴并发症与合并症

主要诊断包括：

S02.702	颅骨和面骨多发性骨折
S02.703	面骨多发性骨折
S02.901	面骨骨折
T55xx03	洗涤剂中毒
T66xx01	放射病
T67.001	热射病
T67.002	热卒中
T67.003	中暑
T67.101	热性晕厥
T67.102	热性虚脱
T67.201	中暑痉挛
T67.301	中暑脱水
T67.302	脱水性中暑虚脱
T67.401	盐缺失性中暑虚脱
T67.501	中暑虚脱
T67.601	短暂性中暑疲劳
T67.701	中暑水肿
T68xx02	意外性低体温
T69.001	浸泡手
T69.002	浸泡足
T69.003	战壕足
T69.801	鞍裂
T70.201	高山病
T70.202	高原性高血压
T70.203	飞行员病
T70.204	航空病
T70.205	气压伤
T70.206	阿尔卑斯山病
T70.209	高原反应
T70.302	潜水员瘫痪
T70.303	潜水员病 [减压病]
T70.304	潜水员麻痹
T70.801	冲击波损伤综合征
T71xx01	缺氧性窒息
T71xx02	创伤性窒息
T71xx04	机械性窒息

T73.001	绝食		T75.102	游泳者痉挛
T74.001	被忽视综合征		T75.201	气锤综合征
T74.101	幼儿受虐综合征		T75.202	亚声波眩晕
T74.102	儿童受虐综合征		T75.203	创伤性血管痉挛综合征
T74.103	配偶受虐综合征		T75.204	局部振动病
T74.104	躯体虐待综合征		T75.401	电击伤
T74.201	性虐待		T75.801	异常重力效应
T74.301	心理虐待综合征		T75.802	失重效应
T74.801	混合型虐待综合征		T79.201	创伤后继发性出血
T74.901	虐待成人综合征		T79.202	创伤后复发性出血
T74.902	虐待儿童综合征		T79.401	创伤性休克
T75.001	雷击		T79.804	创伤性头皮坏死
T75.002	雷电休克		T88.201	麻醉引起的休克
T75.101	溺水		T98.101	电击伤后遗症

MDCW 烧伤

WB19　大于体表 80% 或多处三度烧伤、腐蚀伤等灼伤，伴皮肤移植

主要诊断包括：

T29.301　多处三度烧伤

T31.801　体表 80% ~ 89% 的烧伤

T31.901　大于体表 90% 的烧伤

手术操作包括：

85.82002　乳房中厚皮片移植术

85.83001　乳房全厚皮片移植术

85.84001　乳房带蒂皮瓣移植术

85.85001　乳房肌瓣移植术

86.51001　头皮回植术

86.61001　手全厚皮片游离移植术

86.62001　手中厚皮片游离移植术

86.62002　指皮肤游离移植术

86.63001　腹部全厚皮片移植术

86.65001　异种皮肤移植术

86.65002　猪皮肤移植术

86.66001　同种皮肤移植术

86.67002　人工皮片移植术

86.69021　中厚皮片移植术

86.71001　带蒂皮瓣断蒂术

86.71003　带蒂皮瓣延迟术

86.71008　皮管成形术

86.71009　皮瓣预制术

86.72001　带蒂皮瓣迁徙术

86.73003　手带蒂皮瓣移植术

86.74012　滑行皮瓣移植术

86.74026　带蒂皮瓣移植术

86.74027　迁徙皮瓣移植术

86.74028　双带蒂皮瓣移植术

86.74029　旋转皮瓣移植术

86.74031　筋膜皮瓣移植术

86.74032　皮下蒂皮瓣移植术

86.75001　带蒂皮瓣修整术

86.75005　皮瓣修整术

86.75009　皮瓣清创术

86.93002　皮肤扩张器置入术

86.93005　皮肤扩张器调整术

WB23　大于体表 10% 或三度烧伤、腐蚀伤及冻伤等灼伤，进行皮肤移植，伴并发症与合并症

WB25　大于体表 10% 或三度烧伤、腐蚀伤及冻伤等灼伤，进行皮肤移植，不伴并发症与合并症

主要诊断包括：

T20.301　头和颈三度烧伤

T20.302　头部三度烧伤

T20.303　颈部三度烧伤

T20.304　头皮三度烧伤

T20.305　面部三度烧伤

T20.306　鼻部三度烧伤

T20.307　颞部三度烧伤

T20.308　唇部三度烧伤

T20.310　眼伴头三度烧伤

T20.311　眼伴颈三度烧伤

T20.312　眼伴面三度烧伤

T20.701　头和颈三度腐蚀伤

T20.702　头部三度腐蚀伤

T20.703　颈部三度腐蚀伤

T20.704	头皮三度腐蚀伤		T21.756	睾丸三度腐蚀伤
T20.705	面部三度腐蚀伤		T21.757	外阴三度腐蚀伤
T20.706	鼻部三度腐蚀伤		T21.791	肛门三度腐蚀伤
T20.707	颞部三度腐蚀伤		T22.301	肩和上肢三度烧伤
T20.708	唇部三度腐蚀伤		T22.302	上肢三度烧伤
T20.709	耳部三度腐蚀伤		T22.303	肩部三度烧伤
T20.710	眼伴头三度腐蚀伤		T22.304	肩胛区三度烧伤
T20.711	眼伴颈三度腐蚀伤		T22.305	臂三度烧伤
T20.712	眼伴面三度腐蚀伤		T22.306	腋三度烧伤
T21.301	躯干三度烧伤		T23.301	腕和手三度烧伤
T21.311	乳房三度烧伤		T23.302	腕部三度烧伤
T21.321	胸壁三度烧伤		T23.303	手部三度烧伤
T21.331	腹壁三度烧伤		T23.304	手掌三度烧伤
T21.332	胁腹三度烧伤		T23.305	拇指三度烧伤
T21.333	腹股沟三度烧伤		T23.306	手指三度烧伤
T21.341	臀部三度烧伤		T23.307	指甲三度烧伤
T21.342	背部三度烧伤		T23.701	腕和手三度腐蚀伤
T21.343	肩胛间区三度烧伤		T23.702	腕部三度腐蚀伤
T21.351	大阴唇三度烧伤		T23.703	手部三度腐蚀伤
T21.352	小阴唇三度烧伤		T23.704	手掌三度腐蚀伤
T21.353	阴茎三度烧伤		T23.705	拇指三度腐蚀伤
T21.354	会阴三度烧伤		T23.706	手指三度腐蚀伤
T21.355	阴囊三度烧伤		T23.707	指甲三度腐蚀伤
T21.356	睾丸三度烧伤		T24.301	髋和下肢三度烧伤
T21.357	外阴三度烧伤		T24.302	髋部三度烧伤
T21.391	肛门三度烧伤		T24.303	下肢三度烧伤
T21.701	躯干三度腐蚀伤		T24.304	小腿三度烧伤
T21.711	乳房三度腐蚀伤		T25.301	踝和足三度烧伤
T21.721	胸壁三度腐蚀伤		T25.302	踝部三度烧伤
T21.731	腹壁三度腐蚀伤		T25.303	足部三度烧伤
T21.732	胁腹三度腐蚀伤		T25.701	踝和足三度腐蚀伤
T21.733	腹股沟三度腐蚀伤		T25.702	踝部三度腐蚀伤
T21.741	臀部三度腐蚀伤		T25.703	足部三度腐蚀伤
T21.742	背部三度腐蚀伤		T26.003	眼周区烧伤
T21.743	肩胛间区三度腐蚀伤		T26.103	结膜烧伤
T21.751	大阴唇三度腐蚀伤		T28.002	口腔烧伤
T21.752	小阴唇三度腐蚀伤		T28.003	咽部烧伤
T21.753	阴茎三度腐蚀伤		T28.302	阴道烧伤
T21.754	会阴三度腐蚀伤		T28.303	子宫烧伤
T21.755	阴囊三度腐蚀伤		T30.301	三度烧伤

T31.101　体表 10% ～ 19% 的烧伤

T31.201　体表 20% ～ 29% 的烧伤

T31.301　体表 30% ～ 39% 的烧伤

T31.401　体表 40% ～ 49% 的烧伤

T31.501　体表 50% ～ 59% 的烧伤

T31.601　体表 60% ～ 69% 的烧伤

T31.701　体表 70% ～ 79% 的烧伤

手术操作包括：

85.82002　乳房中厚皮片移植术

85.83001　乳房全厚皮片移植术

85.84001　乳房带蒂皮瓣移植术

85.85001　乳房肌瓣移植术

86.51001　头皮回植术

86.61001　手全厚皮片游离移植术

86.62001　手中厚皮片游离移植术

86.62002　指皮肤游离移植术

86.63001　腹部全厚皮片移植术

86.65001　异种皮肤移植术

86.65002　猪皮肤移植术

86.66001　同种皮肤移植术

86.67002　人工皮片移植术

86.69021　中厚皮片移植术

86.69023　刃厚皮片移植术

86.71001　带蒂皮瓣断蒂术

86.71003　带蒂皮瓣延迟术

86.71008　皮管成形术

86.71009　皮瓣预制术

86.72001　带蒂皮瓣迁徙术

86.73003　手带蒂皮瓣移植术

86.74012　滑行皮瓣移植术

86.74026　带蒂皮瓣移植术

86.74027　迁徙皮瓣移植术

86.74028　双带蒂皮瓣移植术

86.74029　旋转皮瓣移植术

86.74031　筋膜皮瓣移植术

86.74032　皮下蒂皮瓣移植术

86.75001　带蒂皮瓣修整术

86.75005　皮瓣修整术

86.75009　皮瓣清创术

86.93002　皮肤扩张器置入术

86.93005　皮肤扩张器调整术

WJ19　烧伤、腐蚀伤及冻伤等灼伤，伴除植皮之外的手术室手术

WR19　大于体表 10% 或多处三度烧伤、腐蚀伤及冻伤等灼伤

主要诊断包括：

T29.301　多处三度烧伤

T29.701　多处三度腐蚀伤

T31.101　体表 10% ～ 19% 的烧伤

T31.201　体表 20% ～ 29% 的烧伤

T31.301　体表 30% ～ 39% 的烧伤

T31.401　体表 40% ～ 49% 的烧伤

T31.501　体表 50% ～ 59% 的烧伤

T31.601　体表 60% ～ 69% 的烧伤

T31.701　体表 70% ～ 79% 的烧伤

T31.801　体表 80% ～ 89% 的烧伤

T31.901　大于体表 90% 的烧伤

WR21　三度烧伤、腐蚀伤及冻伤等灼伤，伴重要并发症与合并症

WR23　三度烧伤、腐蚀伤及冻伤等灼伤，伴并发症与合并症

WR25　三度烧伤、腐蚀伤及冻伤等灼伤，不伴并发症与合并症

主要诊断包括：

T20.301　头和颈三度烧伤

T20.302　头部三度烧伤

T20.303　颈部三度烧伤

T20.304　头皮三度烧伤

T20.305　面部三度烧伤

T20.306　鼻部三度烧伤

T20.307　颞部三度烧伤

T20.308　唇部三度烧伤

T20.310　眼伴头三度烧伤

T20.311　眼伴颈三度烧伤

T20.312　眼伴面三度烧伤

T20.701	头和颈三度腐蚀伤		T21.753	阴茎三度腐蚀伤
T20.702	头部三度腐蚀伤		T21.754	会阴三度腐蚀伤
T20.703	颈部三度腐蚀伤		T21.755	阴囊三度腐蚀伤
T20.704	头皮三度腐蚀伤		T21.756	睾丸三度腐蚀伤
T20.705	面部三度腐蚀伤		T21.757	外阴三度腐蚀伤
T20.706	鼻部三度腐蚀伤		T21.791	肛门三度腐蚀伤
T20.707	颞部三度腐蚀伤		T22.301	肩和上肢三度烧伤
T20.708	唇部三度腐蚀伤		T22.302	上肢三度烧伤
T20.709	耳部三度腐蚀伤		T22.303	肩部三度烧伤
T20.710	眼伴头三度腐蚀伤		T22.304	肩胛区三度烧伤
T20.711	眼伴颈三度腐蚀伤		T22.305	臂三度烧伤
T20.712	眼伴面三度腐蚀伤		T22.306	腋三度烧伤
T21.301	躯干三度烧伤		T22.701	肩和上肢三度腐蚀伤
T21.311	乳房三度烧伤		T22.702	上肢三度腐蚀伤
T21.321	胸壁三度烧伤		T22.703	肩部三度腐蚀伤
T21.331	腹壁三度烧伤		T22.704	肩胛区三度腐蚀伤
T21.332	胁腹三度烧伤		T22.705	臂三度腐蚀伤
T21.333	腹股沟三度烧伤		T22.706	腋三度腐蚀伤
T21.341	臀部三度烧伤		T23.301	腕和手三度烧伤
T21.342	背部三度烧伤		T23.302	腕部三度烧伤
T21.343	肩胛间区三度烧伤		T23.303	手部三度烧伤
T21.351	大阴唇三度烧伤		T23.304	手掌三度烧伤
T21.352	小阴唇三度烧伤		T23.305	拇指三度烧伤
T21.353	阴茎三度烧伤		T23.306	手指三度烧伤
T21.354	会阴三度烧伤		T23.307	指甲三度烧伤
T21.355	阴囊三度烧伤		T23.701	腕和手三度腐蚀伤
T21.356	睾丸三度烧伤		T23.702	腕部三度腐蚀伤
T21.357	外阴三度烧伤		T23.703	手部三度腐蚀伤
T21.391	肛门三度烧伤		T23.704	手掌三度腐蚀伤
T21.701	躯干三度腐蚀伤		T23.705	拇指三度腐蚀伤
T21.711	乳房三度腐蚀伤		T23.706	手指三度腐蚀伤
T21.721	胸壁三度腐蚀伤		T23.707	指甲三度腐蚀伤
T21.731	腹壁三度腐蚀伤		T24.301	髋和下肢三度烧伤
T21.732	胁腹三度腐蚀伤		T24.302	髋部三度烧伤
T21.733	腹股沟三度腐蚀伤		T24.303	下肢三度烧伤
T21.741	臀部三度腐蚀伤		T24.304	小腿三度烧伤
T21.742	背部三度腐蚀伤		T24.701	髋和下肢三度腐蚀伤
T21.743	肩胛间区三度腐蚀伤		T24.702	髋部三度腐蚀伤
T21.751	大阴唇三度腐蚀伤		T24.703	下肢三度腐蚀伤
T21.752	小阴唇三度腐蚀伤		T24.704	小腿三度腐蚀伤

T25.301	踝和足三度烧伤		T20.102	头部一度烧伤
T25.302	踝部三度烧伤		T20.103	颈部一度烧伤
T25.303	足部三度烧伤		T20.104	头皮一度烧伤
T25.701	踝和足三度腐蚀伤		T20.106	鼻部一度烧伤
T25.702	踝部三度腐蚀伤		T20.105	面部一度烧伤
T25.703	足部三度腐蚀伤		T20.107	颞部一度烧伤
T26.003	眼周区烧伤		T20.108	唇部一度烧伤
T26.103	结膜烧伤		T20.110	眼伴头一度烧伤
T28.002	口腔烧伤		T20.111	眼伴颈一度烧伤
T28.003	咽部烧伤		T20.112	眼伴面一度烧伤
T28.302	阴道烧伤		T20.201	头和颈二度烧伤
T28.303	子宫烧伤		T20.202	头部二度烧伤
T30.301	三度烧伤		T20.203	颈部二度烧伤
T35.708	局部三度冻伤		T20.204	头皮二度烧伤

WS29 烧伤、腐蚀伤、冻伤等灼伤，
住院时间 < 5 天死亡或转院

T20.205	面部二度烧伤
T20.206	鼻部二度烧伤
T20.207	颞部二度烧伤
T20.208	唇部二度烧伤

WZ11 二度及以下烧伤、腐蚀伤及冻
伤等灼伤，伴重要并发症与合
并症

T20.210	眼伴头二度烧伤
T20.211	眼伴颈二度烧伤
T20.212	眼伴面二度烧伤

WZ13 二度及以下烧伤、腐蚀伤及冻
伤等灼伤，伴并发症与合并症

T20.401	头和颈腐蚀伤
T20.402	头部腐蚀伤
T20.403	颈部腐蚀伤

WZ15 二度及以下烧伤、腐蚀伤及冻伤
等灼伤，不伴并发症与合并症

T20.404	头皮腐蚀伤
T20.405	面部腐蚀伤
T20.406	鼻部腐蚀伤

主要诊断包括：

T20.001	头和颈烧伤		T20.407	颞部腐蚀伤
T20.002	头部烧伤		T20.408	唇部腐蚀伤
T20.003	颈部烧伤		T20.409	耳部腐蚀伤
T20.004	头皮烧伤		T20.410	眼伴头腐蚀伤
T20.005	面部烧伤		T20.411	眼伴颈腐蚀伤
T20.006	鼻部烧伤		T20.412	眼伴面腐蚀伤
T20.007	颞部烧伤		T20.501	头和颈一度腐蚀伤
T20.008	唇部烧伤		T20.502	头部一度腐蚀伤
T20.009	耳部烧伤		T20.503	颈部一度腐蚀伤
T20.010	眼伴头烧伤		T20.504	头皮一度腐蚀伤
T20.011	眼伴颈烧伤		T20.505	面部一度腐蚀伤
T20.012	眼伴面烧伤		T20.506	鼻部一度腐蚀伤
T20.101	头和颈一度烧伤		T20.507	颞部一度腐蚀伤

T20.508　唇部一度腐蚀伤

T20.509　耳部一度腐蚀伤

T20.510　眼伴头一度腐蚀伤

T20.511　眼伴颈一度腐蚀伤

T20.512　眼伴面一度腐蚀伤

T20.601　头和颈二度腐蚀伤

T20.602　头部二度腐蚀伤

T20.603　颈部二度腐蚀伤

T20.604　头皮二度腐蚀伤

T20.605　面部二度腐蚀伤

T20.606　鼻部二度腐蚀伤

T20.607　颞部二度腐蚀伤

T20.608　唇部二度腐蚀伤

T20.609　耳部二度腐蚀伤

T20.610　眼伴头二度腐蚀伤

T20.611　眼伴颈二度腐蚀伤

T20.612　眼伴面二度腐蚀伤

T21.001　躯干烧伤

T21.011　乳房烧伤

T21.021　胸壁烧伤

T21.031　腹壁烧伤

T21.032　胁腹烧伤

T21.033　腹股沟烧伤

T21.041　臀部烧伤

T21.042　背部烧伤

T21.043　肩胛间区烧伤

T21.051　大阴唇烧伤

T21.052　小阴唇烧伤

T21.053　阴茎烧伤

T21.054　会阴烧伤

T21.055　阴囊烧伤

T21.056　睾丸烧伤

T21.057　外阴烧伤

T21.091　肛门烧伤

T21.101　躯干一度烧伤

T21.111　乳房一度烧伤

T21.121　胸壁一度烧伤

T21.131　腹壁一度烧伤

T21.132　胁腹一度烧伤

T21.133　腹股沟一度烧伤

T21.141　臀部一度烧伤

T21.142　背部一度烧伤

T21.143　肩胛间区一度烧伤

T21.151　大阴唇一度烧伤

T21.152　小阴唇一度烧伤

T21.153　阴茎一度烧伤

T21.154　会阴一度烧伤

T21.155　阴囊一度烧伤

T21.156　睾丸一度烧伤

T21.157　外阴一度烧伤

T21.191　肛门一度烧伤

T21.201　躯干二度烧伤

T21.211　乳房二度烧伤

T21.221　胸壁二度烧伤

T21.231　腹壁二度烧伤

T21.232　胁腹二度烧伤

T21.233　腹股沟二度烧伤

T21.241　臀部二度烧伤

T21.242　背部二度烧伤

T21.243　肩胛间区二度烧伤

T21.251　大阴唇二度烧伤

T21.252　小阴唇二度烧伤

T21.253　阴茎二度烧伤

T21.254　会阴二度烧伤

T21.255　阴囊二度烧伤

T21.256　睾丸二度烧伤

T21.257　外阴二度烧伤

T21.291　肛门二度烧伤

T21.401　躯干腐蚀伤

T21.411　乳房腐蚀伤

T21.421　胸壁腐蚀伤

T21.431　腹壁腐蚀伤

T21.432　胁腹腐蚀伤

T21.433　腹股沟腐蚀伤

T21.441　臀部腐蚀伤

T21.442　背部腐蚀伤

T21.443　肩胛间区腐蚀伤

T21.451　大阴唇腐蚀伤

T21.452　小阴唇腐蚀伤

T21.453　阴茎腐蚀伤

T21.454	会阴腐蚀伤	T22.002	上肢烧伤
T21.455	阴囊腐蚀伤	T22.003	肩部烧伤
T21.456	睾丸腐蚀伤	T22.004	肩胛区烧伤
T21.457	外阴腐蚀伤	T22.005	臂烧伤
T21.491	肛门腐蚀伤	T22.006	腋烧伤
T21.501	躯干一度腐蚀伤	T22.101	肩和上肢一度烧伤
T21.511	乳房一度腐蚀伤	T22.102	上肢一度烧伤
T21.521	胸壁一度腐蚀伤	T22.103	肩部一度烧伤
T21.531	腹壁一度腐蚀伤	T22.104	肩胛区一度烧伤
T21.532	胁腹一度腐蚀伤	T22.105	臂一度烧伤
T21.533	腹股沟一度腐蚀伤	T22.106	腋一度烧伤
T21.541	臀部一度腐蚀伤	T22.201	肩和上肢二度烧伤
T21.542	背部一度腐蚀伤	T22.202	上肢二度烧伤
T21.543	肩胛间区一度腐蚀伤	T22.203	肩部二度烧伤
T21.551	大阴唇一度腐蚀伤	T22.204	肩胛区二度烧伤
T21.552	小阴唇一度腐蚀伤	T22.205	臂二度烧伤
T21.553	阴茎一度腐蚀伤	T22.206	腋二度烧伤
T21.554	会阴一度腐蚀伤	T22.401	肩和上肢腐蚀伤
T21.555	阴囊一度腐蚀伤	T22.402	上肢腐蚀伤
T21.556	睾丸一度腐蚀伤	T22.403	肩部腐蚀伤
T21.557	外阴一度腐蚀伤	T22.404	肩胛区腐蚀伤
T21.591	肛门一度腐蚀伤	T22.405	臂腐蚀伤
T21.601	躯干二度腐蚀伤	T22.406	腋腐蚀伤
T21.611	乳房二度腐蚀伤	T22.501	肩和上肢一度腐蚀伤
T21.621	胸壁二度腐蚀伤	T22.502	上肢一度腐蚀伤
T21.631	腹壁二度腐蚀伤	T22.503	肩部一度腐蚀伤
T21.632	胁腹二度腐蚀伤	T22.504	肩胛区一度腐蚀伤
T21.633	腹股沟二度腐蚀伤	T22.505	臂一度腐蚀伤
T21.641	臀部二度腐蚀伤	T22.506	腋一度腐蚀伤
T21.642	背部二度腐蚀伤	T22.601	肩和上肢二度腐蚀伤
T21.643	肩胛间区二度腐蚀伤	T22.602	上肢二度腐蚀伤
T21.651	大阴唇二度腐蚀伤	T22.603	肩部二度腐蚀伤
T21.652	小阴唇二度腐蚀伤	T22.604	肩胛区二度腐蚀伤
T21.653	阴茎二度腐蚀伤	T22.605	臂二度腐蚀伤
T21.654	会阴二度腐蚀伤	T22.606	腋二度腐蚀伤
T21.655	阴囊二度腐蚀伤	T23.001	腕和手烧伤
T21.656	睾丸二度腐蚀伤	T23.002	腕部烧伤
T21.657	外阴二度腐蚀伤	T23.003	手部烧伤
T21.691	肛门二度腐蚀伤	T23.004	手掌烧伤
T22.001	肩和上肢烧伤	T23.005	拇指烧伤

T23.006	手指烧伤		T24.004	小腿烧伤
T23.007	指甲烧伤		T24.101	髋和下肢一度烧伤
T23.101	腕和手一度烧伤		T24.102	髋部一度烧伤
T23.102	腕部一度烧伤		T24.103	下肢一度烧伤
T23.103	手部一度烧伤		T24.104	小腿一度烧伤
T23.104	手掌一度烧伤		T24.201	髋和下肢二度烧伤
T23.105	拇指一度烧伤		T24.202	髋部二度烧伤
T23.106	手指一度烧伤		T24.203	下肢二度烧伤
T23.107	指甲一度烧伤		T24.204	小腿二度烧伤
T23.201	腕和手二度烧伤		T24.401	髋和下肢腐蚀伤
T23.202	腕部二度烧伤		T24.402	髋部腐蚀伤
T23.203	手部二度烧伤		T24.403	下肢腐蚀伤
T23.204	手掌二度烧伤		T24.404	小腿腐蚀伤
T23.205	拇指二度烧伤		T24.501	髋和下肢一度腐蚀伤
T23.206	手指二度烧伤		T24.502	髋部一度腐蚀伤
T23.207	指甲二度烧伤		T24.503	下肢一度腐蚀伤
T23.401	腕和手腐蚀伤		T24.504	小腿一度腐蚀伤
T23.402	腕部腐蚀伤		T24.601	髋和下肢二度腐蚀伤
T23.403	手部腐蚀伤		T24.602	髋部二度腐蚀伤
T23.404	手掌腐蚀伤		T24.603	下肢二度腐蚀伤
T23.405	拇指腐蚀伤		T24.604	小腿二度腐蚀伤
T23.406	手指腐蚀伤		T25.001	踝和足烧伤
T23.407	指甲腐蚀伤		T25.002	踝部烧伤
T23.501	腕和手一度腐蚀伤		T25.003	足部烧伤
T23.502	腕部一度腐蚀伤		T25.101	踝和足一度烧伤
T23.503	手部一度腐蚀伤		T25.102	踝部一度烧伤
T23.504	手掌一度腐蚀伤		T25.103	足部一度烧伤
T23.505	拇指一度腐蚀伤		T25.201	踝和足二度烧伤
T23.506	手指一度腐蚀伤		T25.202	踝部二度烧伤
T23.507	指甲一度腐蚀伤		T25.203	足部二度烧伤
T23.601	腕和手二度腐蚀伤		T25.401	踝和足腐蚀伤
T23.602	腕部二度腐蚀伤		T25.402	踝部腐蚀伤
T23.603	手部二度腐蚀伤		T25.403	足部腐蚀伤
T23.604	手掌二度腐蚀伤		T25.501	踝和足一度腐蚀伤
T23.605	拇指二度腐蚀伤		T25.502	踝部一度腐蚀伤
T23.606	手指二度腐蚀伤		T25.503	足部一度腐蚀伤
T23.607	指甲二度腐蚀伤		T25.601	踝和足二度腐蚀伤
T24.001	髋和下肢烧伤		T25.602	踝部二度腐蚀伤
T24.002	髋部烧伤		T25.603	足部二度腐蚀伤
T24.003	下肢烧伤		T26.501	眼睑和眼周区腐蚀伤

T26.502	眼睑腐蚀伤		T30.701	三度腐蚀伤
T26.503	眼周区腐蚀伤		T31.001	小于体表 10% 的烧伤
T26.601	角膜和结膜腐蚀伤		T33.001	头部浅表冻伤
T26.602	角膜腐蚀伤		T33.101	颈部浅表冻伤
T26.603	结膜腐蚀伤		T33.201	胸部浅表冻伤
T26.701	眼部腐蚀伤伴眼球破裂		T33.301	腹壁浅表冻伤
T26.801	巩膜腐蚀伤		T33.302	背部浅表冻伤
T26.901	眼部腐蚀伤		T33.303	骨盆浅表冻伤
T27.001	喉和气管烧伤		T33.304	腹壁和下背及骨盆浅表冻伤
T27.002	喉部烧伤		T33.401	臂浅表冻伤
T27.003	气管烧伤		T33.501	腕和手浅表冻伤
T27.401	喉和气管腐蚀伤		T33.502	腕部浅表冻伤
T27.402	喉部腐蚀伤		T33.503	手部浅表冻伤
T27.403	气管腐蚀伤		T33.601	髋和大腿浅表冻伤
T27.501	喉和气管及肺腐蚀伤		T33.602	髋部浅表冻伤
T27.601	胸腔腐蚀伤		T33.603	大腿浅表冻伤
T27.701	呼吸道腐蚀伤		T33.701	膝和小腿浅表冻伤
T28.301	阴道和子宫烧伤		T33.702	膝部浅表冻伤
T28.501	口和咽腐蚀伤		T33.703	小腿浅表冻伤
T28.502	口腔腐蚀伤		T33.801	踝和足浅表冻伤
T28.503	咽部腐蚀伤		T33.802	踝部浅表冻伤
T28.601	食管腐蚀伤		T33.803	足部浅表冻伤
T28.701	胃部腐蚀伤		T33.902	浅表冻伤
T28.702	消化道腐蚀伤		T33.903	躯干浅表冻伤
T28.801	阴道和子宫腐蚀伤		T34.001	头部冻伤伴组织坏死
T28.802	阴道腐蚀伤		T34.101	颈部冻伤伴组织坏死
T28.803	子宫腐蚀伤		T34.201	胸部冻伤伴组织坏死
T29.001	多处烧伤		T34.301	腹壁冻伤伴组织坏死
T29.101	多处一度烧伤		T34.302	背部冻伤伴组织坏死
T29.201	多处二度烧伤		T34.303	骨盆冻伤伴组织坏死
T29.401	多处腐蚀伤		T34.304	腹壁和下背及骨盆冻伤伴组织坏死
T29.501	多处一度腐蚀伤		T34.401	臂冻伤伴组织坏死
T29.601	多处二度腐蚀伤		T34.501	腕和手冻伤伴组织坏死
T29.701	多处三度腐蚀伤		T34.502	腕部冻伤伴组织坏死
T30.001	烧伤		T34.503	手部冻伤伴组织坏死
T30.101	一度烧伤		T34.601	髋和大腿冻伤伴组织坏死
T30.201	二度烧伤		T34.602	髋部冻伤伴组织坏死
T30.401	腐蚀伤		T34.603	大腿冻伤伴组织坏死
T30.501	一度腐蚀伤		T34.701	膝和小腿冻伤伴组织坏死
T30.601	二度腐蚀伤		T34.702	膝部冻伤伴组织坏死

T34.703	小腿冻伤伴组织坏死		T69.103	足部冻疮
T34.801	踝和足冻伤伴组织坏死		T69.104	面部冻疮
T34.802	踝部冻伤伴组织坏死		T69.105	手部冻疮
T34.803	足部冻伤伴组织坏死		T95.004	头和颈烧伤后遗症
T34.902	冻伤伴组织坏死		T95.005	头部烧伤后遗症
T34.903	躯干冻伤伴组织坏死		T95.006	颈部烧伤后遗症
T35.001	多处浅表冻伤		T95.007	头和颈冻伤后遗症
T35.101	多处冻伤伴组织坏死		T95.008	头部冻伤后遗症
T35.301	躯干冻伤		T95.009	颈部冻伤后遗症
T35.302	胸部冻伤		T95.010	头和颈腐蚀伤后遗症
T35.303	腹部冻伤		T95.011	头部腐蚀伤后遗症
T35.304	背部冻伤		T95.012	颈部腐蚀伤后遗症
T35.306	腹壁和下背及骨盆冻伤		T95.103	躯干腐蚀伤后遗症
T35.305	骨盆冻伤		T95.204	手部冻伤后遗症
T35.401	上肢冻伤		T95.205	上肢腐蚀伤后遗症
T35.501	下肢冻伤		T95.206	手部腐蚀伤后遗症
T35.601	多处冻伤		T95.303	下肢腐蚀伤后遗症
T35.701	冻伤		T95.803	眼部腐蚀伤后遗症
T35.702	冷伤		T95.804	上肢和下肢烧伤后遗症
T35.703	职业性冻伤		T95.805	上肢和下肢冻伤后遗症
T35.704	全身冷伤		T95.806	上肢和下肢腐蚀伤后遗症
T35.705	局部冻伤		T95.807	食管烧伤后遗症
T35.706	局部一度冻伤		T95.808	食管腐蚀伤后遗症
T35.707	局部二度冻伤		W40.995	意外爆炸事故
T35.709	局部四度冻伤		X19.993	意外烫伤
T69.101	冻疮			

MDCX 影响健康的因素及其他就医情况

XJ19　其他寻求健康服务的诊断，伴手术室手术

XR11　康复，伴重要并发症与合并症
XR15　康复，不伴重要并发症与合并症

主要诊断包括：

F32.902	抑郁状态
R54xx01	老年性震颤
T90.102	头部开放性损伤后遗症
T90.201	陈旧性鼻骨骨折
T90.202	陈旧性颅骨骨折
T90.205	陈旧性下颌骨骨折
T90.206	陈旧性颧骨骨折
T90.207	陈旧性面骨骨折
T90.302	脑神经损伤后遗症
T90.303	视神经损伤后遗症
T90.401	眼部开放性损伤后遗症
T90.402	眼部浅表损伤后遗症
T90.403	眼眶损伤后遗症
T90.501	颅内损伤后遗症
T90.503	颅内开放性损伤后遗症
T90.901	头部损伤后遗症
T91.001	颈部浅表损伤后遗症
T91.002	躯干浅表损伤后遗症
T91.003	颈部开放性损伤后遗症
T91.004	躯干开放性损伤后遗症
T91.102	陈旧性脊柱骨折
T91.104	陈旧性胸椎骨折
T91.105	陈旧性腰椎骨折
T91.106	陈旧性颈椎骨折
T91.201	陈旧性肋骨骨折
T91.202	陈旧性骶骨骨折
T91.203	陈旧性骨盆骨折
T91.204	陈旧性髋臼骨折
T91.206	陈旧性尾骨骨折
T91.301	脊髓损伤后遗症
T91.302	颈部脊髓损伤后遗症
T91.303	胸部脊髓损伤后遗症
T91.304	腰部脊髓损伤后遗症
T91.401	胸内器官损伤后遗症
T91.501	腹内器官损伤后遗症
T91.503	盆腔器官损伤后遗症
T91.801	膈神经损伤后遗症
T91.802	陈旧性环枢椎脱位
T91.803	陈旧性颈椎脱位
T91.804	腰丛神经损伤后遗症
T91.805	骶丛神经损伤后遗症
T91.902	会阴损伤后遗症
T91.903	躯干损伤后遗症
T91.904	脊柱损伤后遗症
T92.001	上肢开放性损伤后遗症
T92.101	陈旧性肱骨骨折
T92.102	陈旧性尺骨骨折
T92.104	陈旧性肩峰骨折
T92.105	陈旧性肩盂骨折
T92.106	陈旧性尺桡骨骨折
T92.107	陈旧性桡骨骨折
T92.108	陈旧性上肢骨折
T92.109	陈旧性锁骨骨折
T92.110	陈旧性盖氏骨折
T92.111	陈旧性孟氏骨折

T92.112	陈旧性肩胛骨骨折	T93.102	陈旧性股骨粗隆间骨折
T92.201	陈旧性腕骨骨折	T93.103	陈旧性股骨干骨折
T92.203	陈旧性掌骨骨折	T93.105	陈旧性股骨骨折
T92.204	陈旧性指骨骨折	T93.107	陈旧性股骨头骨折
T92.301	上肢脱位后遗症	T93.201	陈旧性距骨骨折
T92.302	上肢扭伤后遗症	T93.202	陈旧性胫骨平台骨折
T92.304	陈旧性腕关节脱位	T93.203	陈旧性腓骨骨折
T92.305	陈旧性腕掌关节脱位	T93.204	陈旧性下肢骨折
T92.306	陈旧性掌指关节脱位	T93.205	陈旧性胫骨骨折
T92.307	陈旧性指关节脱位	T93.206	陈旧性踝骨骨折
T92.308	陈旧性桡骨头脱位	T93.207	陈旧性双踝骨折
T92.309	陈旧性尺桡关节脱位	T93.208	陈旧性胫腓骨骨折
T92.311	指韧带损伤后遗症	T93.209	陈旧性髌骨骨折
T92.312	陈旧性下尺桡关节损伤	T93.210	陈旧性跟骨骨折
T92.313	陈旧性舟骨月骨周围脱位	T93.211	陈旧性 Pilon 骨折
T92.314	陈旧性肘关节脱位	T93.301	下肢脱位后遗症
T92.315	掌板侧副韧带损伤后遗症	T93.302	下肢扭伤后遗症
T92.316	肘关节韧带损伤后遗症	T93.303	下肢劳损后遗症
T92.401	上肢神经损伤后遗症	T93.304	陈旧性髋关节脱位
T92.402	桡神经损伤后遗症	T93.305	陈旧性趾间关节脱位
T92.403	正中神经损伤后遗症	T93.401	下肢神经损伤后遗症
T92.404	指神经损伤后遗症	T93.402	坐骨神经损伤后遗症
T92.405	肌皮神经损伤后遗症	T93.403	股神经损伤后遗症
T92.406	腋神经损伤后遗症	T93.404	腓总神经损伤后遗症
T92.407	臂丛神经损伤后遗症	T93.405	胫神经损伤后遗症
T92.408	尺神经损伤后遗症	T93.406	腓肠神经损伤后遗症
T92.505	上肢肌肉和肌腱损伤后遗症	T93.501	下肢肌肉损伤后遗症
T92.506	伸肌腱断裂后遗症	T93.502	下肢肌腱损伤后遗症
T92.507	伸肌腱粘连后遗症	T95.002	外耳道冻伤后遗症
T92.508	伸拇长肌腱损伤后遗症 [1]	T95.003	外耳道腐蚀伤后遗症
T92.509	伸指肌腱损伤后遗症	T95.101	躯干烧伤后遗症
T92.510	手部肌腱挛缩后遗症	T95.102	躯干冻伤后遗症
T92.511	手部肌腱损伤后遗症	T95.201	上肢烧伤后遗症
T92.512	上肢肌腱粘连后遗症	T95.202	手部烧伤后遗症
T92.513	指伸肌腱粘连后遗症	T95.203	上肢冻伤后遗症
T92.514	手部肌肉损伤后遗症	T95.301	下肢烧伤后遗症
T92.801	上肢血管损伤后遗症	T95.302	下肢冻伤后遗症
T93.101	陈旧性股骨颈骨折	T95.801	眼部烧伤后遗症

---

[1] 伸拇长肌腱即拇长伸肌腱。

T95.802　眼部冻伤后遗症

T97xx02　一氧化碳中毒后遗症

T97xx03　中毒性脑病后遗症

Z00.401　精神科检查

Z50.001　心脏病康复

Z50.101　物理治疗

Z50.201　酒精滥用康复

Z50.301　药物滥用康复

Z50.401　心理治疗

Z50.501　言语治疗

Z50.601　视轴矫正训练

Z50.701　职业康复训练和治疗

Z50.802　烟草滥用康复

Z50.901　康复医疗

Z54.803　脊髓灰质炎恢复期

Z54.804　脑外伤恢复期

Z54.805　脑炎恢复期

Z89.001　后天性单侧手指缺失

Z89.002　后天性指缺损

Z89.003　后天性拇指缺损

Z89.101　后天性手和腕缺失

Z89.201　后天性腕以上的上肢缺失

Z89.202　后天性肱骨缺失

Z89.301　后天性双上肢缺失

Z89.302　后天性双侧指缺失

Z89.401　后天性足和踝缺失

Z89.402　后天性趾缺失

Z89.502　后天性小腿缺失

Z89.601　手术后股骨缺失

Z89.602　后天性膝以上大腿缺失

Z89.701　后天性双下肢缺失

Z89.801　后天性上肢和下肢缺失

Z89.802　上肢皮肤缺损

Z89.803　下肢皮肤缺损

Z89.901　后天性四肢缺失

Z90.001　后天性头部器官缺失

Z90.002　后天性头皮缺失

Z90.003　手术后颅骨缺失

Z90.005　后天性上颌骨缺失

Z90.018　后天性颞部缺损

Z98.8415　心脏搭桥术后

Z98.8606　腹股沟术后

Z98.8608　人工关节术后

Z98.8610　韧带术后

Z98.8615　胸椎术后

XS11　症状及体征，伴重要并发症与合并症

XS13　症状及体征，伴并发症与合并症

XS15　症状及体征，不伴并发症与合并症

主要诊断包括：

F03xx02　痴呆状态

F22.003　妄想状态

F98.501　口吃

F98.601　言语急促杂乱

G93.301　病毒感染后疲劳综合征

R13xx03　吞咽障碍

R18xx04　膈下积液

R23.001　紫绀[1]

R23.101　网状青斑

R23.102　皮肤湿冷

R23.103　皮肤苍白

R23.202　皮肤潮红

R41.001　定向障碍

R41.002　意识错乱

R41.101　顺行性遗忘

R41.201　逆行性遗忘

R41.301　遗忘

R47.006　传导性失语

R47.007　感觉性失语

R47.008　丘脑性失语

R47.009　原发性进行性失语

R53xx01　肢体无力

R53xx02　乏力

R53xx03　偏侧肢体无力

---

[1] 紫绀即发绀。

R53xx04	全身衰退		R63.402	体重异常减轻
R53xx05	不适		R63.501	体重异常增加
R53xx07	神经性虚弱		R64xx01	恶病质
R53xx09	嗜睡		R64xx02	消瘦
R53xx10	疲劳		R68.102	易激惹婴儿
R53xx11	特发性嗜睡		R68.301	杵状指
R53xx12	周期性嗜睡		R68.302	杵状甲
R54xx02	老年性无力		R68.801	多脏器功能衰竭
R54xx04	衰老		R68.803	哭闹
R55xx06	反射性晕厥		R70.001	红细胞沉降率升高
R55xx07	器质性晕厥		R70.101	高黏稠血症
R55xx10	血管迷走性晕厥（混合型）		R70.103	血浆黏滞性异常
R55xx11	血管迷走性晕厥（心脏抑制型）		R74.001	转氨酶升高
R55xx12	血管迷走性晕厥（血管型）		R74.002	乳酸脱氢酶升高
R55xx13	血管迷走性晕厥		R74.801	血淀粉酶升高
R56.805	良性惊厥		R74.802	心肌酶谱异常
R60.001	半身水肿		R74.803	酸性磷酸酶异常
R60.002	下肢水肿		R74.804	碱性磷酸酶异常
R60.003	局部水肿		R74.805	淀粉酶异常
R60.101	全身性水肿		R74.806	脂酶（三酰基甘油脂酶）异常 [1]
R60.901	水肿		R74.807	肌酸激酶升高
R60.902	液体潴留		R74.808	CPK 过多症 [2]
R61.001	局部多汗症		R74.901	血清肌酶异常
R61.002	手汗症		R77.001	白蛋白异常
R61.101	全身多汗症		R77.101	球蛋白异常
R61.901	盗汗		R77.102	高球蛋白血症
R61.903	多汗症		R77.201	高甲胎蛋白血症
R62.001	发育迟滞		R77.202	甲胎蛋白异常
R62.002	学语延迟		R77.801	血脂异常
R62.003	学步延迟		R77.802	PSA 升高
R62.802	身体发育迟缓		R77.803	CA199 升高
R63.001	食欲不振		R77.804	CA125 升高
R63.102	多饮		R77.805	CEA 升高
R63.103	烦渴		R77.806	肿瘤标志物升高
R63.203	贪食		R77.901	血浆蛋白异常
R63.302	喂养困难		R79.001	血液钴异常
R63.303	照管不当		R79.002	血液铜异常

---

[1] 脂酶即脂肪酶，三酰基甘油脂酶即三酰甘油脂肪酶。
[2] CPK 即肌酸激酶。

R79.003	血液铁异常
R79.004	血液镁异常
R79.005	血液矿物质异常
R79.006	血液锌异常
R79.802	氮质血症
R79.803	低氧血症
R79.804	血气异常
R82.101	肌球蛋白尿
R82.501	尿中药物水平升高
R84.901	支气管洗出物标本异常
R84.902	鼻分泌物标本异常
R84.903	胸水标本异常
R84.904	痰标本异常
R84.905	咽喉刮屑标本异常
R85.901	腹水标本异常
R85.902	唾液标本异常
R87.903	外阴标本异常
R93.802	皮肤诊断性影像异常
R93.803	皮下组织诊断性影像异常
T75.205	手臂振动病
T90.502	脑外伤后遗症
T90.802	腭部损伤后遗症
T91.302	颈部脊髓损伤后遗症
T91.304	腰部脊髓损伤后遗症
T91.904	脊柱损伤后遗症
T92.317	上肢韧带损伤后遗症
T92.515	指屈肌腱粘连后遗症
T92.516	肩袖损伤后遗症
T92.517	上肢肌肉损伤后遗症
T92.518	上肢肌腱损伤后遗症
T92.802	陈旧性肩关节 SLAP 损伤
T93.001	下肢开放性损伤后遗症
T98.303	手术后坐骨神经损伤后遗症

XS21 随访（不含恶性肿瘤诊断），伴
重要并发症与合并症

XS23 随访（不含恶性肿瘤诊断），伴
并发症与合并症

XS25 随访（不含恶性肿瘤诊断），不
伴并发症与合并症

主要诊断包括：

T66xx02	职业性放射性疾病
Z00.501	对器官供者的检查
Z00.601	临床研究项目中作为正常和对照
	接受的检查
Z01.001	视力检查
Z01.002	眼科检查
Z01.101	听力检查
Z01.102	耳科检查
Z01.201	牙科检查
Z01.301	血压检查
Z01.601	胸部 X 线检查
Z01.701	实验室检查
Z01.801	喉镜检查
Z01.804	脑电图检查
Z02.001	为入学接受的检查
Z02.101	就业前接受的检查
Z02.301	征兵中新兵接受的检查
Z02.401	为办驾驶执照接受的检查
Z02.501	为参加体育运动接受的检查
Z02.601	为保险目的接受的检查
Z03.601	可疑摄入物质引起毒性效应的观察
Z03.8x701	可疑新生儿疾病的观察
Z03.8x721	可疑新生儿神经病学的观察
Z09.001	手术后随诊检查
Z09.301	心理治疗后的随诊检查
Z09.401	骨折治疗后的随诊检查
Z09.901	治疗后的随诊检查
Z10.001	职业性健康检查
Z11.001	肠道传染病的特殊筛查
Z11.101	呼吸道结核的特殊筛查
Z11.801	雅司病的特殊筛查
Z12.001	胃部肿瘤的特殊筛查
Z12.101	肠道肿瘤的特殊筛查
Z12.201	呼吸器官肿瘤的特殊筛查
Z12.301	乳房肿瘤的特殊筛查
Z12.401	宫颈肿瘤的特殊筛查
Z12.501	前列腺肿瘤的特殊筛查
Z12.601	膀胱肿瘤的特殊筛查
Z12.901	肿瘤的特殊筛查

Z13.001	血液及造血器官疾病的特殊筛查		Z47.806	瘢痕切除术后随诊医疗
Z13.002	涉及免疫机制疾患的特殊筛查		Z47.807	耳再造术后随诊医疗
Z13.101	糖尿病的特殊筛查		Z47.808	乳房英捷尔法勒注射术后随诊医疗
Z13.201	营养疾患的特殊筛查		Z47.809	尿道下裂术后随诊医疗
Z13.301	精神和行为障碍的特殊筛查		Z47.810	鼻再造术后随诊医疗
Z13.302	精神发育迟滞的特殊筛查		Z47.811	乳房再造术后随诊医疗
Z13.303	忧郁症的特殊筛查		Z47.812	磨削术后随诊医疗
Z13.401	发育障碍的特殊筛查		Z47.813	阴道再造术后随诊医疗
Z13.501	细菌性结膜炎的特殊筛查		Z47.814	下颌骨延长器植入术后随诊医疗
Z13.822	慢性支气管炎和肺气肿的特殊筛查		Z47.815	睑再造术后随诊医疗
Z13.832	牙疾患的特殊筛查		Z47.816	眼睑整形术后随诊医疗
Z29.101	预防性免疫治疗		Z47.817	重睑术后随诊医疗
Z29.201	化学预防		Z47.818	吸脂术后随诊医疗
Z29.202	预防性抗生素治疗		Z47.819	整形外科术后随诊医疗
Z30.001	计划生育指导		Z47.820	尿道术后随诊医疗
Z31.403	生育检验		Z47.821	阴道英捷尔法勒注射术后随诊医疗
Z39.103	授乳母亲的医疗照顾		Z47.822	阴茎再造术后随诊医疗
Z51.601	对变应原脱敏		Z47.823	面部除皱术后随诊医疗
Z53.001	因禁忌证未进行操作		Z47.824	颏英捷尔法勒注射术后随诊医疗
Z53.101	因信仰或群体压力使病人决定不进行操作		Z47.825	颌骨手术后随诊医疗
			Z47.826	皮肤英捷尔法勒注射后随诊医疗
Z53.201	因病人原因未进行操作		Z47.827	脂肪注射术后随诊医疗
Z53.801	因病人家属原因未进行操作		Z47.828	皮管成形术后随诊医疗
Z53.802	因医生原因而未进行操作		Z47.829	乳房人工材料注射术后随诊医疗
Z57.001	职业性暴露于噪声		Z47.830	颧骨截骨术后随诊医疗
Z57.002	职业性暴露于辐射		Z47.831	皮肤奥美定注射术后随诊医疗

XT11　其他后期照护，伴重要并发症与合并症

XT13　其他后期照护，伴并发症与合并症

XT15　其他后期照护，不伴并发症与合并症

			Z47.832	外耳义耳植入术后随诊医疗
			Z47.833	上颌内缩截骨牵引术后随诊医疗
			Z47.834	骨固定装置植入术后随诊医疗
			Z47.835	颏部水平截骨术后随诊医疗
			Z47.836	扩张器植入术后随诊医疗
			Z48.901	手术后随诊医疗
			Z51.401	自体外周血干细胞动员
			Z54.901	治疗后恢复期

主要诊断包括：

Z44.002	人工臂的调整
Z44.102	人工腿的调整
Z44.202	人工眼的调整
Z47.804	乳房假体植入术后随诊医疗
Z47.805	隆鼻术后随诊医疗

XT21　其他影响健康状态的因素，伴重要并发症与合并症

XT23　其他影响健康状态的因素，伴并发症与合并症

XT25 其他影响健康状态的因素，不伴并发症与合并症

主要诊断包括：

B92xx01	麻风后遗症
E86xx04	血浆容量缺失
E86xx05	血容量减少
E86xx06	血容量缺失
E89.501	操作后睾丸功能减退
G93.813	脑死亡
Q85.920	错构瘤
Q87.391	普罗特斯综合征［Proteus 综合征］
Q87.392	CLOVES 综合征
Q90.201	21 罗伯逊易位综合征
R46.202	行为异常
R46.301	活动过度
R46.401	迟钝
R46.501	多疑
R46.801	缄默状态
R53xx06	慢性虚弱
R53xx08	虚弱
R54xx03	老年性虚弱
R58xx02	内脏出血
R58xx07	肿瘤伴出血
R65.301	多脏器功能障碍综合征
R68.802	衰弱状态
R76.201	梅毒血清学试验假阳性
R76.202	瓦塞尔曼反应假阳性[1]
R96.101	无疾病体征的死亡
T68xx01	低体温
T81.601	操作中残留异物反应
T81.804	操作后积液
T81.813	操作中环杓关节脱位
T85.8803	植入物脱出
T88.502	麻醉意外
T90.001	头部浅表损伤后遗症
T91.502	腹内和盆腔器官损伤后遗症
T92.501	屈肌腱断裂后遗症
T92.502	屈肌腱粘连后遗症
T92.503	屈拇长肌腱损伤后遗症[2]
T92.504	屈指肌腱损伤后遗症
T92.602	创伤性手指缺如
T92.603	创伤性上肢骨缺损
T93.801	趾浅表挫伤后遗症
T95.001	外耳道烧伤后遗症
T96xx01	药物中毒后遗症
T98.001	通过自然腔口进入的异物效应的后遗症
T98.201	创伤早期并发症的后遗症
T98.2x031	开放性损伤延期愈合
T98.2x032	开放性损伤延期治疗
W42.993	噪声导致的损伤
Y86xx05	意外损伤的晚期效应
Z00.001	健康查体
Z01.602	乳房 X 线照相
Z01.802	腹腔镜检查
Z03.901	未见异常
Z09.002	移植术后的随诊检查
Z13.811	神经系统疾病的特殊筛查
Z13.821	呼吸系统疾病的特殊筛查
Z13.831	消化道疾病的特殊筛查
Z13.841	肌肉关节疾病的特殊筛查
Z13.851	泌尿生殖系疾病的特殊筛查
Z13.861	内分泌和代谢疾病的特殊筛查
Z20.001	接触和暴露于肠道传染病
Z20.101	接触和暴露于结核病
Z20.301	接触和暴露于狂犬病
Z20.601	接触和暴露于人类免疫缺陷病毒
Z22.002	伤寒带菌者
Z22.101	阿米巴带菌者
Z22.102	霍乱带菌者
Z22.103	鼠伤寒带菌者
Z22.201	白喉带菌者
Z22.401	淋病病原携带者

---

[1] 瓦塞尔曼反应疑为瓦塞曼实验。

[2] 屈拇长肌腱即拇长屈肌腱。

Z22.402	梅毒病原携带者
Z22.901	传染病带菌者
Z23.001	仅为抗霍乱采取必要的免疫
Z23.101	仅为抗伤寒 - 副伤寒采取必要的免疫
Z23.201	为抗结核病采取必要的免疫
Z23.501	仅为抗破伤风采取必要的免疫
Z23.701	仅为抗百日咳采取必要的免疫
Z23.801	为抗单一的细菌性疾病采取必要的免疫
Z25.001	仅为抗流行性腮腺炎采取必要的免疫
Z25.801	为抗特指的单一病毒性疾病采取必要的免疫
Z26.001	为抗利什曼病采取必要的免疫
Z27.401	麻疹 - 流行性腮腺炎 - 风疹联合预防接种
Z29.001	隔离
Z30.801	输精管切除术后精子计数
Z31.402	精子计数
Z31.404	生育调查
Z31.501	遗传咨询
Z31.601	关于生育的一般性咨询和指导
Z31.901	生育问题
Z32.001	妊娠未确认
Z32.101	确认妊娠
Z39.101	哺乳期的监督
Z39.102	授乳的指导
Z39.201	产后随诊
Z40.901	预防性手术医疗
Z41.301	穿耳孔
Z43.901	人工造口维护
Z44.201	人工眼的安装
Z44.301	外部假乳房的安装和调整
Z45.101	输注泵的调整和管理
Z45.201	取出下腔静脉滤器
Z48.001	手术后拆除缝线
Z48.002	手术后更换敷料
Z49.005	为肾透析的动静脉分流
Z51.301	无诊断报告的输血

Z51.402	随后治疗的准备医疗
Z51.801	冲击治疗
Z52.001	供血者
Z52.301	骨髓供者
Z52.302	造血干细胞供者
Z52.501	角膜供者
Z53.901	未按计划诊疗
Z54.001	手术后恢复期
Z54.002	睑袋术后恢复期
Z54.003	吸脂术后恢复期
Z54.004	隆鼻术后恢复期
Z54.005	重睑术后恢复期
Z54.006	毛发移植术后恢复期
Z54.007	瘢痕切除术后恢复期
Z54.008	痣切除术后恢复期
Z54.009	睑闭合不全矫正术后恢复期
Z54.010	开放性外伤术后恢复期
Z54.012	面部瘢痕磨削术后恢复期
Z54.013	上睑下垂术后恢复期
Z54.014	拆线术后恢复期
Z54.015	假体取出术后恢复期
Z54.016	扩张器植入术后恢复期
Z54.017	除皱术后恢复期
Z54.018	皮肤异物取出术后恢复期
Z54.019	睑外翻术后恢复期
Z54.020	隆颏术后恢复期
Z54.021	内眦成形术后恢复期
Z54.022	骨折术后恢复期
Z54.101	放射治疗后恢复期
Z54.201	恶性肿瘤化学治疗后恢复期
Z54.301	心理治疗后恢复期
Z54.701	联合治疗后恢复期
Z54.801	风疹恢复期
Z54.802	肝炎恢复期
Z54.803	脊髓灰质炎恢复期
Z54.804	脑外伤恢复期
Z54.806	沙眼恢复期
Z54.807	天花恢复期
Z54.808	乙肝恢复期
Z59.001	与无家可归有关的问题

Z60.001	对生活周期转换的适应问题
Z60.002	退休适应
Z60.003	空巢综合征
Z60.101	与单亲家庭有关的问题
Z60.201	与独自生活有关的问题
Z60.202	无其他家庭成员给予照顾者
Z60.302	与社会移居者有关的问题
Z61.001	与童年时失去所爱亲属有关的问题
Z61.101	与童年离家有关的问题
Z61.201	与童年时家庭关系模式改变有关的问题
Z61.301	与童年时导致丧失自尊事件有关的问题
Z61.401	与儿童据说受家族内成员性虐待有关的问题
Z61.501	与儿童据说受家族以外人员性虐待有关的问题
Z61.601	与儿童据说身体被虐待有关的问题
Z61.701	与童年时受惊吓的经历有关的问题
Z61.901	与童年时消极生活事件有关的问题
Z62.001	与父母监督和管教不足有关的问题
Z62.101	与父母溺爱有关的问题
Z62.201	与公共机构的养育有关的问题
Z62.301	与敌视儿童和儿童代为受过有关的问题
Z62.401	与对儿童情感的忽视有关的问题
Z62.501	与缺乏学习和游戏体验有关的问题
Z62.601	与父母的不适当压力和其他异常养育有关的问题
Z63.101	与亲子有关的问题
Z63.201	与家庭生活不适当有关的问题
Z63.301	与家庭成员缺少有关的问题
Z63.401	与家庭成员假定的死亡有关的问题
Z63.402	与家庭成员失踪有关的问题
Z63.403	与家庭成员死亡有关的问题
Z63.501	与离婚使家庭分裂有关的问题
Z63.502	与分居使家庭分裂有关的问题
Z63.503	与疏远有关的问题
Z63.701	与影响家庭和家属的充满压力的生活事件有关的问题
Z63.711	与家庭中的酒精中毒有关的问题
Z63.721	与家庭中的赌博有关的问题
Z63.791	与家中的健康问题有关的问题
Z63.792	与患病或受滋扰的家庭成员有关的问题
Z63.793	与孤立的家庭有关的问题
Z63.801	与家庭不和有关的问题
Z63.802	与家中表现的高度情绪激动有关的问题
Z63.803	与家中交往不足有关的问题
Z63.804	与家中交往曲解有关的问题
Z64.401	与监督缓刑犯的官员不和的有关问题
Z64.402	与社会工作者不和的有关问题
Z64.403	与顾问不和的有关问题
Z65.101	与监禁有关的问题
Z65.301	与逮捕有关的问题
Z65.302	与儿童监护有关的问题
Z65.303	与诉讼有关的问题
Z65.304	与起诉有关的问题
Z65.305	与抚养的诉讼程序有关的问题
Z65.401	与犯罪行为的受害者有关的问题
Z65.402	与拷打的受害者有关的问题
Z65.403	与恐怖主义的受害者有关的问题
Z65.501	与暴露于灾害有关的问题
Z65.502	与暴露于敌对行为有关的问题
Z65.503	与暴露于战争有关的问题
Z73.101	与人格特征突出有关的问题
Z76.101	保健机构对弃婴的健康监督和照料
Z80.001	消化器官恶性肿瘤家族史
Z80.101	气管、支气管和肺恶性肿瘤家族史
Z80.301	乳房恶性肿瘤家族史
Z80.401	生殖器官恶性肿瘤家族史
Z80.501	泌尿系恶性肿瘤家族史
Z80.601	白血病家族史
Z80.701	淋巴、造血和有关组织恶性肿瘤家族史
Z80.901	恶性肿瘤家族史
Z81.001	精神发育迟滞家族史

Z81.101	酒精滥用家族史	Z90.008	后天性下颌骨缺失
Z81.201	烟草滥用家族史	Z90.009	后天性喉缺失
Z82.001	癫痫病家族史	Z90.012	后天性颊缺损
Z82.301	卒中家族史	Z90.013	后天性颧骨缺失
Z82.701	先天性畸形、变形和染色体异常家族史	Z90.016	后天性颅骨缺损
		Z90.017	后天性额部缺损
Z83.201	血友病家族史	Z90.024	后天性头骨缺损
Z83.301	糖尿病家族史	Z90.301	后天性胃部分缺失
Z84.301	同血缘家族史	Z90.401	后天性结肠［部分］缺失
Z86.111	结核病史	Z90.402	后天性消化道部分缺失
Z86.121	脊髓灰质炎病史	Z90.403	后天性胆囊缺失
Z86.131	疟疾病史	Z90.706	后天性卵巢缺失
Z86.1801	严重急性呼吸综合征个人史	Z90.707	后天性子宫缺失
Z86.201	血液和造血器官疾病史	Z90.802	后天性肋骨缺失
Z86.202	免疫系统疾病史	Z91.401	心理创伤史
Z86.501	精神病史	Z91.501	假自杀史
Z86.601	视力问题个人史	Z91.502	自服毒史
Z86.602	听觉问题个人史	Z91.503	自杀企图史
Z86.603	嗅觉和味觉问题个人史	Z91.601	损伤史
Z86.604	发声问题个人史	Z91.801	铅中毒史
Z86.605	吞咽和咀嚼问题个人史	Z91.802	吸烟史
Z87.111	消化性溃疡个人史	Z92.211	阿司匹林服用史
Z87.121	结肠息肉个人史	Z92.221	胰岛素使用史
Z87.501	绒毛膜上皮性疾病个人史	Z92.301	放射治疗史
Z87.503	剖宫产个人史	Z92.901	医疗个人史
Z87.601	围生期问题个人史	Z93.001	气管造口状态
Z88.001	青霉素过敏史	Z93.101	胃造口状态
Z88.201	磺胺类药过敏史	Z93.201	回肠造口状态
Z88.301	抗感染剂过敏史	Z93.301	结肠造口状态
Z88.401	麻醉剂过敏史	Z93.501	膀胱造口状态
Z88.501	催眠剂过敏史	Z93.601	输尿管造口状态
Z88.601	镇痛药过敏史	Z93.602	尿道造口状态
Z88.701	血清和疫苗过敏史	Z93.603	肾造口状态
Z88.901	药物过敏史	Z93.901	人工造口状态
Z89.002	后天性指缺损	Z94.801	胰移植状态
Z89.003	后天性拇指缺损	Z94.802	骨髓移植状态
Z89.202	后天性肱骨缺失	Z94.803	肠移植状态
Z89.301	后天性双上肢缺失	Z94.804	外周血干细胞移植状态
Z90.004	手术后颌骨缺损	Z94.806	外耳移植状态
Z90.007	后天性上腭缺损	Z94.807	毛发移植状态

Z94.810	脐血干细胞移植状态		Z98.8116	空肠术后
Z94.811	自体造血干细胞移植状态		Z98.8117	胰腺术后
Z94.812	造血干细胞移植状态		Z98.8118	结肠术后
Z95.001	具有心脏起搏器状态		Z98.8119	回肠术后
Z95.101	主动脉冠状动脉搭桥术后状态		Z98.8120	肛管术后
Z95.501	冠状动脉支架植入术后状态		Z98.8121	盲肠术后
Z95.502	冠状血管成形术后状态		Z98.8122	直肠术后
Z95.901	具有心脏和血管植入物和移植物		Z98.8123	阑尾术后
Z96.201	骨传导听力装置植入状态		Z98.8124	十二指肠术后
Z96.202	人工耳蜗植入状态		Z98.8201	输尿管术后
Z96.205	镫骨装置植入状态		Z98.8202	尿道术后
Z96.402	胰岛素泵植入状态		Z98.8203	膀胱术后
Z97.201	具有假牙装置		Z98.8205	前列腺术后
Z97.301	具有眼镜		Z98.8208	阴茎术后
Z97.302	具有接触镜		Z98.8209	睾丸术后
Z97.401	具有外部助听器		Z98.8210	肾术后
Z98.001	肠搭桥状态		Z98.8301	宫颈术后
Z98.002	肠吻合状态		Z98.8302	子宫术后
Z98.101	关节固定术状态		Z98.8303	卵巢术后
Z98.201	脑脊液分流状态		Z98.8305	盆腔术后
Z98.8001	鼻咽术后		Z98.8306	葡萄胎术后
Z98.8002	扁桃体术后		Z98.8307	前庭大腺术后
Z98.8003	喉术后		Z98.8308	人工流产术后
Z98.8004	气管术后		Z98.8309	输卵管术后
Z98.8005	肺术后		Z98.8310	引产术后
Z98.8006	胸腔闭式引流术后		Z98.8311	外阴术后
Z98.8007	腺样体术后		Z98.8312	药物流产术后
Z98.8101	牙外科正畸术后		Z98.8313	胚胎移植术后
Z98.8102	牙龈术后		Z98.8401	动静脉畸形栓塞术后
Z98.8103	舌术后		Z98.8402	动脉狭窄扩张成形术后
Z98.8104	咽术后		Z98.8403	冠状动脉造影术后
Z98.8105	咽腭成形术后		Z98.8404	静脉曲张术后
Z98.8107	食管术后		Z98.8405	先天性心脏病术后
Z98.8108	胃术后		Z98.8406	二尖瓣球囊扩张术后
Z98.8109	壶腹术后		Z98.8407	法氏四联症术后
Z98.8110	贲门术后		Z98.8408	室间隔缺损修补术后
Z98.8111	胆道术后		Z98.8409	二尖瓣成形术后
Z98.8112	胆囊术后		Z98.8410	心内膜垫缺损修补术后
Z98.8114	腹膜术后		Z98.8411	房间隔缺损修补术后
Z98.8115	肝术后		Z98.8412	肺动脉瓣球囊扩张术后

Z98.8413　三尖瓣成形术后

Z98.8414　主动脉瓣成形术后

Z98.8416　动脉导管结扎术后

Z98.8417　淋巴静脉吻合术后

Z98.8501　垂体术后

Z98.8502　甲状腺术后

Z98.8507　脑术后

Z98.8601　骨髓移植术后

Z98.8602　骨折术后

Z98.8605　胸廓术后

Z98.8607　髋关节置换术后

Z98.8609　清创术后

Z98.8611　脊柱术后

Z98.8612　乳腺术后

Z98.8614　颈椎术后

Z98.8616　腰椎术后

Z98.8701　耳术后

Z98.8704　眼术后

Z99.001　依赖吸引器

Z99.101　依赖于呼吸器者

Z99.202　肾透析状态

Z99.301　依赖轮椅

XT39　多发、非特指的其他先天畸形

主要诊断包括：

Q18.108　先天性颈外侧瘘

Q18.109　先天性颈外侧囊肿

Q89.8901　先天性淋巴管畸形

Q89.901　先天性发育异常

Q91.701　13 三体综合征 [Patau 综合征]

Q99.901　染色体病

Z87.701　先天性畸形、变形和染色体异常个人史

XZ19　其他康复治疗

主要诊断包括：

F07.202　非精神病性脑外伤后综合征

F79.001　精神发育迟滞

F79.002　精神发育迟滞，无或有轻微的行为缺陷

F79.101　精神发育迟滞，有显著的行为缺陷，需要加以关注或治疗

F84.001　儿童孤独症

F84.101　不典型孤独症

F84.201　雷特综合征 [Retts 综合征] [脑萎缩性高血氨症]

F84.301　童年瓦解性障碍

F84.401　与精神发育迟滞和刻板动作有关的多动障碍

F84.501　阿斯伯格综合征 [Asperger 综合征]

F84.901　广泛性发育障碍

G04.911　脑脊髓神经根炎

G04.912　脑脊髓炎

G09xx01　脊髓炎后遗症

G09xx02　脑炎后遗症

G11.903　小脑共济失调

G20xx01　帕金森叠加综合征

G21.901　继发性帕金森综合征

G24.903　肌张力障碍

G30.901　阿尔茨海默病

G35xx01　多发性硬化

G61.003　急性运动轴索性神经病

G61.802　慢性炎症性脱髓鞘性多发性神经根神经病 [慢性吉兰 - 巴雷综合征]

G71.001　肌营养不良

G71.003　进行性肌营养不良

G71.106　强直性肌营养不良

G71.202　先天性肌营养不良

G71.302　线粒体脑肌病

G71.801　肌肉萎缩

G80.011　双侧痉挛型脑性瘫痪

G80.021　偏侧痉挛型脑性瘫痪

G80.031　四肢痉挛型脑性瘫痪

G80.101　痉挛型双瘫

G80.102　痉挛型脑性瘫痪

G80.201　婴儿性偏瘫

G80.301　双侧手足徐动症

G80.303　强直型脑性瘫痪

G80.304　手足徐动型脑性瘫痪

G80.305　肌张力低下型脑性瘫痪

G80.401	共济失调型脑性瘫痪	G83.302	完全性单瘫
G80.801	混合型脑性瘫痪	G83.303	不完全性单瘫
G80.802	震颤型脑性瘫痪	G83.401	马尾综合征
G80.901	脑性瘫痪 [脑瘫]	G83.801	脊髓半切综合征 [布朗-塞卡尔综合征]
G81.101	痉挛性偏瘫 [中枢性偏瘫]		
G81.901	偏瘫	G83.802	托德麻痹 [Todd 麻痹]
G81.902	轻偏瘫	G83.901	痉挛性瘫痪 [中枢性瘫痪]
G82.001	弛缓性截瘫 [周围性截瘫]	G83.902	瘫痪
G82.021	慢性弛缓性截瘫	G83.903	完全性瘫痪
G82.041	慢性完全性弛缓性截瘫	G83.904	不完全性瘫痪
G82.061	慢性不完全性弛缓性截瘫	G83.905	弛缓性瘫痪 [周围性瘫痪]
G82.101	痉挛性截瘫 [中枢性截瘫]	G90.901	自主神经功能紊乱
G82.121	慢性痉挛性截瘫	G91.901	脑积水
G82.141	慢性完全性痉挛性截瘫	I69.401	脑卒中后遗症
G82.204	截瘫 [双下肢瘫痪]	I69.801	脑血管病后遗症
G82.221	慢性截瘫	I69.802	脑血管病恢复期
G82.241	慢性完全性截瘫	I80.101	股静脉血栓形成
G82.261	慢性不完全性截瘫	I80.102	髂股静脉血栓形成
G82.301	弛缓性四肢瘫 [周围性四肢瘫]	I80.201	髂静脉血栓形成
G82.321	慢性弛缓性四肢瘫	I80.205	下肢深静脉血栓形成
G82.341	慢性完全性弛缓性四肢瘫	I80.301	下肢静脉血栓形成
G82.361	慢性不完全性弛缓性四肢瘫	I82.806	上肢静脉血栓形成
G82.401	痉挛性四肢瘫 [中枢性四肢瘫]	I82.807	上肢深静脉血栓形成
G82.421	慢性痉挛性四肢瘫	I95.101	体位性低血压
G82.441	慢性完全性痉挛性四肢瘫	I95.102	直立性低血压
G82.461	慢性不完全性痉挛性四肢瘫	L89.901	压疮
G82.501	四肢瘫	M15.001	原发性全身性骨关节病
G82.521	慢性四肢瘫	M15.401	侵蚀性骨关节病
G82.541	慢性完全性四肢瘫	M15.901	全身性骨关节病
G82.561	慢性不完全性四肢瘫	M16.901	髋骨关节病
G83.001	双上肢瘫	M17.901	膝骨关节病
G83.002	完全性双上肢瘫	M18.901	腕骨关节病
G83.003	不完全性双上肢瘫	M19.811	肩骨关节病
G83.101	下肢单瘫	M19.821	肘骨关节病
G83.102	完全性下肢单瘫	M19.841	指骨关节病
G83.103	不完全性下肢单瘫	M19.871	趾骨关节病
G83.201	上肢单瘫	M19.872	踝骨关节病
G83.202	完全性上肢单瘫	M19.873	跖骨关节病
G83.203	不完全性上肢单瘫	M19.874	距下关节骨性关节病
G83.301	单瘫	M19.875	跖趾关节骨性关节病

M19.991	骨关节病	M67.001	跟腱挛缩
M23.811	陈旧性膝前交叉韧带断裂	M67.141	掌腱膜挛缩
M23.821	陈旧性膝后交叉韧带断裂	M67.151	髂胫束挛缩
M23.831	陈旧性膝内侧副韧带断裂	M67.171	足跖腱膜挛缩
M23.832	陈旧性膝内侧副韧带损伤	M67.191	肌腱挛缩
M23.841	陈旧性膝外侧副韧带断裂	M72.001	掌筋膜挛缩
M23.842	陈旧性膝外侧副韧带损伤	M79.291	神经痛
M23.891	膝韧带松弛	M81.991	骨质疏松
M23.893	膝韧带囊肿	M89.092	肩手综合征
M23.894	陈旧性膝关节韧带损伤	N13.301	肾积水
M24.271	陈旧性踝外侧副韧带断裂	N13.701	膀胱输尿管反流
M24.291	韧带挛缩	N19xx02	肾功能不全
M24.292	韧带钙化	N20.005	肾结石
M24.293	韧带松弛	N20.101	输尿管结石
M24.501	多发关节挛缩	N30.901	膀胱炎
M24.551	后天性髋关节挛缩	N31.001	无抑制性神经源性膀胱
M24.591	关节挛缩	N31.101	反射性神经源性膀胱
M46.022	项韧带肥厚	N31.201	弛缓性神经源性膀胱
M46.092	黄韧带肥厚	N31.202	弛缓性运动神经源性膀胱 [运动
M46.094	棘上韧带炎		麻痹性神经源性膀胱]
M47.121+G99.2*		N31.203	弛缓性感觉神经源性膀胱 [感觉
	脊髓型颈椎病		麻痹性神经源性膀胱]
M47.141+G99.2*		N31.204	膀胱松弛
	胸椎关节强直伴脊髓病	N31.205	低顺应性膀胱
M47.221+G55.2*		N31.206	自主性神经源性膀胱
	神经根型颈椎病	N31.207	非反射性神经源性膀胱
M47.991	脊柱骨关节病	N31.801	逼尿肌无力
M51.001+G99.2*		N32.805	膀胱挛缩
	椎间盘脱出伴脊髓病	N39.404	创伤性尿失禁
M51.002+G99.2*		Q03.901	先天性脑积水
	腰椎间盘突出伴脊髓病	Q05.401	脊髓脊膜膨出伴脑积水
M51.003+G99.2*		Q05.901	脊柱裂
	胸椎间盘突出伴脊髓病	Q05.902	脊柱裂伴脊膜膨出
M60.991	肌炎	Q05.904	脊髓脊膜膨出
M61.591	骨化性肌炎	Q06.001	无脊髓畸形
M62.401	下肢肌挛缩	Q06.101	脊髓发育不良
M62.402	上肢肌挛缩	Q06.201	脊髓纵裂畸形
M62.441	手内在肌挛缩	Q06.401	先天性脊髓积水
M62.451	臀肌挛缩	Q06.402	先天性椎管积水
M62.491	肌挛缩	Q06.801	脊髓栓系综合征

Q06.804	腰骶神经根囊肿	S24.001	胸部脊髓水肿
Q06.901	先天性脊髓畸形	S24.002	胸部脊髓震荡
Q66.001	先天性马蹄内翻足	S24.101	胸部脊髓损伤
Q99.901	染色体病	S24.111	胸部脊髓完全损伤
R25.201	痛性痉挛	S24.121	胸部脊髓前索综合征
R26.101	痉挛性步态	S24.122	胸部脊髓中央损伤综合征
R47.002	命名性失语	S24.123	胸部脊髓不完全损伤
R47.003	运动性失语	S24.124	胸部脊髓后索综合征
R47.004	混合性失语	S24.1x701	胸部脊髓功能损伤
R47.005	完全性失语	S24.1x711	胸部脊髓功能损伤（T_1）
R47.010	言语困难	S24.1x721	胸部脊髓功能损伤（T_2/T_3）
R47.101	构音障碍	S24.1x731	胸部脊髓功能损伤（T_4/T_5）
R47.801	言语障碍	S24.1x741	胸部脊髓功能损伤（T_6/T_7）
R61.902	出汗过多	S24.1x751	胸部脊髓功能损伤（T_8/T_9）
R62.001	发育迟滞	S24.1x761	胸部脊髓功能损伤（T_{10}/T_{11}）
R62.002	学语延迟	S24.1x771	胸部脊髓功能损伤（T_{12}）
R62.003	学步延迟	S24.201	胸脊神经根损伤
R62.802	身体发育迟缓	S32.811	坐骨骨折
R68.104	婴儿哭闹	S32.893	骨盆开书样骨折
S13.001	创伤性颈椎间盘破裂	S32.894	骨盆垂直剪切骨折
S14.001	颈部脊髓震荡	S32.895	马耳盖尼骨折［Malgaigne 骨折］
S14.002	颈部脊髓水肿	S33.001	创伤性腰椎间盘破裂
S14.101	颈部脊髓损伤	S33.401	创伤性耻骨联合破裂
S14.111	颈部脊髓完全损伤	S33.511	腰骶关节扭伤
S14.121	颈部脊髓中央损伤综合征	S33.601	骶髂关节扭伤
S14.131	颈部脊髓前索综合征	S34.001	腰部脊髓水肿
S14.132	颈部脊髓不完全损伤	S34.002	腰部脊髓震荡
S14.133	颈部脊髓后索综合征	S34.101	腰部脊髓损伤
S14.1x701	颈部脊髓功能损伤	S34.102	腰部脊髓完全损伤
S14.1x711	颈部脊髓功能损伤（C_1）	S34.103	腰部脊髓不完全损伤
S14.1x721	颈部脊髓功能损伤（C_2）	S34.1x701	腰部脊髓功能损伤
S14.1x731	颈部脊髓功能损伤（C_3）	S34.1x711	腰部脊髓功能损伤（L_1）
S14.1x741	颈部脊髓功能损伤（C_4）	S34.1x721	腰部脊髓功能损伤（L_2）
S14.1x751	颈部脊髓功能损伤（C_5）	S34.1x731	腰部脊髓功能损伤（L_3）
S14.1x761	颈部脊髓功能损伤（C_6）	S34.1x741	腰部脊髓功能损伤（L_4）
S14.201	颈脊神经根损伤	S34.1x751	腰部脊髓功能损伤（L_5）
S14.301	臂丛神经损伤	S34.1x761	骶部脊髓功能损伤
S14.501	颈部交感神经损伤	S34.201	骶脊神经根损伤
S22.901	胸廓骨折	S34.202	腰脊神经根损伤
S23.001	创伤性胸椎间盘破裂	S34.301	马尾损伤

S34.401	腰骶丛损伤		S93.602	跗骨韧带损伤
S34.801	腰骶神经损伤		S93.603	跗跖韧带扭伤
S43.404	喙肱韧带扭伤		S93.604	跗跖韧带损伤
S43.502	肩锁韧带扭伤		T14.003	冲浪运动员结节
S53.411	桡骨环状韧带扭伤		T69.004	打猎反应
S53.412	桡侧副韧带扭伤		T79.601	福尔克曼缺血性挛缩
S53.421	尺侧副韧带扭伤		T87.001	上肢再植并发症
S73.002	髋关节脱位		T87.101	下肢再植并发症
S73.111	髂股韧带扭伤		T87.301	创伤性神经瘤
S73.121	髂关节囊韧带扭伤		T87.302	指创伤性神经瘤
S83.401	膝关节侧副韧带扭伤		T87.303	截断术残端神经瘤
S83.403	膝关节侧副韧带损伤		T87.401	截断术残端感染
S83.411	膝关节外侧副韧带扭伤		T87.501	截断术残端坏死
S83.412	膝关节外侧副韧带损伤		T87.601	截断术残端综合征
S83.421	膝关节内侧副韧带扭伤		T87.602	截断术残端挛缩
S83.422	膝关节内侧副韧带损伤		T87.603	截断术残端血肿
S83.502	膝关节交叉韧带扭伤		T87.604	截断术残端水肿
S83.503	膝关节交叉韧带损伤		T91.301	脊髓损伤后遗症
S83.511	膝关节前交叉韧带扭伤		T91.302	颈部脊髓损伤后遗症
S83.512	膝关节前交叉韧带损伤		T91.303	胸部脊髓损伤后遗症
S83.521	膝关节后交叉韧带扭伤		T91.304	腰部脊髓损伤后遗症
S83.522	膝关节后交叉韧带损伤		T91.904	脊柱损伤后遗症
S83.606	胫腓近端韧带扭伤		T92.311	指韧带损伤后遗症
S83.607	胫腓近端韧带损伤		T92.315	掌板侧副韧带损伤后遗症
S83.608	髌韧带扭伤		T92.316	肘关节韧带损伤后遗症
S83.610	髌韧带损伤		T92.510	手部肌腱挛缩后遗症
S83.701	膝外侧半月板伴侧副韧带损伤		T93.401	下肢神经损伤后遗症
S83.702	膝外侧半月板伴交叉韧带损伤		T93.402	坐骨神经损伤后遗症
S83.704	膝内侧半月板伴侧副韧带损伤		T93.403	股神经损伤后遗症
S83.705	膝内侧半月板伴交叉韧带损伤		T93.404	腓总神经损伤后遗症
S83.706	膝关节多处韧带损伤		T93.405	胫神经损伤后遗症
S93.404	踝内侧副韧带扭伤		T93.406	腓肠神经损伤后遗症
S93.405	踝内侧副韧带损伤		Z42.801	截肢残端修整
S93.411	踝三角韧带扭伤		Z44.001	人工臂安装
S93.412	踝三角韧带损伤		Z44.101	人工腿安装
S93.421	跟腓韧带扭伤		Z50.801	涉及采用其他康复操作的医疗
S93.422	跟腓韧带损伤		Z54.804	脑外伤恢复期
S93.431	胫腓远端韧带扭伤		Z54.805	脑炎恢复期
S93.432	胫腓远端韧带损伤		Z89.001	后天性单侧手指缺失
S93.601	跗骨韧带扭伤		Z89.002	后天性指缺损

Z89.003　后天性拇指缺损

Z89.101　后天性手和腕缺失

Z89.201　后天性腕以上上肢缺失

Z89.202　后天性肱骨缺失

Z89.301　后天性双上肢缺失

Z89.302　后天性双侧指缺失

Z89.401　后天性足和踝缺失

Z89.402　后天性趾缺失

Z89.502　后天性小腿缺失

Z89.602　后天性膝以上大腿缺失

Z89.701　后天性双下肢缺失

Z89.801　后天性上肢和下肢缺失

Z89.901　后天性四肢缺失

Z98.8610　韧带术后

MDCY 人类免疫缺陷病毒（HIV）感染疾病及相关操作

HIV 感染疾病的主要诊断

B20.001　艾滋病伴分枝杆菌感染

B20.101　艾滋病伴细菌感染

B20.201　艾滋病伴巨细胞病毒感染

B20.301　艾滋病伴病毒感染

B20.401　艾滋病伴念珠菌病

B20.501　艾滋病伴真菌病

B20.601　艾滋病伴卡氏肺孢子菌肺炎

B20.701　艾滋病伴多发性感染

B20.801　艾滋病伴寄生虫病

B21.001　艾滋病伴卡波西肉瘤

B21.101　艾滋病伴伯基特淋巴瘤

B21.201　艾滋病伴非霍奇金淋巴瘤

B22.001　艾滋病相关的脑病

B22.002+F02.4*
　　　　　艾滋病痴呆综合征

B22.003　艾滋病性脑炎

B22.004　艾滋病性脑膜炎

B22.005　艾滋病性脑膜脑炎

B22.201　人类免疫缺陷病毒［HIV］相关的消瘦综合征

B23.001　急性人类免疫缺陷病毒［HIV］感染综合征

B23.101　持续性全身淋巴结肿大综合征

B23.102　HIV 感染的不典型皮肤淋巴细胞增生性疾病

B23.802　艾滋病神经综合征

B24xx01　艾滋病［获得性免疫缺陷综合征］

I33.018　艾滋病性心内膜炎

R75xx01　人类免疫缺陷病毒阳性［HIV阳性］

Z20.601　接触和暴露于人类免疫缺陷病毒

Z21xx01　无症状人类免疫缺陷病毒阳性

HIV 感染疾病的其他诊断

B20.001　艾滋病伴分枝杆菌感染

B20.101　艾滋病伴细菌感染

B20.201　艾滋病伴巨细胞病毒感染

B20.301　艾滋病伴病毒感染

B20.401　艾滋病伴念珠菌病

B20.501　艾滋病伴真菌病

B20.601　艾滋病伴卡氏肺孢子虫肺炎

B20.701　艾滋病伴多发性感染

B20.801　艾滋病伴寄生虫病

B21.001　艾滋病伴卡波西肉瘤

B21.101　艾滋病伴伯基特淋巴瘤

B21.201　艾滋病伴非霍奇金淋巴瘤

B22.001　艾滋病相关的脑病

B22.002+F02.4*
　　　　　艾滋病痴呆综合征

B22.003　艾滋病性脑炎

B22.004　艾滋病性脑膜炎

B22.005　艾滋病性脑膜脑炎

B22.201　人类免疫缺陷病毒［HIV］相关的消瘦综合征

B23.001　急性人类免疫缺陷病毒［HIV］感染综合征

B23.101　持续性全身淋巴结肿大综合征

B23.102　HIV 感染的不典型皮肤淋巴细胞增生性疾病

B23.802　艾滋病神经综合征

B24xx01　艾滋病［获得性免疫缺陷综合征］

I33.018　HIV 性心内膜炎

R75xx01　人类免疫缺陷病毒阳性 [HIV 阳性]

Z20.601　接触和暴露于人类免疫缺陷病毒

Z21xx01　无症状人类免疫缺陷病毒阳性

YB19　HIV 相关疾病气管切开手术

手术操作包括：

31.1005　暂时性气管切开术

31.21001　纵隔气管切开术

31.29001　永久性气管切开术

96.04001　气管插管

96.55001　清洁气管造口

96.71001　有创呼吸机治疗小于 96 小时

96.72001　有创呼吸机治疗大于等于 96 小时

YC19　HIV 相关疾病营养支持手术

手术操作包括：

43.11001　经皮内镜胃造瘘术

43.19003　永久性胃造口术

43.19005　暂时性胃造口术

46.10007　腹腔镜下结肠造口术

46.11001　结肠暂时性造口术

46.13001　结肠永久性造口术

46.13002　腹腔镜下乙状结肠永久性造口术

46.21001　回肠暂时性造口术

46.23001　回肠永久性造口术

46.39002　空肠造口术

46.39003　十二指肠造口术

46.39004　喂养性空肠造口术

46.39005　小肠造口术

YC21　HIV 相关疾病手术室手术，伴重要并发症与合并症

YC25　HIV 相关疾病手术室手术，不伴重要并发症与合并症

YR11　HIV 相关疾病，伴重要并发症与合并症

YR13　HIV 相关疾病，伴并发症与合并症

YR15　HIV 相关疾病，不伴并发症与合并症

主要诊断包括：

B20.001　艾滋病伴分枝杆菌感染

B20.101　艾滋病伴细菌感染

B20.201　艾滋病伴巨细胞病毒感染

B20.301　艾滋病伴病毒感染

B20.401　艾滋病伴念珠菌病

B20.501　艾滋病伴真菌病

B20.601　艾滋病伴卡氏肺孢子菌肺炎

B20.701　艾滋病伴多发性感染

B20.801　艾滋病伴寄生虫病

B21.001　艾滋病伴卡波西肉瘤

B21.101　艾滋病伴伯基特淋巴瘤

B21.201　艾滋病伴非霍奇金淋巴瘤

B22.001　艾滋病相关的脑病

B22.002+F02.4*　艾滋病痴呆综合征

B22.003　艾滋病性脑炎

B22.004　艾滋病性脑膜炎

B22.005　艾滋病性脑膜脑炎

B22.201　人类免疫缺陷病毒 [HIV] 相关的消瘦综合征

B23.001　急性人类免疫缺陷病毒 [HIV] 感染综合征

B23.101　持续性全身淋巴结肿大综合征

B23.102　HIV 感染的不典型皮肤淋巴细胞增生性疾病

B23.802　艾滋病神经综合征

B24xx01　艾滋病 [获得性免疫缺陷综合征]

I33.018　艾滋病性心内膜炎

或其他诊断包括：

B20.001　艾滋病伴分枝杆菌感染

B20.101　艾滋病伴细菌感染

B20.201　艾滋病伴巨细胞病毒感染

B20.301　艾滋病伴病毒感染

B20.401　艾滋病伴念珠菌病

B20.501　艾滋病伴真菌病

B20.601　艾滋病伴卡氏肺孢子虫肺炎

B20.701　艾滋病伴多发性感染

B20.801　艾滋病伴寄生虫病

B21.001　艾滋病伴卡波西肉瘤

B21.101　艾滋病伴伯基特淋巴瘤

B21.201　艾滋病伴非霍奇金淋巴瘤

B22.001　艾滋病相关的脑病

B22.002+F02.4*
　　　　　艾滋病痴呆综合征

B22.003　艾滋病性脑炎

B22.004　艾滋病性脑膜炎

B22.005　艾滋病性脑膜脑炎

B22.201　人类免疫缺陷病毒［HIV］相关
　　　　　的消瘦综合征

B23.001　急性人类免疫缺陷病毒［HIV］
　　　　　感染综合征

B23.101　持续性全身淋巴结肿大综合征

B23.102　HIV 感染的不典型皮肤淋巴细胞
　　　　　增生性疾病

B23.802　艾滋病神经综合征

B24xx01　艾滋病［获得性免疫缺陷综合征］

I33.018　HIV 性心内膜炎

YR29　HIV 相关其他情况

主要诊断包括：

R75xx01　人类免疫缺陷病毒阳性［HIV 阳性］

Z20.601　接触和暴露于人类免疫缺陷病毒

Z21xx01　无症状人类免疫缺陷病毒阳性

MDCZ 多发性严重创伤

头颈部创伤

主要诊断包括：

S01.811	颅脑开放性损伤伴骨折
S01.831	颅脑开放性损伤伴颅内损伤
S02.101	颅底骨折
S02.102	前颅凹骨折
S02.103	中颅凹骨折
S02.104	后颅凹骨折
S02.105	枕骨骨折
S02.106	眶顶骨折
S02.107	筛窦骨折
S02.108	额窦骨折
S02.109	蝶骨骨折
S02.110	颞骨骨折
S02.701	颅骨多发性骨折
S02.702	颅骨和面骨多发性骨折
S02.703	面骨多发性骨折
S02.902	颅骨骨折
S06.001	脑震荡
S06.101	创伤性脑水肿
S06.201	弥散性大脑损伤
S06.202	弥散性小脑损伤
S06.211	弥散性大脑损伤伴出血
S06.221	弥散性小脑损伤伴出血
S06.231	多发性大脑内出血
S06.232	多发性大脑血肿
S06.233	多发性小脑血肿
S06.281	多发性大脑挫裂伤
S06.282	多发性小脑挫裂伤
S06.291	创伤性脑疝
S06.301	局灶性大脑损伤

S06.302	局灶性小脑损伤
S06.311	局灶性大脑挫伤伴出血
S06.321	局灶性小脑挫伤伴出血
S06.331	局灶性大脑挫伤伴血肿
S06.332	局灶性大脑挫伤伴大量出血
S06.341	局灶性小脑挫伤伴血肿
S06.342	局灶性小脑挫伤伴大量出血
S06.381	局灶性大脑挫裂伤
S06.382	局灶性小脑挫裂伤
S06.401	创伤性硬膜外血肿
S06.402	创伤性硬膜外出血
S06.501	创伤性硬膜下出血
S06.502	创伤性硬膜下血肿
S06.601	创伤性蛛网膜下腔出血
S06.602	创伤性蛛网膜下腔血肿
S06.801	创伤性脑出血
S06.802	创伤性脑内血肿
S06.803	创伤性小脑出血
S06.804	创伤性小脑血肿
S06.805	创伤性小脑挫伤
S06.806	创伤性颅内出血
S06.807	创伤性颅内血肿
S06.808	创伤性脑干出血
S06.809	创伤性颅内动脉瘤
S06.901	颅内损伤
S06.902	创伤性脑损伤
S06.903	脑干损伤
S07.001	面部挤压伤
S07.101	颅骨挤压伤
S07.901	头部挤压伤
S08.901	头部分创伤性切断

S09.001　头部血管损伤

S11.011　喉部开放性损伤

S11.021　气管开放性损伤

S11.211　咽部开放性损伤

S11.811　颈部开放性损伤伴颈椎骨折

S12.801　环状软骨骨折

S12.802　舌骨骨折

S12.803　喉软骨骨折

S12.804　甲状软骨骨折

S12.805　颈部气管软骨骨折

S13.201　环杓关节脱位

S13.202　环甲关节脱位

S13.203　甲状软骨脱位

S15.003　创伤性颈动脉瘤

S15.011　颈总动脉损伤

S15.021　颈外动脉损伤

S15.031　颈内动脉损伤

S15.201　颈外静脉损伤

S15.301　颈内静脉损伤

S15.901　颈部血管损伤

S17.001　喉和气管挤压伤

S17.002　喉挤压伤

S17.003　气管挤压伤

S17.901　颈部挤压伤

T02.011　头和颈开放性骨折

T04.001　头和颈挤压伤

T06.001　脑神经损伤伴颈神经和脊髓损伤

胸部创伤

主要诊断包括：

S21.101　胸前壁开放性损伤

S21.102　胸骨前区开放性损伤

S21.201　背部开放性损伤

S21.202　胸壁外部开放性损伤

S21.203　胸后壁开放性损伤

S21.701　胸壁多处开放性损伤

S21.811　胸部开放性损伤伴骨折

S21.821　胸部开放性损伤伴脱位

S21.831　胸部开放性损伤伴胸内损伤

S21.902　胸部开放性损伤

S22.201　胸骨骨折

S22.311　第一肋骨骨折

S22.321　肋骨骨折

S22.401　肋骨多发性骨折

S22.411　肋骨多发性骨折伴第一肋骨骨折

S22.421　两根肋骨骨折不伴第一肋骨骨折

S22.431　三根肋骨骨折不伴第一肋骨骨折

S22.441　四根及以上肋骨骨折不伴第一肋骨骨折

S22.501　连枷胸

S22.901　胸廓骨折

S23.001　创伤性胸椎间盘破裂

S24.401　心丛神经损伤

S24.501　膈神经损伤

S24.601　胸部神经损伤

S25.001　胸主动脉损伤

S25.101　锁骨下动脉损伤

S25.102　无名动脉损伤

S25.201　腔静脉损伤

S25.202　上腔静脉损伤

S25.301　无名静脉损伤

S25.302　锁骨下静脉损伤

S25.401　肺血管损伤

S25.501　肋间血管损伤

S25.701　胸部多处血管损伤

S25.801　乳房动脉损伤

S25.802　奇静脉损伤

S25.803　乳房静脉损伤

S25.901　胸部血管损伤

S26.001　创伤性心包积血

S26.002　创伤性心包填塞

S26.811　心脏挫伤

S26.821　心脏撕裂伤

S26.831　心脏撕裂伤伴心室穿透

S26.881　心脏异物

S26.882　心脏穿透性损伤

S26.883　创伤性心脏破裂

S26.901　心脏损伤

S27.001　创伤性气胸

S27.101　创伤性血胸

S27.201	创伤性血气胸		S35.203	胃十二指肠动脉损伤
S27.311	肺挫伤		S35.204	肝动脉损伤
S27.312	肺血肿		S35.205	肠系膜下动脉损伤
S27.321	肺破裂		S35.206	肠系膜上动脉损伤
S27.381	创伤致肺内异物		S35.207	脾动脉损伤
S27.401	主支气管断裂		S35.301	门静脉损伤
S27.402	支气管损伤		S35.302	脾静脉损伤
S27.501	胸部气管损伤		S35.303	肠系膜下静脉损伤
S27.601	胸膜损伤		S35.304	肠系膜上静脉损伤
S27.701	胸内多处器官损伤		S35.501	髂动脉损伤
S27.811	创伤性膈疝		S35.504	髂静脉损伤
S27.812	创伤性膈破裂		S35.507	下腹动脉损伤
S27.813	创伤性纵隔血肿		S35.508	下腹静脉损伤
S27.821	淋巴胸管损伤 [1]		S35.701	腹部和下背及骨盆多处血管损伤
S27.831	贲门损伤		S35.702	髂血管损伤
S27.832	胸部食管损伤		S35.901	腹部血管损伤
S27.841	胸腺损伤		S36.001	脾损伤
S27.881	创伤性胸腔积液		S36.011	脾血肿
S27.901	胸内器官损伤		S36.021	脾被膜撕裂
S28.001	胸部挤压伤		S36.031	脾撕裂伴软组织损伤
S28.101	胸部分创伤性切断		S36.041	脾破裂
S38.303	下背切断		S36.081	脾穿透伤
S41.001	肩部开放性损伤		S36.101	肝损伤
S41.002	肩胛带开放性损伤		S36.111	肝挫伤
S41.811	肩部开放性损伤伴骨折		S36.113	创伤性肝血肿
S42.901	肩胛带骨折		S36.121	肝撕裂伤
T79.102	创伤性脑脂肪栓塞		S36.131	肝轻度撕裂伤
			S36.141	肝中度撕裂伤

腹部创伤

			S36.151	肝重度撕裂伤
主要诊断包括：			S36.171	胆囊损伤
S31.801	腹部开放性损伤		S36.181	胆管损伤
S31.831	腹部开放性损伤伴腹内器官损伤		S36.201	胰腺损伤
S35.001	创伤性腹主动脉瘤		S36.202	胰腺破裂
S35.002	腹主动脉损伤		S36.211	胰头损伤
S35.102	下腔静脉损伤		S36.221	胰体损伤
S35.103	肝静脉损伤		S36.231	胰尾损伤
S35.201	腹腔动脉损伤		S36.291	胰管损伤
S35.202	胃动脉损伤		S36.292	胰腺和胰管损伤

---

[1] 此处"淋巴胸管"疑应为"胸导管"。

S36.301　胃损伤

S36.303　创伤性胃破裂

S36.401　小肠损伤

S36.403　小肠破裂

S36.411　十二指肠损伤

S36.412　十二指肠破裂

S36.491　空肠损伤

S36.492　空肠破裂

S36.493　回肠损伤

S36.494　回肠破裂

S36.495　小肠多处损伤

S36.501　结肠损伤

S36.502　结肠破裂

S36.511　升结肠损伤

S36.521　横结肠损伤

S36.531　降结肠损伤

S36.541　乙状结肠损伤

S36.591　结肠多处损伤

S36.592　阑尾损伤

S36.593　盲肠损伤

S36.601　直肠损伤

S36.602　直肠破裂

S36.603　直肠多处损伤

S36.701　腹内多处器官损伤

S36.811　腹膜损伤

S36.821　肠系膜撕裂

S36.822　肠系膜损伤

S36.831　创伤性腹膜后血肿

S36.901　腹内器官损伤

S38.102　腹部挤压伤

S38.302　腹部切断

S39.601　腹内器官伴盆腔器官损伤

T79.607　腹腔筋膜室综合征［腹腔室隔综合征（ACS）］

泌尿系统创伤

主要诊断包括：

S35.401　肾动脉损伤

S35.402　肾静脉损伤

S35.705　肾血管损伤

S37.001　肾损伤

S37.011　肾挫伤

S37.012　肾囊挫伤

S37.013　肾盂挫伤

S37.014　肾血肿

S37.015　肾囊血肿

S37.016　肾盂血肿

S37.017　肾周血肿

S37.021　肾裂伤

S37.022　肾囊破裂

S37.023　肾盂裂伤

S37.031　肾粉碎伤

S37.101　输尿管断裂

S37.102　输尿管损伤

S37.201　膀胱损伤

S37.211　膀胱挫伤

S37.221　膀胱破裂

S37.222　腹膜外膀胱破裂

S37.223　腹膜内膀胱破裂

S37.281　膀胱裂伤

S37.301　尿道挫伤

S37.302　尿道损伤

S37.311　尿道膜部损伤

S37.321　尿道海绵体部损伤

S37.331　尿道前列腺部损伤

S37.381　尿道球部断裂

S37.382　尿道球部挫裂伤

S37.811　肾上腺损伤

T79.502　挤压后肾衰竭

T79.503　创伤性无尿症

生殖系统创伤

主要诊断包括：

S35.505　子宫动脉损伤

S35.506　子宫静脉损伤

S35.801　卵巢动脉损伤

S35.802　卵巢静脉损伤

S37.401　卵巢损伤

S37.501　输卵管损伤

S37.601　创伤性子宫穿孔

S37.602	创伤性子宫破裂	S13.141	颈椎半脱位（C_4/C_5）
S37.603	子宫损伤	S13.142	颈椎脱位（C_4/C_5）
S37.821	前列腺损伤	S13.151	颈椎半脱位（C_5/C_6）
S37.831	精囊损伤	S13.152	颈椎脱位（C_5/C_6）
S37.841	输精管损伤	S13.161	颈椎半脱位（C_6/C_7）
S37.881	阴道损伤	S13.162	颈椎脱位（C_6/C_7）
S37.901	盆腔器官损伤	S13.171	颈胸椎半脱位（C_7/T_1）
S38.001	外生殖器挤压伤	S13.172	颈胸椎脱位（C_7/T_1）
S38.201	大阴唇切断	S13.181	寰枕关节半脱位
S38.202	小阴唇切断	S13.182	寰枕关节脱位
S38.203	阴茎离断	S13.301	颈部多发性脱位
S38.204	阴囊离断	S14.001	颈部脊髓震荡
S38.205	睾丸离断	S14.002	颈部脊髓水肿
S38.206	外阴切断	S14.101	颈部脊髓损伤
		S14.111	颈部脊髓完全损伤

躯干、脊柱和骨盆创伤

主要诊断包括：

S12.002	寰椎骨折	S14.121	颈部脊髓中央损伤综合征
S12.102	枢椎骨折	S14.131	颈部脊髓前索综合征
S12.103	枢椎椎弓根骨折 [Hangman 骨折]	S14.132	颈部脊髓不完全损伤
S12.211	颈椎骨折（C_3）	S14.133	颈部脊髓后索综合征
S12.221	颈椎骨折（C_4）	S14.1x771	颈部脊髓功能损伤（C_7）
S12.231	颈椎骨折（C_5）	S14.1x781	颈胸段脊髓功能损伤
S12.241	颈椎骨折（C_6）	S14.201	颈脊神经根损伤
S12.251	颈椎骨折（C_7）	S15.101	椎动脉损伤
S12.701	颈椎多发性骨折	S22.0001	胸椎骨折
S12.901	颈椎骨折	S22.101	胸椎多发性骨折
S12.903	颈椎神经弓骨折	S24.001	胸部脊髓水肿
S12.904	颈椎棘突骨折	S24.002	胸部脊髓震荡
S12.905	颈椎横突骨折	S24.101	胸部脊髓损伤
S12.906	颈椎椎弓骨折	S24.111	胸部脊髓完全损伤
S13.001	创伤性颈椎间盘破裂	S24.121	胸部脊髓前索综合征
S13.101	颈椎半脱位	S24.122	胸部脊髓中央损伤综合征
S13.102	颈椎脱位	S24.123	胸部脊髓不完全损伤
S13.111	寰枢椎半脱位	S24.124	胸部脊髓后索综合征
S13.112	寰枢椎脱位	S24.201	胸脊神经根损伤
S13.121	颈椎半脱位（C_2/C_3）	S24.301	肋间神经损伤
S13.122	颈椎脱位（C_2/C_3）	S24.302	胸部周围神经损伤
S13.131	颈椎半脱位（C_3/C_4）	S31.811	下背开放性损伤伴骨折
S13.132	颈椎脱位（C_3/C_4）	S31.812	骨盆开放性损伤伴骨折
		S31.821	下背开放性损伤伴脱位
		S31.822	骨盆开放性损伤伴脱位

S32.001　腰椎骨折

S32.002　腰椎压缩性骨折

S32.011　腰椎骨折（L_1）

S32.021　腰椎骨折（L_2）

S32.031　腰椎骨折（L_3）

S32.041　腰椎骨折（L_4）

S32.051　腰椎骨折（L_5）

S32.301　髂骨骨折

S32.401　髋臼骨折

S32.701　腰椎和骨盆多发性骨折

S32.702　腰椎多发性骨折

S32.821　腰骶棘突骨折

S32.822　腰骶横突骨折

S32.823　腰骶椎弓骨折

S32.824　腰骶椎骨折

S32.831　骨盆骨折

S32.891　骨盆联合体骨折

S32.892　骨盆侧方挤压骨折

S32.893　骨盆开书样骨折

S32.894　骨盆垂直剪切骨折

S32.895　马耳盖尼骨折［Malgaigne 骨折］

S33.001　创伤性腰椎间盘破裂

S34.001　腰部脊髓水肿

S34.002　腰部脊髓震荡

S34.101　腰部脊髓损伤

S34.102　腰部脊髓完全损伤

S34.103　腰部脊髓不完全损伤

S34.201　骶脊神经根损伤

S34.202　腰脊神经根损伤

S34.301　马尾损伤

S34.401　腰骶丛损伤

S34.601　腹部和下背及骨盆周围神经损伤

S34.801　腰骶神经损伤

S35.704　肠系膜血管损伤

S35.902　下背血管损伤

S35.903　骨盆血管损伤

S38.103　下背挤压伤

S38.104　骨盆挤压伤

S38.301　躯干切断

S38.304　骨盆切断

T02.101　躯干多发性骨折

T02.111　躯干多发性开放性骨折

T02.701　胸伴下背和骨盆及四肢骨折

T02.711　胸伴下背和骨盆及四肢开放性骨折

T02.801　身体复合部位的骨折

T02.811　身体复合部位的开放性骨折

T04.101　躯干挤压伤

T09.301　创伤性截瘫

T09.302　脊髓损伤

T09.303　脊髓完全损伤

T09.304　脊髓中央损伤综合征

T09.305　脊髓前索综合征

T09.306　脊髓后索综合征

上肢创伤

主要诊断包括：

S14.301　臂丛神经损伤

S41.101　上臂开放性损伤

S41.701　肩和上臂多处开放性损伤

S41.812　上臂开放性损伤伴骨折

S42.201　肱骨近端骨折

S42.211　肱骨近端骨骺分离

S42.212　肱骨头骨折

S42.221　肱骨外科颈骨折

S42.231　肱骨解剖颈骨折

S42.241　肱骨大结节骨折

S42.291　肱骨小结节骨折

S42.292　肱骨近端多发性骨折

S42.301　肱骨干骨折

S42.302　肱骨干多发性骨折

S42.303　肱骨骨折

S42.401　肱骨远端骨折

S42.411　肱骨髁上骨折

S42.421　肱骨外髁骨折

S42.431　肱骨内髁骨折

S42.441　肱骨内上髁骨折

S42.442　肱骨外上髁骨折

S42.443　肱骨远端骨骺分离

S42.451　肱骨远端 T 型骨折

S42.491　肱骨远端多发性骨折

S42.492	肱骨滑车骨折		S52.501	桡骨远端骨折
S42.493	肱骨小头骨折		S52.502	桡骨茎突骨折
S42.701	锁骨和肩胛骨及肱骨多发性骨折		S52.503	桡骨远端骨骺分离
S44.001	上臂尺神经损伤		S52.511	科雷骨折
S44.101	上臂正中神经损伤		S52.521	巴顿骨折
S44.201	上臂桡神经损伤		S52.522	史密斯骨折
S44.301	腋神经损伤		S52.591	桡骨关节内骨折
S44.701	肩和上臂多处神经损伤		S52.601	尺骨远端骨折伴桡骨远端骨折
S44.901	肩和上臂神经损伤		S52.602	尺骨茎突骨折伴桡骨远端骨折
S45.001	腋动脉损伤		S52.801	尺骨远端骨折
S45.101	肱动脉损伤		S52.802	尺骨远端骨骺分离
S45.201	腋静脉损伤		S52.803	尺骨茎突骨折
S45.202	肱静脉损伤		S52.804	尺骨头骨折
S45.301	肩和上臂浅表静脉损伤		S52.901	前臂骨折
S45.701	肩和上臂多处血管损伤		S54.001	前臂尺神经损伤
S45.901	肩和上臂血管损伤		S54.101	前臂正中神经损伤
S47xx01	上臂挤压伤		S54.201	前臂桡神经损伤
S47xx02	肩部挤压伤		S54.701	前臂多处神经损伤
S48.001	肩关节切断		S54.901	前臂神经损伤
S48.101	上臂切断		S55.001	前臂尺动脉损伤
S51.811	前臂开放性损伤伴骨折		S55.101	前臂桡动脉损伤
S52.001	肘关节骨折		S55.201	前臂静脉损伤
S52.002	尺骨近端骨折		S55.701	前臂多处血管损伤
S52.011	尺骨鹰嘴骨折		S55.901	前臂血管损伤
S52.012	尺骨鹰嘴骨骺分离		S57.001	肘部挤压伤
S52.021	尺骨冠突骨折		S57.901	前臂挤压伤
S52.091	尺骨近端多发性骨折		S58.001	肘创伤性切断
S52.101	桡骨近端骨折		S58.101	肘和腕关节之间水平创伤性切断
S52.102	桡骨近端骨骺分离		S58.901	前臂创伤性切断
S52.111	桡骨头骨折		S61.811	腕和手开放性损伤伴骨折
S52.112	桡骨头骨骺分离		S61.812	手部开放性损伤伴骨折
S52.121	桡骨颈骨折		S61.813	腕部开放性损伤伴骨折
S52.191	桡骨近端多发性骨折		S61.904	手部爆炸伤
S52.201	尺骨干骨折		S62.191	腕骨多发性骨折
S52.202	尺骨骨折		S62.401	掌骨多发性骨折
S52.211	孟氏骨折		S64.001	腕部尺神经损伤
S52.301	桡骨干骨折		S64.002	手部尺神经损伤
S52.302	桡骨骨折		S64.101	腕部正中神经损伤
S52.311	盖氏骨折		S64.102	手部正中神经损伤
S52.401	桡尺骨骨干骨折		S64.201	腕部桡神经损伤

S64.202　手部桡神经损伤

S64.301　拇指神经损伤

S64.401　指神经损伤

S64.701　腕和手多处神经损伤

S64.901　腕和手神经损伤

S65.001　手部尺动脉损伤

S65.002　腕部尺动脉损伤

S65.101　腕部桡动脉损伤

S65.102　手部桡动脉损伤

S65.201　掌浅动静脉弓损伤

S65.301　掌深动静脉弓损伤

S65.401　拇指血管损伤

S65.501　创伤性指动脉破裂

S65.701　腕和手多处血管损伤

S65.901　腕和手血管损伤

S68.002　拇指不全切断

S68.003　拇指完全离断

S68.102　单指完全离断

S68.202　多指完全离断

S68.401　手腕部创伤性切断

S68.801　掌部创伤性切断

T02.201　单上肢多发性骨折

T02.211　单上肢多发性开放性骨折

T02.401　双上肢多发性骨折

T02.411　双上肢多发性开放性骨折

T02.601　上肢伴下肢多发性骨折

T02.611　上肢伴下肢多发性开放性骨折

T02.801　身体复合部位的骨折

T02.811　身体复合部位的开放性骨折

T04.201　上肢多处挤压伤

T05.001　双手创伤性切断

T05.101　手和对侧臂创伤性切断

T05.201　双臂创伤性切断

T10xx11　上肢开放性骨折

T11.401　上肢血管损伤

T11.601　臂创伤性切断

T11.602　上肢创伤性切断

T79.604　上肢骨筋膜室综合征

下肢创伤

主要诊断包括：

S71.811　髋部开放性损伤伴骨折

S71.812　股部开放性损伤伴骨折

S72.001　股骨颈骨折

S72.011　股骨关节囊内骨折

S72.031　股骨颈头下骨折

S72.041　股骨颈经颈骨折

S72.051　股骨颈基底骨折

S72.081　股骨头骨折

S72.082　股骨髋部骨折

S72.101　股骨大粗隆骨折

S72.102　股骨小粗隆骨折

S72.103　股骨粗隆间骨折

S72.111　股骨转子间骨折

S72.201　股骨粗隆下骨折

S72.301　股骨干骨折

S72.401　股骨远端骨折

S72.411　股骨髁骨折

S72.412　股骨内侧髁骨折

S72.413　股骨外侧髁骨折

S72.421　股骨远端骨骺分离

S72.431　股骨髁上骨折

S72.441　股骨髁间骨折

S72.701　股骨多发性骨折

S72.901　股骨骨折

S74.001　坐骨神经损伤

S74.002　髋部坐骨神经损伤

S74.003　大腿坐骨神经损伤

S74.101　股神经损伤

S74.102　髋部股神经损伤

S74.103　大腿股神经损伤

S74.701　髋部多处神经损伤

S74.702　大腿多处神经损伤

S74.901　髋部神经损伤

S74.902　大腿神经损伤

S75.001　股动脉损伤

S75.002　股浅动脉损伤

S75.003　股深动脉损伤

S75.101　股静脉损伤
S75.102　髋部股静脉损伤
S75.103　大腿股静脉损伤
S75.201　大腿大隐静脉损伤
S75.701　髋部多处血管损伤
S75.702　大腿多处血管损伤
S75.901　髋部血管损伤
S75.902　大腿血管损伤
S77.001　髋部挤压伤
S77.101　大腿挤压伤
S77.201　髋和大腿挤压伤
S78.001　髋部切断
S78.101　大腿部切断
S81.811　小腿开放性损伤伴骨折
S82.001　髌骨骨折
S82.002　髌骨软骨骨折
S82.003　髌骨袖套状撕脱骨折
S82.004　髌骨袖套状骨折
S82.111　胫骨近端骨折伴腓骨骨折
S82.112　胫骨平台骨折伴腓骨骨折
S82.181　胫骨近端骨折
S82.182　胫骨近端骨骺分离
S82.183　胫骨头骨折
S82.184　胫骨髁骨折
S82.185　胫骨髁间棘骨折
S82.186　胫骨外髁骨折
S82.187　胫骨平台骨折
S82.188　胫骨平台骨折伴髁间骨折
S82.189　胫骨结节骨折
S82.211　胫骨干骨折伴腓骨骨折
S82.281　胫骨干骨折
S82.282　胫骨骨折
S82.311　胫骨远端骨折伴腓骨骨折
S82.312　胫腓骨下端骨骺分离
S82.381　胫骨远端骨折
S82.382　胫骨远端骨骺分离
S82.383　Pilon 骨折
S82.401　腓骨骨折
S82.402　腓骨远端骨骺分离
S82.411　腓骨近端骨折

S82.412　腓骨头骨折
S82.413　腓骨颈骨折
S82.414　腓骨小头骨折
S82.421　腓骨干骨折
S82.491　腓骨多发性骨折
S82.501　胫骨骨折伴踝骨骨折
S82.502　内踝骨折
S82.601　腓骨骨折伴踝骨骨折
S82.602　外踝骨折
S82.811　双踝骨折
S82.821　三踝骨折
S82.881　踝骨骨折
S82.882　踝关节骨折
S82.901　小腿骨折
S84.001　胫后神经损伤
S84.002　胫神经损伤
S84.101　腓神经损伤
S84.701　小腿多处神经损伤
S84.801　腓总神经损伤
S84.802　腓肠神经损伤
S84.901　小腿神经损伤
S85.001　腘动脉损伤
S85.101　胫动脉损伤
S85.102　胫前动脉损伤
S85.103　胫后动脉损伤
S85.201　腓动脉损伤
S85.301　小腿大隐静脉损伤
S85.401　小腿小隐静脉损伤
S85.501　腘静脉损伤
S85.701　小腿多处血管损伤
S85.801　胫后血管损伤
S85.901　小腿血管损伤
S86.001　跟腱断裂
S86.002　跟腱损伤
S86.101　小腿后部肌群和肌腱损伤
S86.201　小腿前部肌群和肌腱损伤
S86.302　腓侧肌群肌肉损伤
S86.303　腓侧肌群肌腱损伤
S86.304　腓肠肌断裂
S86.306　创伤性腓骨肌腱滑脱

S86.702　胫腓肌腱断裂
S87.001　膝部挤压伤
S87.801　小腿挤压伤
S88.001　膝部切断
S88.101　小腿部切断
S91.3x813 足部开放性损伤伴骨折
S94.201　踝和足腓深神经损伤
S94.202　腓深神经外侧支末端损伤
S94.701　踝和足多处神经损伤
S94.901　踝和足神经损伤
S95.001　足背动脉损伤
S95.101　足底动脉损伤
S95.201　足背静脉损伤
S95.701　踝和足多处血管损伤
S95.901　踝和足血管损伤
S98.001　踝部切断
S98.101　单趾切断
S98.201　两趾切断
S98.202　多趾切断
T02.301　单下肢多发性骨折
T02.311　单下肢多发性开放性骨折
T02.501　双下肢多发性骨折
T02.511　双下肢多发性开放性骨折
T02.801　身体复合部位的骨折
T02.811　身体复合部位的开放性骨折
T04.301　下肢多处挤压伤
T05.301　双足创伤性切断
T05.302　双足部分创伤性切断
T05.401　足和对侧小腿创伤性切断
T05.501　双小腿创伤性切断
T05.601　上肢和下肢创伤性切断
T13.301　下肢神经损伤
T13.601　下肢创伤性切断
T79.606　下肢骨筋膜室综合征

ZB11　多发性严重创伤开颅术，伴重要并发症与合并症

ZB15　多发性严重创伤开颅术，不伴重要并发症与合并症

手术操作包括：

01.21001　颅静脉窦切开修补术
01.22001　颅内神经电刺激器去除术
01.23001　颅骨原切口再切开术
01.24005　开颅探查术
01.24006　颅骨切除减压术
01.24007　颅骨钻孔减压术
01.24009　颅内脓肿引流术
01.24013　硬脑膜外血肿清除术
01.24014　硬脑膜外脓肿清除术
01.24018　硬脑膜切开术
01.24019　硬脑膜外切开引流术
01.24021　颅骨钻孔探查术
01.25002　颅骨部分切除术
01.25003　颅骨清创术
01.25004　颅骨死骨切除术
01.25008　颞骨部分切除术
01.31002　脑膜切开伴蛛网膜下腔血肿引流术
01.31003　脑膜切开伴硬脑膜下脓肿引流术
01.31004　脑膜切开伴硬脑膜下血肿清除术
01.31005　脑膜切开伴蛛网膜下腔脓肿引流术
01.31008　硬脑膜下钻孔引流术
01.32002　脑叶切开术
01.32003　脑神经束切断术
01.32004　经皮扣带回切断术
01.32005　脑胼胝体切开术
01.32006　延髓束切断术
01.39001　脑膜切开引流术
01.39002　脑白质切开术
01.39003　颅内血肿硬通道穿刺引流术
01.39004　脑内异物取出术
01.39007　脑切开术
01.39008　脑室切开引流术
01.39009　脑内血肿清除术
01.39010　杏仁核海马切开术
01.39011　经颞叶脑内血肿清除术
01.39012　经外侧裂脑内血肿清除术
01.39013　立体定向颅内血肿穿刺引流术
01.39014　神经内镜下脑内血肿引流术
01.39015　脑室钻孔引流术

01.39016 脑脓肿穿刺引流术

01.41001 丘脑化学破坏术

01.41002 丘脑切开术

01.41003 丘脑射频治疗术

01.42001 苍白球切开术

01.42002 苍白球射频毁损术

01.51001 开颅蛛网膜剥离术

01.51002 脑膜病损切除术

01.51004 蛛网膜病损切除术

01.51006 大脑镰脑膜病损切除术

01.51007 小脑幕脑膜病损切除术

01.52001 大脑半球切除术

01.53001 额叶切除术

01.53003 颞叶切除术

01.59001 鞍区病损切除术

01.59002 侧脑室病损切除术

01.59003 大脑病损切除术

01.59004 大脑清创术

01.59005 第三脑室病损切除术

01.59006 第四脑室病损切除术

01.59007 顶叶病损切除术

01.59008 额叶病损切除术

01.59009 海绵窦病损切除术

01.59010 经蝶窦脑病损切除术

01.59012 经顶脑病损切除术

01.59013 经额脑病损切除术

01.59014 经颞脑病损切除术

01.59016 经翼点脑病损切除术

01.59017 经枕脑病损切除术

01.59019 颅底病损切除术

01.59020 脑干病损切除术

01.59021 脑囊肿造袋术

01.59022 多个脑室病损切除术

01.59025 胼胝体病损切除术

01.59028 小脑半球病损切除术

01.59029 小脑蚓部病损切除术

01.59030 中颅窝病损切除术

01.59031 后颅窝病损切除术

01.59032 颈静脉孔病损切除术

01.59033 立体定向脑病损切除术

01.59034 斜坡病损切除术

01.59035 枕叶病损切除术

01.59036 海马杏仁核切除术

01.59037 大脑半球病损切除术

01.59038 大脑深部病损切除术

01.59039 岛叶病损切除术

01.59040 蝶鞍旁病损切除术

01.59041 额颞岛叶病损切除术

01.59042 小脑扁桃体部分切除术

01.59043 小脑病损切除术

01.59044 小脑桥脑角病损切除术

01.59045 颞叶病损切除术

01.59046 桥脑小脑角病损切除术

01.59047 丘脑病损切除术

01.59048 岩斜区病损切除术

01.59049 枕骨大孔区病损切除术

01.59050 神经内镜下脑室病损切除术

01.6001 颅骨病损切除术

01.6002 颅骨肉芽肿切除术

02.01001 颅缝切开术

02.01002 线形颅骨切除术

02.01003 条带状颅骨切除术

02.02001 颅骨骨折复位术

02.02002 颅骨骨折减压术

02.02003 颅骨骨折清创术

02.03001 颅骨骨瓣修补术

02.04001 颅骨骨移植术

02.04003 颅骨骨膜移植术

02.05002 颅骨钛板置入术

02.05004 颅骨硅橡胶板置入术

02.05005 颅骨有机玻璃板置入术

02.06003 颅骨修补术

02.11001 硬脑膜缝合术

02.12001 脑脊液鼻瘘修补术

02.12005 脑脊液耳瘘修补术

02.12006 脑脊液切口瘘修补术

02.12007 脑膜膨出修补术［还纳术］

02.12009 人工硬脑膜补片修补术

02.12010 神经内镜下经鼻腔脑脊液鼻漏修补术

02.13001　脑膜血管结扎术

02.14001　脉络丛切除术

02.14002　脉络丛烧灼术

02.21001　Ommaya 囊置入术

02.21002　脑室导管置换术

02.22001　神经内镜下第三脑室底造瘘术

02.22002　脑室 - 脑池分流术

02.22003　脑室 - 蛛网膜下腔分流术

02.22004　脑室 - 小脑延髓池分流术 [Tor-kildsen 手术]

02.22005　脑室 - 静脉窦分流术

02.94001　颅钳插入术

02.94002　环状钳插入术

02.94003　颅钳置换术

02.94004　环状钳置换术

02.95001　颅钳牵引装置去除术

02.95002　环状钳牵引装置去除术

02.96001　蝶骨电极插入术

02.99001　导水管粘连松解术

04.41003　三叉神经减压术

07.51001　松果体探查术

07.52001　松果体切开术

07.53001　松果体部分切除术

07.53002　松果体病损切除术

07.54001　松果体全部切除术

07.61001　经额垂体病损切除术

07.61002　经额垂体部分切除术

07.62002　经蝶骨垂体病损切除术

07.62003　经蝶骨垂体部分切除术

07.62006　经蝶骨入路内镜下垂体部分切除术

07.62007　神经内镜下经鼻腔 - 蝶窦垂体病损切除术

07.63001　垂体病损切除术

07.64001　经额垂体全部切除术

07.65001　经蝶骨垂体全部切除术

07.65002　经蝶骨入路内镜下垂体全部切除术

07.69001　垂体切除术

07.71001　垂体窝探查术

07.72002　经蝶骨垂体探查术

07.72003　拉克氏（Rathke）囊切除术

07.79001　空蝶鞍填塞术

ZC11　多发性严重创伤的脊柱、髋、股或肢体手术，伴重要并发症与合并症

ZC15　多发性严重创伤的脊柱、髋、股或肢体手术，不伴重要并发症与合并症

手术操作包括：

00.70001　髋关节假体翻修术

00.71001　髋臼假体翻修术

00.72001　髋关节股骨假体翻修术

00.80001　全膝关节假体翻修术

00.81001　膝关节胫骨假体翻修术

00.82001　膝关节股骨假体翻修术

00.83001　膝关节髌骨假体翻修术

00.85001　全髋关节表面置换术

00.86001　股骨头表面置换术

00.87001　髋臼表面置换术

00.94001　术中神经生理监测

01.01001　脑池穿刺术

01.01002　小脑延髓池穿刺术

01.02001　经脑室分流导管脑室穿刺术

01.09002　脑室穿刺术

01.09003　前囟门穿刺术

01.09004　硬脑膜下穿刺抽吸术

01.10001　颅压监护探极置入术

01.12001　直视下脑膜活检术

01.14001　直视下脑活检术

01.15001　颅骨活检术

01.18002　神经内镜检查术

03.01001　椎管内异物去除术

03.01002　椎管内病损切除术

03.01003　神经内镜下椎管内病损切除术

03.01004　椎管内外病损切除术

03.01005　椎管外神经根病损切除术

03.02001　椎板切除术部位再切开

03.09003　颈椎后路单开门椎管减压术

03.09004　颈椎后路双开门椎管减压术

03.09005　颈椎前路椎管减压术

03.09006	腰椎椎板切除减压术
03.09007	胸椎椎板切除减压术
03.09009	椎管成形术
03.09010	椎管减压术
03.09014	椎管钻孔减压术
03.09015	椎管探查术
03.09016	椎间孔切开术
03.09018	脊髓背根入髓区切开术
03.09019	脊髓后正中点状切开术
03.09020	脊髓神经根探查术
03.09021	颈椎椎间孔钻孔减压术
03.53001	脊椎骨折复位术
03.53002	脊椎骨折修补术
03.59003	脊髓纵裂修补术
03.59004	脊柱裂修补术
03.59005	硬脊膜修补术
03.99003	脊髓造瘘术
03.99004	脊髓切开引流术
04.2011	脊神经根射频消融术
04.2012	骶神经根囊肿穿刺充填术
77.05001	股骨死骨去除术
77.06001	髌骨死骨去除术
77.07001	腓骨死骨去除术
77.07002	胫骨死骨去除术
77.09003	椎骨死骨去除术
77.12001	肱骨开窗引流术
77.15001	股骨颈开窗引流术
77.15002	股骨开窗引流术
77.15003	股骨头开窗引流术
77.15005	股骨髁开窗引流术
77.15006	股骨钻孔减压术
77.16001	髌骨开窗引流术
77.17001	胫骨开窗引流术
77.19001	胫腓骨骺开放术
77.22001	肱骨截骨术
77.23001	尺骨截骨术
77.23002	桡骨截骨术
77.25001	股骨截骨术
77.27001	腓骨截骨术
77.27003	胫骨截骨术

77.29001	骨盆截骨术
77.29004	椎骨截骨术
77.62001	肱骨病损切除术
77.63001	尺骨病损切除术
77.63003	桡骨病损切除术
77.65001	股骨病损切除术
77.66001	髌骨病损切除术
77.67001	腓骨病损切除术
77.67004	胫骨病损切除术
77.69004	骶骨病损切除术
77.69009	骨盆病损切除术
77.69032	胸椎病损切除术
77.69039	腰椎病损切除术
77.69044	椎骨病损切除术
77.69055	颈椎病损切除术
77.69056	骶椎病损切除术
77.72001	肱骨取骨术
77.73001	尺骨取骨术
77.73002	桡骨取骨术
77.77001	腓骨取骨术
77.77002	胫骨取骨术
77.79002	髂骨取骨术
77.79005	椎骨取骨术
77.81009	多根肋骨切除术
77.82002	肱骨髁部分切除术
77.82003	肱骨部分切除术
77.83001	尺骨部分切除术
77.83002	尺骨头切除术
77.83004	桡骨部分切除术
77.85001	股骨部分切除术
77.85010	股骨头颈切除术
77.86001	髌骨部分切除术
77.87001	腓骨部分切除术
77.87003	腓骨小头切除术
77.87008	胫骨部分切除术
77.89002	耻骨部分切除术
77.89003	骶骨部分切除术
77.89004	骨盆部分切除术
77.89005	髋臼周围截骨术
77.89007	棘突切除术

77.89008	脊椎后弓切除术	78.09016	髋骨人工骨植骨术
77.89013	椎体部分切除术	78.09017	髂骨人工骨植骨术
77.89017	髂骨部分切除术	78.09018	胸椎人工骨植骨术
77.89020	尾骨部分切除术	78.09019	腰椎人工骨植骨术
77.92001	全肱骨切除术	78.09020	指骨人工骨植骨术
77.92002	桡骨切除术	78.09021	趾骨人工骨植骨术
77.93001	尺骨切除术	78.12001	肱骨外固定架固定术
77.94002	腕骨切除术	78.13001	桡骨外固定架固定术
77.95001	股骨切除术	78.13002	尺骨外固定架固定术
77.96001	髌骨切除术	78.15001	股骨外固定架固定术
77.97001	腓骨切除术	78.16001	髌骨外固定架固定术
77.97002	胫骨切除术	78.17001	腓骨外固定架固定术
77.99003	骨盆切除术	78.17002	胫骨外固定架固定术
77.99004	前入路胸椎椎体切除术	78.19004	椎骨外固定架固定术
77.99008	尾骨切除术	78.35001	股骨延长术
78.02001	肱骨植骨术	78.37001	腓骨延长术
78.02002	肱骨人工骨植骨术	78.37002	胫骨延长术
78.03001	尺骨植骨术	78.41002	肋骨成形术
78.03002	桡骨植骨术	78.42001	肱骨成形术
78.03004	尺骨人工骨植骨术	78.43001	桡骨成形术
78.03005	桡骨人工骨植骨术	78.43002	尺骨成形术
78.04001	掌骨人工骨植骨术	78.45001	股骨成形术
78.05001	股骨植骨术	78.46002	髌骨成形术
78.05002	股骨人工骨植骨术	78.46003	膝关节镜下髌骨成形术
78.06001	髌骨植骨术	78.47001	胫骨成形术
78.06003	髌骨人工骨植骨术	78.52003	肱骨螺钉内固定术
78.07001	腓骨植骨术	78.52004	肱骨髓内针内固定术
78.07002	胫骨植骨术	78.52005	肱骨钢板内固定术
78.07004	胫骨人工骨植骨术	78.52006	肱骨钢针内固定术
78.07005	带血管蒂腓骨移植术	78.53002	尺骨钢针内固定术
78.07006	腓骨人工骨植骨术	78.53003	尺骨螺钉内固定术
78.09007	椎骨植骨术	78.53004	尺骨髓内针内固定术
78.09008	颈椎植骨术	78.53005	桡骨钢板内固定术
78.09009	胸椎植骨术	78.53006	桡骨钢针内固定术
78.09010	腰椎植骨术	78.53007	桡骨螺钉内固定术
78.09011	骶椎植骨术	78.53008	桡骨髓内针内固定术
78.09012	髋骨植骨术	78.53009	尺骨钢板内固定术
78.09013	骶椎人工骨植骨术	78.55003	股骨髓内针内固定术
78.09014	跟骨人工骨植骨术	78.55005	股骨钢板内固定术
78.09015	颈椎人工骨植骨术	78.55006	股骨钢针内固定术

78.55007　股骨螺钉内固定术

78.55008　股骨头重建棒置入术

78.72001　肱骨折骨术

78.73001　尺骨折骨术

78.73002　桡骨折骨术

78.75001　股骨折骨术

78.77001　胫骨折骨术

78.77002　腓骨折骨术

79.01001　肱骨骨折闭合复位术

79.02001　尺骨骨折闭合复位术

79.02004　桡骨骨折闭合复位术

79.05002　股骨骨折闭合复位术

79.06001　腓骨骨折闭合复位术

79.06003　胫骨骨折闭合复位术

79.09002　髌骨骨折闭合复位术

79.11002　肱骨骨折闭合复位钢针内固定术

79.11003　肱骨骨折闭合复位螺钉内固定术

79.11004　肱骨骨折闭合复位髓内针内固定术

79.11005　肱骨骨折闭合复位钢板内固定术

79.12003　尺骨骨折闭合复位钢针内固定术

79.12004　桡骨骨折闭合复位钢针内固定术

79.12005　尺骨骨折闭合复位螺钉内固定术

79.12006　桡骨骨折闭合复位螺钉内固定术

79.12007　尺骨骨折闭合复位髓内针内固定术

79.12008　桡骨骨折闭合复位髓内针内固定术

79.12009　尺骨骨折闭合复位钢板内固定术

79.12010　桡骨骨折闭合复位钢板内固定术

79.15006　股骨骨折闭合复位髓内针内固定术

79.15007　股骨骨折闭合复位钢针内固定术

79.15008　股骨骨折闭合复位螺钉内固定术

79.16004　胫骨骨折闭合复位髓内针内固定术

79.16006　胫骨骨折闭合复位螺钉内固定术

79.16009　腓骨骨折闭合复位髓内针内固定术

79.16011　腓骨骨折闭合复位螺钉内固定术

79.16012　胫骨骨折闭合复位钢板内固定术

79.16014　腓骨骨折闭合复位钢板内固定术

79.19005　髌骨骨折闭合复位空心钉内固定术

79.19006　锁骨骨折闭合复位钢板内固定术

79.19007　锁骨骨折闭合复位钢针内固定术

79.19008　锁骨骨折闭合复位螺钉内固定术

79.19009　锁骨折闭合复位髓内针内固定术

79.21001　肱骨骨折切开复位术

79.22004　尺骨骨折切开复位术

79.22005　桡骨骨折切开复位术

79.25001　股骨骨折切开复位术

79.26004　腓骨骨折切开复位术

79.26005　胫骨骨折切开复位术

79.31004　肱骨骨折切开复位钢针内固定术

79.31005　肱骨骨折切开复位钢板内固定术

79.31006　肱骨骨折切开复位螺钉内固定术

79.31007　肱骨骨折切开复位髓内针内固定术

79.31008　肱骨骨折切开复位空心钉内固定术

79.31009　肱骨骨折切开复位 TiNi 环抱器内固定术

79.32001　尺骨骨折切开复位钢板内固定术

79.32002　尺骨骨折切开复位髓内针内固定术

79.32009　尺骨骨折切开复位螺钉内固定术

79.32010　尺骨骨折切开复位钢针内固定术

79.32011　桡骨骨折切开复位钢板内固定术

79.32012　桡骨骨折切开复位螺钉内固定术

79.32013　桡骨骨折切开复位髓内针内固定术

79.32014　桡骨骨折切开复位钢针内固定术

79.35016　股骨骨折切开复位钢板内固定术

79.35017　股骨骨折切开复位螺钉内固定术

79.35018　股骨骨折切开复位髓内针内固定术

79.35019　股骨骨折切开复位钢针内固定术

79.36008　腓骨骨折切开复位钢针内固定术

79.36013　胫骨骨折切开复位钢板内固定术

79.36014　胫骨骨折切开复位螺钉内固定术

79.36015　胫骨骨折切开复位髓内针内固定术

79.36016　胫骨骨折切开复位钢针内固定术

79.36017　腓骨骨折切开复位钢板内固定术

79.36018　腓骨骨折切开复位螺钉内固定术

79.36019　腓骨骨折切开复位髓内针内固定术

79.39001　髌骨骨折切开复位张力带钢丝内固定术

79.39002　髌骨骨折切开复位螺钉内固定术

79.39052　髌骨骨折切开复位聚髌器内固定术

79.41001　肱骨骨骺分离闭合复位术

79.42001　尺骨骨骺分离闭合复位术

79.42002　桡骨骨骺分离闭合复位术
79.45001　股骨骨骺分离闭合复位术
79.46001　胫骨骨骺分离闭合复位术
79.65001　股骨开放性骨折清创术
79.72001　肘关节脱位闭合复位术
79.75001　髋关节脱位闭合复位术
79.76001　髌骨脱位闭合复位术
79.76002　膝关节脱位闭合复位术
79.79002　环杓关节脱位闭合复位术
79.79003　颈椎脱位闭合复位术
79.79005　尺桡关节脱位闭合复位术
79.79006　腰椎脱位闭合复位术
79.82001　肘关节脱位切开复位内固定术
79.82002　肘关节脱位切开复位术
79.85001　髋关节脱位切开复位内固定术
79.85002　髋关节脱位切开复位术
79.86002　胫骨结节内下移位术［改良 Hauser
　　　　　手术］
79.86003　膝关节脱位切开复位术
79.89001　尺桡关节脱位切开复位术
79.89002　颈椎脱位切开复位内固定术
79.89003　颈椎脱位切开复位术
79.89006　腰椎脱位切开复位内固定术
79.89007　腰椎脱位切开复位术
80.01002　肩关节旷置术
80.02001　肘关节假体取出术
80.02002　肘关节旷置术
80.05001　髋关节假体取出术
80.05003　髋关节旷置术
80.06001　膝关节假体取出术
80.06002　膝关节旷置术
80.07002　踝关节旷置术
80.12001　肘关节镜下游离体取出术
80.12002　肘关节切开术
80.15001　髋关节镜下游离体取出术
80.15002　髋关节切开术
80.16001　膝关镜下游离体取出术
80.16002　膝关节切开术
80.16005　膝关节游离体取出术
80.51008　前入路颈椎间盘切除术

80.51011　后入路胸椎间盘切除术
80.51013　后入路腰椎间盘切除术
80.51014　腰椎间盘髓核切除术
80.51023　颈椎间盘切除伴椎板切除术
80.51024　颈椎间盘切除伴半椎板切除术
80.51025　颈椎间盘髓核切除术
80.51026　椎间盘镜下后入路颈椎间盘切除术
80.51027　胸椎间盘切除伴椎板切除术
80.51028　胸椎间盘切除伴半椎板切除术
80.51029　胸椎间盘髓核切除术
80.51030　椎间盘镜下后入路胸椎间盘切除术
80.51031　椎间盘镜下前入路胸椎间盘切除术
80.51032　椎间盘镜下前入路颈椎间盘切除术
80.51033　椎间盘镜下后入路腰椎间盘切除术
80.51034　椎间盘镜下前入路腰椎间盘切除术
80.51035　腰椎间盘切除伴椎板切除术
80.51036　腰椎间盘切除伴半椎板切除术
80.51037　经皮腰椎间盘髓核切吸术
80.51038　腰椎间盘髓核切除伴椎板切除术
80.51039　前外侧入路腰椎间盘切除术
80.52008　椎间盘化学溶解术
80.54001　经皮椎间盘电热纤维环成形术
　　　　　（IDET）
80.59001　椎间盘射频消融术
80.59003　椎间盘激光汽化术
80.6001　膝半月板部分切除术
80.6002　膝半月板切除术
80.6004　膝关节镜下内侧半月板部分切除术
80.6005　膝关节镜下半月板部分切除术
80.6006　膝关节镜下半月板切除术
80.6007　膝内侧半月板切除术
80.6008　膝外侧半月板切除术
80.6009　膝关节镜下外侧半月板部分切除术
80.6010　膝关节镜下外侧半月板切除术
80.6011　膝关节镜下内侧半月板切除术
80.72001　肘关节滑膜切除术
80.72002　肘关节镜下滑膜切除术
80.75001　髋关节滑膜切除术
80.75002　髋关节镜下滑膜切除术
80.76002　膝关节滑膜切除术

80.76004 膝关节镜下滑膜切除术	81.08013 后入路腰骶椎融合术
80.81001 肩关节病损切除术	81.08015 后入路腰椎融合术
80.81002 肩关节镜下病损切除术	81.08016 后外侧入路腰椎融合术
80.82001 肘关节镜下病损切除术	81.08017 后外侧入路腰骶椎融合术
80.82002 肘关节病损切除术	81.08018 经椎间孔入路腰椎体融合术
80.82003 肘关节镜下微骨折术	81.13003 距下关节融合术
80.85001 髋关节病损切除术	81.18007 距下关节制动术
80.85004 髋关节镜下病损切除术	81.21001 髋关节固定术
80.86003 膝关节病损切除术	81.31001 前入路寰 - 枢椎翻修术
80.86005 膝关节镜下病损切除术	81.31002 后入路寰 - 枢椎翻修术
80.86009 膝关节镜下微骨折术	81.31003 前入路枕 - 颈椎翻修术
80.87002 踝关节病损切除术	81.31004 后入路枕 - 颈椎翻修术
80.87006 踝关节镜下病损切除术	81.31005 经口寰 - 枢椎翻修术
80.87007 踝关节镜下微骨折术	81.31006 经口枕 - 颈椎翻修术
80.88003 踇囊病损切除术	81.32001 前入路颈椎翻修术
80.99003 颈椎后路小关节切除术	81.32002 前外侧入路颈椎翻修术
80.99006 颈椎前路小关节切除术	81.33001 后入路颈椎翻修术
81.01001 前入路寰 - 枢椎融合术	81.33002 后外侧入路颈椎翻修术
81.01007 后入路寰 - 枢椎融合术	81.34001 前入路胸椎翻修术
81.01008 前入路枕 - 颈椎融合术	81.34002 前入路胸腰椎翻修术
81.01009 后入路枕 - 颈椎融合术	81.34003 前外侧入路胸椎翻修术
81.01010 经口寰 - 枢椎融合术	81.34004 前外侧入路胸腰椎翻修术
81.01011 经口枕 - 颈椎融合术	81.35001 后入路胸椎翻修术
81.02001 前入路颈椎融合术	81.35002 后入路胸腰椎翻修术
81.02002 前外侧入路颈椎融合术	81.35003 后外侧入路胸椎翻修术
81.03001 后入路颈椎融合术	81.35004 后外侧入路胸腰椎翻修术
81.03002 后外侧入路颈椎融合术	81.36001 前入路腰椎翻修术
81.04001 前入路胸椎融合术	81.36002 前入路腰骶椎翻修术
81.04003 前入路胸腰椎融合术	81.36003 前外侧入路腰椎翻修术
81.04004 前外侧入路胸椎融合术	81.36004 前外侧入路腰骶椎翻修术
81.04005 前外侧入路胸腰椎融合术	81.37001 腰椎外侧横突翻修术
81.05002 后入路胸腰椎融合术	81.37002 腰骶椎外侧横突翻修术
81.05004 后入路胸椎融合术	81.38001 后入路腰椎翻修术
81.05005 后外侧入路胸椎融合术	81.38002 后入路腰骶椎翻修术
81.05006 后外侧入路胸腰椎融合术	81.38003 后外侧入路腰椎翻修术
81.06001 前入路腰椎融合术	81.38004 后外侧入路腰骶椎翻修术
81.06004 前入路腰骶椎融合术	81.38005 经椎间孔入路腰椎体翻修术
81.06005 前外侧入路腰椎融合术	81.40002 髋关节修补术
81.06006 前外侧入路腰骶椎融合术	81.40004 髋关节镜下髋关节成形术
81.07002 腰骶椎外侧横突融合术	81.40005 髋关节镜下盂唇修补术

81.40006 髋关节镜下软骨成形术

81.43001 膝关节三联修补术

81.44002 髌骨稳定术

81.45001 膝后十字韧带重建术

81.45004 膝前十字韧带重建术

81.45008 膝关节镜下后十字韧带重建术

81.45009 膝关节镜下前十字韧带重建术

81.46001 侧副韧带修补术

81.47001 膝关节半月板成形术

81.47005 膝关节镜下半月板成形术

81.47012 膝关节镜下异体外侧半月板移植术

81.47013 膝关节镜下半月板缝合术

81.47014 膝关节镜下半月板移植术

81.47015 膝关节镜下软骨成形术

81.47016 膝关节镜下软骨细胞移植术

81.47017 膝关节镜下软骨修复术

81.47018 膝关节镜下异体骨软骨移植术

81.47019 膝关节镜下自体骨软骨移植术

81.49001 踝关节修补术

81.51003 全髋关节置换术

81.52002 髋臼置换术

81.52003 人工股骨头置换术

81.52004 人工双动股骨头置换术

81.53002 髋关节修正术

81.54002 全膝关节表面置换术

81.54004 膝关节单髁表面置换术

81.54005 膝关节髌股表面置换术

81.54007 膝关节双间室置换术

81.54008 铰链式人工膝关节置换术

81.55001 膝关节修正术

81.62002 2～3 块椎骨融合

81.63001 4～8 块椎骨融合

81.64001 9 块椎骨融合

81.64003 多块椎骨融合

81.65003 经皮穿刺椎体成形术

81.66001 经皮穿刺脊柱后凸成形术

81.66002 腰椎骨折球囊扩张成形术

81.66003 胸椎骨折球囊扩张成形术

81.73001 人工腕关节置换术

81.75004 腕关节镜下三角纤维软骨复合体

（TFCC）修补术

81.75005 腕关节镜下软骨成形术

81.80001 全肩关节置换术

81.81001 肩关节部分置换术

81.81002 人工肱骨头置换术

81.84001 肘关节置换术

81.84002 人工桡骨头置换术

81.85001 肱骨髁间成形术

81.85002 肘关节成形术

81.85004 肘关节镜下软骨成形术

81.85005 肘关节镜下软骨修复术

81.85006 肘关节镜下异体骨软骨移植术

81.85007 肘关节镜下自体骨软骨移植术

81.85008 肘关节镜下软骨细胞移植术

81.88001 反式肩关节置换术

81.93001 上肢关节囊缝合术

81.93002 上肢韧带缝合术

81.93009 肘关节镜下韧带重建术

81.93010 肘关节韧带修补术

81.95001 髌韧带缝合术

81.95003 下肢关节囊缝合术

81.95004 下肢韧带缝合术

81.96003 髌韧带重建术

81.96020 膝关节镜下膝关节后外侧角重建术

81.96021 膝关节后外侧角重建术

81.96022 膝关节镜下膝关节内侧髌股韧带重建术

81.96023 膝关节内侧髌股韧带重建术

81.96024 膝关节镜下膝后十字韧带再附着术

81.96025 膝后交叉韧带再附着术

81.96026 膝关节镜下髌骨内侧支持带紧缩缝合术

81.96027 髌骨内侧支持带紧缩缝合术

81.96028 膝关节镜下髌韧带移位术

81.96029 髌韧带移位术

81.96030 膝关节镜下髌骨外侧支持带松解术

81.96031 髌骨外侧支持带松解术

81.97002 肘关节翻修术

83.12001 髋部内收肌腱切断术

83.13001 腓肠肌腱膜松解术

83.13004	前臂肌腱松解术
83.13006	下肢肌腱松解术
83.14004	臀筋膜切断术
83.19001	股内收肌切断术
83.19003	腘绳肌切断术
83.19023	髋关节镜下髂腰肌松解术
83.63001	回旋肌环带修补术
83.64007	前臂肌腱缝合术
83.64008	上肢肌腱缝合术
83.64011	下肢肌腱缝合术
83.65002	肱二头肌缝合术
83.65003	肱三头肌缝合术
83.65005	股二头肌缝合术
83.65006	股四头肌缝合术
83.65011	胫前肌缝合术
83.65012	前臂肌缝合术
83.65013	三角肌缝合术
83.65016	下肢肌肉缝合术
83.75003	前臂肌腱移位术
83.76002	胫前肌腱移位术
83.77001	下肢肌肉移植术
83.77003	胫后肌移植术
83.86001	股四头肌成形术
83.87007	下肢肌肉成形术
83.91004	前臂束带松解术
83.91009	下肢束带松解术
84.03001	手离断术
84.04001	腕关节离断术
84.05001	前臂离断术
84.06001	肘关节离断术
84.07001	上臂离断术
84.08001	肩关节离断术
84.14001	经胫骨和腓骨踝部的踝离断术
84.15002	经胫骨和腓骨的小腿离断术
84.16001	膝关节离断术
84.17001	大腿离断术
84.18001	髋关节离断术
84.19001	半侧骨盆切除术
84.23003	前臂再植术
84.23004	手再植术

84.23005	腕再植术
84.24001	上臂再植术
84.27001	小腿再植术
84.28001	大腿再植术
84.51002	碳纤维脊椎融合物置入术
84.51003	陶瓷脊椎融合物置入术
84.51004	金属脊椎融合物置入术
84.51005	塑胶脊椎融合物置入术
84.51006	钛合金脊椎融合物置入术
84.53001	肢体内部延长装置置入伴动力分离术
84.54001	肢体内部延长装置置入术
84.61001	颈椎部分间盘假体置入术
84.62001	颈椎全部间盘假体置入术
84.63002	胸椎全部间盘假体置入术
84.63003	胸椎部分间盘假体置入术
84.64001	腰椎部分间盘假体置入术
84.64003	腰椎棘突间腰椎稳定器置入术
84.65001	腰椎全部间盘假体置入术
84.66001	颈人工椎间盘翻修术
84.66002	颈人工椎间盘假体置换术
84.67001	胸人工椎间盘假体置换术
84.67002	胸人工椎间盘翻修术
84.68001	腰人工椎间盘翻修术
84.68002	腰人工椎间盘假体置换术

ZJ11 多发性严重创伤的其他手术室操作，伴重要并发症与合并症

ZJ15 多发性严重创伤的其他手术室操作，不伴重要并发症与合并症

手术操作包括：

00.02001	心脏治疗性超声
00.03001	周围血管治疗性超声
00.50001	双心室起搏器置入术
00.50002	心脏再同步起搏器脉冲发生器置入术（全系统）[CRT-P 置入术]
00.51001	双心室起搏伴心内除颤器置入术
00.51002	心脏再同步除颤器脉冲发生器置入术 [CRT-D 置入术]
00.52001	左心室冠状静脉电极置入术

00.52002	左心室冠状静脉电极置换术
00.53002	心脏再同步起搏器脉冲发生器置换术（全系统）[CRT-P 置换术]
00.54002	心脏再同步除颤器脉冲发生器置换术 [CRT-D 置换术]
00.55007	经皮股动脉药物洗脱支架置入术
00.55008	经皮降主动脉药物洗脱支架置入术
00.55009	经皮周围动脉药物洗脱支架置入术
00.55010	经皮周围静脉药物洗脱支架置入术
00.55011	经皮尺动脉药物洗脱支架置入术
00.55012	经皮腓动脉药物洗脱支架置入术
00.55013	经皮肱动脉药物洗脱支架置入术
00.55014	经皮桡动脉药物洗脱支架置入术
00.55015	经皮上肢静脉药物洗脱支架置入术
00.55016	经皮头臂静脉药物洗脱支架置入术
00.55017	经皮外周动脉可降解支架置入术
00.55019	经皮锁骨下动脉药物洗脱支架置入术
00.61008	经皮颈总动脉球囊扩张成形术
00.61009	经皮颅外血管成形术
00.61011	经皮椎动脉球囊扩张成形术
00.61012	经皮颈静脉球囊扩张成形术
00.61013	经皮颈动脉球囊扩张成形术
00.62003	经皮颅内血管成形术
00.62005	经皮大脑中动脉球囊扩张成形术
00.62006	经皮基底动脉血管成形术
00.62007	经皮交通动脉血管成形术
00.63004	经皮颈动脉支架置入术
00.63005	经皮颈动脉远端保护装置置入术
00.63006	经皮颈动脉覆膜支架置入术
00.63007	经皮颈动脉药物洗脱支架置入术
00.64007	经皮基底动脉支架置入术
00.64009	经皮椎动脉支架置入术
00.64012	经皮颅外远端保护装置置入术
00.64013	经皮椎动脉药物洗脱支架置入术
00.65006	经皮大脑中动脉支架置入术
00.65008	经皮颅内动脉支架置入术
00.65009	经皮颅内血管支架置入术
00.65010	经皮颅内动脉远端保护装置置入术
00.66003	经皮冠状血管成形术
00.66004	经皮冠状动脉球囊扩张成形术
00.66008	经皮冠状动脉药物球囊扩张成形术
01.24017	颅骨切开异物取出术
01.25007	茎突截除术
02.07001	颅骨金属板去除术
02.31001	脑室 - 鼻咽分流术
02.31002	脑室 - 乳突分流术
02.32001	脑室 - 颈外静脉分流术
02.32002	脑室 - 腔静脉分流术
02.32003	脑室 - 心房分流术
02.33001	脑室 - 胸腔分流术
02.34001	脑室 - 胆囊分流术
02.34002	脑室 - 腹腔分流术
02.35001	脑室 - 输尿管分流术
02.39004	脑室 - 骨髓分流术
02.41001	脑室分流管冲洗术
02.41003	脑室分流管探查术
02.42002	脑室分流管置换术
02.42003	脑室 - 腹腔分流管脑室端调整术
02.42004	脑室分流管修正术
02.43001	脑室分流管去除术
02.91001	大脑皮层粘连松解术
02.93002	颅内神经电刺激器置入术
02.93003	颅内神经电刺激器置换术
03.1001	椎管内神经根切断术
03.1003	马尾神经切断术
03.21001	经皮脊髓切断术
03.21002	立体定向脊髓切断术
03.29001	脊髓前外侧束切断术
03.29002	脊髓神经束切断术
03.29003	脊髓前连合切断术
03.29004	脊髓前连合切开术
03.4002	脊髓病损栓塞术
03.4003	硬脊膜囊肿造袋术
03.4004	硬脊膜切除术
03.4007	脊髓脊膜病损电凝破坏术
03.51003	脑脊膜膨出修补术
03.52001	脊髓脊膜膨出修补术
03.52003	脊髓外露修补术

03.6001	脊髓蛛网膜粘连松解术	04.04002	尺神经探查术
03.6005	脊髓神经根粘连松解术	04.04003	股神经探查术
03.6007	脊髓粘连松解术	04.04004	喉返神经探查术
03.6008	脊髓终丝切断术	04.04005	胫神经探查术
03.6010	脊髓脊膜松解术	04.04006	颅神经探查术
03.6011	脊髓栓系松解术	04.04007	面神经探查术
03.71001	脊髓蛛网膜下腔 - 腹腔分流术	04.04009	桡神经探查术
03.72001	脊髓蛛网膜下腔 - 输尿管分流术	04.04011	正中神经探查术
03.79001	脊髓 - 硬膜外分流术	04.04012	指神经探查术
03.79002	脊髓 - 蛛网膜下腔分流术	04.04013	足底神经探查术
03.93001	脊髓电刺激器置入术	04.04014	坐骨神经探查术
03.94001	骶神经电刺激器取出术	04.04018	腋神经探查术
03.95001	脊髓血块补片	04.04019	肌皮神经探查术
03.96001	经皮椎骨关节面去神经术	04.04020	肩胛上神经探查术
03.97001	脊髓膜分流修正术	04.04021	副神经探查术
03.98001	脊髓蛛网膜下腔 - 腹腔分流管去除术	04.04022	骶丛神经探查术
04.01001	听神经病变切除术	04.04023	腰丛神经探查术
04.01003	听神经切断术	04.04024	腓总神经探查术
04.01004	前庭神经切断术	04.04025	牙槽神经探查术
04.01005	经迷路内听道前庭神经切除术	04.04026	膈神经探查术
04.01006	经迷路内听道听神经瘤切除术	04.04027	颈丛神经探查术
04.01007	乙状窦后入路听神经切除术	04.04028	肋间神经探查术
04.02001	经颞下三叉神经根切断术 [Frazier 手术]	04.04029	胸背神经探查术
04.02004	经后颅窝三叉神经感觉根切断术	04.04030	周围神经探查术
04.02005	三叉神经感觉根部分切断术	04.05001	半月神经节切除术
04.03002	闭孔神经切断术	04.07002	鼓室神经丛切除术
04.03003	脊神经根切断术	04.07003	滑车神经撕脱术
04.03004	胫神经肌支切断术	04.07005	颈神经病损切除术
04.03005	颅神经切断术	04.07007	眶上神经撕脱术
04.03007	指神经切断术	04.07008	眶下神经撕脱术
04.03009	颈神经后根切断术	04.07009	肋间神经切除术
04.03010	腰骶神经后根切断术	04.07010	颅神经病损切除术
04.03011	运动神经切断术	04.07014	面神经病损切除术
04.03012	坐骨神经切断术	04.07015	周围神经病损切除术
04.03015	趾神经切断术	04.07022	视神经病损切除术
04.03016	周围神经切断术	04.07023	视神经切除术
04.03017	面神经切断术	04.07026	颅神经切除术
04.04001	臂丛神经探查术	04.07027	周围神经切除术
		04.07028	三叉神经撕脱术
		04.07029	坐骨神经病损切除术

04.07030	神经内镜下经鼻腔视神经管减压术	04.3028	迷走神经干吻合术
04.11001	闭合性颅神经活检	04.3029	面神经吻合术
04.11002	闭合性周围神经活检	04.3030	牙槽神经吻合术
04.12001	直视下颅神经活检术	04.3031	坐骨神经吻合术
04.12002	直视下周围神经活检术	04.42001	副神经减压术
04.2001	肋间神经冷冻镇痛术	04.42004	迷走神经减压术
04.2002	肋间神经射频消融术	04.42005	面神经解剖术
04.2003	周围神经破坏术	04.42006	经后颅窝面神经减压术
04.2004	三叉神经射频消融术	04.42007	枕下神经减压术
04.2007	翼腭神经节破坏术	04.42008	舌咽神经减压术
04.2008	脊神经破坏术	04.42009	视神经管减压术
04.2009	周围神经烧灼术	04.42010	听神经减压术
04.2010	经皮腹腔神经丛射频消融术	04.42012	鼻镜下视神经管减压术
04.2015	经皮肾动脉去交感神经射频消融术	04.42013	听神经根粘连松解术
04.2016	超声内镜下腹腔神经丛阻滞术（CPN）	04.42014	面神经根粘连松解术
		04.42015	三叉神经根粘连松解术
04.3001	闭孔神经缝合术	04.43001	关节镜下腕管松解术
04.3002	尺神经缝合术	04.43004	腕管松解术
04.3004	颅神经缝合术	04.44002	跗管松解术
04.3006	正中神经缝合术	04.49002	臂丛神经松解术
04.3007	指神经缝合术	04.49005	尺神经松解术
04.3008	腓神经缝合术	04.49006	骶神经松解术
04.3009	肌皮神经缝合术	04.49007	腓神经松解术
04.3011	臂丛神经吻合术	04.49009	腓总神经松解术
04.3012	臂丛神经上、中、下干缝合术	04.49011	喉返神经松解术
04.3013	桡神经缝合术	04.49012	胫神经松解术
04.3014	胫神经缝合术	04.49013	马尾神经松解术
04.3015	骶丛神经缝合术	04.49017	桡神经松解术
04.3016	腰丛神经缝合术	04.49018	舌神经根松解术
04.3017	腓肠神经吻合术	04.49019	神经根管松解术
04.3018	腋神经吻合术	04.49024	正中神经松解术
04.3019	下颌神经吻合术	04.49025	跖间神经松解术
04.3020	隐神经吻合术	04.49026	趾间神经松解术
04.3021	隐神经修复术	04.49030	足神经松解术
04.3022	周围神经缝合术	04.49031	坐骨神经松解术
04.3023	马尾神经缝合术	04.49032	腰丛神经松解术
04.3024	皮神经缝合术	04.49033	腓浅神经松解术
04.3025	耳大神经吻合术	04.49034	腓深神经松解术
04.3026	腓总神经吻合术	04.49035	腋神经松解术
04.3027	股神经吻合术	04.49036	股神经松解术

04.49037 胫后神经松解术

04.49038 迷走神经根粘连松解术

04.49041 指神经松解术

04.49042 周围神经松解术

04.5001 尺神经移植术

04.5002 腓肠神经移植术

04.5005 颅神经移植术

04.5007 面神经移植术

04.5009 耳大神经移植术

04.5011 桡神经移植术

04.5012 臂丛神经移植术

04.5013 坐骨神经移植术

04.5014 腓总神经移植术

04.5015 股神经移植术

04.5016 周围神经移植术

04.6001 肋间神经移位术

04.6002 尺神经移位术

04.6005 指神经移位术

04.6006 正中神经移位术

04.6007 胸背神经移位术

04.6008 副神经移位术

04.6009 膈神经移位术

04.6010 同侧脊神经根移位术

04.6011 健侧颈 7 神经移位术

04.6012 闭孔神经移位术

04.6013 尺神经部分神经束移位术

04.6014 尺神经前移术

04.6015 肱三头肌支移位术

04.6016 颈丛神经移位术

04.6017 脑神经移位术

04.6018 桡神经浅支移位术

04.6019 正中神经部分神经束移位术

04.6020 周围神经移位术

04.71001 舌下神经 - 面神经吻合术

04.72001 面神经 - 副神经吻合术

04.73001 副神经 - 舌下神经吻合术

04.74031 面神经 - 膈神经吻合术

04.74032 面神经 - 三叉神经吻合术

04.75001 颅神经调整术

04.75002 周围神经调整术

04.75003 正中神经调整术

04.76002 尺神经延迟修补术

04.76003 桡神经延迟修补术

04.76004 皮神经延迟修补术

04.91001 神经牵伸术

04.92002 骶神经电刺激器置入术

04.92003 周围神经电刺激器置入术

04.92004 周围神经电刺激器置换术

04.93001 周围神经电刺激器去除术

05.0001 交感神经切断术

05.0003 腔镜下交感神经切断术

05.11001 交感神经活检术

05.11002 交感神经节活检术

05.21001 蝶腭神经节切除术

05.22001 颈交感神经切断术

05.23001 腔镜下腰交感神经切除术

05.23002 腰交感神经切除术

05.24001 骶前交感神经切除术

05.29002 胸交感神经切除术

05.29004 胸腔镜下胸交感神经部分切除术

05.81001 交感神经修补术

05.81002 交感神经节修补术

05.89001 交感神经瘤切除术

06.02001 甲状腺术后探查止血术

06.09001 甲状腺切开探查术

06.09002 甲状腺切开引流术

06.09004 颈部探查术

06.09005 甲状旁腺探查术

06.12001 直视下甲状腺活检术

06.2001 单侧甲状腺切除术

06.2003 腔镜下单侧甲状腺切除术

06.2005 单侧甲状腺切除伴其他叶部分切除术

06.2006 单侧甲状腺切除伴甲状腺峡部切除术

06.2011 单侧甲状腺切除伴峡部和其他叶部分切除术

06.31001 甲状腺病损切除术

06.31003 腔镜下甲状腺病损切除术

06.39001 残余甲状腺大部切除术

06.39002	残余甲状腺切除术
06.39003	单侧甲状腺部分切除术
06.39004	单侧甲状腺次全切除术
06.39006	甲状腺峡部部分切除术
06.39009	异位甲状腺切除术
06.39010	腔镜下甲状腺部分切除术
06.39011	腔镜下甲状腺次全切除术
06.39012	双侧甲状腺部分切除术
06.39013	双侧甲状腺次全切除术
06.4003	双侧甲状腺全部切除术
06.4005	腔镜下双侧甲状腺全部切除术
06.51001	胸骨后甲状腺病损切除术
06.51002	胸骨后甲状腺部分切除术
06.52001	胸骨后甲状腺全部切除术
06.6001	舌部甲状腺切除术
06.7001	甲状舌管病损切除术
06.7003	甲状舌管瘘闭合术
06.7005	甲状舌管切除术
06.81001	甲状旁腺全部切除术
06.81002	腔镜下甲状旁腺全部切除术
06.89001	甲状旁腺病损切除术
06.89002	甲状旁腺部分切除术
06.89004	腔镜下甲状旁腺病损切除术
06.89005	移植自体甲状旁腺切除术
06.89006	异位甲状旁腺切除术
06.91001	甲状腺峡部横断术
06.92001	甲状腺血管结扎术
06.93001	甲状腺缝合术
06.94001	甲状腺自体移植术
06.95001	甲状旁腺自体移植术
06.99002	超声引导下甲状旁腺射频消融术
07.01001	单侧肾上腺区探查术
07.02001	双侧肾上腺区探查术
07.11003	腹腔镜下肾上腺活检术
07.12002	直视下肾上腺活检术
07.21001	腹腔镜下肾上腺病损切除术
07.21005	肾上腺病损切除术
07.22001	单侧肾上腺切除术
07.22002	腹腔镜下单侧肾上腺切除术
07.29001	单侧肾上腺大部分切除术
07.29002	腹腔镜下肾上腺部分切除术
07.29003	肾上腺部分切除术
07.3001	双侧肾上腺切除术
07.41001	肾上腺探查术
07.41002	肾上腺囊肿切开引流术
07.42001	肾上腺神经切断术
07.43001	肾上腺血管结扎术
07.44001	肾上腺修补术
07.45001	肾上腺自体移植术
07.81005	胸腺病变切除术
07.81006	胸腺部分切除术
07.81009	CT 引导下胸腺病损射频消融术
07.82002	胸腺扩大切除术
07.82003	胸腺切除术
07.83001	胸腔镜下胸腺部分切除术
07.83002	胸腔镜下胸腺病损切除术
07.84001	胸腔镜下胸腺切除术
07.84002	胸腔镜下胸腺扩大切除术
07.91001	胸腺区探查术
07.92001	胸腺切开探查术
07.93001	胸腺修补术
07.94001	胸腺移植术
07.99001	胸腺固定术
08.01001	睑缘切开术
08.02001	眼睑缝合后切开术
08.09001	眼睑切开探查术
08.09002	眼睑切开异物取出术
08.09004	眼睑粘连松解术
08.20003	眉部瘢痕切除术
08.20004	眉部病损切除术
08.20005	眼睑瘢痕切除术
08.20006	眼睑病损切除术
08.20009	眼睑皮肤和皮下坏死组织切除清创术
08.21001	睑板腺囊肿刮除术
08.21004	睑板腺脓肿切开引流术
08.22001	睑板腺病损切除术
08.22003	眼睑小病损切除术
08.23001	眼睑病损板层切除术
08.24001	眼睑病损全层切除术

08.25001　眼睑病损破坏术

08.31001　上睑下垂额肌瓣悬吊术

08.32001　上睑下垂缝线悬吊术

08.32002　上睑下垂异体组织额肌悬吊术

08.32003　上睑下垂额肌悬吊术

08.33001　上睑下垂上睑提肌缩短术

08.36002　上睑下垂眼轮匝肌悬吊术

08.37001　上睑下垂矫正过度复位术

08.38001　上睑退缩矫正术

08.41001　眼睑内翻热灼修补术

08.42001　眼睑内翻缝合术

08.42003　眼睑内翻眼轮匝肌重叠修补术

08.43001　眼睑外翻楔形切除修补术

08.44001　眼睑内翻矫正伴睑重建术

08.44002　眼睑外翻矫正伴睑重建术

08.49002　眼睑内翻矫正术

08.49003　眼睑外翻矫正术

08.51001　睑裂增大术

08.52001　眼睑缝合术

08.52002　睑缘缝合术

08.52003　眦缝合术

08.59001　眦移位矫正术

08.59002　内眦赘皮修补术

08.59004　内眦成形术

08.59005　外眦成形术

08.61001　黏膜移植眼睑重建术

08.61002　眼睑全厚植皮术

08.61003　眼睑中厚植皮术

08.61004　游离皮瓣移植眼睑重建术

08.62001　黏膜瓣移植眼睑重建术

08.64001　眼睑结膜睑板移植重建术

08.70001　眉重建术

08.71001　眼睑非全层伴睑缘重建术

08.72001　眼睑板层重建术

08.73001　眼睑全层伴睑缘重建术

08.74001　眼睑全层重建术

08.74002　睑板重建术

08.81001　眉裂伤缝合术

08.81002　眼睑裂伤缝合术

08.82001　眼睑非全层的眼睑裂伤及修补术

08.83001　眼睑非全层裂伤修补术

08.84001　眼睑全层及睑缘裂伤修补术

08.85001　眼睑全层裂伤修补术

08.86001　下眼睑皱纹切除术

08.86002　眼袋切除术

08.87001　上眼睑皱纹切除术

08.89002　异体睑板移植术

08.89003　外眦皱纹切除术

08.89004　重睑成形术

08.99002　睫毛重建术

09.0001　泪囊切开引流术

09.21001　泪腺病损切除术

09.22001　泪腺部分切除术

09.23001　泪腺全部切除术

09.3001　泪腺修复术

09.44001　鼻泪管插管术

09.44002　鼻泪管激光探通插管术

09.44003　人工泪管置入术

09.49002　鼻内镜下人工泪管取出术

09.51001　泪点切开术

09.52001　泪小管切开术

09.53001　泪囊切开术

09.6002　泪囊病损切除术

09.6005　泪囊切除术

09.6006　泪小管病损切除术

09.71001　泪点外翻矫正术

09.73001　泪小管成形术

09.73002　泪小管吻合术

09.73004　泪道重建术

09.81002　泪囊 - 鼻腔吻合术 [DCR 手术]

09.81003　鼻内镜下鼻 - 泪管吻合术

09.81004　鼻内镜下鼻腔泪囊造口术

09.82001　结膜泪囊 - 鼻腔吻合术 [CDCR 手术]

09.83001　结膜 - 鼻腔吻合插管术

09.99002　泪囊瘘口封闭术

10.0001　结膜切开异物取出术

10.1001　结膜切开探查术

10.31001　结膜病损切除术

10.32001　结膜病损破坏术

10.33001	沙眼滤泡去除术	11.60001	角膜移植术
10.41001	睑球粘连游离移植物修补术	11.60002	部分角膜缘移植术
10.41002	睑球粘连羊膜移植修补术	11.60003	全角膜缘移植术
10.41003	睑球粘连口唇黏膜移植修补术	11.61001	板层角膜成形术伴自体移植物
10.42001	结膜穹窿游离移植物重建术	11.62002	板层角膜移植术
10.42002	结膜穹窿羊膜移植重建术	11.63001	穿透性自体角膜移植术
10.42003	结膜穹窿口唇黏膜移植重建术	11.63002	自体角膜转位术
10.43001	结膜囊成形术	11.64001	穿透性角膜移植术
10.43002	结膜穹窿成形术	11.64002	羊膜移植的角膜成形术
10.44001	结膜移植术	11.69001	角膜干细胞移植术
10.44002	异体结膜移植术	11.69004	角膜内皮移植术
10.49001	结膜成形术	11.71001	屈光性角膜成形术
10.49002	结膜滤过泡漏修补术	11.73001	人工角膜移植术
10.49003	结膜修补术	11.74001	角膜交联术
10.5002	睑球粘连松解术	11.76001	表面角膜镜片术
10.6001	结膜缝合术	11.91001	角膜染色术［墨针］
10.6002	结膜撕裂修补术	11.92001	植入角膜去除术
10.99001	结膜遮盖术	11.99001	角膜缝线拆除术
10.99002	结膜松弛矫正术	12.01001	眼内异物磁吸取出术
10.99003	结膜缝线拆除术	12.02002	眼前房切开异物取出术
11.0001	角膜异物磁吸去除术	12.02003	巩膜异物取出术
11.1001	角膜切开术	12.11001	虹膜激光打孔术
11.1002	角膜切开异物取出术	12.11002	虹膜激光切开贯通术
11.31001	翼状胬肉转位术	12.12001	虹膜切开术
11.32001	翼状胬肉切除伴角膜移植术	12.12002	瞳孔缘剪开术
11.32003	翼状胬肉切除伴自体干细胞移植术	12.13001	虹膜脱出切除术
11.32004	翼状胬肉切除伴异体干细胞移植术	12.14001	虹膜部分切除术
11.32005	翼状胬肉切除伴羊膜植片移植术	12.14003	虹膜激光切除术
11.32006	翼状胬肉切除术伴丝裂霉素注入	12.14004	虹膜周边激光切除术
11.39001	翼状胬肉切除术	12.14005	虹膜周边切除术
11.41001	角膜上皮刮除术	12.14007	虹膜切除术
11.42001	角膜病损烧灼术	12.14008	瞳孔前膜激光切开术
11.43001	角膜病损冷冻术	12.21001	眼前房诊断性抽吸
11.49001	角膜板层切除术	12.22001	虹膜活检
11.49002	角膜病损切除术	12.31001	虹膜前房角粘连松解术
11.51001	角膜裂伤缝合术	12.32001	虹膜前粘连松解术
11.52001	角膜术后伤口裂开修补术	12.33001	虹膜粘连松解术
11.53001	结膜瓣角膜修补术	12.34001	角膜-玻璃体粘连松解术
11.59001	角膜修补术	12.35001	瞳孔残膜切除术
11.59002	角膜间层烧灼术	12.35002	瞳孔成形术

12.35003 瞳孔膜穿刺术

12.35004 瞳孔粘连松解术

12.39001 虹膜修补术

12.39004 虹膜还纳术

12.41001 眼前房病损激光切除术

12.42001 虹膜病损切除术

12.43001 睫状体病损破坏术

12.44001 睫状体病损切除术

12.51001 前房角穿刺术

12.52001 前房角切开术

12.53001 眼前房角切开伴眼前房穿刺术

12.54001 外路小梁切开术

12.55001 睫状体分离术

12.59001 房角分离术

12.59002 前房角成形术

12.59003 巩膜静脉窦扩张术［Schlemm 管扩张术］

12.61001 巩膜环钻术伴虹膜切除术

12.62001 巩膜热灼术伴虹膜切除术

12.63001 虹膜嵌顿术和虹膜牵引术

12.64001 激光小梁成形术［ALP、KLP］

12.64002 氪激光小梁成形术［KLP］

12.64003 滤帘切除术［小梁切除术］

12.64004 外路小梁切除术

12.64005 氩激光小梁成形术［ALP］

12.64006 小梁切除术伴丝裂霉素注入

12.64007 非穿透性小梁切除术

12.64008 小梁切除术伴羊膜移植

12.64009 小梁切除术伴人造移植物

12.64011 小梁消融术

12.65001 巩膜切除术

12.65003 巩膜灼瘘术

12.65004 虹膜周边切除伴巩膜造瘘术［谢氏手术］

12.66001 巩膜造瘘术后修正术

12.66002 巩膜滤泡修正术

12.67001 房水引流器置入术［EX-PRESS］

12.81001 巩膜裂伤缝合术

12.82001 巩膜瘘修补术

12.83001 巩膜缝线调整术

12.83002 眼前节手术伤口修补术

12.84001 巩膜病损切除术

12.84002 巩膜咬切术

12.84004 巩膜缝合术

12.84005 巩膜透热术

12.85001 巩膜葡萄肿移植物修补术

12.85002 异体巩膜移植术

12.86001 巩膜葡萄肿修补术

12.87001 巩膜外加压伴填充术

12.87002 巩膜异体羊膜填充术

12.87003 巩膜生物胶置入术

12.87004 后巩膜加固术

12.88001 巩膜外加压术

12.88002 巩膜移植物加固术

12.89001 巩膜板层移植术

12.89002 巩膜放液术

12.89003 巩膜冷冻术

12.89004 巩膜探查术

12.89005 巩膜修补术

12.89007 巩膜交联术

12.91002 机化膜切除

12.91004 睫状体放液术

12.91005 前房冲洗术

12.91006 前房抽吸术

12.91007 前房穿刺术

12.92002 前房注气术

12.92003 前房注液术

12.93001 前房上皮衍生物去除术

12.93002 前房上皮衍生物破坏术

12.97001 人工虹膜隔取出术

12.97002 人工虹膜隔置入术

12.98001 睫状体缝合术

12.98002 睫状体复位术

12.99001 放射敷贴器取出术

12.99002 放射敷贴器置入术

12.99003 滤过泡修补术

12.99004 滤过泡增生组织切除术

12.99005 前房成形术

12.99006 前房导管去除术

12.99007 前房导管修正术

12.99008	前房硅油取出术	14.22002	脉络膜上腔放液术
12.99009	滤过泡分离术	14.22003	视网膜病损冷冻术
13.01001	晶状体异物磁吸术	14.23001	视网膜病损氙弧光凝固术
13.02001	晶状体切开异物取出术	14.24001	脉络膜病损激光凝固术
13.11001	经颞下晶状体囊内摘除术	14.24002	视网膜病损激光凝固术
13.19004	白内障囊内摘除术	14.29001	视网膜剥离术
13.19006	白内障针吸术	14.29002	视网膜前膜切除术
13.19007	晶状体囊内摘除术	14.31001	视网膜裂孔电凝术
13.19008	膜性白内障剪除术	14.32001	黄斑裂孔修复术
13.3001	晶状体单纯抽吸囊外摘除术	14.32002	视网膜裂伤冷冻术
13.41001	白内障超声乳化抽吸术	14.34001	视网膜激光凝固术
13.42001	经后路白内障切割吸出术	14.41002	巩膜环扎术伴植入物
13.43001	白内障切割吸出术	14.49001	巩膜环扎术
13.51001	经颞侧晶状体囊外摘除术	14.49002	巩膜环扎术伴玻璃体切除术
13.59001	白内障囊外摘除术	14.49004	巩膜环扎术伴空气填充
13.64001	后发性白内障切开术	14.51001	视网膜脱离电凝术
13.65002	增殖膜切除术	14.52001	视网膜脱离冷冻术
13.66001	后发膜机械性碎裂术	14.53001	视网膜脱离氙弧光凝固术
13.69001	残留皮质切除术	14.53002	视网膜脱离复位术
13.69002	激光后囊切开术［YAG］	14.54001	视网膜脱离激光治疗术
13.70001	人工晶状体置入术	14.59001	玻璃体硅油置入术，用于视网膜再附着
13.71001	白内障摘除伴人工晶状体一期置入术	14.6001	眼后节置入物取出术
13.72001	人工晶状体二期置入术	14.71001	前入路玻璃体切除术
13.8003	人工晶状体取出术	14.72001	玻璃体穿刺抽液术
13.90001	人工晶状体复位术	14.73001	前入路玻璃体切割术
13.90002	人工晶状体悬吊术	14.74001	后入路玻璃体切割术
13.90003	张力环置入术	14.75001	玻璃体腔内替代物注射术
13.90004	后囊切开术	14.75002	玻璃体自体血清注入术
13.90005	张力环缝合术	14.79001	玻璃体腔硅油取出术
13.90006	虹膜隔晶状体置入术	14.79002	玻璃体腔气液交换术
13.90007	人工晶状体缝合术	14.79003	玻璃体腔探查术
13.90008	人工晶状体前膜切除术	14.79004	玻璃体腔药物注射术
13.91001	可植入式隐形眼镜置入术［ICL置入术］	14.79006	玻璃体注气术
		14.79008	玻璃体腔异物取出术
14.01001	眼后节异物磁吸术	14.79009	玻璃体腔脱位晶状体取出术
14.02001	眼后节异物去除术	14.9001	巩膜外环扎带调整术
14.21001	脉络膜病损透热术	14.9004	视网膜下放液术
14.21002	视网膜病损透热术	14.9005	视网膜色素上皮细胞移植术
14.22001	脉络膜病损冷冻术	14.9006	脉络膜病损切除术

15.01001　眼外肌活检术

15.11001　一条眼外肌后徙术

15.12001　一条眼外肌前徙术

15.19001　一条眼外肌离断术

15.21001　一条眼外肌延长术

15.22001　一条眼外肌缩短术

15.3001　多条眼外肌后徙术

15.4001　多条眼外肌缩短术

15.5001　眼外肌移位术

15.6001　眼外肌手术后修正术

15.7001　眼外肌裂伤修补术

15.7002　眼外肌粘连松解术

15.9001　眼肌部分切除术

15.9002　眼阔筋膜切除术

15.9007　眼肌探查术

16.01001　眶外侧壁切开术

16.02001　眶切开术伴有植入眶植入物

16.09001　眶切开探查术

16.09004　一个眶壁减压术

16.09005　多个眶壁减压术

16.09006　鼻内镜下眶减压术

16.1001　眼内异物取出术

16.31001　眼内容物剜出伴巩膜内填充

16.39001　眼球内容物剜出术

16.41002　眼球摘除伴义眼置入术

16.42001　眼球摘除伴义眼台置入术

16.42002　眼球摘除伴植入物置入术

16.42003　隐眼摘除术

16.49001　眼球摘除术

16.51002　眼眶内容物剜出伴邻近结构去除术

16.52001　眼眶内容物剜出伴治疗性眶骨去除术

16.59001　眼眶内容物剜出术

16.59002　眼眶内容物剜出伴颞肌移植术

16.61001　义眼二期置入术

16.61002　义眼台二期置入术

16.62001　义眼台修正术

16.63002　眼窝凹陷填充术

16.63003　放疗后眼窝凹陷填充术

16.63004　眼内自膨胀水凝胶注入术

16.65001　眼剜出腔的二期移植物置入术

16.71001　巩膜外环扎带取出术

16.71002　眼硅油取出术

16.71003　义眼台取出术

16.72001　眶植入物去除术

16.72002　眼硅胶取出术

16.81002　眼眶缺损修补术

16.82001　眼球破裂修补术

16.89001　眶骨重建术

16.89002　眶内壁重建术

16.89006　眼窝成形术

16.92001　眶内病损切除术

16.93001　眶内脓肿引流术

16.93002　眼病损切除术

16.98001　眼眶病损切除术

17.11001　腹腔镜下单侧腹股沟直疝无张力修补术

17.12001　腹腔镜下单侧腹股沟斜疝无张力修补术

17.21001　腹腔镜下双侧腹股沟直疝无张力修补术

17.22001　腹腔镜下双侧腹股沟斜疝无张力修补术

17.23001　腹腔镜下双侧腹股沟疝无张力修补术，一侧直疝一侧斜疝

17.32001　腹腔镜下盲肠部分切除术

17.33001　腹腔镜下右半结肠切除术

17.34001　腹腔镜下横结肠切除术

17.35002　腹腔镜下左半结肠切除术

17.36001　腹腔镜下乙状结肠部分切除术

17.36002　腹腔镜下乙状结肠切除术

17.39001　腹腔镜下巨结肠切除术

17.39002　腹腔镜下结肠部分切除术

17.53001　经皮颈动脉粥样斑块切除术

17.53002　经皮颅外血管粥样斑块切除术

17.54001　经皮颅内血管粥样斑块切除术

17.55001　经皮冠状动脉旋磨术

17.55002　经皮冠状动脉粥样斑块切除术

17.55003　经皮冠状动脉血栓抽吸术

18.01001　耳垂造孔术

18.01002	耳垂脓肿切开引流术
18.02001	外耳道脓肿切开引流术
18.02003	外耳道探查术
18.09001	耳前脓肿切开引流术
18.21004	耳前病损切除术
18.21005	耳前窦道切除术
18.21006	耳前瘘管切除术
18.29001	外耳病损切除术
18.29008	副耳切除术
18.29009	外耳道病损切除术
18.29012	外耳病损烧灼术
18.29013	外耳病损冷冻治疗术
18.29014	外耳病损刮除术
18.29015	外耳病损电凝术
18.29016	耳廓皮肤和皮下坏死组织切除清创术
18.31001	外耳病损根治性切除术
18.39001	外耳切断术
18.39003	耳廓切除术
18.4001	外耳裂伤缝合术
18.5001	招风耳矫正术
18.6001	外耳道成形术
18.6002	外耳道重建术
18.6004	耳甲腔成形术
18.71001	耳廓成形术
18.71002	耳廓重建术
18.71003	耳廓缺损修补术
18.71005	杯状耳矫正术
18.71006	耳廓植皮术
18.71007	耳廓支架置入术
18.71008	隐耳矫正术
18.71009	耳廓支架取出术
18.71010	义耳置入术
18.72001	断耳再植术
18.79002	耳垂畸形矫正术
18.79004	外耳成形术
18.79008	乳突植皮术
18.79009	耳游离皮瓣移植术
18.9002	耳前皮肤扩张器置入术
18.9004	外耳道支架取出术
18.9005	外耳道支架置换术
18.9007	耳后皮肤扩张器置入术
19.0001	镫骨再撼动术
19.0002	镫骨板钻孔术
19.0003	镫骨松动术
19.11001	镫骨切除伴砧骨置换术
19.19001	镫骨部分切除术
19.19002	镫骨部分切除伴脂肪移植术
19.19003	镫骨切除术
19.19004	人工镫骨置入术
19.19005	人工镫骨置换术
19.21001	镫骨切除伴砧骨置换的修正术
19.29001	镫骨切除术的修正术
19.3001	听骨链重建术
19.3002	听骨切除术
19.4002	鼓膜修补术
19.4003	鼓膜移植术
19.4004	Ⅰ型鼓室成形术
19.52001	Ⅱ型鼓室成形术
19.53001	Ⅲ型鼓室成形术
19.54001	Ⅳ型鼓室成形术
19.55001	Ⅴ型鼓室成形术
19.6001	鼓室成形修正术
19.9001	耳后瘘管修补术
19.9002	乳突肌成形术
19.9006	乙状窦还纳术
19.9007	鼓室封闭术
20.01002	鼓膜切开置管术
20.01003	鼓膜造口术
20.01005	鼓室置管术
20.09001	鼓膜穿刺术
20.09003	鼓膜切开引流术
20.09008	中耳抽吸术
20.1001	鼓膜通气管取出术
20.21002	乳突脓肿切开引流术
20.21004	乳突切开探查术
20.22001	岩锥气房切开术
20.23001	鼓室粘连松解术
20.23002	上鼓室切开术
20.23007	鼓窦探查术

20.23008	鼓室切开探查术	20.96002	中耳振动声桥置入术
20.41001	乳突单纯切除术	20.97001	单道人工耳蜗置入术
20.42001	乳突根治术	20.97002	单道人工耳蜗置换术
20.42002	乳突扩大根治术	20.98001	多道人工耳蜗置入术
20.49002	乳突病损切除术	20.98002	多道人工耳蜗置换术
20.49003	乳突改良根治术	20.99002	人工耳蜗取出术
20.49004	乳突切除术	20.99003	耳蜗电极调整术
20.49007	上鼓室鼓窦切开术	21.04001	筛动脉结扎止血术
20.49008	开放式乳突改良根治术	21.05001	上颌动脉结扎止血术
20.49009	完壁式乳突改良根治术	21.06001	颈外动脉结扎止血术
20.51001	中耳病损切除术	21.07001	鼻黏膜切除止血术
20.51002	耳后病损切除术	21.09002	鼻冷冻止血
20.51003	鼓室病损切除术	21.09003	鼻内镜下鼻中隔黏膜划痕术
20.59001	鼓膜切除术	21.1002	鼻切开探查术
20.59002	岩锥病损切除术	21.1003	鼻切开异物取出术
20.59003	岩尖切开术	21.1004	鼻切开引流术
20.61001	半规管开窗术	21.1006	鼻软骨切开术
20.61002	迷路开窗术	21.31002	鼻内镜下鼻内病损切除术
20.61003	前庭开窗术	21.31005	鼻内病损激光烧灼术
20.61004	半规管阻塞术	21.31006	鼻内病损切除术
20.62001	内耳开窗修正术	21.31015	鼻内镜下鼻内病损射频消融术
20.62002	半规管裂修补术	21.32001	鼻皮肤病损切除术
20.71001	内淋巴分流术	21.32003	鼻前庭病损切除术
20.79001	迷路减压术	21.32007	鼻死骨切除术
20.79002	内耳病损切除术	21.32008	鼻中隔病损激光烧灼术
20.79003	内耳引流术	21.32010	鼻皮肤和皮下坏死组织切除清创术
20.79004	内淋巴减压术	21.4001	鼻部分切除术
20.79005	内耳切开探查术	21.5001	鼻中隔黏膜下切除术
20.79006	迷路切除术	21.5003	鼻内镜下鼻中隔黏膜下切除术
20.8001	咽鼓管扩张术	21.5004	鼻内镜下鼻中隔黏膜下部分切除术
20.8002	咽鼓管通气术	21.61001	鼻甲电烧术
20.8003	咽鼓管置管术	21.61002	鼻甲射频消融术
20.8004	咽鼓管吹张术	21.61003	鼻甲微波烧灼术
20.91001	鼓室交感神经切除术	21.61006	鼻甲激光烧灼术
20.92001	乳突术后清创术	21.61007	鼻甲冷冻切除术
20.93001	前庭窗修补术 [卵圆窗修补术]	21.62001	鼻甲骨折术
20.93002	圆窗修补术	21.69001	鼻甲部分切除术
20.95001	电磁助听器置入术	21.69004	鼻内镜下鼻甲部分切除术
20.95002	骨锚式助听器置入术	21.69009	鼻内镜下鼻甲切除术
20.96001	人工耳蜗置入术	21.71001	鼻骨骨折闭合复位术

21.72001	鼻骨骨折切开复位术	21.99005	鼻腔缩窄术
21.81001	鼻裂伤缝合术	22.2006	鼻内镜下上颌窦开窗术
21.82003	鼻 - 咽瘘管切除术	22.2009	鼻内镜下上颌窦根治术
21.82004	鼻 - 唇瘘管切除术	22.31002	上颌窦根治术
21.82005	口 - 鼻瘘管切除术	22.39002	上颌窦开窗术
21.82006	鼻正中瘘管切除术	22.39003	上颌窦探查术
21.83001	臂部皮瓣鼻再造术	22.41003	鼻内镜下额窦开窗术
21.83002	额部皮瓣鼻再造术	22.41005	鼻外额窦开窗术
21.83003	鼻重建术	22.42001	额窦病损切除术
21.84002	鼻内镜下鼻中隔成形术	22.42004	鼻内镜下额窦病损切除术
21.84003	鼻中隔成形术	22.42005	Draf Ⅱa 型手术
21.84004	弯鼻鼻成形术	22.42006	Draf Ⅱb 型手术
21.84006	歪鼻鼻成形术	22.42007	Draf Ⅲ 型手术
21.85002	隆鼻伴耳廓软骨移植术	22.42008	Draf Ⅰ 型手术
21.85004	隆鼻伴人工假体置入术	22.42009	鼻内镜下经鼻额窦底切除术
21.85005	隆鼻伴自体甲状软骨移植术	22.50004	鼻窦切开异物取出术
21.85006	隆鼻伴自体肋软骨移植术	22.51002	鼻内镜下筛窦开窗术
21.85007	隆鼻伴自体颅骨外板移植术	22.52004	鼻内镜下蝶窦开窗术
21.85008	隆鼻伴自体髂骨移植术	22.53001	鼻内镜下全组鼻窦开窗术
21.85010	隆鼻伴自体鼻软骨移植术	22.53004	鼻内镜下多个鼻窦开窗术
21.85011	隆鼻伴自体脂肪移植术	22.61001	上颌窦切开病损切除术（Caldwell-Luc 手术）
21.86001	鼻唇沟皮瓣鼻成形术		
21.86002	鼻尖成形术	22.62001	鼻内镜下上颌窦病损切除术
21.86004	鼻翼成形术	22.62004	上颌窦病损切除术
21.87003	鼻唇沟成形术	22.63002	鼻内镜下筛窦病损切除术
21.87004	鼻甲成形术	22.63011	鼻内镜下钩突切除术
21.87005	鼻小柱成形术	22.64005	鼻内镜下蝶窦病损切除术
21.87006	后鼻孔成形术	22.64008	蝶窦切除术
21.87007	前鼻孔成形术	22.71001	鼻窦瘘修补术
21.87008	鼻内镜下鼻甲成形术	22.71002	口腔 - 鼻瘘修补术
21.88001	鼻中隔穿孔修补术	22.71004	上颌窦瘘修补术
21.88003	鼻中隔软骨移植术	22.79001	鼻窦成形术
21.89002	鼻植皮术	22.79002	鼻窦骨折切开复位术
21.89003	断鼻再接术	22.79003	上颌窦提升术
21.89004	再造鼻修整术	22.9002	鼻窦造口术
21.91001	鼻内镜下鼻腔粘连松解术	24.2001	牙龈成形术
21.91002	鼻腔粘连松解术	24.5001	牙槽部分切除术
21.99001	鼻腔扩张术	24.5002	牙槽成形术
21.99002	鼻清创术	24.5003	牙槽植骨成形术
21.99003	鼻植入物取出术	25.51001	舌缝合术

25.59008　舌修补术

26.41001　唾液腺缝合术

26.42001　唾液腺瘘修补术

26.42002　腮腺导管瘘修补术

26.49001　下颌下腺移植术后导管重建术

26.49002　下颌下腺自体移植术

26.49004　腮腺管吻合术

26.49005　腮腺管口移植术

26.49006　唾液腺管修补术

26.49007　下颌下腺自体移植腺体减量术

26.49008　下颌下腺导管口转位术

26.49009　唇腺自体移植术

27.0001　颌间隙引流术

27.0002　颌下引流术

27.0006　面部引流术

27.0007　口底引流术

27.49001　鼻唇病损切除术

27.49002　颌下区病损切除术

27.49005　颊内部病损切除术

27.49007　口底病损切除术

27.49009　口腔病损激光烧灼术

27.49011　口腔黏膜病损切除术

27.49012　软腭病损切除术

27.49014　软腭病损射频消融术

27.49018　磨牙后区病损切除术

27.51001　唇裂伤缝合术

27.53001　唇瘘管修补术

27.53002　腭瘘管修补术

27.54001　唇裂再修复术

27.54002　唇裂修复术

27.55002　唇全厚植皮术

27.56002　唇中厚植皮术

27.57002　唇皮瓣移植术

27.57005　交叉唇瓣转移术

27.59001　唇成形术

27.59007　口角缝合术

27.59009　交叉唇瓣断蒂术

27.59011　口形矫正术

27.59014　口轮匝肌功能重建术

27.61001　腭裂伤缝合术

27.99001　半侧颜面萎缩矫正术

27.99002　颊部病损切除术

27.99003　颏下病损切除术

27.99005　面部病损切除术

27.99006　面横裂矫正术

27.99007　面瘫矫正术

27.99008　颊脂垫修复术

27.99009　面斜裂矫正术

29.51001　咽撕裂缝合术

29.53001　咽瘘修补术

29.53002　咽瘘缝合术

29.53003　咽 - 食管瘘切除术

29.59001　咽后壁修补术

30.1001　半喉切除术

30.21001　会厌切除术

30.22001　支撑喉镜下声带切除术

30.22002　声带部分切除术

30.22003　声带切除术

30.29001　垂直喉切除术

30.29002　喉杓状软骨切除术

30.29003　喉部分切除术

30.29007　喉软骨切除术

30.29009　支撑喉镜下喉软骨切除术

31.61002　喉裂伤缝合术

31.62001　喉瘘闭合术

31.62003　喉 - 气管瘘管切除术

31.64001　喉软骨骨折修补术

31.69001　喉成形术

31.69002　喉甲状软骨修补术

31.69003　喉结成形术

31.69004　支撑喉镜下环杓关节复位术

31.69005　支撑喉镜下喉成形术

31.69006　声带成形术

31.69007　声带固定术

31.69008　声带转位术

31.69013　喉支架置入术

31.71001　气管裂伤缝合术

31.72001　气管切开闭合术

31.73001　气管瘘闭合术

31.73002　气管 - 食管瘘闭合术

31.75001	发音重建术
31.75002	气管成形伴人工喉重建术
31.75003	气管重建术
31.79001	气管成形术
31.79004	气管狭窄松解术
31.92001	声带粘连松解术
31.92002	支撑喉镜下声带粘连松解术
31.95001	气管 - 食管造口术
31.98001	残余喉切除术
31.98010	声门扩大术
31.99002	气管人工假体置入术
31.99004	气管悬吊术
32.01003	支气管镜下支气管病损切除术
32.01004	支气管镜下支气管病损冷冻术
32.09001	支气管病损切除术
32.1003	支气管袖状切除术
32.1004	胸腔镜下支气管袖状切除术
32.1005	支气管楔形切除术
32.20001	胸腔镜下肺楔形切除术
32.20002	纵隔镜下肺病损切除术
32.21001	肺大泡缝扎术
32.21005	胸腔镜下肺大泡缝扎术
32.22002	肺减容术
32.22003	胸腔镜下肺减容术
32.22004	支气管镜下肺减容术
32.23001	直视下肺病损射频消融术
32.25001	胸腔镜下肺病损射频消融术
32.28004	胸腔镜下肺病损切除术
32.28006	胸腔镜下肺病损氩氦刀冷冻术
32.28008	胸腔镜下肺部分切除术
32.29004	肺病损切除术
32.29005	肺病损氩氦刀冷冻术
32.29009	肺楔形切除术
32.29016	余肺楔形切除术
32.30001	胸腔镜下肺叶部分切除术
32.30002	胸腔镜下肺段切除术
32.39001	肺段切除术
32.39002	肺叶部分切除术
32.39003	全余肺切除术
32.41001	胸腔镜下肺叶切除术

32.41002	胸腔镜下复合肺叶切除术
32.49001	肺叶切除术
32.49002	肺叶伴肺段切除术
32.49003	余肺肺叶切除术
32.49004	肺叶伴邻近肺叶节段切除术
32.50001	胸腔镜下全肺切除术
32.50002	胸腔镜下全肺切除术伴纵隔淋巴结清扫术
32.59001	全肺切除术
32.59002	全肺切除术伴纵隔淋巴结清扫术
32.6002	肺叶切除术伴淋巴结清扫术
32.6003	胸腔结构的根治性清扫术
32.6004	支气管根治性清扫术
33.0001	支气管切开异物取出术
33.0002	支气管切开术
33.0003	胸腔镜下支气管切开异物取出术
33.0004	胸腔镜下支气管切开术
33.1001	肺内异物取出术
33.1002	肺切开术
33.1003	胸腔镜下肺内异物取出术
33.1004	胸腔镜下肺切开术
33.20001	胸腔镜下肺活检
33.25001	直视下支气管活检术
33.28001	开胸肺活检术
33.31001	膈神经破坏术
33.32001	胸腔注气术
33.32002	胸腔镜下胸腔注气术
33.34001	胸廓成形术
33.34003	胸廓改良成形术
33.34004	局限性胸廓成形术
33.39003	胸膜粘连松解术
33.41001	支气管裂伤缝合术
33.41002	胸腔镜下支气管裂伤缝合术
33.42001	食管 - 支气管瘘修补术
33.43002	肺裂伤修补术
33.48001	支气管成形术
33.49001	肺修补术
33.49002	胸腔镜下肺修补术
33.51001	单侧肺移植术
33.52001	双侧肺移植术

33.6001	心肺联合移植术	34.6001	胸膜划痕术
33.91001	支气管扩张术	34.6002	胸膜硬化术
33.92001	支气管结扎术	34.71001	胸壁裂伤缝合术
33.92002	胸腔镜下支气管结扎术	34.71002	胸壁清创缝合术
33.99001	支气管肺灌洗术	34.72001	胸廓造口闭合术
34.01001	胸壁切开术	34.73001	食管 - 胸膜瘘闭合术
34.01002	胸膜外引流术	34.73002	支气管 - 胸膜瘘闭合术
34.01003	胸壁异物取出术	34.79001	胸壁修补术
34.02001	开胸探查术	34.79002	关胸术
34.02003	胸腔镜中转开胸探查术	34.82002	膈肌缝合术
34.03001	近期开胸术后再开胸术	34.82003	膈肌裂伤缝合术
34.03002	近期手术后胸腔内止血术	34.83001	胸 - 肠瘘管切除术
34.04001	胸壁血肿清除术	34.84003	膈肌修补术
34.04003	胸腔闭式引流术	34.85001	膈肌起搏器置入术
34.05001	创建胸膜腹膜分流术	34.89002	膈肌脓肿引流术
34.09001	开胸引流术	34.91003	胸腔穿刺术
34.09002	开胸止血术	34.91004	超声引导下胸腔穿刺术
34.09006	胸膜切开探查术	34.93001	胸膜修补术
34.09007	胸腔镜下止血术	34.93002	胸腔镜下胸膜修补术
34.09009	胸腔内异物取出术	34.99001	胸膜固定术
34.1001	纵隔切开探查术	34.99003	胸腔镜下胸膜固定术
34.1003	纵隔血肿清除术	34.99004	胸腔镜下胸腔粘连松解术
34.1004	纵隔异物取出术	34.99006	胸腔粘连松解术
34.1005	纵隔切开引流术	37.11001	心肌切开术
34.20001	胸腔镜下胸膜活检术	37.11002	心内膜切开术
34.21002	胸腔镜检查	37.11003	心室切开术
34.22001	纵隔镜检查	37.11004	心房切开血栓清除术
34.26001	纵隔活检术	37.11005	冠状动脉肌桥切断术
34.27001	膈肌活检术	37.12001	心包开窗术
34.3001	胸腔镜下纵隔病损切除术	37.12003	心包切开引流术
34.3005	纵隔病损切除术	37.12005	心包切开探查术
34.4001	胸壁病损切除术	37.12006	心包异物取出术
34.4007	胸腔镜下胸壁病损切除术	37.31001	心包部分切除术
34.4008	胸腔病损切除术	37.31002	心包病损切除术
34.51001	胸膜剥脱术	37.31004	心包剥脱术
34.51004	脏胸膜剥除术	37.49001	心包修补术
34.51005	肺门胸膜剥除松解术	37.49002	心脏破裂修补术
34.59001	胸膜病变切除术	37.49004	心房折叠术
34.59002	胸膜部分切除术	37.49005	心室修补术
34.59005	胸腔镜下胸膜病变切除术	37.49006	心耳结扎术

37.74001　心外膜电极置换术

37.75002　导线矫正术

37.76001　经静脉心房和心室电极置换术

37.77002　心脏电极去除术

37.78001　经静脉临时起搏器置入术

37.80001　永久性起搏器置入术

37.80003　三腔永久性起搏器置入术

37.91001　开胸心脏按摩术

38.02001　颈动脉血栓切除术

38.02002　颈动脉探查术

38.05002　肺动脉探查术

38.08003　下肢动脉探查术

38.09001　下肢静脉血栓切除术

38.09002　下肢静脉探查术

38.10002　动脉内膜剥脱术

38.12003　颈动脉内膜剥脱术

38.14001　主动脉内膜剥脱术

38.15001　肺动脉内膜剥脱术

38.16002　髂动脉内膜剥脱术

38.16004　肾动脉内膜切除伴静脉补片修补术

38.18001　股动脉内膜剥脱术

38.18002　股动脉内膜剥脱伴血栓切除术

38.18003　腘动脉内膜剥脱伴补片修补术

38.18004　腘动脉内膜剥脱术

38.18005　下肢动脉内膜剥脱伴血栓切除术

38.18006　胫腓动脉内膜剥脱伴补片修补术

38.30002　血管切除伴吻合术

38.31001　脑血管切除伴吻合术

38.32001　颈动脉部分切除伴吻合术

38.34001　主动脉部分切除伴吻合术

38.35001　肺动脉部分切除伴吻合术

38.37001　腹部静脉部分切除伴吻合术

38.38001　下肢动脉部分切除伴吻合术

38.42001　颈动脉部分切除伴颈总动脉 - 颈内动脉人工血管搭桥术

38.42002　颈总动脉切除伴自体血管移植术

38.43002　桡动脉部分切除伴桡尺动脉自体血管移植术

38.44001　腹主动脉部分切除伴人工血管置换术

38.45001　上腔静脉部分切除伴人工血管补片修补术

38.45003　上腔静脉部分切除伴人工血管置换术

38.45008　Bentall 手术

38.45011　支架象鼻术

38.45012　Carbol 手术

38.45013　升主动脉部分切除伴人工血管置换术

38.45014　胸主动脉部分切除伴人工血管置换术

38.46001　髂动脉部分切除伴人工血管置换术

38.47001　下腔静脉部分切除伴人工血管置换术

38.49001　下肢静脉部分切除伴人工血管置换术

38.63002　上肢血管病损切除术

38.67001　下腔静脉病损切除术

38.67003　门静脉部分切除术

38.67004　肝静脉病损切除术

38.68001　腘动脉瘤切除术

38.68002　下肢动脉病损切除术

38.69001　下肢静脉病损切除术

38.7001　腔静脉结扎术

38.7002　腔静脉折叠术

38.7003　上腔静脉滤器置入术

38.7004　下腔静脉滤器置入术

38.7007　下肢静脉滤器置入术

38.81002　颅内血管畸形夹闭术

38.81004　椎动脉结扎术

38.82002　颈静脉结扎术

38.82003　颈内动脉结扎术

38.82005　颈内静脉结扎术

38.82006　颈前静脉结扎术

38.82007　颈总动脉结扎术

38.82008　颈外动脉结扎术

38.83001　尺动脉结扎术

38.83002 肱动脉结扎术

38.83003 桡动脉结扎术

38.83004 上肢血管结扎术

38.85001 动脉导管结扎术

38.85006 肺动脉结扎术

38.85008 肋间动脉结扎术

38.85009 锁骨下动脉结扎术

38.85012 动脉导管未闭切断缝合术

38.85013 体肺动脉侧支结扎术

38.85016 奇静脉结扎术

38.86001 肠系膜动脉结扎术

38.86002 大网膜动脉结扎术

38.86003 胆囊动脉结扎术

38.86004 腹壁血管结扎术

38.86005 腹膜血管结扎术

38.86006 肝动脉结扎术

38.86009 脾动脉结扎术

38.86012 髂动脉结扎术

38.86016 胃动脉结扎术

38.86019 子宫动脉结扎术

38.87001 腹部静脉结扎术

38.87002 卵巢动静脉高位结扎术

38.87003 门静脉结扎术

38.87008 子宫动静脉高位结扎术

38.87009 腹腔镜下卵巢动静脉高位结扎术

38.88002 髂内动脉结扎术

38.88005 下肢动脉结扎术

38.89002 下肢静脉结扎术

39.22001 降主动脉 - 锁骨下动脉人工血管搭桥术

39.22002 颈外动脉 - 颈内动脉人工血管搭桥术

39.22003 颈总动脉 - 肱动脉自体血管搭桥术

39.22004 颈总动脉 - 锁骨下动脉搭桥术

39.22005 颈总动脉 - 腋动脉自体血管搭桥术

39.22006 颈总动脉 - 腋动脉人工血管搭桥术

39.22008 升主动脉 - 颈总动脉人工血管搭桥术

39.22009 升主动脉 - 锁骨下动脉人工血管搭桥术

39.22011 锁骨下动脉 - 肱动脉自体血管搭桥术

39.22012 主动脉 - 颈动脉人工血管搭桥术

39.22013 主动脉 - 锁骨下动脉 - 颈动脉搭桥术

39.22014 锁骨下动脉 - 肱动脉人工血管搭桥术

39.22015 升主动脉 - 头臂血管人工血管搭桥术

39.22018 升主动脉 - 无名动脉人工血管搭桥术

39.24001 腹主动脉 - 肾动脉搭桥术

39.25001 腹主动脉 - 股动脉 - 髂动脉人工血管搭桥术

39.25002 腹主动脉 - 股动脉人工血管搭桥术

39.25003 腹主动脉 - 髂动脉人工血管搭桥术

39.25004 腹主动脉 - 双侧髂动脉人工血管搭桥术

39.25005 髂动脉 - 股动脉人工血管搭桥术

39.25006 髂动脉 - 腘动脉人工血管搭桥术

39.25007 升主动脉 - 股动脉人工血管搭桥术

39.25008 升主动脉 - 双股动脉人工血管搭桥术

39.26001 腹主动脉 - 肠系膜上动脉人工血管搭桥术

39.26002 髂总动脉 - 肠系膜上动脉搭桥术

39.26003 髂总动脉 - 髂外动脉搭桥术

39.26004 肾动脉 - 股动脉人工血管搭桥术

39.26005 肾动脉 - 脾动脉吻合术

39.26006 升主动脉 - 腹主动脉人工血管搭桥术

39.26007 髂动脉 - 髂动脉人工血管搭桥术

39.27001 为肾透析的动静脉造瘘术

39.28001 颞浅动脉 - 大脑中动脉搭桥术

39.28002 颞肌贴敷术

39.29001 大隐静脉 - 肱动脉搭桥术

39.29002 大隐静脉 - 股动脉搭桥术

39.29003 股动脉 - 腓动脉自体血管搭桥术

39.29004 股动脉 - 腘动脉自体血管搭桥术

39.29005 股动脉 - 腘动脉人工血管搭桥术

39.29006 股动脉 - 腓动脉搭桥术	39.50017 肱动脉球囊扩张成形术
39.29007 股动脉 - 股动脉搭桥术	39.50018 桡动脉球囊扩张成形术
39.29008 股动脉 - 腘动脉搭桥术	39.50019 头臂静脉球囊扩张成形术
39.29009 股动脉 - 胫动脉搭桥术	39.50021 上腔静脉球囊扩张成形术
39.29011 颈内静脉 - 股静脉搭桥术	39.50022 腓动脉球囊扩张成形术
39.29012 颈外静脉 - 颈内静脉搭桥术	39.50023 胫动脉球囊扩张成形术
39.29015 髂静脉 - 股静脉自体血管搭桥术	39.50024 肝动脉球囊扩张成形术
39.29017 腋动脉 - 腋动脉人工血管搭桥术	39.56001 动脉组织补片修补术
39.29018 腋动脉 - 肱动脉搭桥术	39.56002 静脉组织补片修补术
39.29019 腋动脉 - 股动脉人工血管搭桥术	39.57001 动脉合成补片修补术
39.29024 肱动脉分支 - 肱动脉主干人工血	39.57002 静脉合成补片修补术
管搭桥术	39.59001 动脉修补术
39.29025 肱动脉 - 头静脉人工血管搭桥术	39.59002 肺动脉修补术
39.29026 腘动脉 - 胫动脉自体血管搭桥术	39.59003 肝静脉成形术
39.29027 股动脉 - 胫腓动脉干搭桥术	39.59004 股动脉成形术
39.29028 股静脉 - 股静脉人工血管搭桥术	39.59005 腘静脉修补术
39.29029 腘动脉 - 腘动脉搭桥术	39.59006 颈内动脉成形术
39.31002 肱动脉修补术	39.59007 静脉修补术
39.31004 股动脉修补术	39.59008 髂动脉成形术
39.31005 颈总动脉修补术	39.59009 上腔静脉成形术
39.31006 肋间动脉修补术	39.59011 无名动脉成形术
39.31007 桡动脉修补术	39.59012 主动脉 - 肺动脉开窗术
39.31009 足背动脉修补术	39.59013 颞浅动脉贴敷术
39.32001 肠系膜静脉缝合术	39.59015 肺静脉成形术
39.32002 股静脉缝合术	39.59016 升主动脉成形术
39.32004 门静脉缝合术	39.59017 肺动脉环缩术
39.32005 下腔静脉缝合术	39.59018 主动脉成形术
39.32006 头静脉缝合术	39.59019 股静脉环缩术
39.50001 腹主动脉球囊扩张成形术	39.71001 腹主动脉支架置入术
39.50002 股动脉球囊扩张成形术	39.71002 腹主动脉覆膜支架腔内隔绝术
39.50004 腘动脉球囊扩张成形术	39.72001 颈静脉支架置入术
39.50006 髂动脉球囊扩张成形术	39.73001 胸主动脉支架置入术
39.50007 肾动脉球囊扩张成形术	39.73002 胸主动脉覆膜支架腔内隔绝术
39.50008 锁骨下动脉球囊扩张成形术	39.73003 主动脉覆膜支架腔内隔绝术
39.50009 无名动脉球囊扩张成形术	39.79005 下腔静脉支架置入术
39.50011 下腔静脉球囊扩张成形术	39.79006 上腔静脉支架置入术
39.50013 锁骨下静脉球囊扩张成形术	39.90002 股动脉支架置入术
39.50014 主动脉球囊扩张成形术	39.90003 腘动脉支架置入术
39.50015 肺动脉球囊扩张成形术	39.90004 髂动脉支架置入术
39.50016 腋动脉球囊扩张成形术	39.90005 肾动脉支架置入术

39.90006　肠系膜上动脉支架置入术

39.90007　肝动脉支架置入术

39.90008　门静脉支架置入术

39.90009　胫动脉支架置入术

39.90011　髂静脉支架置入术

39.90012　锁骨下静脉支架置入术

39.90013　锁骨下动脉支架置入术

39.90014　无名动脉支架置入术

39.91001　血管松解术

39.98001　伤口止血术

39.98002　手术后伤口止血术

40.61001　胸导管套管插入术

40.62001　胸导管造瘘术

40.63001　胸导管瘘闭合术

40.63002　胸腔镜下淋巴瘘修补术

40.64001　胸导管结扎术

40.69001　胸导管 - 颈内静脉吻合术

40.69002　胸导管 - 颈外静脉吻合术

40.69003　胸导管狭窄扩张术

40.69004　胸导管成形术

40.9001　淋巴管 - 静脉吻合术

40.9003　周围淋巴管 - 小静脉吻合术

40.9004　淋巴干 - 小静脉吻合术

40.9005　腰淋巴干 - 小静脉吻合术

40.9006　髂淋巴干 - 小静脉吻合术

40.9007　肠淋巴干 - 小静脉吻合术

40.9008　淋巴水肿矫正 Homans-Macey 手术 [Homan 手术]

40.9009　淋巴水肿矫正 Charles 手术 [Charles 手术]

40.9010　淋巴水肿矫正 Thompson 手术 [Thompson 手术]

40.9011　腹膜后淋巴管横断结扎术

40.9012　髂淋巴干横断结扎术

40.9013　淋巴管瘘结扎术

40.9014　淋巴管瘘切除术

40.9015　淋巴管瘘粘连术

40.9016　淋巴管瘤注射术

41.2001　脾切开探查术

41.42002　脾病损切除术

41.42003　经皮脾病损射频消融术

41.43001　脾部分切除术

41.5001　腹腔镜下脾切除术

41.5002　脾切除术

41.93001　副脾切除术

41.95001　脾修补术

42.09003　食管切开探查术

42.09004　食管切开异物取出术

42.11001　颈部食管造口术

42.19002　胸部食管造口术

42.32002　食管病损切除术

42.32003　食管病损氩气刀治疗术

42.41005　食管部分切除术

42.41008　食管内翻拔脱术

42.42001　全食管切除术

42.51001　胸内食管 - 食管吻合术

42.52003　胸内食管 - 胃弓上吻合术

42.52004　胸内食管 - 胃弓下吻合术

42.52005　胸内食管 - 胃颈部吻合术

42.52006　胸内食管 - 胃吻合术

42.53001　胸内空肠代食管术

42.55001　胸内结肠代食管术

42.58001　人工食管建造术

42.59001　食管 - 空肠弓上吻合术

42.61001　胸骨前食管 - 食管吻合术

42.62001　胸骨前食管 - 胃吻合术

42.63001　胸骨前食管吻合伴小肠间置术

42.64001　胸骨前食管 - 空肠吻合术

42.64002　胸骨前食管 - 小肠吻合术

42.64003　胸骨前食管 - 回肠吻合术

42.65001　胸骨前食管吻合伴结肠间置术

42.65002　胸骨前食管 - 结肠吻合术

42.7001　食管贲门肌层切开术

42.7002　改良食管肌层切开术

42.7003　食管肌层切开术 [Heller 手术]

42.81001　食管永久性管置入术

42.81002　内镜下食管支架置入术

42.82001　食管裂伤缝合术

42.83001　食管造口闭合术

42.84001　食管瘘修补术

42.85001	食管狭窄修补术
42.91002	食管静脉曲张套扎术
43.0003	胃切开探查术
43.0004	胃切开异物取出术
43.19003	永久性胃造口术
43.19005	暂时性胃造口术
43.3001	腹腔镜下幽门环肌层切开术
43.3003	幽门环肌层切开术
43.3004	幽门肌层切开术
43.41003	腹腔镜下胃病损切除术
43.42001	贲门病损切除术
43.42004	胃病损切除术
43.5003	贲门部分切除伴食管 - 胃吻合术
43.5004	胃部分切除伴食管 - 胃吻合术
43.5007	胃近端切除术
43.6001	胃大部切除伴胃 - 十二指肠吻合术 [Billroth Ⅰ式手术]
43.6005	胃幽门切除术
43.6006	胃远端切除术
43.6007	腹腔镜下胃大部切除伴胃 - 十二指肠吻合术 [Billroth Ⅰ式手术]
43.7001	胃大部切除伴胃 - 空肠吻合术 [Billroth Ⅱ式手术]
43.7005	腹腔镜下胃大部切除伴胃 - 空肠吻合术 [Billroth Ⅱ式手术]
43.81001	胃部分切除伴空肠转位术
43.89001	腹腔镜下胃部分切除术
43.89002	胃部分切除术
43.89003	胃袖状切除术
43.91001	全胃切除术伴空肠间置术
43.99002	残胃切除术
43.99003	腹腔镜下胃切除术
43.99004	根治性胃切除术
43.99005	全胃切除伴食管 - 空肠吻合术
43.99006	全胃切除伴食管 - 十二指肠吻合术
43.99009	腹腔镜下全胃切除伴食管 - 空肠吻合术
44.01001	迷走神经干切断术
44.02001	高选择性迷走神经切断术
44.02002	壁细胞迷走神经切断术

44.03001	选择性迷走神经切断术
44.15001	直视下胃活检术
44.21001	幽门切开扩张术
44.29001	幽门成形术
44.38001	腹腔镜下胃 - 空肠吻合术
44.38003	腹腔镜下胃 - 十二指肠吻合术
44.39003	胃 - 十二指肠吻合术
44.39004	胃转流术 [胃 - 肠搭桥吻合术]
44.41001	腹腔镜下胃溃疡修补术
44.41008	胃溃疡穿孔修补术
44.42001	腹腔镜下十二指肠溃疡穿孔修补术
44.42003	十二指肠溃疡穿孔修补术
44.49002	胃切开止血术
44.5002	胃 - 空肠吻合口闭合术
44.5004	胃 - 十二指肠吻合口闭合术
44.5005	胃 - 十二指肠吻合口修补术
44.61003	胃破裂修补术
44.62001	胃造口闭合术
44.63001	胃 - 结肠瘘闭合术
44.64001	胃固定术
44.65001	食管 - 贲门成形术
44.65002	食管 - 胃成形术 [Belsey 手术]
44.66001	胃底折叠术 [Nissen 手术]
44.66002	胃 - 贲门成形术
44.66003	胃底折叠术
44.67001	腹腔镜下胃底折叠术
44.68001	腹腔镜下胃修补术
44.68002	腹腔镜下胃束带术
44.91001	贲门周围血管离断术
44.91002	门奇静脉断流术 [食管 - 胃底静脉结扎术]
44.91005	腹腔镜下胃静脉曲张离断术
44.92001	胃扭转复位术
44.95001	腹腔镜下胃束带绑扎术
44.96001	腹腔镜下可调节胃束带置换术
44.96002	腹腔镜下可调节胃束带修正术
44.97001	腹腔镜下可调节胃束带去除术
44.98001	腹腔镜下可调节胃束带放松术
44.98002	腹腔镜下可调节胃束带紧缩术
44.99002	腹腔镜下胃减容术

45.01005	十二指肠切开探查术	45.72005	盲肠切除术
45.02002	小肠切开减压术	45.73003	回肠 - 结肠切除术
45.02004	小肠切开异物取出术	45.73005	右半结肠根治性切除术
45.03001	大肠切开异物取出术	45.73006	右半结肠姑息性切除术
45.03002	大肠切开探查术	45.73007	右半结肠切除术
45.11001	术中小肠内镜检查	45.73008	升结肠部分切除术
45.15001	直视下小肠活检术	45.74002	横结肠部分切除术
45.26001	直视下大肠活检术	45.74003	横结肠切除术
45.31002	十二指肠病损切除术	45.75007	左半结肠切除术
45.32001	十二指肠病损破坏术	45.75008	降结肠部分切除术
45.33002	腹腔镜下小肠病损切除术	45.76007	乙状结肠部分切除术
45.33006	空肠病损切除术	45.76008	乙状结肠切除术
45.33008	小肠病损切除术	45.79014	结肠部分切除术
45.41001	大肠病损切除术	45.79018	巨结肠切除术
45.41003	横结肠病损切除术	45.79022	小肠 - 结肠切除术
45.41005	降结肠病损切除术	45.81001	腹腔镜下全结肠切除术
45.41006	结肠病损切除术	45.82001	全结肠切除术
45.41011	盲肠病损切除术	45.91001	回肠 - 空肠吻合术
45.41013	升结肠病损切除术	45.91003	十二指肠 - 空肠吻合术
45.41014	乙状结肠病损切除术	45.91006	小肠 - 小肠端侧吻合术
45.43002	腹腔镜下结肠病损切除术	45.91008	空肠 - 空肠端侧吻合术
45.43003	腹腔镜下乙状结肠病损切除术	45.92001	小肠 - 直肠吻合术
45.43007	腹腔镜下结肠止血术	45.93002	回肠 - 横结肠吻合术
45.49001	大肠病损破坏术	45.93003	回肠 - 降结肠吻合术
45.49003	结肠病损高频电凝术	45.93005	回肠 - 盲肠吻合术
45.49005	结肠病损激光烧灼术	45.93006	回肠 - 升结肠吻合术
45.51001	小肠部分切除用于间置术	45.93007	回肠 - 乙状结肠吻合术
45.52001	大肠部分切除用于间置术	45.93008	回肠 - 直肠吻合术
45.61001	小肠多节段部分切除术	45.93009	空肠 - 横结肠吻合术
45.62001	回肠部分切除术	45.93012	小肠 - 升结肠吻合术
45.62002	回肠切除术	45.93013	小肠 - 大肠吻合术
45.62003	空肠部分切除术	45.93014	小肠 - 结肠吻合术
45.62004	空肠切除术	45.93015	回肠贮袋肛管吻合术
45.62005	十二指肠部分切除术	45.94002	横结肠 - 降结肠吻合术
45.62006	十二指肠切除术	45.94003	横结肠 - 乙状结肠吻合术
45.62007	小肠部分切除术	45.94004	降结肠 - 乙状结肠吻合术
45.63001	小肠全部切除术	45.94005	降结肠 - 直肠吻合术
45.71001	大肠多节段切除术	45.94009	盲肠 - 乙状结肠吻合术
45.72002	回盲部切除术	45.94011	升结肠 - 降结肠吻合术
45.72004	盲肠部分切除术	45.94012	升结肠 - 乙状结肠吻合术

45.94015	乙状结肠 - 直肠吻合术	46.52004	结肠造口闭合术
45.94016	横结肠 - 直肠吻合术	46.52006	结肠造口还纳术
45.95001	回肠 - 肛门吻合术	46.52008	盲肠造口闭合术
45.95002	降结肠 - 肛门吻合术	46.52009	乙状结肠造口闭合术
45.95004	乙状结肠 - 肛门吻合术	46.52011	横结肠造口还纳术
46.01001	回肠外置术	46.62001	小肠折叠术 [Noble 手术]
46.01002	十二指肠外置术	46.62003	小肠排列术
46.01003	小肠外置术	46.62004	小肠外排列术
46.03001	肠外置术 [Mikulicz 手术]	46.63001	乙状结肠 - 腹壁固定术 [Moschowitz 手术]
46.03002	大肠外置术		
46.03003	盲肠外置术	46.64001	结肠固定术
46.04001	大肠外置段的切除术	46.64002	盲肠固定术
46.04002	肠外置段的切除术	46.71002	十二指肠破裂修补术
46.04003	二期肠外置术 [Mikulicz 手术]	46.72001	十二指肠瘘闭合术
46.10007	腹腔镜下结肠造口术	46.73001	回肠破裂修补术
46.11001	结肠暂时性造口术	46.73003	空肠破裂修补术
46.13001	结肠永久性造口术	46.73005	小肠破裂修补术
46.13002	腹腔镜下乙状结肠永久性造口术	46.74001	空肠瘘修补术
46.14001	结肠造口延迟切开术	46.74004	小肠瘘修补术
46.21001	回肠暂时性造口术	46.75002	横结肠破裂修补术
46.23001	回肠永久性造口术	46.75003	降结肠破裂修补术
46.24001	回肠造口延迟切开术	46.75004	结肠破裂修补术
46.39002	空肠造口术	46.75005	盲肠破裂修补术
46.39003	十二指肠造口术	46.75006	升结肠破裂修补术
46.39004	喂养性空肠造口术	46.75007	乙状结肠破裂修补术
46.39005	小肠造口术	46.76001	大肠瘘修补术
46.39006	腹腔镜下十二指肠造口术	46.76002	结肠瘘修补术
46.39007	腹腔镜下小肠造口术	46.76003	盲肠瘘修补术
46.41001	小肠造口修正术	46.76004	乙状结肠瘘修补术
46.42001	结肠造口旁疝修补术	46.79009	腹腔镜下十二指肠成形术
46.43003	横结肠造口修正术	46.79016	十二指肠成形术
46.43004	横结肠造口重建术	46.81001	小肠扭转复位术
46.43005	结肠造口扩大术	46.81002	小肠套叠复位术
46.51001	回肠造口闭合术	46.82001	大肠扭转复位术
46.51002	回肠造口还纳术	46.82002	大肠套叠复位术
46.51003	空肠造口闭合术	46.91001	乙状结肠肌切开术
46.51004	空肠造口还纳术	46.92001	结肠肌切开术
46.51005	小肠造口闭合术	46.92002	结肠隔膜切开术
46.51006	小肠造口还纳术	46.93001	小肠吻合修正术
46.52002	横结肠造口闭合术	46.94001	大肠吻合修正术

47.01001 腹腔镜下阑尾切除术

47.09001 阑尾病损切除术

47.09002 阑尾残端切除术

47.09005 阑尾切除术

47.11001 腹腔镜下附带阑尾切除术

47.19001 附带阑尾切除术

47.2001 阑尾脓肿引流术

47.91001 阑尾造口术

47.92001 阑尾瘘闭合术

47.99001 阑尾内翻包埋术

48.0001 肛门闭锁减压术

48.0002 直肠切开引流术

48.0003 直肠切开探查术

48.0004 直肠直线切开术 [Panas 手术]

48.1001 直肠造口术

48.21001 术中直肠 - 乙状结肠镜检查

48.25001 直视下直肠活检术

48.31001 直肠病损根治性电凝固术

48.32003 直肠病损电凝术

48.32004 直肠病损电切术

48.33001 直肠病损激光切除术

48.35001 腹腔镜下直肠病损切除术

48.35003 直肠病损切除术

48.35004 直肠后壁病损切除术

48.35011 经阴道直肠病损切除术

48.35013 经肛门内镜下直肠病变微创手术
[TEM]

48.36002 直肠息肉切除术

48.41001 腹腔镜下直肠黏膜下切除术

48.41002 索夫直肠黏膜下切除术 [Soave 手术]

48.41004 直肠内拖出切除术

48.41005 直肠黏膜下环切术

48.41006 经肛门直肠黏膜环切术

48.49001 会阴直肠拖出术 [Altemeier 手术]

48.49002 直肠切除术 [Swenson 手术]

48.49003 直肠经腹会阴拖出切除术

48.51001 腹腔镜下经腹会阴直肠切除术
[Miles 手术]

48.59001 直肠全部切除术

48.61002 经骶直肠 - 乙状结肠切除术

48.62001 直肠前切除伴结肠造口术
[Hartmann 手术]

48.63002 直肠前切除术

48.64001 经骶尾直肠切除术

48.65001 经腹会阴拖出术

48.69006 直肠部分切除术

48.69008 直肠切除术

48.69009 直肠 - 乙状结肠部分切除术

48.71003 直肠破裂修补术

48.72001 直肠造口闭合术

48.73001 会阴 - 直肠瘘闭合术

48.73002 会阴 - 直肠瘘修补术

48.73004 直肠瘘修补术

48.74001 直肠 - 直肠吻合术

48.76001 直肠固定术

48.76002 直肠骶骨上悬吊术

48.76003 直肠脱垂德洛姆修补术

48.76008 直肠黏膜悬吊术

48.79003 直肠修补术

48.91001 直肠狭窄切开术

49.11004 肛瘘切开术

49.12002 肛瘘切除术

49.59006 肛管内括约肌切开术

49.71002 肛门裂伤缝合术

49.72001 肛门环扎术

49.73001 肛瘘闭合术

49.73002 肛瘘挂线疗法

49.73003 肛瘘结扎术

49.74001 股薄肌移植肛门失禁矫正术

49.75001 人工肛门括约肌置入术

49.75002 人工肛门括约肌修正术

49.76001 人工肛门括约肌去除术

49.79001 腹腔镜下肛门成形术

49.79003 肛门括约肌成形术

49.79005 肛门括约肌修补术

49.99001 肛管皮肤移植术

50.0004 腹腔镜下肝囊肿开窗引流术

50.0008 肝被膜下血肿清除术

50.0011 肝囊肿切开引流术

50.0014	肝脓肿切开引流术	51.13002	直视下胆管活检术
50.0016	肝探查术	51.21001	残余胆囊切除术
50.12001	直视下肝活检术	51.21002	胆囊部分切除术
50.14001	腹腔镜下肝活检术	51.22004	胆囊扩大切除术
50.22002	腹腔镜下肝部分切除术	51.22005	胆囊切除术
50.22003	肝Ⅱ段切除术	51.23001	腹腔镜下胆囊切除术
50.22004	肝Ⅲ段切除术	51.24002	腹腔镜下胆囊部分切除术
50.22005	肝Ⅳ段切除术	51.31001	胆囊 - 肝管吻合术
50.22006	肝Ⅴ段切除术	51.32002	胆囊 - 空肠吻合术
50.22007	肝Ⅵ段切除术	51.32003	胆囊 - 十二指肠吻合术
50.22008	肝Ⅶ段切除术	51.34001	胆囊 - 胃吻合术
50.22009	肝Ⅷ段切除术	51.36001	胆总管 - 空肠吻合术
50.22011	肝部分切除术	51.36002	胆总管 - 十二指肠吻合术
50.22013	肝楔形切除术	51.37001	腹腔镜下肝门 - 空肠吻合术
50.23001	肝病损射频消融术	51.37002	腹腔镜下肝门 - 肠吻合术
50.25001	腹腔镜下肝病损射频消融术	51.37003	肝胆管 - 空肠吻合术
50.29002	腹腔镜下肝病损切除术	51.37004	肝管 - 空肠吻合术
50.29005	肝病损冷冻治疗术	51.37005	肝管 - 十二指肠吻合术
50.29008	肝病损破坏术	51.37006	肝管 - 胃吻合术
50.29009	肝病损切除术	51.37007	肝门 - 空肠吻合术
50.29019	肝病损离体切除术	51.37009	肝总管 - 空肠吻合术
50.3001	肝叶切除术	51.39001	胆管 - 肝管 - 空肠吻合术
50.3002	右半肝切除术	51.39002	胆管 - 空肠吻合术
50.3003	左半肝切除术	51.39003	胆管 - 十二指肠吻合术
50.3004	肝叶部分切除术	51.39004	胆管 - 胃吻合术
50.4001	全肝切除术	51.39005	胆管吻合术
50.61003	肝破裂修补术	51.39006	胆总管 - 胃 - 空肠吻合术
50.69001	肝固定术	51.39007	胆总管 - 胃吻合术
50.69002	肝修补术	51.41001	胆总管切开取石术
50.99003	肝破裂出血止血术	51.42001	胆总管切开异物取出术
51.03002	胆囊造口术	51.43004	胆管支架置入术
51.03003	腹腔镜下胆囊造口术	51.43008	肝管支架置入术
51.04003	胆囊切开引流术	51.49001	胆 - 肠吻合口切开取石术
51.04004	胆囊引流术	51.49002	胆管切开取石术
51.04005	腹腔镜下胆囊取石术	51.49004	肝管切开取石术
51.04006	浅式胆囊取石术	51.51005	胆总管切开引流术
51.04008	胆道镜下碎石取石术	51.51006	胆总管探查术
51.11002	腹腔镜下胆道造影术	51.59001	超声引导下胆管穿刺引流术
51.11003	腹腔镜下胆总管探查术	51.59002	胆道切开探查术
51.13001	直视下胆囊活检术	51.59004	胆管探查术

51.59005 胆管引流术

51.59006 腹腔镜下胆道探查术

51.59007 肝管切开引流术

51.59008 肝内胆管引流术

51.59009 内镜下胆道异物去除术

51.61001 残余胆囊管切除术

51.62002 法特壶腹切除术

51.71002 胆管瘘口修补术

51.72001 胆总管修补术

51.72003 胆总管瘘修补术

51.72004 胆总管 - 肠吻合口拆除术

51.72005 胆总管球囊扩张术

51.79001 带蒂肠片肝管成形术

51.79002 胆管成形术

51.79003 胆管 - 空肠吻合口闭合术

51.79007 肝管成形术

51.79009 肝总管修补术

51.81001 奥迪括约肌扩张术

51.82001 奥迪括约肌切开术

51.82002 经十二指肠壶腹括约肌切开术

51.83002 十二指肠括约肌成形术

51.83003 胆总管 - 十二指肠后壁吻合术

51.91001 胆囊破裂修补术

51.92001 胆囊造口闭合术

51.93001 胆囊 - 空肠瘘切除术

51.93002 胆囊瘘修补术

51.93003 胆囊 - 胃瘘修补术

51.94001 胆道吻合修正术

51.95001 胆管假体装置去除术

51.99001 胆道内假体置换术

52.12001 直视下胰腺活检术

52.13001 腹腔镜下胰腺探查

52.21001 腹腔镜下胰腺病损切除术

52.22002 胰腺病损切除术

52.3001 胰腺囊肿造袋术

52.4002 胰腺囊肿 - 空肠吻合术

52.4004 胰腺囊肿引流术

52.51001 胰近端切除伴十二指肠切除术

52.51002 胰头伴部分胰体切除术

52.51003 胰头伴十二指肠切除术

52.51004 胰头部分切除术

52.51005 胰头切除术

52.52001 腹腔镜下胰体尾部切除术

52.52004 胰尾伴部分胰体切除术

52.52005 胰尾部分切除术

52.52006 胰尾切除术

52.53001 胰腺次全切除术

52.59001 胰腺部分切除术

52.59002 腹腔镜下胰腺部分切除术

52.6001 胰腺 - 十二指肠切除术

52.6002 胰腺全部切除术

52.7002 根治性胰十二指肠切除术 ［Whipple 手术］

52.7003 胰腺根治性切除术

52.92001 胰管支架置入术

52.95001 胰瘘管切除术

52.95002 胰尾修补术

52.95005 胰腺破裂修补术

52.95006 胰腺修补术

52.96001 胰管 - 空肠吻合术

52.96003 胰腺 - 空肠吻合术

52.96004 胰腺 - 胃吻合术

53.61002 腹壁切口疝无张力修补术

53.80001 经胸膈疝修补术

54.0001 骶部脓肿切开引流术

54.0002 腹壁窦道切开引流术

54.0004 腹壁脓肿切开引流术

54.0006 腹膜外脓肿切开引流术

54.0008 腹壁切开引流术

54.0010 腹壁血肿清除术

54.0011 腹壁异物取出术

54.0013 腹股沟脓肿切开引流术

54.0016 腹股沟探查术

54.0018 腹膜后脓肿切开引流术

54.0021 腹膜外血肿清除术

54.0022 脐脓肿切开引流术

54.0023 髂窝积液清除术

54.0024 髂窝脓肿切开引流术

54.0025 髂窝血肿切开引流术

54.11001 腹腔镜中转剖腹探查术

54.12002　近期剖宫术后腹腔止血术
54.12007　再剖腹探查术
54.19001　腹部血肿去除术
54.19003　腹膜后血肿清除术
54.19004　腹膜血肿清除术
54.19005　腹腔镜下腹腔积血清除术
54.19006　腹腔镜下男性盆腔脓肿切开引流术
54.19009　腹腔内出血止血术
54.19011　腹腔血肿清除术
54.19013　膈下脓肿切开引流术
54.19023　男性盆腔血肿清除术
54.19024　网膜切开术
54.3010　腹壁伤口扩创术
54.3011　腹壁伤口清创术
54.3018　腹股沟病损切除术
54.3029　脐切除术
54.51001　腹腔镜下肠粘连松解术
54.51004　腹腔镜下腹膜粘连松解术
54.51005　腹腔镜下腹腔粘连松解术
54.51006　腹腔镜下盆腔腹膜粘连松解术
54.51009　腹腔镜下盆腔粘连松解术
54.59002　肠粘连松解术
54.59004　腹膜粘连松解术
54.59005　腹腔粘连松解术
54.59007　盆腔腹膜粘连松解术
54.59009　盆腔粘连松解术
54.61001　腹壁切口裂开缝合术
54.63001　腹壁裂伤缝合术
54.64001　腹膜缝合术
54.64002　网膜裂伤缝合术
54.71001　腹裂修补术
54.72001　腹壁补片修补术
54.73001　腹膜组织修补术
54.74001　大网膜包肝术
54.74002　大网膜包肾术
54.74003　大网膜还纳术
54.74004　大网膜内移植术
54.74005　大网膜修补术
54.74006　生物大网膜移植术
54.74008　网膜扭转复位术

54.75001　肠系膜固定术
54.75002　肠系膜修补术
54.92003　腹腔异物去除术
54.93001　腹壁造口术
54.93002　腹膜透析置管术
54.95001　拉德手术　[Ladd 手术]
54.95002　腹膜切开术
54.95004　脑室 - 腹腔分流修正术
54.99017　盆腔补片术
55.01002　腹腔镜下肾探查术
55.01004　肾切开探查术
55.01007　移植肾探查术
55.02001　肾造口术
55.03005　经皮肾造口术
55.11001　肾盂切开探查术
55.12001　肾盂内 T 管引流术
55.12002　肾盂造口术
55.31001　肾病损造袋术
55.4001　腹腔镜下肾部分切除术
55.4002　肾部分切除术
55.4003　肾楔形切除术
55.4004　肾盂部分切除术
55.4005　肾盂切除术
55.4006　肾盏切除术
55.51003　腹腔镜下单侧肾切除术
55.51004　腹腔镜下肾 - 输尿管切除术
55.51006　单侧肾切除术
55.51007　肾 - 输尿管切除术
55.52001　残余肾切除术
55.52002　孤立肾切除术
55.53001　移植肾切除术
55.54001　双侧肾切除术
55.54002　腹腔镜下双侧肾切除术
55.61002　肾自体移植术
55.7002　肾固定术
55.81001　肾破裂修补术
55.82001　肾盂造口闭合术
55.82002　肾造口闭合术
55.85001　马蹄形肾联合部切开术
55.86001　肾盂 - 输尿管 - 膀胱吻合术

55.86002	肾盂 - 输尿管吻合术	56.82001	输尿管裂伤缝合术
55.86003	肾盏 - 输尿管吻合术	56.83001	输尿管造口闭合术
55.86004	移植肾 - 输尿管 - 膀胱吻合术	56.84001	输尿管瘘修补术
55.86005	腹腔镜下肾盂 - 输尿管吻合术	56.84002	输尿管 - 阴道瘘修补术
55.87001	腹腔镜下肾盂成形术	56.86001	输尿管结扎去除术
55.87002	腹腔镜下肾盂 - 输尿管成形术	56.89001	肠管代输尿管术
55.87003	肾盂成形术	56.89002	输尿管成形术
55.87004	肾盂 - 输尿管成形术	56.89003	输尿管移植术
55.89001	肾修补术	56.89005	腹腔镜下输尿管成形术
55.89002	供体肾修整术	56.95001	输尿管结扎术
55.97001	机械肾置入术	57.12001	膀胱切开腔内粘连松解术
55.97002	机械肾更换术	57.17001	超声引导下耻骨上膀胱造口导尿管插入术
55.98001	机械肾去除术	57.17002	经皮耻骨上膀胱造口导尿管插入术
55.99002	肾蒂淋巴管离断术	57.18001	耻骨上膀胱造口导尿管插入术
55.99003	肾折叠术	57.19001	膀胱切开取石术
56.1001	输尿管口切开术	57.19002	膀胱切开血块清除术
56.2001	腹腔镜下输尿管切开取石术	57.19003	膀胱切开异物取出术
56.2002	经皮肾镜输尿管内切开术	57.19004	膀胱切开探查术
56.2003	输尿管切开导管引流术	57.21001	膀胱造口术
56.2006	输尿管切开异物取出术	57.6001	膀胱部分切除术
56.2007	输尿管切开探查术	57.6002	膀胱三角区切除术
56.41001	输尿管病损切除术	57.6003	膀胱袖状切除术
56.41002	输尿管部分切除术	57.6004	腹腔镜下膀胱部分切除术
56.41003	输尿管镜下输尿管病损切除术	57.71001	膀胱广泛性切除术
56.41005	输尿管缩短伴再植术	57.71002	膀胱尿道全切除术
56.41008	膀胱镜下输尿管病损切除术	57.71003	腹腔镜下膀胱广泛性切除术
56.42001	输尿管全部切除术	57.79001	膀胱全切除术
56.51002	输尿管 - 回肠皮肤造口术	57.79002	腹腔镜下膀胱全切除术
56.52001	输尿管 - 回肠皮肤造口修正术	57.81001	膀胱裂伤缝合术
56.61001	输尿管 - 皮肤造口术	57.82001	膀胱造口闭合术
56.61003	输尿管造口术	57.83001	膀胱 - 乙状结肠瘘修补术
56.71001	输尿管 - 回肠吻合术	57.83002	膀胱 - 回肠瘘修补术
56.71002	输尿管 - 乙状结肠吻合术	57.83003	直肠 - 膀胱 - 阴道瘘切除术
56.71003	输尿管 - 直肠吻合术	57.84001	膀胱瘘闭合术
56.72001	输尿管 - 肠管吻合口修正术	57.84002	膀胱 - 阴道瘘修补术
56.73001	肾 - 膀胱吻合术	57.84003	膀胱 - 子宫瘘修补术
56.74001	腹腔镜下输尿管 - 膀胱吻合术	57.87001	回肠膀胱术
56.74002	输尿管 - 膀胱吻合术	57.87002	乙状结肠膀胱术
56.75001	输尿管 - 输尿管吻合术	57.87003	直肠膀胱术
56.81001	输尿管管腔内粘连松解术		

57.87004	肠膀胱扩大术	62.3001	单侧睾丸部分切除术
57.89001	膀胱修补术	62.3002	单侧睾丸 - 附睾切除术
57.89002	膀胱悬吊术	62.3004	单侧睾丸切除术
57.93001	膀胱术后出血止血术	62.3005	单侧隐睾切除术
58.0008	尿道切开异物取出术	62.3006	腹腔镜下单侧隐睾切除术
58.1002	尿道外口切开术	62.41001	双侧睾丸 - 附睾切除术
58.41001	尿道裂伤缝合术	62.41002	双侧睾丸根治性切除术
58.42001	尿道造口闭合术	62.41003	双侧隐睾切除术
58.43001	尿道瘘修补术	62.41004	双侧睾丸切除术
58.43002	尿道 - 阴道瘘修补术	62.41005	腹腔镜下双侧隐睾切除术
58.43003	尿道 - 直肠瘘修补术	62.61001	睾丸裂伤缝合术
58.43005	腹腔镜下尿道瘘修补术	62.69001	睾丸修补术
58.44001	尿道吻合术	63.51001	精索 - 附睾裂伤缝合术
58.44002	尿道再吻合术	63.52001	附睾裂伤缝合术
58.46001	尿道建造术	63.53001	精索移植术
58.49001	尿道成形术	63.6001	输精管探查术
58.49002	尿道会师术	63.6002	输精管造口术
58.49003	尿道修补术	63.73001	输精管部分切除术
58.49004	尿道折叠术	63.73002	输精管切除术
58.5001	尿道内口切开术	63.73003	输精管病损切除术
58.5002	经尿道尿道切开术	63.81001	输精管和附睾裂伤缝合术
58.5004	尿道狭窄松解术	63.82001	输精管吻合术
58.93001	尿道金属支架置入术	63.83001	附睾 - 输精管吻合术
58.93002	前列腺 - 尿道记忆金属支架置入术	64.2005	阴茎部分切除术
58.93003	人工尿道括约肌置入术	64.3001	阴茎全部切除术
59.02002	输尿管松解术	64.41001	阴茎裂伤缝合术
59.03001	腹腔镜下输尿管狭窄松解术	64.43001	阴茎建造术
59.09004	肾周区域探查术	64.44001	阴茎重建术
59.11001	膀胱周围粘连松解术	64.45001	阴茎截断再接术
59.19001	膀胱周围组织探查术	64.45002	阴茎海绵体断裂修补术
59.19002	耻骨后探查术	64.49001	阴茎矫直术
59.21001	膀胱周围活检术	64.49002	阴茎延长术
59.21002	肾周活检术	64.49003	阴茎增粗术
60.93001	前列腺修补术	65.71001	卵巢单纯缝合术
60.94001	前列腺术后止血术	65.73001	输卵管 - 卵巢成形术
61.42001	阴囊输精管瘘切除术	65.74001	腹腔镜下卵巢单纯缝合术
61.49003	阴囊修补术	65.75001	腹腔镜下卵巢再植入
61.99002	腹腔镜下鞘状突高位结扎术	65.76001	腹腔镜下输卵管 - 卵巢成形术
62.0001	睾丸切开探查术	65.79001	腹腔镜下卵巢修补术
62.0002	腹腔镜下隐睾探查术	65.79002	腹腔镜下卵巢悬吊术

65.79003	卵巢成形术	71.01001	外阴粘连松解术
65.79005	卵巢固定术	71.01002	小阴唇粘连松解术
65.79007	卵巢悬吊术	71.01003	阴唇粘连松解术
65.79008	腹腔镜下卵巢黄体破裂修补术	71.09003	会阴切开异物取出术
65.79009	腹腔镜下卵巢黄体破裂止血术	71.09004	外阴血肿清除术
65.81001	腹腔镜下输卵管 - 卵巢粘连松解术	71.09006	外阴脓肿穿刺术
65.81002	腹腔镜下输卵管粘连松解术	71.09007	外阴切开引流术
65.89001	输卵管 - 卵巢粘连松解术	71.11001	外阴活检
65.89002	卵巢粘连松解术	71.71001	外阴裂伤缝合术
65.89003	输卵管粘连松解术	71.71002	会阴裂伤缝合术
66.71001	输卵管单纯缝合术	71.79002	会阴成形术
66.79001	腹腔镜下输卵管成形术	71.79005	外阴成形术
66.79002	输卵管切断再通术	71.79006	全盆底重建术
66.79003	输卵管成形术	71.79008	小阴唇成形术
66.79006	输卵管移植术	71.79009	阴唇成形术
67.61001	宫颈裂伤缝合术	76.01001	面骨死骨切除术
67.62001	宫颈瘘管修补术	76.01002	下颌骨死骨切除术
67.69002	宫颈成形术	76.01003	上颌骨死骨切除术
68.0004	子宫切开探查术	76.09001	面骨切开术
68.49003	全子宫切除术	76.09003	下颌骨劈开术
69.23001	经阴道子宫内翻修补术	76.2014	面骨病损局部切除术
69.29012	子宫韧带修补术	76.31003	下颌骨部分切除术
69.41001	子宫裂伤缝合术	76.39003	鼻内镜下上颌骨部分切除术
69.49005	子宫修补术	76.39008	上颌骨部分切除术
70.13001	阴道粘连松解术	76.39013	面骨部分切除术
70.62003	阴道延长术	76.39014	上颌骨部分切除伴人工骨置入术
70.62004	阴道紧缩术	76.39015	上颌骨部分切除伴植骨术
70.62005	阴道扩张术	76.41002	下颌骨全部切除伴骨重建术
70.62006	阴道重建术	76.42002	下颌骨全部切除术
70.71001	阴道裂伤缝合术	76.43001	下颌骨缺损修复术
70.72001	结肠 - 阴道瘘修补术	76.43003	下颌骨重建术
70.73001	直肠 - 阴道瘘修补术	76.44002	面骨骨全部切除伴重建术
70.74001	小肠 - 阴道瘘修补术	76.45001	眶骨切除术
70.79001	腹腔镜下阴道会阴成形术	76.45002	上颌骨全部切除术
70.79002	后穹隆修补术	76.45003	面骨全部切除术
70.79003	阴道残端缝合术	76.46001	额骨重建术
70.79005	阴道断蒂缝合术	76.46003	眶外壁重建术
70.79006	阴道断蒂止血术	76.46004	眉弓重建术
70.79008	阴道会阴成形术	76.46005	颧骨重建术
70.79009	阴道穹隆修补术	76.46007	上颌骨重建术

76.5001	颞下颌关节成形术	76.79005	眶骨骨折切开复位术
76.61002	闭合性下颌支骨成形术	76.79006	面骨骨折切开复位术
76.62001	开放性下颌支骨成形术	76.91002	面骨自体骨植入术
76.63001	下颌骨体骨成形术	76.91004	上颌骨自体骨植入术
76.64002	下颌下缘去骨成形术	76.91007	下颌骨自体骨植入术
76.64004	下颌骨成形术	76.92001	面骨硅胶假体置入术
76.64008	下颌角成形术	76.92002	面骨合成物置入术
76.64016	下颌根尖下截骨成形术	76.92003	面骨钛网置入术
76.65004	上颌骨部分骨成形术	76.92004	下颌骨钛板置入术
76.65005	上颌 LeFort Ⅰ型截骨成形术	76.92005	面部生物材料充填术
76.65006	上颌 LeFort Ⅰ型分块截骨成形术	76.92006	眶骨异质成形物置入术
76.65007	上颌 LeFort Ⅱ型截骨成形术	76.92007	面骨钛网修补术
76.65008	上颌 LeFort Ⅱ型分块截骨成形术	76.92008	面骨人工骨置入术
76.66001	上颌骨全骨成形术	76.92009	面骨人工珊瑚置入术
76.67005	颏缩小成形术	76.92011	上颌骨钛板置入术
76.68001	颏硅胶置入增大成形术	76.93001	颞下颌关节脱位闭合复位术
76.68002	颏成形术	76.94001	颞下颌关节脱位切开复位术
76.68003	颏增大成形术	76.95002	颞下颌关节松解术
76.69003	颧弓降低术	76.95003	颞下颌关节病损切除术
76.69004	颌骨修整术	76.97001	面骨内固定物取出术
76.69007	颧骨成形术	76.97009	下颌骨内固定物取出术
76.69013	面骨成形术	77.01001	肩胛骨死骨去除术
76.71001	颧骨骨折闭合复位术	77.01002	肋骨死骨去除术
76.72001	颧骨骨折切开复位术	77.01003	胸骨死骨去除术
76.72002	颧骨骨折切开复位内固定术	77.01004	锁骨死骨去除术
76.73001	鼻内镜下上颌骨骨折闭合复位术	77.02001	肱骨死骨去除术
76.73002	上颌骨骨折闭合复位术	77.03001	尺骨死骨去除术
76.74001	上颌骨骨折切开复位术	77.03002	桡骨死骨去除术
76.74002	上颌骨骨折切开复位固定术	77.04001	腕骨死骨去除术
76.75002	下颌骨骨折闭合复位术	77.04002	掌骨死骨去除术
76.76003	下颌骨骨折切开复位内固定术	77.08001	跖骨死骨去除术
76.76004	下颌骨骨折切开复位术	77.08002	跗骨死骨去除术
76.77001	牙槽骨折切开复位伴牙齿固定术	77.09001	指骨死骨去除术
76.77002	牙槽骨折切开复位内固定术	77.09002	趾骨死骨去除术
76.78001	面骨骨折闭合复位拉力螺钉内固定术	77.09004	足骨死骨去除术
76.78002	眶骨骨折闭合复位术	77.21001	肩胛骨截骨术
76.78003	牙槽骨折闭合复位内固定术	77.21002	锁骨截骨术
76.79001	眶壁骨折切开复位术	77.21003	肋骨楔形截骨术
76.79004	面骨骨折切开复位内固定术	77.21004	胸骨楔形截骨术
		77.24001	腕骨楔形截骨术

77.24002	掌骨截骨术	77.91004	颈肋切除术
77.28001	跗骨截骨术	77.91005	肋骨切除术
77.28002	跖骨截骨术	77.91006	锁骨切除术
77.29003	指骨截骨术	77.98001	跗骨切除术
77.29005	趾骨截骨术	77.98004	跖骨切除术
77.29006	跟骨截骨术	77.99001	骶骨切除术
77.51001	踇囊切除伴软组织矫正和第一跖骨截骨术	77.99011	指骨切除术
		77.99012	趾骨切除术
77.52001	踇囊切除伴软组织矫正和关节固定术	78.00003	同种异体骨植骨术
		78.01001	肋骨植骨术
77.61001	肩胛骨病损切除术	78.01002	锁骨人工骨植骨术
77.61004	肋骨病损切除术	78.01003	锁骨植骨术
77.61006	锁骨病损切除术	78.01004	胸骨植骨术
77.61008	胸廓骨病损切除术	78.04002	腕骨植骨术
77.64002	腕骨病损切除术	78.04003	掌骨植骨术
77.64003	掌骨病损切除术	78.09001	跟骨植骨术
77.68001	跗骨病损切除术	78.09005	指骨植骨术
77.68003	跖骨病损切除术	78.09006	趾骨植骨术
77.69001	耻骨病损切除术	78.11001	肩胛骨外固定架固定术
77.69007	跟骨病损切除术	78.11002	锁骨外固定架固定术
77.69013	踝骨病损切除术	78.11003	肋骨外固定架固定术
77.69025	髂骨病损切除术	78.11004	胸骨外固定架固定术
77.69041	趾骨病损切除术	78.14001	腕关节外固定架固定术
77.69047	足骨病损切除术	78.14002	掌骨外固定架固定术
77.71001	肋骨取骨术	78.18001	跗骨外固定架固定术
77.79001	跟骨取骨术	78.18002	跖骨外固定架固定术
77.81001	肩胛骨部分切除术	78.19001	骨盆外固定架固定术
77.81002	肋骨部分切除术	78.19002	指骨外固定架固定术
77.81004	锁骨部分切除术	78.19003	趾骨外固定架固定术
77.81006	胸骨部分切除术	78.29001	指骨短缩术
77.83005	桡骨茎突切除术	78.29002	趾骨短缩术
77.83006	桡骨小头切除术	78.32001	肱骨延长术
77.84001	腕骨部分切除术	78.33001	尺骨延长术
77.84002	掌骨部分切除术	78.33002	桡骨延长术
77.89019	指骨部分切除术	78.34001	腕骨延长术
77.89024	趾骨部分切除术	78.34002	掌骨延长术
77.89026	足骨部分切除术	78.38001	跗骨延长术
77.89027	跟骨部分切除术	78.38002	跖骨延长术
77.91001	肩胛骨切除术	78.39001	指骨延长术
77.91002	胸骨切除术	78.41001	肩胛骨成形术

78.44001	腕骨成形术	78.57007	胫骨螺钉内固定术
78.44002	掌骨成形术	78.57008	胫骨髓内针内固定术
78.48001	跗骨成形术	78.57009	腓骨钢板内固定术
78.48002	跖骨成形术	78.57010	腓骨钢针内固定术
78.49001	跟骨修补术	78.57011	膝关节镜下后交叉韧带止点撕脱骨折固定术
78.49005	指骨修补术		
78.49006	趾骨矫正术	78.57012	膝关节镜下胫骨髁间棘骨折固定术
78.49007	骨盆重建术	78.58002	跗骨钢针内固定术
78.51003	胸骨内固定装置再置入术	78.58003	跗骨螺钉内固定术
78.51004	锁骨髓内针内固定术	78.58005	跖骨钢板内固定术
78.51005	胸骨钢板内固定术	78.58006	跖骨钢针内固定术
78.51006	胸骨钢针内固定术	78.58007	跖骨螺钉内固定术
78.51007	胸骨螺钉内固定术	78.58008	跖骨髓内针内固定术
78.51009	肋骨钢板内固定术	78.58009	跗骨钢板内固定术
78.51010	肋骨钢针内固定术	78.59019	指骨钢板内固定术
78.51011	肋骨螺钉内固定术	78.59020	趾骨钢板内固定术
78.51012	肋骨髓内针内固定术	78.59022	椎弓根钉内固定术
78.51013	肩胛骨钢板内固定术	78.59025	椎骨内固定修正术
78.51014	肩胛骨钢针内固定术	78.59026	脊柱可调节装置置入术（生长棒）
78.51015	肩胛骨螺钉内固定术	78.59027	骨盆钢板内固定术
78.51017	锁骨钢板内固定术	78.59028	骨盆钢针内固定术
78.51018	锁骨钢针内固定术	78.59029	骨盆螺钉内固定术
78.51019	锁骨螺钉内固定术	78.59030	骨盆髓内针内固定术
78.54003	腕骨螺钉内固定术	78.59031	指骨钢针内固定术
78.54004	腕骨空心钉内固定术	78.59032	指骨螺钉内固定术
78.54005	掌骨钢板内固定术	78.59033	指骨髓内针内固定术
78.54006	掌骨钢针内固定术	78.59034	趾骨钢针内固定术
78.54007	掌骨螺钉内固定术	78.59035	趾骨螺钉内固定术
78.54008	掌骨髓内针内固定术	78.59036	趾骨髓内针内固定术
78.54009	腕骨钢板内固定术	78.59037	脊柱可调节装置调整术
78.54010	腕骨钢针内固定术	78.61001	肩胛骨内固定物取出术
78.54011	掌骨钢丝内固定术	78.61002	锁骨内固定物取出术
78.54012	腕关节镜下舟骨骨折固定术	78.61003	胸骨内固定物取出术
78.56001	髌骨钢板内固定术	78.61004	肩锁关节内固定物取出术
78.56002	髌骨钢针内固定术	78.61005	锁骨外固定架去除术
78.56003	髌骨螺钉内固定术	78.61006	胸骨外固定架去除术
78.57003	腓骨螺钉内固定术	78.61007	肩胛骨外固定架去除术
78.57004	腓骨髓内针内固定术	78.61008	肋骨内固定物取出术
78.57005	胫骨钢板内固定术	78.62001	肱骨内固定物取出术
78.57006	胫骨钢针内固定术	78.62002	肱骨外固定架去除术

78.63001	尺骨内固定物取出术	78.78001	跗骨折骨术
78.63002	尺骨外固定架去除术	78.78002	跖骨折骨术
78.63003	桡骨内固定物取出术	78.79001	指骨折骨术
78.63004	桡骨外固定架去除术	78.79002	椎骨折骨术
78.64001	腕骨内固定物取出术	78.99001	骨牵拉延长器置入术
78.64002	掌骨内固定物取出术	79.03001	掌骨骨折闭合复位术
78.64003	腕骨外固定架去除术	79.04001	指骨骨折闭合复位术
78.64004	掌骨外固定架去除术	79.04004	指关节骨折闭合复位术（腕掌关节、掌指关节、指间关节）
78.65001	股骨内固定物取出术		
78.65002	股骨外固定架去除术	79.06005	踝关节骨折闭合复位术
78.66001	髌骨内固定物取出术	79.07002	距骨骨折闭合复位术
78.66002	膝关节内固定物取出术	79.07003	跗骨骨折闭合复位术
78.66003	膝关节镜下内固定物取出术	79.07004	跖骨骨折闭合复位术
78.66004	髌骨外固定架去除术	79.07005	跟骨骨折闭合复位术
78.67001	腓骨内固定物取出术	79.08003	趾骨骨折闭合复位术
78.67003	胫骨内固定物取出术	79.09007	骨盆骨折闭合复位术
78.67004	腓骨外固定架去除术	79.12010	桡骨骨折闭合复位钢板内固定术
78.67005	胫骨外固定架去除术	79.13003	腕骨骨折闭合复位钢针内固定术
78.68001	跖骨内固定物取出术	79.13004	掌骨骨折闭合复位钢针内固定术
78.68002	跗骨内固定物取出术	79.13005	腕骨骨折闭合复位螺钉内固定术
78.68003	跖骨外固定架去除术	79.13006	掌骨骨折闭合复位螺钉内固定术
78.68004	跗骨外固定架去除术	79.13007	腕骨骨折闭合复位空心钉内固定术
78.68005	楔骨内固定物取出术	79.13008	掌骨骨折闭合复位髓内针内固定术
78.69002	跟骨内固定物取出术	79.13009	掌骨骨折闭合复位钢板内固定术
78.69004	骨盆内固定物取出术	79.14002	指骨骨折闭合复位钢针内固定术
78.69005	踝关节内固定物取出术	79.14003	指骨骨折闭合复位螺钉内固定术
78.69008	髋关节内固定物取出术	79.14004	指骨骨折闭合复位髓内针内固定术
78.69010	椎骨内固定物取出术	79.16007	踝关节骨折闭合复位髓内针内固定术
78.69011	踝关节外固定架去除术		
78.69012	指骨内固定物取出术	79.16008	踝关节骨折闭合复位钢针内固定术
78.69013	趾骨内固定物取出术	79.16010	腓骨骨折闭合复位钢针内固定术
78.69014	指骨外固定架去除术	79.16013	踝关节骨折闭合复位螺钉内固定术
78.69015	趾骨外固定架去除术	79.17005	跖骨骨折闭合复位钢针内固定术
78.69016	椎骨外固定架去除术	79.17006	跖骨骨折闭合复位螺钉内固定术
78.69017	骨盆外固定架去除术	79.17007	跗骨骨折闭合复位螺钉内固定术
78.71001	肩胛骨折骨术	79.17009	跟骨骨折闭合复位钢针内固定术
78.71002	锁骨折骨术	79.17010	跟骨骨折闭合复位螺钉内固定术
78.71003	胸骨折骨术	79.17011	跖骨骨折闭合复位髓内针内固定术
78.74001	腕骨折骨术	79.17012	跗骨骨折闭合复位钢针内固定术
78.74002	掌骨折骨术	79.18002	趾骨骨折闭合复位钢针内固定术

79.18003	趾骨骨折闭合复位髓内针内固定术	79.37015	跖骨骨折切开复位螺钉内固定术
79.19004	肋骨骨折闭合复位内固定术	79.37016	跖骨骨折切开复位髓内针内固定术
79.23001	掌骨骨折切开复位术	79.37017	跖骨骨折切开复位钢针内固定术
79.23003	腕骨骨折切开复位术	79.37018	跟骨骨折切开复位钢针内固定术
79.24001	指骨骨折切开复位术	79.37019	跖骨骨折切开复位钢板内固定术
79.24002	指关节骨折切开复位术（腕掌关节、掌指关节、指间关节）	79.37020	楔骨骨折切开复位螺钉内固定术
		79.38002	趾骨骨折切开复位螺钉内固定术
79.27001	踝关节骨折切开复位术	79.38003	趾骨骨折切开复位髓内针内固定术
79.27002	跗骨骨折切开复位术	79.38004	趾骨骨折切开复位钢针内固定术
79.27003	跖骨骨折切开复位术	79.39025	骨盆骨折切开复位螺钉内固定术
79.27004	跟骨骨折切开复位术	79.39026	骨盆骨折切开复位髓内针内固定术
79.28003	趾骨骨折切开复位术	79.39027	骨盆骨折切开复位钢针内固定术
79.29002	锁骨骨折切开复位术	79.39028	肩胛骨骨折切开复位螺钉内固定术
79.29004	髌骨骨折切开复位术	79.39030	肩胛骨骨折切开复位钢针内固定术
79.32010	尺骨骨折切开复位钢针内固定术	79.39031	距骨骨折切开复位螺钉内固定术
79.33005	掌骨骨折切开复位钢板内固定术	79.39033	距骨骨折切开复位钢针内固定术
79.33006	掌骨骨折切开复位螺钉内固定术	79.39034	肋骨骨折切开复位螺钉内固定术
79.33007	掌骨骨折切开复位髓内针内固定术	79.39036	肋骨骨折切开复位钢针内固定术
79.33008	掌骨骨折切开复位钢针内固定术	79.39037	髂骨骨折切开复位螺钉内固定术
79.33009	腕骨骨折切开复位钢板内固定术	79.39039	髂骨骨折切开复位钢针内固定术
79.33010	腕骨骨折切开复位螺钉内固定术	79.39040	锁骨骨折切开复位螺钉内固定术
79.33012	腕骨骨折切开复位钢针内固定术	79.39041	锁骨骨折切开复位髓内针内固定术
79.33013	腕骨骨折切开复位空心钉内固定术	79.39042	锁骨骨折切开复位钢针内固定术
79.34002	指骨骨折切开复位螺钉内固定术	79.39043	骨盆骨折切开复位钢板内固定术
79.34003	指骨骨折切开复位髓内针内固定术	79.39044	肩胛骨骨折切开复位钢板内固定术
79.34004	指骨骨折切开复位钢针内固定术	79.39045	髋骨骨折切开复位钢板内固定术
79.34005	指骨骨折切开复位钢板内固定术	79.39046	髋骨骨折切开复位螺钉内固定术
79.34006	指关节骨折切开复位内固定术（腕掌关节、掌指关节、指间关节）	79.39048	髋骨骨折切开复位钢针内固定术
		79.39049	肋骨骨折切开复位钢板内固定术
79.35020	股骨骨折切开复位钢丝内固定术	79.39050	髂骨骨折切开复位钢板内固定术
79.36009	踝关节骨折切开复位钢板内固定术	79.39051	锁骨骨折切开复位钢板内固定术
79.36010	踝关节骨折切开复位螺钉内固定术	79.39053	胸骨骨折切开复位钢板内固定术
79.36011	踝关节骨折切开复位髓内针内固定术	79.39054	胸骨骨折切开复位螺钉内固定术
		79.39055	距骨骨折切开复位钢板内固定术
79.36012	踝关节骨折切开复位钢针内固定术	79.61001	肱骨开放性骨折清创术
79.37010	跗骨骨折切开复位螺钉内固定术	79.62001	尺骨开放性骨折清创术
79.37011	跗骨骨折切开复位髓内针内固定术	79.62002	桡骨开放性骨折清创术
79.37012	跗骨骨折切开复位钢针内固定术	79.63002	掌骨开放性骨折清创术
79.37013	跟骨骨折切开复位钢板内固定术	79.63003	腕骨开放性骨折清创术
79.37014	跟骨骨折切开复位螺钉内固定术	79.64001	指骨开放性骨折清创术

79.66001	胫骨开放性骨折清创术	
79.66002	腓骨开放性骨折清创术	
79.67001	跖骨开放性骨折清创术	
79.67002	跗骨开放性骨折清创术	
79.68002	趾骨开放性骨折清创术	
79.69002	髌骨开放性骨折清创术	
79.71001	肩关节脱位闭合复位术	
79.73001	腕关节脱位闭合复位术	
79.74001	指关节脱位闭合复位术	
79.77001	踝关节脱位闭合复位术	
79.78001	跖关节脱位闭合复位术	
79.78002	趾关节脱位闭合复位术	
79.81002	肩关节脱位切开复位术	
79.81003	肩关节脱位切开复位内固定术	
79.81004	肩锁关节脱位切开复位术	
79.81006	肩锁关节脱位切开复位内固定术	
79.83001	腕关节脱位切开复位内固定术	
79.83002	腕关节脱位切开复位术	
79.84002	指关节脱位切开复位术	
79.87001	踝关节脱位切开复位术	
79.88001	趾关节脱位切开复位术	
79.88003	跗跖关节脱位切开复位术	
79.89005	腕掌关节切开复位内固定术	
80.01001	肩关节假体取出术	
80.03001	腕关节假体取出术	
80.03002	腕关节旷置术	
80.04001	指关节假体取出术	
80.04002	指关节旷置术	
80.07001	踝关节假体取出术	
80.08001	趾关节假体取出术	
80.08002	趾关节旷置术	
80.09001	人工椎体取出术	
80.11001	肩关节镜下游离体取出术	
80.11002	肩关节切开术	
80.13001	腕关节切开术	
80.13002	腕关节镜下游离体取出术	
80.14001	指关节切开术	
80.17001	踝关节切开术	
80.17003	踝关节镜下游离体取出术	
80.18001	跖趾关节切开术	

80.18002	趾关节切开术
80.18003	跖趾关节镜下游离体取出术
80.21001	肩关节镜检查
80.22001	肘关节镜检查
80.23001	腕关节镜检查
80.24001	指关节镜检查
80.25001	髋关节镜检查
80.26001	膝关节镜检查
80.27001	踝关节镜检查
80.28001	趾关节镜检查
80.41002	肩关节镜下关节松解术
80.42002	肘关节镜下关节松解术
80.43005	腕关节镜下关节松解术
80.44004	掌指关节侧副韧带松解术
80.49004	骶骨韧带切断术
80.71001	肩关节镜下滑膜切除术
80.71002	肩关节滑膜切除术
80.73002	腕关节滑膜切除术
80.73003	腕关节镜下滑膜切除术
80.74002	指关节滑膜切除术
80.74003	指关节镜下滑膜切除术
80.77001	踝关节滑膜切除术
80.77002	踝关节镜下滑膜切除术
80.78002	跖关节镜下跖关节滑膜切除术
80.78003	趾关节滑膜切除术
80.78004	趾关节镜下滑膜切除术
80.83001	腕关节病损切除术
80.83002	腕关节镜下病损切除术
80.84002	指关节病损切除术
80.84003	指关节镜下病损切除术
80.88001	趾关节病损切除术
80.88004	跖趾关节镜下病损切除术
80.89001	骶髂关节病损切除术
80.89004	项韧带病损切除术
80.89005	胸锁关节病损切除术
80.98001	跖趾关节切除术
80.99001	黄韧带部分切除术
80.99002	假关节切除术
80.99004	肋软骨切除术
80.99005	项韧带切除术

81.11001　踝关节融合术

81.11002　胫距骨融合术

81.11003　踝关节镜下踝关节融合术

81.12001　足三关节融合术

81.13002　距骨下融合术

81.13004　踝关节镜下距下关节融合术

81.14001　跗骨间融合术

81.14002　足外侧柱延长术

81.15001　跗跖关节融合术

81.16001　跖趾关节融合术

81.17001　跟骰关节融合术

81.17003　趾关节融合术

81.22001　膝关节固定术

81.23001　肩关节固定术

81.23002　肩关节喙突截骨移位固定术
　　　　　[Latajet 手术]

81.23003　肩关节肩盂植骨固定术

81.23004　肩关节镜下盂唇固定术

81.23005　肩关节盂唇固定术

81.24001　肘关节固定术

81.25001　桡腕关节融合术

81.25002　全腕关节融合术

81.25003　腕骨间融合术

81.25004　腕中关节融合术

81.26001　腕掌关节融合术

81.27001　掌指关节融合术

81.28002　指间关节融合术

81.29001　骶髂关节固定术

81.42001　膝关节五联修补术

81.49002　踝关节镜下软骨成形术

81.49003　踝关节镜下软骨修复术

81.49004　踝关节镜下异体骨软骨移植术

81.49005　踝关节镜下自体骨软骨移植术

81.49006　踝关节镜下软骨细胞移植术

81.56001　全踝关节置换术

81.57001　跖趾关节置换术

81.57002　趾关节置换术

81.71001　掌指关节成形术伴植入

81.71002　人工指关节置换术

81.71003　指间关节成形术伴植入

81.71004　异体指关节游离移植术

81.72002　掌指关节成形术

81.72003　指间关节成形术

81.72004　掌板紧缩术

81.72005　掌板修复术

81.72006　指关节软骨重建术

81.74001　腕关节成形术伴植入

81.74002　腕掌关节成形术伴植入

81.75001　腕关节成形术

81.75002　腕掌关节成形术

81.75003　腕关节镜下三角纤维软骨复合体
　　　　　（TFCC）成形术

81.80003　肩关节表面置换术

81.82001　复发性肩关节脱位修补术

81.83001　肩关节成形术

81.83003　肩关节囊修复重建术

81.83004　肩关节修补术

81.83005　肩关节成形翻修术

81.83006　肩袖修补术

81.83007　肩关节镜下关节囊热紧缩术

81.83008　肩关节镜下肩袖修补术

81.93003　指间关节侧副韧带重建术

81.93004　腕关节镜下韧带重建术

81.93005　腕关节韧带重建术

81.93006　腕关节韧带紧缩术

81.93007　指关节囊缝合术

81.93008　指间关节侧副韧带缝合术

81.94001　踝关节韧带修补术

81.94002　踝关节囊缝合术

81.94003　足韧带缝合术

81.94004　踝韧带缝合术

81.94005　足关节囊缝合术

81.94006　踝关节镜下韧带修补术

81.94007　踝关节镜下韧带重建术

81.96009　关节软骨修复术

81.96015　韧带修补术

81.96017　跖趾关节镜下软骨成形术

81.96018　跖趾关节镜下软骨修复术

81.96019　足趾关节游离移植术

81.97003　腕关节置换翻修术

82.01001	手部腱鞘切开探查术	82.56002	手部自体肌腱移植术
82.02001	手部肌肉切开减压术	82.56003	手部异体肌腱移植术
82.03001	手黏液囊切开术	82.56004	手部带腱帽异体肌腱移植术
82.04001	掌间隙切开引流术	82.56005	手部带鞘管异体肌腱移植术
82.04002	鱼际间隙切开引流术	82.57001	手部肌腱移位术
82.11001	手部肌腱切断术	82.58001	手部肌肉移植术
82.11002	侧腱束切断术	82.59001	手部肌肉移位术
82.12001	手部筋膜切断术	82.61002	拇指整复术
82.12002	掌筋膜切断术	82.69002	拇指重建术
82.19002	手部肌肉松解术	82.69003	指残端拇化术
82.19004	手部腱鞘松解术	82.71001	拇外展功能重建术
82.21001	手部腱鞘病损切除术	82.71002	指浅屈肌替代法屈肌腱滑车重建术
82.22001	手部肌肉病损切除术	82.71003	游离腱片法屈肌腱滑车重建术
82.29001	手部软组织病损切除术	82.71004	腱环法屈肌腱滑车重建术
82.31001	手部黏液囊切除术	82.72001	手肌肉移植的整形术
82.32001	手肌腱切取术	82.72002	手筋膜移植的整形术
82.33002	手腱鞘切除术	82.79001	手肌腱移植的整形术
82.34001	手肌肉切取术	82.81001	手指移位术
82.34002	手筋膜切除用于移植	82.85001	手部肌腱固定术
82.35001	掌腱膜部分切除术	82.85002	屈指浅肌腱近指间关节固定术
82.35002	掌腱膜切除术	82.86001	手部肌腱成形术
82.36001	手部肌肉切除术	82.86006	手指肌腱成形术
82.41001	手腱鞘缝合术	82.86009	手部肌腱止点重建术
82.42001	手屈肌腱延迟性缝合术	82.86011	伸指肌腱中央束重建术〔Matev 法〕
82.43001	手部肌腱延迟性缝合术	82.86012	伸指肌腱中央束重建术〔Carroll 法〕
82.44001	屈腕肌腱缝合术	82.86013	伸指肌腱中央束重建术〔Fowler 法〕
82.44002	屈指肌腱缝合术	82.89001	手筋膜疝修补术
82.45001	拇长伸肌腱缝合术	82.89002	镜影手畸形矫正术
82.45009	伸指总肌腱缝合术	82.91004	手指肌腱松解术
82.45011	伸指肌腱中央束缝合术	83.01001	肌腱探查术
82.45012	伸腕肌腱缝合术	83.01002	腱鞘切开术
82.45013	伸指肌腱缝合术	83.02002	肌切开术
82.46001	手部肌肉缝合术	83.02003	肌肉切开异物取出术
82.46003	手筋膜缝合术	83.02004	肌肉切开引流术
82.51001	手部肌腱前徙术	83.02005	前臂切开减压术
82.52001	手部肌腱后徙术	83.02006	小腿减张术
82.53001	手部肌腱再附着术	83.03001	黏液囊切开术
82.54001	手部肌肉再附着术	83.09001	筋膜切开术
82.55001	手部肌腱延长术	83.09003	筋膜间隙切开减压术
82.56001	手部肌腱移植术	83.09008	软组织切开异物取出术

83.09009	软组织探查术	83.45001	肌肉切除术
83.11001	跟腱切断术	83.45002	肌肉清创术
83.13003	髂腰肌腱切断术	83.45003	肩胛舌骨肌部分切除术
83.14002	髂胫束切断术	83.45004	颈伸肌部分切除术
83.14006	跖筋膜切断术	83.45005	前斜角肌切除术
83.19005	环咽肌切断术	83.45006	咬肌部分切除术
83.19006	肌肉切断术	83.45007	中斜角肌部分切除术
83.19007	肌肉松解术	83.5001	黏液囊切除术
83.19008	肩胛提肌切断术	83.61002	腱鞘缝合术
83.19009	单侧内收肌和髂腰肌切断术	83.62001	肌腱延迟缝合术
83.19012	髂腰肌切断术	83.64003	跟腱缝合术
83.19013	前斜角肌切断术	83.64009	腕部肌腱缝合术
83.19017	臀肌切断术	83.64013	趾肌腱缝合术
83.19019	胸腔镜下胸锁乳突肌切断术	83.64015	踇长伸肌腱缝合术
83.19021	胸锁乳突肌切断术	83.65001	腹直肌缝合术
83.19024	中、前斜角肌切断术	83.65014	肛提肌缝合术
83.29001	肌腱、血管、神经探查术	83.65015	臀部肌缝合术
83.29002	手肌腱、血管、神经探查术	83.65017	胸锁乳突肌缝合术
83.29003	足肌腱、血管、神经探查术	83.71001	肌腱前徙术
83.31001	跟腱病损切除术	83.72001	肌腱后徙术
83.31002	肌腱病损切除术	83.73002	肌腱再接术
83.31004	腱鞘病损切除术	83.74001	肌肉再接术
83.31008	踝关节镜下跟腱病损切除术	83.75001	肌腱转移术
83.32001	背部肌肉病损切除术	83.76003	髂胫束移位术
83.32002	肌肉病损切除术	83.76005	足趾肌腱移位术
83.32007	躯干肌肉病损切除术	83.79001	肌肉移位术
83.32009	上肢肌肉病损切除术	83.79002	胫后肌前移术
83.32012	下肢肌肉病损切除术	83.79003	胫前肌外移术
83.39004	筋膜病损切除术	83.79004	斜方肌代三角肌术
83.39016	滑囊病损切除术	83.81001	肌腱移植术
83.39017	软组织病损切除术	83.81002	异体肌腱移植术
83.41001	肌腱切取术	83.82001	背阔肌移植术
83.42001	肌腱切除术	83.82002	肌肉移植术
83.42002	腱膜切除术	83.82003	筋膜移植术
83.42003	腱鞘切除术	83.82005	颞筋膜移植术
83.43001	肌肉切取术	83.82007	背阔肌游离移植术
83.43002	筋膜切除术用于移植	83.82008	肌肉游离移植术
83.44001	筋膜切除术	83.82009	股薄肌移植术
83.44002	阔筋膜部分切除术	83.82011	胸大肌移植术
83.44003	足筋膜切除术	83.83001	肌腱滑车重建术

83.85001 腓骨长短肌腱延长术

83.85002 跟腱缩短术

83.85003 跟腱延长术

83.85004 肱二头肌腱延长术

83.85005 腘肌延长术

83.85006 肌腱紧缩术

83.85007 肌腱延长术

83.85008 伸趾肌腱延长术

83.85009 足屈肌腱延长术

83.85010 足伸肌腱延长术

83.87001 肌肉成形术

83.87003 肩关节肌肉成形术

83.87005 三角肌重建术

83.87009 胸大肌成形术

83.88001 跟腱修补术

83.88003 肌腱成形术

83.88005 肌腱固定术

83.88012 足部肌腱成形术

83.88014 肩关节镜下肱二头肌肌腱长头固定术

83.89001 筋膜成形术

83.89002 筋膜断蒂术

83.91001 关节镜下臀肌挛缩松解术

83.92001 骨骼肌电刺激器置入术

83.92002 骨骼肌电刺激器置换术

83.93001 骨骼肌电刺激器去除术

83.99002 黏液囊缝合术

83.99003 肌腱打孔术

84.01001 多指截指术

84.01002 手指关节离断术

84.01004 手指离断术

84.01005 掌指关节离断术

84.01006 指关节离断术

84.02001 拇指关节离断术

84.02002 拇指离断术

84.09001 肩胛带离断术

84.11001 趾关节离断术

84.11002 趾离断术

84.12001 足离断术

84.13001 踝关节离断术

84.21001 拇指再植术

84.22001 手指再植术

84.23006 掌再植术

84.25001 趾再植术

84.26001 足再植术

84.3001 残端修正术

84.44001 臂假肢装置置入术

84.48001 小腿假肢装置置入术

84.71001 应用单平面外固定架

84.72001 应用环形外固定架系统

84.73001 应用组合外固定架系统

85.12001 乳腺组织切除活检术

85.21003 乳房病损切除术

85.21004 乳房病损微创旋切术

85.21019 乳房腺体区段切除术

85.22001 乳房象限切除术

85.23001 乳腺局部扩大切除术

85.23002 乳房次全切除术

85.24001 副乳切除术

85.24002 副乳头切除术

85.25001 乳头切除术

85.34002 单侧皮下乳房切除术

85.35001 双侧皮下乳房切除伴假体置入术

85.36001 双侧皮下乳房切除术

85.41001 单侧乳房切除术

85.42001 双侧乳房切除术

85.81001 乳房裂伤缝合术

85.84001 乳房带蒂皮瓣移植术

85.85001 乳房肌瓣移植术

85.86001 乳头移位术

85.87001 乳头成形术

86.04011 皮肤和皮下组织切开引流术

86.05004 皮肤和皮下组织切开异物取出术

86.22011 皮肤和皮下坏死组织切除清创术

86.23001 甲床去除术

86.23002 甲根部分去除术

86.23003 甲襞去除术

86.23005 拔甲术

86.24001 皮肤病损显微外科手术 [Mohs 手术]

86.28012 皮肤和皮下组织非切除性清创

86.3047　皮肤病损切除术

86.3072　皮下组织病损切除术

86.4004　皮肤病损根治性切除术

86.51001　头皮回植术

86.59006　皮肤缝合术

86.61001　手全厚皮片游离移植术

86.62001　手中厚皮片游离移植术

86.62002　指皮肤游离移植术

86.63001　腹部全厚皮片移植术

86.65001　异种皮肤移植术

86.65002　猪皮肤移植术

86.66001　同种皮肤移植术

86.67002　人工皮片移植术

86.69021　中厚皮片移植术

86.71001　带蒂皮瓣断蒂术

86.71003　带蒂皮瓣延迟术

86.71008　皮管成形术

86.71009　皮瓣预制术

86.72001　带蒂皮瓣迁徙术

86.73003　手带蒂皮瓣移植术

86.74012　滑行皮瓣移植术

86.74026　带蒂皮瓣移植术

86.74027　迁徙皮瓣移植术

86.74028　双带蒂皮瓣移植术

86.74029　旋转皮瓣移植术

86.74031　筋膜皮瓣移植术

86.74032　皮下蒂皮瓣移植术

86.75001　带蒂皮瓣修整术

86.75005　皮瓣修整术

86.75009　皮瓣清创术

86.81002　面肌悬吊术

86.84035　皮肤蹼状松解术

86.86001　甲成形术

86.89011　残端皮肤修整术

86.89014　颈部皮肤部分切除整形术

86.93002　皮肤扩张器置入术

ZK19　多发性严重创伤，伴呼吸机支持

手术操作包括：

31.1005　暂时性气管切开术

96.04001　气管插管

96.55001　清洁气管造口

96.71001　有创呼吸机治疗小于 96 小时

96.72001　有创呼吸机治疗大于等于 96 小时

ZR19　多发性严重创伤，住院时间 < 5 天死亡或转院

ZR29　多发性严重创伤，无手术室操作